E. Nusser · G. Trieb · A. Weidner

Differentialdiagnostik des EKG

2. Aufl.

Differentialdiagnostik des EKG

Von

Prof. Dr. E. Nusser
Bochum

Dr. G. Trieb
Herne

und

Dr. A. Weidner
Hannover

Zweite, völlig neu bearbeitete und erweiterte Auflage

Mit 508 Abbildungen, 32 Tabellen
und zahlreichen Schemata

1981

F. K. SCHATTAUER VERLAG · STUTTGART – NEW YORK

1. Auflage

CIP-Kurztitelaufnahme der Deutschen Bibliothek

Nusser, Egbert:
Differentialdiagnostik des EKG / von E. Nusser, G. Trieb u. A. Weidner. – 2., völlig neu bearb. u. erw. Aufl. – Stuttgart ; New York : Schattauer, 1982.
  ISBN 3-7945-0822-X
NE: Trieb, Gunter, Weidner, Adam.

In diesem Buch sind die Stichwörter, die zugleich eingetragene Warenzeichen sind, als solche nicht besonders kenntlich gemacht. Es kann also aus der Bezeichnung der Ware mit dem für diese eingetragenen Warenzeichen nicht geschlossen werden, daß die Bezeichnung ein freier Warenname ist.

Alle Rechte, insbesondere das Recht der Vervielfältigung und Verbreitung sowie der Übersetzung in fremde Sprachen, vorbehalten. Kein Teil des Werkes darf in irgendeiner Form (Fotokopien, Mikrofilme oder ein anderes Verfahren) ohne schriftliche Genehmigung des Verlages reproduziert werden.
© 1981 by F. K. Schattauer Verlag GmbH, Stuttgart, Germany
Printed in Germany
Satz, Druck und Einband: Mayr Miesbach, Druckerei und Verlag GmbH

ISBN 3-7945-0822-X

den Klinikern
Prof. Dr. P. Christian, Heidelberg
Prof. Dr. G. Friese, Ludwigsburg

dem Pharmazeuten
Dr. F.-J. Roth, Hannover

Vorwort zur 2. Auflage

Hauptziel des vorliegenden Buches ist es, dem kardiologisch interessierten Arzt bei der differentialdiagnostischen Beurteilung des EKG eine Orientierungshilfe zu bieten. Der erste Teil des Buches widmet sich der Pathophysiologie, den EKG-Ableitungen und der Formanalyse der einzelnen EKG-Abschnitte (Differential-Diagnose: Lagetyp, P-Zacke, PQ-Zeit, QRS-Komplex, QT-Dauer, ST-Strecke, T-Welle, U-Welle). Im zweiten Teil des Buches werden die Herzrhythmusstörungen als Störung der Erregungsbildung, Störung der Erregungsleitung bzw. kombinierte Störung der Erregungsbildung und Erregungsleitung systematisch besprochen, differentialdiagnostisch interpretiert und mit Therapiehinweisen versehen. Wichtige klinische Krankheitsbilder und Untersuchungsmethoden (Myokardinfarkt, diagnostische Ergometrie, EKG-Interventionstests, Präexzitationssyndrome, Morgagni-Adams-Stokes-Syndrom, Sinusknotensyndrom) werden in eigenen Kapiteln nochmals ausführlich dargestellt.

Die vorliegende zweite Auflage wurde völlig neu bearbeitet. Wir haben uns bemüht, Ergänzungen und Korrekturen entsprechend der Entwicklung der modernen klinischen Elektrokardiographie einzufügen. Wünsche und Anregungen von Kollegen, Studenten und Kritikern wurden weitgehend berücksichtigt. Um eine optimale Darstellung der differentialdiagnostischen Möglichkeiten zu erhalten und zur Veranschaulichung wurde das Buch mit einem reichen Bildmaterial ausgestattet. Einerseits wurden viele Schemazeichnungen angefertigt, zum anderen zusätzlich viele prägnante Original-EKG-Kurven eingefügt. Mehrere Tabellen sollen wiederum zusätzlich eine rasche Übersicht ermöglichen.

Besonderen Dank schulden wir dem F. K. Schattauer Verlag, insbesondere Herrn Professor Dr. med. Dr. h. c. P. Matis und Herrn N. Rupp für Ihr Engagement und für das verständnisvolle Eingehen auf unsere Wünsche. Beim Schreiben hat uns Frau E. Stübler wertvolle Hilfe geleistet.

E. Nusser	Bochum, Herbst 1981
G. Trieb	Herne, Herbst 1981
A. Weidner	Hannover, Herbst 1981

Vorwort zur 1. Auflage

In der vorliegenden Zusammenstellung häufiger EKG-Veränderungen haben wir versucht, eine Orientierungshilfe zu bieten.

Die Ausführungen sind bewußt knapp gehalten, pathophysiologische Gegebenheiten sind betont.

Die Anregung, ein derartiges Kompendium zu schreiben, ging von den Hörern der EKG-Kurse am Marien-Hospital Bochum-Wattenscheid aus.

Besonderen Dank schulden wir dem F. K. Schattauer Verlag und allen Mitarbeitern für das verständnisvolle Eingehen auf unsere Wünsche.

Wattenscheid, im März 1977

Inhaltsverzeichnis

Erster Teil: Änderungen der einzelnen EKG-Abschnitte

I. Allgemeine Grundlagen 3
  1. Definition 3
  2. Anatomische Grundlagen 3
    a) Spezifische Erregungsbildungs- und Erregungsleitungssystem des Herzens 3
    b) Die Blutversorgung des Herzens 4
  3. Elektrophysiologische Grundlagen des EKG 8
    a) Das Aktionspotential 8
      α) Monophasisches Aktionspotential 8
        αα) Die Depolarisation (Phase 0/1) 9
        ββ) Die Repolarisation (Phase 2/3) 10
        γγ) Die Erholungsphase 12
      β) Biphasisches Aktionspotential 13
  4. Die Automatie des Herzens 14
  5. Die Erregbarkeit 17
  6. Die Erregungsleitung 17
  7. Zur Deutung des EKG 20
    a) Theorie des EKG als Differenzkurve 20
    b) Die Vektortheorie des EKG 21
  8. Die Ableitungssysteme des EKG 25
    a) Bipolare Standardableitungen nach Einthoven 27
    b) Semiunipolare Extremitätenableitungen nach Goldberger 27
    c) Unipolare Brustwandableitungen nach Wilson 28
    d) Bipolare Ableitungen nach Nehb 29
    e) Spezielle EKG-Ableitungen 31
      α) Ösophagusableitungen 31
      β) His-Bündel-Ableitungen 32
      γ) Langzeit-EKG 35
  9. EKG und elektrisches Körperfeld 37
 10. Zacken- und Streckenabschnitte im EKG 37
 11. Klinische Aussagemöglichkeiten der einzelnen EKG-Ableitungen 40
 12. Auswertung des EKG 40

13. Bestimmung des Lagetyps 49
    a) Das Einthoven-Dreieck 51
    b) Der Cabrera-Kreis 53
    c) Die Nullprojektion 54
    d) Synoptische Betrachtungsweise von Abl. I und aVF 55
    e) Zusammenfassung 56
        α) Bestimmung des P-Hauptsummationsvektors (P-Achse) ... 56
        β) Bestimmung des QRS-Hauptsummationsvektors
           (QRS-Achse) 56
        γ) Bestimmung des R/T-Vektor-Differenzwinkels 56
14. Reihenfolge bei der Auswertung des EKG 57

II. Differentialdiagnose des Lagetyps 59
1. Rechtstyp (Vertikaltyp) 60
2. Steiltyp (Semivertikaltyp) 62
3. Mitteltyp (Zwischentyp) 62
4. Linkstyp 64
5. Pathologische Lagetypen 65
    a) Überdrehter Linkstyp 65
    b) Überdrehter Rechtstyp 68
    c) Sagittaltyp 68
6. Kurzfristiger Typenwandel und dessen differentialdiagnostische
   Bedeutung 69
    a) Geringer Wandel 69
    b) Plötzlich einsetzender Wandel 71

III. Differentialdiagnose der P-Zacke 80
1. Das zweigipflige, nicht verbreiterte P (0,10–0,11 sec) 83
2. Das abgeflachte P (0,11 sec) 83
3. Das +/− − biphasische P (>0,11 sec) (P-sinistrocardiale) .. 85
4. Das verbreiterte und doppelgipflige P (P-mitrale) 86
5. Das + +/− biphasische P (P-dextrocardiale) 92
6. Das überhöhte und spitze P (höher als 0,3 mV) (P-pulmonale) .. 93
7. Das verbreiterte und überhöhte P (P-cardiale) 95
8. Das negative P 99
    a) Negatives P in Abl. I 99
    b) Negatives P in Abl. II, III 101
        α) Sinu-rechtsatriale Leitungsstörung (−/+ biphasisches P) .. 102
        β) Inferiore rechtsatriale Vorhofrhythmen 102
        γ) Inferiore linksatriale Vorhofrhythmen 103
9. Das träg positiv beginnende P mit nachfolgender positiver Spitze
   (P-dome-and-dart) 105

10. Das wechselnde P 106
11. Das fehlende P 106

IV. Differentialdiagnose der PQ-Dauer 112
   1. Verkürzung der PQ-Dauer ($\leqq 0,12$ sec) bei normal geformter P-Zacke 114
      a) Frequenzbedingte Verkürzung 114
      b) Lown-Ganong-Levine-Syndrom (LGL-Syndrom) 114
   2. Verkürzung von PQ mit einem sich der P-Zacke anschließenden, langsam ansteigenden Teil von QRS 115
      a) Wolff-Parkinson-White-Syndrom (WPW-Syndrom) 115
   3. Verkürzung von PQ bei verformter P-Zacke 116
   4. Verlängerung der PQ-Dauer bei normal geformter P-Zacke 117
      a) Atrioventrikulärer (AV)-Block I. Grades 117
   5. Verlängerung der PQ-Dauer bei verformter P-Zacke 119
   6. Wechselnde PQ-Dauer 122

V. Differentialdiagnose des QRS-Komplexes 123
   1. Amplitudenänderung des QRS-Komplexes 125
      a) Hochspannung 126
         α) Extrakardiale Ursachen 126
         β) Kardiale Ursachen 127
            $\alpha\alpha$) Linksventrikuläre Hypertrophie 129
            $\beta\beta$) Rechtsventrikuläre Hypertrophie 133
            $\gamma\gamma$) Kombinierte links- und rechtsventrikuläre Hypertrophie 136
            $\delta\delta$) Kammerextrasystolie 137
            $\epsilon\epsilon$) Ventrikuläre Schenkelblöcke 137
      b) Niederspannung 138
         α) Projektionsbedingte Ursachen 139
         β) Extrakardiale Ursachen 140
         γ) Perikardiale Ursachen 141
         δ) Myokardiale Ursachen 142
      c) Spannungswechsel 143
   2. Verbreiterung von QRS über 0,11 sec 144
      a) Vollständiger Rechtsschenkelblock 144
         α) Rechtsschenkelblock vom Wilson-Typ 144
         β) Klassischer Rechtsschenkelblock (Bayley-Block) 146
      b) Der Linksschenkelblock 149
      c) Der Arborisationsblock (Verzweigungsblock) 153
      d) Diffuser ventrikulärer Block 154
   3. Knotung der QRS-Gruppe ohne Verbreiterung ($<0,11$ sec) 155
   4. Der S_I/Q_{III}-Typ (McGinn-White-Typ) 156

5. S-Zacken in Abl. I/V_5, V_6 159
6. Q-Zacken 164
   a) Physiologische Q-Zacken 164
   b) Q-Zacken infolge myokardialem Potentialverlust 164
   c) Q-Zacken infolge myokardialer Potentialzunahme 170
   d) Q-Zacken infolge ventrikulärer Erregungsleitungsstörungen .. 172
   e) Q-Zacken beim WPW-Syndrom 173
7. QS-Form der Kammeranfangsschwankung (Fehlen der R-Zacke) . 175
8. Das Auftreten zweiter R-Zacken 178
9. Hohe R-Zacken rechtspräkordial 180

VI. *Differentialdiagnose der Veränderungen der ST-Strecke* 181
   1. ST-Hebungen 185
      a) ST-Hebungen in allen Ableitungen des Extremitäten-EKG
         (Typ frische Perikarditis) 185
         α) Perikarditis-Stadien 187
         β) Perikarditis: Differentialdiagnose 189
            αα) Frische Perikarditis – Vagotonie-EKG 190
            ββ) Frische Perikarditis – frischer Herzinfarkt 191
            γγ) Frische Perikarditis – Außenschichtschäden anderer
                Genese 193
      b) ST-Hebungen in zwei Ableitungen des Extremitäten-EKG mit
         gegensinnigem Verhalten der ST-Strecke in Abl. I und III
         (Typ frischer Myokardinfarkt) 195
         α) Frischer Vorderwandspitzeninfarkt 197
         β) Frischer Anterolateralinfarkt 197
         γ) Frischer inferiorer Infarkt 197
         δ) Frischer posteriorer Infarkt 198
         ε) Frischer infero-posteriorer Infarkt 198
         ζ) Frischer Posterolateralinfarkt 199
         η) Variant-(Prinzmetal-)Angina-pectoris 200
      c) ST-Hebung in Abl. III des Extremitäten-EKG mit gegensinni-
         gem Verhalten der restlichen 2 Ableitungen (Typ Lungen-
         embolie) 201
   2. ST-Senkungen 201
      a) ST-Senkung in Abl. I, Q-Zacken und ST-Hebungen in den
         Abl. II und III (Typ frischer Hinterwandspitzeninfarkt) 201
      b) ST-Senkung in Abl. III und Q-Zacken und ST-Hebungen in
         Abl. I und II (Typ frischer Vorderwandinfarkt) 202
      c) ST-Senkung in Abl. I und ST-Hebung in Abl. III bei uncharak-
         teristischem Verhalten von ST in Abl. II (Typ akutes Cor
         pulmonale) 202

d) ST-Senkung mit gegensinnigem (diskordantem) Verhalten zu QRS 202
   α) Linksschädigung infolge vermehrter Linksbelastung des Herzens 204
   β) Rechtsschädigung infolge vermehrter Rechtsbelastung des Herzens 208
   γ) Angina pectoris vera (Ischämiereaktion vom Innenschichttyp) 209
   δ) Digitalisglykoside 211
   ε) Hypokaliämie 214
   ζ) Orthostatische Kreislaufdysregulation 214

VII. Differentialdiagnose der Abweichungen der QT-Dauer 215
   1. Verkürzte QT-Dauer 216
   2. Verlängerung der relativen QT-Dauer 217
      a) Verbreiterte QRS-Gruppe 217
      b) Verlängerte ST-Dauer 217
      c) Verbreiterte T-Welle 219
      d) Scheinbare Verlängerung von QT infolge Verschmelzung von T mit U 220

VIII. Differentialdiagnose der Formänderungen der T-Welle 223
   1. Negative T-Wellen 225
      a) +/− Biphasie von T (terminale T-Negativität) 225
      b) −/+ Biphasie von T (präterminal negative T-Welle) 228
   2. Abgeflachte T-Wellen 232
   3. Positive T-Wellen 232
      a) Das doppelgipflige T 232
      b) Das hohe, spitze T 235

IX. Differentialdiagnose der U-Welle 243

Anhang 245
   A. EKG-Veränderungen beim Herzinfarkt 245
      1. Lokalisation der Infarkte 246
      2. EKG-Veränderungen 249
         a) Änderungen der QRS-Gruppe 250
         b) Änderungen des ST-T-Abschnitts 250
         c) EKG-Ablauf des Infarktes (Stadienverlauf) 256
            α) Initialstadium 256
            β) Frisches Stadium (Stadium I) 258
            γ) Subakutes Stadium (Zwischenstadium) 258

δ) Reaktives Folgestadium (Stadium II) 258
ε) Endstadium (Stadium III) 259
ζ) Infarktresiduen 259
d) Zeitlicher Ablauf 259
3. Elektrokardiographische Kennzeichen der einzelnen Infarkttypen . 260
a) Vorderwandspitzeninfarkt 260
b) Supraapikaler (anteroseptaler) Vorderwandinfarkt 262
c) Anterolateralinfarkt 263
d) Rudimentärer Vorderwandinfarkt (nicht-transmuraler intramuraler Infarkt) 264
e) Der inferiore Infarkt 266
f) Der posteriore Infarkt 268
g) Der infero-posteriore Infarkt 269
h) Der posterolaterale Infarkt 270
i) Der Rieseninfarkt 272
j) Multiple Infarkte 274
k) Septuminfarkte 275
l) Rechtsherzinfarkt 278
m) Vorhofinfarkt 278
n) Innenschichtinfarkt 280

B. *Das Orthostase-EKG* 280

C. *Das Belastungs-EKG* 283
1. Belastungsmethodik 283
2. Belastungsablauf 285
3. Belastungsintensität 287
4. EKG-Ableitungen unter Belastung 288
a) 1-Kanal-Schreiber 288
b) 3- und 4-Kanal-Schreiber 289
c) 6-Kanal-Schreiber 289
5. Indikationen 290
a) Beurteilung der Koronarinsuffizienz 290
b) Beurteilung der Leistungsfähigkeit 291
α) Allgemein 291
β) Nach Herzinfarkt 292
γ) Nach Herzoperationen 293
δ) Zur Dauerbelastbarkeit 293
c) Beurteilung von Rhythmusstörungen 294
d) Beurteilung von Therapiemaßnahmen 299
e) Beurteilung des Blutdruckverhaltens 299
6. Kontraindikationen 300
7. Abbruchkriterien 301

8. Komplikationen 302
9. Auswertung des Belastungs-EKG 303
10. Interpretation der Ergebnisse 304
11. Aussagefähigkeit 311

D. *EKG-Interventions-Tests* 317
1. Nitrat-Test 317
2. Propranolol-Test 318
3. Kalium-Test 319
4. Dipyramidol-Test 319
5. Ergotamin-Test 320
6. Orciprenalin-Test 320
7. Atropin-Test 321
8. Das Tagesverlaufs-EKG 321

Zweiter Teil: Störungen der Herzschlagfolge

Einleitung 325
I. Störung der Erregungsbildung 331
1. Nomotope Erregungsbildungsstörungen 331
   a) Sinusbradykardie 331
   b) Sinustachykardie 333
   c) Sinusarrhythmie 334
      α) Respiratorische Sinusarrhythmie 334
      β) Regellose Sinusarrhythmie 336
      γ) Ventrikulophasische Sinusarrhythmie 336
2. Heterotope Erregungsbildungsstörungen 336
   a) Passive Heterotopie 338
      α) Passive Heterotopie sekundärer Zentren 339
         αα) Ektopes Erregungsbildungszentrum im rechten Vorhof 339
         ββ) Ektopes Erregungsbildungszentrum im linken Vorhof . 342
      β) Passive Heterotopie tertiärer Zentren 347
         αα) Kammerersatzsystolen 347
         ββ) Kammerersatzrhythmen 347
      γ) Wandernder Schrittmacher 349
         αα) Wandernder Schrittmacher im Sinusknoten .. 349
         ββ) Wandernder Schrittmacher zwischen Sinusknoten und AV-Knoten 349
         γγ) Wandernder Schrittmacher im AV-Knoten ... 350
   b) Aktive Heterotopie 351
      α) Gesteigerte Automatie 352
      β) Fokale Reexzitation (Wiedererregung) 352
      γ) Reentry-(Wiedereintritts-)Mechanismus 353

c) Therapeutische Konsequenzen 361
d) Einteilung der aktiven Heterotopien 362
   α) Extrasystolen 364
      αα) Supraventrikuläre Extrasystolen 367
      ββ) Ventrikuläre Extrasystolen 372
   β) Paroxysmale Tachykardien 382
      αα) Paroxysmale supraventrikuläre Tachykardien 382
      ββ) Paroxysmale ventrikuläre Tachykardien 388
   γ) Vorhofflattern 392
   δ) Vorhofflimmern 394
   ε) Kammerflattern 398
   ζ) Kammerflimmern 400
   η) Sonderformen 402
      αα) Echo-(Umkehr-)Rhythmen 402
      ββ) Idionodale Tachykardien 409
      γγ) Bidirektionale Tachykardie 412
      δδ) Kombinationssystolen 415

II. Störungen der Erregungsleitung (pathophysiologische Bedingungen) ... 418
1. Funktionell bedingte Erregungsleitungsstörungen 419
   a) Physiologische Erregungsleitungsstörungen im AV-Knoten ... 419
   b) Aberrierende Leitung 419
      α) Tachykardieabhängiger oder Phase-3-Block (systolischer Block) 419
         αα) Form der aberrierend geleiteten supraventrikulären Schläge 422
         ββ) Ashman-Phänomen 423
         γγ) Kopplungsintervall 423
         δδ) Kompensatorische Pause 423
      β) Bradykardieabhängiger oder Phase-4-Block (diastolischer Block) 424
   c) Verborgene Leitung 424
      α) Intermittierend auftretender AV-Block 424
      β) Kammerarrhythmie bei Vorhofflimmern 425
      γ) Sogenannter paradoxer Schenkelblock 427
      δ) Funktioneller Schenkelblock infolge verborgener Rückwärtsleitung 427
      ε) Störung eines Automatiezentrums 428
   d) Supranormale Erregungsleitung 428
2. »Pathologisch« bedingte Erregungsleitungsstörungen 429
   a) Sinuaurikulärer Block (SA-Block) 431
      α) SA-Block I. Grades 431

β) SA-Block II. Grades 432
  αα) Mobitz Typ 1, Wenckebachsche Periodik des SA-Blocks 432
  ββ) Mobitz Typ 2 432
γ) SA-Block III. Grades 433
δ) Vorkommen 434

b) Atriale Blockformen 435
  α) Anteriorer (vorderer) Faszikel 435
  β) Septaler (mittlerer) Faszikel (Wenckebach) 435
  γ) Posteriorer (hinterer) Faszikel (Thorel), sinu-rechtsauriku-läre Bahn 435
  δ) Vorkommen 438

c) Intraventrikuläre Blockformen 438
  α) Unifaszikuläre Blockierungen 439
    αα) Der Rechtsschenkelblock 440
    ββ) Der Linksschenkelblock 441
    γγ) Der linksanteriore (superiore) Hemiblock 443
    δδ) Der linksposteriore (inferiore) Hemiblock 444
  β) Bifaszikuläre Blockierungen 446
    αα) Der Linksschenkelblock 447
    ββ) Linksschenkelblock + linksanteriorer Hemiblock 447
    γγ) Linksschenkelblock + linksposteriorer Hemiblock ... 447
    δδ) Rechtsschenkelblock + linksanteriorer Hemiblock ... 449
    εε) Rechtsschenkelblock + linksposteriorer Hemiblock .. 450
  γ) Trifaszikuläre Blockierungen 453
    αα) Block I. Grades 453
    ββ) Block II. Grades 458
    γγ) Block III. Grades 460
  δ) Vorkommen 460

d) Der atrioventrikuläre Block (AV-Block) 463
  α) AV-Block I. Grades 465
  β) AV-Block II. Grades 466
    αα) Mobitz Typ 1 (Wenckebachsche Periodik) 466
    ββ) Mobitz Typ 2 467
  γ) AV-Block III. Grades oder totaler AV-Block 468
  δ) Topographische Einteilungen der AV-Blockierungen 472
  ε) Vorkommen 474
  ζ) Prognostische Bedeutung der AV-Blockierungen 475

e) Arborisationsblock 477
f) Diffuser intramyokardialer ventrikulärer Block 477

III. Kombinierte Störungen der Erregungsbildung und Erregungsleitung ... 479
    1. Parasystolie 479
    2. AV-Dissoziation 483
        a) Frequenzbedingte Ursachen einer AV-Dissoziation 485
           α) Nomotope Erregungsbildungs- und Erregungsleitungsstörungen 485
           β) Akzeleration heterotoper Erregungsbildungszentren im AV-Knoten und/oder Ventrikel 486
        b) Blockbedingte AV-Dissoziation 488
    3. Vorhofdissoziation 491
    4. Ventrikeldissoziation 493

Anhang: Präexzitationssyndrome 493
    1. Das WPW-(Wolff-Parkinson-White-)Syndrom 496
        a) EKG-Veränderungen 496
    2. Differentialdiagnose: WPW-Syndrom 500
        a) Differentialdiagnose: WPW-Syndrom – Linksschenkelblock .. 502
        b) Differentialdiagnose: WPW-Syndrom – Rechtsschenkelblock . 502
        c) Differentialdiagnose: WPW-Syndrom – Herzinfarkt 502
        d) Differentialdiagnose: WPW-Syndrom – Kombinationssystole . 503
    3. Das LGL-(Lown-Ganong-Levine-)Syndrom 504
    4. Präexzitationssyndrom vom Typ Mahaim 506
    5. Vorkommen der Präexzitationssyndrome 507
        a) Wolff-Parkinson-White-(WPW-)Syndrom 507
           α) Entstehung der möglichen tachykarden Heterotopien 507
               αα) Paroxysmale supraventrikuläre Tachykardie 508
               ββ) Pseudoventrikuläre Tachykardie 508
               γγ) Vorhofflattern, Vorhofflimmern 509
           β) Zusammenfassung 509
        b) LGL-Syndrom 510
        c) Präexzitationssyndrom vom Typ Mahaim 511

IV. *Methodisches Vorgehen bei der Analyse von Herzrhythmusstörungen* .. 514

V. *Differentialdiagnose der Bradykardie* 516
    Methodisches Vorgehen 516
        a) Analyse der Vorhoftätigkeit 516
        b) Analyse der Vorhof-Kammer-Beziehung 516
    1. Sinusbradykardie 518
    2. SA-Block I. Grades 519
    3. SA-Block II. Grades, Mobitz Typ 2, mit regelmäßigem Überleitungsverhältnis (2:1, 3:1) 519

4. AV-Block II. Grades, Mobitz Typ 2, mit regelmäßigem Überleitungsverhältnis (2:1, 3:1, 4:1) 520
5. AV-Block III. Grades mit ungestörter Tätigkeit der Vorhöfe 521
   a) Ventricular capture beats (subtotaler AV-Block) 521
   b) Intermittierender Austrittsblock des Ersatzrhythmus (Block im Block) 522
   c) Extrasystolen 522
   d) Echosystolen 524
   e) Wechselnde Automatiezentren 524
6. AV-Block III. Grades bei Vorhofflimmern 526
7. AV-Block III. Grades bei Vorhofflattern 526
8. Ersatzrhythmen 526

VI. Differentialdiagnose der Tachykardie 527
1. Differentialdiagnose supraventrikulärer Tachykardien 527
   a) Methodisches Vorgehen (Kriterien) 527
      α) Analyse der Vorhoftätigkeit 527
      β) Analyse der Vorhof-Kammer-Beziehung 529
         αα) Blockierung der Erregungswelle vom nomotopen und/oder ektopen Automatiezentrum zum angrenzenden Vorhofmyokard nach Art einer Austrittsblockierung .. 529
         ββ) Blockierung der Erregungswelle im AV-Knoten 529
         γγ) Blockierung der Erregungswelle im ventrikulären ELS 532
   b) Rhythmische supraventrikuläre Tachykardie 533
      α) Sinustachykardie 533
      β) Unifokale Vorhoftachykardie (atriale Tachykardie) 533
      γ) Sogenannte »Knotentachykardien« (AV-junctional-Tachykardien) 534
      δ) Vorhoftachykardie mit Block (AV-Block I. Grades, AV-Block II. Grades, Mobitz Typ 2 mit 2:1-, 3:1-Überleitungsverhältnis, kompletter AV-Block) 538
      ε) Vorhofflattern mit konstantem (2:1-, 3:1- etc.) Überleitungsverhältnis 539
   c) Arrhythmische supraventrikuläre Tachykardien 539
      α) Tachyarrhythmia absoluta bei Vorhofflimmern 540
      β) Vorhofflattern mit unregelmäßigem Überleitungsverhältnis 543
      γ) Vorhoftachykardie mit Block und unregelmäßigem Überleitungsverhältnis 544
      δ) Multifokale atriale Tachykardien 545
   d) Supraventrikuläre Tachykardien mit nicht nachweisbaren P-Zacken 547

α) Differentialdiagnose: Tachyarrhythmia absoluta infolge Vorhofflimmern – supraventrikuläre Tachykardie 549
β) Differentialdiagnose: Sinustachykardie – paroxysmale Vorhoftachykardie 549
γ) Differentialdiagnose: Paroxysmale supraventrikuläre Tachykardie – Vorhofflattern 549
δ) Differentialdiagnose: Vorhoftachykardie mit Block – Vorhofflattern 550
  e) Ursachen supraventrikulärer Tachykardien mit verbreiterten, verformten (ventrikulär) konfigurierten QRS-Komplexen 550
2. Differentialdiagnose ventrikulärer Tachykardien 553
  a) Methodisches Vorgehen (Kriterien) 553
    α) Verbreiterter und verformter QRS-Komplex 554
    β) Normal breiter QRS-Komplex, der sich jedoch formal wie ein bifaszikulärer Block verhält 554
    γ) AV-Blockierung aller Schweregrade (meist AV-Dissoziation) 554
    δ) Kammerfrequenz 555
  b) Rhythmische ventrikuläre Tachykardien 555
    α) His-Purkinje-Tachykardie 555
    β) Paroxysmale Kammertachykardie 557
    γ) Kammerflattern 558
  c) Arrhythmische ventrikuläre Tachykardien 558
    α) Chaotische ventrikuläre Tachykardie 558
    β) Repetitive paroxysmale Kammertachykardie 560
    γ) Kammerflattern 560
    δ) Kammerflimmern 561
  d) Differentialdiagnose: supraventrikuläre Tachykardien mit »aberrierender Leitung« – ventrikuläre Tachykardien 562
    α) Kriterien zugunsten eines supraventrikulären Reizursprungs 563
    β) Kriterien zugunsten eines ventrikulären Reizursprungs 564

VII. Differentialdiagnose der Arrhythmie 570
1. Sinusarrhythmie 570
  a) Respiratorische Sinusarrhythmie 570
  b) Regellose Sinusarrhythmie 571
  c) Differentialdiagnose 571
    α) SA-Block II. Grades, Typ 1 (Wenckebachsche Periode des SA-Blocks) 571
    β) SA-Block II. Grades, Typ 2 (mit wechselndem Überleitungsverhältnis) 573
    γ) Sinusstillstand (Sinusarrest) 574

δ) Sinusextrasystolie 575
ε) Blockierte supraventrikuläre Extrasystolen 575
ζ) Supraventrikuläre Parasystolie 576
2. Extrasystolen 577
   a) Supraventrikuläre Extrasystolen 577
      α) Sinusextrasystolen 577
      β) Vorhofextrasystolen 577
      γ) AV-Extrasystolen 578
   b) Differentialdiagnose 578
      α) Supraventrikuläre Parasystolie 579
      β) His-Purkinje-Extrasystolen 579
      γ) Echosystolen 579
   c) Ventrikuläre Extrasystolen 583
   d) Differentialdiagnose 586
      α) Ventrikuläre Parasystolie 586
      β) Supraventrikuläre Extrasystolen mit aberrierender Leitung 586
      γ) AV-Knoten-Extrasystolen mit aberrierender Leitung 586
      δ) Intermittierend auftretendes WPW-Syndrom 587
      ε) Verborgene (»concealed«) Bigeminie bzw. 3:1-Extrasystolie 587
   e) Bigeminus 588
   f) Differentialdiagnose 588
      α) SA-Block II. Grades mit konstantem 3:2-(4:3-)Überleitungsverhältnis 588
         αα) SA-Block II. Grades, Typ 1 (Wenckebach) 588
         ββ) SA-Block II. Grades, Mobitz Typ 2 590
      β) AV-Block II. Grades mit konstantem 3:2-(4:3-)Überleitungsverhältnis 590
         αα) AV-Block II. Grades, Mobitz Typ 1 (Wenckebach) ... 590
         ββ) AV-Block II. Grades, Mobitz Typ 2 590
      γ) Echosystolen 592
      δ) Bidirektionale Tachykardie 592
      ε) Bigeminus durch interponierte Extrasystolen 592
3. Ersatzsystolen 592
   a) AV-Ersatzsystolen 593
   b) Ventrikuläre Ersatzsystolen 593
   c) Differentialdiagnose 593
      α) Extrasystolen 593
      β) Parasystolie 594
      γ) Echosystolen 594
4. Echosystolen 594
   a) AV-Echo 596

b) Kammerecho	596
c) Differentialdiagnose	598

Anhang 600
    1. Das Morgagni-Adams-Stokes-Syndrom 600
        a) Hypodyname Form 600
        b) Hyperdyname Form 603
        c) Mischform 603
        d) Therapie 603
            α) Allgemeinmaßnahmen 603
            β) Therapie der hypodynamen Form 604
            γ) Therapie der hyperdynamen Form 604
    2. Das Sinusknotensyndrom 605
        a) Klinisches Bild 606
        b) Vorkommen 607
        c) Ätiologie und Pathogenese 609
        d) Verlauf und Prognose 609
        e) Diagnostisches Vorgehen 611
        f) Therapie 616

Literaturverzeichnis 619

Sachverzeichnis 629

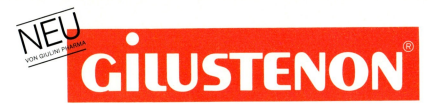

Nachgewiesene Wirksamkeit durch zuverlässige Herzentlastung

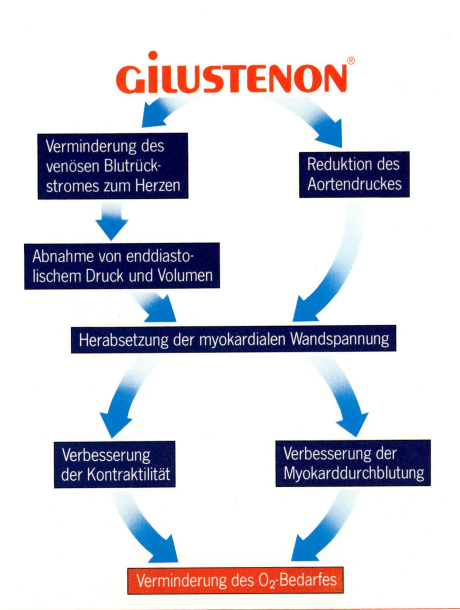

GILUSTENON®

im kontrollierten Langzeitversuch:

● Die Anfallshäufigkeit wird mit Gilustenon® innerhalb von 12 Wochen kontinuierlich verringert.

● Gilustenon® erhöht die Belastbarkeit der Patienten signifikant (Anstieg der Belastungsdauer um 86%).

● Eine Toleranzentwicklung war nach Gilustenon® innerhalb von 12 Wochen nicht zu beobachten.

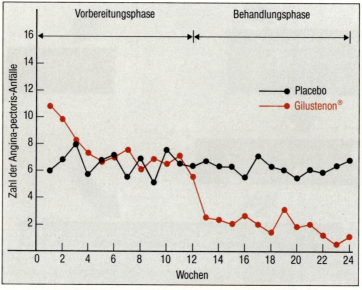

Davidov, M. E. und W. J. Mroczek (Angiology 28: 181–189, 1977).
EFFECT OF SUSTAINED RELEASE NITROGLYCERIN CAPSULES ON ANGINAL FREQUENCY AND EXERCISE CAPACITY: A DOUBLE-BLIND EVALUATION

GILUSTENON®/GILUSTENON® FORTE

Zusammensetzung: 1 Retardkapsel GILUSTENON® enthält 6,5 mg Glyceroltrinitrat (Nitroglyzerin), 1 Retardkapsel GILUSTENON® FORTE enthält 9,0 mg Glyceroltrinitrat (Nitroglyzerin).
Anwendungsgebiete: Anfangs- und Dauerbehandlung von Durchblutungsstörungen der Herzkranzgefäße, Vorbeugung und Reduzierung der Häufigkeit von Angina pectoris-Anfällen.
Gegenanzeigen: Schwere Hypotonie, Überempfindlichkeit gegen Nitroglyzerin.
Nebenwirkungen: Kopfschmerzen, Herzklopfen, leichte Übelkeit, Blutdruckabfall, Schwindel- und Schwächegefühl, flüchtige Hautrötungen. Dieses Arzneimittel kann auch bei bestimmungsgemäßem Gebrauch das Reaktionsvermögen so weit verändern, daß die Fähigkeit zur aktiven Teilnahme am Straßenverkehr oder zum Bedienen von Maschinen beeinträchtigt wird. Dies gilt besonders bei Behandlungsbeginn und im Zusammenwirken mit Alkohol.
Dosierungsanleitung: 2- bis 3× täglich 1 Kapsel unzerkaut mit etwas Flüssigkeit schlucken (im 12- oder 8-Stunden-Intervall).
Wechselwirkungen mit anderen Mitteln: Gleichzeitiger Alkoholgenuß kann die Nebenwirkungen verstärken und sollte deshalb vermieden werden.

Packungsgrößen und Preise:
Gilustenon: N2 mit 50 Retardkapseln DM 28,—
N3 mit 100 Retardkapseln DM 49,75
Gilustenon forte: N2 mit 50 Retardkapseln DM 36,—
N3 mit 100 Retardkapseln DM 65,—

GILUSTENON® AKUT

Zusammensetzung: 1 Zerbeißkapsel GILUSTENON® AKUT enthält 0,8 mg Glyceroltrinitrat (Nitroglyzerin).
Anwendungsgebiet: Kupierung von Angina pectoris-Anfällen.
Gegenanzeigen: Orthostatische Regulationsstörungen, Schock, Kollaps, ausgeprägte Hypotonie.
Nebenwirkungen: Kopfschmerzen, Blutdruckabfall, orthostatische Regulationsstörungen besonders, wenn der Wirkungseintritt nach Zerbeißen der Kapsel im Stehen abgewartet wird.
Der bei Gilustenon angeführte Hinweis für Verkehrsteilnehmer gilt auch für Gilustenon akut, jedoch nur 10–15 Minuten nach Zerbeißen einer Kapsel.
Dosierungsanleitung: Im Anfall eine Kapsel zerbeißen, in schweren Fällen 3 Kapseln innerhalb von 15 Minuten.
Art der Anwendung: Kapseln zerbeißen, nicht schlucken. Kapselinhalt möglichst lange im Mund behalten. Die leere, zerkaute Kapsel kann ausgeworfen werden.
Packungsgrößen und Preise:
N1 mit 25 Zerbeißkapseln DM 5,25
N2 mit 50 Zerbeißkapseln DM 9,50

Abkürzungsverzeichnis

A	Atrium
Abl.	Ableitung
AC	Atriale Capture beats
AF	Vorhofflimmern
AN	Atrium-node-Region des AV-Knotens
AO	Aorta
AP	Vorhofstimulation
A. p.	Angina pectoris
ARP	Absolute Refraktärperiode
ASD	Vorhofseptumdefekt
ASH	Asymmetrische Septumhypertrophie
AV (K, N)	Atrioventrikulär (Knoten, Block)
BH	His-Bündel
BSG	Blutsenkungsgeschwindigkeit
CA	Koronararterie
CB	Capture beats
COCM	Kongestive Kardiomyopathie
Cp	Karotispuls
Cx	(Ramus) circumflexus
DD	Differentialdiagnose
EB	Ersatzschlag (Escape beat)
ELS (RLS*)	Erregungsleitungssystem (Reizleitungssystem)
ES	Extrasystolen
F	Fusionssystolen (vgl. FS, KS)
f	Frequenz
F-Wellen	Flatter-Wellen
f-Wellen	Flimmer-Wellen
FB	Fusionsschlag
FS	Fusionsystolen (vgl. F, KS)
GNB	Größte Negativitätsbewegung
H	His

---

* Die kardiologische Terminologie ist hier uneinheitlich. Für beide Termini gibt es Rechtfertigungen. Es wurde hier auf Erregungsleitung verallgemeinert und somit auf ELS.

HB	His-Bündel
HF	Herzfrequenz
HNCM	Hypertrophe Kardiomyopathie ohne Obstruktion
HOCM	Hypertrophe Kardiomyopathie mit Obstruktion
HPS	His-Purkinje-System
HW	Hinterwand
HZV	Herzzeitvolumen
IHSS	Idiopathische hypertrophe Subaortenstenose
J	James-Fasern
K	Kent-Palladino-Bündel
K_i^+/K_e^+	Kaliumgradient
KHK	Koronare Herzkrankheit
KS	Kombinationssystolen (vgl. FS)
LA	Linkes Atrium
LAB	Linksanteriores Bündel
LAD	R. interventricularis anterior der linken Koronararterie (= RIVA)
LAH	Linksanteriorer Hemiblock
LCA	Linke Koronararterie
LGL-Syndrom	Lown-Ganong-Levine-Syndrom
LPB	Linksposteriores Bündel
LPH	Linksposteriorer Hemiblock
LS	Linker Schenkel
LSB	Linksschenkelblock
LV	Linker Ventrikel
LVEDP	Linksventrikulärer enddiastolischer Druck
M	Mahaim-Fasern
M	Mobitz
MHF	Maximale Herzfrequenz
MRP	Membranruhepotential
mV	Millivolt
NH-Region	His-node-Region des AV-Knotens
NS	Normalschlag
NSR	Sinus-Rhythmus
OS	Overshoot
OUP	Oberer Umschlagpunkt
PA	Pulmonalarterie
PAT	Paroxysmale atriale Tachykardie
PS	Parasystolen
PT	Parasystolische Tachykardie
RA	Rechtes Atrium
RCA	Rechte Koronararterie

RIVA	R. interventricularis anterior der linken Koronararterie (= LAD)
RS	Rechter Schenkel
RSB	Rechtsschenkelblock
RRP	Relative Refraktärperiode
RV	Rechter Ventrikel
RVEDP	Rechtsventrikulärer enddiastolischer Druck
SA	Sinuaurikulär (Block etc.)
SK	Sinusknoten
SN	Sinusknoten
SNEZ	Sinusknotenerholungszeit
Sp	Schwellenpotential
SPS	Sinusparasystolie
SVES	Supraventrikuläre Extrasystolen
V	Ventrikel
VC	Ventricular capture beats
VES	Ventrikuläre Extrasystolen
VP	Vulnerable Phase
VT	Ventrikuläre Tachykardie
VT-VP	Ventrikuläre Tachykardie der vulnerablen Phase
W	Watt
W	Wenckebach
WPW-Syndrom	Wolff-Parkinson-White-Syndrom

EKG-Symbolik (Strecken, Zacken, Wellen, Perioden) und *Ableitungsbezeichnungen* siehe unter den entsprechenden Kapiteln Teil 1, I, Kap. 7–12 (S. 25–48).

Erster Teil:
Änderungen der einzelnen EKG-Abschnitte

I. Allgemeine Grundlagen

1. Definition

Die Oberflächen-Elektrokardiographie zeichnet die an der Körperoberfläche abgreifbaren Aktionspotentiale des Herzmuskels auf. Durch eine geeignete Apparatur können die Potentialdifferenzen auf einen Registrierträger aufgezeichnet werden. Das Ergebnis ist das Elektrokardiogramm (EKG) (Abb. 1).

2. Anatomische Grundlagen

a) Spezifisches Erregungsbildungs- und Erregungsleitungssystem des Herzens

In der Arbeitsmuskulatur des Herzens lassen sich histologisch Zelltypen unterscheiden, die für die Erregungsbildung und Erregungsleitung wichtig sind. Dieses sogenannte Erregungsbildungs- und Erregungsleitungssystem des Herzens unterscheidet sich histologisch von der Arbeitsmuskulatur durch mehr Sarkoplasma und Zellkerne und weniger Myofibrillen.

Eine Häufung derartiger spezifischer Muskelzellen (P-Zellen, Pacemaker-Zellen) findet sich im **Sinusknoten.** Dieser liegt im rechten Vorhof zwischen der Einmündung der oberen Hohlvene und dem rechten Herzohr.

Vom Sinusknoten gehen **Vorhofleitungsbahnen** ab. Sie ziehen als internodale Trakte zum *AV-Knoten.* Die Vorhofleitungsbahnen werden als *vorderes Bündel, mittleres Bündel* und *hinteres Bündel (James-Bündel)* bezeichnet. Vom vorderen Bündel zweigt eine interatriale Bahn zum linken Vorhof ab (sog. *Bachmannsches Bündel)* (Abb. 2a).

Der **AV-Knoten** ist eine längliche Ansammlung spezifischer Muskelzellen. Er liegt im rechten unteren Anteil des Vorhofseptums neben der Mündung des Koronarsinus. Zwischenzellige Querverbindungen sind im AV-Knoten besonders häufig. Sie sind für seine elektrophysiologische Funktion, wie Verflechtung, Filterung und Elimination ankommender Impulse von Bedeutung. Zusätzlich wurden zwei oder mehrere parallel verlaufende Leitungsbahnen innerhalb des AV-Knotens mit unterschiedlicher Leitungsgeschwindigkeit nachgewiesen. (Längsdissoziation des AV-Knotens, s. S. 402).

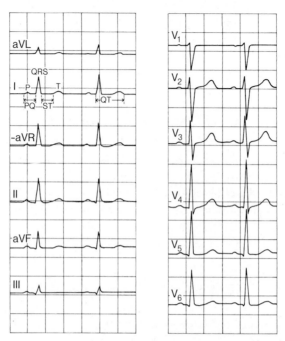

Abb. 1. Normal-EKG. J. P., 43 J. alt, weibl., herzgesund.

Ohne genaue Grenzen geht der AV-Knoten in das **Hissche Bündel** über, das die einzige Verbindung zwischen Vorhoferregungsleitungssystem und Ventrikelerregungsleitungssystem darstellt. Die parallel angeordneten Strukturen des His-Bündels spalten sich nach einem kurzen Verlauf in den *linken* und *rechten Tawara-Schenkel* auf.

Der linke **Tawara-Schenkel** verzweigt sich in ein vorderes, oberes Bündel *(linksanteriorer Faszikel)* und in ein hinteres, unteres Bündel *(linksposteriorer Faszikel)*. Aus den Tawara-Schenkeln gehen netzförmig die *Purkinje-Fasern* hervor, die sich zu den Zellen des Kammermyokards erstrecken (Abb. 2b). Bei manchen Menschen können vom AV-Knoten, His-Bündel oder von den Tawara-Schenkeln sogenannte *paraspezifische Fasern* ausgehen. Das Ventrikelmyokard wird dann unter Umgehung dieser Strukturen direkt aktiviert (s. S. 493 ff.: Präexzitationssyndrom).

b) Die Blutversorgung des Herzens

Die Blutversorgung des Herzens erfolgt durch die rechte und linke Koronararterie, die beide aus dem Sinus valsalvae aortae entspringen.

Die **rechte Koronararterie** verläuft in der Atrioventrikularfurche nach vorne kaudal und dann nach hinten. Sie gibt Äste zum Sinusknoten ab, zum Conus pulmonalis, zum rechten Vorhof und zum rechten Ventrikel. Der nach dorsal ziehende Hauptstamm der rechten Koronararterie teilt sich meist in der Gegend der Crux des Herzens in den *R. posterior interventricularis* und den *R. posterolateralis dexter* auf. Der R. posterior interventricularis versorgt den größten Teil der Hinterwand der linken Kammer, den hinteren Abschnitt des Kammerseptums, den Bündelstamm und den posterioren Faszikel des linken Tawara-Schenkels. Der posterolaterale Ast der rechten Koronararterie zieht zur diaphragmalen Hinterwand des linken Ventrikels. Seine Länge und Stärke variiert stark, er kann die gesamte diaphragmale Hinterwand des linken Ventrikels versorgen oder ganz fehlen. Seine *Seitenäste* sind: die AV-Knoten-Arterie und der artrioventrikuläre Ast.

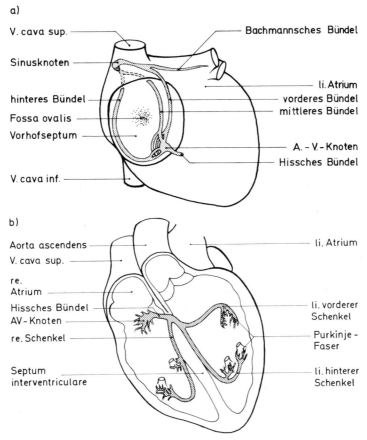

Abb. 2. Schematische Darstellung des Erregungsbildungs- und Erregungsleitungssystems des Herzens. a) Vorhof-Leitungsbahnen; b) Ventrikuläres Erregungsleitungssystem.

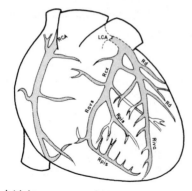

RCA : rechte Koronararterie
LCA : linke   "
Rd   : R. diagonalis
Riva : R. interventricularis anterior
Rcx : R. circumflexus
Ravs : R. atrioventricularis sin.
Rpi : R. interventricularis posterior
Rpis : R. posterolateralis sin.
Rpid : R. posterolateralis dext.

a) Linksversorgungstyp

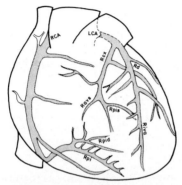

b) ausgeglichener Versorgungstyp   c) Rechtsversorgungstyp

Abb. 3. Schematische Darstellung der koronären Versorgungstypen.

Die **linke Koronararterie** teilt sich nach einem kurzen Hauptstamm in den *R. interventricularis anterior* und den *R. circumflexus* auf. Der R. interventricularis anterior verläuft in Richtung Herzspitze und versorgt die Vorderwand des linken Ventrikels, den anteromedialen Teil des rechten Ventrikels, das Kammerseptum in seinem vorderen und unteren Teil, den rechten Tawara-Schenkel und den linksanterioren Faszikel des linken Tawara-Schenkels. Aus dem R. interventricularis anterior zweigen ein, zwei oder manchmal mehrere Diagonaläste zur Vorderwand des linken Ventrikels ab. Der R. circumflexus verläuft mit seinem Hauptstamm in der Atrioventrikularfurche und versorgt den anterolateralen, den lateralen und den posterolateralen Teil des linken Ventrikels. Auch der linke Vorhof wird vorwiegend vom R. circumflexus versorgt.

Durch die Koronarangiographie ließ sich nachweisen, daß die Anatomie der Koronararterien individuellen Schwankungen unterworfen ist. Der oben beschriebene Versorgungstyp findet sich in etwa 70% der Fälle und wird deshalb als

Normalversorgungstyp bezeichnet. Von diesem wird der *Rechts-* und *Linksversorgungstyp* angegrenzt (Abb. 3b).

Beim *Rechtsversorgungstyp* ist der postlaterale Ast der rechten Koronararterie auf Kosten des R. circumflexus der linken Koronararterie stärker entwickelt. Die Hinterwand des linken Ventrikels wird damit vorwiegend von rechts versorgt. Ein Rechtsversorgungstyp findet sich in 15% der Patienten (Abb. 3c).

Beim *Linksversorgungstyp* entspringt der sonst von rechts kommende R. interventricularis posterior aus dem R. circumflexus. Die linke Koronararterie versorgt somit den gesamten linken Ventrikel, die rechte Koronararterie nur den rechten Ventrikel. Der Linksversorgungstyp wird in 15% der Patienten beobachtet (Abb. 3a).

Das Erregungsbildungs- und Erregungsleitungssystem (ELS) des Herzens wird somit wie folgt mit Blut versorgt:

Rechte Koronararterie: Sinusknoten, AV-Knoten, His-Bündel-Stamm, distaler Teil des rechten Tawara-Schenkels, linksposteriorer Faszikel des linken Tawara-Schenkels.

Linke Koronararterie: Proximaler Teil des rechten Tawara-Schenkels, linksanteriorer Faszikel des linken Tawara-Schenkels (Abb. 4).

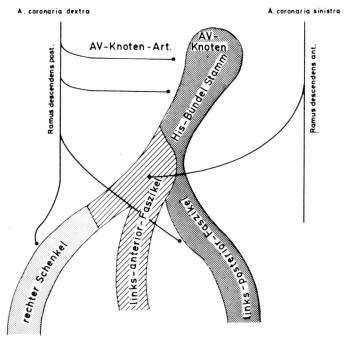

Abb. 4. Die arterielle Blutversorgung des intraventrikulären Erregungsleitungssystems.

3. Elektrophysiologische Grundlagen des EKG

Für die Herztätigkeit sind drei Grundeigenschaften der Myokardzelle wesentlich:
1. Die Automatie.
2. Die Erregbarkeit.
3. Die Fähigkeit der Erregungsleitung.

Diese elektrophysiologischen Phänomene lassen sich als Aktionspotential der Herzmuskelzelle erfassen.

a) Das Aktionspotential

α) Monophasisches Aktionspotential.
β) Biphasisches Aktionspotential.

α) *Monophasisches Aktionspotential*

Eine Herzmuskelfaser in Ruhe ist, wie jede Körperzelle, polarisiert, d. h., es besteht eine Potentialdifferenz zwischen Zellinnerem und Zelläußerem. Die während der »*elektrischen Diastole*« gemessene transmembrane Potentialdifferenz wird als *Ruhemembranpotential* bezeichnet, wenngleich eine vollständige Ruhe nicht erreicht wird. Die Potentialdifferenz, die während der Depolarisation und Repolarisation *(elektrische Systole)* registriert wird, ist das transmembrane *Aktionspotential.*

Beim Einstich einer Mikroelektrode in eine einzelne Myokardfaser wird im Ruhestand ein *Membranpotential* von etwa $-90\ mV$ gemessen, bei negativer Aufladung des Zellinneren gegenüber dem Zelläußeren. Es ist in erster Linie Ausdruck eines vom Zellinneren nach außen gerichteten Kaliumkonzentrationsgefälles bei praktisch selektiver Kaliumpermeabilität der Membran. Kaliumionen (gesamt 3500 mval) befinden sich zu 97% intrazellulär, zu etwa 3% im extrazellulären Raum, was einem transmembranen Diffusionsgefälle für Kalium in einem Verhältnis von innen nach außen (K_i^+/K_e^+) von 30:1 (sogenannter intra- extrazellulärer Kaliumgradient) entspricht. Die Natriumionen befinden sich im gleichen Verhältnis extrazellulär und bauen den gleichen Gradienten in umgekehrter Richtung, d. h. von außen nach innen auf. Trotz dieser entgegengesetzten Natriumgradienten findet ein elektrischer Ausgleich nicht statt, da die Ruhepermeabilität für Natrium außerordentlich gering ist. Der selektive Kaliumfluß durch die Zellmembran nach außen führt zu einem Überwiegen negativer Valenzen im Inneren: Chloride, Phosphate, Eiweiße. Durch die spezifischen Eigenschaften der *Membranpermeabilität* (hoher Membranwiderstand in Ruhe von 1000 Ohm/cm^2) werden die positiven Valenzen auf der Außenseite der Membran von den negativen Valenzen im Inneren der Muskelfaser festgehalten, so daß sich trotz eines elektrischen und eines Konzentrationsgradienten ein Gleichgewicht zwischen

3. Elektrophysiologische Grundlagen des EKG

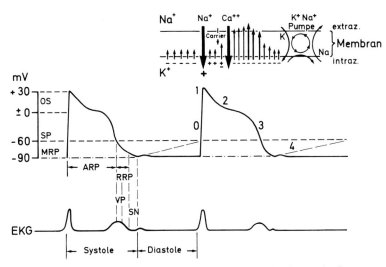

Abb. 5. Schema des monophasischen Aktionspotentials und der dabei auftretenden Ionenverschiebungen. SP: Schwellenpotential; MRP: Membranruhepotential; ARP: absolute Refraktärperiode; RRP: relative Refraktärperiode; VP: Vulnerable Phase; SN: Supernormale Phase; OS: Overshoot (Überschußpotential)
0–4: Phasen des Aktionspotentials.

Innen- und Außenmembran der ruhenden Muskelfaser einstellt. Die ruhende Muskelfaser ist dadurch *polarisiert*. Die starke, intrazelluläre Anreicherung von *Kalium* und seine selektive Permeabilität machen es somit zum Schlüsselion für die elektrophysiologischen Vorgänge am Herzmuskel. Dies spiegelt sich auch darin wider, daß das Kaliumdiffusionspotential bei einer Verteilung von 30:1 eine Potentialdifferenz von 92 mV ergibt, fast den gleichen Wert wie das gemessene Ruhemembranpotential. *Das Ruhemembranpotential ist also im wesentlichen ein Kaliumpotential.*

Nach seinem *Ablauf* wird das monophasische Aktionspotential in folgende Phasen unterteilt (Abb. 5):

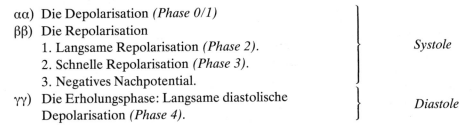

αα) Die Depolarisation (Phase 0/1)

Durch einen von außen kommenden Reiz (normalerweise von der benachbarten Zelle ausgehend) wird das Ruhemembranpotential von −90 mV auf etwa

−60 mV, das sogenannte *Reizschwellenpotential* abgebaut. Innerhalb einer tausendstel Sekunde wird der Membranwiderstand auf 50–100 Ohm/cm^2 herabgesetzt. Dadurch wird die Zellmembran plötzlich für die Natriumionen durchlässig, so daß diese explosionsartig, entsprechend ihrem Diffusionsgefälle, passiv in die Zelle einströmen. Diese plötzlich einströmenden positiven Valenzen bauen die negativen Ladungen des Zellinneren ab, die Zelle wird depolarisiert und kurzfristig positiv umgeladen (sogenannte rasche Depolarisation, positiver Potentialüberschuß, »overshoot«). Der positive Überschuß *(overshoot)* beträgt *5–35 mV*. Das Gesamtpotential der Erregung *(Aktionspotential)* von ungefähr *120 mV* setzt sich somit aus dem Ruhemembranpotential und dem Ladungsüberschuß (von *−90 mV* bis *+30 mV*) zusammen. Das *positive Überschußpotential* kommt dem Natriumgleichgewichtspotential nahe, das bei etwa *40 mV* liegt. *Das Erregungspotential stellt im wesentlichen ein Natriumpotential dar.* Je größer das Natriumdiffusionsgefälle (großes Überschußpotential, hohes Ruhemembranpotential), um so schneller ist die Depolarisation und die Leitungsgeschwindigkeit. *Optimale Verhältnisse* bestehen bei einem Ruhemembranpotential von *−90 mV*. Ist das Ruhemembranpotential größer als −90 mV, verläuft die Depolarisation und die Erregungsleitung schneller. Ist das Ruhemembranpotential kleiner als −90 mV, wird die Depolarisation und die Erregungsleitung langsamer.

Die durch den explosionsartigen Natriumeinstrom bedingte Depolarisation *(Phase 1 des Aktionspotentials) entspricht dem QRS-Komplex im EKG.* Je schneller und je mehr Natrium hereinströmt (großes Überschußpotential bei erhöhtem Ruhemembranpotential), desto größer und schmäler ist die QRS-Gruppe. Umgekehrt wird die R-Zacke bei erniedrigtem Erregungsausgangspotential kleiner und breiter.

ββ) **Die Repolarisation (Phase 2/3)**

1. Langsame Repolarisation (Phase 2): Im Anschluß an die schnelle Depolarisation nimmt die Natriumdurchlässigkeit der Membran wieder ab, die Durchlässigkeit der Kaliumionen, deren Ausstrom während der Depolarisation vollständig versiegt war, langsam wieder zu. Die von der Myokardfaser zwischen innen und außen abgeleiteten Potentialdifferenzen gehen in ein Plateau mit leicht abfallendem Schenkel über. Diese Phase 2 des Aktionspotentials entspricht dem *Gleichgewichtszustand zwischen Natriumeinstrom und Kaliumausstrom.* In dieser Phase der langsamen Repolarisation besteht keine nennenswerte Potentialdifferenz (Plateau). Je früher der Kaliumausstrom den Natriumeinstrom überwiegt, desto kürzer ist das Plateau. In dieser Plateauphase des Aktionspotentials strömen in geringem Maße auch Calcium-Ionen in die Zellen ein, die für die Myokardkontraktion verantwortlich sind (s. auch Slow response, S. 20).

Die Phase 2 (langsame Repolarisation) entspricht der ST-Strecke des EKG.

2. Schnelle Repolarisation (Phase 3): In der nun folgenden, vergleichsweise schnellen Repolarisation überwiegt zunehmend der Kaliumausstrom, da der Widerstand der Zellmembran für den Natriumeinstrom zunehmend höher wird. Der Kaliumefflux wird so stark, daß das Ruhemembranpotential schnell erreicht wird, das Aktionspotential kehrt zur Nullinie zurück. *Diese Phase 3 des Aktionspotentials entspricht der T-Welle im EKG.* Je rascher die Depolarisation zum Ruhemembranpotential zurückgeführt wird, desto größer ist die Amplitude von T.

3. Negatives Nachpotential: Auf die schnelle Phase der Repolarisation kann ein negatives Nachpotential folgen. *Diese Hypopolarisation stellt sich im EKG als U-Welle dar.* Depolarisation und Repolarisation bilden die *elektrische Systole*.

Die *Dauer des Aktionspotentials* entspricht in etwa der *QTU-Zeit* im EKG, da die Verzögerung durch die intraventrikuläre Erregungsausbreitung geringfügig ist. Wichtig ist, daß jeder einwärtsgerichtete Strom positiver Ladungsträger eine depolarisierende, also erregende Wirkung hat, während ein Auswärtsstrom die Membran repolarisiert bzw. stabilisiert.

Nach diesem Konzept kann eine Übererregbarkeit der Membran bzw. eine Erregungsbildungsstörung entweder durch eine Zunahme der nach innen wandernden oder eine Abnahme der nach außen strömenden positiven Ladungsträger verursacht werden. Die rasche Zunahme der Natriumleitfähigkeit der Membran zu Beginn einer Erregung wurde von HODGKIN und HUXLEY (1952) mit Hilfe eines besonderen Natriumtransportsystems erklärt. Die Aktivierung oder Inaktivierung dieses sog. Natrium-Carriers bestimmt die Natriumleitfähigkeit. Diese Natriumleitfähigkeit (GNA) wird mathematisch durch folgende Gleichung beschrieben:

$$GNA = GNA_{max} \times m^3 h.$$

In Anlehnung an diese Formel hat VAUGHEN WILLIAMS (1970) dieses abstrakte Modell in veranschaulichter Form dargestellt. Dabei besteht das Natrium-Carrier-System aus einem Kanal (schneller Natriumkanal), der durch *4 hintereinandergeschaltete Tore (3 m-Tore u. 1 h-Tor,* s. o. Formel) geschlossen werden kann (Abb. 6):
a) *Ruhezustand:*
   Die m-Tore sind geschlossen.
   Die h-Tore sind geöffnet.
   Die Natriumionen können also die Membran nicht passieren. Die Natriumleitfähigkeit ist klein.
b) *Natrium-Carrier aktiviert:*
   Eine Depolarisation bewirkt eine rasche Öffnung der m-Tore. Der Kanal wird jetzt für Natrium vollständig durchlässig. Die Natriumleitfähigkeit steigt sehr schnell an.
c) *Natrium-Carrier inaktiviert:*
   Eine anhaltende Depolarisation verursacht eine erst verzögert, dann zunehmend einsetzende Schließung der h-Tore. Dadurch wird die Passage für Natrium erneut gesperrt, der Natrium-Carrier wird inaktiviert.
   Grundsätzlich kann also die Natriumleitfähigkeit entweder durch ungenügende Öffnung der m-Tore oder durch einen partiellen Verschluß der h-Tore vermindert werden. Dadurch werden die erregenden Einwärtsströme reduziert und eine Stabilisierung der Membran erreicht. Der antiarrhythmische Wirkungsmechanismus von zahlreichen Antiarrhythmika wird durch eine teilweise Blockierung der m- oder h-Tore erklärt.
   Die Repolarisation des myokardialen Aktionspotentials geschieht durch eine komplizierte Aktivierung von mindestens drei verschiedenen Kaliumkanälen, deren Kinetik noch genauerer Aufklärung bedarf.

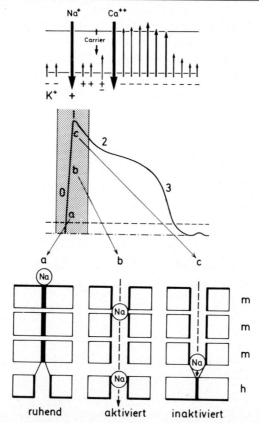

Abb. 6. Modellvorstellung der Depolarisation über den schnellen Na⁺-Kanal (Na⁺-Carrier-System).

γγ) **Die Erholungsphase**

Mit Beendigung der Repolarisation ist das gleiche transmembrane Gleichgewicht wieder hergestellt, wie es zu Beginn der Depolarisation bestanden hat, doch befinden sich jetzt Kaliumionen vorwiegend extrazellulär und Natriumionen intrazellulär. Die beschriebenen passiven Ionenfluxe würden allmählich zu einer Aufhebung des Natrium-Kalium-Gradienten an der Zellmembran führen. In der Erholungsphase *(elektrische Diastole)* wird die ursprüngliche Polarisation der Zelle wiederhergestellt. Natrium- und Kaliumionen werden durch aktive Stoffwechselleistungen der Zelle (sog. Natrium-Kalium-Ionenpumpen) gegen ein Konzentrationsgefälle sowohl aus als auch in die Zelle gepumpt. Die alten intra- und extrazellulären Konzentrationsverhältnisse von Natrium und Kalium werden dadurch wiederhergestellt.

Die *Erholungsphase findet im EKG in der TQ-Dauer ihren Ausdruck.*

Phase 4: Spontane langsame diastolische Depolarisation. Die spezifischen Schrittmacherzellen des Erregungsbildungs- und Erregungsleitungsgewebes sind, im Gegensatz zur Arbeitsmuskulatur des Herzens, zur *spontanen rhythmischen Erregungsbildung* befähigt (**Automatie**).

Diese Fähigkeit beruht auf einer langsamen Depolarisation, welche das Ruhemembranpotential bis zum Reizschwellenpotential (-60 mV) senkt (Phase 4). Die Ursache der langsamen diastolischen Depolarisation wird in einer geringen Zunahme der Natriumionenpermeabilität und in einer Abnahme der Kaliumionenpermeabilität gesehen, was konsekutiv zu einer stetigen Abnahme des Membranruhepotentials führt. Bei Erreichen des Reizschwellenpotentials von -60 mV wird eine neue Erregung ausgeklinkt. Die Anstiegssteilheit dieser langsamen diastolischen Depolarisation nimmt vom Sinusknoten bis zum Purkinje-Fasersystem zunehmend ab. Damit ist die *Eigenfrequenz des Sinusknotens unter physiologischen Bedingungen am höchsten, er übernimmt die Schrittmacherfunktion des Herzens*. Die Arbeitsmuskulatur hingegen zeigt keine langsame diastolische Depolarisation. Jedoch kann unter bestimmten Bedingungen, wie Akonitinintoxikation, Kaliummangel, Strophanthinintoxikation, Überdehnung des Herzens, eine spontane diastolische Depolarisation auftreten. Man spricht von einem *Funktionswandel des Arbeitsmyokards*.

β) Biphasisches Aktionspotential

Legt man zwei Elektroden an die Enden eines Herzmuskelstreifens, so registriert man am Galvanometer als Folge der über den Muskelstreifen gewanderten Erregungswelle einen biphasischen Potentialablauf. Dabei stellt jede erregte Einzelherzmuskelfaser infolge ihrer wechselnden Membranspannung einen elektrischen Dipol dar. Nach dem bioelektrischen Grundgesetz verhält sich der erregte Teil elektronegativ, der nicht erregte Teil elektropositiv. Diese gerichtete Spannungsgröße läßt sich physikalisch als *Vektor* definieren.

Zeichnerisch wird der Vektor als Pfeil mit positiver Spitze dargestellt. Dieses bedeutet für die Darstellung der elektrischen Vorgänge an der Herzmuskeleinzelfaser, daß die Vektorbasis den Erregungsursprung anzeigt, während die Vektorspitze auf die noch nicht erregten Areale hinweist. Sie zeigt damit die Richtung der Erregungsfront an, die sich vom erregten zum nicht erregten Ende der Muskelfaser vorschiebt. Abb. 7 gibt das Verhalten des bipolaren Aktionsstromes während der De- und Repolarisation des Einzelherzmuskelstreifens wieder. Da zu Beginn der Repolarisation die Negativität über dem später erregten Bezirk noch andauert, während sie in den zuerst aktivierten Partien bereits abgeklungen ist, zeigen De- und Repolarisationsphase *diskordante* Ausschläge.

Zusammenfassend besteht der biphasische Aktionsstrom der Einzelherzmuskelfaser somit aus einer rasch verlaufenden *Anfangsschwankung (Erregungsausbreitung, Depolarisation)* einem auf der isoelektrischen Linie liegenden *Zwischenstück (Zustand der vollständigen Erregung)* und aus einer langsamen flachen, negativen *End- und Nachschwankung (Erregungsrückbildung* oder *Repolarisation)* von

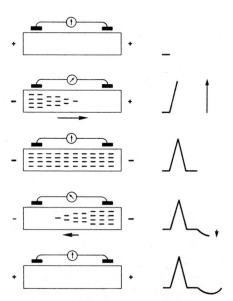

Abb. 7. Schematische Darstellung der Entstehung des biphasischen Aktionsstroms (bipolare Ableitung) während des Erregungsablaufs und einem Herzmuskelstreifen.
Links: Herzmuskelstreifen (= liegendes Rechteck) am angeschlossenen Galvanometer. Erregtes Gebiet elektronegativ dargestellt. Elektrische Ladung je nach Erregungszustand des Muskelstreifens. Resultierender Vektor je nach Potentialdifferenz. *Mitte:* Aktionsstrom entsprechend dem links dargestellten Erregungszustand. *Rechts:* Potentialdifferenz in der vektoriellen Projektion.

entgegengesetzter Richtung. Die Produkte aus Spannungsgröße und Zeit sind für die Erregungsausbreitung und Erregungsrückbildung identisch.

4. Die Automatie des Herzens

Für die Tätigkeit des Herzens ist eine autonome Erregungsbildung notwendig. Diese erfolgt in anatomisch abgrenzbaren Strukturen, dem spezifischen Erregungsbildungs- und Erregungsleitungssystem des Herzens.

Entsprechend der Automatiefrequenz unterscheidet man *Zentren I., II.* und *III. Ordnung.*

Zentrum I. Ordnung (Primäres nomotopes Erregungsbildungszentrum): Der Sinusknoten in unmittelbarer Nähe der Einmündung der V. cava superior, kranial im rechten Vorhof gelegen.

Spontane Eigenfrequenz: 60–100 Schläge/min.

Zentren II. Ordnung (Sekundäres Erregungsbildungszentrum): Haubengebiet des AV-Knotens, His-Bündel.
Spontane Eigenfrequenz: 45–60 Schläge/min.

Der *AV-Knoten* (Aschoff-Tawara-Knoten) ist in der kaudalen und posterioren Region des Septum interatriale rechts gelegen. Er setzt sich kaudalwärts in den Stamm des His-Bündels fort. Der AV-Knoten *bildet keine Erregung.* Die vorwiegend labyrinthartig angeordnete Struktur der spezifischen Zelltypen im AV-Knoten ist für die *Filterung* der sinuatrialen Erregung bedeutsam. Die elektrophysiologische Funktion der AV-Knotenstrukturen ist darin zu sehen, die über die Vorhofleitungsbahnen ankommende Erregungsfront zu einer einheitlichen elektrischen Erregung umzuformen *(Isodromie).* Dieser Vorgang führt zu einer Verzögerung der Erregungsleitung im AV-Knotengebiet (PQ-Intervall im EKG). Die so gleichgerichtete Erregungswelle wird über das His-Bündel und das ventrikuläre Erregungsleitungssystem dem Myokard zugeleitet.

Die früher als AV-Knotenrhythmen beschriebenen Dysrhythmien nehmen nicht im AV-Knoten, sondern vielmehr in dem oberen Teil des His-Bündels (*NH*-Region des AV-Knotens) oder in den Schrittmacherzellen des unteren rechten oder des unteren linken Vorhofgebietes (*AN*-Region des AV-Knotens) ihren Ausgang.

Die Funktionscharakteristika des AV-Knotens sind in Tab. 1 zusammengefaßt.

Zentren III. Ordnung (Tertiäre Erregungsbildungszentren): Ventrikuläres Erregungsleitungssystem, Purkinje-Fasersystem.
Spontane Eigenfrequenz: 30–40 Schläge/min.

Tab. 1. Funktionscharakteristika des AV-Knotens.

1.	*Filterfunktion (Decremental conduction)*
1.1.	Zunehmende Leitungsverzögerung
1.1.1.	AV-Block I. Grades, AV-Block II. Grades, Typ Wenckebach
1.2.	Plötzliche Leitungsverzögerung
1.2.1.	AV-Block II. Grades, Mobitz-Typ 2; AV-Block III. Grades
1.3.	Verborgene Erregungsleitung (concealed conduction)
1.3.1.	Anterograd
1.3.2.	Retrograd
2.	*Ektoper (sekundärer) Schrittmacher*
2.1.	AV – Extrasystole
	– Parasystolie
	– Ersatzsystolie
	AV – Ersatzrhythmen
	– Tachykardie (idionodal, paroxysmal)
3.	*Ort für Reentry- (Echo-)Phänomene (Längsdissoziation des AV-Knotens)*
3.1.	AV-Echosystolie
3.2.	Paroxysmale supraventrikuläre Tachykardien (Knotentachykardien)
4.	*Empfindlicher Ort für Ionenstoffwechselstörung (K^+!) und Medikamente (Digitalis, Betablocker, Antiarrhythmika, Ca^{++}-Antagonisten)*

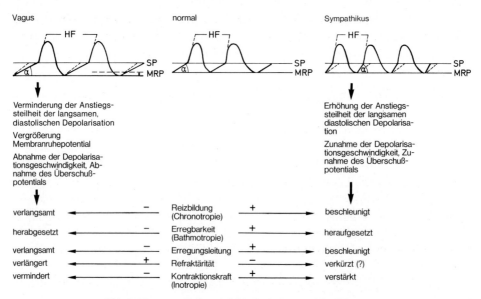

Abb. 8. Vagus- und Sympathikusbeeinflussung des Herzens.

Elektrophysiologisch kann die Eigenfrequenz des Herzens durch folgende Faktoren variiert werden:

Zunahme der Frequenz: Versteilerung der langsamen diastolischen Depolarisation, Erniedrigung des Ruhemembranpotentials, Erhöhung des Reizschwellenpotentials.

Abnahme der Frequenz: Abflachung der langsamen diastolischen Depolarisation, Erhöhung des Ruhemembranpotentials, Erniedrigung des Reizschwellenpotentials.

Die genannten Faktoren können isoliert wirksam werden, meist führen sie aber kombiniert zu einer Veränderung der Herzfrequenz.

Der *Vaguswirkstoff* Acetylcholin bewirkt eine Frequenzabnahme durch eine Vergrößerung des Ruhemembranpotentials und eine Verzögerung der langsamen diastolischen Depolarisation. Auch ist unter der Wirkung von Acetylcholin die Kaliumpermeabilität erhöht, so daß eine raschere Repolarisation erfolgt: Das Vagus-EKG ist deshalb durch eine Bradykardie und eine hohe T-Welle gekennzeichnet.

Die *Sympathikuswirkstoffe* beschleunigen die langsame diastolische Depolarisation wahrscheinlich über die Beschleunigung des aktiven Ionentransportes (Ionenpumpen). Gleichzeitig wird unter Adrenalineinfluß die Depolarisation schneller, es entsteht ein größeres Überschußpotential. Das Sympathikus-EKG ist deshalb durch eine Tachykardie und schmale QRS-Komplexe (soweit keine vorbestehende Erregungsleitungsstörung vorliegt) gekennzeichnet. Gleichzeitig wird dadurch verständlich, daß durch Sympathikomimetika die Automatiebereitschaft ektoper Erregungsbildungszentren gesteigert wird (Abb. 8).

5. Die Erregbarkeit

Die Erregbarkeit der einzelnen Herzmuskelfasern ist im Ablauf der Erregung nicht einheitlich. Während der Systole, insbesondere in der Phase der schnellen Depolarisation bis zur Repolarisation auf etwa -60 mV (Erreichen des Reizschwellenpotentials), ist die Herzmuskelzelle auch für stärkste Reize unerregbar. Diese Unerregbarkeit wird als *absolute Refraktärphase*, die nachfolgende Zeit, in der nur besonders starke Reize wirksam sind, als *relative Refraktärphase* bezeichnet. Mit Beendigung der Repolarisation (Beendigung der sogenannten Refraktärphase) reichen kleine Energiemengen aus, um die Herzmuskelzelle auf dem normalen Wege der Erregungsleitung zu entladen.

Die verschiedenen myokardialen Gewebe besitzen unterschiedliche *Refraktärzeiten*. Die kürzeste Refraktärzeit zeigt die Vorhofmuskulatur, die längste der AV-Knoten. Unter pathologischen Bedingungen kann sich die Refraktärzeit verlängern und dadurch Erregungleitungsstörungen verursachen. In dem Zeitabschnitt: Ende der relativen Refraktärzeit bis zur normalen Erregbarkeit läßt sich eine kurze Phase mit übernormaler Erregbarkeit gelegentlich nachweisen. In dieser supernormalen Periode führen auch unterschwellige Reize zur Depolarisation. Dieses Intervall erlangt für die Rhythmusstörungen als *vulnerable Phase* besondere Bedeutung. Sie fällt in den absteigenden Schenkel der T-Welle des EKG (Abb. 5).

6. Die Erregungsleitung

Unter Erregungsleitung wird die Fähigkeit insbesondere der spezifischen Herzmuskelzelle verstanden, eine Erregung an andere Muskelzellen weiterzugeben. Im Augenblick der Depolarisation greift die rasche lokale Erregung von einer Zelle auf die benachbarten Zellen über. Übergreifende Erregungspotentiale müssen größer sein als die Reizschwelle der unerregten Zelle. Die notwendige Spannung wird als *Schwellenspannung* bezeichnet. Grundsätzlich können alle Herzmuskelzellen eine Erregung weiterleiten. Besonders rasch wird die Erregungsleitung im spezifischen Erregungsleitungssystem durchgeführt. Die *größte Leitungsgeschwindigkeit* haben die Purkinje-Fasern (5 m/sec), die *geringste Leitungsgeschwindigkeit* die Fasern des AV-Knotens (0,2 m/sec). Die Leitungsgeschwindigkeit der *Arbeitsmuskulatur* beträgt 1,3 m/sec. Die langsamste Erregungsleitung und die längste Refraktärzeit des AV-Knotens stellt einen sinnvollen Schutzmechanismus dar. Es wird dadurch verhindert, daß tachykarde Vorhofrhythmen mit zu hoher Frequenz auf die Herzkammern übergeleitet werden (s. S. 419).

Elektrophysiologisch geht zeitlich die *Geschwindigkeit der Erregungsleitung* mit der Größe des Natriumeinstroms parallel. Größe und Schnelligkeit des Natriumeinstroms hängen ab von der Größe des Ruhemembranpotentials und von der extrazellulären Natriumkonzentration (Vergrößerung des Erregungspotentials, größeres Überschußpotential, s. S. 10). Bestimmend für die Fortleitungsbedingungen ist das Ruhemembranpotential, von dem aus die Erregung startet.

Eine *Abnahme des Ruhemembranpotentials* ist gleichbedeutend mit einer Hypopolarisation der Herzmuskelfaser, das heißt einer Verminderung des Kaliumgradienten K_i^+/K_e^+. Sie kann durch eine Erhöhung der extrazellulären und Erniedrigung der intrazellulären Kaliumkonzentration infolge einer länger dauernden Tachykardie, einer Hypoxie und anderer myokardialer Stoffwechselstörungen bedingt sein. Es kommt zu einer Verminderung der Leistungsbereitschaft der Zelle, die sich in einer Abnahme der Leitungsgeschwindigkeit äußert. Eine Verbreiterung der QRS-Gruppe im EKG ist die Folge (intraventrikuläre Leitungsstörung).

Eine *Erhöhung des Ruhemembranpotentials* ist gleichbedeutend mit einer Hyperpolarisation der Herzmuskelfaser, d. h. einer Erhöhung des Kaliumgradienten K_i^+/K_e^+. Sie kann durch eine Verminderung der extrazellulären Kaliumkonzentration oder durch eine Erhöhung der intrazellulären Kaliumkonzentration bedingt sein. Die Erregungsleitung wird entsprechend schneller. Bei einer hypertrophierten Muskelfaser kommt hinzu, daß ein großer Faserdurchmesser die Leitungsgeschwindigkeit erhöht.

Die Leitungsgeschwindigkeit ist der Quadratwurzel des Faserdurchmessers proportional. Aus diesen Gründen entspricht der Hypertrophie einer Herzkammer im EKG eine schlanke und große R-Zacke.

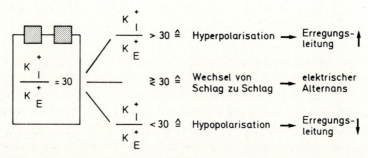

Abb. 9. Bedeutung des transmembranären Kaliumgradienten (K_i^+/K_e^+) für die Erregungsleitung.

6. Die Erregungsleitung

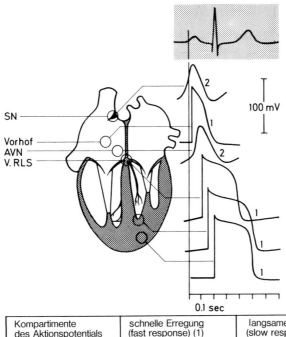

Kompartimente des Aktionspotentials	schnelle Erregung (fast response) (1)	langsame Erregung (slow response) (2)
Vorkommen	Vorhofmyokard Kammermyokard ventrikuläres RLS	Sinusknoten AV-Knoten Funktionswandel des Myokards
Ionenströme	initialer Na^+ Einstrom	initialer Ca^{++} Einstrom
diastolisches Membranpotential	hoch	niedrig
Aufstrich	schnell	langsam
Overshoot	groß	klein
Leitung	schnell	langsam
Automatie	K^+-empfindlich, durch Ca^{++} gehemmt	K^+-unempfindlich, durch Ca^{++} stabilisiert

Abb. 10. Elektrophysiologische Eigenschaften von schneller Erregungsform *(fast response)* und langsamer Erregungsform *(slow response)*.
Die Aktionspotentialformen in den verschiedenen Anteilen des erregungsbildenden und erregungsleitenden Systems sind mit dargestellt (schwarz). SN = Sinusknoten; AVN = AV-Knoten; V.RLS = ventrikuläres Reizleitungssystem; (1) = schnelle Erregungsform; (2) = langsame Erregungsform.

Änderungen des Ruhemembranpotentials von Aktion zu Aktion können zu elektrokardiographisch sichtbaren Veränderungen der Erregungsleitung führen. Es entsteht der *elektrische Alternans*, die R-Zacken werden abwechselnd größer und kleiner, manchmal auch breiter und schmäler (Abb. 9).

Wie oben erwähnt, findet sich eine besonders niedrige Leitungsgeschwindigkeit im Bereich des Sinus- und AV-Knotens. Die Erregungsprozesse dieser Strukturen unterscheiden sich elektrophysiologisch von den Erregungsprozessen des Arbeitsmyokards, der Vorhöfe, der Ventrikel und vom ventrikulären Erregungsleitungssystem. Nach HOFFMANN und CRANEFIELD hat es sich bewährt, die Erregungsform des Sinus- bzw. des AV-Knotens als langsame Erregung oder »slow-response« der schnellen Erregung oder »fast-response« gegenüberzustellen.

Bei der »fast-response« beginnt die Erregung mit dem schnellen Natriumeinstrom (Aktivierung des Natrium-Carriers, sog. schneller Natriumkanal).

Die »slow-response« ist dagegen auf einen langsamen Calcium-Einstrom zurückzuführen. Sie ist auch bei der schnellen Erregungsform vorhanden, dort jedoch für das Plateau (Phase 1, 2) verantwortlich.

Unter bestimmten Bedingungen (Ischämie, Funktionswechsel des Myokards, Dehnung, Elektrolytverschiebungen) kann die schnelle Erregungsform in die langsame Erregungsform übergehen, was für die Pathogenese von Herzrhytmusstörungen und deren Behandlung von Bedeutung ist. Ein solcher Übergang von »fast-response« in eine »slow-response« geschieht dann, wenn eine Depolarisation der Myokardmembran auf -70 bis -50 mV eintritt, eine Depolarisation, wie sie bei allen ernsten Schädigungen des Herzens vorkommen kann. Wird jetzt eine Erregung ausgeklinkt, ist das verbleibende Aktionspotential ein Calcium-Potential mit trägem Anstieg, das nur langsam fortgeleitet wird. Die Leitungsgeschwindigkeit kann auf wenige Zentimeter pro Sekunde absinken. Kommt dann zu dieser Depolarisationsform der Membran noch ein erhöhter Sympatikotonus hinzu, können leicht Bedingungen auftreten, die einen *Reentry* (s. S. 353) in eng umschriebenen Bezirken ermöglichen. In Abb. 10 sind die Charakteristika der schnellen und langsamen Erregungsformen gegenübergestellt (modifiziert nach ANTONI).

7. Zur Deutung des EKG

Die Ableitungen der Aktionspotentiale des menschlichen Herzens von der Körperoberfläche zeigen weder den Kurvenzug einer monophasischen noch einer biphasischen Aktionsstromkurve. Das EKG ist vielmehr durch *gleichsinnige Anfangs- und Endschwankungen* ausgezeichnet. Zur Erklärung dieses Verhaltens wurden folgende Hypothesen aufgestellt.
a) Theorie des EKG als Differenzkurve.
b) Die Vektortheorie des EKG.

a) Theorie des EKG als Differenzkurve

Die Deutung des EKG als eine Differenzkurve beruht auf der Vorstellung, daß das Kurvenbild durch die Differenz zweier mit geringer zeitlicher Verzögerung auftretender monophasischer Kurven entgegengesetzter Ausschlagsrichtung entsteht. Dabei werden die linke und rechte Herzkammer als einzelner Herzmuskelstreifen angesehen, die beide von der gleichen Erregung erfaßt werden.

Die Differenzkurve der beiden entgegengerichteten und gering zeitlich verschobenen monophasischen Aktionsströme entspricht dann dem Kurvenzug des EKG mit konkordanter Nachschwankung. Diese Differenztheorie des EKG, die sich auf die Ableitung sogenannter Verletzungsströme am isolierten Herzen eines Tieres stützt, ist in Abb. 11 dargestellt. Sie wird heute nur bedingt anerkannt.

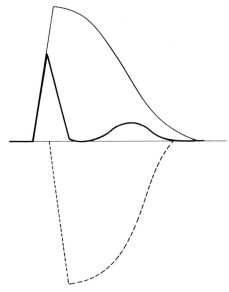

Abb. 11. Schema zur EKG-Erklärung als Differenzkurve.

b) Die Vektortheorie des EKG

Die vektorielle Bedeutung des EKG basiert auf der Vorstellung, daß die zwischen dem erregten elektronegativen Teil und dem unerregten elektropositiven Teil entstehende Potentialdifferenz als Vektor im physikalischen Sinne dargestellt werden kann. Dieser »Vektor«, der durch eine bestimmte Größe und eine bestimmte Richtung gekennzeichnet ist, *zeigt dabei von der elektronegativen zur elektropositiven Seite.*

Im Herzmuskel mit seiner Vielfalt von Herzmuskelfasern werden gleichzeitig zahlreiche Herzmuskelfasern erregt. Entsprechend der verschiedenen Verlaufsrichtung dieser Herzmuskelfasern werden sich die entstehenden Einzelvektoren entweder addieren oder aufheben, so daß ein Summationsvektor resultiert. Dieser *Summationsvektor* zu einem bestimmten Zeitpunkt des Erregungsablaufs wird als *Momentanvektor* bezeichnet. Seine Richtung läßt sich graphisch sowohl für die Vorhöfe als auch für die Kammer, für die Phase der De- und Repolarisation in *Form einer Schleife* aufzeichnen.

Der größte Momentanvektor zur Zeit der Erregung der Kammern wird als *Hauptsummationsvektor* bezeichnet. Er entspricht der *elektrischen Herzachse* und weicht in der Regel von der *anatomischen Herzachse* mehr oder minder stark ab. Für die Bestimmung des sogenannten *Lagetyps im EKG* kommt ihm besondere Bedeutung zu (Abb. 12).

Die **P-***Zacke* im EKG entspricht der *Vorhofdepolarisation*. Die Depolarisation des Sinusknoten ist mit dem Elektro- und Vektorkardiogramm nicht zu erfassen. Der P-Vektor ist nach links unten und leicht nach anterior gerichtet. Daraus resultiert bei einer Normallage des Herzens in den Extremitätenableitungen I–III ein positiver Ausschlag. In der Brustwandableitung V_1 ist P meist biphasisch, in V_3 bis V_6 positiv (Abb. 12a).

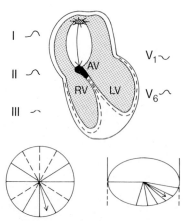

a) Entstehung der P-Zacke

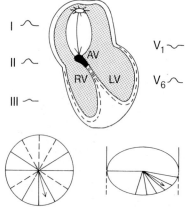

b) Vervollständigung der P-Zacke; Verzögerung der Erregung im AV-Knoten

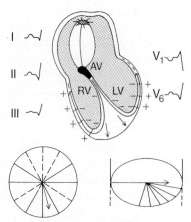

e) Haupterregung des linken und rechten Ventrikels

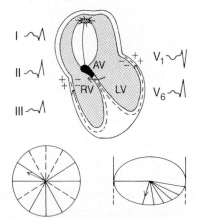

f) Erregung der posterobasalen Region des linken Ventrikels, des Conus pulmonalis und des oberen Teils des interventrikulären Septums

Abb. 12.

Nachdem die Erregung den AV-Knoten (Abb. 12 a) erreicht hat, wird sie im AV-Knoten um 0,07 sec verzögert, bevor die Erregung das His-Bündel erreicht. Aus dieser Verzögerung resultiert in allen Ableitungen (Abb. 12 b) das isoelektrische **PR (AV)**-*Intervall*.

Im weiteren Verlauf kommt es zu einer Depolarisation des mittleren Anteils des Kammerseptums von links nach rechts. Dies führt zu einem primär kurz positivem Ausschlag in den rechtspräkordialen Abl. V_1, aVR und einem kurz negativem

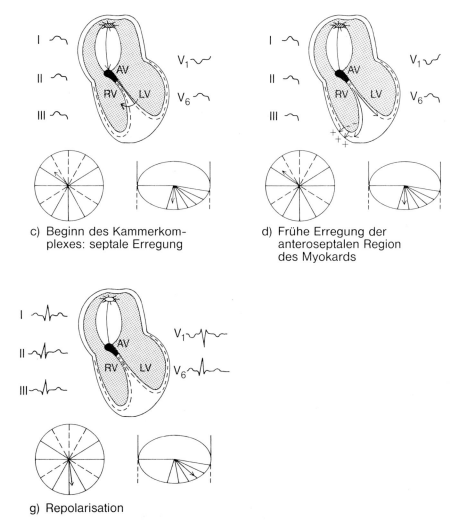

c) Beginn des Kammerkomplexes: septale Erregung

d) Frühe Erregung der anteroseptalen Region des Myokards

g) Repolarisation

Abb. 12. Vektorielle Deutung des EKG. Entstehung des EKG durch Richtungs- und Größenänderung des Summationsvektors in den einzelnen Erregungsphasen.

Ausschlag (**Q**) in den linkspräkordialen Abl. I, II, (III), V_5, V_6. Die Dauer dieser elektromotorischen Kraft des **QRS**-*Vektors* beträgt 0,01 sec (Abb. 12c).

Danach wird die Erregung über dem rechten und linken Tawara-Schenkel dem Purkinje-Fasersystem zugeleitet, mit konsekutiver Aktivierung des rechten und linken Ventrikels. Die *Depolarisation* erfolgt in *endokardial – epikardialer* Richtung mit primärer Erregung der anteroseptalen Region des rechtsventrikulären Myokards. Dies führt zu einer kleinen **R (r)**-*Zacke* in den rechtspräkordialen Abl. V_1 bis V_2 und zu einer kleinen **Q**-*Zacke* in den linkspräkordialen Abl. I, V_5, V_6. Dieser Anteil der Kammerdepolarisation dauert ungefähr 0,01 sec (Abb. 12d).

In weiterer Verlauf werden zunehmend der rechte und linke Ventrikel erregt. Die Erregungswelle schreitet dabei einerseits in endokardial-epikardialer, andererseits in apikobasaler Richtung fort. Da beim gesunden Herzen die linksventrikuläre Muskelmasse die rechtsventrikuläre Muskelmasse deutlich übersteigt, kommt es zu einer Ablenkung des Hauptsummationsvektors von QRS nach links und hinten. Dies führt zu einem *positiven* **QRS**-*Komplex* in den linkspräkordialen Abl. I, II, (III), (aVF), aVL, V_4 bis V_6 und zu tiefen **S**-*Zacken* in den rechtsventrikulären Abl. V_1 bis V_2. Dieser Anteil der Kammerdepolarisation dauert 0,03 bis 0,05 sec (Abb. 12e).

Als letzter Anteil des Kammermyokards werden der posterobasale Anteil des linken Ventrikels, der Conus pulmonalis und der obere Anteil des interventrikulären Septums erregt. Dieser letzte Erregungsanteil der Kammerdepolarisation beansprucht 0,01 bis 0,02 sec. Elektrokardiographisch führt diese Endphase der Kammerdepolarisation zu einer zweiten kleinen negativen Zacke (**S**) in den linkspräkordialen Abl. I, II, (III), aVL, (aVF) V_4–V_6 und zu einer schmalen, zweiten **R**-*Zacke* (**r'**) in den rechtspräkordialen Abl. aVR und V_1 (Abb. 12f).

Während der nun folgenden homogenen Gesamterregung verhält sich das Kammermyokard nach außen hin elektrisch neutral, die EKG-Linie verläuft in der Nullinie (isoelektrische Linie, **ST**-*Strecke*).

Die *Repolarisation der Kammern* beginnt in den epikardialen Außenschichten der Herzspitze und schreitet sowohl in epi-endokardialer als auch apiko-basaler Richtung fort. Es bildet sich ein zur Herzspitze weisender Summationsvektor aus. Die Innenschichten mit den Papillarmuskeln, die die Segelklappen geschlossen halten, bleiben am längsten erregt, was für die Hämodynamik der Herzkammern zweckmäßig erscheint.

Somit verhalten sich **R** und **T** im gesamten Herzmuskel vorwiegend *konkordant zum QRS-Komplex,* sie erzeugen gleichgerichtete Ausschläge in den EKG-Kurven. Die **T**-*Welle* ist somit meist *positiv* in den linkspräkordialen Abl. I, II, (III), aVL, $V_3 - V_6$ und *negativ* in den rechtspräkordialen Abl. aVF, aVR, V_1 (V_2).

8. Die Ableitungssysteme des EKG

Für die klinische Elektrokardiographie haben sich Ableitungssysteme durchgesetzt, die mit Hilfe der verschiedenen Ableitungspunkte eine möglichst umfassende räumliche Erfassung der elektrischen Vorgänge am Herzen wiedergeben.

Bei der Vektorkardiographie werden diese elektrischen Vorgänge am Herzen als Vektorschleifen in der Frontal-, Sagittal- und Horizontalebene direkt registriert. Dagegen erfaßt das EKG mit seinen Ableitungslinien *nur die Größenänderung der Momentanvektoren*, wie sie sich auf die entsprechenden Ableitungslinien projezieren. Das EKG registriert in jeder Ableitung prinzipiell die gleiche elektrische Aktivität der Herzens. Die einzelnen Zacken und Wellen des EKG haben in den verschiedenen Ableitungen deshalb ein unterschiedliches Aussehen, da die elektrische Aktivität aus verschiedenen Positionen registriert wird (Abb. 13). Die einzelnen EKG-Ableitungen unterscheiden sich somit darin, daß sie den gleichen Vektorenverlauf von verschiedenen Beobachtungsstellen *(Ableitungslinien)* aufnehmen (LEMMERZ).

Das EKG der *bipolaren Extremitätenableitungen nach* **Einthoven,** das der *semiunipolaren Extremitätenableitungen nach* **Goldberger** stellen die Projektion der Vektoren auf die Frontalebene (Abb. 14) das EKG der *unipolaren Brustwandableitungen nach* **Wilson** die Projektion der Vektoren auf die Horizontalebene dar (Abb. 15).

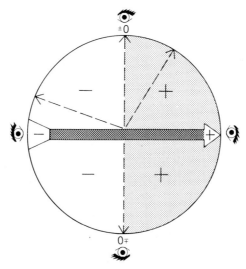

Abb. 13. Bedeutung der Beobachtungsstellen (gekennzeichnet als Augen, entsprechend EKG-Ableitungen) für Polarität und Amplitude der Zacken im EKG. Großer Vektor entsprechend Hauptsummationsvektor. Blickrichtung auf die positiv gekennzeichnete Vektorseite: Positiver EKG-Ausschlag; Blickrichtung senkrecht auf den Hauptsummationsvektor: RS-isoelektrisch; Blickrichtung auf den negativ gekennzeichneten Anteil des Hauptsummationsvektors: negativer EKG-Ausschlag.

Für die klinische Elektrokardiographie haben sich *folgende Ableitungen* bewährt:
a) *Bipolare* Extremitätenableitungen nach **Einthoven:**
   Abl. **I, II, III.**

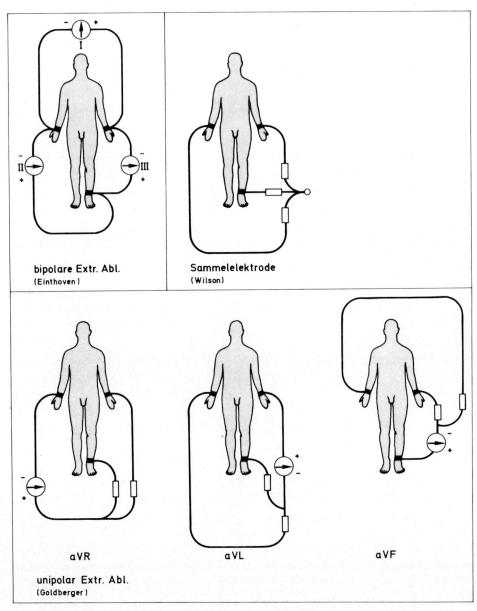

Abb. 14. Extremitätenableitungen.

b) *Semiunipolare* Extremitätenableitungen nach **Goldberger**:
Abl. **aVR, aVL, aVF**.
c) *Unipolare* Brustwandableitungen nach **Wilson**:
Abl. V_1-V_6.
d) *Bipolare* Brustwandableitungen nach **Nehb** (sogenanntes kleines Herzdreieck):
Abl. **D, A, I**.
e) **Spezielle** EKG-Abteilungen
  α) *Ösophagus*ableitungen.
  β) *His-Bündel*-Ableitungen.
  γ) *Langzeit*-EKG.

a) Bipolare Standardableitungen nach Einthoven

Zwei gleichwertige differente Elektroden sind jeweils an zwei Extremitäten angelegt, zwischen die das Meßinstrument zur Erfassung der Aktionspotentiale des Herzens geschaltet ist (Abb. 14).

Die einzelnen Ableitungen entstehen:
Abl. I : Ableitung zwischen rechtem Arm und linkem Arm.
Abl. II : Ableitung zwischen rechtem Arm und linken Bein.
Abl. III: Ableitung zwischen linkem Arm und linkem Bein (Abb. 14).

Die Ableitungspunkte der bipolaren Extremitätenableitungen nach Einthoven stellen die Eckpunkte eines gleichseitigen Dreiecks dar (sogenanntes Einthovensches Dreieck). Es liegt in der Frontalebene des Körpers, in dessen Mitte sich das Herz befindet.

Nach allgemeiner Übereinkunft werden die Registrierinstrumente so geschaltet, daß ein nach oben gerichteter Ausschlag entsteht, wenn die Vektorprojektion in *Abl. I zum linken Arm, in Abl. II und III zum linken Bein* hin zeigt.

b) Semiunipolare Extremitätenableitungen nach Goldberger

Das Prinzip der Goldberger-Ableitungen basiert auf der Vorstellung, daß an jeder Extremität die *Potentialschwankungen für sich registriert* werden. Dabei wird die Potentialdifferenz zwischen der sogenannten *differenten* Elektrode (aVR, aVF, aVL) gegenüber der *indifferenten* Elektrode gemessen. Die indifferente Elektrode oder 0-Elektrode entsteht durch die Zusammenschaltung der restlichen beiden Extremitätenelektroden. Es wird damit erreicht, daß nur das Potential an der jeweiligen unipolaren Extremitätenelektrode aufgezeichnet wird. Diese Zusammenschaltung nach Goldberger vergrößert die Ausschläge, was mit dem Buchstaben **a** = augmented ausgedrückt wird (**V** = Voltage) (Abb. 15).

Die einzelnen aV-Ableitungen entstehen:
aVR: Differente Elektrode rechter Arm.
aVL: Differente Elektrode linker Arm.
aVF: Differente Elektrode linker Fuß.

In modernen Apparaten ist *aVR negativ geschrieben,* wodurch eine lückenlose Erfassung der Vektorprojektion in die Frontalebene, wie sie die Standard- und Goldberger-Ableitungen bieten, ermöglicht wird. Die Unterschiedlichkeit der einzelnen Extremitätenableitungen liegt nur in einem unterschiedlichen Abgriffswinkel. Zusammenfassend läßt sich sagen, daß jede semiunipolare Extremitätenableitung das arithmetische Mittel zwischen zwei anliegenden Standardableitungen darstellt (s. S. 54).

c) Unipolare Brustwandableitungen nach Wilson

Die unipolaren Ableitungen erfassen die *Vektorprojektion auf die Horizontalebene.* Sie bilden eine gute Ergänzung zur räumlichen Erfassung der Momentanvektoren. Eine wesentliche Bedeutung der Brustwandableitungen ist auch darin zu sehen, daß bei den V-Ableitungen ein Ableitungspunkt *herznahe* liegt. Durch das Erfassen sogenannter Nahpotentiale kann deshalb die Brustwandableitung bei örtlichen Störungen den Extremitätenableitungen überlegen sein.

Die indifferente Elektrode ist die *Wilsonsche Zentral-* oder *Sammelelektrode.* Diese wird durch den Zusammenschluß der drei Extremitätenkabel über einen Widerstand von je 5000 Ohm gebildet. Sie kann dem Massenmittelpunkt des Herzens ("central terminal" nach Wilson) gleichgesetzt werden (Abb. 15).

Die differente Tastelektrode wird an bestimmten Ableitungspunkten der Brustwand angelegt. Der »central terminal« (Wilson) kann als 0-Punkt des Dipols zwischen positiver und negativer Ladung dienen.

Die *Elektroden* der Brustwandableitungen nach Wilson werden wie folgt angebracht (Abb. 15):

V_1: Im 4. ICR am rechten Sternalrand.
V_2: Im 4. ICR am linken Sternalrand.
V_3: Zwischen V_2 und V_4.
V_4: Im 5. ICR in der linken Medioklavikularlinie.
V_5: In Höhe von V_4 in der vorderen Axillarlinie.
V_6: In Höhe von V_4 in der mittleren Axillarlinie. (Abb. 15).

Abl. V_7, V_8 und V_9 werden in der Höhe von V_4 in der hinteren Axillarlinie, in der Skapularlinie bzw. in der Paravertrebrallinie abgenommen.

Bei Registrierung *hoher Brustwandableitungen* (z. B. ein oder zwei ICR höher) bezeichnet man diese durch **C,** zum Beispiel $V_{2\ C2-3}$, entspricht V_2 im 3. Interkostalraum.

8. Die Ableitungssysteme des EKG

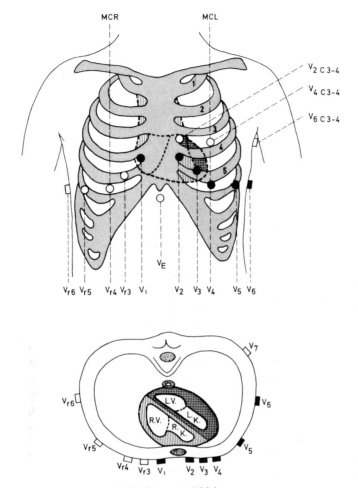

Abb. 15. Brustwandableitungen.

Bei Registrierung *zusätzlicher rechtspräkordialer Brustwandableitungen* bezeichnet man diese mit **r,** zum Beispiel V_{3r} entspricht V_3, jedoch auf der rechten Sternumseite (Abb. 15).

d) Bipolare Ableitungen nach Nehb

NEHB (1938) schlug ein Ableitungssystem von der Brustwand vor, das als Ergänzung zu den Standardextremitätenableitungen gedacht war. Dieser Ableitungsart liegt die Vorstellung eines *Partialabgriffes* zugrunde; umschriebene Veränderungen des Herzmuskels (Herzinfarkte) sollen durch herznahe Elektroden besser erkannt werden. NEHB verwandte – entsprechend dem Vorgehen von EINTHOVEN – drei Ableitungspunkte, die er am Thorax anordnete; er sprach von einem »kleinen Herzdreieck«. Es handelt sich um *bipolare Ableitungen,* die in der gleichen Weise geschaltet sind, wie die Standardextremitätenableitungen. Die Elektrode für das rechte Armkabel wird am Ansatzpunkt der 2. rechten Rippe am Sternum angelegt, die Elektrode für das linke Armkabel in der Höhe des Herzspitzenstoßes in der hinteren Axillarlinie und die Elektrode für das linke Fußkabel unmittelbar über dem Herzspitzenstoß. So entspricht die Schaltung der Abl. **D (dorsal)** der Abl. I der Standardableitung; die Abl. D soll vorwiegend die Potentialdifferenzen der Hinterwand des Herzens wiedergeben. Die Abl. **A (anterior)** entspricht der Schaltung von Abl. II und soll vorwiegend die elektrischen Vorgänge an der Herzvorderwand aufzeichnen, während Abl. **I (inferior),** die der Schaltung von Abl. III entspricht, die zwerchfellnahen Abschnitte des

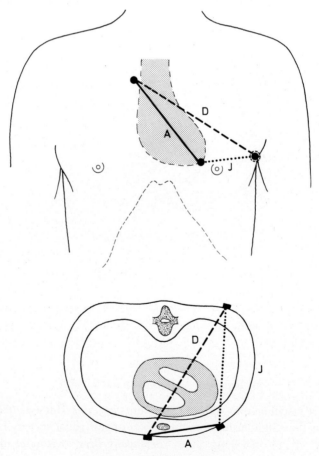

Abb. 16. Das Nehbsche Dreieck.

Herzens abgreifen. In Abb. 16. ist die Lage der Elektroden und die Ableitungsachsen bei den Nebschen Ableitungen dargestellt.

Die Bedeutung der Nehbschen Ableitungen ist auch historisch zu sehen. Solange die unipolaren Brustwandableitungen noch nicht im Gebrauch waren, stellten die Nehbschen Ableitungen eine gute Ergänzung zu den Standardableitungen dar. Der Vorteil der Nebschen Ableitungen ist heute daran zu sehen, daß Nehb D eine besondere günstige Projektion für die Herzhinterwand bietet. Sie werden zusätzlich zur Erfassung von Potentialschwankungen im Bereich der Hinterwand, so beim Verdacht eines Hinterwandinfarktes geschrieben. Einschränkend ist zu sagen, daß die Abl. D durch die Abl. V_6, V_7 ersetzt werden kann. Durch die Abl. D, A und I von Nehb kann nicht unbedingt eine weitere elektrokardiographische Information gewonnen werden, die nicht auch durch das Standardprogramm der zwölf Routineableitungen, ergänzt durch die Abl. V_7, zu erkennen wäre.

e) Spezielle EKG-Ableitungen

Die Indikation zur speziellen EKG-Ableitung ist dann gegeben, wenn eine Herzrhythmusstörung nicht interpretiert werden kann und sich daraus therapeutische Konsequenzen ergeben. So kann insbesondere die Analyse der Vorhoftätigkeit (P-Zacken) bei tachykarden Rhythmusstörungen aus dem konventionellen EKG sehr schwierig, manchmal unmöglich sein. Folgende spezielle EKG-Ableitungen zur Analyse der Herzrhythmusstörungen haben sich bewährt:

α) Ösophagusableitungen.
β) His-Bündel-Elektrogramm (His-EG).
γ) Langzeit-EKG.

α) Ösophagusableitungen

Die Ableitung erfolgt zwischen einer Ösophaguselektrode und der Wilsonschen Sammelelektrode. Bei einer systematischen Untersuchung vom Ösophagus aus werden 7 Ableitungen gewählt. Die Ableitungsreihe beginnt mit einem Punkt, der 28 cm von der Zahnreihe entfernt liegt. HOLZMANN empfielt in Anlehnung an die Nomenklatur der Brustwandableitungen folgende Benennungen der Ösophagusableitungen V_{OE28}, V_{OE30}–V_{OE40}. Die Bezeichnung (V) ist darauf zurückzuführen, daß über die Wilsonsche Sammelelektrode abgeleitet wird.

Das Ableitungssystem der Ösophagusableitungen ist in Angleichung an die Brustwandableitungen so gestaltet, daß ein nach abwärts gerichteter Ausschlag entsteht, wenn sich die herznahe Elektrode auf der negativen Seite des Dipols befindet.

Die Bedeutung der Ösophagusableitungen liegt in der günstigen Erfassung des linken Vorhofs und der Hinterwand der linken Kammer. Potentiale am linken

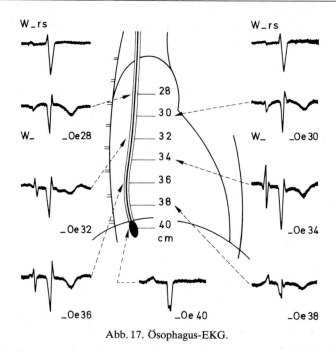

Abb. 17. Ösophagus-EKG.

Vorhofbereich werden am besten bei einer Katheterlage von 34–38 cm ab Zahnreihe, Potentiale aus dem Kammerbereich bei einer Katheterlage von 38–40 cm ab Zahnreihe erfaßt (Abb. 17).

Da die Einführung der Elektrodensonde von dem Patienten subjektiv unangenehm empfunden wird, werden Ösophagusableitungen nur selten angewandt. Beim frischen Myokardinfarkt sind sie *kontraindiziert*.

β) His-Bündel-Ableitungen

GIRAUD, PUECH, LATOUR et al. leiteten erstmals 1960 mittels eines intrakardial eingeführten Elektrodenkatheters Potentiale vom His-Bündel ab. Nach tierexperimentellen Voruntersuchungen konnten SCHERLAG et al. eine Technik entwickeln, die es erlaubt, die His-Bündel-Potentiale innerhalb des PQ-Intervalls auch beim Menschen relativ leicht abzuleiten. Methodisch wird ein bipolarer Katheter mit zwei bis sechs Ringelektroden transkutan über die V. femoralis nach der Seldinger-Technik bis in den rechten Ventrikel unter Röntgenkontrolle vorgeschoben. Dann wird der Katheter so weit zurückgezogen, bis die Registrierung der biphasischen oder triphasischen Aktivität des His-Bündels möglich ist. Die Elektroden müssen kurz unterhalb des septalen Segels der Trikuspidalklappe dem Ventrikelseptum anliegen. Gleichzeitig werden herkömmliche Ableitungen registriert, mit deren

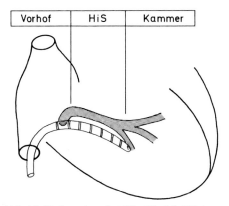

Abb. 18. Katheterlage bei His-Bündel-Ableitung.

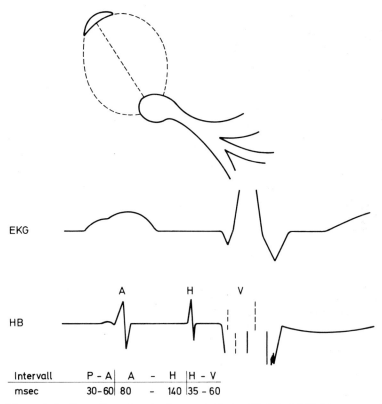

Abb. 19. Schematische Darstellung des simultan registrierten His-Bündel-Elektrogramms (HB) und Oberflächen-Elektrokardiogramms (EKG) in Beziehung zum intrakardialen Erregungsablauf über das Erregungsleitungssystem. Der PA-Zeit entspricht die Erregungsleitung vom Sinusknoten über die internodalen Bündel (gestrichelte Linien) zu den basalen Vorhofabschnitten. AH-Zeit repräsentiert die Überleitung der Erregungsfront durch den AV-Knoten auf den Stamm des Hisschen Bündels. Das HV-Intervall entspricht der Zeit zwischen His-Bündel-Depolarisation und der Ventrikelerregung.

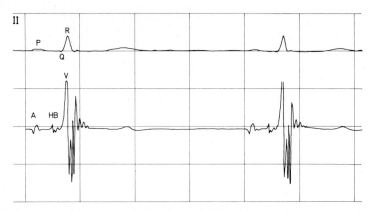

Abb. 20. His-Bündel-Elektrogramm (Original-EKG). PA-, AH-, HV-Intervalle sind eingetragen.

Hilfe exakt der früheste Beginn des QRS-Komplexes bestimmt werden kann. Die Papiergeschwindigkeit beträgt 100–200 mm/sec (Abb. 18).

Bei simultaner Registrierung des His-Bündel-EG und des Oberflächen-EKG kann das PQ-Intervall folgendermaßen unterteilt werden (Abb. 18, 19, 20):

PA-Zeit: *Intraatriale Leitungszeit:* 30–60 msec.
Zeit der Erregungsausbreitung vom Sinusknoten über das spezifische Erregungsleitungssystem der Vorhöfe bis zu den basalen Vorhofabschnitten.
AH-Zeit: *Leitungszeit im AV-Knoten:* 80–140 msec.
Zeit der Erregungsausbreitung von den basalen Vorhofabschnitten, Leitung der Erregungsfront über den AV-Knoten bis zum Stamm des Hisschen Bündels.
HV-Zeit: 35–60 msec.
Zeit der Erregungsausbreitung vom Beginn der His-Bündel-Depolarisation und dem Beginn der Ventrikelerregung.

In 15–20% der Fälle gelingt es, im letzten Abschnitt des HV-Intervalls das kleine biphasische Potential des rechten Tawara-Schenkels (**rB**-Potential) abzuleiten. Dadurch kann die HV-Zeit zusätzlich unterteilt werden.

Das AH-Intervall zeigt eine deutliche *Frequenzabhängigkeit,* das heißt, es kommt bei steigenden Herzfrequenzen zu einer zunehmenden Verlängerung des AH-Intervalls (physiologischer Blockfunktion des AV-Knotens). Demgegenüber wird die HV-Zeit durch die Herzfrequenz kaum beeinflußt, da der AV-Knoten, bedingt durch seine lange Refraktärzeit, den Übertritt hoher Vorhoffrequenzen auf den Ventrikel verhindert (s. Tab. 1).

In Verbindung mit Stimulationen von Vorhof, His-Bündel und Ventrikel ist durch die His-Bündel-Elektrographie eine Funktionsanalyse des Erregungsleitungssystems möglich.

Als wichtigste *Indikationen* für die His-Bündel-Elektrographie sind zu nennen:
1. Differenzierte Einteilung der AV-Blockierung.
2. Differenzierung unklarer Rhythmusstörungen.
   a) Differentialdiagnose zwischen ventrikulären Extrasystolen und supraventrikulären Extrasystolen mit aberrierender Leitung.
   b) Aberrierende Erregungsausbreitungsstörung bei Vorhofflimmern.
   c) Abgrenzung supraventrikulärer Tachykardien mit Schenkelblock gegenüber ventrikulären Tachykardien.
   d) Differenzierung der sogenannten AV-Rhythmen.
   e) Pseudo-AV-Block.
3. Nachweis paranodaler Erregungsbahnen (WPW-Syndrom, LGL-Syndrom). Differenzierung der Funktionsabläufe beim WPW-Syndrom.
4. Pharmakologische Untersuchung zur Prüfung der Wirkung von Medikamenten auf das ELS.

Soweit die Ergebnisse der His-Bündel-Elektrographie zum Verständnis elektrokardiographischer Befunde im Oberflächen-EKG beitragen, werden sie in den entsprechenden Abschnitten mitbesprochen.

γ) Langzeit-EKG

Um ein optimales EKG-Signal zu erhalten, hat sich folgende bipolare Ableitungstechnik bewährt (Abb. 21):

Explorierende Elektrode: 5. ICR in der linken vorderen Axillarlinie (V_5, CB 5).
Bezugselektrode: Manubrium sterni, CM.
Referenzelektrode: Rechte vordere Axillarlinie.

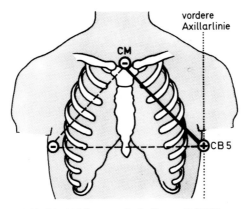

Abb. 21. Ableitungstechnik: Langzeit-EKG.

Registriert wird die Abl. CM zu CB 5, da diese Ableitung meist optimal P-Zacken und QRS-Komplexe in Form und Amplitude erfaßt und zusätzlich eine sensitive störunanfällige Ableitung für die Erfassung pathologischer ST-Streckensenkungen darstellt. Das so erhaltene EKG-Signal wird auf einem tragbaren Bandspeicher über 10, 12 oder 24 Stunden kontinuierlich registriert und später zeitgerafft auf einem Wiedergabegerät mit Frequenztrendrekorder und gegebenenfalls automatischer Extrasystolenzähleinheit an einem Oszilloskop analysiert. Rhythmusstörungen können zusätzlich analog ausgeschrieben werden. Ein wichtiger Teil des Langzeit-EKG ist die Erfassung des Tagesablaufs des Patienten. Er wird aufgefordert, anhand eines Protokolls seine Aktivitäten zeitgerecht einzutragen und dabei auftretende Symptome im negativen und positiven Sinne zu vermerken. Dadurch ist es möglich, bei der späteren Auswertung festzustellen, ob den geklagten Beschwerden ein elektrokardiographes Korrelat zuzuordnen ist.

Als wichtigste *Indikationen* für das Langzeit-EKG sind zu nennen:
1. Diagnose von Arrhythmien:
   a) Extrasystolen
   b) bradykarde Rhythmusstörungen
   c) tachykarde Rhythmusstörungen
   d) Präexzitationssyndrom.
2. Diagnose einer Myokardischämie:
   a) typische Angina pectoris
   b) atypische Angina pectoris
   c) nächtliche Angina pectoris
   d) Prinzmetal-Angina
   e) asymptomatische ischämische EKG-Veränderungen.
3. Überprüfung einer antiarrhythmischen und antianginösen Therapie:
   a) Wirksamkeit eines Medikamentes
   b) Toxizität eines Medikamentes.
4. Überprüfung eines künstlichen Schrittmachers:
   a) intermittierender Schrittmacherausfall
   b) Sensing-Probleme
   c) Schrittmacherrasen
   d) schrittmacherbedingte Arrhythmien.
5. Weitere Indikationen:
   a) Überprüfung von Rhythmusstörungen bei Myokarderkrankungen, z. B. nach Infarkt, Zustand nach Myokarditis etc.
   b) Überprüfung unklarer kardialer Symptome mit Leidensdruck wie: Bewußtseinsstörung, Palpitationen, unklare Herzsensationen.

9. EKG und elektrisches Körperfeld

Während der elektrischen Herzaktion treten Spannungsdifferenzen auf. Diese lassen im Organismus, der vorwiegend aus elektrisch leitenden Organen besteht (also einem Elektrolytleiter gleichgestellt werden kann) ein elektrisches Feld entstehen. Dadurch werden die während der Herzaktion auftretenden Spannungsdifferenzen mit Hilfe von Elektroden an der Körperoberfläche abgreifbar.

Die Spannungsdifferenzen erleiden, abhängig von dem zu überwindenden elektrischen Widerstand und den organbedingten Kurzschlüssen im »Elektrolytleiter«-Körper, einen bestimmten Spannungsverlust. Zusätzlich ist zu berücksichtigen, daß die elektrische Leitfähigkeit der verschiedenen Organe unterschiedlich ist (sog. elektrische Immunogenität, gestörter Verlauf der Feldlinien). Dadurch bedingt werden unterschiedliche Ausschlagshöhen nachweisbar, zum Beispiel höhere Ausschläge in den herznahen Brustwandableitungen als in den herzfernen Extremitätenableitungen. Auch die besonders kleinen Ausschläge in den Extremitätenableitungen bei Ödemen, bei Adipositas, bei Perikardschwielen und bei Pleuraergüssen finden darin ihre Erklärung.

Diese Gegebenheiten sind auch dafür verantwortlich, daß die einfache geometrische Projektion der EKG-Ableitungen vorwiegend didaktischen Wert hat. Entscheidend ist jedoch, daß der indikative Kurvenlauf nicht wesentlich beeinflußt wird, wodurch im allgemeinen eine Formanalyse der Ableitung möglich ist.

10. Zacken- und Streckenabschnitte im EKG

Im EKG unterscheidet man charakteristische Zacken (Wellen) und Abschnitte.

In Abb. 22 sind die Zacken (Wellen) und die Dauer der einzelnen Abschnitte (Sekunden) dargestellt. Als Faustregel kann gelten: Die *Dauer der Zacken und einzelnen Abschnitte* (mit Ausnahme der frequenzbezogenen QT-Zeit) *beträgt 0,10 sec.*

Die **Zacken** des EKG werden nach EINTHOVEN wie folgt definiert:
P: Der erste Zackenkomplex, der vor der QRS-Gruppe auftritt.
Q: Die erste negative Ausschlagsrichtung des Kammerkomplexes.
R: Die erste positive Zacke des Kammerkomplexes.
S: Der erste negative Ausschlag, der einer R-Zacke folgt.
T: Der erste der sich von der ST-Linie abhebende positive oder negative Ausschlag.
U: Eine nicht regelmäßig auftretende, meist positive Welle, die der T-Welle folgt.

Folgende **Abschnitte** sind zu unterscheiden:
Das **PQ**-Intervall, der **QRS**-Komplex, die **ST**-Strecke, die **QT**-Dauer.

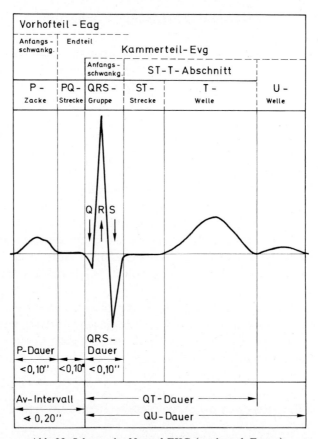

Abb. 22. Schema des Normal-EKG (mod. nach FRIESE).

Kombiniert man das EKG mit dem Verlauf der Erregungsausbreitung, so entspricht:

die **P**-Zacke und teilweise das **PQ**-Intervall dem *Elektroatriogramm;*

die *Endschwankung der Erregungsrückbildung des Vorhof-EKG* geht in der QRS-Gruppe unter;

die **PQ**-Strecke entspricht der *Erregungsausbreitung im Erregungsleitungssystem;*

die **QRS**-Gruppe entspricht der *Erregungsausbreitung in beiden Ventrikeln;*

die **ST**-Strecke der *vollen Erregung beider Kammern* und

die **T**-Welle der *Erregungsrückbildung in beiden Kammern;*

die **U**-Welle kann hypothetisch als *Potentialnachschwankung* interpretiert werden.

10. Zacken- und Streckenabschnitte im EKG

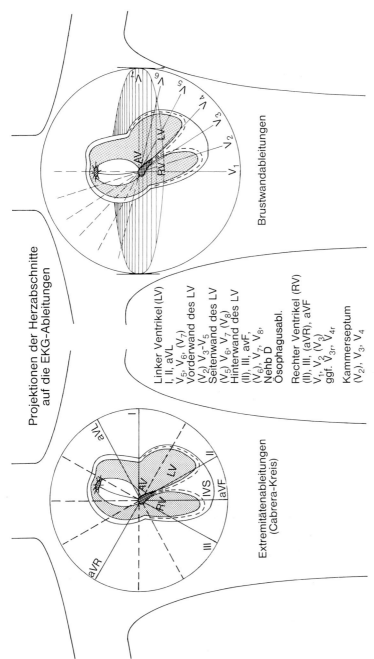

Abb. 23. Projektion der Herzabschnitte auf die EKG-Ableitung.

11. Klinische Aussagemöglichkeiten der einzelnen EKG-Ableitungen

Für Routineuntersuchungen sollte das Standardprogramm der 6 Extremitätenableitungen (Einthoven, Goldberger) und die 6 Brustwandableitungen nach Wilson geschrieben werden. Bei besonderen Fragestellungen können diese Ableitungen durch die zusätzliche Registrierung hoher Brustwandableitungen und weiterer links- und rechtspräkordialer Ableitungen ergänzt werden.

Folgende Herzabschnitte projizieren sich vorwiegend in folgenden Ableitungen (Abb. 23):

Linker Ventrikel (LV): Abl. I, II, aVL, V_5, V_6 (V_7).
Vorderwand des LV: (V_2), V_3–V_5.
Hohe Anteile der Vorderwand des LV können mit den hohen Brustwandableitungen zusätzlich erfaßt werden.
Seitenwand des LV: Abl. V_5, V_6, V_7, (V_8).
Hinterwand des LV: (II), III, (aVF), V_7, V_8, Nehb D, Ösophagusableitungen.

Rechter Ventrikel (RV): (II), III, aVR, (aVF), V_1–V_2 (V_3)
Eine weiterreichende Erfassung rechtspräkordialer Myokardabschnitte ermöglichen zusätzliche rechtspräkordiale V-Ableitungen (V_{3r}, V_{4r}).

Kammerseptum: Abl. (V_2), V_3, V_4.

12. Auswertung des EKG

Es ist vorteilhaft, die Auswertung des EKG nach einem Schema und in bestimmter Reihenfolge vorzunehmen. Wesentlich zur Beurteilung des EKG ist es, Artefakte zu erkennen (Fehlpolung, Wechselstromüberlagerung, Muskelzittern). Die Eichung und die Zeitschreibung müssen registriert werden (1 cm Ausschlag = 1 mV). Es empfiehlt sich mit einer *Geschwindigkeit von 50 mm/sec* zu schreiben, da diese Geschwindigkeit für die Formanalyse des EKG Vorteile bietet. Nur bei der *Langzeitregistrierung* (Rhythmusstörung, paroxysmale Tachykardien usw.) empfiehlt es sich mit einer Registriergeschwindigkeit von *25 mm/sec* zu schreiben. Die Zeitschreibung wird auf dem EKG-Registrierpapier durch Ordinaten markiert.

Das *Registrierpapier* hat folgende *Einteilung* (50 mm/sec Registriergeschwindigkeit): Dick umrandete Abschnitte 0,1 sec, kleine Quadrate 0,02 sec.* Zur Auswertung ist es ratsam, Ableseschablonen zu verwenden. Exakte Vergleiche von

---

* In den dargestellten Original-EKG bedeutet, soweit die Eichung nicht eingezeichnet ist, die Höhe eines Kästchens 1 mV.

RR- oder PP-Intervallen, PQ-Dauer usw. sind am besten mit Hilfe eines Stechzirkels möglich. Die EKG-Kurve sollte einer *Zeit-, Größen-, Richtungs-* und *Formanalyse* unterzogen werden.

P-Zacke:
Normalwert: 0,06–0,11 sec, kleiner 0,25 mV.
Ausmessung Synchronschreibung: Frühester Beginn in einer Ableitung und spätestes Ende in einer anderen Ableitung.
Ausmessung Einfachschreibung: Breiteste P-Zacke in einer Ableitung. Ausschlagrichtung, Abweichungen von der Norm, formale Besonderheiten (Doppelgipfligkeit, hoher spitzer Gipfel usw.) sind zu beschreiben.
Die P-Zacke entspricht der *Ausbreitung der vom Sinusknoten kommenden Erregungswelle in den Vorhöfen (Vorhofdepolarisation).* Der erste Teil der P-Zacke wird vorwiegend vom rechten, der zweite vorwiegend vom linken Vorhof gebildet, da dieser später erregt wird. Der Ausschlag der Vorhofrepolarisation (T_A) ist nicht erkennbar, da er vom QRS-Komplex überdeckt wird. Er kann aber unter pathologischen Verhältnissen (z. B. AV-Block) oder in den Ösophagusableitungen sichtbar werden.

Die PQ-Zeit:
Synonyma: AV-Intervall, PQ-Intervall, PR-Intervall (wenn keine Q-Zacken vorhanden sind): Normalwert 0,12–0,20 sec.
Ausmessung Synchronschreibung: Bis zum Beginn der Q-Zacke oder der früheste Beginn von QRS der jeweiligen Ableitung.
Ausmessung Einfachschreibung: Zeitintervall in Abl. II.
Das PQ-Intervall oder die *atrioventrikuläre Überleitungszeit* entspricht dem Abschnitt zwischen Beginn der Vorhoferregung und Anfang der Kammererregung. Dies variiert je nach Frequenz zwischen 0,12 und 0,20 sec. Nach Beendigung der P-Zacke verläuft die EKG-Kurve in der Regel isoelektrisch (PQ- oder PR-Strecke, Zustand der Gesamterregung der Vorhöfe). Das PQ-Intervall wird deshalb als Referenzlinie für den korrekten Verlauf der ST-Strecke benutzt.

Q-Zacke:
Normalwert: Kleiner 0,04 sec. Sie soll nicht geknotet sein. Die Amplitude der Q-Zacke soll kleiner als $1/4$ von R sein.
Bei Infarkten ist es notwendig, die verbreitete Q-Zacke auszumessen. Der zweite Meßpunkt ist der Schnittpunkt des Übergangs der Q-Zacke zur R-Zacke mit der isoelektrischen Linie (Abb. 24).
Als *isoelektrische Linie* wird die PQ-Strecke herangezogen. Die PQ-Strecke ist insbesondere bei höheren Frequenzen die bessere Bezugslinie als die TP-Strecke. Diese kann einerseits durch U-Wellen deformiert sein, andererseits kommt es bei hoher Herzschlagfolge zu einem Aneinanderrücken von T und P.

Abb. 24. Bestimmung der Breite von Q. Es wird das Intervall zwischen Abstieg und Wiederanstieg von Q im Niveau des oberen Randes der isoelektrischen Linie gemessen.

QRS-Dauer:

Normalwert: 0,06–0,10 sec. In den unipolaren Brustwandableitungen ist QRS oft etwas breiter als in den Standardableitungen.

Ausmessung Synchronschreibung: Der früheste Beginn und das späteste Ende in den Ableitungen.

Ausmessung Einfachschreibung: Der breiteste registrierte QRS-Komplex.

Der QRS-Komplex *(Kammeranfangsschwankung)* ist durch die Depolarisation beider Kammern bedingt. Er besteht aus einer oft kleinen, nicht obligatorischen negativen Q-, einer meist schlanken, größeren positiven R- und einer nicht obligaten, oft kleinen negativen S-Zacke. In Abb. 25 ist die Nomenklatur des QRS-Komplexes dargestellt. Bei mehreren positiven oder negativen Ausschlägen (vor allem rechtspraekordial) werden große Amplituden mit großen, kleine mit kleinen Buchstaben bezeichnet. Der erste positive Ausschlag ist die *R- oder r-Zacke,* die ihr vorangehende negative Zacke, die *Q- oder q-Zacke* und die ihr

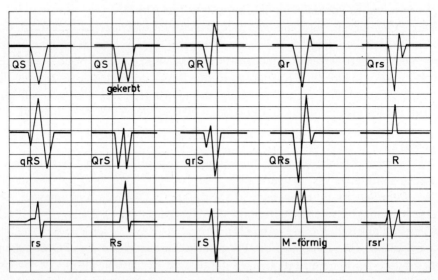

Abb. 25. Nomenklatur der QRS-Gruppe (nach RITTER, Q., V. FOTOROSSO: Atlas der Elektrokardiographie, 2. A. Karger, Basel 1975).

folgende negative *S-* oder *s-Zacke.* Ein einer S- oder R-Zacke folgender positiver oder negativer Ausschlag heißt *R'-* oder *r'-,* bzw. *S'-* oder *s'.* Ausschließlich negative Komplexe werden mit *QS* bezeichnet.

Formunregelmäßigkeiten von QRS werden je nach ihrem Ausmaß als *Kerbungen* oder *Splitterungen,* wenn sie basal liegen auch als *Knotung* oder *Sockelbildung* bezeichnet. Im Bereich der Übergangszone (V_3–V_4) sowie in V_1 sind Kerbungen physiologisch.

Die Hauptausschlagrichtung des QRS-Komplexes bzw. der R-Zacke dient der *Bestimmung des Lagetyps* im EKG (s. S. 49).

Bei hohen Ausschlägen des QRS-Komplexes (R-Zacke) spricht man von *Hochspannungs-,* bei niedrigen Ausschlägen von *Niederspannungs-EKG* (s. S. 126, 138).

Ein *Hochspannungs-EKG* kann Ausdruck einer vermehrten Muskelmasse sowohl des rechten als auch des linken Herzens sein. Einen Hinweis gibt der *Sokolow-Lyon-Index.*

Eine Linkshypertrophie ist wahrscheinlich, wenn R in V_5 und S in V_1 ≧ 3,5 mV beträgt. Eine Rechtshypertrophie kann angenommen werden, wenn R in V_1 und S in V_5 bzw. V_6 ≧ 1,05 mV beträgt. Weitere Hypertrophie-Indizes sind in Tab. 2 zusammengefaßt.

Tab. 2. Hypertrophie-Indizes.

Linksventrikuläre Hypertrophie	Rechtsventrikuläre Hypertrophie
RV_5 + SV_1 > 3,5 mV (Sokolow-Lyon-Index)	RV_1 + SV_5 ≧ 1,05 mV (Sokolow-Lyon-Index)
R/T in V_{5-6} und aVL > 10	R/S in V_1 ≧ 1
R_I + S_{III} > 2,5 mV	–
(R_I – S_I) + (S_{III} – R_{III}) > 1,7 mV	(R_I + S_{III}) – (S_I + R_{III}) ≧ 1,5 mV
OUP in V_6 – OUP in V_1 > 0,032 sec.	OUP in V_6 – OUP in V_1 ≧ 0,008 sec.

Von *Niederspannung* wird gesprochen, wenn die QRS-Gruppe in den Extremitätenableitungen 0,5 mV nicht überschreitet (s. S. 138).

HILMER und WIRTH haben bei der Niederspannung den größten Ausschlag in den Extremitätenableitungen zum größten Ausschlag in den Brustwandableitungen in Beziehung gesetzt. Sie unterscheiden:

a) *Relative* Niederspannung *(herzferne* Niederspannung).
b) *Absolute* Niederspannung.
c) *Paradoxe* Niederspannung *(herznahe* Niederspannung).

Zu (a) *Relative* Niederspannung (herzferne Niederspannung):
Größte Gesamthöhe von QRS in den Extremitätenableitungen bis 0,7 mV bei normal großer oder nur gering veränderter Ausschlaghöhe in den Brustwandableitungen (Größenindex bis 0,35).

Zu (b) *Absolute* Niederspannung:
Größte Gesamthöhe von QRS in den Extremitätenableitungen bis 0,7 mV bei gleichzeitig erniedrigten Brustwandableitungen (Größenindex über 0,35).

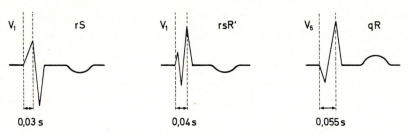

Abb. 26. Bestimmung der größten Negativitätsbewegung (GNB) in Abl. V_1 bzw. Abl. V_6.

Zu (c) *Paradoxe* Niederspannung (herznahe Niederspannung):
Größenindex 1,0 das heißt die Brustwandableitungen sind niedriger als die Extremitätenableitungen.

Bestimmung der größten Negativitätsbewegung (GNB):
Synonyma: Intrinsic deflection, oberer Umschlagpunkt (OUP).

Die Messung der GNB in V_1 oder V_6 ermöglicht es, eine verlangsamte Erregungsausbreitung im rechten oder linken Ventrikel zu erfassen (ungleiche Erregungsausbreitung in einem Ventrikel, siehe Verspätungskurven bei Kammerhypertrophie und Schenkelblock) (Abb. 26).

Die größte Negativitätsbewegung setzt dann ein, wenn an einem gegebenen Ableitungspunkt (in der Regel für das rechte Herz V_1, für das linke Herz V_6) der letzte Umschlag der Aufwärtsbewegung im QRS-Komplex in eine Abwärtsbewegung übergeht. Zu diesem Zeitpunkt des EKG wendet sich die Vektorschleife von diesem Ableitungspunkt ab. Die Messung der GNB in V_1 oder V_6 ermöglicht es, eine verlangsamte Erregungsausbreitung im rechten oder linken Ventrikel zu erfassen (ungleiche Erregungsausbreitung in einem Ventrikel, siehe Verspätungskurven bei Kammerhypertrophie und Schenkelblock). Für genaue Bestimmungen der GNB empfielt sich die synchrone Registrierung von V_1 und V_6.

Für die praktische Bestimmung der GNB ist bedeutsam, daß bei einem »eingipfligen« QRS-Komplex die größte GNB mit dem Gipfelpunkt von R

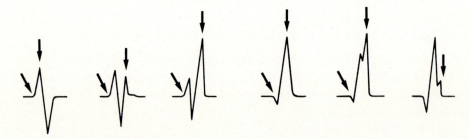

Abb. 27. Schematische Darstellung der Bestimmung der Lage des oberen Umschlagpunktes (OUP) bei verschieden geformten QRS-Komplexen (modifiziert nach LEMMERZ).

identisch ist. Bei zwei- oder mehrgipfligen Kammerschwankungen ist die letzte deutliche positive R-Zacke oder die deutliche Schulterbildung im abfallenden Schenkel von R als Meßwert zu benutzen (Abb. 27).

Vom Beginn der Kammererregung (Beginn der Q-Zacke) bis zum Beginn der GNB (QR-Zeit) gibt es für jeden Ableitungspunkt bestimmte Zeiten.

Normalwerte der GNB: Rechtspräkordial (V_1) maximal 0,03 sec.
Linkspräkordial (V_6) maximal 0,055 sec.
Differenz GNB V_6–GNB V_1: 0,008–0,032 sec.

S-Zacke:
Normalwerte: Linkspräkordial meist über 0,04 sec.
Oberer Meßpunkt der S-Zacke ist die PQ-Strecke, unterer Meßpunkt der tiefste Teil der Spitze von S. Die Kriterien der Zeitmessung entsprechen denen der Q-Zacke.

ST-Strecke:
Die ST-Strecke dauert vom Ende der S-Zacke bis zum Beginn der T-Welle und entspricht der *Phase 2 des Aktionspotentials*. Im Idealfall sollte die ST-Strecke in der isoelektrischen Linie verlaufen. Ein leicht ansteigender Verlauf ist jedoch häufig. In den Extremitäten- und linkspräkordialen Ableitungen verläuft *ST isoelektrisch* oder ist maximal 1 mm (= 0,1 mV) von der Nullinie (bezogen auf die PQ-Strecke) verlagert. In den rechtspräkordialen Brustwandableitungen ist ST

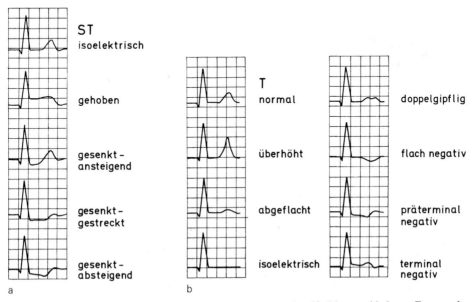

Abb. 28. a) Die verschiedenen Verlaufsformen der ST-Strecke. b) Die verschiedenen Formen der Welle.

meist leicht angehoben. Bei Tachykardie kann ST leicht gesenkt beginnen, zeigt aber dann immer einen ansteigenden Verlauf. Bei fehlendem S geht ST oft leicht gehoben vom absteigenden Schenkel von R ab (sogenannter *J-Punkt*) und erscheint nach oben etwas konkav. Bei vertieftem Ansatz der ST-Strecke von der isoelektrischen Linie (bezogen auf die PQ-Strecke) kann als Faustregel gelten:

Der unter der isoelektrischen Linie (PQ-Strecke) liegende ST-Abschnitt sollte nicht länger als die QRS-Breite sein (ungefähr 0,08 sec).

T-Welle:

Die T-Welle ist die Repolarisation der Nachschwankung der Kammern, sie entspricht der *Phase 3 des Aktionspotentials.* Außer in Abl. III zeigen QRS und T in den Extremitätenableitungen gewöhnlich konkordante Ausschlagsrichtungen. In aVR ist T *nie* positiv. In V_1 kann T negativ, isoelektrisch, biphasisch oder positiv sein, ebenso in V_1/V_2 bei gesunden Erwachsenen bis zum 25. Lebensjahr. Bei Frauen persistiert ein negatives T in V_1/V_2 eventuell bis zum 35. Lebensjahr.

In Abb. 28 sind typische Veränderungen der ST-Strecke *(Zwischenstrecke)* und typische Veränderungen der T-Welle *(Kammerendschwankungen)* wiedergegeben.

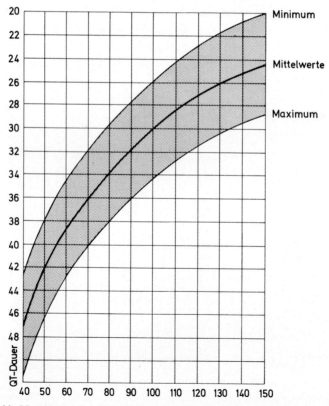

Abb. 29. Abhängigkeit der QT-Dauer von der Frequenz (nach HOLZMANN).

QT-Strecke:
Die QT-Dauer entspricht der *Gesamtdauer der Kammererregung*, bzw. der *elektrischen Kammersystole*. Sie wird vom Anfang der Q-Zacke bis zum Ende der T-Welle gemessen. Ihre Dauer ist frequenzabhängig, sie muß mit einem der Frequenz entsprechenden Wert verglichen werden (Abb. 29). Unter pathologischen Bedingungen kann sie sich abnorm verlängern oder verkürzen. Über- und Unterschreiten der normalen Schwankungsbreite sind anzugeben. Die frequenzentsprechende QT-Dauer kann nach folgender Formel von HEGGLIN und HOLZMANN berechnet werden (Tab. 3):

$$QT_s = 0{,}39 \sqrt{RR_s} \pm 0{,}04$$

oder

$$QT_{msec} = 390 \sqrt{RR_s} \pm 40$$

Tab. 3. Umrechnung der Herzperiodendauer bei Frequenzen mit Mittelwerten für die QT-Dauer (nach der Formel von HEGGLIN und HOLZMANN).

Frequenz pro min	Herz-periode (msec)	QT-Dauer (msec)	Frequenz pro min	Herz-periode (msec)	QT-Dauer (msec)
40	1500	478	98	612	305
42	1429	466	100	600	302
44	1364	456	102	588	299
46	1304	445	104	577	296
48	1250	436	106	566	293
50	1200	427	108	556	291
52	1154	419	110	546	288
54	1111	411	112	536	286
56	1071	404	114	526	283
58	1035	397	116	517	280
60	1000	390	118	509	278
62	968	384	120	500	276
64	938	378	122	492	274
66	909	372	124	484	271
68	882	366	126	476	269
70	857	361	128	469	267
72	883	356	130	462	265
74	811	351	132	455	263
76	790	347	134	448	261
78	769	342	136	441	259
80	750	338	138	435	257
82	732	334	140	429	255
84	714	330	142	423	254
86	698	326	144	417	252
88	682	322	146	411	250
90	667	319	148	405	248
92	652	315	150	400	247
94	638	312	152	395	245
96	625	308	154	390	244

Bei überhöhter oder mit T verschmolzener U-Welle wird die Messung der QT-Dauer ggf. dadurch erschwert, daß das Ende von ST nicht mehr deutlich erkennbar ist. In diesen Fällen kann man sich mit einer Tangentenkonstruktion (Tangente entlang dem absteigenden Schenkel von T bis zum Schnittpunkt mit der Nullinie) behelfen.

U-Welle:

Die U-Welle setzt kurz nach dem Ende der T-Welle ein und ist vor dem 2. Herzton zu Ende. Es ist besonders auf eine Verschmelzung der U-Welle mit der vorausgehenden T-Welle zu achten (vorgetäuschte Doppelgipfligkeit der verbreiterten T-Welle). Die Entstehung der U-Welle ist noch nicht geklärt. Möglicherweise handelt es sich um ein Nachpotential im Zusammenhang mit der Rückwanderung der Kaliumionen in das Zellinnere während der Diastole. Sie entspricht einer geringen *Hyperpolarisation des monophasischen Aktionspotentials*. Sie wird auch als *negatives* (intrazelluläres, hypokaliämisches bzw. azidotische) *Nachpotential* bezeichnet.

Die U-Welle ist am besten in den Brustwandableitungen V_1 bis V_4 (insbesonders V_3) und den Extremitätenableitungen II und aVL zu beurteilen. In Abl. III kann sie eventuell negativ sein. T- und U-Wellen sind bei Simultanschreibern, auch bei TU-Verschmelzung meist gut trennbar. Eine Trennung von T und U ist auch mit Hilfe des Phonokardiogramms möglich. Fällt der 2. Herzton nicht verspätet ein, geht er dem Ende der TU-*Verschmelzungswelle* voraus.

QU-Strecke:

Die QU-Strecke wird vom Beginn des QRS-Komplexes bis zum Ende der U-Welle gemessen. Sie ist wie die QT-Strecke *frequenzabhängig*.

TP-Strecke:

Die TP-Strecke entspricht der *elektrischen Herzdiastole*. Sie wird vom Ende der T-Welle bis zum Beginn der P-Zacke gemessen. Bei starker Tachykardie oder beim AV-Block I. Grades nähern sich P und T, oder können sich sogar überlagern.

Herzfrequenz:

Eine Herzperiode umfaßt das Vorhof- oder *PP-Intervall (Vorhofperiode)* bzw. das Kammer- oder *RR-Intervall (Kammerperiode)*. Die Herzfrequenz wird meist ausreichend mit einer Meßschablone bestimmt. Man kann die Frequenz auch nach folgender Formel errechnen:

$$\text{Herzfrequenz} = \frac{60}{\text{Mittlere Periodendauer in sec}}.$$

Bei der Auswertung der Herzfrequenz ist darauf zu achten, ob eine unregelmäßige Herzschlagfolge (Arrhythmie) vorliegt. Schlagen Vorhof und Kammer dissoziiert voneinander (atrioventrikuläre Dissoziation), so ist die Vorhof- und die Kammerfrequenz anzugeben. Beim Vorhofflimmern und beim Vorhofflattern sind deren Frequenzen, wenn möglich, ebenfalls mitzuteilen.

13. Bestimmung des Lagetyps

Aus dem Verhalten der R-Zacke in den Extremitätenableitungen (Einthoven, Goldberger) ergibt sich der Lagetyp des EKG. Der Lagetyp gibt Auskunft über die Richtung der elektrischen Herzachse. Diese entspricht dem QRS-Hauptsummationsvektor, wie dieser sich in die Frontalebene projiziert. Die elektrische Herzachse stimmt häufig mit der anatomischen Herzachse überein. Sie wird von den Massen- und Leitungsverhältnissen der Herzkammern variiert.

Die *Richtung der elektrischen Herzachse* wird durch den *Winkel α* beschrieben. Er ist definiert durch den Winkel, den der Hauptsummationsvektor der Frontalebene mit der Abl. I bildet (Abb. 30, 31, 34).

Mit den bipolaren Extremitätenableitungen I, II, III werden der *Rechtstyp,* der *Steiltyp,* der *Normaltyp* (Synonyma: Mitteltyp, Indifferenztyp) und der *Linkstyp* voneinander abgegrenzt. Sonderformen sind zusätzlich: Der *überdrehte Linkstyp,* der *überdrehte Rechtstyp* sowie der *Sagittaltyp* (Abb. 30, 31).

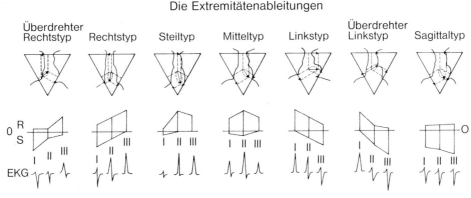

Abb. 30. Schematische Darstellung der Lagetypen des Elektroventrikulogramms (EVG) (mod. nach HOLZMANN).

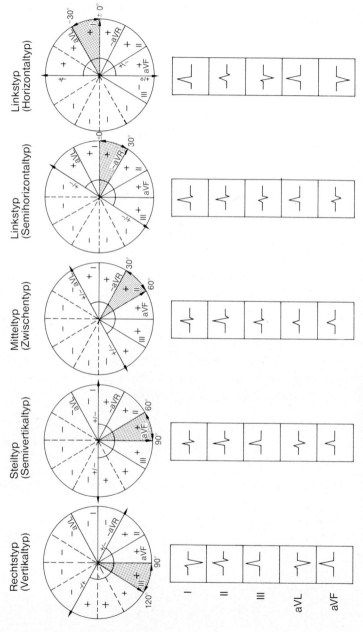

Abb. 31. Lagetypen. Die Vektorprojektionen im Cabrera-Kreis auf die einzelnen Ableitungslinien und die daraus resultierenden EKG-Ausschläge sind mit dargestellt.

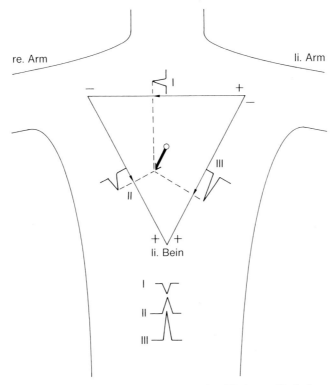

Abb. 32. Bestimmung des Lagetyps aus dem Einthoven-Dreieck.

Im amerikanischen Schrifttum werden nach den unipolaren Extremitätenableitungen aVR, aVL, aVF zusätzlich die folgenden Lagetypen abgegrenzt: *Vertikaltyp, Semivertikaltyp, Zwischentyp, Semihorizontaltyp, Horizontaltyp* (Abb. 31, 34).

Zur Bestimmung der elektrischen Herzachse (Lagetyp) haben sich folgende Methoden bewährt:
a) Das »Einthoven«-Dreieck.
b) Der Cabrera-Kreis.
c) Die Nullprojektion.
d) Synoptische Betrachtungsweise von Abl. I und Abl. aVF.

a) Das Einthoven-Dreieck

Die Amplituden zweier simultan geschriebener Standardableitungen werden unter Berücksichtigung der Polarität auf die entsprechenden Dreiecksseiten aufgetragen. Der Schnittpunkt der daraus errechneten Senkrechten gibt die Spitze

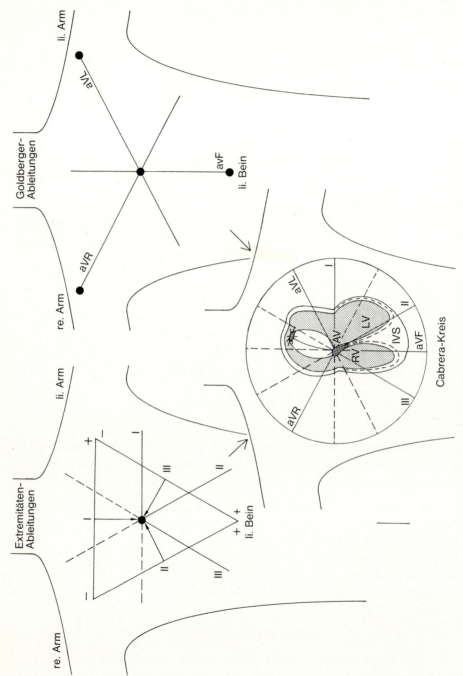

Abb. 33. Konstruktion des Cabrera-Kreises aus Extremitäten- und Goldberger-Ableitung.

des gesuchten Vektors an. Sein Fußpunkt befindet sich im Dreiecksmittelpunkt. Bezogen auf die Horizontale (Abl. I) kann der *Winkel α* direkt abgelesen werden. (Abb. 32).

Dieses Schema zur Lagetypbestimmung basiert auf der Hypothese EINTHOVENS, daß die in ungefähr gleicher Entfernung vom Herzen liegenden Ableitungspunkte der bipolaren Extremitätenableitung I, II, III die Spitze eines gleichseitigen Dreiecks bilden, in dessen Mitte das Herz als elektrischer Dipol liegt. Der Körper selbst wird als ein gleichförmig leitendes Medium aufgefaßt.

Den tatsächlichen Verhältnissen wird das ungleichseitige Dreieck nach BURGER besser gerecht.

b) Der Cabrera-Kreis

Eine für die Praxis vereinfachte Lagetypbestimmung stellt der Cabrera-Kreis dar.

Verschiebt man die Ableitungslinien der Extremitäten- und Goldberger-Ableitungen untereinander parallel derart, daß sie alle durch den Dreiecksmittelpunkt gehen, so erhält man einen Stern mit den Ableitungslinien als Strahlen. Diese bilden einen Winkel von 30° untereinander. Der die Strahlen umschließende Kreis ist der Cabrera-Kreis. Aus den Ausschlagshöhen in den 6 Ableitungen kann

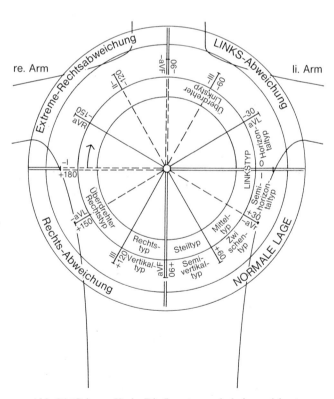

Abb. 34. Cabrera-Kreis. Die Lagetypen sind eingezeichnet.

der Winkel α ausreichend abgeschätzt werden. Der Ausschlag ist am größten, wenn die Richtung des Vektors der Richtung der Ableitungslinie parallel verläuft. Der Ausschlag ist Null, wenn der Vektor auf der Ableitungslinie senkrecht steht. Die Richtung des Vektors ist positiv, wenn sie in Richtung des Strahles, negativ, wenn sie in Richtung eines gestrichelten Strahles verläuft (Abb. 33, 34).

Der Cabrera-Kreis beruht auf der Tatsache, daß die bipolaren und die halbunipolaren Extremitätenableitungen in einem engen geometrischen Verhältnis verknüpft sind. Jede unipolare Goldberger-Ableitung ist stets das arithmetische Mittel zwischen zwei Extremitätenableitungen (Beispiel:

$$aVL = \frac{I + III}{2}, \quad aVF = \frac{II + III}{2}, \quad aVR = \frac{I + II}{2}).$$

c) Die Nullprojektion

Der Lagetyp läßt sich aus den Extremitätenableitungen I, II, III, aVR, aVL, aVF auch mit der Nullprojektion bestimmen. Hilfreich ist die gleichzeitige Verwendung des Cabrera-Kreises.

Es wird die Extremitätenableitung aufgesucht, in der der negative und der positive Anteil der Flächen des QRS-Komplexes gleich groß sind. Auf dieser Ableitung steht die elektrische Herzachse senkrecht. Da zwei Möglichkeiten bestehen, muß die der zutreffenden Herzachse benachbarte Ableitung einen überwiegend positiven Ausschlag aufweisen (Abb. 35).

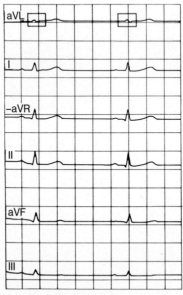

Abb. 35. Bestimmung des Lagetyps nach der 0-Projektion. In Abl. aVL (−30°) sind Positivität und Negativität der Flächen des QRS-Komplexes gleich groß. Auf dieser Ableitung steht die elektrische Herzachse senkrecht; d. h. −30° −90° = +60°. Es liegt ein Normaltyp des Herzens vor.

d) Synoptische Betrachtungsweise von Abl. I und aVF

Eine weitere Möglichkeit den Lagetyp des Herzens schnell und praktikabel zu bestimmen, ist die *synoptische Betrachtung der Ausschlagsrichtung des QRS-Komplexes in Abl. I und in Abl. aVF*. Das EKG registriert in jeder Ableitung die gleiche elektrische Aktivität. Die Ausschlagsrichtung des QRS-Komplexes ist in den verschiedenen Ableitungen deshalb unterschiedlich, da die elektrische Aktivität aus verschiedenen Positionen registriert wird. Ein positiver Ausschlag des QRS-Komplexes wird registriert, wenn sich die elektrische Aktivität auf den positiven Schenkel der jeweiligen Ableitungslinie projiziert und vice versa (Abb. 36). Bei einem überwiegend positiven QRS-Komplex in Abl. I zeigt der Hauptsummationsvektor von QRS nach links, bei einem überwiegend positiven QRS-Komplex in Abl. aVF zeigt der QRS-Hauptsummationsvektor nach unten.

Eine *Linksabweichung (überdrehter Linkstyp)* liegt vor, wenn der Hauptsummationsvektor QRS nach links und oben zeigt. Der QRS-Komplex in Abl. I ist positiv, in Abl. aVF negativ.

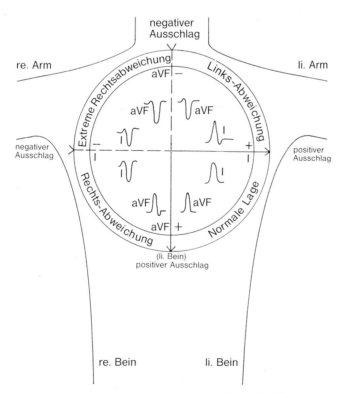

Abb. 36. Bestimmung des Lagetyps aus Abl. I und Abl. aVF.

Zeigt der QRS-Hauptsummationsvektor nach links unten, liegt eine »*Normale-Lage*« vor, der QRS-Komplex in Abl. I und aVF ist positiv.

Von einer *Rechtsabweichung* spricht man, wenn der QRS-Hauptsummationsvektor auf die rechte untere Seite weist. Der QRS-Komplex in Abl. aVF ist positiv, in Abl. I negativ.

Bei der *extremen Rechtsabweichung (überdrehter Rechtstyp)* mit Abweichung des QRS-Hauptsummationsvektors nach rechts und oben ist der QRS-Komplex in Abl. I und aVF negativ (Abb. 36).

e) Zusammenfassung

Zusammenfassend haben sich folgende Achsenbestimmungen bewährt:
α) Bestimmung des P-Hauptsummationsvektors (P-Achse).
β) Bestimmung des QRS-Hauptsummationsvektors (QRS-Achse).
γ) Bestimmung des R/T-Vektor-Differenzwinkels.

α) Bestimmung des P-Hauptsummationsvektors (P-Achse)

Bedeutung: Abweichungen der P-Achse von der Norm ($\sim 60°$) weisen darauf hin, daß die Vorhöfe nicht vom Sinusknoten, sondern von einem ektopen Erregungsbildungszentrum erregt werden. Liegt zum Beispiel die P-Achse bei $-90°$, so weist dies darauf hin, daß die Vorhöfe nicht von rechts oben (Sinusknoten) sondern von links unten (Low-atrial-, AV-Knoten-Bereich) erregt werden.

β) Bestimmung des QRS-Hauptsummationsvektors (QRS-Achse)

Bedeutung:
1. Lagetypbestimmung.
2. Beschreibung eines Typenwandels.
3. Zur Erhärtung eines linksanterioren Hemiblockes:
   Diagnose gesichert: Winkel $\alpha \geqq -60°$.
   Diagnose wahrscheinlich: Winkel $\alpha = -40$ bis $-50°$.
   Diagnose unsicher: Winkel $\alpha \leqq -30°$.

γ) Bestimmung des R/T-Vektor-Differenzwinkels

Winkeldifferenz zwischen Hauptsummationsvektor QRS (Erregungsausbreitung) und Hauptsummationsvektor T (Erregungsrückbildung).
Bedeutung: Ein Differenzwinkel von über 60° wird als pathologisch angesehen. Er kann als Kriterium über das Ausmaß zum Beispiel einer Links- oder

Rechtsbelastung herangezogen werden. Einschränkend muß gesagt werden, daß die Achsendivergenz von QRS und T mit der Steilheit der elektrischen Herzachse zunimmt.

14. Reihenfolge bei der Auswertung des EKG

Eine optimale Beurteilung des EKG ist nur möglich, wenn man entweder den Patienten selbst kennt oder wenn *ausreichende klinische Daten* vorliegen.

Folgende *Daten* und *Befunde* von den Patienten sind mitzuteilen:
a) Lebensalter, Konstitutionstyp, Körpergröße und -gewicht.
b) Die Medikation von: Digitalisglykosiden, Antiarrhythmika oder anderer herzwirksamer Pharmaka (Betablocker).
c) Blutdruck, durchgemachte Infarkte, Hinweise auf Pleuraergüsse oder Ödeme, Angaben von Eiweiß-, Elektrolyt- oder Fettstoffwechselstörungen.

Der Abschluß der angegebenen Daten sollte die klinische Verdachtsdiagnose des Patienten oder die spezielle Fragestellung für die Anfertigung des EKG sein (zum Beispiel Herzmuskelinfarkt, Myokarditis, Herzrhythmusstörungen usw.).

Von der *medizinisch-technischen* Assistentin sind folgende *Befunde* über den Patienten mitzuteilen: Gliedmaßenprothesen, Tremor, Singultus, Stenokardien während der EKG-Schreibung.

Es sei betont, daß mit dem EKG *keine Beurteilung der mechanischen Herzfunktion* (z. B. Herzinsuffizienz) möglich ist. Es gibt nur wenige charakteristische elektrokardiographische Bilder, aus denen der geübte Beurteiler sogleich eine Diagnose stellen kann, jedoch sind dies Ausnahmen (Herzmuskelinfarkt, Perikarditis, Herzrhytmusstörungen). Einen Rückschluß auf die Ätiologie der vorliegenden EKG-Veränderungen ist ohne anamestische Angaben nicht möglich und auch nicht erlaubt. So kann ein frischer Myokardinfarkt mit typischen EKG-Veränderungen sowohl durch eine nekrotisierende Myokarditis, durch einen Koronarspasmus, durch eine Koronarembolie und, was am häufigsten der Fall ist, durch eine stenosierende koronare Herzkrankheit hervorgerufen werden.

Es ist deshalb anderen Untersuchungsmethoden (z. B. systolische Zeitintervalle, Einschwemmkatheter, Echokardiographie, Linksherzkatheter mit linksventrikulärer Angiographie, ggf. Kontraktilitätsmessungen, max dp/dt) vorbehalten, eine Aussage über die myokardiale Funktion und Ätiologie der vorliegenden Herzkrankheit zu machen.

Folgende *Reihenfolge der Auswertung des EKG* hat sich bewährt:
1. Bestimmung des Rhythmus.
2. Bestimmung der Herzfrequenz.
3. Bestimmung des Lagetyps.

4. Messung der zeitlichen Verhältnisse von:
   P, PQ, QRS, QT-Dauer.
5. Formanalyse, Beschreibung der Abweichungen
   von P, QRS, ST, T und U.
6. Zusammenfassende Beurteilung.

Beispiel: Sinusrhythmus, Frequenz 80 Schläge/min, Normaltyp. Zeitliche Verhältnisse: P 0,08, PQ 0,16 sec, QRS 0,8 sec, relative QT-Dauer mit 0,32 sec im Frequenznormbereich. Normale AV-Überleitung, normale Erregungsausbreitung, normale Erregungsrückbildung. Beurteilung: Normalbefund (Abb. 37).

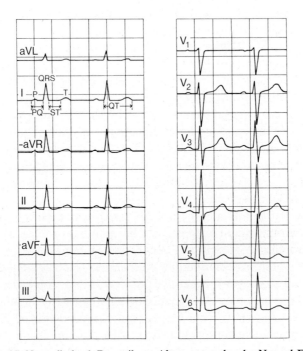

Abb. 37. Normalbefund. Beurteilung: Altersentsprechendes Normal-EKG.

II. Differentialdiagnose des Lagetyps

Der Lagetyp ist *abhängig vom Lebensalter* und zeigt im Verlauf des Lebens einen charakteristischen *Wandel*.

Neugeborene haben meist einen Rechtstyp, weil noch eine physiologische Rechtshypertrophie besteht. Schon in den ersten Lebensmonaten erfolgt ein Umbau der QRS-Gruppe zum Normaltyp (»Physiologische Linkshypertrophie«). Der Normaltyp bleibt erhalten, wird jedoch, entsprechend den Wachstumsphasen (Längenwachstum, Breitenwachstum), jeweils rechtstypischer oder linkstypischer abgewandelt, wobei die Ursache für die Rechtsabweichung in der steileren Stellung des Herzens während der Wachstumsphasen zu suchen ist. Jenseits des 30. Lebensjahrs kommt zunehmend ein Linkstyp zur Aufzeichnung. Die altersabhängige Änderung des Typs nach links hin ist durch die Querlage des Herzens bedingt. Beim Herzgesunden kann angenommen werden, daß die Richtung der elektrischen Herzachse in etwa der Richtung der anatomischen Längsachse des Herzens entspricht. Es leuchtet dadurch ein, daß bei dem mehr kugelförmigen Herzen des Kindes die elektrische Herzachse sich der Vertikalrichtung nähert und bei dem mehr quer gelagerten Herzen des älteren Menschen der Waagerechten. Der Lagetyp wird zusätzlich vom Körperbau und der Thoraxform variiert. Bei Asthenikern mit langem Thorax und tiefstehendem Zwerchfell oder bei Kranken mit Emphysemen ist das EKG, entspechend der Steilstellung des Herzens, häufig steiltypisch. Bei Pyknikern, bei Fettsüchtigen oder bei Kranken mit Aszites und in den letzten Monaten der Schwangerschaft ist das EKG infolge des quergelagerten Herzens linkstypisch. Ob ein gegebener EKG-Typ (überdrehte Typen ausgenommen) auf die anatomische Lage des Herzens hinweist, wird an dem Verhalten der T-Welle erkannt. Wenn eine T-Welle der R-Zacke konkordant ist, wenn sie also hinsichtlich Richtung und Größe der R-Zacke entspricht, dann darf im allgemeinen ein lagebedingter EKG-Typ angenommen werden. Dies gilt insbesonders für das querliegende Herz (Linkstyp). Ist die T-Welle bei einem Linkstyp nicht der R-Zacke gleichgerichtet, ist bei einem Linkstyp die T-Welle in Abl. I sogar negativ und in der Abl. III positiv (Diskordanz von QRS und T, s. S. 202), so handelt es sich »um einen pathologischen Linkstyp«, der nicht allein durch eine stärkere Horizontallage des Herzens bedingt ist. Die Erkennung eines »pathologischen Rechtstyps« ist in Anbetracht der Tatsache, daß schon bei lagebedingten Rechtstypen die T-Welle in ihrer Rechtsbewegung gegenüber der R-Zacke zurückbleibt, ungleich schwieriger (s. S. 209).

1. Rechtstyp (Vertikaltyp)

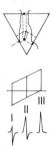

Definition: Der Winkel α variiert zwischen +90 und +120°. Beim Rechtstyp sind die R-Zacken in Abl. III größer als in II und diese wieder größer als in I. Die S-Zacke ist in I und aVL tief und R in aVF hoch positiv (Abb. 38).

Alters- und Konstitutionsabhängigkeit: Bei Kleinkindern bis zum Schulkindesalter ist der Rechtstyp ein regelrechter Befund. Bei Asthenikern wird der Rechtstyp häufig angetroffen. Ab dem 30. Lebensjahr erfordert der Befund: Rechtstyp weitere Untersuchungen unter dem Aspekt der vermehrten Rechtsherzbelastung (s. S. 133). Liegen keine Hinweise für eine vermehrte Rechtsherzbelastung vor, so kann der Befund Rechtstyp auf einen linksposterioren Hemiblock (s. S. 444) hinweisen.

Vorkommen: Die häufigsten Ursachen der vermehrten Rechtsbelastung des Herzens im Erwachsenenalter sind:

Primär pulmonale Hypertonie, differentialdiagnostisch sind zu erwägen:
Rezidivierende Lungenembolien, periphere Pulmonalstenosen, Serotonin ausschüttende Tumoren, medikamentös induzierte primär pulmonale Hypertonie (z. B. Appetitzügler, Menocil).

Sekundär pulmonale Hypertonie bei Atemwegserkrankungen, die zum Bild des chronischen Cor pulmonale führen: Lungenemphysem, chronisch-bronchitisches Syndrom mit obstruktiver und/oder restriktiver Ventilationsstörung, Asthma bronchiale, Bronchiektasen, Lungentuberkulose, Zystenlunge, Morbus Boeck-Schaumann (Skoliose), primäre und sekundäre Lungenfibrosen (z. B. Steinstaublunge, Asbestlunge, (Asbestose), allergische Erkrankungen der Lunge (Alveolitis, »Farmer Disease«, »Vogelzüchter-Lunge« etc.), Kyphoskoliose (Cor kyphoscolioticum).

Kardial bedingte Ursachen:
Kongenitale Vitien: Die Pulmonalstenose mit intaktem Ventrikelseptum, die Pulmonalstenose mit Ventrikelseptumdefekt (Fallotsche Tri-, Tetra- und -Pentalo-

gie), lange bestehender Vorhofseptumdefekt, die Transposition der großen Gefäße, lange bestehende partielle Lungenvenentranspositionen.

Erworbene Vitien: Die länger bestehende Mitralstenose. Hierbei ist charakteristischerweise in mittelschweren Krankheitsfällen (hämodynamischer Schweregrad II–III) ein Rechtstyp (Steiltyp) mit einem P-mitrale bzw. P-sinistrocardiale kombiniert (s. S. 87).

Zustand nach Herzinfarkt: Bei Patienten mit koronarer Herzkrankheit kann ein Rechts- oder Steiltyp auch die Folge eines abgelaufenen Vorderwandinfarktes sein, der einen Mitteltyp oder Linkstyp in einen Steil- oder Rechtstyp umwandeln kann. Dann findet man meist eine Q-Zacke oder QS-Form der Kammeranfangsschwankung in den Abl. I und aVL und regelmäßig Veränderungen der QRS-Gruppe in V_2 bis V_4 (R-Verlust, Q-Zacke). An einen abgelaufenen Vorderwandinfarkt sollte man besonders dann denken, wenn sich der Typenwandel plötzlich vollzieht (s. S. 71) (s. Abb. 49, 50, 51, 52, 204).

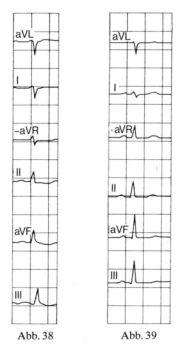

Abb. 38.   Abb. 39

Abb. 38. Rechtstyp. Winkel α zwischen +90 und +120°. R-Zacke in Abl. III größer als in II und diese größer als in I.

Abb. 39. Steiltyp; Winkel α zwischen +90 und +60°. Die R-Zacke ist in I angedeutet positiv oder biphasisch, in Abl. II und Abl. III eindeutig positiv.

2. Steiltyp (Semivertikaltyp)

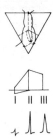

Definition: Der Winkel α liegt zwischen +90 und +60°. Beim Steiltyp ist die R-Zacke in I angedeutet positiv oder biphasisch, in II und III eindeutig positiv. In aVL ist die R-Zacke biphasisch oder R ist klein und S etwas tiefer als R, in aVF ist R hoch positiv (Abb. 39).

Alters- und Konstitutionsabhängigkeit: Siehe Rechtstyp.

Vorkommen: Siehe Rechtstyp.

3. Mitteltyp (Zwischentyp)

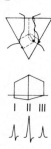

Synonyma: Normaltyp, Indifferenztyp
Definition: Der Winkel α liegt zwischen +60 und +30°. Beim Mitteltyp findet sich die größte R-Amplitude in II, die R-Amplitude in I ist gleich oder größer als in III. R ist in aVL normal groß, S nicht vorhanden. R in aVF deutlich größer (Abb. 40).

Alters- und Konstitutionsabhängigkeit: Der Mitteltyp wird bis zum 30. Lebensjahr am häufigsten beobachtet. Bei älteren Patienten und bei Pyknikern kann der Mitteltyp Hinweis einer vermehrten Rechtsbelastung des Herzens sein.

Vorkommen: Ein Mitteltyp kann auf einen pathologischen Zustand des Herzens hinweisen, wenn er beim alternden pyknischen Patienten nicht von einem Linkstyp abgelöst wird. Ein Mitteltyp wird dann häufig beobachtet, wenn Erkrankungen, die eine vermehrte Linksbelastung des Herzens beinhalten, z. B. eine lange bestehende arterielle Hypertonie zusätzlich zu einer vermehrten Rechtsbelastung des Herzens führen.

Auch ist ein Mitteltyp häufig dann festzustellen, wenn ein Kranker gleichzeitig an einem Hochdruck oder an einem Aortenvitium, also Krankheiten, die zu einer vermehrten Linksbelastung führen, zusätzlich an einer asthmoiden Emphysembronchitis oder an einer anderen zum chronischen Cor pulmonale führenden Krankheit leidet. In diesen Fällen ist der Mitteltyp Ausdruck der vermehrten Rechtsbelastung, während die Brustwandableitungen meist die Zeichen der vermehrten Linksbelastung (Verschiebung der Übergangszone nach rechts, positiver Sokolow-Lyon-Index, s. S. 129) wiedergeben. Die P-Zacke ist meist zusätzlich im Sinne des P-cardiale als Hinweis auf die Überlastung beider Vorhöfe umgewandelt.

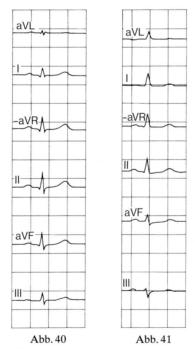

Abb. 40   Abb. 41

Abb. 40. Mitteltyp (Synonyma: Normaltyp, Indifferenztyp). Winkel α zwischen +60 und +30°. Größte R-Zacke in Abl. II, die R-Zacke in Abl. I ist meist gleich groß wie in Abl. III.

Abb. 41. Linkstyp. Winkel α zwischen +30 und −30°. R in Abl. I hoch positiv, in Abl. II positiv, in Abl. III negativ. Semihorizontaltyp: Winkel α zwischen +30 und ±0°. Horizontaltyp: Winkel α zwischen ±0 und −30°.

4. Linkstyp

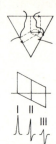

Definition: Der Winkel α liegt zwischen +30 und −30°. Beim Linkstyp ist häufig I hoch positiv, in Abl. II positiv, in Abl. III überwiegend negativ oder biphasisch. In Abl. II ist R höher als S (Abb. 41).

Der Linkstyp kann mittels der unipolaren Extremitätenableitungen in einen semihorizontal- und Horizontaltyp unterteilt werden.

Semihorizontaltyp: Der Winkel α liegt zwischen +30 und 0°. R ist in aVL positiv, QRS in aVF biphasisch, häufig mit kleiner R-Zacke.

Horizontaltyp: Der Winkel α liegt zwischen ±0° bis −30°. Die R-Zacke in aVL ist stark positiv, in aVF findet sich ein tiefes S.

Alters- und Konstitutionsabhängigkeit: Der Linkstyp ist charakteristisch für den Erwachsenen über 45 Jahre und den Pykniker mit Zwerchfellhochstand (Querlage des Herzens). Im Säuglings- und Kleinkindalter kommt ein Linkstyp vor, ohne daß sich eine Herzerkrankung sichern läßt. Bei diesen Kindern sollte jedoch eine zur vermehrten Linksbelastung führende Mißbildung des Herzens oder der großen Gefäße ausgeschlossen werden (Ventrikelseptumdefekt, drucktrennender Ductus arteriosus apertus [Botalli], Aortenisthmusstenose). Beim »dicken« Schulkind und Jugendlichen ist der Linkstyp kein ungewöhnlicher Befund mehr. Bei der Beurteilung der Elektrokardiogramme muß man den Körperbau berücksichtigen. Ein Linkstyp bei schlanken, asthenischen Patienten sollte Veranlassung geben, Krankheiten, die zu einer vermehrten Druck- oder Volumenbelastung des linken Herzens führen, zu überprüfen.

Vorkommen: Klinische Bedeutung gewinnt der Linkstyp dann, wenn zusätzlich die Zeichen der Linkshypertrophie mit/ohne den Zeichen der Linksherzschädigung hinzutreten (s. S. 129).

Eine Linkshypertrophie des Herzens wird durch Krankheiten, die zu einer vermehrten Druckbelastung oder zu einer vermehrten Volumenbelastung der linken Kammer führen, hervorgerufen.

Folgende Krankheiten führen zu einer *vermehrten Druckbelastung der linken Kammer:* Die arterielle Hypertonie, die angeborene oder erworbene Aortenstenose (valvuläre Aortenstenose, supravalvuläre Aortenstenose, subvalvuläre, membranöse Aortenstenose, subvalvuläre, muskuläre Aortenstenose, hypertrophe Kardiomyopathie mit Obstruktion [HOCM], idiopathische hypertrophe Subaortenstenose [IHSS]), die Aortenisthmusstenose (Leitdiagnose: Hypertonie der oberen Körperhälfte).

Folgende Krankheiten gehen mit einer *vermehrten Volumenbelastung des linken Ventrikels* einher: Die Aorteninsuffizienz, die Mitralinsuffizienz, der drucktrennende Ductus arteriosus apertus (Ductus Botalli), das drucktrennende aortopulmonale Fenster, der größere Ventrikelseptumdefekt, die arteriovenöse Fistel (angeboren bei Phagomatosen wie Morbus Osler, Klippel-Trenaunay-P.-Weber-Syndrom), erworben: bei Verletzungen, größere arteriovenöse Shunts zur Durchführung einer Hämodialyse (CIMINO, SCRIBNER).

Finden sich die Zeichen der Linkshypertrophie, *ohne* daß *Krankheiten* nachweisbar sind, die diesen Befund erklären, handelt es sich um die hypertrophe Kardiomyopathie ohne Obstruktion (HNCM); auch die asymmetrische Septumhypertrophie, eine Sonderform der hypertrophen Kardiomyopathie ist in Betracht zu ziehen. Die Diagnose wird durch das Echokardiogramm bestätigt.

5. Pathologische Lagetypen

Mit diesem Begriff werden zusammengefaßt:
a) Überdrehter Linkstyp.
b) Überdrehter Rechtstyp.
c) Sagittaltyp.

a) Überdrehter Linkstyp

Definition: Der Winkel α ist kleiner als −30°. Beim überdrehten Linkstyp ist die R-Zacke in I positiv, in Abl. II und III vorwiegend negativ. In Abl. II ist S tiefer als R (Abb. 42).

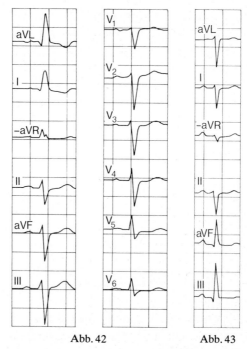

Abb. 42   Abb. 43

Abb. 42. Überdrehter Linkstyp. Winkel α ≥ −30°. R in Abl. I positiv, in Abl. II und III vorwiegend negativ.
Merke: Die S-Zacke in Abl. V_6 gehört zu diesem »pathologischen« Lagetyp und ist nicht als zusätzliche rechtsventrikuläre Leitungsstörung zu interpretieren.

Abb. 43. Überdrehter Rechtstyp. Winkel α > 120°. R-Zacke in Abl. I und Abl. II vorwiegend negativ, in Abl. III positiv. W. A., 32 Jahre; primär pulmonale Hypertonie.

Alters- und Konstitutionsabhängigkeit: Ein überdrehter Linkstyp kann als anlagebedingte Anomalie des Herzens (DD: rudimentärer Vorhofseptumdefekt vom Primumtyp) vorkommen. Bei Kindern ohne Zyanose sollte ein überdrehter Linkstyp an einen Vorhofseptumdefekt vom Primumtyp denken lassen. Leitdiagnose für diesen angeborenen Herzfehler ist die Kombination eines überdrehten Linkstyps mit einem vollständigen, bzw. unvollständigen Rechtsschenkelblock vom Wilson-Typ.

Vorkommen: Der überdrehte Linkstyp kann Ausdruck einer ausgeprägten Hypertrophie der linken Kammer sein. Es müssen dann die Zeichen der Linkshypertrophie mit/ohne Linksschädigung (s. S. 129) hinzutreten. Andererseits liegt einem überdrehten Linkstyp nicht selten eine Erregungsleitungsstörung des linksanterioren Faszikels des linken Tawara-Schenkels zugrunde. Bei einer Unterbrechung der Erregungsleitung im linksanterioren Faszikel des linken Tawara-Schenkels wird das linke Myokard über den posterioren Faszikel erregt. Der QRS-Hauptsummationsvektor wird dadurch nach links oben abgelenkt. (Linksanteriorer, superiorer Hemiblock, s. S. 172, 443). Ein überdrehter Linkstyp ist dann als linksanteriorer Hemiblock zu interpretieren, wenn der Winkel α $\geqq$ $-60°$ beträgt. Die Diagnose: Linksanteriorer Hemiblock wird wahrscheinlich bei einem Winkel α zwischen $-40°$ und $-50°$. Beträgt der Winkel α beim überdrehten Linkstyp $-30°$, so ist dieser »pathologische Lagetyp« meist lagebedingt. Auch nach Myokardinfarkten kann ein überdrehter Linkstyp auftreten.

Bei einem *frischen Vorderwandinfarkt* sieht man den überdrehten Linkstyp nicht selten in Kombination mit einem vollständigen Rechtsschenkelblock. Der überdrehte Linkstyp ist dann als linksanteriorer Hemiblock zu interpretieren und weist auf eine zusätzliche Septumbeteiligung des Vorderwandinfarktes hin. Dies ist darauf zurückzuführen, daß der R. descendens anterior der linken Koronararterie, der bei einem frischen Vorderwandinfarkt kritisch eingeengt ist, auch den linksanterioren Faszikel des linken Tawara-Schenkels und den proximalen Anteil des rechten Tawara-Schenkels mit Blut versorgt. Elektrokardiographisch findet sich dann in den Extremitätenableitungen neben dem überdrehten Linkstyp (linksanteriorer Hemiblock) infolge des zusätzlich vorliegenden Rechtsschenkelblockes eine Verbreiterung der QRS-Gruppe infolge einer plumpen S-Zacke in Abl. I, II. Die Brustwandableitungen zeigen in V_1 eine »M-Form« mit Verspätung der größten Negativitätsbewegung. Fehlende R-Zacken oder Q-Zacken in V_2–V_4 (V_5) spiegeln den *transmuralen Vorderwandinfarkt* wider.

Ein *Hinterwandinfarkt* und ein *Posterolateralinfarkt* können ebenfalls zu einem überdrehten Linkstyp führen. Dieser Befund ist nicht wie beim Vorderwandinfarkt Ausdruck einer zusätzlichen Septuminfarzierung, sondern durch einen Typenwandel infolge R-Verlustes der Abl. III bedingt. Dementsprechend erscheint eine QS-Form der Kammeranfangsschwankungen in Abl. III. Beim schweren Lungenemphysem mit Faßthorax und mehr oder weniger starker Querlage des Herzens wird ein überdrehter Linkstyp mit gleichzeitiger peripherer Niedervoltage nicht selten beobachtet. Eine anlagebedingte Anomalie als Ursache eines überdrehten Linkstyps sollte man erst dann annehmen, wenn die sorgfältige Erhebung der Anamnese, der klinische und röntgenologische Befund keinen Anhalt für ein Herzleiden ergeben. Umgekehrt sollte man nicht in den Fehler verfallen, bei der elektrokardiographischen Diagnose eines überdrehten Linkstyps auf die linksventrikuläre, myokardiale Funktion zurückzuschließen.

Bestimmte Formen des *Vorhofseptumdefektes* (Ostium-Primumdefekt, inkompletter, kompletter AV-Kanal, Endokardkissendefekte) gehen mit einem überdrehten Linkstyp als Leitdiagnose einher. Bei zyanotischen Neugeborenen mit Leberschwellung kann ein überdrehter Linkstyp auf eine Trikuspidalatresie hinweisen.

b) Überdrehter Rechtstyp

Definition: Der Winkel α ist größer als +120°. Beim überdrehten Rechtstyp ist die R-Zacke in Abl. I und II vorwiegend negativ, in Abl. III positiv (Abb. 43).

Vorkommen: Bei Neugeborenen und Säuglingen in den ersten Lebenswochen kann der überdrehte Rechtstyp als Befund ohne Krankheitswert vorkommen. Beim älteren Patienten ist der überdrehte Rechtstyp immer als pathologischer Befund zu werten. Meist ist er Ausdruck einer vermehrten Muskelmasse des rechten Ventrikels und somit Zeichen einer Rechtshypertrophie (s. S. 133). Lassen sich beim Vorliegen dieses Lagetypes keine Erkrankungen nachweisen, die zu einer vermehrten Rechtsbelastung führen, so kann er auch Ausdruck einer Unterbrechung der Erregungsleitung im linksposterioren Faszikel des linken Tawara-Schenkels sein (linksposteriorer-inferiorer Hemiblock) (s. S. 444). Weiteres s. Rechtstyp S. 60.

c) Sagittaltyp

Definition: Bei diesem Typ verläuft der Hauptsummationsverkehr von QRS in der sagittalen Richtung. In den Extremitätenableitungen I, II, III und in den Brustwandableitungen V_5 und V_6 treten tiefe S-Zacken auf (S_I-, S_{II}-, S_{III}-Typ) (Abb. 44).

Vorkommen: Der Sagittaltyp entwickelt sich häufig bei Krankheiten, die zu einer vermehrten Rechtsbelastung des Herzens führen. Nicht selten ist dieser Typ

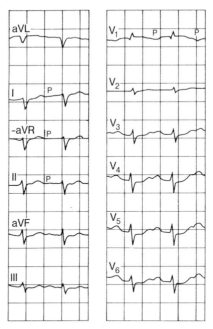

Abb. 44. Sagittaltyp. Leitbefund: S_I, S_{II}, S_{III}-Typ. Zusätzlich S-Zacken (V_3) V_4 bis V_6. Meist Ausdruck einer vermehrten Rechtsherzbelastung. L. A., 72 Jahre; Silikose III.

Ausdruck einer Anomalie der Erregungsausbreitung oder einer abnormen Herzlage (Dorsalverlagerung der Herzspitze z. B. bei Trichterbrust) bei sonst gesundem Herzen.

6. Kurzfristiger Typenwandel und dessen differentialdiagnostische Bedeutung

Bei einem Typenwandel ist ein geringer Wandel des Typs innerhalb eines EKG-Streifens von einem plötzlich einsetzenden Wechsel des Typs zu unterscheiden (Abb. 45).

a) Geringer Wandel

Ein geringer Wandel des Typs innerhalb eines EKG-Streifens wird vorwiegend durch einen unterschiedlichen Zwerchfellstand hervorgerufen (Abb. 45). Er wird deshalb beobachtet:
a) Respiratorisch.
b) Während Orthostase.
c) Bei Aszites, Adipositas, Meteorismus, Schwangerschaft etc.

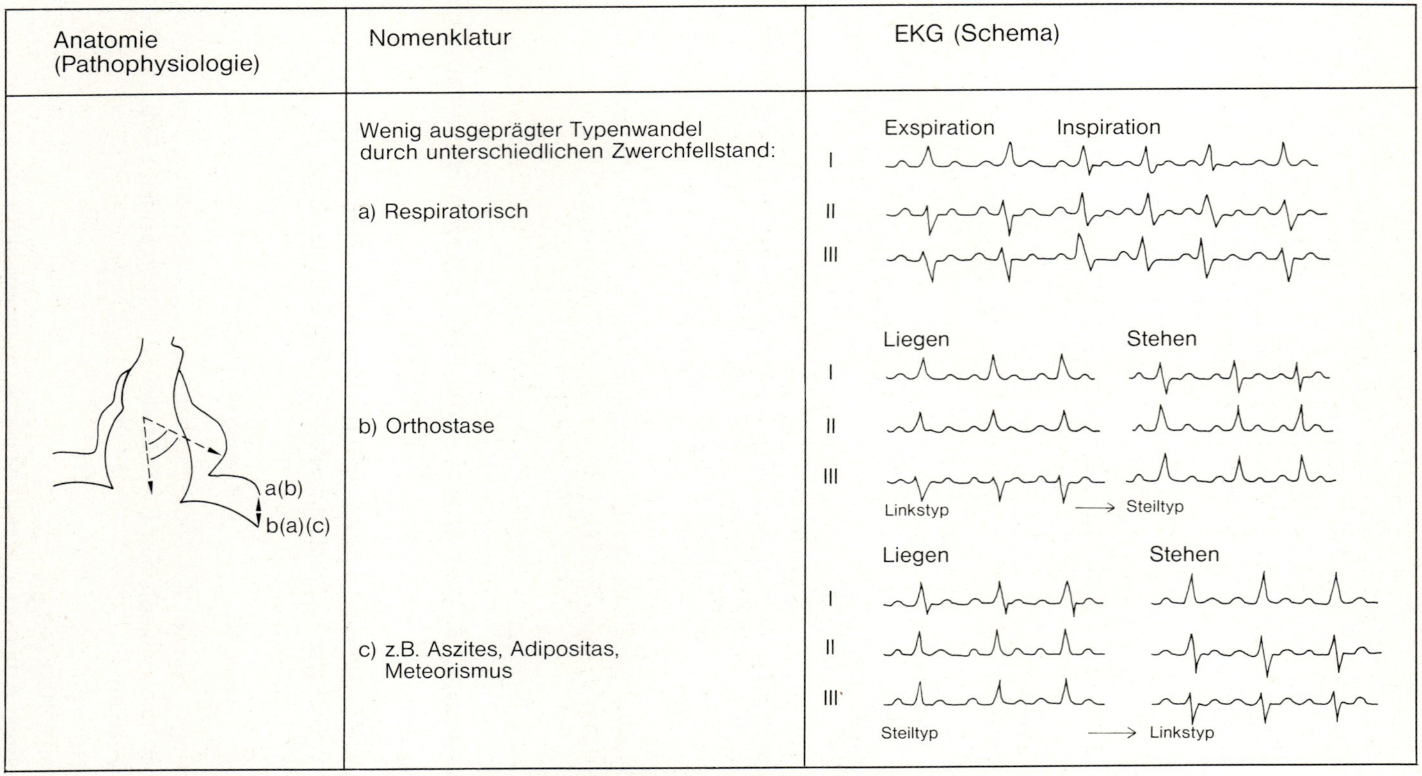

II. Differentialdiagnose des Lagetyps

Anatomie (Pathophysiologie)	Nomenklatur	EKG (Schema)
	Wenig ausgeprägter Typenwandel durch unterschiedlichen Zwerchfellstand:	
	a) Respiratorisch	Exspiration — Inspiration (I, II, III)
	b) Orthostase	Liegen — Stehen (I, II, III) Linkstyp → Steiltyp
	c) z.B. Aszites, Adipositas, Meteorismus	Liegen — Stehen (I, II, III) Steiltyp → Linkstyp

Abb. 45. Differentialdiagnose: Wenig ausgeprägter Typenwandel im EKG.

Zu (a) Respiratorischer Typenwandel:
Ein geringer Wandel des Typs innerhalb der Atemphasen ist als respiratorischer Typenwandel bekannt. Bei der Inspiration wird infolge des Zwerchfelltiefstandes das EKG rechtstypischer, mit der Exspiration und Hochtreten des Zwerchfells wird es wieder linkstypischer (Abb. 46). Wärend der Inspiration verkleinert sich sowohl in den Extremitäten- als auch in den Brustwandableitungen zusätzlich die R-Zacke.

Zu (b) Typenwandel bei Orthostase:
Im Stehen wird das EKG rechtstypischer, ein Verhalten das auch in Rechtsseitenlage zu beobachten ist. In Linksseitenlage wird das EKG linkstypischer. Die Anlage eines Pneumothorax, gleichgültig ob rechts oder links, verursacht meist ein rechtstypischeres EKG. Das Auftreten eines linkstypischen Lagetyps im Steh-EKG kann Hinweis auf einen Meteorismus mit Zwerchfellhochstand sein (Abb. 47).

Zu (c) Typenwandel infolge Aszites, Adipositas, Meteorismus, Schwangerschaft etc.:
Ein Zwerchfellhochstand (z. B. Aszites, ausgeprägte Adipositas, Schwangerschaft, intraabdominelle raumverdrängte Tumoren, Pneumoperitoneum etc.) können ein linkstypischeres EKG hervorrufen. Auch große Milztumoren (z. B. bei Leukämie) können das linke Zwerchfell nach oben drängen und so das EKG linkstypischer werden lassen (Abb. 48).

b) Plötzlich einsetzender Wandel

Ein plötzlich einsetzender extremer Typenwandel kann Ausdruck eines frischen Myokardinfarktes sein. Er wird unter folgenden Bedingungen beobachtet:
a) Frischer Myokardinfarkt (Vorder-, Hinterwandinfarkt).

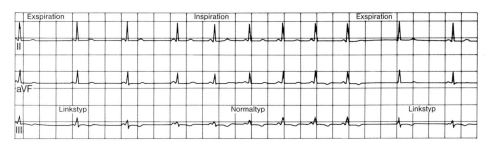

Abb. 46. Respiratorische Sinusarrhythmie. Mit der Inspiration nimmt die Sinusfrequenz zu, im Exspirium Verlangsamung der Herzschlagfolge. Zusätzlich Änderung der elektrischen Herzachse. Mit Inspiration wird das EKG rechtstypischer, mit Exspiration linkstypischer.

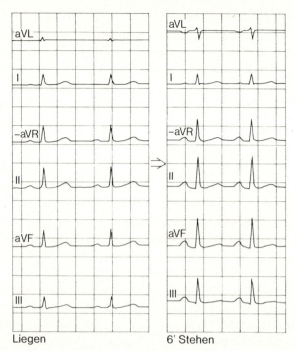

Abb. 47. Änderung des Lagetyps bei orthostatischer Belastung. Im Liegen: Normaltyp. Nach 6minütigem Stehen: Steiltyp. Zusätzlich: Zunahme der Frequenz, Überhöhung der P-Zacke.

b) Akute Rechtsherzbelastung (z. B. Lungenembolie).
c) Akute Linksherzbelastung (z. B. Phäochromozytom-Anfall).
d) Infolge Herzrhythmusstörungen.

Zu (a) Typenwandel infolge Myokardinfarkt:
Ein plötzlich eintretender und ausgeprägter Typenwandel sollte immer an ein frisches Infarktgeschehen denken lassen (Abb. 49).

Ein *Vorderwandinfarkt* kann einen Mitteltyp in einen Steil- oder Rechtstyp verwandeln. Dies wird durch das Auftreten der nekrosebedingten Q-Zacke, bzw. durch das Auftreten des nekrosebedingten QS-Komplexes in Abl. I hervorgerufen (Abb. 50). Andererseits kann ein frischer Vorderwandinfarkt bei Septumbeteiligung und Alteration des linksventrikulären Erregungsleitungssystems einen überdrehten Linkstyp (entsprechend einem linksanterioren Hemiblock) hervorrufen.

Ein *Hinterwandinfarkt* kann einen Mitteltyp in einen Linkstyp und einen Linkstyp in einen überdrehten Linkstyp umformen. Es finden sich dann weitere typische Infarktveränderungen (Abb. 51, 52).

6. Kurzfristiger Typenwandel und dessen differentialdiagnostische Bedeutung

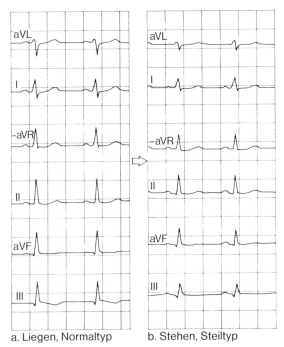

a. Liegen, Normaltyp   b. Stehen, Steiltyp

Abb. 48. »Paradoxe« Stehreaktion bei Patientin, 19 Jahre, Mens IX. Im Liegen: Steiltyp. 5minütiges Stehen: Mitteltyp. Das EKG wird »linkstypischer« infolge Höhertreten des Zwerchfells im Stehen durch die Schwangerschaft.

Zu (b) Typenwandel durch akute Rechtsherzbelastung:
Bei akut auftretender Rechtsherzbelastung, z. B. beim akuten Cor pulmonale infolge einer Lungenembolie oder im Status asthmaticus wird das Extremitäten-EKG häufig vorübergehend rechtstypisch (Abb. 49, 53, 54).

Zu (c) Typenwandel bei akuter Linksherzbelastung:
Bei akuten Blutdruckkrisen (hypertensive Krise, z. B. infolge Katecholamin-, Serotonin-ausschüttenden Tumoren, thyreotoxische Krise) kann ein linkstypischeres EKG beobachtet werden. Bei gleichzeitig bestehenden Krankheiten, die zu einer vermehrten Rechtsherzbelastung und vermehrten Linksherzbelastung führen, wird der Typ meist durch den vorherrschenden Zustand bestimmt. Tritt eines der beiden Leiden in den Vordergrund, kann sich der Typ rasch ändern. So kann bei einem Kranken mit Hochdruck und Asthma bronchiale das Auftreten eines Status asthmaticus einen Linkstyp in einen Mittel- oder Steiltyp, einen Mitteltyp in einen Steil- oder Rechtstyp umwandeln. Bei plötzlichem Ansteigen des Blutdruckes kann sich der umgekehrte Vorgang vollziehen. Die erfolgreiche Behandlung

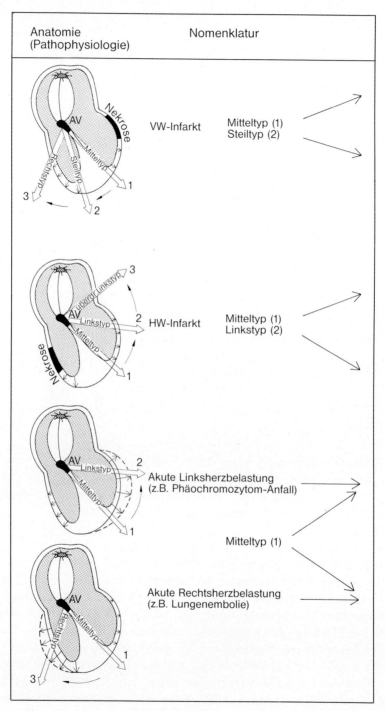

Abb. 49

6. Kurzfristiger Typenwandel und dessen differentialdiagnostische Bedeutung

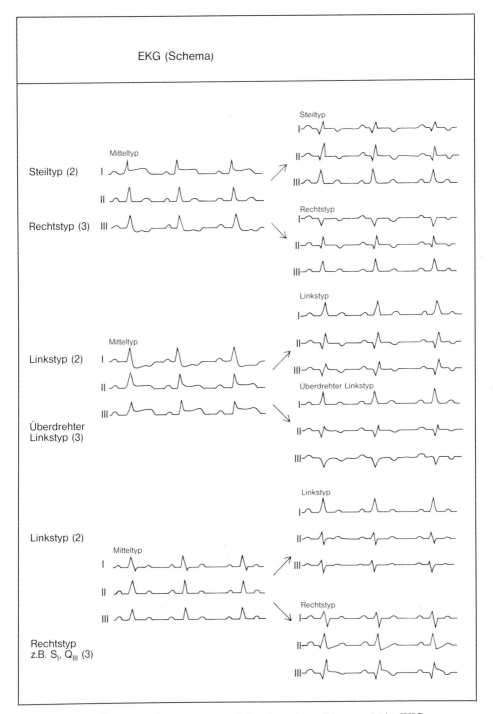

Abb. 49. Differentialdiagnose: Plötzlich nachweisbarer Typenwandel im EKG.

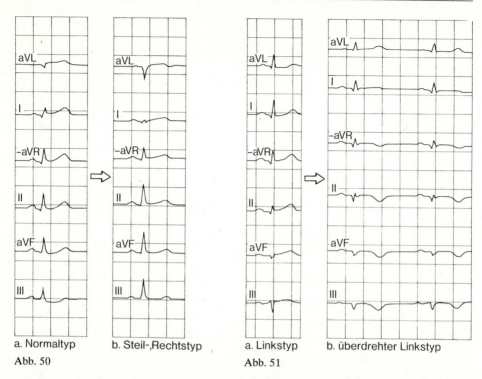

a. Normaltyp   b. Steil-,Rechtstyp   a. Linkstyp   b. überdrehter Linkstyp
Abb. 50   Abb. 51

Abb. 50. Typenwandel infolge transmuralem Vorderwandinfarkt. a) Frisches Stadium: ST-Elevation mit positivem T in Abl. aVL I, – aVR; Normaltyp. b) Stadium II: Deutliche R-Reduktion in Abl. I Steil- bis Rechtstyp. Somit: Normaltyp wird Steil- bis Rechtstyp (weiteres s. Text). Sch., R., 27 Jahre; KHK.

Abb. 51. Typenwandel infolge Hinterwandinfarkt. Linkstyp wird überdrehter Linkstyp (Erklärung s. Abb. 50, Text). K. G., männlich, 57 Jahre.

des Grundleidens, das den Lagetyp kurzfristig mehr oder weniger stark beeinflußt hat, läßt den Typ wieder in entgegengesetzter Richtung richten. So kann bei einem Patienten mit einem Anfall von Asthma bronchiale ein vorübergehend rechtstypisches EKG eine erfolgreiche Behandlung den Typ wieder nach links richten.

Zu (d) Typenwandel infolge Herzrhythmusstörungen:

Ein kurzfristiger Wandel des Lagetyps wird auch bei verschiedenen Rhythmusstörungen beobachtet. Früh einfallende supraventrikuläre Extrasystolen, deren Erregungswelle auf ein noch partiell refraktäres ventrikuläres Erregungsleitungssystem trifft, lassen gegenüber dem Normalschlag eine Abweichung des Lagetyps infolge einer aberrierenden intraventrikulären Leitungsstörung (s. S. 419) erkennen. Fällt der vorzeitig einfallende supraventrikuläre Reiz in die relative Refraktärzeit des linken, bzw. rechten Tawara-Schenkels, kommt es zum Auftreten eines funktionellen Links- bzw. Rechtsschenkelblocks (Abb. 55). Beim Einfall des

6. Kurzfristiger Typenwandel und dessen differentialdiagnostische Bedeutung

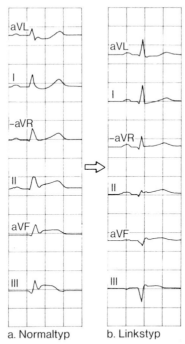

a. Normaltyp   b. Linkstyp

Abb. 52. Typenwandel infolge Herzinfarkt. Frischer inferiorer Infarkt (Hebung von ST mit positivem T in Abl. II, aVF, III) Normaltyp. Infolge der Nekrose Ausbildung eines tiefen Q in Abl. II, aVF, III. Es entsteht ein Linkstyp. Somit: Normaltyp wird zum Linkstyp. J. K.; männlich, 53 Jahre.

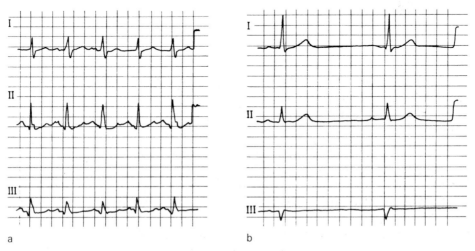

Abb. 53. Änderung des Typs bei akutem Cor pulmonale: a) Im Status asthmaticus: Normaltyp (angedeuteter S_I-Q_{III}-Typ). b) In Ruhe: Linkstyp.

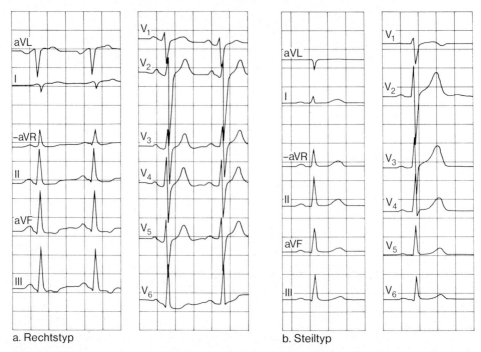

a. Rechtstyp b. Steiltyp

Abb. 54. Änderung des Lagetyps bei Pneumothorax: a) Akuter Pneumothorax: Rechtstyp, P-pulmonale, Sinustachykardie. b) nach Anlage einer effektiven Bühlau-Drainage: Steiltyp, normofrequenter Sinusrhythmus, normal konfiguriertes P.

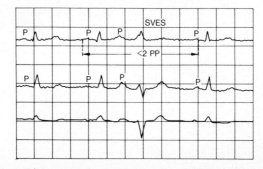

Abb. 55. Typenwandel infolge vorzeitig einfallender Extrasystole. Die P-Zacke der Extrasystole superponiert mit der vorausgehenden T-Welle, die dadurch im Vergleich zur vorausgehenden T-Welle höher und spitzer erscheint. AV-Knochen und ventrikuläres Erregungsleitungssystem sind noch partiell refraktär, die Vorhofextrasystole wird mit einem AV-Block I. Grades übergeleitet, der Kammerkomplex ist Linksschenkelblock-artig deformiert. Zusätzlich Auftreten eines überdrehten Linkstyps (linksanteriorer Hemiblock s. S. 419, aberrierende intraventrikuläre Leitung).

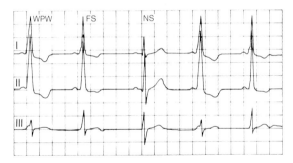

Abb. 56. Änderung des Lagetyps bei spontan intermittierendem WPW-Syndrom. Linkstyp wird Normaltyp und umgekehrt. Zusätzlich deutliche Zunahme der R-Amplitude infolge der asynchronen Erregungsausbreitung beim WPW-Syndrom (Wegfall der physiologischen Niederspannung, s. S. 137). WPW: WPW-Schlag. FS: Fusionssystole. NS: Normalschlag.

supraventrikulären Reizes in die relative Refraktärzeit des linksanterioren, bzw. des linksposterioren Faszikels des linken Tawara-Schenkels, führt zur Ausbildung der entsprechenden Hemiblockbilder (linksanteriorer Hemiblock: überdrehter Linkstyp, linksposteriorer Hemiblock: Rechtstyp, überdrehter Rechtstyp). Kombinationsformen sind möglich (s. S. 419, Aberrierende Leitung). Ebenso können WPW-Schläge im Vergleich zu den Normalschlägen einen anderen Typ aufweisen (s. S. 496, WPM-Syndrom) (Abb. 56).

III. Differentialdiagnose der P-Zacke

Die *Depolarisationsphase der Vorhöfe* wird im EKG als P-Zacke aufgezeichnet. Die von den muskelschwachen Vorhöfen erzeugten Potentialdifferenzen sind wesentlich geringer als die der Kammern. Die P-Zacke erscheint dadurch bedeutend kleiner als die QRS-Gruppe. Vorhofnahe Ableitungen, wie aus dem Ösophagus, lassen erkennen, daß die P-Zacke als »QRS-Gruppe« der Vorhöfe anzusprechen ist. Die Zwischenstrecke (PT$_A$-Strecke) und die T-Welle des Atriogrammes (T$_A$-Welle) *(Repolarisationsphase der Vorhöfe)* projizieren sich in den QRS-Komplex. Wegen ihres geringen Potentials werden sie von diesem überdeckt.

Zum Verständnis pathologischer Formänderungen der P-Zacke ist es wichtig, zu wissen, wie die P-Zacke entsteht und wie eine normale P-Zacke aussieht. Größe und Form von P in den einzelnen Ableitungen hängen entsprechend der QRS-Gruppe des Kammer-EKG von Größe und Richtung der Vorhofvektoren ab, wie diese sich auf die jeweilige Ableitung projizieren.

Der rechte Vorhof liegt topographisch von der Frontalebene aus gesehen rechts vorne. Der linke Vorhof projiziert sich links dahinter. Der Hauptsummationsvektor des rechten Vorhofes zeigt nach rechts vorne unten, der des linken Vorhofs etwas nach links unten. Der Integralvektor beider Vorhöfe ist demnach nach vorn unten und links gerichtet und hat etwa die gleiche Richtung wie der Integralvektor des Kammer-EKG (elektrische Herzachse). Daraus resultiert in Projektion auf die Extremitäten- und Brustwandableitungen folgendes Verhalten der P-Zacke (Abb. 56):

Abl. **I, II, III**: Positive P-Zacken, größte P-Zacke meist in der Abl. II.
Abl. **V$_1$–V$_2$–V$_3$**: Kleine positive Anfangsschwankungen mit negativen Spätphasen.

Abl. **V$_3$–V$_6$**: Positive, ggf. angedeutete zweigipflige P-Zacke.

Zusammenfassend läßt sich sagen, daß sowohl der Anfang als auch das Ende der P-Zacke von der Erregung nur eines Vorhofs bestimmt wird. Der erste Abschnitt der P-Zacke stellt die *Erregung des rechten Vorhofs* dar, während der letzte Anteil dem *linken Vorhof* zuzuordnen ist. Der *zeitliche Unterschied* der maximalen Erregung beider Vorhöfe kann etwa 0,03 sec betragen. Es ist deshalb möglich, daß auch bei Herzgesunden eine *geringe Doppelgipfligkeit* der P-Zacke vorkommt (Abb. 57).

So wie es einen Rechtstyp und einen Linkstyp des Kammer-EKG gibt, so gibt es auch *rechts-* und *linkstypische P-Zacken.* In verschiedenen Ableitungen stellen sich entsprechend dem QRS-Komplex je zwei Anteile der P-Zacke verschieden gut dar. Die Erregung des *rechten Vorhofs* (entsprechend dem rechten Ventrikel!) projiziert sich besonders deutlich in den Abl. II, III, aVF, V_1–V_3, die Erregung des *linken Vorhofs* (entsprechend dem linken Ventrikel) wird besonders gut in den Abl. I, aVL und V_6 dargestellt.

Die *Dauer der P-Zacke* soll maximal 0,11 sec betragen. Ihre *Amplitude* sollte beim Erwachsenen 0,2 mV, bei Jugendlichen 0,25 mV nicht überschreiten. Der negative Anteil der P-Zacke sollte nicht über 0,15 mV liegen (Abb. 57).

Die P-Zacke wird durch neurovegetative Einflüsse variiert. Bei vorwiegender Sympathikotonie, so auch bei der Sinustachykardie, ist die P-Zacke meist *überhöht (Sympathikus-P),* bei vorwiegender Vagotonie, so bei der Sinusbradykardie *abgeflacht (Vagus-P).* (Ursache: Wandernder Schrittmacher im Sinusknoten, s. S. 335).

Formanalytisch lassen sich in Anlehnung an FRIESE folgende von der Norm abweichende P-Zacken unterscheiden. Dabei empfiehlt es sich, für die Beurteilung die *Abl. II, V_1, V_2, V_5 und V_6 heranzuziehen* (s. Abb. 57a):

1. Das zweigipflige nicht verbreiterte P (0,10–0,11 sec): II

2. Das abgeflachte P (0,10 sec): II

3. Das +/− − biphasische P (>0,11 sec) (P-sinistrocardiale): $V_{1(2)}$ (2)

4. Das verbreiterte und doppelgipflige P (P-mitrale): II

5. Das ++/− biphasische P (P-dextrocardiale): $V_{1(2)}$

6. Das überhöhte und spitze P (höher 0,3 mV) (P-pulmonale): II

7. Das verbreiterte und überhöhte P (P-cardiale): V_1 / II

8. Das negative P:
   Das −/+ biphasische P:

9. Das trägpositiv beginnende P mit nachfolgender positiver Spitze (P-dome-and-dart): $V_{1(2)}$

10. Das wechselnde P:

11. Das fehlende P: ———

III. Differentialdiagnose der P-Zacke

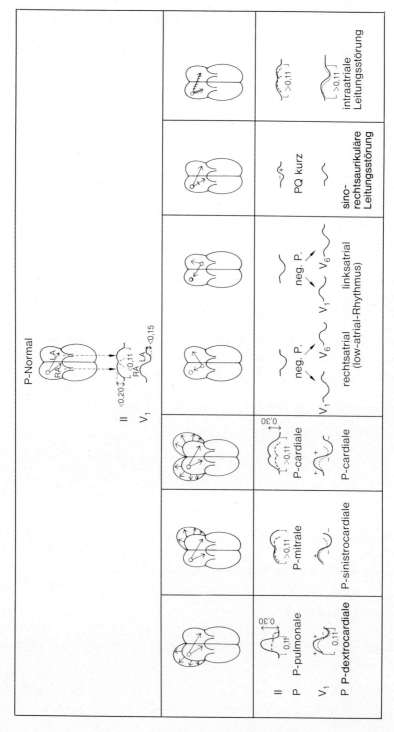

Abb. 57a). Einteilung der P-Zacken.

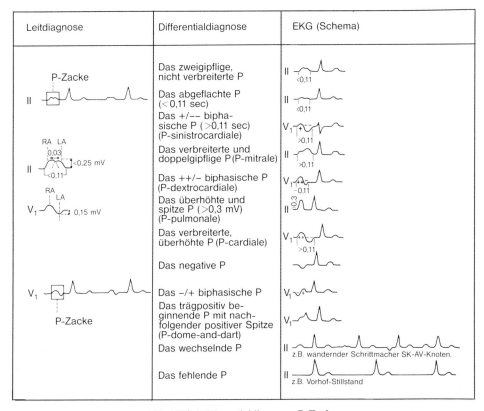

Abb. 57 b). Differentialdiagnose: P-Zacken.

1. Das zweigipflige, nicht verbreitete P (0,10–0,11 sec)

Die Zweigipfligkeit eines nicht über 0,11 sec. verbreiterten P besitzt keinen Krankheitswert. Diese Form der P-Zacke kommt bei langsamer Herzschlagfolge vor und prägt sich meist in der Abl. II betont aus. V_1 kann gleichzeitig eine +/− Biphasie beinhalten (Abb. 58).

2. Das abgeflachte P (0,11 sec)

Abgeflachte P-Zacken kommen in Abl. III bei einem Linkstyp als Befund ohne Krankheitswert vor. Sind die P-Zacken in allen Ableitungen deutlich abgeflacht,

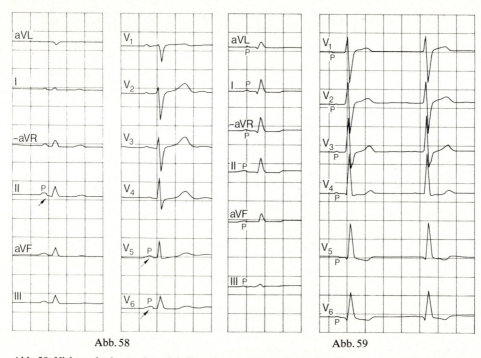

Abb. 58. Nicht verbreitertes doppelgipfliges P besonders in Abl. II, V_5, V_6 ausgeprägt. O. E.; männlich, 64 Jahre, KHK.

Abb. 59. Abgeflachte P-Zacke. P in allen Ableitungen abgeflacht und nicht verbreitert. Befund ohne Krankheitswert.

ist die Möglichkeit eines ektopen Vorhoferregungsbildungszentrums in Betracht zu ziehen. Als weiteres kennzeichnendes Kriterium findet sich dann zusätzlich eine kurze PQ-Zeit. Abgeflachte und angedeutet doppelgipflige P-Zacken findet man besonders bei langsamer Herztätigkeit. Ein *Vagotonie-EKG* geht zusätzlich mit einer Bradykardie, meist einer grenzwertigen AV-Überleitungszeit, sowie hohen, spitzen T-Wellen in den Abl. I, II (III), sowie den Abl. V_3 bis V_6 einher. Die linkspräkordialen Abl. V_4 bis V_6 zeigen leichte konkavbogige ST-Hebungen. Ein Vagotonie-EKG wird meist bei Herzgesunden mit gut trainiertem Kreislauf vorgefunden. Eine abgeflachte P-Zacke ist als vagusbedingt zu interpretieren (sog. »Vagus-P«), wenn es während der Dauer einer reflektorischen Vaguserregung (z. B. Carotis-Sinus-Druckversuch, Bulbusdruckversuch, Valsalva-Manöver) intermittierend auftritt. Abgeflachte P-Zacken werden auch im EKG bei Patienten mit Hypothyreose, bei Hypoproteinämien und der Amyloidose des Herzens beobachtet (Abb. 59).

3. Das +/− − biphasische P (>0,11 sec) (P-sinistrocardiale)

In der Abl. V_1, gegebenenfalls in Abl. V_2, ist die +/− − Biphasie von P mit dem Begriff des P-sinistrocardiale (SCHMIDT, HILMER) verbunden. Infolge der dabei auftretenden verspäteten Erregung des linken Vorhofs ist die P-Zacke über 0,11 sec verbreitert und der negative Teil deutlich ausgeprägt (tiefer 0,15 mV, breiter 0,08 sec). Durch die Verlängerung der P-Zacke kann sich die PQ-Strecke relativ verkürzen, die PQ-Zeit bleibt jedoch unverändert (Mittelwert der P-Breite zur PQ-Strecke = 1,5). Bei einem +/− − biphasischen P in Abl. V_1 findet sich in den Abl. I, II und in V_5 und V_6 meist ein P-mitrale (s. Kap. 4) (Abb. 60).

Vorkommen: Siehe P-mitrale.

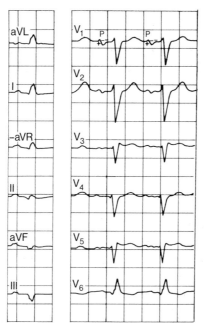

Abb. 60. P-sinistrocardiale. +/− − Biphasie von P in Abl. V_1, P über 0,11 sec verbreitert. Negativer Teil deutlich ausgeprägt. P-sinistrocardiale als Hinweis auf Überlastung des linken Vorhofs zu interpretieren.
H. H.; 73 Jahre; männlich; alter Hinterwandinfarkt und alter Vorderwandinfarkt.

4. Das verbreiterte und doppelgipflige P (P-mitrale)

In den Extremitätenableitungen wird ein verbreitertes und doppelgipfliges P als P-mitrale bezeichnet. Als elektrokardiographischer Hinweis auf die vorliegende Vorhofhypertrophie links ist in den Abl. I und II insbesonders der 2. Gipfel groß, während er in der Abl. III klein oder sogar negativ ist (Linkstyp der P-Zacke). Auch in den unipolaren Extremitätenableitungen und in den unipolaren Brustwandableitungen V_5 und V_6 zeigen sich diese charakteristischen doppelgipfligen P-Zacken. Der Gipfelabstand ist breiter als 0,04 sec. Das P-mitrale geht häufig mit einem *P-sinistrocardiale* (Abl. V_1, V_2) einher. In den Brustwandableitungen findet sich dann das charakteristische Bild, daß die P-Zacke nach links hin doppelgipflig wird. Der 2. Gipfel nimmt in der Ableitungsreihe an Größe zu und ist in Abl. V_5 oder V_6 am größten, während der 1. Gipfel kleiner wird oder in dem langsamen Anstieg zum 2. Gipfel untergeht (Abb. 61).

Vorkommen: Das P-mitrale und das P-sinistrocardiale weisen auf eine Überlastung (Hypertrophie und/oder Dilatation) des linken Vorhofes hin, ein Mitral-

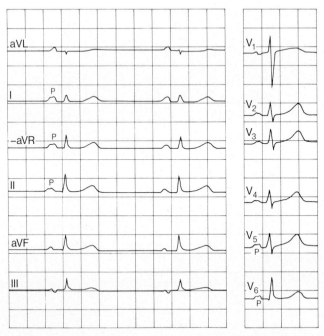

Abb. 61. P-mitrale: P mit 0,13 sec in Abl. I, II, verbreitert und doppelgipflig angedeutet in V_5, V_6. Steiltyp. C. G.; 16 Jahre, weiblich; Mitralstenose, Schweregrad II bis III.

vitium ist auszuschließen. Die typischen Formänderungen der P-Zacke im Sinne des P-mitrale oder P-sinistrocardiale ergeben in Verbindung mit dem Lagetyp des QRS-Komplexes hämodynamische Hinweise, inwieweit bei einem kombinierten Mitralvitium die Mitralstenose oder die Mitralinsuffizienz überwiegt.

1. Mitralstenose: Neben dem typischen Auskultationsbefund der Mitralstenose (verspätet einfallender, paukender 1. Herzton, Mitralklappenöffnungston (MÖT), rumpelndes, niederfrequentes Protodiastolikum) ist das P-mitrale oft der erste Hinweis für das Vorliegen dieses Herzklappenfehlers.

Die *leichte Mitralstenose* (Mitralklappenöffnungsfläche $\geq$ 1,6 cm^2) geht nicht selten mit einer unveränderten Herzstromkurve einher, oder man findet ein P-sinistrocardiale, seltener ein P-mitrale. Das Kammer-EKG und insbesondere der Lagetyp sind unverändert.

Die *mittelschwere Mitralstenose* (Klappenöffnungsfläche 1,2–1,5 ($-$ 1,6) cm^2 führt zu einer zunehmend vermehrten Rechtsbelastung des Herzens. Dementsprechend ist der Lagetyp weiter nach rechts gerichtet als dem Lebensalter entspricht (Steiltyp, Rechtstyp). Insgesamt zeigt das EKG von Kranken mit mittelschwerer Mitralstenose die Merkmale der vermehrten Belastung des linken Vorhofes

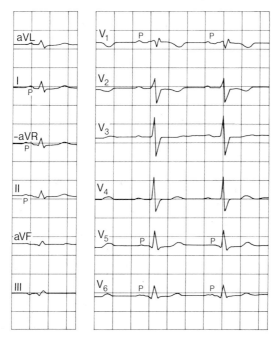

Abb. 62. P-mitrale und P-sinistrocardiale: P mit 0,13 sec verbreitert und doppelgipflig in Abl. I, II, V$_5$/V$_6$ (P-mitrale), +/− −biphasisch in V$_1$ (P-sinistrocardiale). Normaltyp. T. G.; 47 Jahre; männlich; Mitralstenose II bis III. *Merke:* P-mitrale und P-sinistrocardiale müssen nicht gleichzeitig vorkommen.

(P-mitrale, P-sinistrocardiale) und der rechten Kammer (rechtstypischer Lagetyp, ggf. Zeichen der Rechtshypertrophie s. S. 133) (Abb. 62).

Die *hochgradige Mitralstenose* (Klappenöffnungsfläche $\leqq 0{,}7\ cm^2$) führt meist zur absoluten Arrhythmie, das Weiterstehenbleiben eines P-sinistrocardiale bzw. P-mitrale ist eine Rarität. Vorläufer des Vorhofflimmerns sind nicht selten Vorhofextrasystolen. Der Lagetyp ist im Vergleich zur mittelschweren Mitralstenose noch weiter nach rechts gerichtet, meist findet sich ein Rechtstyp, manchmal sogar ein überdrehter Rechtstyp. Entsprechend der zusätzlich auftretenden Rechtshypertrophie findet sich eine hohe R-Zacke in Abl. V_1. In Abl. V_6 weist QRS vorwiegend nach unten.

2. Mitralinsuffizienz: Die reine Mitralinsuffizienz führt zu einer vermehrten Volumenbelastung des linken Herzens. Bei längerem Bestehen dieses Klappenfehlers und einer Mitralklappenregurgitations-Funktion von $\geq 50\%$ des Herzzeitvolumens treten elektrokardiographisch zu den Zeichen der Überlastung des linken Vorhofs (P-mitrale, P-sinistrocardiale) die Zeichen einer vermehrten Linksherzbelastung hinzu. Leitdiagnose einer operationsbedürftigen Mitralinsuffizienz sind die Zeichen der Linksherzhypertrophie, einhergehend mit einer Linksherzschädigung

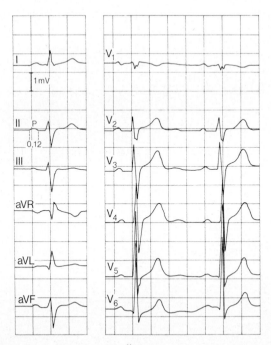

Abb. 63. Mitralinsuffizienz Schweregrad II–III. Überdrehter Linkstyp; P 0,12 sec, angedeutet doppelgipflig. Übergangszone nach rechts verschoben. Zeichen der Linkshypertrophie, Sokolow-Lyon-Index 3,6 mV, keine Linksschädigungszeichen. A. A.; 42 J., männlich.

(s. S. 132). Auch die schwere Mitralinsuffizienz geht in der Regel mit Vorhofflimmern einher (Abb. 63).

3. Das kombinierte Mitralvitium: Beim kombinierten Mitralvitium mischen sich die Zeichen der vermehrten Rechts- und Linksbelastung des Herzens. Die typischen Formänderungen der P-Zacke im Sinne des P-mitrale oder P-sinistrocardiale ergeben in Verbindung mit bestimmten Formänderungen der QRS-Gruppe wichtige hämodynamische Hinweise inwieweit mehr die Mitralstenose oder mehr die Mitralinsuffizienz überwiegt.

Erscheint ein P-sinistrocardiale, während das Kammer-EKG noch normal ist oder die Zeichen der vermehrten Rechtsbelastung aufweist, so spricht dies für ein kombiniertes Mitralvitium mit *überwiegender Mitralstenose*. Überwiegen zu dem P-mitrale oder P-sinistrocardiale die Zeichen der vermehrten Linksherzbelastung, so liegt ein kombiniertes Mitralvitium mit *überwiegender Mitralinsuffizienz* vor (Abb. 64).

Die Kombination einer vermehrten Linksbelastung des Herzens mit einem P-mitrale (P-sinistrocardiale) ist nicht pathognomonisch für Mitralvitien, sondern

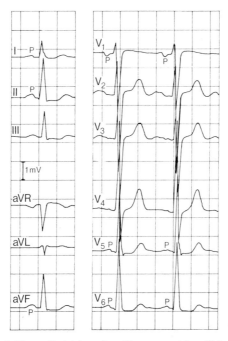

Abb. 64. Kombiniertes Mitralvitium mit gleich großem Stenose- und Insuffizienzanteil, Schweregrad II bis III. Zeichen der Linksherzhypertrophie (Volumenhypertrophie) Sokolow-Lyon-Index $SV_1 + RV_5$ 5,6 mV, Übergangszone nach rechts verschoben bei V_2, beginnende ST-Streckensenkung in Abl. V_5, V_6. Zusätzlich Zeichen der Rechtsherzbelastung (Steiltyp) und Zeichen der Überlastung des linken Vorhofes. (P-mitrale, Abl. II, III und P-sinistrocardiale Abl. V_1 (V_2). Li., A., 32 Jahre, männlich.

findet sich z. B. auch bei Aortenvitien oder arterieller Hypertonie. Diese Krankheitsbilder gehen schon im Frühstadium infolge der verminderten Dehnbarkeit des linken Ventrikels mit einer Erhöhung des linksventrikulären enddiastolischen Druckes einher, mit einer entsprechenden Zunahme des vorgeschalteten linken Vorhofdruckes. Bei längerem Bestehen bedingt dieser erhöhte linke Vorhofdruck eine Hypertrophie des linken Vorhofs ggf. mit Dilatation, es kommt zur Ausbildung eines P-mitrale bzw. P-sinistrocardiale. Auch bei diesen Erkrankungen kommt es in den Spätphasen zum Auftreten eines zuerst *intermittierenden* und später *permanenten Vorhofflimmern,* meist unter einer zeitlichen Zwischenschaltung von *Vorhofextrasystolen.*

Auch die **konstriktive Perikarditis** geht meist mit einer verbreiterten und doppelgipfligen P-Zacke einher. Es empfiehlt sich, die Größe der P-Zacke stets mit der Größe der QRS-Gruppe zu vergleichen. Ist die Amplitude von P auffällig groß und besteht gleichzeitig eine Niederspannung des QRS-Komplexes, dann ergibt sich ein so auffälliges Kurvenbild, daß unmittelbar an eine konstriktive Perikarditis gedacht werden sollte.

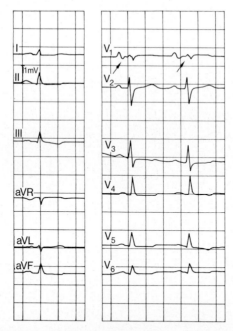

Abb. 65. Pericarditis constrictiva. Ubiquitäre Niederspannung, abgeflachtes, doppelgipfliges, »gekerbtes« P in Abl. I, II, III; P-dextrocardiale bei niederamplitudigem QRS-Komplex in V_1. Doppelgipflige T-Welle in V_3, Senkung der ST-Strecke mit präterminal negativer T-Welle in Abl. V_4–V_6.
Pa., Di., 45 J., Pericarditis calcarea mit Kalkpanzer vorwiegend im Bereich des rechten Ventrikel, obere und untere Einflußstauung, diastolischer Druckangleich in allen Herzabschnitten, Plateau-Druck 18 mmHg.

4. Das verbreiterte und doppelgipflige P (P-mitrale)

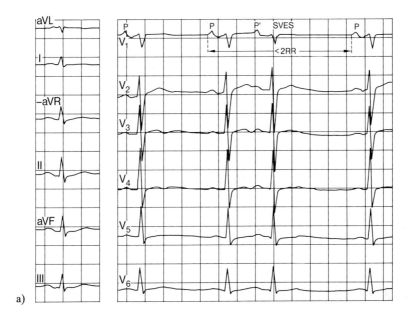

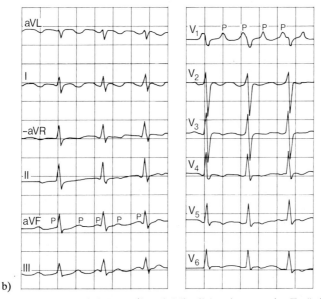

Abb. 66. a) Vorhofextrasystolie bei Zustand nach Mitralkommissurotomie. Zusätzlich: P-mitrale in Abl. I, II, V$_5$, V$_6$; P-sinistrocardiale Abl. V$_1$. b) Vorhofflattern. Flatterfrequenz 270/min mit 2:1 AV-Überleitung. Dementsprechend Halbierung der Kammerfrequenz auf 135/min.
Merke: Vorhofextrasystolen bei Mitralvitien sind häufig Vorboten eines sich anbahnenden Vorhofflatterns oder Vorhofflimmerns. G. A., 41 Jahre, weiblich; Zustand nach Mitralkommissurotomie.

Die konstriktive Perikarditis zeigt folgende *elektrokardiographischen Kennzeichen* (Abb. 65):

1. Die P-Zacke ist verbreitert und doppelgipflig, auch Vorhofflimmern oder Vorhofflattern kann vorkommen.
2. Niederspannungs-EKG in allen Ableitungen (bei kräftiger, den ganzen Herzmuskel umschließender Kalkschale).
3. Die ST-Strecken verlaufen im Extremitäten-EKG und in den linkspräkordialen Brustwandableitungen leicht gesenkt.
4. Die T-Wellen sind im Extremitäten-EKG und den linkspräkordialen Brustwandableitungen abgeflacht, −/+ biphasisch, am häufigsten flach negativ.

Das *P-sinistrocardiale* und das *P-mitrale* kann bei den Mitralklappenfehlern, der konstriktiven Perikarditis, und bei den Erkrankungen, die zu einer vermehrten Linksbelastung des Herzens führen (z. B. Aortenstenosen, arterielle Hypertonie) als *Vorbote des Vorhofflatterns oder des Vorhofflimmerns* gelten (Abb. 66a, b). Auch das intermittierende Vorhofflimmern bei einem frischen Herzinfarkt (ischämiebedingte Erhöhung des linksventrikulären enddiastolischen Vorhofdruckes) wird elektrokardiographisch im Zusammenhang mit einem P-sinistrocardiale gesehen. Meist führt die Belastung des linken Vorhofes zu Vorhofextrasystolen, später zu einem intermittierenden Vorhofflimmern, das schließlich in ein permanentes Vorhofflimmern übergeht (Abb. 66a, b).

Bei älteren Menschen ab dem 60. Lebensjahr findet sich häufig eine angedeutete Doppelgipfligkeit und Verbreiterung der P-Zacke über 0,11 sec, ohne daß sich diese Veränderungen hämodynamisch erklären lassen. Als Ursache ist dann eine intraatriale Leitungsstörung zu diskutieren. Es handelt sich um einen Befund ohne Krankheitswert.

5. Das + +/− biphasische P (P-dextrocardiale)

Diese Form der Vorhoferregung findet man in Abl. V_1, V_2. Sie wird als P-dextrocardiale bezeichnet. Das P-dextrocardiale muß nicht über 0,11 sec verbreitert sein, da die Erregung des linken Vorhofs die des rechten Vorhofs überdauert. Ein P-pulmonale (s. Kap. 6) muß nicht gleichzeitig nachweisbar sein (Abb. 67).

Vorkommen: Siehe P-pulmonale.

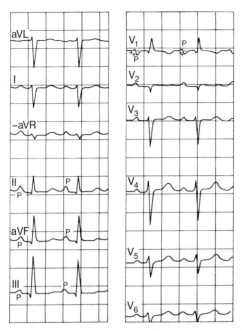

Abb. 67. P-dextrocardiale: + + / − Biphasie von P in V_1.
Merke: Das P-dextrocardiale ist meist nicht über 0,11 sec verbreitert. P-pulmonale: Überhöhte und spitze P-Zacke in Abl. II, aVF, III.
Merke: P-Zacke auffällig spitz mit schmaler Basis.
Zusätzlich: Zeichen der Rechtshypertrophie: Hohe R-Zacke in V_1, Rechtstyp, Übergangszone nach links verschoben. Sch., Chr.; 18 Jahre, weiblich, primär pulmonale Hypertonie.

6. Das überhöhte und spitze P (höher 0,3 mV) (P-pulmonale)

Diese Form der Vorhoferregung findet man in Abl. II, III, aVF (rechtstypisches P). Sie ist auffällig spitz mit schmaler Basis. In Anlehnung an die Terminologie der Baukunst wird sie deshalb je nach Aussehen auch als *gotisches* oder *romanisches P* bezeichnet. Für das P-pulmonale, auch für das *P-dextrocardiale*, ist es charakteristisch, daß die P-Zacke größer und häufig auch schmäler erscheint als eine normale P-Zacke. Diese Verschmälerung kommt durch eine geringe Verspätung der Erregung des rechten Vorhofs zustande. Jener Anteil der P-Zacke, der auf die Erregung des rechten Vorhofs zu beziehen ist, rückt in den Anteil des linken Vorhofs hinein. Die Folge ist eine relative Verkürzung der PQ-Zeit. Der Begriff P-pulmonale für das überhöhte und spitze P ist darauf zurückzuführen, daß es häufig bei einem chronischen Cor pulmonale beobachtet wird. P-pulmonale und P-dextrocardiale müssen nicht gleichzeitig nachweisbar sein (Abb. 67).

Vorkommen: Ein P-pulmonale und ein P-dextrocardiale weisen auf eine Überlastung (Hypertrophie und/oder Dilatation) des rechten Vorhofs hin. Lungenerkrankungen, angeborene und/oder erworbene Vitien, die mit einer vermehrten Rechtsbelastung des Herzens einhergehen, sind die häufigste Ursache.

Zu nennen sind: Primär pulmonale Hypertonie, sekundär pulmonale Hypertonie bei chronischen Lungenerkrankungen (Cor pulmonale), Trikuspidalstenose, Trikuspidalatresie, Pulmonalstenose mit intaktem Ventrikelseptum, Transposition der großen Gefäße, Fallotsche Tri-, Tetra- und Pentalogie, Ebstein-Syndrom. Ein P-pulmonale ist meist mit den elektrokardiographischen Zeichen der Rechtsherzbelastung kombiniert. Dementsprechend findet sich meist eine Konkordanz von P und R. In den Extremitätenableitungen II, aVF sowie in der Brustwandableitung V_1 folgt dem positiv gerichteten P-dextrocardiale (rechtstypisches P) eine positive R-Zacke; dies als Hinweis auf die gleichzeitig bestehende vermehrte Rechtsherzbelastung. Die Kombination eines P-pulmonale mit den Zeichen der vermehrten Linksherzbelastung ist eine Rarität und beim Säugling kennzeichnend für eine Trikuspidalatresie. Ein charakteristisches Bild wird auch beim Morbus Ebstein beobachtet. Es kombiniert sich ein P-pulmonale (P-dextrocardiale) mit einem Rechtsschenkelblock von kleiner Amplitude (periphere Niederspannung mit Rechtsschenkelblock, meist »klassischer Rechtsschenkelblock«). (»Überlasteter rechter Vorhof infolge meist bestehender Trikuspidalinsuffizienz bei kleinem rechten Ventrikel«).

Entsprechend dem intermittierenden Auftreten eines P-sinistrocardiale beim frischen Myokardinfarkt und/oder bei akuten Blutdruckkrisen kann ein P-pulmonale und/oder P-dextrocardiale während eines Asthmaanfalles kurzfristig auftreten. Kranke mit einer Überlastung des rechten Vorhofes neigen zu Sinustachykardien, auch werden supraventrikuläre Tachykardien gehäuft beobachtet. Im Endstadium kommt es entsprechend der Überlastung des linken Vorhofes ebenfalls zu Vorhofflimmern.

Bei *Sinustachykardien* wird, ohne daß eine Rechtsbelastung des Herzens vorliegt, eine Amplitudenzunahme der P-Zacke beobachtet, so bei einer Arbeitstachykardie, Tachykardie bei Orthostase, Tachykardie infolge Hyperthyreose. Das abgeflachte P bei Bradykardie wird als »*Vagotonie-P*«, das P bei Tachykardie als »*Sympathikus-P*« bezeichnet (Ursache: Wandernder Schrittmacher im Sinusknoten, s. S. 335) (Abb. 68). Der Unterschied des »*P-sympathicotone*« zum P-pulmonale besteht in der Wandelbarkeit des Sympathikus-P. Auch bei einer Hypoglykämie und im Coma diabeticum kann ein spitz überhöhtes P beobachtet werden. Wahrscheinlich ist diese überhöhte P-Zacke ebenfalls auf eine Bedarfstachykardie, bedingt durch den bei diesen Krankheitsbildern nicht selten vorliegenden Volumenmangel, zurückzuführen.

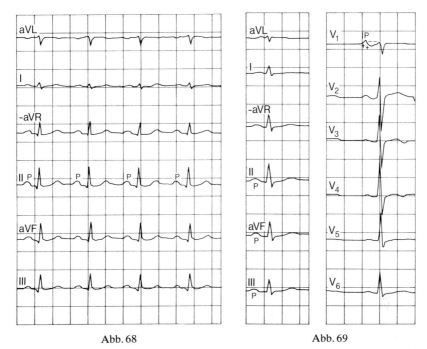

Abb. 68   Abb. 69

Abb. 68. Sympathicus-P bei Sinustachykardie, Frequenz 107/min. Infolge »Wandern« des Schrittmachers in den oberen Anteil des Sinusknotens zeigt sich eine überhöhte P-Zacke (s. S. 335, wandernder Schrittmacher im Sinusknoten).

Abb. 69. P-cardiale: Das verbreiterte und überhöhte P. Typische P-cardiale in Abl. V_1. Die P-Zacke zeigt in V_1 eine $++/--$ Biphasie mit einem auffallend hohen nach oben gerichteten Anteil. P mit 0,14 sec verbreitert.
Y. A.; 41 Jahre, männlich. Mitralstenose Schweregrad II bis III mit pulmonaler Hypertonie.

7. Das verbreiterte und überhöhte P (P-cardiale)

Diese Form der P-Zacke kann in den Extremitätenableitungen als Mischbild eines P-mitrale und eines P-pulmonale (breiter 0,11 sec, höher als 0,3 mV) aufgefaßt werden. Die erste Phase der P-Zacke wird zu einem P-dextrocardiale, die zweite Phase zu einem P-sinistrocardiale umgebildet. Der erste Anteil der P-Zacke in den Extremitätenableitungen wird dadurch rechtstypisch, der zweite linkstypisch. In den Brustwandableitungen V_1, V_2 mischen sich die Charakteristika des P-sinistrocardiale mit denen des P-dextrocardiale. Das P ist breiter als 0,11 sec, der beginnende positive Anteil ist höher als 0,15 mV, der nachfolgende negative Anteil tiefer als 0,15 mV. Zu den linkspräkordialen Leitungen V_5, V_6 nimmt die positive Phase an Größe ab, und gleichzeitig taucht aus der breiten negativen Phase ein 2. Gipfel auf, der an Größe zunimmt und in Abl. V_6 größer als der 1. Gipfel werden kann (Abb. 57, 69).

Vorkommen: Der Begriff: P-cardiale *(P-biatriale)* bringt zum Ausdruck, daß eine Überlastung beider Vorhöfe besteht. Ursächlich sind in Betracht zu ziehen: Herzfehler mit Überlastung des linken Vorhofes und vermehrter Rechtsherzbelastung, insbesonders die mittelschwere bis schwere Mitralstenose, Herzkrankheiten mit einer Überlastung des linken Ventrikels mit konsekutiver Rückwirkung auf den rechten Ventrikel und rechten Vorhof. Zu nennen sind: die dekompensierte arterielle Hypertonie, schwere Aortenvitien, schwere Mitralinsuffizienz, kongestive Kardiomyopathien.

Die *hämodynamische Bedeutung der P-Zacke* wird erst dann offenkundig, wenn Vorhof und Kammer-EKG synoptisch beurteilt werden. Typische Formänderungen der P-Zacke ergeben in Verbindung mit bestimmten Formänderungen des QRS-Komplexes und der T-Welle häufig sehr charakteristische Kurvenbilder, die über die hämodynamischen Verhältnisse im ganzen Herzen Auskunft geben können. Die schematischen Zeichnungen in Abb. 70 zeigen verschiedene Belastungstypen des Herzens und die jeweils zugehörigen Formen des EKG in Abl. II und V_1.

Bei (a) ist die hämodynamische Rückwirkung einer isolierten Belastung des *rechten Vorhofes* auf das EKG dargestellt, so wie sie etwa bei einer isolierten Trikuspidalstenose vorliegt. Die P-Zacke ist schmal und überhöht (P-dextrocardiale, P-pulmonale), der QRS-Komplex und die T-Welle sind normal.

Ist nur der *linke Vorhof* isoliert überlastet (etwa als erstes elektrokardiographisches Zeichen einer Mitralstenose), erscheint als Hinweis auf eine Belastung des linken Vorhofs ein P-sinistrocardiale bzw. ein P-mitrale. Das Kammer-EKG ist normal (b).

In (c) ist eine ausgeprägte Hypertrophie der *rechten Kammer* und *des rechten Vorhofs*, wie sie z. B. bei einer Pulmonalstenose mit intaktem Ventrikelseptum oder bei einem Cor pulmonale vorliegt, dargestellt. Dies führt zu einem P-dextrocardiale und zu einem Umbau der QRS-Gruppe mit großer schmaler R-Zacke und tief negativer T-Welle vorwiegend in der rechtspräkordialen Abl. V_1.

In (d) ist umgekehrt eine Hypertrophie der *linken Kammer und des linken Vorhofes* angenommen, ein hämodynamisches Zustandsbild, wie man es zum Beispiel bei der dekompensierten arteriellen Hypertonie und der lange bestehenden schweren Mitralinsuffizienz sieht. Elektrokardiographisch kombinieren sich die Zeichen des P-sinistrocardiale bzw. P-mitrale mit den Zeichen der Linkshyper-

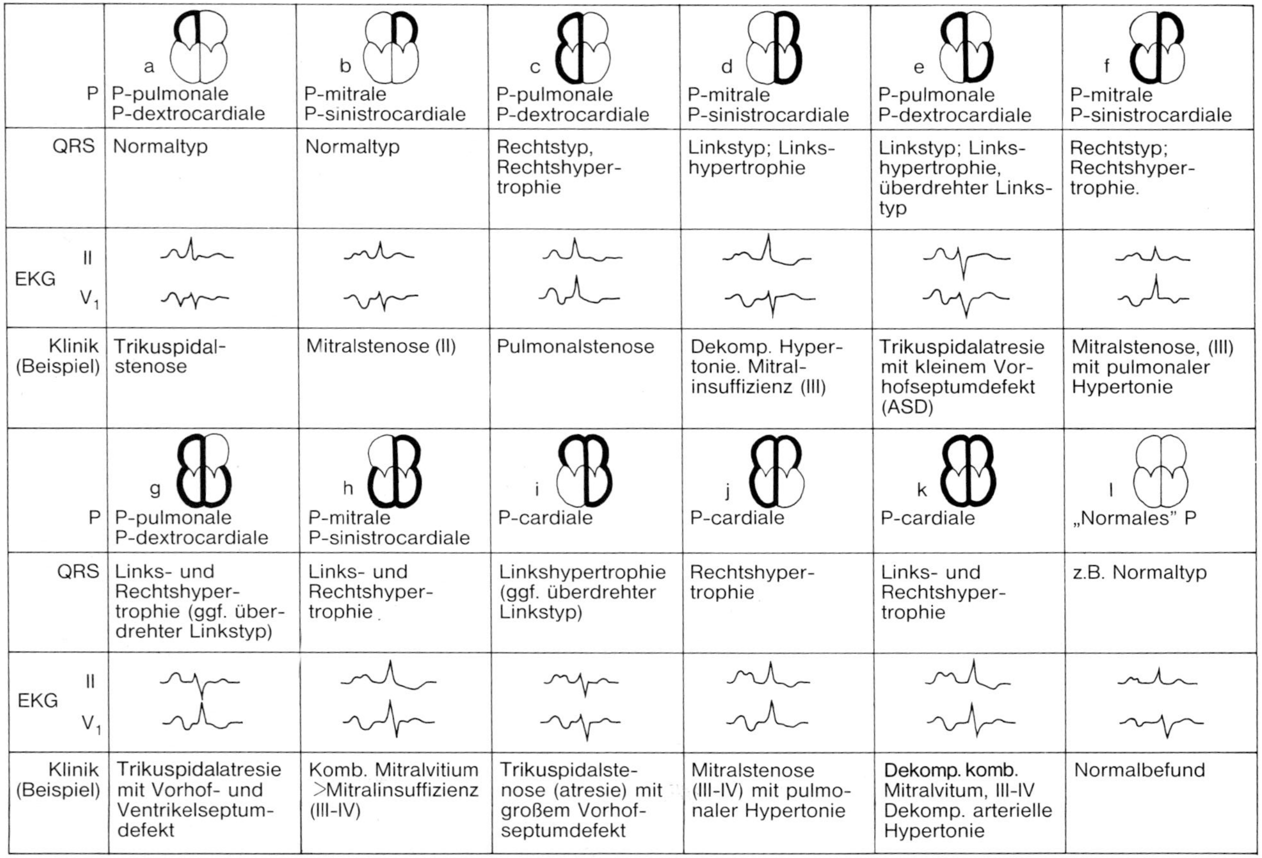

7. Das verbreiterte und überhöhte P (P-cardiale)

	a	b	c	d	e	f
P	P-pulmonale P-dextrocardiale	P-mitrale P-sinistrocardiale	P-pulmonale P-dextrocardiale	P-mitrale P-sinistrocardiale	P-pulmonale P-dextrocardiale	P-mitrale P-sinistrocardiale
QRS	Normaltyp	Normaltyp	Rechtstyp, Rechtshypertrophie	Linkstyp; Linkshypertrophie	Linkstyp; Linkshypertrophie, überdrehter Linkstyp	Rechtstyp; Rechtshypertrophie.
EKG II / V₁						
Klinik (Beispiel)	Trikuspidalstenose	Mitralstenose (II)	Pulmonalstenose	Dekomp. Hypertonie. Mitralinsuffizienz (III)	Trikuspidalatresie mit kleinem Vorhofseptumdefekt (ASD)	Mitralstenose, (III) mit pulmonaler Hypertonie

	g	h	i	j	k	l
P	P-pulmonale P-dextrocardiale	P-mitrale P-sinistrocardiale	P-cardiale	P-cardiale	P-cardiale	"Normales" P
QRS	Links- und Rechtshypertrophie (ggf. überdrehter Linkstyp)	Links- und Rechtshypertrophie.	Linkshypertrophie (ggf. überdrehter Linkstyp)	Rechtshypertrophie	Links- und Rechtshypertrophie	z.B. Normaltyp
EKG II / V₁						
Klinik (Beispiel)	Trikuspidalatresie mit Vorhof- und Ventrikelseptumdefekt	Komb. Mitralvitium >Mitralinsuffizienz (III-IV)	Trikuspidalstenose (atresie) mit großem Vorhofseptumdefekt	Mitralstenose (III-IV) mit pulmonaler Hypertonie	Dekomp. komb. Mitralvitum, III-IV Dekomp. arterielle Hypertonie	Normalbefund

Abb. 70. Synoptische Betrachtungsweise von P-Zacken und QRS-Komplex zur Diagnostik und hämodynamischer Bewertung kardialer Erkrankungen (mod. nach KORTH).

trophie. Die Überlastung des rechten oder linken Herzens, also einer Herzhälfte hat eine Konkordanz von P und R zur Folge: Während dem positiv gerichteten P-dextrocardiale eine positive R-Zacke folgt, folgt dem vorwiegend negativ gerichteten P-sinistrocardiale eine negative »R-Zacke«.

Im Gegensatz zu den in (c) und (d) vorliegenden konkordanten Belastungstypen, sind in (e) und (f) »*diagonale*« *Belastungstypen* dargestellt.

Sind *rechter Vorhof und linke Kammer* überlastet (e) (Trikuspidalatresie mit kleinem Vorhofseptumdefekt) finden sich neben dem P-dextrocardiale die Zeichen einer Hypertrophie des linken Ventrikels.

Betrifft die Überlastung den *linken Vorhof und die rechte Kammer*, etwa bei der Mitralstenose mit pulmonaler Hypertonie, dann ist das P-sinistrocardiale mit einem Kammer-EKG kombiniert, das die Zeichen der Rechtsherzhypertrophie aufweist. Es findet sich insbesondere in Abl. V_1 eine kleine Q-Zacke mit nachfolgender mehr oder weniger hohen R-Zacke (f).

In (g) ist eine *Überlastung beider Kammern und jeweils eines Vorhofes* dargestellt. In (g) findet sich eine *Überlastung des rechten Vorhofes in Kombination mit einer Überlastung des linken und rechten Ventrikels,* eine Konstellation wie man sie bei der Trikuspidalatresie mit Vorhof- und Ventrikelseptumdefekt vorfindet. Die P-Zacke zeigt das Bild des P-pulmonale, der QRS-Komplex und die ST-Strecke lassen die Zeichen der Rechts- und Linkshypertrophie erkennen.

(h) ist charakteristisch für eine lange bestehende *schwere reine Mitralinsuffizienz oder einen Mitralklappenfehler mit überwiegender Insuffizienz der Klappe.* Die P-Zacke zeigt die Kennzeichen eines P-sinistrocardiale (P-mitrale), die QRS-Gruppe entspricht einem Bilde, wie es häufig bei einer Hypertrophie beider Ventrikel gefunden wird.

In den Abb. (i) und (j) ist eine *Überlastung beider Vorhöfe und je einer Kammer* angenommen.

Bei einer *Überlastung beider Vorhöfe und linken Kammer* (i) (Trikuspidalstenose [Atresie] mit großem Vorhofseptumdefekt) ist die P-Zacke im Sinne eines P-cardiale umgebaut, während die QRS-Gruppe die Kennzeichen der Hypertrophie des linken Ventrikels aufweist.

Das Bild in (j) ist charakteristisch für die *schwere Mitralstenose mit pulmonaler Hypertonie.* Es findet sich ein P-cardiale mit den Zeichen der Rechtshypertrophie.

Sind alle *Herzabschnitte hypertrophiert,* kann ein Bild entstehen, wie es in (k) angenommen wird: Umwandlung der P-Zacke im Sinne eines P-cardiale, Umbau des Kammer-EKG wie bei Hypertrophie beider Ventrikel. Ein entsprechender elektrokardiographischer Kurvenverlauf wird bei dekompensierten, kombinierten Mitralvitien, bei dekompensierter arterieller Hypertonie, bei kongestiven Kardiomyopathien vorgefunden.

Es sollte nicht erwartet werden, daß diese typischen Bilder jeweils in reiner Form erscheinen. Die synoptische Betrachtungsweise der P-Zacke und des QRS-

Komplexes erlaubt es aber in vielen Fällen, Rückschlüsse auf die vitientypischen hämodynamischen Verhältnisse im Herzen zu ziehen (mod. nach KORTH, SCHMIDT).

8. Das negative P

Eine Differenzierung der Ursache einer negativen P-Zacke ist nur bei gleichzeitiger Registrierung der Extremitäten- und Brustwandableitungen möglich. Zusätzlich ist zu beachten, ob die negative P-Zacke vor oder nach dem QRS-Komplex auftritt. Die Länge der PQ-Zeit gibt zusätzliche differentialdiagnostische Hinweise.

Ein negatives P kann in den Extremitätenableitungen in folgender Anordnung beobachtet werden (Abb. 71):
a) negatives P in Abl. I.
b) negatives P in Abl. II, III.
c) negatives P ausschließlich in Abl. III.
d) negatives P in Abl. I, II, III.

a) Negatives P in Abl. I

Tritt eine negative P-Zacke in Abl. I mit einer vorwiegend nach unten gerichteten QRS-Gruppe und T-Welle auf, so ist das EKG entweder verpolt oder es liegt ein *Situs inversus cordis* vor. Während das Kammer-EKG bei einem Situs inversus so abgewandelt werden kann, daß die Inversion der QRS-Gruppe und der T-Welle nicht mehr zu erkennen ist, bleibt die P-Zacke stets negativ. Man spricht vom *P-inversum*. Häufig ist die Negativität der P-Zacke nur in deren 2. Phase ausgeprägt, während die 1. Phase angedeutet positiv ist. Bei normalem Herzsitus kann sowohl die 1. Phase der P-Zacke klein oder angedeutet negativ sein, zum Beispiel bei einem P-pulmonale, aber eine 2. positive Phase überwiegt dann stets (Abb. 72).

Beim *Situs inversus cordis* gleichen die rechtspräkordialen Ableitungen den normalen linkspräkordialen Ableitungen, so daß die P-Zacke linkspräkordial negativ, rechtspräkordial positiv ist. Es entsprechen sich:

$V_6 = V_{6r}$ $aVR = aVL$
$V_5 = V_{5r}$ $aVL = aVR$.
$V_4 = V_{4r}$
$V_3 = V_{3r}$
$V_2 = V_1$
$V_1 = V_2$

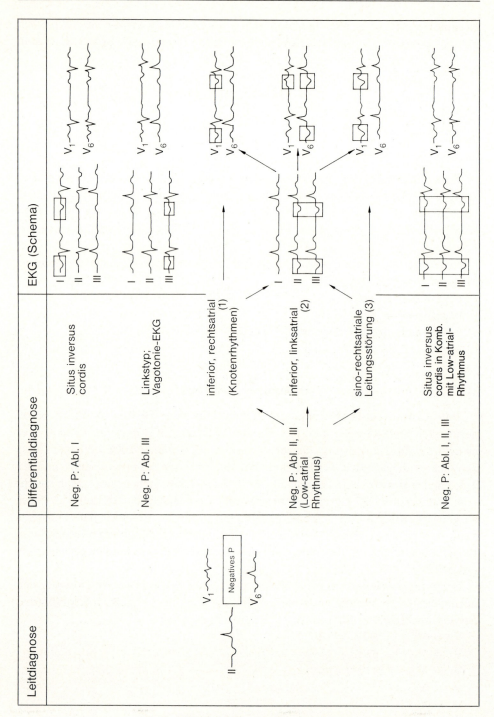

Abb. 71. Differentialdiagnose: Negative P-Zacke.

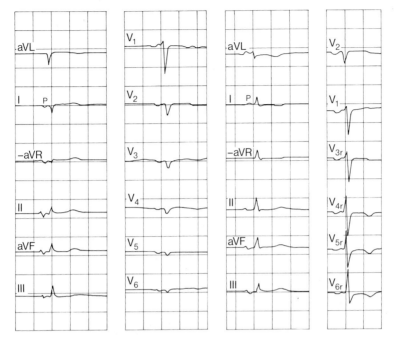

Abb. 72. Negatives P bei Situs inversus cordis. Negatives P in Abl. I; QRS und T in Abl. I vorwiegend nach unten gerichtet. Abnahme der R-Amplitude von V_1 nach V_6.
Leitsymptom des Situs inversus cordis ist das negative P in Abl. I (P-inversum).
Merke: Ein negatives P in Abl. I weist entweder auf einen Situs inversus cordis hin, oder die Armelektroden sind vertauscht.
Beachte: Häufigste Fehldiagnose eines Situs inversus cordis ist infolge des »scheinbaren« Fehlens der R-Zacke in V_2 bis V_6 ein alter transmuraler Vorderwandinfarkt.

Die Beurteilung des Kurvenbildes des Situs inversus kann man sich erleichtern, wenn man ein Extremitäten-EKG mit Vertauschen der rechten und linken Armelektrode und die rechtspräkordialen Brustwandableitungen aufzeichnet.

b) Negatives P in Abl. II, III

Beim Auftreten negativer P-Zacken in den Abl. (I) II, III ist differentialdiagnostisch zu erörtern:
α) Sinu-rechtsatriale Leitungsstörung.
β) Inferiore rechtsatriale Vorhofrhythmen.
γ) Inferiore linksatriale Vorhofrhythmen.

α) Sinu-rechtsatriale Leitungsstörung (−/+ biphasisches P)

Charakteristisch ist eine negative P-Zacke in Abl. II, III. In V_1 findet sich meist eine Minus-Plus-Biphasie von P. Insgesamt ist diese Minus-Plus-Formvariante von P selten. Die AV-Überleitungszeit ist meist verkürzt, kann aber auch normal oder verlängert sein. *Differentialdiagnostisch* ist diese Formabweichung der Vorhoferregung von einem ektopen Erregungsbildungszentrum im Vorhof abzugrenzen (Abb. 73).

β) Inferiore rechtsatriale Vorhofrhythmen

Mit diesen Rhythmen werden die *AV-Knotenrhythmen* und der *Sinus-coronarius-Rhythmus* zusammengefaßt. Beide Rhythmen zeigen negative P-Zacken in den Extremitätenableitungen II, III sowie in den Brustwandableitungen V_1 bis V_3. In Abl. V_5, V_6 ist P meist abgeflacht positiv. Zur weiteren Differenzierung wird die PQ-Zeit herangezogen. Bei Sitz des Erregungsbildungszentrums im AV-Knoten ist *PQ fast immer verkürzt.* Demgegenüber spricht eine PQ-Zeit von $\geq$ 0,12 sec für einen Sinus-coronarius-Rhythmus (Abb. 74). Das gleiche Kurvenbild findet sich bei der sinukranialen Leitungsstörung (HOLZMANN). (Störung der Erregungsleitung zwischen Sinusknoten und rechten und linken Vorhof bei Erhaltenbleiben der Erregungsleitung zum AV-Knoten). Eine sichere Entscheidung, ob es sich um einen fehlortigen Erregungsursprung oder eine Leitungsstörung handelt, ist nicht möglich (Weiteres s. S. 298)

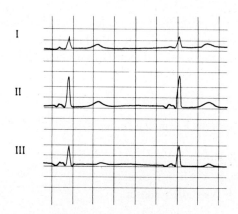

Abb. 73. −/+ Biphasie von P.
Differentialdiagnose: Linksatriale Leitungsverzögerung (Unterbrechung des Bachmannschen Bündels). Linksatriales Erregungsbildungszentrum.

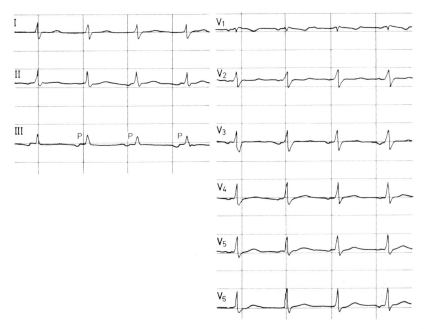

Abb. 74. Sinus-coronarius-Rhythmus: Negative P-Zacken in Abl. II und III, V_1 bis V_6. Die PQ-Zeit ist > 0,12 sec.
Merke: Bei einem unteren AV-Knoten-Rhythmus, ausgehend vom rechten Vorhof, liegt das Erregungsbildungszentrum nahe dem AV-Knoten, die AV-Überleitungszeit ist verkürzt; bei Lage des Erregungsbildungszentrums im linken Vorhof so beim Sinus-coronarius-Rhythmus ist der Leitungsweg zum AV-Knoten verlängert, die PQ-Zeit verlängert sich (>0,12 sec).

γ) *Inferiore linksatriale Vorhofrhythmen*

Diese ektopen Vorhofrhythmen gehen von Schrittmacherzellen des basalen linken Vorhofes aus (s. S. 342). Sie können in einen inferioren, *posterioren* linksatrialen Vorhofrhythmus und in einen inferioren, *anterioren* linksatrialen Vorhofrhythmus formal unterteilt werden. Beide Rhythmen zeigen negative P-Zacken in den Extremitätenableitungen II, III. Ihre Differentialdiagnose wird durch den Vergleich der P-Zacken in den präkordialen Abl. V_1 und V_6 ermöglicht:

Der *inferiore, posteriore linksatriale Vorhofrhythmus* ist durch charakteristische *Dome-and-dart-P-Wellen* (initial trägpositive Welle, die in eine positive Spitze übergeht) in V_1 gekennzeichnet (Abb. 75). In V_6 finden sich negative P-Zacken.

Der *inferiore, anteriore linksatriale Vorhofrhythmus* zeigt negative P-Zacken in V_1–V_6 bzw. ausschließlich in V_5, V_6. Die PQ-Zeit linksatrialen Vorhofrhythmen ist meist größer als 0,12 sec (Abb. 76).

Als *Merksatz* für die *Differentialdiagnose* der Ortsbestimmung eines ektopen Vorhofrhythmus kann gelten: Eine negative P-Zacke in den Abl. II, III weist auf

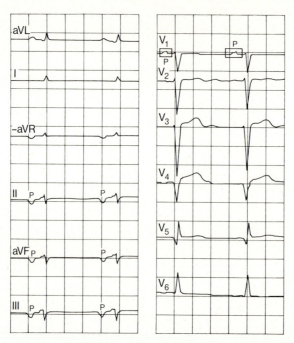

Abb. 75. Inferiorer, posteriorer, linksatrialer Vorhofrhythmus. Negatives P in Abl. II, III als Hinweis auf inferiore retrograde Vorhoferregung. Typische Dome-and-dart-P-Zacke in V_1 als gesicherter Hinweis auf den linksatrialen Ursprung des ektopen Vorhofrhythmus. Negatives P in V_3 bis V_6.

eine retrograde Vorhoferregung von einem inferior gelegenen Zentrum im rechten oder linken Vorhof hin. In den Brustwandableitungen tritt die negative P-Zacke in den Ableitungen auf, die den Erregungsursprung erfassen, so bei rechtsatrialen Vorhofrhythmen in den Rechtsherzableitungen V_1, V_2, bei linksatrialen Vorhofrhythmen in den »Linksherzableitungen« V_5, V_6.

Einschränkend zur Differentialdiagnose inferiorer Vorhofrhythmen muß gesagt werden, daß die Lage des linken Vorhofs nicht so sehr links sondern mehr hinter dem rechten Vorhof gelegen ist. Unter dieser Voraussetzung sind auch negative P-Zacken in einen inferioren rechtsatrialen Rhythmus in den linkspräkordialen Brustwandableitungen V_5, V_6 zu erwarten. Negative P-Zacken in den Abl. V_5, V_6 bedeuten dann lediglich, daß die P-Vektoren von diesen Ableitungen weggerichtet sind. Von einigen Autoren wird deshalb vorgeschlagen, die inferioren links- und rechtsatrialen Vorhofrhythmen als *Low-atrial-rhythm* zusammenzufassen.

Auch das Heranziehen der PQ-Zeit zur Differentialdiagnose ektoper Vorhofrhythmen, so die Abgrenzung des Sinus-coronarius-Rhythmus vom oberen AV-Knoten-Rhythmus, ist nicht unwidersprochen geblieben. Es wird eingewandt, daß die Dauer der PQ-Zeit nicht nur von der Lage des Erregungsbildungszentrums zum AV-Knoten, sondern in gleichem Ausmaß von der Leitungsgeschwindigkeit der Erregungsleitung abhängt.

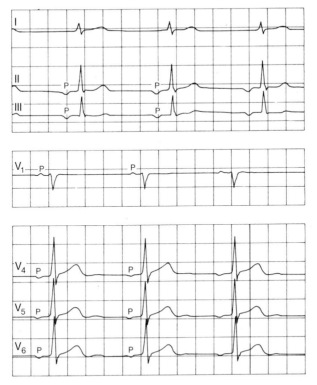

Abb. 76. Oberer AV-Knotenrhythmus. Negatives P in Abl. II, III als Hinweis auf retrograde Erregung der Vorhöfe. Negatives P in Abl. V_5, V_6, positives P in Abl. V_1 als Hinweis auf anterioren-links-atrialen Ursprung des ektopen Erregungsbildungszentrums (inferiorer anteriorer linksatrialer Vorhofrhythmus).

9. Das träg positiv beginnende P mit nachfolgender positiver Spitze (P-dome-and-dart)

Diese »Bogen-und-Pfeil«-Konfiguration der P-Zacke wurde von MIROWSKI, NEILL und TAUSSIGH beschrieben. Sie beginnt formkritisch initial flach-positiv und geht in einen terminal spitz-positiven Ausschlag über. Nur bei dieser typischen P-Zacken-Konfiguration kann die Vermutungsdiagnose: linker Vorhofrhythmus als gesichert gelten. In allen übrigen Fällen ist die differentialdiagnostische Abgrenzung gegen AV-Rhythmus bzw. rechtsatriale Rhythmen schwierig (s. S. 338: Ortsbestimmung ektoper Vorhofrhythmen) (Abb. 75).

10. Das wechselnde P

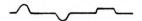

Ein Wechsel in der P-Zacken-Konfiguration kann auftreten bei (Abb. 77):
α) Wanderndem Schrittmacher im Sinusknoten.
β) Wanderndem Schrittmacher zwischen Sinus-, Vorhof, AV-Knoten (Abb. 78).
γ) Wanderndem Schrittmacher im AV-Knoten.
δ) Respiratorischer Formänderung der P-Zacke.
ε) Wechselnder P-Zacke nach Extrasystolen.
ζ) Vorhoffusions-Systolen.
η) Herzrhythmusstörungen.

Die formkritischen *elektrokardiographischen Kennzeichen* dieser Herzrhythmusstörungen sind auf S. 349 dargestellt.

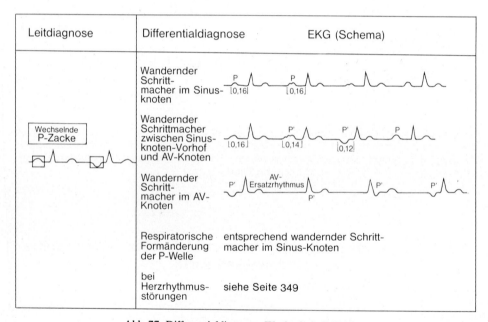

Abb. 77. Differentialdiagnose: Wechselnde P-Zacke.

11. Das fehlende P

Läßt sich im EKG eine P-Zacke nicht auf den ersten Blick erkennen, muß überprüft werden, ob sie scheinbar nicht vorhanden ist oder ob sie wirklich fehlt. Hilfreich ist die genaue Inspektion der Abl. II, V_1 und V_2, da in diesen

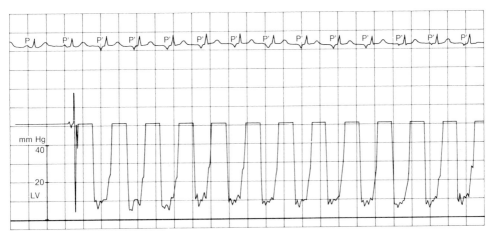

Abb. 78. Wandernder Schrittmacher zwischen Sinusknoten (positives P), Vorhof (biphasisches P) und AV-Knoten (negatives P), aufgetreten während Herzkatheteruntersuchung nach Gabe von 0,5 mg Atropin i. v. LV: Druck des linken Ventrikels.

Ableitungen die P-Zacke am besten zur Darstellung kommt. In unklaren Fällen kann zur Aufdeckung einer, im Oberflächen-EKG nicht nachweisbaren P-Zacke ein Ösophagus-EKG oder ein intrakardiales EKG weiterhelfen (Abb. 79).

Leitdiagnose	Differentialdiagnose		EKG (Schema)
Fehlende P-Zacke	Scheinbar fehlende (verborgene) P-Zacke	Sinusrhythmus mit AV-Block I. Grades (P in T)	TP >0,20
		Sinustachykardie (P in T)	f >100 TP
		AV-Knotenrhythmus (P in T)	f ~180 P P P
		Rhythmusstörungen mit AV-Dissoziation	P P
	Wirklich fehlende P-Zacke	Vorhofflimmern (-Flattern)	
		kompl. AV-Block bei Vorhofflimmern (-Flattern)	
		AV-Umkehr (-Echo)-Rhythmen ohne Rückleitung auf Vorhöfe	
		Vorhofstillstand	

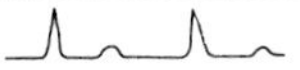

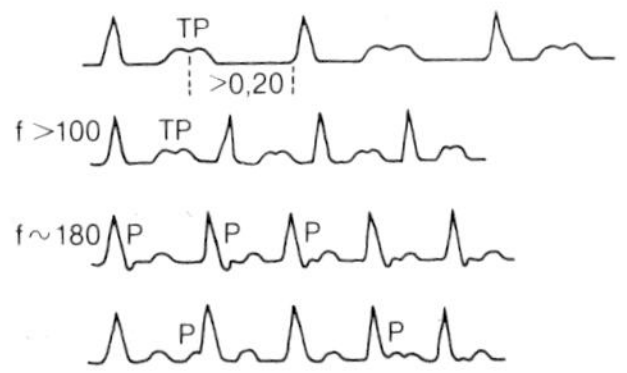

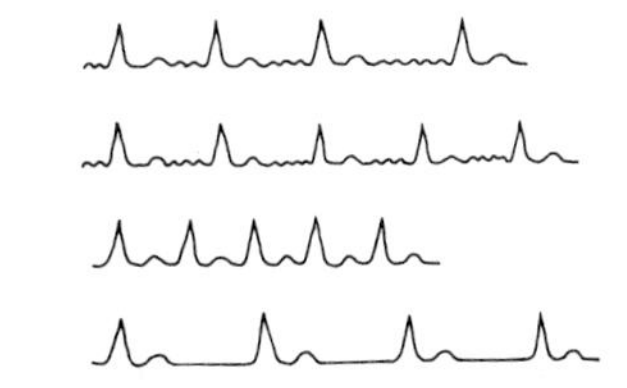

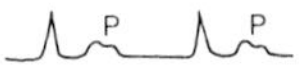

Abb. 79. Differentialdiagnose: Fehlende P-Zacke.

Ursachen einer »scheinbar« nicht vorhandenen P-Zacke sind:

1. Bei einem Sinusrhythmus mit AV-Block I. Grades kann die P-Zacke mit der T-Welle des vorausgehenden Schlages zusammenfallen (Superposition von P mit T). Häufig fällt formkritisch in der Abl. II und V_1 eine gewisse Deformierung der T-Welle auf.

2. Bei einer Sinustachykardie, häufiger bei einer Vorhoftachykardie, können als Folge der kurzen Schlagintervalle P-Zacken mit den vorausgehenden T-Wellen verschmelzen. Durch vagovasale Maßnahmen, wie Bulbusdruck, Karotissinusdruck, läßt sich die Schlagfrequenz häufig verringern, so daß die P-Zacke aus der T-Welle heraustritt und wieder nachweisbar wird (Abb. 80).

3. Bei einem AV-Knoten-Rhythmus (s. S. 339) oder einer AV-Knoten-Tachykardie kann P im QRS-Komplex oder im Kammerendteil verborgen liegen (Abb. 81).

4. Bei einer AV-Dissoziation, so bei einer Akzeleration heterotoper Erregungsbildungszentren im AV-Knoten oder im Ventrikel mit kompletter oder inkompletter retrograder Schutzblockierung, kann es manchmal schwierig, im Oberflächen-EKG oft unmöglich sein, die zum Paroxysmus meist unabhängig schlagende Vorhof-P-Zacken zu erkennen. Elektrokardiographisch imponiert das Bild einer paroxysmalen Tachykardie mit supraventrikulärem oder ventrikulärem Charakter (s. S. 382, 388, 402).

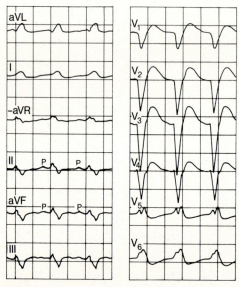

Abb. 80. »Scheinbar« fehlendes P bei Sinustachykardie und vollständigem Linksschenkelblock. Die P-Zacke ist der vorausgehenden T-Welle aufgesetzt und nur schwer erkennbar; Sinusrhythmus, Frequenz 140/min. B. H., 67 Jahre, männlich; schwere koronare Herzkrankheit.

11. Das fehlende P

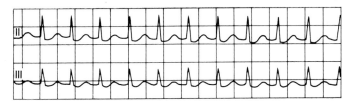

Abb. 81. »Scheinbar« fehlende P-Zacke bei paroxysmaler supraventrikulärer Tachykardie (Echotachykardie, mittlere Knotentachykardie). Vorhöfe und Kammern werden gleichzeitig erregt. Die P-Zacken werden durch den QRS-Komplex überdeckt; Frequenz 180/min. R. M.; 57 Jahre; männlich; herzgesund.

Ursachen einer »wirklich« fehlenden P-Zacke sind:

1. Häufigste Ursache einer fehlenden P-Zacke ist das Vorhofflimmern, seltener das Vorhofflattern. Man erkennt dann Flimmer-(f)-Wellen bzw. Flatter-(F)-Wellen, die sich mit ihrer größten Amplitude meist gut in den Abl. II, III und V_1 darstellen. Bei inkonstantem Überleitungsverhältnis kommt es zu einer arrhythmischen, bei konstantem Überleitungsverhältnis oder bei Vorhandensein eines kompletten AV-Blocks mit sekundärem oder tertiärem Ersatzrhythmus, zu einer rhythmischen Kammertätigkeit (Abb. 82, 83).

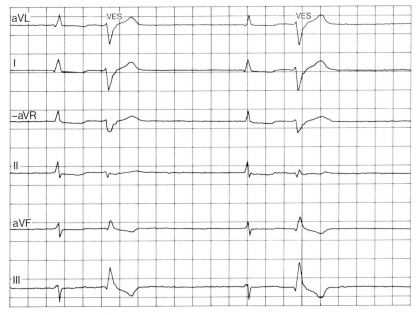

Abb. 82. »Wirklich« fehlende P-Zacke bei Bradyarrhythmia absoluta infolge Vorhofflimmern. Kammer-Frequenz um 30/min; ventrikuläre Extrasystolie in Bigeminusgruppierung. W. A.; 68 Jahre; weiblich; Digitalisüberdosierung, Serumglykosid-Spiegel 2,0 µg/ml.

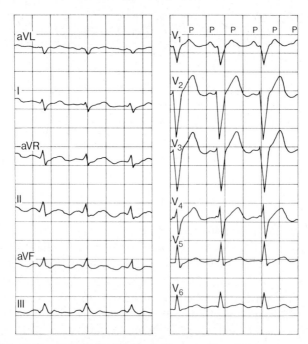

Abb. 83. »Wirklich« fehlende P-Welle bei Vorhofflattern; Flatterfrequenz 250/min mit 2:1 AV-Überleitung. Dadurch Halbierung der Kammerfrequenz auf 125/min. P. A.; 37 Jahre; Mitralstenose, Schweregrad III.

2. Bei einer AV-Dissoziation mit Führung der Vorhöfe durch Vorhofflimmern oder Vorhofflattern (s. S. 483).
3. Untere AV-Knoten-Rhythmen, bzw. Umkehrrhythmen (reziprokale Rhythmen), mit Wiedereintritt der retrograden Erregungsleitung im längsdissoziierten AV-Knoten, ohne Rückleitung auf die Vorhöfe (s. S. 402).

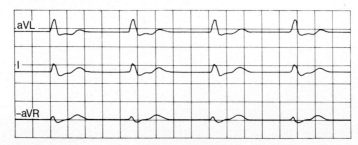

Abb. 84. »Wirklich« fehlende P-Zacke bei Sinusknotenstillstand. P-Zacken und damit eine Vorhofaktion sind nicht erkennbar. Tertiärer Ersatzrhythmus mit linksschenkelblockartig deformiertem Kammerkomplex. Kammerfrequenz 63/min. S. O.; weiblich; 62 Jahre. Schwere KHK; rezidivierend synkopale Anfälle.

4. Vorhofstillstand (Abb. 84): Ein Vorhofstillstand ist in sehr seltenen Fällen und ausschließlich bei schweren Herzerkrankungen die Ursache eines fehlenden P. So wird bei Infarktkranken eine tödliche Arrhythmieform mit Vorhofstillstand beobachtet, der ein typischer Ablauf im Wechsel des Schrittmachers vorausgeht. Er wandert vom Sinusknoten über den Vorhof in den oberen und dann in den unteren Teil des AV-Knotens, bis schließlich ein unregelmäßiger Kammereigenrhythmus auftritt. Klinisch tritt meist der Tod während des unteren Knotenrhythmus ein (unterer Knotentod). Auch auf elektrischem Wege gelingt meist keine Wiederbelebung.

IV. Differentialdiagnose der PQ-Dauer

Das PQ-Intervall oder die atrioventrikuläre Überleitungszeit entspricht dem Abschnitt zwischen *Beginn der Vorhoferregung und Anfang der Kammerdepolarisation*. Die *normale PQ-Dauer* (Synonyma: AV-Intervall, AV-Überleitungszeit) beträgt zwischen 0,12 und 0,20 sec.

Einen Fortschritt in der Differentialdiagnose der PQ-Dauer brachte die His-Bündel-Elektrographie. Mit dieser Methode ist es möglich, die vom Sinusknoten ausgehende Erregungsfront in ihrer Ausbreitung über die einzelnen Kompartimente des ELS zu analysieren und Defekte im Erregungsleitungssystem aufzudecken.

Durch die intrakardiale Ableitung des His-Bündel-Potentials kann die PQ-Dauer folgendermaßen unterteilt werden:

PA-Zeit: 30 bis 60 msec.
Zeit der Erregungsausbreitung vom Sinusknoten über das spezifische Erregungsleitungssystem der Vorhöfe bis zu den basalen Vorhofabschnitten.

AH-Zeit: 80 bis 140 msec.
Zeit der Erregungsausbreitung von den basalen Vorhofabschnitten, Leitung der Erregungsfront über den AV-Knoten zum Stamm des Hisschen Bündels.

HV-Zeit: 35 bis 60 msec.
Zeit der Erregungsausbreitung vom Beginn der His-Bündel-Depolarisation bis zum Beginn der Ventrikelerregung.

Bei einer PQ-Dauer unter 0,12 sec spricht man von einer *Verkürzung,* bei einer Zeit über 0,20 sec von einer *Verlängerung* der PQ-Dauer. Außerdem kann eine von Schlag zu Schlag *wechselnde* PQ-Dauer auftreten.

Zusammengefaßt können folgende *Formkriterien* zur Differentialdiagnose der PQ-Dauer angeführt werden (Abb. 85):

1. Verkürzung von PQ bei normal geformter P-Zacke.

2. Verkürzung von PQ mit einem sich der P-Zacke anschließenden langsam ansteigenden Teil von QRS.

3. Verkürzung von PQ bei verformter P-Zacke.

4. Verlängerung von PQ bei normal geformter P-Zacke.

5. Verlängerung von PQ bei verformter P-Zacke.

6. Wechselnde PQ-Dauer.

Leitdiagnose	Differentialdiagnose	EKG (Schema)
PQ-Zeit <0,13	Verkürzung von PQ bei normal geformter P-Zacke	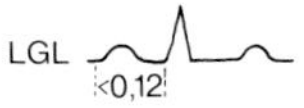 LGL <0,12
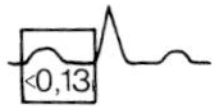 <0,21	Verkürzung von PQ mit einem sich der P-Zacke anschließendem langsam ansteigenden Teil von QRS	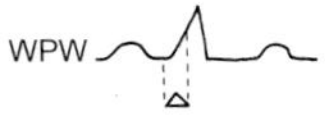 WPW
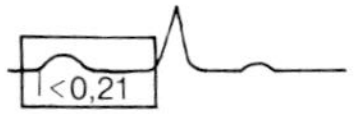	Verkürzung von PQ bei verformter P-Zacke	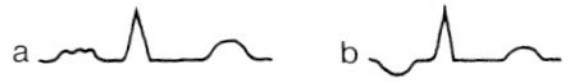 a b
>0,20	Verlängerung von PQ bei normal geformter P-Zacke	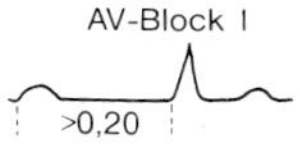 AV-Block I >0,20
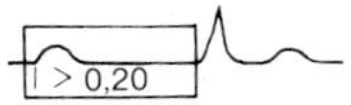	Verlängerung von PQ bei verformter P-Zacke	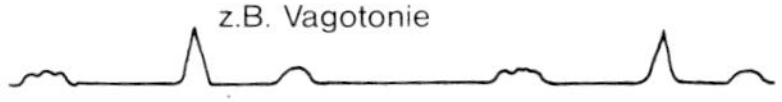 z.B. Vagotonie
	Wechselnde PQ-Dauer	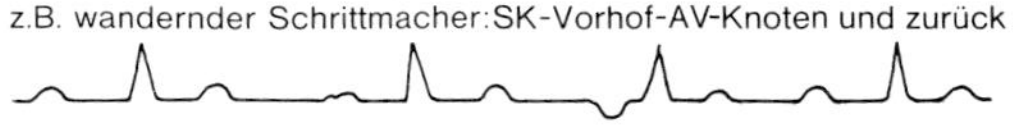 z.B. wandernder Schrittmacher: SK-Vorhof-AV-Knoten und zurück

Abb. 85. Differentialdiagnose: PQ-Zeit.

1. Verkürzung der PQ-Dauer ($\leq 0{,}12$ sec) bei normal geformter P-Zacke

a) Frequenzbedingte Verkürzung

Die PQ-Dauer ist von der Herzfrequenz abhängig. Eine Steigerung der Herzfrequenz durch körperliche Belastung führt zu einer Verkürzung des AV-Intervalls. Die P-Zacke zeigt eine Amplitudenzunahme *(Sympathikus-P)*.

Kinder zeigen kürzere, ältere Menschen längere Werte der PQ-Dauer bei gleicher Herzfrequenz.

Die His-Bündel-Elektrographie hat gezeigt, daß die Frequenzabhängigkeit der PQ-Zeit bei körperlicher Belastung auf eine *Verkürzung des AH-Intervalls* zurückzuführen ist. Dabei kommt der *positiv dromotopen Wirkung des Sympathikus* auf den AV-Knoten entscheidende Bedeutung zu. Bei hochfrequenter Vorhofstimulation mit dem Wegfall der dromotopen Sympathikuswirkung kommt es bis zu einer Frequenz von 140 (160) Schlägen/min zu einer Verkürzung, bei weiterer Steigerung der Vorhofstimulationsfrequenz treten infolge der physiologischen Filterfunktion des AV-Knotens zunehmender AV-Blockierungen der verschiedenen Schweregrade auf.

b) Lown-Ganong-Levine-Syndrom (LGL-Syndrom)

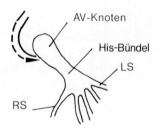

Eine verkürzte PQ-Dauer weist auf ein Lown-Ganong-Levine-Syndrom hin. Dieses Syndrom wird den Präexzitationssyndromen (s. S. 504) zugeordnet (Abb. 86).

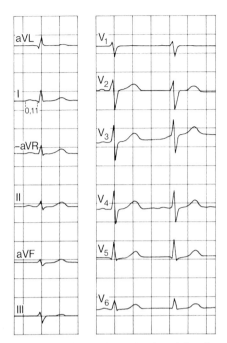

Abb. 86. LGL-Syndrom. Syndrom der kurzen PQ-Zeit mit anfallsweise auftretenden Tachykardien. PQ-Zeit: 0,11 sec.

2. Verkürzung von PQ mit einem sich der P-Zacke anschließenden, langsam ansteigenden Teil von QRS

a) Wolff-Parkinson-White-Syndrom (WPW-Syndrom)

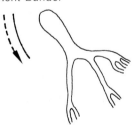

Kurzes P-R, Delta-Welle, verbreitert QRS

Dieses Formkriterium ist charakteristisch für das WPW-(Wolff-Parkinson-White)-Syndrom (Abb. 87).

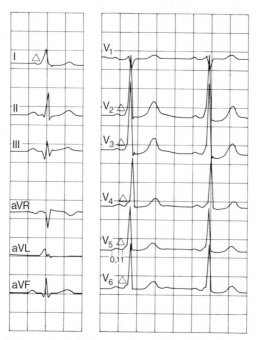

Abb. 87. Wolff-(W)-Parkinson-(P)-White-(W)-Syndrom. PQ-Zeit 0,11 sec; typische Antesystolie in Abl. I, V_2–V_6. P. A.; 23 Jahre, männlich, herzgesund; rezidivierend auftretendes anfallsweises Herzjagen.

Folgende **EKG-***Veränderungen* lassen an ein WPW-Syndrom denken:
a) PQ-Dauer < 0,12 sec zugunsten einer Verbreiterung des QRS-Komplexes infolge Antesystolie.
b) Delta-Welle (Δ-Welle) auch Antesystolie genannt. Sie ist als träger Anstieg der R-Zacke nachweisbar und Ursache der QRS-Verbreiterung.
c) Schenkelblockartige Deformierung des QRS-Komplexes infolge Antesystolie (mehr oder weniger stark ausgeprägt).
d) Störung der Erregungsrückbildung mit ST-Senkung und präterminal negativer T-Welle.
e) Neigung zu paroxysmalen supraventrikulären Tachykardien. Zwei Drittel der »WPW«-Patienten leiden unter anfallsweisem Herzjagen. (Siehe Präexzitationssyndrom S. 493, 496).

3. Verkürzung von PQ bei verformter P-Zacke

Eine Verkürzung der PQ-Zeit mit verformter P-Zacke weist auf eine *atriale* Erregungs*bildungs*- oder auf eine *atriale* Erregungs*leitungs*störung hin.

Eine verformte positive P-Zacke in den Extremitätenableitungen mit verkürzter PQ-Zeit findet sich bei einem im oberen rechten Vorhof liegenden Erregungsbildungszentrum.

Geht einer verkürzten PQ-Zeit eine negative P-Zacke voraus, so sind differentialdiagnostisch die »low atrial«-Rhythmen (inferiore links- oder rechtsatriale Rhythmen, AV-Knoten-Rhythmen) und eine atriale Leitungsstörung in Betracht zu ziehen s. S. 101, 102, 338).

Häufig ist es schwierig, eine atriale Leitungsstörung von einem fehlortigen Erregungsbildungszentrum differentialdiagnostisch abzugrenzen.

Hilfreich kann dann die körperliche Belastung sein: Normalisiert sich bei körperlicher Belastung die deformierte P-Zacke und die PQ-Dauer der Frequenz entsprechend, wird man sich für ein fehlortiges Erregungsbildungszentrum entscheiden. Ist dies nicht der Fall, wird man der Vorhofleitungsstörung den Vorrang geben.

4. Verlängerung der PQ-Dauer bei normal geformter P-Zacke

a) Atrioventrikulärer (AV)-Block I. Grades

Überschreitet die PQ-Dauer 0,20 sec, so liegt ein *AV-Block I. Grades* vor (Abb. 88, 89).

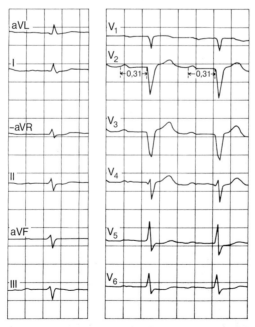

Abb. 88. AV-Block I. Grades. PQ-(AV)-Zeit mit 0,31 sec verlängert. QS-Form (R-Verlust) des Kammerkomplexes in V_1, V_2 als Hinweis auf Anteroseptalinfarkt, Stadium III.

IV. Differentialdiagnose der PQ-Dauer

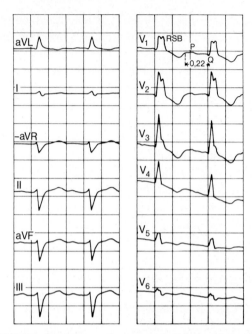

Abb. 89. Überdrehter Linkstyp. Winkel α – 90°, entsprechend linksanteriorem Hemiblock. Vollständiger Rechtsschenkelblock vom Wilson-Typ; AV-Block I. Grades. PQ-Intervall 0,22 sec. Sogenannter asymmetrischer trifaszikulärer Block (s. Rhythmusstörungen).

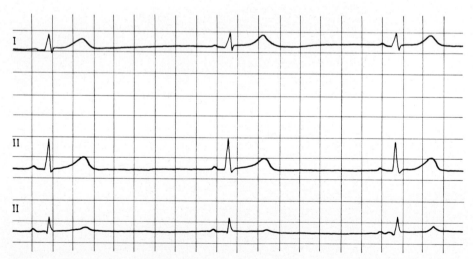

Abb. 90. Sinusbradykardie Frequenz 48/min. Sogenanntes Vagotonie-EKG. Abgeflachte P-Zacken in Abl. I, II (III). Angedeutete Hebung der ST-Strecke in Abl. I (II), hohe spitze T-Wellen in diesen Ableitungen. H. P.; männlich, 25 Jahre; Sportler, herzgesund.

Mit Hilfe des His-Bündel-Elektrogramms ließ sich zeigen, daß ein AV-Block I. Grades auf einer Verlängerung der PA-, AH- oder HV-Zeit beruhen kann (s. S. 112, 472).

5. Verlängerung der PQ-Dauer bei verformter P-Zacke

Eine Verlängerung der PQ-Zeit bei gleichzeitiger Verformung der P-Zacke tritt bei ausgeprägter *Vagotonie* ein. Die P-Zacke ist meist abgeflacht, mäßig verbreitert und deformiert (*intraatriale* Leitungsverzögerung).

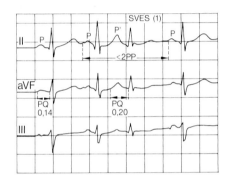

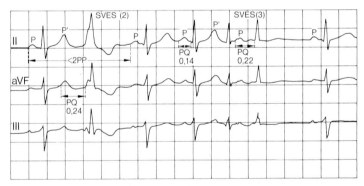

Abb. 91. Intermittierend auftretende PQ-Zeitverlängerung infolge frühzeitig einfallenden und interponierten supraventrikulären Extrasystolen.

SVES (1): Frühzeitig einfallende supraventrikuläre Extrasystole. P der vorausgehenden T-Welle superponiert. PQ-Zeit des Normalschlages 0,14 sec, PQ-Zeit der SVES (1) 0,20 sec.

SVES (2): Sehr frühzeitig einfallende supraventrikuläre Extrasystole mit verzögerter Erregungsleitung im AV-Knoten (AV-Block I. Grades, PQ-Intervall 0,24 sec) und verzögerter ventrikulärer Erregungsausbreitung, sekundär linksschenkelblockartig deformierter Kammerkomplex (aberrierende intraventrikuläre Erregungsausbreitungsstörung).
Beachte: Blockbedingte R-Zacken-Überhöhung und Typenwandel.

SVES (3): Interponierte supraventrikuläre Extrasystole. Die P-Zacke ist der vorausgehenden T-Welle superponiert, der nachfolgende Normalschlag zeigt eine Verlängerung der PQ-Dauer auf 0,22 sec.
D. A.; 16 Jahre, weiblich, Zustand nach Myokarditis.

Das *Vagotonie-EKG* ist durch folgenden elektrischen Stromkurvenverlauf gekennzeichnet (Abb. 90):

1. Mäßig verbreiterte abgeflachte P-Zacken (»vagotones« P).
2. Sinusbradykardie.
3. AV-Block I. Grades.
4. Girlandenförmige Hebung der ST-Strecke mit spitz positiven T-Wellen in den Extremitäten und linkspräkordialen Brustwandableitungen.

Ein Vagotonie-EKG wird häufig bei Hochleistungssportler beobachtet. Infolge des exzellenten Trainingszustandes werden Sinusbradykardien bis 30 Schläge/min und AV-Zeitverlängerungen bis zu 0,56 sec (REINDELL, KLEPZIG, WUSSOW) beobachtet. Auch nach künstlichen Vagusreizen (Valsalva-Preßmanöver, Karotissinusdruck, Bulbus-Druck in der gegenregulatorischen Phase nach intravenöser Injektion von Sympathikomimetika) kann vorübergehend eine Verlängerung der PQ-Zeit beobachtet werden. Wenn eine in Ruhe verlängerte PQ-Dauer (das gleiche gilt für eine zusätzlich vorliegende Sinusbradykardie, s. S. 612) sich während Belastung nicht normalisiert oder noch zunimmt oder in einen totalen AV-Block übergeht, so ist eine atrioventrikuläre Leitungsstörung von Krankheitswert anzunehmen (s. S. 298).

Frühzeitig einfallende Sinus- oder Vorhofextrasystolen gehen häufig mit einer verlängerten AV-Überleitung bei gleichzeitig deformierter P-Zacke einher. Das Ausmaß der PQ-Zeitverlängerung wird durch die jeweils vorliegenden Refraktärverhältnisse des AV-Knotens während der vorzeitigen Reizbildung bestimmt (Abb. 91).

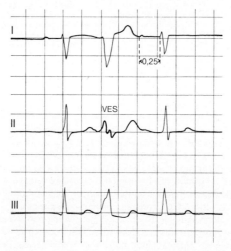

Abb. 92. Interponierte Kammerextrasystole mit postextrasystolischem AV-Block I. Grades.

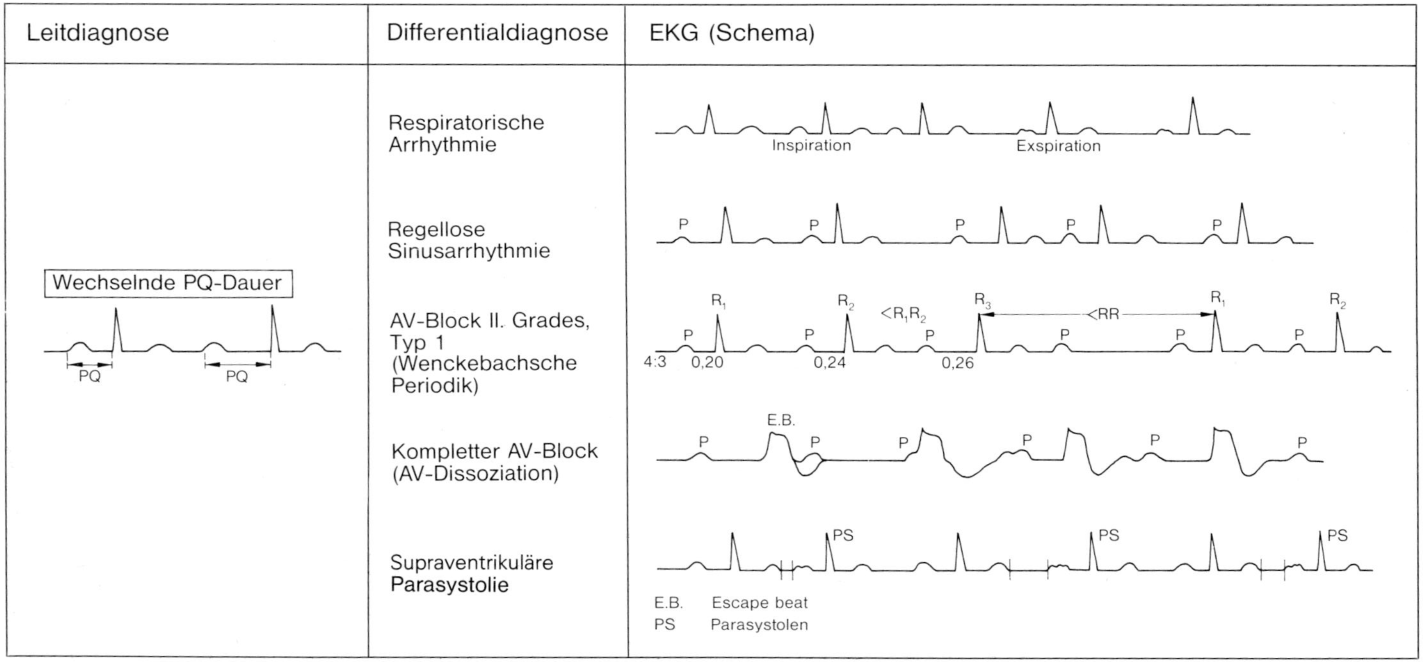

5. Verlängerung der PQ-Dauer bei verformter P-Zacke

Leitdiagnose	Differentialdiagnose	EKG (Schema)
Wechselnde PQ-Dauer	Respiratorische Arrhythmie	Inspiration — Exspiration
	Regellose Sinusarrhythmie	
	AV-Block II. Grades, Typ 1 (Wenckebachsche Periodik)	4:3 0,20 0,24 0,26 R_1 R_2 R_3 $<R_1,R_2$ $<RR$
	Kompletter AV-Block (AV-Dissoziation)	E.B.
	Supraventrikuläre Parasystolie	PS PS PS

E.B. Escape beat
PS   Parasystolen

Abb. 93. Differentialdiagnose: Wechselnde PQ-Dauer.

Interponierter Vorhof und interponierte ventrikuläre Extrasystolen gehen mit einer Verlängerung der PQ-Dauer des nachfolgenden Normalschlages einher. Die Erregungsfront des postextrasystolischen Normalschlages trifft dabei auf ein noch relativ refraktäres AV-Überleitungssystem (s. S. 424, verborgene Erregungsleitung) (Abb. 91, 92).

Tritt im Oberflächen-EKG unvermutet ein AV-Block I. Grades auf, so kann dies auf eine verborgene Extrasystolie zurückzuführen sein. Der Nachweis dieses seltenen Phänomens gelingt mittels His-Bündel-Elektrographie. Die Erregungswelle des z. B. im His-Bündel-Stamm gelegenen ektopen Fokus wird anterograd blockiert und retrograd bis zum AV-Knoten zurückgeleitet (s. S. 424, verborgene Erregungsleitung).

6. Wechselnde PQ-Dauer

Eine wechselnde PQ-Dauer tritt vorwiegend bei Rhythmusstörungen des Herzens auf.

Folgende *Ursachen* sind anzuführen (Abb. 93):
a) Respiratorische Sinusarrhythmie (s. S. 71, 334).
b) Regellose Sinusarrhythmie (s. S. 336).
c) AV-Block II. Grades, Typ 1 (Wenckebachsche Periodik, s. S. 466).
d) Subtotaler AV-Block (s. S. 468, 469).
e) Supraventrikuläre Parasystolie (s. S. 479).

V. Differentialdiagnose des QRS-Komplexes

Der QRS-Komplex (Kammeranfangsschwankung) ist bedingt durch die *Depolarisation beider Kammern* und besteht aus einem oft kleinen, nicht obligaten negativen Q, einer gewöhnlichen schlanken, größeren positiven R- und einer nicht obligaten, oft kleinen S-Zacke. In Abwesenheit der Q-Zacke fängt der QRS-Komplex mit der R-Zacke an (z. B. V_1 bis V_3). Die *normale QRS-Dauer* beträgt 0,06 bis 0,10 sec. In den unipolaren Brustwandableitungen ist QRS etwas breiter als in den Standardableitungen.

Amplitude, Form und *Dauer* des QRS-Komplexes sowie die *Hauptausschlagsrichtung* in den Ableitungslinien werden durch die Lage der elektrischen Herzachse zur Ableitungslinie, durch die Relation der Muskelmassen beider Kammern zueinander und durch den Erregungsablauf im spezifischen Erregungsleitungssystem und im Kammermyokard bestimmt (Abb. 94).

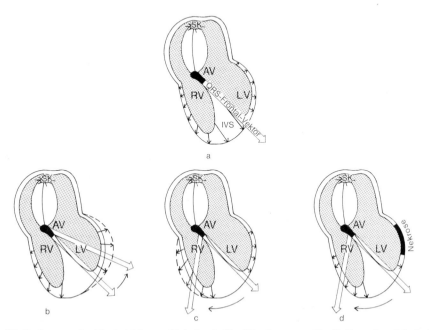

Abb. 94. Bedeutung der Muskel-Massen-Relation beider Herzkammern für die Lage der elektrischen Herzachse (weiteres s. Text).

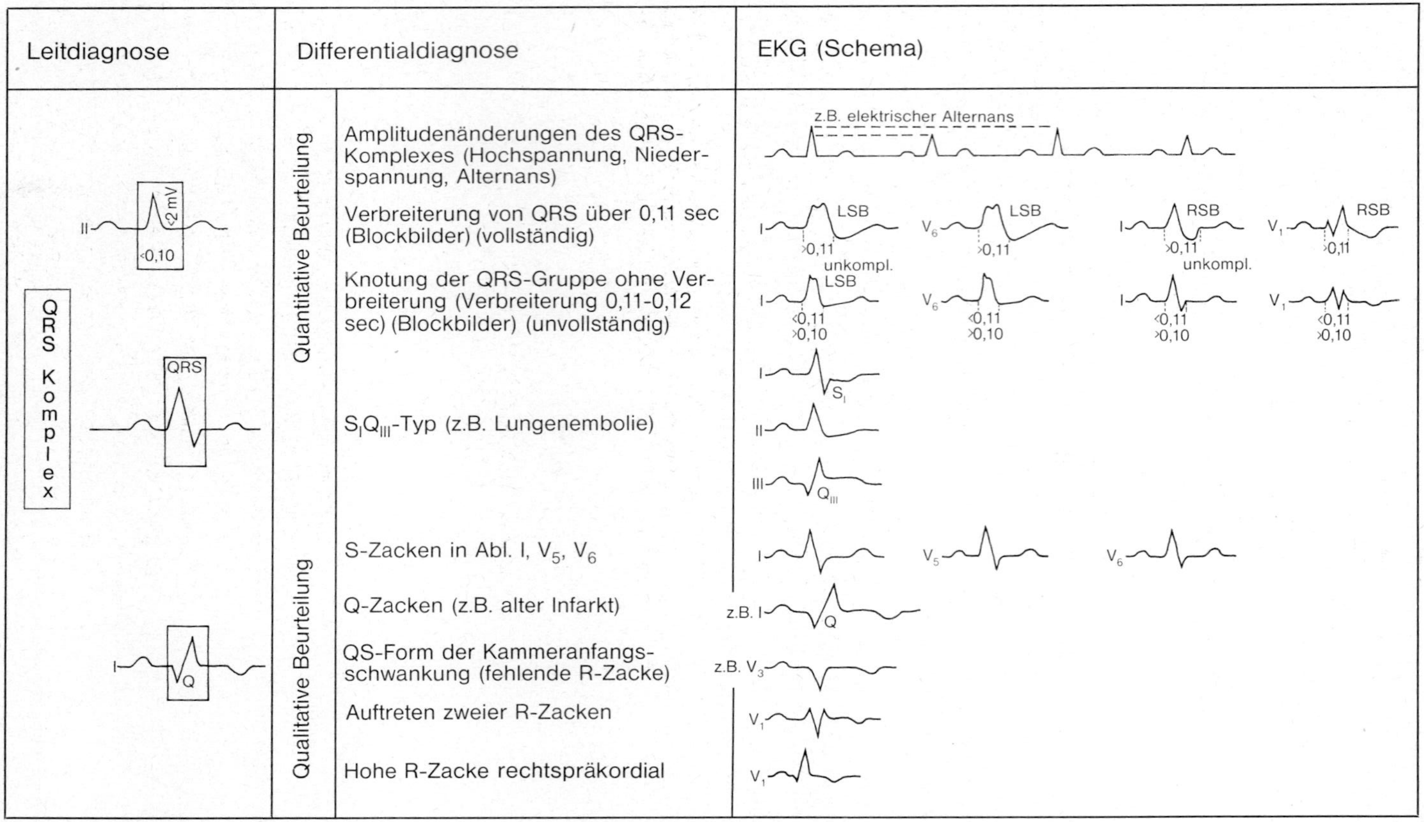

V. Differentialdiagnose des QRS-Komplexes

Leitdiagnose	Differentialdiagnose		EKG (Schema)
QRS-Komplex	Quantitative Beurteilung	Amplitudenänderungen des QRS-Komplexes (Hochspannung, Niederspannung, Alternans)	I (z.B. elektrischer Alternans)
		Verbreiterung von QRS über 0,11 sec (Blockbilder) (vollständig)	I LSB >0,11 / V₆ LSB >0,11 / V₁ RSB >0,11
		Knotung der QRS-Gruppe ohne Verbreiterung (Verbreiterung 0,11–0,12 sec) (Blockbilder) (unvollständig)	I unkompl. LSB <0,11 >0,10 / V₆ <0,11 >0,10 / V₁ <0,11 >0,10 unkompl.
	Qualitative Beurteilung	S₁Q₍ᵢᵢᵢ₎-Typ (z.B. Lungenembolie)	I S₁ / III Q₍ᵢᵢᵢ₎
		S-Zacken in Abl. I, V₅, V₆	I / V₅ / V₆
		Q-Zacken (z.B. alter Infarkt)	z.B. I Q
		QS-Form der Kammeranfangsschwankung (fehlende R-Zacke)	z.B. V₃
		Auftreten zweier R-Zacken	V₁
		Hohe R-Zacke rechtspräkordial	V₁

Abb. 95. Differentialdiagnose: QRS-Komplex.

Die *Beurteilung der QRS-Gruppe* erfolgt *quantitativ* (z. B. Hochspannung, Niederspannung, Verbreiterung, Spannungswechsel) und *qualitativ* (z. B. S_I/Q_{III}-Typ etc.) (Abb. 95).

In Anlehnung an FRIESE lassen sich folgende *Formänderungen des QRS-Komplexes* abgrenzen:

1. Amplitudenänderung des QRS-Komplexes.

2. Verbreiterung von QRS über 0,11 sec.

3. Knotung der QRS-Gruppe ohne Verbreiterung.

4. Der S_I/Q_{III}-Typ.

5. S-Zacken in Abl. I, V_5 und V_6.

6. Q-Zacken.

7. QS-Form der Kammeranfangsschwankung (fehlende R-Zacke).

8. Auftreten zweier R-Zacken.

9. Hohe R-Zacke rechtspräkordial.

1. Amplitudenänderung des QRS-Komplexes

Für die Beurteilung der Amplitudenveränderung des QRS-Komplexes ist die *sachgemäße Eichung* die Grundlage. Man sollte die Verstärkung des EKG so gestalten, daß 1 mV einem Ausschlag von 1 cm entspricht.

Amplitudenänderungen des QRS-Komplexes können wie folgt auftreten (Abb. 96):

a) Hochspannung,
b) Niederspannung,
c) Spannungswechsel.

	EKG (Schema)	Ursache (Pathophysiologie)	Beispiel
Hoch-spannung	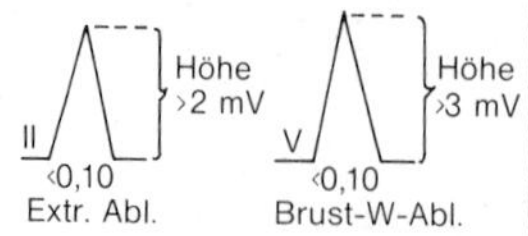 Höhe >2 mV <0,10 Extr. Abl. / Höhe >3 mV <0,10 Brust-W-Abl.	extrakardial kardial	Astheniker Links-, Rechts- Biventrikuläre Hypertrophie
Nieder-spannung	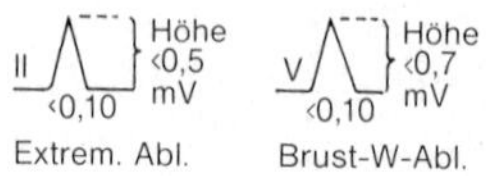 Höhe <0,5 mV <0,10 Extrem. Abl. / Höhe <0,7 mV <0,10 Brust-W-Abl.	herzfern herznah universal projektionsbedingt extrakardial perikardial myokardial	periphere Ödeme z.B. li.-seitige Pleuraschwäche z.B. Perikarderguß Übergangszone periphere Ödeme Pericarditis constrictiva z.B. Amyloidose des Herzens
Elektrischer Alternans	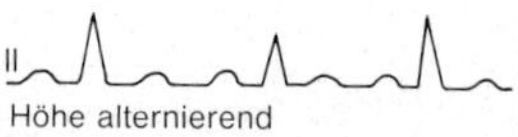 Höhe alternierend	Elektrischer Alternans	z.B. großer Perikard-erguß (Echo: Swinging heart)

Abb. 96. Möglichkeiten von Amplitudenänderungen des QRS-Komplexes.

a) Hochspannung

Eine Hochspannung im EKG liegt vor, wenn in den Extremitätenableitungen die Amplitude der QRS-Gruppe ≥ 2 mV, in den Brustwandableitungen bis zu 3 mV und mehr erreicht.

Der Hochspannung können zugrundeliegen:
α) Extrakardiale Ursachen.
β) Kardiale Ursachen.

α) Extrakardiale Ursachen

Die extrakardialen Ursachen werden durch das elektrische Körperfeld bestimmt. Liegt das Herz der vorderen Brustwand dicht an oder ist die extrakardiale Körpermasse zwischen Elektrode und Herz relativ schwach entwickelt, so

1. Amplitudenänderung des QRS-Komplexes

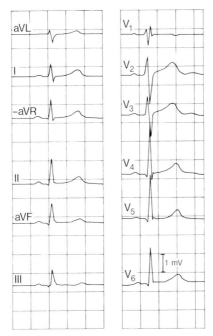

Abb. 97. Extrakardiale Hochspannung. Ausgeprägte Überhöhung der R-Zacke in den linkspräkordialen Abl. V_4 bis V_6. St. Th., 15 Jahre; männlich; Astheniker, herzgesund.

können beim herzgesunden Patienten insbesondere in den Brustwandableitungen *(Nahpotentiale)* hohe Amplituden auftreten. So sieht man bei Kindern und Asthenikern in den Brustwandableitungen QRS-Ausschläge bis zu 3 mV (Abb. 97).

β) Kardiale Ursachen

Als *wesentliche Ursachen* sind zu nennen:
αα) Linksventrikuläre Hypertrophie.
ββ) Rechtsventrikuläre Hypertrophie.
γγ) Kombinierte links- und rechtsventrikuläre Hypertrophie.
δδ) Hochspannung bei Kammerextrasystolie.
εε) Hochspannung bei Links- oder Rechtsschenkelblock.

Das EKG hat bei der Beurteilung und Verlaufsbeobachtung von angeborenen und erworbenen Herzfehlern, bei der arteriellen Hypertonie und beim chronischen Cor pulmonale durch die Erfassung der Kammerhypertrophie große klinische Bedeutung. Das EKG orientiert dabei weniger über den aktuellen physiologischen Zustand, darüber vermögen kardiale Funktionsparameter wie Druckmessung,

Flußmessungen, Volumenmessungen, Kontraktilitätsmessungen besser und sogar früher Auskunft zu geben als über die Dauer der pathologischen Seitenbelastung. Die EKG-Veränderungen treten im allgemeinen erst auf, wenn die Hypertrophie des einzelnen Ventrikels, besonders des rechten, einen gewissen Schweregrad erreicht hat.

Grundsätzlich liegen den EKG-Veränderungen bei Kammerhypertrophie *folgende Prozesse* zugrunde (modifiziert nach G. CSAPO, 1980):

a) Lageänderungen der einzelnen Kammern oder des Herzens, in toto um die Sagittal- oder Transversalachse.

b) Zunahme der Muskelmasse (Faserdicke).
Die Vektoren des hypertrophierten Herzmuskels werden vergrößert und führen zu einer Abweichung der elektrischen Achse und zu einer Vergrößerung der elektrischen Potentiale in Richtung der überlasteten Seite.
Bei einer hypertrophierten Muskelfaser kommt hinzu, daß ein großer Faserdurchmesser die Leitungsgeschwindigkeit erhöht. Die Leitungsgeschwindigkeit ist der Quadratwurzel des Faserdurchmessers proportional. Aus diesen Gründen entspricht der Hypertrophie einer Herzkammer im EKG eine schlanke und große R-Zacke.

c) Verminderung des Abstandes der hypertrophierten Kammer von der Thoraxwand.
Auch diese führt zu einer Vergrößerung der QRS-Potentiale in den Brustwandableitungen.

d) Anstieg des intrakardialen Druckes, besonders in den subendokardialen Muskelschichten.
Bei akuter oder chronischer Druckbelastung bzw. Druckentlastung ändern sich elektrische Achse, QRS-Amplitude und vor allem die Richtung der T- und U-Welle unter Umständen markant und innerhalb kurzer Zeit.

e) Verzögerung der Erregungsleitung.
Bei länger bestehender Hypertonie und Überschreiten des kritischen Herzgewichtes führt die Dilatation und eventuell auch sekundäre Myokardveränderungen (Ischämie, Fibrose usw.) zu einer Verlängerung der Erregungsausbreitung. Dadurch kann die QRS-Dauer zunehmen, der Beginn der größten Negativitätsbewegung über dem hypertrophierten Ventrikel verspätet sich. Es kommt zum Auftreten intraventrikulärer Leitungsstörungen mit sekundären Störungen der Erregungsrückbildung.

Im deutschsprachigen Schrifttum gibt es die gebräuchliche Bezeichnung: *Pathologischer Seitentyp*. Diese Bezeichnung soll vor allem das fortgeschrittene Stadium der Hypertrophie kennzeichnen, in dem es bereits zu einer Störung der Erregungsrückbildung (Diskordanz der Kammerendteile zu QRS) und der Erregungsausbreitung (maximale QRS-Dauer 0,10 bis 0,11 sec, eventuelle Verspätung der GNB)

1. Amplitudenänderung des QRS-Komplexes

Anatomie (Pathophysiologie)	Linkshypertrophie	EKG (Schema)
P-sinistrokardiale (mitrale) hohes R (Hauptsummationsvektor QRS) R/S-Umschlag	Linkstyp, ggf. überdrehter Linkstyp Hypervoltage von R linkspräkordial: Abl. I ($\hat{=}$ 2 mV), aVL $\hat{\geq}$ 1,1 mV Abl. $V_{5,6}$ ($\hat{=}$ 2,6 mV) S tief negativ rechtspräkordial Abl.(II), III, aVR, V_1-V_3 Sokolow-Lyon-Index: R V_5+ SV_1 $\geq$ 3,5 mV QRS-Komplex linkspräkordial relativ breit (nicht obligat) GNB in V_5, V_6 verspätet ($\hat{=}$ 0,005 sec) (nicht obligat) Präterminale T-Negativität linkspräkordial I, aVL, V_5, V_6 Verschiebung der Übergangszone nach rechts: V_2 (nicht obligat) P-sinistrocardiale (nicht obligat)	I II III V_1 rechtspräkordial V_5, V_6 linkspräkordial RV_5+$SV_1$$\geq$3,5 mV

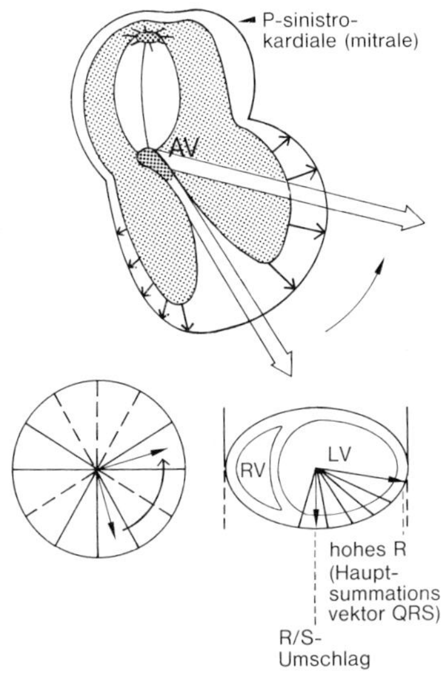

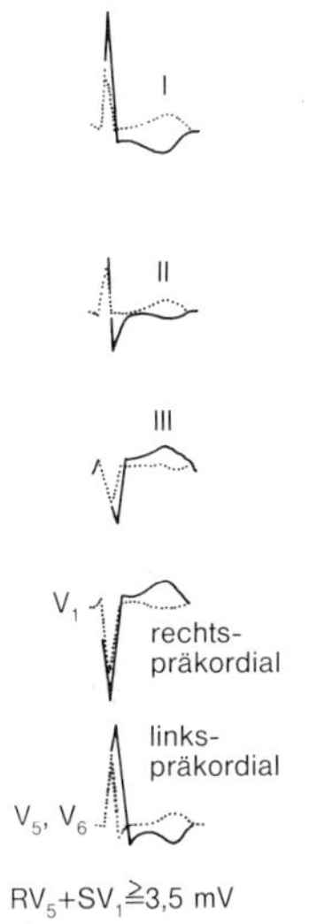

Abb. 98. Linkshypertrophie, typische EKG-Veränderungen.

gekommen ist. Prinzipiell sollte man von einem elektrokardiographischen Befund *nicht auf die myokardiale Funktion zurückschließen*. Es ist deshalb sinnvoller, diese Veränderungen des QRS-Komplexes und der ST-Strecke deskriptiv zu beschreiben. Bei einem ausgeprägten Lagetyp mit hohen R-Amplituden sollte man von einer reinen Kammerhypertrophie und bei einer Diskordanz der Endteile (ST, T, U) sowie bei einer Veränderung der QRS-Dauer von einer Hypertrophie mit Rechts- oder Linksschädigung bzw. -verspätung sprechen. Liegt eine elektrokardiographische Verlaufsbeobachtung einer lange bestehenden Hypertonie vor, kann der Grad der pathologischen Veränderungen des ST-T-Abschnittes doch Ausdruck der myokardialen Schädigung sein, und kann in frühen Fällen reversiblen, in schweren oder Spätfällen definitiven Schädigungen des hypertrophierten Myokards entsprechen.

αα) **Linksventrikuläre Hypertrophie**

Die Hypertrophie der linken Kammer äußert sich neben einer entsprechenden Lage (Linkstyp, überdrehter Linkstyp) in einer Amplitudenzunahme von QRS *(große R-Zacken)* in Abl. I (II), aVL (aVF) sowie in V_5 und V_6 (Abb. 98).

Bestehen diese Zeichen einer Linkshypertrophie, so kann eine weitere Differenzierung hinsichtlich einer vermehrten Druck- oder Volumenbelastung des linken Ventrikels erfolgen.

Bei der **Druckbelastung** des *linken Ventrikels* finden sich zusammenfassend folgende Kriterien:

EKG: Linkstyp, gegebenenfalls überdrehter Linkstyp:
Hypervoltage von R: Abl. I (≥ 2 mV), aVL $\geq 1,1$ mV) Abl. V_5, V_6 ($\geq 2,6$ mV).
S tief negativ in Abl. (II) III, aVR, V_1–V_3.
QRS-Komplex relativ breit (nicht obligat).
GNB in V_5 und V_6 verspätet ($\geq 0,055$ sec) (nicht obligat).
Q in V_5, V_6.

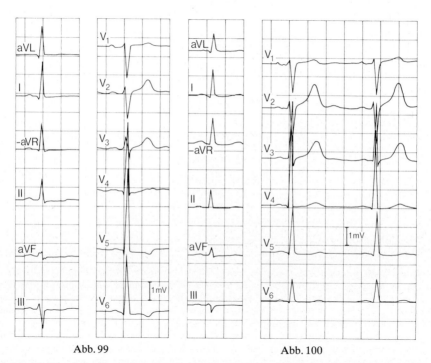

Abb. 99   Abb. 100

Abb. 99. Linksventrikuläre Hypertrophie infolge vermehrter Druckbelastung des linken Herzens (Widerstandshypertrophie). Tiefes S in V_1, hohes R in V_5, Sokolow-Lyon-Index 5,9 mV.; Linkstyp, angedeutetes P-mitrale als zusätzlicher Hinweis auf Überlastung des linken Vorhofes. Zeichen der Linksschädigung mit deszendierender Senkung der ST-Strecke in den linkspräkordialen Abl. I, II, V_5, V_6. Q-Zacken in diesen Ableitungen. K. K.; männlich, 42 Jahre, essentielle arterielle Hypertonie, RR 240/130 mm Hg.

Abb. 100. Linksventrikuläre Hypertrophie infolge vermehrter Volumenbelastung des linken Herzens (Volumenhypertrophie). Tiefes S in V_1 und hohes R in V_5, Sokolow-Lyon-Index 4,4 mV. Linkstyp.
Keine Kammerendteil-Veränderungen.
Merke: Die Volumenhypertrophie geht im Gegensatz zur Widerstandshypertrophie im Frühstadium ohne eine Senkung der ST-Strecke in den linkspräkordialen Abl. I, (II), aVL, V_5, V_6 einher, d. h. ohne Linksschädigung. Sch. K.; 43 Jahre, männlich, Aorteninsuffizienz, Schweregrad II bis III.

Präterminale T-Negativität in V_5, V_6.
Sokolow-Index: $R\ V_5 + S\ V_1 \geqq 3{,}5$ mV.
Verschiebung der Übergangszone nach rechts (V_2) (nicht obligat).
P-sinistrocardiale (nicht obligat) (Abb. 98).

Eine Hypertrophie des linken Ventrikels *infolge vermehrter Druckbelastung* (sog. Widerstandshypertrophie) kommt bei folgenden *Erkrankungen* vor:
Arterielle Hypertonie jeder Genese, valvuläre Aortenstenose (hämodynamischer Schweregrad II bis IV), Aortenisthmusstenose, hypertrophe Kardiomyopathie mit Obstruktion (IHSS, idiopathische, hypertrophe Subaortenstenose) (Abb. 99).

Eine **Volumenbelastung** des *linken Ventrikels* hat in der Regel folgende Veränderungen:

EKG: Linkstyp, gegebenenfalls überdrehter Linkstyp:
Hypervoltage in Abl. I, ($\geqq 2$ mV), aVL ($\geqq 1{,}1$ mV)
Abl. V_5/V_6 ($\geqq 2{,}6$ mV).
S tief negativ in (II) III, V_1–V_3.
QRS-Komplex relativ breit (nicht obligat).
GNB in V_5/V_6 verspätet ($\geqq 0{,}055$ sec) (nicht obligat).
T in V_5 und V_6 positiv, später präterminal negativ.
Sokolow-Index: $R\ V_5 + S\ V_1$ ($\geqq 3{,}5$ mV).
Verschiebung der Übergangszone nach rechts (V_2) (nicht obligat).
P-sinistrocardiale (nicht obligat).

Eine Hypertrophie des linken Ventrikels infolge *vermehrter Volumenbelastung* kommt bei folgenden *Erkrankungen* vor: Länger dauernde Mitralklappeninsuffizienz (hämodynamischer Schweregrad (II) III–IV, mittelschwere bis schwere Aorteninsuffizienz (hämodynamischer Schweregrad II–IV) (Abb. 100), drucktrennender Ductus arteriosus apertus (Frühstadium), die periphere arterio-venöse Fistel, der Morbus Paget, die Hyperthyreose und die Polyglobulie.

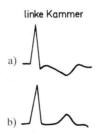

Abb. 101. Schematische Gegenüberstellung der Abl. V_6 bei (a) vorwiegender Widerstands- und (b) Volumenbelastung der linken Kammer.

In Abb. 98 und 101 ist das typische Verhalten der Brustwandableitung V_6 bei Widerstands- und Volumenbelastung des linken Ventrikels gegenübergestellt. Man sieht, daß bei einer Volumenbelastung primär keine Störungen der Erregungsrückbildung linkspräkordial auftreten. Erst in späteren Stadien und erheblicher Volumenbelastung kommen präterminal negative T-Wellen zusätzlich zur Ausbildung. Bei der Mitralinsuffizienz und der Aorteninsuffizienz sind die Linkshypertrophiezeichen und die erst in den operationsbedürftigen Stadien auftretenden Linksschädigungszeichen mit ihren präterminal negativen T-Wellen eine wichtige Leitdiagnose zur Stellung der Operationsindikationen.

Eine Linkshypertrophie kann durch eine Dextroversion des Herzens nachgeahmt werden. Im Gegensatz zum Situs inversus cordis (Spiegelbilddextrokardie) kennzeichnet der Ausdruck »*Dextroversio cordis*« eine Herzlage, bei der das Herz stark nach rechts gewendet ist. Infolge der Drehung um seine Vertikalachse im Uhrzeigersinn kommt ein größerer Teil der linken Herzkammer weiter nach vorne zu liegen, das heißt, es werden hinsichtlich der Verteilung der Herzmuskelmassen im Thoraxraum Verhältnisse nachgeahmt, die bei normaler Herzlage bei der Linkshypertrophie gefunden werden. Der Unterschied zur Linkshypertrophie liegt in der Kleinheit der Amplitude von R in der Abl. V_6, da das dextrovertierte Herz von diesem Ableitungspunkt weiter entfernt liegt als das Herz in normaler Lage. Eine Dextroversion des Herzens ist nicht selten, meist aber nur leicht ausgeprägt (Abb. 102).

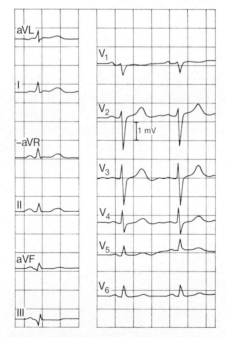

Abb. 102. Dextroversio cordis: Die R-Zacken werden nach links hin (V_5, V_6) nicht größer sondern kleiner, da der dextrovertierte linke Ventrikel von diesen Ableitungspunkten weiter entfernt liegt (weiteres s. Text).

1. Amplitudenänderung des QRS-Komplexes

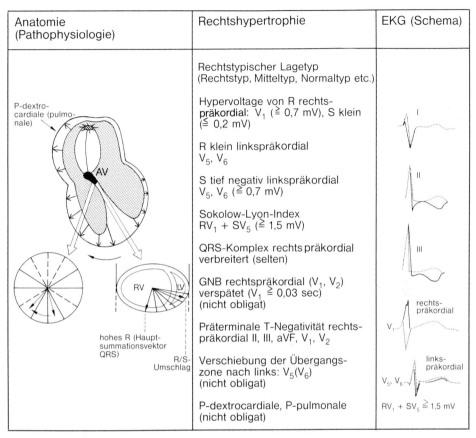

Anatomie (Pathophysiologie)	Rechtshypertrophie	EKG (Schema)
	Rechtstypischer Lagetyp (Rechtstyp, Mitteltyp, Normaltyp etc.)	
	Hypervoltage von R rechtspräkordial: V_1 ($\geq 0{,}7$ mV), S klein ($\leq 0{,}2$ mV)	
	R klein linkspräkordial V_5, V_6	
	S tief negativ linkspräkordial V_5, V_6 ($\geq 0{,}7$ mV)	
	Sokolow-Lyon-Index $RV_1 + SV_5$ ($\geq 1{,}5$ mV)	
	QRS-Komplex rechtspräkordial verbreitert (selten)	
	GNB rechtspräkordial (V_1, V_2) verspätet ($V_1 \geq 0{,}03$ sec) (nicht obligat)	
	Präterminale T-Negativität rechtspräkordial II, III, aVF, V_1, V_2	
	Verschiebung der Übergangszone nach links: $V_5(V_6)$ (nicht obligat)	
	P-dextrocardiale, P-pulmonale (nicht obligat)	$RV_1 + SV_5 \geq 1{,}5$ mV

Abb. 103. Rechtshypertrophie, typische EKG-Veränderungen.

ββ) **Rechtsventrikuläre Hypertrophie**

Die Hypertrophie des rechten Ventrikels äußert sich neben einem entsprechenden Lagetyp (Rechtstyp, Vertikaltyp, Mitteltyp, Normaltyp) in einer Amplitudenzunahme der R-Zacke in Abl. II und III, aVR, V_1, (V_2), V_{3r}, V_{4r} (Abb. 103).

Zusätzlich können Zeichen einer Überlastung des rechten Vorhofs (P-pulmonale, P-dextrocardiale) hinzutreten.

Eine weitere Differenzierung kann hinsichtlich einer vermehrten Druck- oder Volumenbelastung des rechten Ventrikels erfolgen:

Bei der **vermehrten Druckbelastung** des *rechten Ventrikels* finden sich zusammenfassend folgende Kriterien:

EKG: Rechtstypischer Lagetyp (Rechtstyp, Mitteltyp, Normaltyp etc.): R in V_1 hoch ($\geq 0{,}7$ mV), S klein ($\geq 0{,}2$ mV).

R in V_5/V_6 klein, S tief ($\geqq 0{,}7$ mV).
QRS meist nicht aufgesplittert, nicht verbreitert.
GNB rechtspräkordial verspätet ($V_1 \geqq 0{,}03$ sec) (nicht obligat).
T rechtspräkordial [$V_1 = V_2 (V_3)$] präterminal negativ.
Sokolow-Index: $RV_1 + SV_5$ ($\geqq 1{,}5$ mV).
Verschiebung der Übergangszone nach linkspräkordial (V_5, V_6) (nicht obligat).
P-dextrocardiale (nicht obligat) (Abb. 103).

Eine Hypertrophie des rechten Ventrikels infolge *vermehrter Druckbelastung* (Widerstandshypertrophie des rechten Ventrikels) findet sich bei folgenden *Krankheitsbildern:*

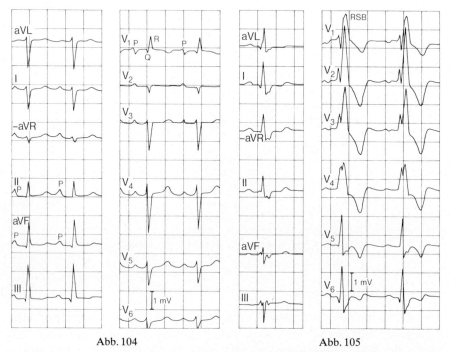

Abb. 104   Abb. 105

Abb. 104. Rechtsventrikuläre Hypertrophie infolge vermehrter Druckbelastung des rechten Ventrikels (Widerstandshypertrophie). Rechtstypischer Lagetyp (Rechtstyp). Hohe R-Zacke in V_1 (!) R/S in V_5/V_6 Sokolow-Lyon-Index ($RV_1 + SV_5$) 1,8 mV. T in V_1 präterminal negativ. Zusätzlich: P-pulmonale (II, aVF, III) und P-dextrocardiale V_1, V_2.
Merke: Bei der Rechtshypertrophie infolge vermehrter Druckbelastung ähnelt Abl. V_1 der sonstigen Abl. V_6. *Faustregel:* $V_1 = V_6$. Die Q-Zacke in V_1 wird als Hypertrophie der Crista supraventricularis erklärt und geht häufig mit einer Trikuspidalinsuffizienz einher. Ch. G.; 17 Jahre, weiblich; primär pulmonale Hypertonie.

Abb. 105. Rechtshypertrophie infolge vermehrter Volumenbelastung des rechten Ventrikels. Abl. V_1 rs R'-Form des QRS-Komplexes. GNB mit 0,04 sec verbeitert (kompletter Rechtsschenkelblock). Entsprechend dem Blockbild Senkung der ST-Strecke mit präterminal negativer T-Welle in V_1 bis V_5. W. U.; 30 Jahre; weiblich, Vorhofseptum-Defekt vom Sekundumtyp, Links-Rechts-Shunt um 50%.

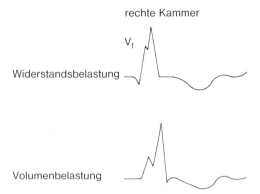

Abb. 106. Schematische Gegenüberstellung der Abl. V_1 bei vorwiegender Widerstands- und Volumenbelastung der rechten Kammer.

Primär pulmonale Hypertonie (Abb. 104), rezidivierende Lungenembolien mit Ausbildung einer pulmonalen Hypertonie, sekundär pulmonale Hypertonie bei chronischen Lungenerkrankungen mit obstruktiver bzw. restriktiver Ventilationsstörung. Bei kongenitalen Vitien: Pulmonalstenose mit intaktem Ventrikelseptum, Pulmonalstenose mit Ventrikelseptumdefekt (Fallotsche Tetralogie), periphere Pulmonalstenosen. Erworbene Herzklappenfehler: Mittelschwere bis schwere Mitralstenose und kombinierte Mitralvitien mit sekundärer pulmonaler Hypertonie.

Eine **vermehrte Volumenbelastung** des *rechten Ventrikels* ist durch folgende EKG-Veränderungen gekennzeichnet:

EKG: Rechtstypischer Lagetyp (Rechtstyp, Mitteltyp, Normaltyp etc.):
In V_1 (V_2), rsR bzw. rsR-Form des QRS-Komplexes (unvollständiger Rechtsschenkelblock, seltener vollständiger Rechtsschenkelblock).
GNB rechtspräkordial verspätet ($V_1 \geqq 0{,}03$ sec)
S in V_5 und V_6 breit und tief.
T rechtspräkordial, präterminal negativ.
Sokolow-Index: R V_1 + S V_5 1,5 mV.
Verschiebung der Übergangszone nach linkspräkordial (V_5, V_6) (nicht obligat).
P-dextrocardiale (nicht obligat). (Abb. 103).

Eine Hypertrophie des rechten Ventrikels infolge *vermehrter Volumenbelastung* des rechten Herzens tritt bei folgenden *Erkrankungen* auf:
Partielle Lungenvenentransposition, Vorhofseptumdefekt (vorwiegend Sekundumtyp (Abb. 105), beim Vorhofseptumdefekt vom Primumtyp treten bei schweren Fällen zusätzlich die Zeichen der Linkshypertrophie hinzu), Transposition der großen Gefäße.

In Abb. 103 und 106 ist das Verhalten des EKG in der Brustwandableitung V_1 bei Widerstands- und Volumenbelastung des rechten Ventrikels gegenübergestellt. Bei der vermehrten Volumenbelastung kommt es infolge der Dilatation des rechten Ventrikels zum Auftreten eines inkompletten Rechtsschenkelblockes, in V_1 findet sich deshalb vorwiegend ein doppelgipfliger QRS-Komplex. Bei der Widerstandshypertrophie findet sich dagegen eine hohe R-Zacke in V_1 verbunden mit einer ausgeprägt präterminalen T-Welle. Meist geht dieser schmalen R-Zacke eine kleine Q-Zacke voraus. Die Abl. V_1 verhält sich somit bei der Rechtshypertrophie entsprechend Abl. V_6 bei Linkshypertrophie (Faustregel: »$V_1 = V_6$«). Die der schmalen, hohen R-Zacke vorausgehende kleine Q-Zacke bei Rechtshypertrophie in Abl. V_1 wird auf eine Hypertrophie der Crista terminalis zurückgeführt. Hämodynamisch ist diese elektrokardiographische Befundkonstellation nicht selten mit einer Trikuspidalinsuffizienz kombiniert.

γγ) **Kombinierte links- und rechtsventrikuläre Hypertrophie**

Die »elektrokardiographische Diagnose« einer *biventrikulären Hypertrophie* ist erschwert, da meistens entweder die Linkshypertrophie überwiegt oder die Vektoren des rechten oder linken Ventrikels sich gegenseitig aufheben. Elektrokardiographisch verwertbare Hinweise findet man nur in etwa 15% der Fälle. Verbinden sich die Zeichen einer univentrikulären Hypertrophie mit einem dieser Hypertrophie nicht entsprechenden Lagetyp, so sollte an eine biventrikuläre Hypertrophie gedacht werden. Die häufigste Konstellation sind Linkshypertrophiezeichen in den Brustwandableitungen, kombiniert mit einem Rechts- bis Steiltyp in den Extremitätenableitungen. Auch das Auftreten von P-Veränderun-

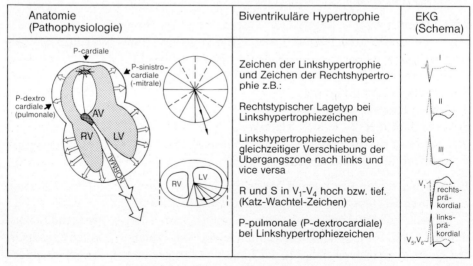

Abb. 107. Biventrikuläre Hypertrophie, typische EKG-Veränderungen.

gen, die im Gegensatz zur Hypertrophie stehen, z. B. ein P-pulmonale bei Linkshypertrophie, sind differentialdiagnostisch zu verwertende Hinweise. Seltenere Hinweise sind eine Verschiebung der Übergangszone stark nach links sowie das Auftreten von Rechts- und Linkshypertrophiezeichen in den Brustwandableitungen (hohe R-Zacken und gleichzeitig tiefe S-Zacken in Abl. V_2–V_4, *Katz-Wachtel-Zeichen*) (Abb. 107, 109).

Zusammenfassend befinden sich bei der kombinierten links- und rechtsventrikulären Hypertrophie folgende elektrokardiographischen Befunde:
Zeichen sowohl der Linkshypertrophie als auch der Rechtshypertrophie.
Rechtstypischer Lagetyp bei Linkshypertrohpiezeichen.
Linkshypertrophiezeichen bei gleichzeitiger Verschiebung der Übergangszone nach links.
Hohe R-Zacke und gleichzeitig tiefe S-Zacke in Abl. V_1 bis V_4 (Katz-Wachtel-Zeichen, wichtige Leitdiagnose bei größerem Ventrikelseptumdefekt).
P-pulmonale (P-dextrocardiale) bei Linkshypertrophiezeichen (Abb. 107).

Eine *Hypertrophie des linken und rechten Ventrikels* kommt bei folgenden *Erkrankungen* vor:
Kombinierte Mitral- und Aortenklappenfehler (Abb. 108), Mitralstenose und Hypertonie, chronische Cor pulmonale und Hypertonie, Endstadium von Klappenfehlern des linken Herzens, angeborene Herzfehler (länger bestehender, höhergradiger drucktrennender Ventrikelseptumdefekt, druckangleichender Ventrikelseptumdefekt (Abb. 109), länger bestehendes drucktrennendes aortopulmonales Fenster, druckangleichendes aortopulmonales Fenster, länger bestehender Ductus arteriosus apertus, Ventrikelseptumdefekt mit Eisenmenger-Reaktion.

δδ) Kammerextrasystolie

Ventrikuläre Extrasystolen, ventrikuläre Tachykardien und ventrikuläre Ersatzrhythmen gehen im Vergleich zum Normal-EKG mit hohen Ausschlägen der QRS-Gruppe einher. Das gleiche gilt für das WPW- und Mahaim-Syndrom. Bei regelrechter Erregungsausbreitung heben sich 95% der Momentanvektoren gegensinnig auf. Bei den vorweg beschriebenen Rhythmusstörungen mit asynchroner Erregungsausbreitung neutralisieren sich weniger Einzelvektoren, es kommt zum Wegfall »der physiologischen Niederspannung«, die im EKG registrierten Ausschläge des QRS-Komplexes werden höher (Abb. 110, SCHÄFER, 1951).

εε) Ventrikuläre Schenkelblöcke

Auch beim Linksschenkelblock und beim Rechtsschenkelblock kommt es infolge des Wegfalles der »physiologischen Niederspannung« zu einer Amplitudenzunahme der R-Zacke. Ein Rechtsschenkelblock demaskiert vorwiegend eine

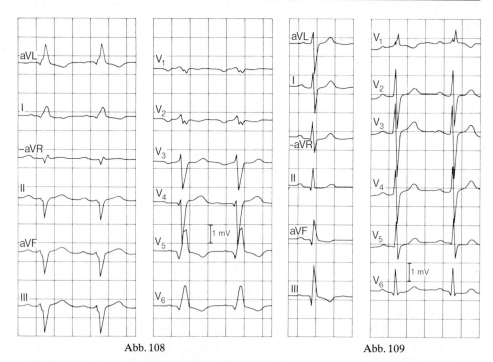

Abb. 108.   Abb. 109

Abb. 108. Links- und Rechtshypertrophie. Überdrehter Linkstyp in den Extremitätenableitungen. Unvollständiger Linksschenkelblock als Zeichen der Linkshypertrophie; P-mitrale und sinistrocardiale als Zeichen der Überlastung des linken Vorhofs. Verschiebung der Übergangszone nach links als Zeichen der zusätzlichen Rechtsbelastung.
F. A.; männlich, 54 Jahre; dekompensiertes Aortenvitium mit schwerer pulmonaler Hypertonie und relativer Trikuspidalinsuffizienz.

Abb. 109. Biventrikuläre Hypertrophie. Rechtstyp; hohe R-Zacke rechtspräkordial als Zeichen der Rechtshypertrophie. Zusätzlich hohe R- und tiefe S-Zacken in V_2 bis V_4 als Zeichen der zusätzlichen Linkshypertrophie (Verschiebung der Übergangszone nach rechts, sog. Katz-Wachtel-Zeichen). A. I.; 16 Jahre, weiblich; druckangleichender Ventrikelseptumdefekt mit gekreuztem Shunt.

Rechtshypertrophie, ein Linksschenkelblock vorwiegend eine Linkshypertrophie. Will man eine Kammerhypertrophie trotzdem sicher beurteilen, muß ein normaler QRS-Komplex im EKG zu sehen sein. Eine Vorhofhypertrophie kann trotz eines bestehenden Schenkelblockes diagnostiziert werden (Abb. 111).

b) Niederspannung

Von einer Niederspannung im EKG spricht man, wenn die Amplitude des QRS-Komplexes (R-Zacke) in den Extremitätenableitungen 0,5 mV und in den Brustwandableitungen 0,7 mV nicht überschreitet. Eine Niederspannung kann

1. Amplitudenänderung des QRS-Komplexes

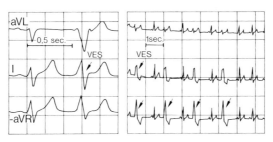

Abb. 110. Ventrikuläre Extrasystolie mit deutlicher Amplitudenzunahme der Extrasystolen (Wegfall der physiologischen Niederspannung, weiteres s. Text).

sowohl isoliert im Extremitäten-EKG (periphere herzferne Niederspannung) als auch isoliert im Brustwand-EKG (präkordiale herznahe Niederspannung) auftreten. Von einer universalen Niederspannung spricht man, wenn die Amplitude sowohl in den Extremitäten- als auch in den Brustwandableitungen klein ist. Der Niederspannung können zugrundeliegen:

α) Projektionsbedingte Ursachen.
β) Extrakardiale Ursachen.
γ) Perikardiale Ursachen.
δ) Myokardiale Ursachen.

α) Projektionsbedingte Ursachen

Eine projektionsbedingte Niederspannung kommt vorwiegend isoliert in einzelnen Ableitungen vor. Projiziert sich der Hauptsummationsvektor in der QRS-Gruppe senkrecht auf eine der Ableitungslinien, so ist der Ausschlag dieser Ableitung sehr klein.

Beispiel: Abl. I bei Steiltyp. Abl. II beim Übergang vom Linkstyp in einen überdrehten Linkstyp, Abl. III bei Linkstyp.

Die sagittale Einstellung des größten QRS-Momentanvektors führt zu einer Amplitudenverkleinerung in den Extremitäten-, nicht in den Brustwandableitun-

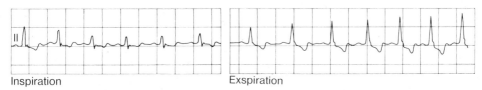

Abb. 111. Frequenzabhängiger Linksschenkelblock während der Atemphasen. Zunahme der Amplitude des QRS-Komplexes mit Auftreten des Schenkelblockes (Wegfall der physiologischen Niederspannung, weiteres s. Text).

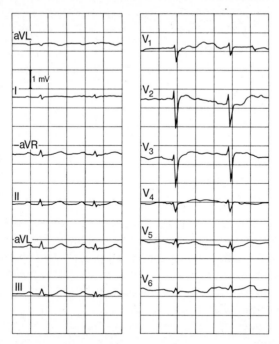

Abb. 112. Periphere Niederspannung, zusätzlich Zeichen der Rechtsherzbelastung nachweisbar. Steiltyp; Verschiebung der Übergangszone nach links. B. M.; 76 Jahre, männlich; chronisch-bronchitisches Syndrom mit Lungenemphysem.

gen. Es finden sich gleichgroße S-Zacken sowohl in den Extremitäten- (S_I-, S_{II}-, S_{III}-Typ) als auch in den Brustwandableitungen. Projektionsbedingt sind ebenfalls die kleinen R-Zacken in den linksventrikulären Abl. V_5, V_6 bei der Dextroversio cordis (s. S. 132).

β) Extrakardiale Ursachen

Bei peripheren Ödemen und ausgeprägter Adipositas werden die vom Herzen kommenden Potentiale abgeschwächt, wodurch vorwiegend in den Extremitätenableitungen eine *(periphere, herzferne) Niederspannung* resultiert. Auch bei einem Lungenemphysem sind die Ausschläge von QRS in den Standardableitungen häufig isoliert klein (Abb. 112). Bei einer starken Fettansammlung im Bereich der vorderen Brustwand, bei großen Mammae, bei einem linksseitigen Pleuraerguß wird häufig die Spannung der präkordialen Ableitungen vermindert *(präkordiale, herznahe Niederspannung)*. Wenn auch diese Form der Niederspannung selten ist, so ist ihre Ursache jedoch pathophysiologisch gut zu verstehen. An umschriebenen Stellen der vorderen Brustwand kommt es durch die entsprechenden Krankheits-

1. Amplitudenänderung des QRS-Komplexes

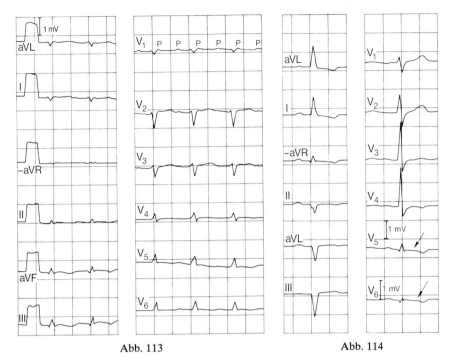

Abb. 113   Abb. 114

Abb. 113. Ubiquitäre myokardiale Niederspannung bei Amyloidose des Herzens (histologisch durch Myokardbiopsie gesichert). Niedrige Ausschläge von P und des QRS-Komplexes in den Extremitäten- und Brustwandableitungen.
Merke: Gegen eine Pericarditis constrictiva spricht die niederamplitudige P-Zacke. Die Pericarditis constrictiva (calcarea) geht, da die Vorhöfe außerhalb des Perikardpanzers liegen, mit einer hohen P-Zacke (meist P-sinistrocardiale bei kleiner R-Amplitude) einher.

Abb. 114. Myokardiale präkordiale herznahe Niederspannung in Abl. V_5, V_6 bei Zustand nach Posterolateralinfarkt (pathologisches Q in Abl. II, aVF, III, angedeutete Hebung von ST mit terminal negativem T in Abl. II, aVF, III, V_5, V_6). H. A.; 55 Jahre, männlich; koronare Herzkrankheit.

bilder zu einer isolierten Potentialminderung. Die gleichen Überlegungen erklären das Auftreten einer linkspräkordialen Niederspannung beim Zwerchfellhochstand zum Beispiel durch die Gravidität oder beim Meteorismus.

γ) Perikardiale Ursachen

Große Perikardergüsse der verschiedensten Ätiologie verursachen häufig eine ausgeprägte Niederspannung in allen Ableitungen *(ubiquitäre Niederspannung)*. Auch die Perikardschwiele bei kalzifizierter konstriktiver Perikarditis (Abb. 65) geht mit einer Amplitudenverkleinerung einher. Besondere Beachtung ist hier bei der P-Zacke und den Kammerendteilveränderungen zu widmen. Bei der konstrik-

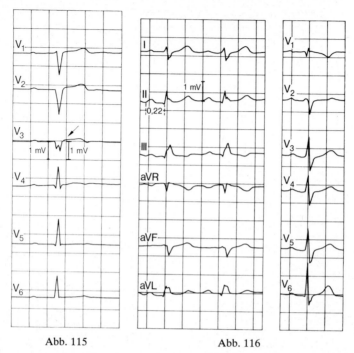

Abb. 115   Abb. 116

Abb. 115. Umschriebene herznahe Niederspannung (Pfeil) bei Zustand nach Anteroseptalinfarkt (R-Verlust in V_2 bis V_3) sog. Periinfarction block.

Abb. 116. Morbus Ebstein: Periphere herzferne Niederspannung, Rechtstyp, inkompletter Rechtsschenkelblock (»klassischer« Rechtsschenkelblock). AV-Block I. Grades. Ch. J.; 32 Jahre, weiblich. Morbus Ebstein durch intrakardiales EKG und Druckmessung gesichert.

tiven Perikarditis sind die P-Zacken im allgemeinen normal hoch, da die Vorhöfe extraperikardial liegen.

δ) Myokardiale Ursachen

Bei schwer myokardial geschädigtem Herzen mit Herzdilatation wird unabhängig von der Ätiologie (diffuse koronare Herzkrankheit, Zustand nach Myokarditis, kongestive Kardiomyopathie s. Abb. 113) häufig eine Niederspannung beobachtet. Sie tritt bevorzugt in den *Extremitätenableitungen* auf, nicht selten mit zusätzlicher rechts- bzw. linksventrikulärer Leitungsverzögerung (Arborisationsblock). Im Ablauf eines Herzinfarktes kann sich infolge eines Perikardergusses eine Niederspannung entwickeln. Nach einem Herzinfarkt kann infolge einer regionalen fibrotisch bedingten Leitungsverzögerung eine Niederspannung in den infarkttypischen Brustwandableitungen manchmal beobachtet werden (Periinfarction-

Tab. 4. Erkrankungen mit EKG-Leitsymptom Niederspannung.

Diagnose	Niederspannung	P-Zacke	QRS-Komplex und Kammerendteile
Lungenemphysem mit chron. Cor-pulmonale	periphere Niederspannung (I-III)	P-dextrocardiale, P-pulmonale	rechtstypischer Lagetyp; ggf. überdrehter Linkstyp
Konstriktive Perikarditis	Allgemeine Niederspannung (I-III, V_1-V_6)	P-sinistrocardiale, P-mitrale	P-Zacke etwa gleichgroß wie das Kammer-EKG(!); ggf. ubiquitäre Aussenschichtsschädigung, doppelgipflige T-Welle.
Hypothyreose	Allgemeine Niederspannung (I-III, V_1-V_6)	abgeflachte, biphasische P-Zacke	Sinusbradykardie, AV-Block I°, verlängerte rel. QT-Dauer, abgeflachte, z.T. präterminale negative T-Welle
Morbus Ebstein	periphere Niederspannung + RSB(!) (I-III)	P-dextrocardiale, P-pulmonale	meist Normaltyp mit RSB von kleiner Amplitude; Phono: 3. u. 4. Herzton; AV-Block I.°
Amyloidose des Herzens	Allgemeine Niederspannung (I-III, V_1-V_6)	abgeflachte, biphasische P-Zacke	AV-Block I. Grades; abgeflachtes T, therapieresistente Herzinsuffizienz; Phono: frühdiastolischer Extraton

Block (Abb. 114, 115). Werden bei einer Niederspannung gleichzeitig Größe und Form des QRS-Komplexes, der P-Zacke, die ST-Strecke und die T-Welle beobachtet, lassen sich Formbilder von pathognomonischer Bedeutung abgrenzen (Abb. 116). In Tab. 4 sind Erkrankungen dargestellt, bei denen die Niederspannung elektrokardiographisches Leitsymptom ist.

c) Spannungswechsel

Ein von Schlag zu Schlag auftretender Spannungswechsel des QRS-Komplexes kennzeichnet den *elektrischen Alternans* (Abb. 117, 118). In Analogie zum mechanischen Alternans (Pulsus alternans) alternieren unter Wahrung der elektrischen Herzachse und der Grundfrequenz Störungen der Erregungsrückbildung, Erregungsausbreitung und Erregungsbildung in regelmäßiger Folge. Häufig läßt sich auch ein alternierendes Größer- und Kleinerwerden der P-Zacken erkennen. *Ursache des elektrischen Alternans* ist eine ungenügende Erholung des Herzmuskels in der verfügbaren Zeit (Diastole). Der Alternans ist deshalb als Zeichen der Ermüdung eines geschädigten oder überbeanspruchten Herzens zu interpretieren und wird vorwiegend im Verlauf paroxysmaler supraventrikulärer Tachykardien und/oder bei erheblichen Myokardschädigungen und Überlastungen (hypertensive Herzkrankheit, Aortenvitien, Myokardinfarkt) beobachtet. Auch ist es nicht

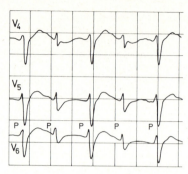
Abb. 118. Elektrischer Alternans.

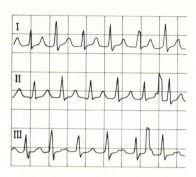
Abb. 117. Elektrische Alternans.

selten, daß nach elektrischer Konversion eines Vorhofflatterns zum Sinusrhythmus ein elektrischer Alternans von P entsteht. Pathogenetisch unklar ist ein häufiges Auftreten bei Perikardergüssen. Der elektrische Alternans besitzt bedingten Krankheitswert und erfordert weitere diagnostische Maßnahmen unter dem Aspekt einer Myokardschädigung.

2. Verbreiterung von QRS über 0,11 sec

Eine Verbreiterung der QRS-Gruppe über 0,11 sec ist Ausdruck einer Störung der intraventrikulären Erregungsausbreitung. Sie wird beobachtet bei (Abb. 119):
a) Vollständigem Rechtsschenkelblock.
b) Vollständigem Linksschenkelblock.
c) Arborisationsblock.
d) Diffusem intraventrikulärem Block.

a) Vollständiger Rechtsschenkelblock

Der vollständige Rechtsschenkelblock wird in zwei Typen unterteilt:
α) Rechtsschenkelblock vom *Wilson-Typ*.
β) »Klassischer« Rechtsschenkelblock *(Bayley-Block)*.

α) Rechtsschenkelblock vom Wilson-Typ

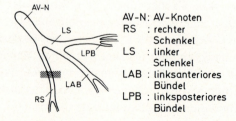

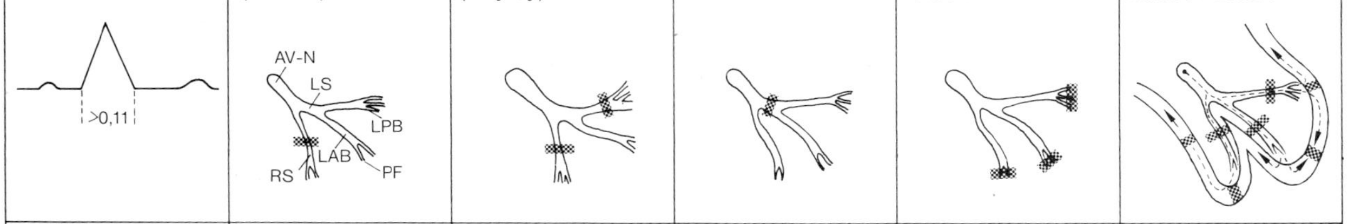

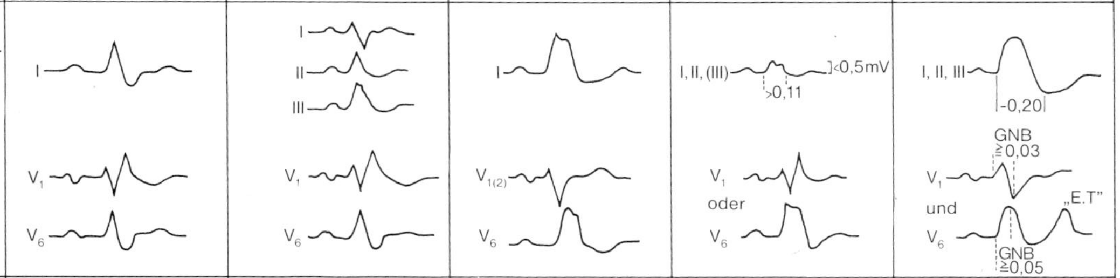

2. Verbreiterung von QRS über 0,11 sec

EKG	RSB (Wilson)	"Klassischer" RSB (Bayley)	LSB	Arborisationsblock	Diffuser intraventrikulärer Block
Extremitäten-Abl.	I, II, III	I, II, III	I	I, II, (III)	I, II, III
Brustwand-Abl.	V_1, V_6	V_1, V_6	$V_{1(2)}$, V_6	V_1 oder V_6	V_1 und V_6
Zusätzliche zu QRS >0,11 sec Formkriterien	Tiefe, breite S-Zacke, Abl. I, V_6 M-Form des Kammerkomplexes V_1 GNB $V_1 (V_2) \geq 0,03$ sec ST in $V_1 (V_2)$ gesenkt mit präterminalem T	Brustwandableitungen entsprechend RSB-Wilson Zusätzlich in Extremitätenableitungen: Rechtstyp, überdrehter Rechtstyp ($\leq$ linksposteriorer Hemiblock)	"Abgebrochener Zuckerhut" I, V_5, V_6 tiefe S-Zacken $V_{1(2)} - V_{3(4)}$ GNB $V_6 \geq 0,05$ sec ST in I, V_5, V_6 gesenkt mit präterminalem T Fehlende Q-Zacken I, aVL, V_5, V_6	Niedervoltage in Extremitätenableitungen Brustwandableitungen: Links- oder Rechtsschenkelblockbild	QRS-Verbreiterung ~ 0,20 sec gleichzeitige Rechts- und Linksverspätung; ggf. Zeichen des Hyperkaliämie-EKG mit "Erstickungs-T" (E.T.)

Abb. 119. Differentialdiagnose: QRS-Verbreiterung $\geq 0,11$ sec.

Beim vollständigen Rechtsschenkelblock vom Wilson-Typ liegt eine Leitungsunterbrechung des rechten Tawara-Schenkels vor (unifaszikuläre Blockierung, s. S. 440). Dies führt zu einer verzögerten Erregung des rechtsventrikulären Myokards.

Es finden sich folgende **EKG-***Kriterien* (Abb. 120):
QRS ≧ 0,11 sec.
GNB in V_1: ≧ 0,03 sec.
Senkung von ST mit präterminal negativem T in V_1, V_2.
Breite plumpe S-Zacke in I, II, aVF, V_5, V_6.
R in V_1 M-förmig aufgesplittert.
Meist Rechts- oder Horizontaltyp.

β) Klassischer Rechtsschenkelblock (Bayley-Block)

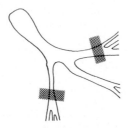

Beim »klassischen Rechtsschenkelblock« liegt eine Leitungsstörung im rechten Tawara-Schenkel und im linksposterioren Faszikel des linken Tawara-Schenkels vor (bifaszikulärer Block, s. S. 446). Dies führt zu einer verspäteten Erregung des rechten und linksposterioren Kammermyokards.

Der »klassische Rechtsschenkelblock« geht mit folgenden **EKG-***Kriterien* einher (Abb. 121):
GNB in V_1 ≧ 0,03 sec.
Hohes, breites und aufgesplittertes R in III, aVF.
Tiefes, breites und aufgesplittertes S in I und aVL.
QRS in V_1 M-förmig aufgesplittert.
Tiefe, breite S-Zacke in V_6.
Diskordantes Verhalten der ST-Strecke und der T-Welle zum QRS-Komplex.
Rechts- und/oder überdrehter Rechtstyp.

Formanalytisches Charakteristikum des »klassischen Rechtsschenkelblocks« ist die Kombination eines Rechts- bzw. eines überdrehten Rechtstyps mit einem vollständigen Rechtsschenkelblock.

Da die initiale Kammererregung beim Rechtsschenkelblock durch den linken Tawara-Schenkel läuft, ist der Rechtsschenkelblock durch eine normale initiale

2. Verbreiterung von QRS über 0,11 sec

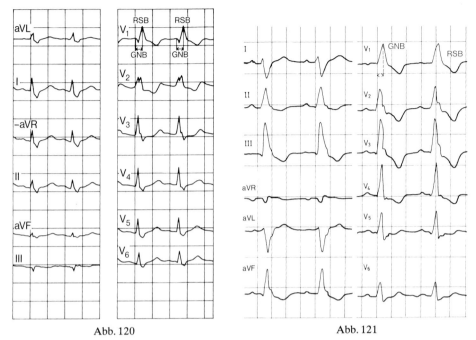

Abb. 120   Abb. 121

Abb. 120. Vollständiger Rechtsschenkelblock (Wilson-Typ). QRS-Breite 0,14 sec, tiefe breite S-Zacke in Abl. I, II, V_5, V_6. M-Form (rsR'-) des QRS-Komplexes in V_1, Verspätung der GNB in V_1 auf 0,043 sec.

Abb. 121. Klassischer Rechtsschenkelblock (sog. Bayley-Block) Rechtstyp; QRS-Breite in Abl. II, III 0,14 sec, tiefe breite S-Zacken in Abl. I, V_5, V_6. M (rsR'-) Form in V_1, GNB in V_1 mit 0,04 sec verspätet. Neue Nomenklatur: Bifaszikulärer Block. Extremitätenableitung: Rechtstyp = Linksposteriorer Hemiblock; Brustwandableitung: Rechtsschenkelblock (Wilson-Block).

Erregung des ventrikulären Erregungsleitungssystems und der anschließenden linksventrikulären Wandteile gekennzeichnet. Deshalb sind beim Rechtsschenkelblock wesentlich mehr zusätzliche diagnostische Aufschlüsse (Infarkt, Hypertrophie) möglich als beim Linksschenkelblock, bei dem die abnorme Erregungsausbreitung und Erregungsrückbildung das EKG-Bild ganz bestimmen.

Ein Rechtsschenkelblock kann *permanent* nachweisbar sein oder nur *vorübergehend* auftreten (unbeständiger Rechtsschenkelblock).

Beim vorübergehenden Auftreten eines Schenkelblockes sind *drei Arten unbeständiger Schenkelblockbilder* zu differenzieren:
1. *Transitorischer* Schenkelblock: Vorübergehend andauernd.
2. *Intermittierender* Schenkelblock: Vereinzelt auftretend.
3. *Alternierender* Schenkelblock: Regelmäßig oder unregelmäßig mit Normalschlägen im Wechsel auftretend.

Weiterhin wird zwischen *angedeutetem, unvollständigem* (oder partiellen) und *vollständigem* Rechtsschenkelblock unterschieden.

Angedeutet ist der Rechtsschenkelblock, wenn bei normaler QRS-Dauer in V_1 lediglich eine geringe Verspätung der größten Negativitätsbewegung sowie QRS-Splitterung (rsr-, rRr-, rr-) vorkommen, während die typischen Veränderungen des Rechtsschenkelblockes in den Extremitätenableitungen nur diskret oder gar nicht vorhanden sind (s. S. 160).

Der *unvollständige* (oder partielle) Rechtsschenkelblock unterscheidet sich vom *vollständigen* Rechtsschenkelblock dadurch, daß der QRS-Komplex nur bis 0,11 sec verbreitert ist. Des weiteren stellen sich die oben dargestellten QRS-Veränderungen in den Extremitätenableitungen und rechtspräkordialen Ableitungen in weniger starker Ausprägung dar (s. S. 160).

Vorkommen: Der vollständige Rechtsschenkelblock kommt häufiger als der vollständige Linksschenkelblock vor. Er tritt meist bei älteren Patienten mit einer Koronarinsuffizienz bzw. Kardiosklerose auf. Auch bei Myokarditis bzw. infektiös toxischer Myokardschädigung, sowie entzündlichen Erkrankungen der Koronargefäße (Periarteriitis nodosa, Endangiitis obliterans) wird er beobachtet. Ferner ist er Begleitsymptom bei Rechtshypertrophie, z. B. beim chronischen Cor pulmonale und bei Vorhofseptumdefekten mit großem Links-Rechts-Shunt. Bei Patienten mit einer Ventrikulotomie bzw. einem Verschluß eines großen Ventrikelseptumdefektes, wie dies bei der Fallotschen Tetralogie und Pentalogie sowie größeren isolierten Ventrikelseptumdefekten der Fall ist, wird er postoperativ beobachtet. Diese Art des vollständigen Rechtsschenkelblockes kann sich im Laufe der Jahre langsam zurückbilden. Ein angeborener Rechtsschenkelblock ist beschrieben, aber eine Rarität. Der frische Vorderwandinfarkt führt bei einer zusätzlichen Septuminfarzierung zum Auftreten eines vollständigen Rechtsschenkelblockes, meist in Kombination mit einem linksanterioren Hemiblock (s. S. 260, 463).

Ein unbeständiger vollständiger Rechtsschenkelblock wird bei ischämischen, toxischen und/oder entzündlichen Myokarderkrankungen beobachtet. Die jeweilige Krankheit führt zu einer kurzfristigen Schädigung des rechten Tawara-Schenkels mit Abnahme des Ruhemembranpotentials (Abnahme des intra-/extrazellulären Kaliumgradienten, K_i^+/K_e^+). Je niedriger das Ruhemembranpotential von einer Erregungswelle vorgefunden wird, um so langsamer wird diese Erregung weitergeleitet (s. S. 18).

Es entstehen Blockbilder der verschiedensten Schweregrade (angedeuteter, unvollständiger RSB- bzw. LSB). Die Erregungsleitungsstörung wird manchmal erst bei Frequenzanstieg (Vorhofstimulation, körperliche Belastung) manifest.

Ein *unbeständiger Rechtsschenkelblock* wird außerdem in folgenden Fällen beobachtet:
1. Akutes Cor pulmonale (s. S. 156).
2. Aberrierende intraventrikuläre Leitungsstörung (s. S. 419).
3. Medikamentöse Ursachen:
   Digitalisüberdosierung (s. S. 212), Überdosierung von Antiarrhythmika (s. S. 234).
   Bei vorgeschädigtem Erregungsleitungssystem kann es auch unter der Gabe von frequenzsteigernden Medikamenten wie Adrenalin, Orciprenalin, Atropin,

in seltenen Fällen auch Amylnitrit, zum Auftreten eines unbeständigen Blockbildes kommen (s. S. 419, aberrierende intraventrikuläre Erregungsausbreitung).
4. Intermittierendes WPW-Syndrom, Typ A (s. S. 497).
5. Linksventrikuläre Extrasystolen (s. S. 372, 583).

Die **Prognose** des EKG-Befundes eines Rechtschenkelblockes hängt davon ab, unter welchen Bedingungen er festgestellt wird. Entscheidend in seiner prognostischen Beurteilung ist der Zustand des Kammermyokards. Bei einem gesunden Herzen ist er ausschließlich ein elektrokardiographischer Befund, und als Befund ohne Krankheitswert, der ausschließlich regelmäßiger kardiologischer Kontrollen bedarf, zu interpretieren. Ein Rechtsschenkelblock im EKG ergibt keine Hinweise auf seine Ätiologie. Diese kann meist nur hypothetisch diskutiert werden und muß durch zusätzliche Untersuchungsbefunde (Anamnese, z. B. Zustand nach Myokarditis, Auskultation oder hämodynamische Untersuchungsmethoden des Herzens) mehr oder weniger sicher eruiert werden. Insbesondere ist es beim älteren Patienten nicht erlaubt, beim isolierten Auftreten eines Rechtsschenkelblocks »elektrokardiographisch« die Diagnose einer koronaren Herzkrankheit zu stellen. Der klassische Rechtsschenkelblock dagegen ist meist immer Folge einer erheblichen organischen myokardialen Schädigung mit Leitungsstörungen in beiden Kammern.

b) Der Linksschenkelblock

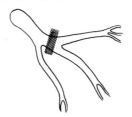

Einem *vollständigen* Linksschenkelblock liegt eine Leitungsverlangsamung bzw. eine Leitungsunterbrechung des linken Tawara-Schenkels vor. Dies führt zu einer verzögerten Erregung der linksventrikulären Myokardanteile.

Beim vollständigen Linksschenkelblock finden sich folgende **EKG-***Veränderungen* (Abb. 122):
QRS>0,11 sec.
GNB in V_5, V_6 ≥0,055 sec.
Hohe, breite, aufgesplitterte R-Zacke (Form eines abgebrochenen Zuckerhutes) in Abl. I, II, aVL, V_5 und V_6.
Fehlende Q-Zacken in Abl. I, II, aVL, V_5 und V_6.
Senkung von ST mit präterminal negativen T in Abl. I, II, aVL, V_5, V_6.
Tiefes breites S in III, aVR, aVF, V_1–V_3.

150   V. Differentialdiagnose des QRS-Komplexes

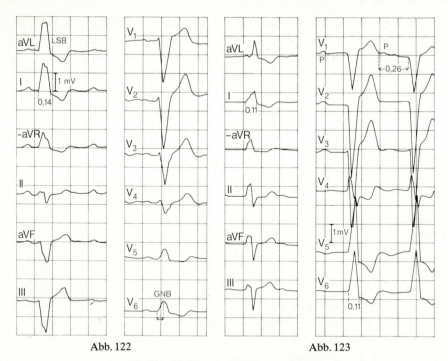

Abb. 122   Abb. 123

Abb. 122. Vollständiger Linksschenkelblock.
QRS-Breite 0,14 sec, Form des »abgebrochenen Zuckerhutes« in Abl. I, aVL, V_5, V_6. Entsprechend dem Blockbild tief deszendierende ST-Senkungen in diesen Ableitungen. GNB in V_6 mit 0,06 sec verlängert. A. B.; 53 Jahre, männlich, kongestive Kardiomyopathie.

Abb. 123. Unvollständiger Linksschenkelblock. QRS-Breite in I, II, V_5, V_6 0,11 sec. Geringgradige Verspätung der GNB in V_6. Angedeutete Form des »abgebrochenen Zuckerhutes«. Zusätzlich: Sinustachykardie, AV-Block I. Grades. W. H.; 60 Jahre, weiblich; lange bestehende Hypertonie, RR 230/120 mm Hg.
Merke: Eine Hypertonie- und Infarktdiagnostik ist bei einem unvollständigen und insbesonders vollständigen Linksschenkelblock nicht mehr möglich.

Der Übergang von dem rechtspräkordial stark negativen S zum linkspräkordial vorherrschenden R vollzieht sich meist abrupt in V_4, V_5. Meist linkstypisches EKG.

Charakteristisch für den vollständigen Linksschenkelblock ist die hohe und verbreitete R-Zacke in Abl. I, aVF, V_5 und V_6. Qualitativ ähnelt der QRS-Komplex einem *»abgebrochenen Zuckerhut«* (FRIESE).

Entsprechend dem Rechtsschenkelblock wird zwischen einem *vollständigen,* einem *unvollständigen* und einem *angedeuteten* Linksschenkelblock unterschieden. Er kann *permanent* nachweisbar sein oder nur *vorübergehend* auftreten.

Ein *vollständiger Linksschenkelblock* erfüllt die oben beschriebenen Kriterien, ein *unvollständiger Linksschenkelblock* wird diagnostiziert, wenn QRS weniger als 0,12 sec (0,10–0,11) dauert und die größte Negativitätsbewegung in V_5, V_6 verspätet beginnt (Abb. 123). Dieses Bild findet sich vor allem bei der Linkshypertrophie mit sekundärer Verzögerung der Erregungsausbreitung und Störung der Erregungsrückbildung. Oft ist die progredient zunehmende QRS-Verbreiterung und Linksverspätung bei der Verlaufsbeobachtung einer länger dauernden kardialen Linksüberlastung genau belegbar. *Angedeutet* ist der Linksschenkelblock, wenn bei normaler QRS-Dauer in I, V_6 lediglich eine geringe Verspätung der größten Negativitätsbewegung sowie QRS-Doppelgipfligkeiten vorkommen (Abb. 124). Bei gegensätzlicher Entwicklung des Kammeranfangsteil in I und III spricht man von der *diskordanten* Form des Linksschenkelblockes. Die seltene *konkordante* Form liegt vor, wenn der größte QRS-Momentanvektor in der Frontalebene steiler steht, so daß R in allen bipolaren Extremitätenableitungen positiv erscheint.

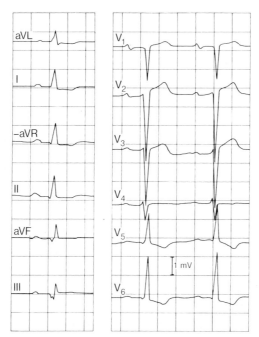

Abb. 124. Angedeuteter Linksschenkelblock. Keine Verbreiterung des QRS-Komplexes bei gering angedeuteter Linksverspätung in Abl. I, (II), V_5, V_6. Zeichen der linksventrikulären Hypertrophie (Sokolow-Lyon-Index RV_5 + SV_1 3,8 mV) mit Linksschädigungszeichen (tief deszendierende ST-Streckensenkung in Abl. I, II, V_5, V_6). Zusätzlich in Abl. II: doppelgipfliges P, verbreitert im Sinne des P-mitrale, +/– – Biphasie, verbreitert in V_1 im Sinne des P-sinistrocardiale. K. E.; 68 Jahre, männlich, Aortenstenose Schweregrad III–IV.
Merke: Eine Linkshypertrophie geht mit sehr schmalen QRS-Gruppen einher so daß eine »normale« Breite des QRS-Komplexes schon Ausdruck eines angedeuteten Linksschenkelblockes ist.

Vorkommen: Ein *permanent* nachweisbarer Linksschenkelblock kommt meist bei älteren Patienten mit schwerer Kardiosklerose vor. Außerdem findet er sich bei ischämischen, bei toxischen, entzündlichen Myokardschäden, bei dekompensierter Hypertonie und schweren kombinierten Aortenvitien. Ein *vollständiger* Linksschenkelblock ist wichtiges Leitsymptom der kongestiven Kardiomyopathie. Von manchen Autoren wird er als Frühsymptom dieser schweren Herzmuskelerkrankung angesehen. Ein angeborener Linksschenkelblock ist bekannt, aber extrem selten.

Bei einem *vollständigen Linksschenkelblock* ist ein Herzinfarkt nur sehr schwer im EKG zu erkennen. Ein frischer Hinterwandinfarkt mit zusätzlicher Septuminfarzierung führt zu einem vollständigen Linksschenkelblock, da die rechte Koronararterie den Stamm des linken Tawara-Schenkels versorgt. Verdächtig auf einen Hinterwandinfarkt ist bei einem Linkstyp die Entwicklung einer QS-Form *(fehlende R-Zacke)* in den Abl. III und aVF mit konkordanter T-Welle wenige Tage nach dem akuten Ereignis. Bei einem Steil- oder Mitteltyp kann das Auftreten einer *pathologischen Q-Zacke* in den Abl. II, III und aVF auf eine Hinterwandinfarzierung hinweisen.

Eine Linkshypertrophie-Diagnostik ist bei einem vollständigen Linksschenkelblock nicht möglich. Beim Linksschenkelblock kommt es zu einer asynchronen Erregungsausbreitung und Erregungsrückbildung des Kammermyokards. Im Vergleich zur normalen Erregung heben sich weniger Momentanvektoren auf, es kommt zum Wegfall der »physiologischen Niederspannung« (SCHÄFER, s. S. 137). Die R-Amplituden werden größer.

Die **Prognose** des Linksschenkelblockes richtet sich nach der Grundkrankheit. Es gibt durchaus Patienten mit einem vollständigen Linksschenkelblock, bei denen eine intensive kardiologische Funktionsdiagnostik (Ergometrie, Einschwemmkatheter, Linksherzkatheter, selektive Koronarangiographie) eine normale Ventrikelfunktion ergibt. Diese Patienten sollten dringend überwacht werden, da der vollständige Linksschenkelblock Frühsymptom einer sich später entwickelnden schwerwiegenden kongestiven Kardiomyopathie sein kann. Prognostisch ungünstig soll insbesonders die Kombination eines vollständigen Linksschenkelblockes mit einem überdrehten Linkstyp sein. Dabei findet sich in 60–70% der Patienten eine schwerwiegende myokardiale Schädigung, meist eine kongestive Kardiomyopathie. Prognostisch günstiger wird ein Linksschenkelblock mit Normaltyp bewertet.

Der ins Auge springende elektrokardiographische Befund des vollständigen Linksschenkelblockes, verleitet dazu, gleichzeitig eine schwerwiegende myokardiale Funktionseinschränkung mit schlechter Prognose anzunehmen. Dies ist unbedingt zu vermeiden, da die Prognose des Linksschenkelblockes in keinerlei Weise von dem elektrokardiographischen Befund abhängt, sondern von der mehr oder weniger starken Schädigung des Myokards bestimmt wird. Auch ist es nicht erlaubt, ohne zusätzliche anamnestische und klinische Angaben eine ätiologische Diagnose zu stellen. Ein Linksschenkelblock beim älteren Patienten ist nicht mit einer koronaren Herzkrankheit gleichzusetzen, es sei denn, es liegen entsprechende Symptome vor. Auch der Linksschenkelblock sollte wie die meisten elektrokardiographischen Veränderungen nur deskriptiv beschrieben werden, ohne ätiologische Diagnose und insbesonders ohne Wertung des myokardialen Zustandes.

Ein *vorübergehend nachweisbarer Linksschenkelblock* kann bei ischämischen, toxischen und/oder entzündlichen Herzmuskelerkrankungen vorkommen. Zusätzlich wird er in folgenden Fällen beobachtet:
1. Aberrierende intraventrikuläre Erregungsausbreitung (s. S. 419).
2. Überdosierung von Digitalisglykosiden, Überdosierung von Antiarrhyhtmika (s. S. 212, 234).
3. Schwere hypertensive Krise (meist inkompletter Linksschenkelblock, Pathophysiologie entsprechend akuter Lungenembolie, s. S. 156).
4. Intermittierendes WPW-Syndrom Typ B (s. S. 497).
5. Rechtsventrikuläre Extrasystolen (s. S. 372, 583).

c) Der Arborisationsblock (Verzweigungsblock)

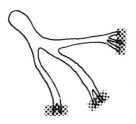

Beim Arborisationsblock finden sich folgende **EKG-***Kriterien:* QRS $\geq$ 0,12 sec, stark aufgesplittert, Niedervoltage (Abb. 125).

Häufig läßt sich in den Brustwandableitungen noch eine Gemeinsamkeit mit links- und rechtsschenkelblockartigen Bildern erkennen.

Ursachen: Dem Arborisationsblock liegt eine Leitungsverzögerung in den peripheren Verzweigungen (sogenannter Verzweigungsblock) des spezifischen Purkinjeschen Endfasernetzes zugrunde. Er wird bei ischämischen, toxischen und entzündlichen Myokarderkrankungen beobachtet. Er hat eine *ungünstige Prognose.*

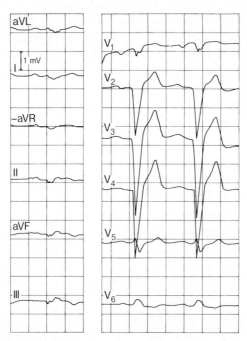

Abb. 125. Arborisationsblock. QRS-Breite 0,14 sec, periphere Niederspannung (Extremitätenableitung) linksschenkelblockartiges Verhalten in den Brustwandableitungen. S. K.; 58 Jahre, männlich, kongestive Kardiomyopathie.

d) Diffuser ventrikulärer Block

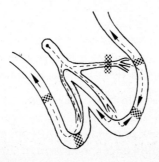

Beim diffusen, ventrikulären Block finden sich folgende **EKG-***Kriterien:* QRS-Komplex 0,20 sec, plump verbreitert.

Biphasische Deformierung, ähnlich Schenkelblockbildern, aber formal nicht identisch.

3. Knotung der QRS-Gruppe ohne Verbreiterung (<0,11 sec)

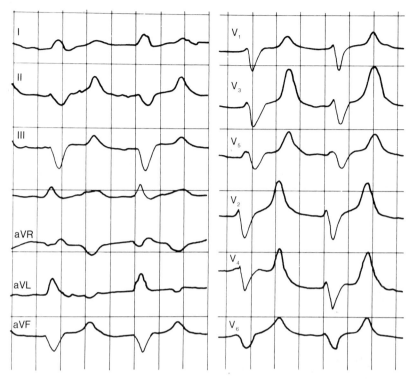

Abb. 126. Diffuse ventrikuläre Leitungsstörung, QRS mit 0,23 sec massiv verbreitert. Zusätzlich ausgeprägt spitz positiv überhöhte T-Wellen als Zeichen der Hyperkaliämie (sog. »Kirchturm«-T). N. A.; 48 Jahre, chronische Niereninsuffizienz, K^+ 10,0 mval/l.

Keine betont einseitige Verspätung der größten Negativitätsbewegung (Abb. 126).

Ursache: Dem diffusen, ventrikulären Block liegt eine mural lokalisierte Verlangsamung der Reizausbreitung zugrunde. Er wird vor allem bei Hyperkaliämie, bei Hypothermie, bei der Chinidinintoxikation und beim Sterbenden beobachtet. Seine Prognose ist schlecht.

3. Knotung der QRS-Gruppe ohne Verbreiterung (<0,11 sec)

Eine Knotung der QRS-Gruppe $\leq$ 0,11 sec kann in folgende Gruppen unterteilt werden:
1. Knotung der QRS-Gruppe in einer Ableitung des Extremitäten-EKG oder Abl. V_3, V_4 (Übergangszone).

2. Deutliche Knotung aller QRS-Gruppen (gegebenenfalls mit Niedervoltage).
3. Knotung in den linkspräkordialen Ableitungen (I, aVL, V_6, V_5).

Zu (1): Die Knotung der QRS-Gruppe in einer Ableitung des Extremitäten-EKG oder der Abl. V_3, V_4 sind vorwiegend projektionsbedingt. Es kommt ihr kein Krankheitswert zu.

Zu (2): Eine deutliche Knotung des QRS-Komplexes in den Extremitätenableitungen und in den Brustwandableitungen ist als Ausdruck einer intraventrikulären Erregungsausbreitungsstörung zu interpretieren. Der Befund wiegt schwerer, wenn zusätzlich eine Niedervoltage hinzutritt *(Arborisationsblock)* (Abb. 125).

Zu (3): Eine Knotung der QRS-Gruppe in den Linksherzableitungen I, aVL, V_5 und $V_6 \leqq 0{,}11$ sec entspricht dem unvollständigen Linksschenkelblock (s. Abb. 123).

Ihm kommt nur bedingt ein Krankheitswert zu. Als *Leitsatz* kann gelten:
Eine Knotung des QRS-Komplexes ohne Verbreiterung (<0,11 sec) in nur einer Ableitung ist meist projektionsbedingt. Ihr kommt nur bedingter Krankheitswert zu.

4. Der S_I/Q_{III}-Typ (McGinn-White-Typ)

Beim Rechts-, Steil- und Mitteltyp ist der Nachweis einer S-Zacke in Abl. I sowie einer Q-Zacke in Abl. III regelrecht. Auch beim Linkstyp kann eine S_I/Q_{III}-Konfiguration auftreten.

Für die Diagnose: *Akutes Cor pulmonale* ist das plötzliche Auftreten eines S_I/Q_{III}-Typ wesentlich.

Folgende **EKG-***Veränderungen* charakterisieren das akute Cor pulmonale (McGinn-White-Syndrom) (Abb. 127):
1. S_I/Q_{III}-Typ.
2. Tachykardie.
3. ST_I und ST_{II} verlaufen gesenkt, ST_{III} gehoben.
4. T in I und II sind positiv, T_{III} spitz negativ.
5. In den Brustwandableitungen ist die Übergangszone nach links verschoben.
6. In den präkordialen und auch in den linkspräkordialen Ableitungen bis zur Übergangszone sind die T-Wellen tief negativ.
7. Es kann eine rechtsventrikuläre Leitungsstörung hinzutreten, bei leichteren Fällen ein unvollständiger, in schweren Fällen ein vollständiger Rechtsschenkelblock.
8. In den präkordialen Abl. V_5/V_6 tiefe S-Zacke.

4. Der S_I/Q_{III}-Typ (McGinn-White-Typ)

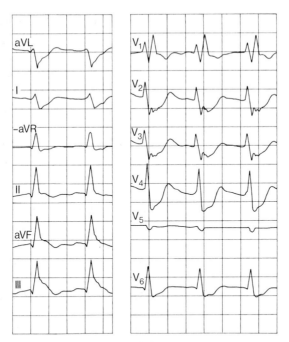

Abb. 127. S_I/Q_{III}-Typ bei akutem Cor pulmonale infolge Lungenembolie. Tachykardie, f: 120/min., Vorhofflimmern; Hebung der ST-Strecke in Abl. III, Senkung der ST-Strecke in Abl. I, ST in Abl. II isoelektrisch (nicht angehoben!), vollständiger Rechtsschenkelblock in V_1, S-Zacken V_5, V_6. M. E.; 55 Jahre, männlich.

9. P-pulmonale (selten).
10. QT-Verlängerung.
11. Rhythmusstörungen (Extrasystolen, gegebenenfalls Vorhofflimmern).
12. Flüchtigkeit der EKG-Veränderungen.

Die EKG-Veränderungen beim akuten Cor pulmonale sind auf die akute pulmonale Hypertonie mit konsekutiver, sofortiger Dilatation und Überdehnung des rechten Ventrikels zurückzuführen (rechtsventrikuläre Leitungsverzögerung bzw. unvollständiger und/oder vollständiger Rechtsschenkelblock). Das Herz rotiert um die Längsachse im Uhrzeigersinn (S_I/Q_{III}-Typ) und der rechte Ventrikel nimmt das ganze Praecordium (Verschiebung der Übergangszone nach links) ein. Die zusätzlich eventuelle Überlastung des rechten Vorhofs bedingt das P-pulmonale, die akute Drucksteigerung führt zu einer rechtsventrikulären, endokardialen, gegebenenfalls transmuralen Ischämie. (Kammerendteilveränderungen in den rechtspräkordialen Abl. III, aVF, V_1, V_2).

Die beschriebenen Kurvenabweichungen beim akuten Cor pulmonale treten nicht immer vollständig auf. Ein wichtiges Kennzeichen der EKG-Veränderungen ist ihre Flüchtigkeit. Die auftretende Veränderungen im Extremitäten-EKG können sich innerhalb von Stunden zurückbilden. Am frühesten bildet sich die Q-Zacke in Abl. III zurück, es folgt S_I, anschließend wird T_{III} wieder positiv. Auch die Verschiebung nach links bildet sich relativ rasch zurück.

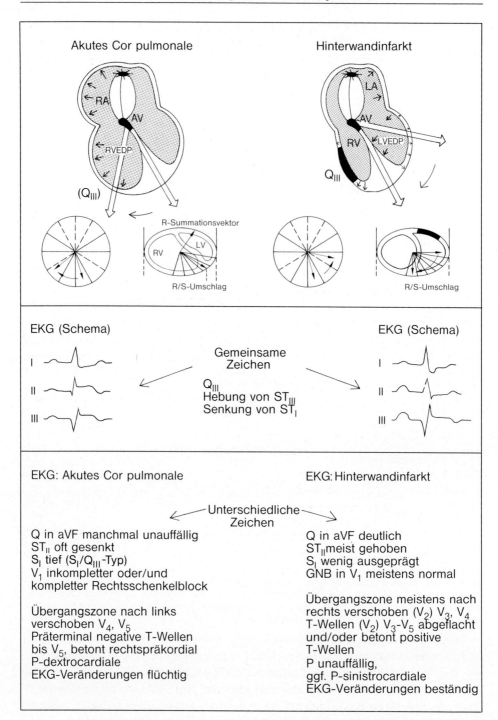

Abb. 128. Differentialdiagnose: Akutes Cor pulmonale – Hinterwandinfarkt.

Differentialdiagnostisch wichtig ist die Abgrenzung des *akuten Cor pulmonale* zum *Hinterwandinfarkt*. In Abb. 128 sind die Kriterien des Hinterwandinfarktes denen des akuten Cor pulmonale gegenübergestellt. Gegen einen Hinterwandinfarkt sprechen der rasche Ablauf der EKG-Veränderungen, fehlende Q-Zacken in Abl. II bzw. aVF und das Fehlen der gleichsinnigen Verlagerung der Abl. II und III. Auch die Zeichen der Rechtsverspätung und/oder Rechtsbelastung wie die tiefe S-Zacke in I, unvollständiger, oder vollständiger Rechtsschenkelblock!, die Verschiebung der Übergangszone nach links und das P-pulmonale sind differentialdiagnostisch ein wichtiger Hinweis für ein akutes Cor pulmonale. Gegenüber dem rudimentären Vorderwandinfarkt ist das akute Cor pulmonale dadurch abgrenzbar, daß die T-Negativität in den rechtspräkordialen Abl. V_1, V_2 (Rechtsschädigung!) deutlicher als in V_3, V_4 auftritt, daß sie nicht so spitz negativ ausgeprägt ist und daß sie zu den linkspräkordialen Ableitungen abnimmt.

Zum Kurvenbild des chronischen Cor pulmonale gibt es fließende Übergänge. Beim *chronischen Cor pulmonale* finden sich entsprechend der vermehrten Rechtsbelastung ebenfalls eine Verschiebung der Übergangszone nach links. Die ST-Strecke kann auch hier in den präkordialen Abl. V_1–V_3 mäßiggradig gesenkt sein, mit deutlich präterminal und/oder auch seltener terminal negativen T-Wellen. Eine plötzliche Zunahme der Rechtsbelastung beim chronischen Cor pulmonale oder bei einem Herzklappenfehler kann die typischen Veränderungen des akuten Cor pulmonale im EKG hervorrufen.

Folgende *Erkrankungen* können zum elektrokardiographischen Bild des akuten Cor pulmonale führen:
1. Massive Lungenembolie.
2. Venöse Luftembolie.
3. Fettembolie.
4. Akute Lungenkompression (z. B. Ventil-Pneumothorax).
5. Akute Belastung des Lungenkreislaufs bei präexistenter Einengung (Status asthmaticus, Lungenemphysem, Bronchitis).
6. Akute Kommunikation der arteriellen Lungenstrombahn mit Gefäßen höheren Druckes (zum Beispiel Perforation eines Aneurysmas der Aorta in die Lungenstrombahn).

5. S-Zacke in Abl. I/V_5, V_6

Eine S-Zacke in Abl. I, V_5 und V_6 ohne Verbreiterung der QRS-Komplexes ist beim überdrehten Rechtstyp, Steiltyp, Mitteltyp, Sagittaltyp regelrecht. Die größte Amplitude der S-Zacke findet sich beim überdrehten Rechtstyp, ihre Größe nimmt bis zum Mitteltyp zunehmend ab. Eine S-Zacke ausschließlich in V_5 und V_6 gehört zum Kurvenbild des überdrehten Linkstyps.

Es empfielt sich jedoch, eine S-Zacke in Abl. I stets durch die Abl. V_1 zu überprüfen. Tritt gleichzeitig in Abl. V_1 eine M-Form des QRS-Komplexes auf, so weist dies auf einen *vollständigen* oder *unvollständigen Rechtsschenkelblock* hin. Der Unterschied ist graduell. Sowohl beim unvollständigen als auch beim vollständigen Rechtsschenkelblock findet sich ein breites S in I, aVL, V_5 und V_6. Qualitativ imponiert das S des vollständigen Rechtsschenkelblockes plumper als das des unvollständigen. Die GNB ist in V_1 verspätet. Das *Kriterium* ihrer Differenzierung ist die *Dauer des QRS-Komplexes.* Ist dieser breiter als 0,12 sec liegt ein vollständiger Rechtsschenkelblock vor, beträgt die Dauer weniger als 0,12 sec handelt es sich um einen unvollständigen Rechtsschenkelblock.

Beim *unvollständigen Rechtsschenkelblock* finden sich folgende **EKG-** *Kriterien:*
QRS $\leqq$ 0,12 sec.
Tiefe und breite S-Zacke in Abl. I, aVL, V_5, V_6.
QRS-Komplex in V_1, M-förmig aufgesplittert.
GNB $\geqq$ 0,03 sec.
Meist rechtstypischer Lagetyp, Linkstyp.

Nach der Form des QRS-Komplexes in V_1 hat es sich bewährt, den unvollständigen Rechtsschenkelblock in drei **Typen** einzuteilen (Abb. 129):

Typ 1: rSr'-Form. V_1

Typ 2: RSR'-bzw. rSR'-Form. V_1

Typ 3: rsR'-Form. V_1

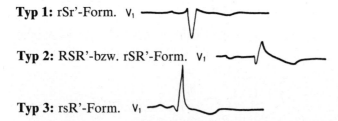

Leitsymptom für die Diagnose: Unvollständiger Rechtsschenkelblock (Synonyma: rechtsventrikuläre Leitungsverzögerung, Rechtsverspätungskurve) ist das Verhalten der rechtspräkordialen Abl. V_1 (bzw. V_{4r}, V_{3r}). Die 2. R-Zacke soll mindestens gleich so hoch wie die 1. R-Zacke (Typ 2) und/oder höher sein. Eine Verspätung der größten Negativitätbewegung muß nachweisbar sein. S-Zacken in V_5 und V_6 können auch bei einer Verschiebung der Übergangszone nach links ohne unvollständigen Rechtsschenkelblock vorkommen.

Der **Typ 1** des unvollständigen Rechtsschenkelblockes wird als physiologischer unvollständiger Rechtsschenkelblock (Synonyma: Angedeuteter Rechtsschenkelblock) bezeichnet. Es handelt sich um eine Formvariante meist herzgesunder, trainierter Jugendlicher (Abb. 130).

Dem **Typ 2** kommt bedingter Krankheitswert zu. Er kann ebenfalls Ausdruck einer Formvariante sein, häufiger wird er aber bei einer leichten Rechtshypertro-

Unvollständiger Rechtsschenkelblock (RSB)

	Typ 1 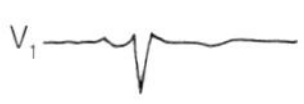 V_1	Typ 2 V_1 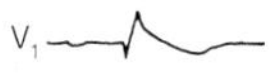	Typ 3 V_1 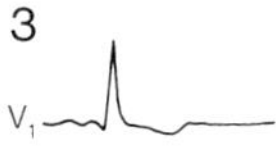
Formkriterien	rSr'	rSR', RSR'	rsR'
Vorkommen	Physiologischer, unvollständiger RSB, z.B. idiopathische Pulmonalektasie Vorhofseptumdefekt (ASDII)	Selten physiologische Variante; z.B. vermehrte Volumenbelastung rechtes Herz: ASDII; + überdrehter Linkstyp: ASDI	Vorwiegend bei vermehrter Druckbelastung des RV: z.B. Pulmonalstenose, Fallotsche Tetralogie, prim., sek. pulmonale Hypertonie, schwere Mitralstenose (III-IV)

Abb. 129. Typeneinteilung: Unvollständiger Rechtsschenkelblock.

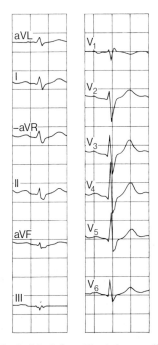

Abb. 130. Angedeuteter Rechtsschenkelblock (sog. Typ 1 des unvollständigen Rechtsschenkelblockes, physiologischer unvollständiger Rechtsschenkelblock). Schmale S-Zacken in Abl. I, – aVR, II, V_6. Normale QRS-Dauer. In V_1 geringe Verspätung der GNB.
Beachte: Beim angedeuteten Rechtsschenkelblock sind die S-Zacken in den Extremitätenableitungen nur diskret ausgebildet. B. A.; 32 Jahre; männlich, herzgesund.

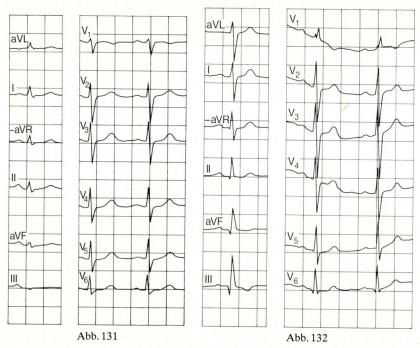

Abb. 131. Unvollständiger Rechtsschenkelblock, sog. Typ 2. QRS-Breite 0,11 sec, schmale S-Zacke in Abl. I, – aVR, II, V_5, V_6. rSr'-Form der QRS-Gruppe in V_1, geringe Verspätung der GNB in V_1. G. F.; 59 Jahre, herzgesund.
Merke: Diese Form des Rechtsschenkelblockes ist typisch für den Vorhofseptumdefekt vom Sekundum-Typ (ASD II) (s. Abb. 133).

Abb. 132. Unvollständiger Rechtsschenkelblock Typ 3. rSR'-Form des QRS-Komplexes in V_1. A. S.; 24 Jahre, weiblich, primär pulmonale Hypertonie.

phie sei es infolge von mehr Druck oder Volumenbelastung beobachtet (s. u.) (Abb. 131, 132).

Der **Typ 3** wird vorwiegend bei Druckbelastung des rechten Ventrikels beobachtet, so bei mittelschwerer bis schwerer Pulmonalstenose, Fallotscher Tetralogie, dem Cor pulmonale oder einer schweren Mitralstenose (s. u.) (Abb. 132).

Der *unvollständige Rechtsschenkelblock* kommt bei Hypertrophie und Dilatation der rechten Kammer bei partieller Leitungsunterbrechung im rechten Tawara-Schenkel selbst, bei Koronarinsuffizienz, bei antero-septalem Infarkt, bei Herzgesunden und Leistungssportlern vor. Bei letzteren ist die Ursache des unvollständigen Rechtsschenkelblocks die physiologische Rechtshypertrophie und Dilatation des rechten Ventrikels, die sich nach Beendigung des Trainings zurückbilden kann. Der unvollständige Rechtsschenkelblock ist *elektrokardiographisches Leitsymptom*

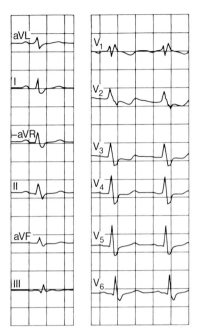

Abb. 133. Unvollständiger Rechtsschenkelblock (sog. Typ 2). M. G.; 43 Jahre, männlich, Vorhofseptumdefekt vom Sekundum-Typ.

der Vorhofseptumdefekte. Dabei weist die EKG-Konstellation eines unvollständigen Rechtsschenkelblockes bei Normaltyp auf einen Vorhofseptumdefekt vom Sekundum-Typ hin (Abb. 133), während ein unvollständiger Rechtsschenkelblock in Kombination mit einem überdrehten Linkstyp (manchmal zusätzlich AV-Block I. Grades) pathognomonisch für den *Septum-Primum-Defekt* (Endokardkissendefekte) (s. Abb. 133) ist. Beim Ebstein-Syndrom tritt ein Rechtsschenkelblock ebenfalls regelmäßig auf (s. Abb. 116). Infolge des kleinen hypoplastischen rechten Ventrikels findet sich meist ein Normaltyp mit einem Rechtsschenkelblock von kleiner Amplitude. Die verlagerte dysplastische Trikuspidalklappe führt zu einer sekundären Vergrößerung des rechten Vorhof, meist verbunden mit einer Trikuspidalinsuffizienz. Elektrokardiographisch findet sich deshalb zusätzlich meist ein P-dextrocardiale bzw. P-pulmonale. Ein vollständiger Rechtsschenkelblock beim Jugendlichen sollte deshalb immer an einen Vorhofseptumdefekt, in seltenen Fällen auch an einen Morbus Ebstein denken lassen.

Der *angedeutete Rechtsschenkelblock,* auch physiologischer Rechtsschenkelblock genannt, hat nie pathologische Bedeutung und wird bei sehr vielen Herzgesunden besonders bei Vagotonikern und Asthenikern beobachtet. Er ist meist ein Zufallsbefund (s. S. 160).

6. Q-Zacken

Q-Zacken können auf folgende **Ursachen** zurückgeführt werden (Abb. 134):
a) Physiologisch,
b) myokardialer Potentialverlust (»Nekrose-Q«),
c) myokardiale Potentialzunahme,
d) ventrikuläre Erregungsleitungsstörungen
 (Linksschenkelblock, linksanteriorer Hemiblock),
e) WPW-Syndrom.

a) Physiologische Q-Zacken

Die Depolarisation des Kammermyokards beginnt in der dorsokranialen Partie der linken Seite des Septums und schreitet zur rechten Septumseite fort. Dies erzeugt einen kleinen Momentanvektor nach vorne unten rechts, was physiologisch eine kleine Q-Zacke in den gegenüberliegenden linkspräkordialen Abl. I, aVL, V_5, V_6 bewirkt.

Eine *normale »physiologische« Q-Zacke* soll *weniger als ein Viertel der Amplitude von R* betragen und *nicht länger als 0,04 sec* dauern.

»Normale« Q-Zacken können in den Ableitungen auftreten, in denen R-Zacken ausgeprägt hoch sind. Beim Linkstyp in Abl. I, ggf. Abl. II und aVL, beim Rechts- und Steiltyp in Abl. II, III, aVF, beim Mitteltyp in allen Ableitungen des Extremitäten-EKG. In den Brustwandableitungen treten Q-Zacken vorwiegend in Abl. V_4 bis V_6 auf, besonders wenn dort die R-Zacken hoch sind. Sie können als Hinweis auf eine Linkshypertrophie gewertet werden.

Umgekehrt sind *fehlende Q-Zacken* bei ansonsten hohen R-Zacken nicht selten Ausdruck einer Septumfibrose (Abb. 135). Ihr Fehlen, insbesonders in den linkspräkordialen Ableitungen, kann bei rezidivierenden Ischämien auch auf hämodynamisch bedeutsame Muskelbrücken hinweisen. Diese führen zu einer systolischen und diastolitischen Unterbrechung der myokardialen Blutzufuhr, und reagieren mangelhaft auf Nitropräparate.

b) Q-Zacken infolge myokardialem Potentialverlust

Die QRS-Alteration beim Myokardinfarkt ist Ausdruck der Herzmuskelnekrose. Infolge der Nekrose werden im Bereich des Herzinfarktes keine elektromo-

6. Q-Zacken

Q-Zacken Breite ≤ 0,04 sec ≥1/4 Höhe QRS 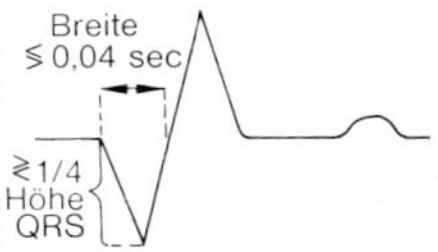	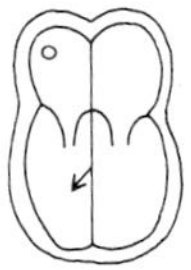 I	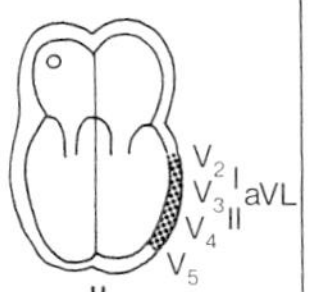 II	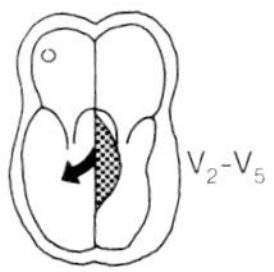 III	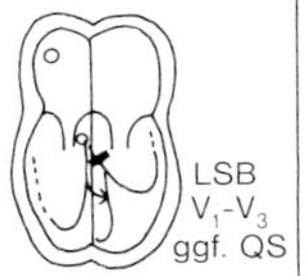 IV	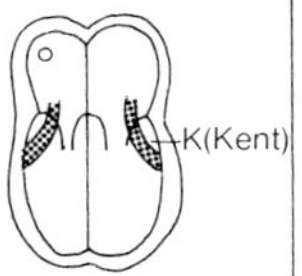 V
Ursache	Physiologische Q-Zacke, bedingt durch Lagetyp	Q-Zacke, bedingt durch myokardialen Potentialverlust („Nekrose-Q")	Q-Zacken, bedingt durch myokardiale Potentialzunahme (Hypertrophie)	Q-Zacken bei ventrikulärer Erregungsleitungsstörung (LSB, LAH)	Q-Zacken bei WPW-Syndrom
Q-Zacke, qualitativ	<0,04 sec, nicht tiefer 1/4 Höhe von QRS	„pathologisches" Q breiter >0,04 sec, tiefer 1/4 Höhe QRS	<0,04 sec, nicht tiefer 1/4 Höhe von QRS ggf. QS'	<0,04 sec, nicht tiefer 1/4 Höhe QRS	ggf.>0,04 sec; ggf. tiefer 1/4 Höhe von QRS, vorwiegend aVF, III, vorgetäuscht durch negative Delta-Welle
Beispiel	Q_{III} bei Linkstyp; bei tiefer Inspiration kleiner werdend	z.B. transmuraler Vorderwandinfarkt Q-Zacke in I (II); aVL; V_2-V_5; z.B. HW-Infarkt Q-Zacke in III, aVF	hypertrophe obstruktive Kardiomyopathie (HOCM) V_2-V_5	Linksschenkelblock V_1-V_3, ggf. QS-Form fehlendes Q; linkspräkordial	WPW, Typ B (A); Q_{III}, (negative Delta-Welle!), geg. QS (V_1), V_2 (V_3)

Abb. 134. Differentialdiagnose: Q-Zacken.

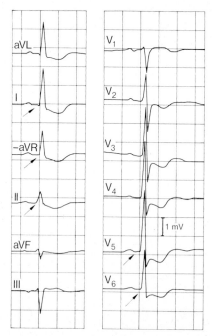

Abb. 135. Linksventrikuläre Hypertrophie infolge lang dauernder arterieller Hypertonie. Sehr schmale QRS-Komplexe in Abl. I, II, V_4 bis V_6. Tief deszendierende ST-Strecken mit präterminal negativen T-Wellen in diesen Ableitungen.
Auffällig ist das Fehlen der Q-Zacken in diesen linkspräkordialen Ableitungen. Septumfibrose?

torischen Kräfte mehr gebildet. Das Gesamtpotential ist von der nekrotischen Zone weggerichtet. So findet sich im EKG eine tiefe und breite Q-Zacke in den Ableitungen, die direkt über dem Infarktbezirk liegen (Abb. 136).

Für die *Diagnose eines Herzinfarktes* ist ein sogenanntes *pathologisches Q* ein wichtiges Kriterium. Es wird deshalb auch als *Infarkt-Q* oder *Nekrose-Q* bezeichnet.

Eine *pathologische Q-Zacke* liegt dann vor, wenn ihre Amplitude mindestens $1/4$ der höchsten R-Zacke in den Standardableitungen beträgt, sie soll mindestens 0,04 sec breit sein. Formkritisch wirkt das pathologische Q tief, breit und plump (Abb. 137).

Die zusätzliche Beurteilung der ST- und T-Strecke ermöglicht es zu differenzieren, ob es sich um das frische Stadium (ST-Hebung mit positivem T), um das Zwischenstadium (ST-Hebung mit negativem T), um das reaktive Folgestadium (isoelektrische ST-Strecke, T terminal negativ) oder um das Narbenstadium (isoelektrische ST-Strecke, T positiv) handelt.

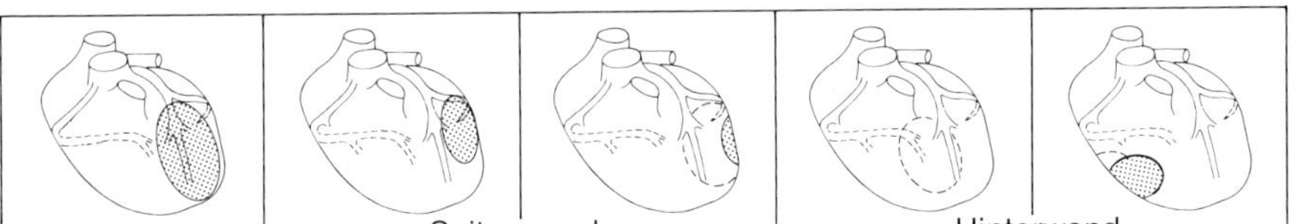

6. Q-Zacken

	Vorderwand	Seitenwand		Hinterwand	
		Anterolateral	Posterolateral	Posterior	Inferior
Q	I, (II), aVL $V_2, V_3, V_4 (V_5)$	I, (II), aVL V_5, V_6	(II); III; avF $(V_5); V_6$	II, III; aVF (V_6)	II; III; aVF —
R	R-Reduktion R-Verlust	meist erhalten	meist erhalten	hohes R in V_1, V_2	hohes R V_2, V_3

Abb. 136. Topographie der Q-Zacken beim Myokardinfarkt (weiteres s. Text).

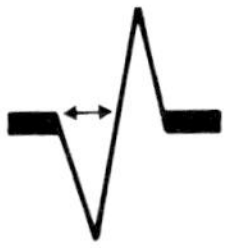

Abb. 137. Kriterium: Pathologische Q-Zacke (weiteres s. Text).

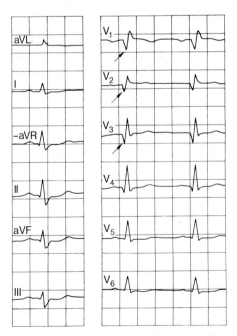

Abb. 138. Tiefe, breite, pathologische Q-Zacken in Abl. V_1 bis V_3 (V_4). Hebung der ST-Strecke mit positiver T-Welle in Abl. V_1–V_3. St. E., 54 Jahre, Zustand nach transmuralem Anteroseptalinfarkt mit Ausbildung eines Anteroseptalaneurysmas.

Pathologische Q-Zacken in *Abl. I* und *aVL* deuten auf einen transmuralen Vorderwandinfarkt hin, in den präkordialen Abl. V_2–V_4 (V_5) findet sich dann meist eine QS-Form durch die fehlenden R-Zacken *(sogenannter R-Verlust)* (Abb. 138).

GOLDBERGER spricht einer Q-Zacke in Abl. I dann Krankheitswert zu, wenn auch in aVL eine Q-Zacke mit einer Amplitude von mindestens 50% der folgenden R-Zacke und mindestens 0,04 sec Breite erscheint. Eine ST-Hebung oder terminale T-Negativität verstärken die Infarktvermutung.

Pathologische Q-Zacken in *Abl. III, aVF* und *Nebh D* weisen auf einen transmuralen Hinterwandinfarkt hin. In den gegenüberliegenden präkordialen Abl. V_2–V_4 finden sich dann sehr hohe R-Zacken (Abb. 139) *(indirekte Infarktzeichen)*.

Bei stummer Infarktanamnese kann ein pathologisches Q_{III} differentialdiagnostische Schwierigkeiten bereiten, da ein relativ breites Q_{III} auch bei ausgeprägter Linkslage (QS), bei Rechtslage (qR), bei Schwangerschaft, Adipositas, also auch bei Herzgesunden vorkommen kann.

Unter folgenden *Bedingungen* darf eine Q_{III} *als pathologisch* angesehen werden:
a) Q_{III} muß größer als $1/4$ der größten R-Zacke sein, die Dauer $\geq 0{,}04$ sec betragen.
b) Vor Q_{III} darf keine positive Zacke stehen (kleiner Qr- oder QR-Komplex).

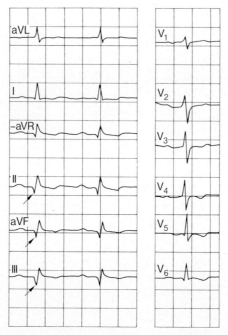

Abb. 139. Tiefe, breite Q-Zacke in Abl. II, aVF, III, sog. Pardée-R. Wo., E.; männlich, 75 Jahre, Zustand nach transmuralem inferioren Hinterwandinfarkt.

6. Q-Zacken

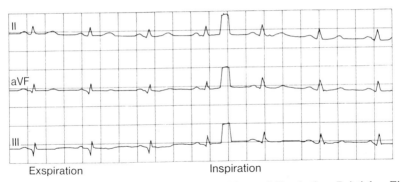

Abb. 140. Variables Verhalten der Q-Zacken während In- und Exspiration. Bei tiefem Einatmen kommt es zu einer deutlichen Reduzierung der Q-Zacke. Sog. Q_{III}-Linkstyp.

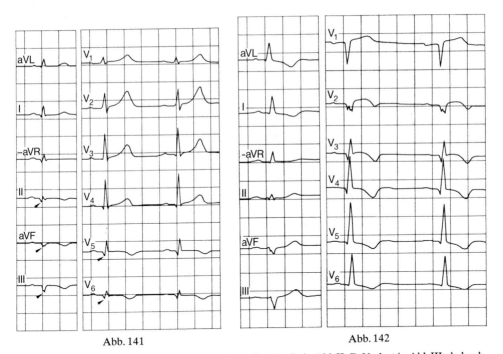

Abb. 141. Posterolateralinfarkt, Zwischenstadium. Pardée-Q. in Abl. II, R-Verlust in Abl. III, dadurch Typenwandel (Linkstyp wird überdrehter Linkstyp); pathologische Q-Zacken in Abl. V_5, V_6 (Seitenwand). Angedeutete Hebung der ST-Strecke mit terminal negativer T-Welle in Abl. II, aVF, III, V_5, V_6.
G. E., K.; 56 Jahre, männlich, koronare Herzkrankheit.

Abb. 142. R-Verlust in Abl. V_1, V_2 (sog. QS-Form des QRS-Komplexes), tiefe breite Q-Zacken in Abl. V_3, V_4. Hebung der ST-Strecke in Abl. V_1 bis V_3 (V_4) mit terminal negativer T-Welle; A. Y., W.; 48 Jahre, Vorderwandspitzeninfarkt mit Ausbildung eines Vorderwandaneurysmas (Infarktgeschehen im Zwischenstadium stehengeblieben).

c) Es darf kein Rechtstyp vorliegen, in I darf gleichzeitig keine S-Zacke vorhanden sein.
d) Ist gleichzeitig ein pathologisches Q in II und aVF nachweisbar oder ein spitznegatives T in II, III und aVF, ist Q_{III} infarktbedingt. Das gleiche gilt für die Abl. Nehb D (Abb. 140).
e) Die dem Q nachfolgende R-Zacke muß groß sein (mindestens 0,5 mV), ist R kleiner, muß Q mehr als 0,04 sec verbreitert sein.
f) Bei tiefer Inspiration darf Q_{III} nicht wesentlich kleiner werden oder ganz verschwinden (Differentialdiagnose zum sogenannten Q_{III} Linkstyp) (Abb. 140).

Der Nachweis pathologischer Q-Zacken in Abl. III, aVF, Nehb D sowie in den präkordialen Abl. V_5-V_6 spricht für einen *Posterolateralinfarkt* (Abb. 141). Der mehr *anterolateral* gelegene *Seitenwandinfarkt* ist durch das gleichzeitige Auftreten pathologischer Q-Zacken, in Abl. I, (II), aVL und den präkordialen Abl. V_5-V_6 charakterisiert.

Eine *tiefe, breite Q-Zacke* mit einer Persistenz der ST-Hebung und T-Negativität über die normale Verlaufszeit des Zwischenstadiums des Herzinfarkts hinaus weißt darauf hin, daß sich im nekrotischen Infarktareal ein *Herzwandaneurysma* ausgebildet hat (Abb. 142). Dieser elektrokardiographische Befund ist beweisend für ein transmurales Infarktgeschehen, eine Indikation zur Herzkatheteruntersuchung mit linksventrikulärer Angiographie und selektiver Koronarangiographie ergibt sich nur dann, wenn das Vorderwandaneurysma mit lebensbedrohlichen Rhythmusstörungen (vorwiegend Kammertachykardien), rezidivierenden arteriellen Emoblien und bedingt mit einer myogenen Linksherzinsuffizienz einhergeht. Auch ergibt sich eine zwingende Indikation zur invasiven Diagnostik dann, wenn nach überstandenem transmuralem Myokardinfarkt weiterhin Angina pectoris besteht, was auf eine koronare Mehrgefäßerkrankung hinweist. Mit dem Ruhe-EKG und der persistierenden ST-Streckenhebung ist die Diagnose eines Vorderwandaneurysmas ausreichend sichergestellt, die zusätzliche Durchführung einer Röntgenkymographie (systolische Lateralbewegung im Aneurysmabereich) ist obsolet. Ist die Indikation zur linksventrikulären Angiographie gestellt, zeigt sich im linksventrikulären Angiogramm eine typische paradoxe systolische Auswärtsbewegung.

Die Entwicklung eines Herzwandaneurysmas gilt als sicher, wenn 6 Wochen nach dem akuten Ereignis keine endgültige Rückbildung der ST-T-Streckenabweichung (ST-Elevation) eingetreten ist.

c) Q-Zacken infolge myokardialer Potentialzunahme

Die asymmetrische Hypertrophie des Kammerseptum bei der idiopathischen hypertrophen Subaortenstenose [(IHSS); hypertrophe Kardiomyopathien mit

Obstruktion (HOCM); asymmetrische Septumhypertrophie (ASH); hypertrophe Kardiomyopathie ohne Obstruktion (HNCM)] bewirkt einen verstärkten Momentanvektor in normaler primärer Erregungsausbreitungsrichtung von links nach rechts. Dies bedingt breite Q-Zacken in den gegenüberliegenden präkordialen Ableitungen.

Die *hypertrophe Kardiomyopathie* mit oder ohne Obstruktion [(IHSS), HOCM, (HNCM)] geht mit folgenden **EKG-***Veränderungen* einher:

Linkstyp, ggf. überdrehter Linkstyp.

Linkshypertrophiezeichen: R überhöht in I, aVL, V_5, V_6, positiver Sokolow-Lyon-Index (R V_5 + S V_1 ≧ größer 3,5 mV).

Linksschädigungszeichen: Senkung von ST mit Abflachung und/oder präterminal negativem T in Abl. I, aVL, V_5, V_6.

Q-Zacken in den präkordialen Brustwandableitungen, je nach Lokalisation der Hypertrophie. Z. B. können bei einer ausgeprägten Septumhypertrophie tiefe

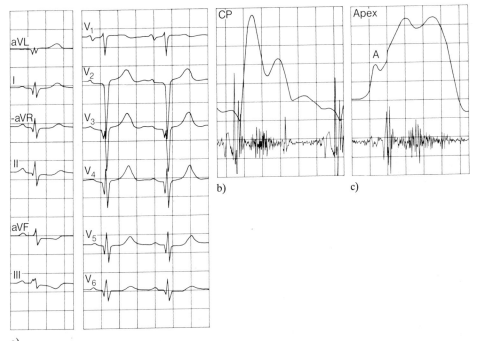

a)

Abb. 143. a) Hypertrophe Kardiomyopathie mit Obstruktion (HOCM, IHSS). QS-Form des Kammerkomplexes in Abl. V_2; tiefe breite Q-Zacken in Abl. V_3–V_6 (anteroseptal). b) Carotispuls (Cp): Typische Doppelgipfligkeit, mit doppelspindelförmigem Systolikum im Phonokardiogramm koinzidierend. c) Apex-Kardiogramm: Typische Doppelgipfligkeit, deutlich überhöhte, spitze A-Welle.

Beachte: Die hypertrophe Kardiomyopathie ist der »Affe« der Kardiologie. Dieser elektrokardiographische Befund wird nicht selten mit einem Vorderwandinfarkt verwechselt.

Q-Zacken in Abl. V_2 bis V_4 auftreten, ggf. aber auch weiter links präkordial V_5 bis V_6 (Abb. 143).

Hohe T-Wellen in den Ableitungen, die ein pathologisches Q zeigen.

Die *hypertrophe Kardiomyopathie* mit und/oder ohne Obstruktion ist eine Myokarderkrankung unklarer Genese. Dabei geht die obstruktive Form mit einer nicht fixierten muskulären Obstruktion der Ausflußbahn des linken Ventrikels einher. Das Leitsymptom ist ein Systolikum wechselnder Intensität vorwiegend im Bereich des 4. ICR links, das beim Valsalva-Preßversuch deutlich lauter wird. Zusätzlich findet sich meist infolge der verminderten linksventrikulären Dehnbarkeit ein 4. Herzton. Die Carotis-Pulskurve zeigt bei der IHSS eine typische Doppelgipfeligkeit als Ausdruck der muskulären nicht fixierten Stenose des linksventrikulären Ausflußtraktes, im Apex-Kardiogramm findet sich einerseits ebenfalls diese typische Doppelgipfeligkeit, zusätzlich als weitere Leitdiagnose eine typisch überhöhte sehr spitze A-Welle.

Insbesonders die umschriebene Form der hypertrophen Kardiomyopathien, d. h. die Form, die isoliert mit einer asymmetrischen Septumhypertrophie einher geht (ASH) geht mit tiefen Q-Zacken in V_2 bis V_4 ggf. mit einem R-Verlust einher. Die häufigste Fehldiagnose dieses Krankheitsbildes ist dementsprechend ein transmuraler Vorderwandinfarkt.

Differentialdiagnostisch gegenüber einem Myokardinfarkt kann die konstant nachweisbare hohe T-Welle in den Ableitungen, die ein pathologisches Q zeigen, herangezogen werden.

d) Q-Zacken infolge ventrikulärer Erregungsleitungsstörungen

Beim *Linksschenkelblock* findet sich eine blockbedingte *umgekehrte Sequenz der Septumdepolarisation,* sie erfolgt nicht von links nach rechts sondern von rechts nach links. Die Erregungswelle wird somit sofort mehr oder weniger ausgeprägt zum muskelstarken linken Ventrikel abgelenkt. Dementsprechend fehlt beim vollständigen Linksschenkelblock in den linkspräkordialen Abl. I, V_5 und V_6 die im Normal-EKG fast immer nachweisbare kleine Q-Zacke. Insbesonders bei extremer Querlagerung des Herzens kann das maximale Elektropotential nicht wie üblich in V_5 oder V_6, sondern erst in V_7 bzw. V_8, zwei ICR tiefer sichtbar sein. In den rechtspräkordialen Abl. V_1 und oft auch V_2 (V_3) ist die größte Negativitätsbewegung verfrüht, die R-Zacke ist hier häufig sehr klein, sie kann manchmal sogar fehlen, so daß nicht selten der Verdacht eines alten transmuralen Vorderwandinfarktes geäußert wird. Gegen den Vorderwandinfarkt spricht, wenn die Q-Zacke in I und aVL fehlt, vor allem aber wenn R im Bereich von V_2 bis V_5 nicht plötzlich verloren geht und gleichzeitig in V_1 vorhanden ist. Die S- bzw. QS-Zacke in V_1 und V_2 ist tief und breit, die ST-Strecke ist deutlich angehoben, die T-Welle ist hoch positiv. Je tiefer die S-Zacke, desto höher ist die ST-Hebung mit positiver T-Welle (s. Abb. 122, 123).

Beim *linksanterioren Hemiblock* (Abb. 144) ist die Leitung im anterioren (superioren) Faszikel des linken Tawara-Schenkels *unterbrochen,* was eine verzö-

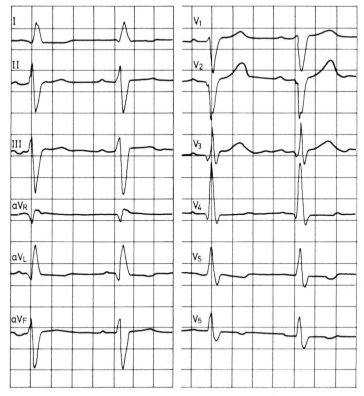

Abb. 144. Linksanteriorer Hemiblock. Überdrehter Linkstyp; S'-Zacken in Abl. II, III, kleine R-Zacken. Kleine Q-Zacken in (V_2) V_3, V_4. Diese kleinen Q-Zacken sind durch den linksanterioren Hemiblock bedingt und nicht unbedingt Ausdruck einer Infarzierung im Anteroseptalbereich. Ein linksanteriorer Hemiblock maskiert einen Vorderwandinfarkt nicht, er ist differentialdiagnostisch immer in Betracht zu ziehen.

gerte Depolarisation des anterioren und superioren Anteils des linksventrikulären Myokards bewirkt. Die Erregung läuft über den posterioren (inferioren) Faszikel; die Vektorschleife wird initial nach rechts und hinten abgelenkt. Dies bewirkt im EKG eine kleine Q-Zacke in Abl. I, ggf. in den gegenüberliegenden »septalen« Abl. V_2, V_3 und eine kleine R-Zacke in II, III, aVF. Der Vektor dreht sich dann schnell nach links anterior oben. Dieser Vektor bestimmt den Hauptvektor des QRS-Komplexes mit hohen R-Zacken in I, aVL, sowie eine tiefe S-Zacke in II, III, aVF und V_6.

e) Q-Zacken beim WPW-Syndrom

Das *WPW-Syndrom Typ A* mit seiner linksparaspezifischen Bahn führt zu einer vorzeitigen Erregung der posterobasalen Region des linken Ventrikels (s. S. 496).

Es geht deshalb häufig mit breiten Q-Zacken in Abl. II und III einher. In Abl. V_1 zeigen sich zusätzlich die Formcharakteristika des meist unvollständigen oder angedeuteten Rechtsschenkelblockes. Zusätzlich lassen sich als Zeichen der Präexzitation *Delta-Wellen* in V_1 und V_2 nachweisen. In Abl. II und III sind die Delta-Wellen negativ, die häufigste Fehldiagnose eines WPW-Syndroms Typ A ist deshalb der transmurale Hinterwandinfarkt (s. S. 502, Abb. 145, S. 406).

Das *WPW-Syndrom Typ B* mit seiner vorzeitigen Erregung des rechten Ventrikels hat Ähnlichkeiten mit dem Linksschenkelblock. Nicht selten findet sich ein QS-Komplex in Abl. V_1, V_2 (V_3). Die Delta-Wellen sind in diesen Ableitungen negativ, in Abl. I, V_5, V_6 positiv. Das WPW-Syndrom Typ B wird einerseits häufig mit einem Linksschenkelblock verwechselt, andererseits wird nicht selten wegen des »scheinbaren« R-Verlustes in Abl. V_1, V_2 ein zusätzlicher transmuraler Anteroseptalinfarkt diagnostiziert.

Bestehen differentialdiagnostische Schwierigkeiten, so kann der *Gilurytmal-Test* (s. S. 502) weiterhelfen. Mit Blockierung der paraspezifischen Bahn durch das Antiarrhythmikum kommt es zu einer Normalisierung der AV-Zeit und des QRS-Komplexes.

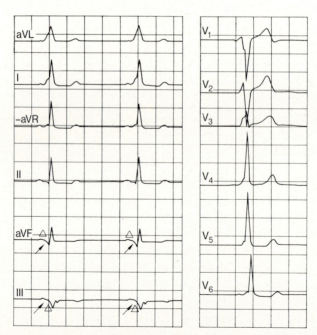

Abb. 145. WPW-Syndrome, Typ A. »Scheinbare« Q-Zacken in Abl. II, III. Sie werden durch negative Delta-Wellen hervorgerufen. Häufigste Fehldiagnose: Alter inferiorer Hinterwandinfarkt.

7. QS-Form der Kammeranfangsschwankung (Fehlen der R-Zacke)

Einer QS-Form der Kammeranfangsschwankung in aVF und V_1 kommt kein bedingter Krankheitswert zu.

Bei einer vermehrten Linksbelastung mit Linkshypertrophie des Herzens und beim vollständigen Linksschenkelblock können in den Abl. V_2–V_4 kleine R-Zacken, bzw. in V_1, V_2 sogar eine QS-Form, nachweisbar sein (Abb. 146).

Differentialdiagnostisch zum Vorderwandinfarkt ist zu fordern, daß dann gleichzeitig in den Abl. I und aVL kein tiefes und breites Q nachweisbar ist. (Q beim vollständigen Linksschenkelblock fehlend!). Häufig ist eine sichere Entscheidung, ob ein Infarkt abgelaufen ist, nicht möglich.

Ein *R-Verlust* in anderen Ableitungen ist gleichbedeutend einem pathologischen Q und weist auf einen *transmuralen Herzinfarkt* hin. Beim Vorderwandspitzeninfarkt kann sich eine QS-Form der Kammeranfangsschwankung in Abl. I ausbilden. Bei vorbestandenem Linkstyp tritt dann gleichzeitig ein Typenwandel zum Rechtstyp ein (s. Abb. 50). Zusätzlich findet sich regelmäßig eine QS-Form der Kammeranfangsschwankung in V_2–V_4 (V_5) (Abb. 147, 148).

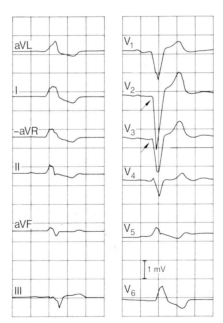

Abb. 146. »R-Verlust« bei vollständigem Linksschenkelblock. Fehlen der R-Zacken in Abl. V_1, V_2 (V_3).
F. J., 72 Jahre, weiblich. Aortenstenose, II–III.
Beachte: Bei einem vollständigen Linksschenkelblock ist eine Infarktdiagnostik meist unmöglich. Hinweise können sein: Auftreten von Q-Zacken, die normalerweise beim Linksschenkelblock fehlen; konkordantes Verhalten der QRS-Gruppe und der T-Welle insbesondere in Abl. III (Hinweis auf alten Hinterwandinfarkt).

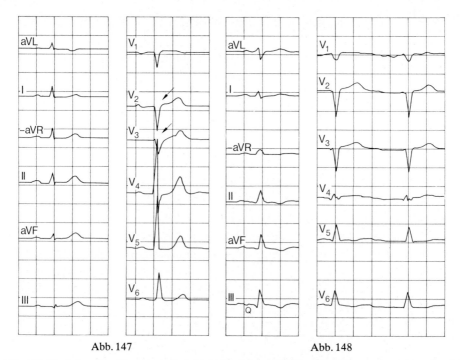

Abb. 147.   Abb. 148

Abb. 147. Hochsitzender Anteroseptalinfarkt; R-Verlust mit QS-Form des Kammerkomplexes in Abl. V_1, V_2.

Abb. 148. Transmuraler Vorderwand- und inferiorer Hinterwandinfarkt Stadium III. QS-Form (R-Verlust) des Kammerkomplexes in Abl. V_2, V_3. Q-Zacke mit kleinem versenkten R in V_4 als Zeichen des transmuralen Vorderwandinfarktes. Q-Zacken in Abl. (II), aVF, III als Hinweis auf zusätzlichen inferioren Hinterwandinfarkt. T. W.; männlich, 62 Jahre, koronare Herzkrankheit.

Eine *QS-Form* in Abl. III, aVF ist gleichbedeutend mit einem pathologischen Q in diesen Ableitungen und deutet auf einen *Hinterwandinfarkt* hin (Abb. 149). Bei vorbestandenem Normaltyp und/oder Linkstyp kann ein Typenwandel zum Links- und/oder überdrehten Linkstyp eintreten.

Die gleichzeitige Beurteilung der ST-Strecke und T-Welle zeigt das *Stadium* des Infarktes an.

Das *Auftreten eines R-Verlustes (QS-Form) ist Folge einer transmuralen Herzmuskelnekrose*. Der nekrotische Myokardbezirk ist elektrisch inaktiv und bewirkt einen Ausfall der normalerweise in ihm entstehenden QRS-Partialvektoren. Bei einer transmuralen Nekrose führt dies in den über dem Nekrosebereich liegenden Ableitungen zu einem Potentialverlust, was sich elektrokardiographisch in einer pathologischen Q-Zacke oder einem R-Verlust (QS-Form) widerspiegelt.

Rückschlüsse auf die »Ätiologie« können aus diesem elektrokardiographischen Befund nicht gezogen werden. Die *häufigste Ursache einer Herzmuskelnekrose* ist der Herzinfarkt infolge einer koronaren Herzerkrankung.

7. QS-Form der Kammeranfangsschwankung (Fehlen der R-Zacke)

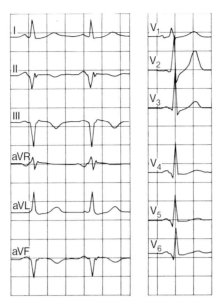

Abb. 149. Transmuraler inferiorer Hinterwandinfarkt. QS-Form (R-Verlust) des Kammerkomplexes in Abl. II, III, aVF. Zusätzlich: Angedeutete Hebung der ST-Strecke mit terminal negativen T-Wellen in diesen Ableitungen. Zwischenstadium des inferioren Infarktes, Verdacht auf Ausbildung eines Hinterwandaneurysmas.

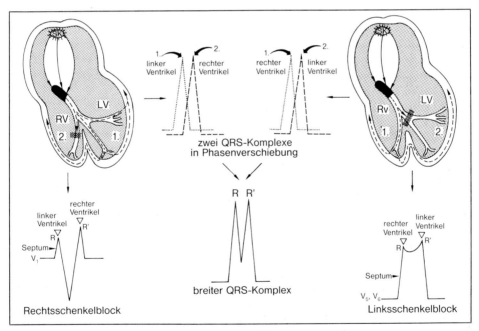

Abb. 150. Pathophysiologie zur Entstehung der Formcharakteristika von vollständigem Rechts- und Linksschenkelblock.

Differential-diagnose hohe R-Zacke rechtspräkordial (V_1) 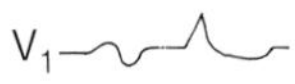	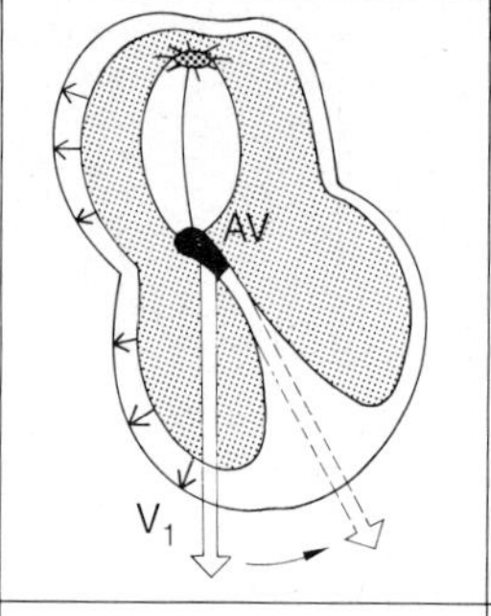	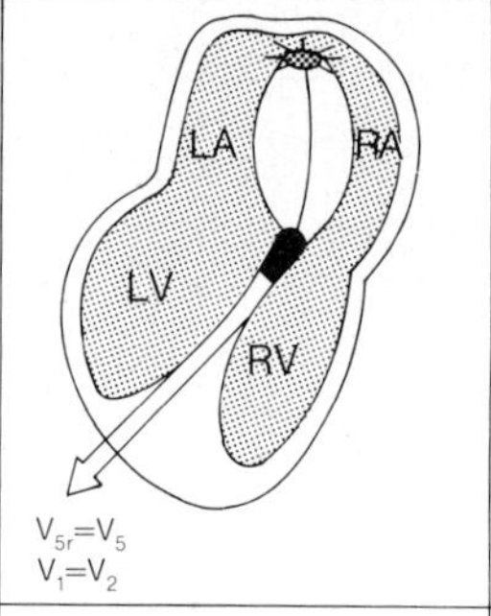	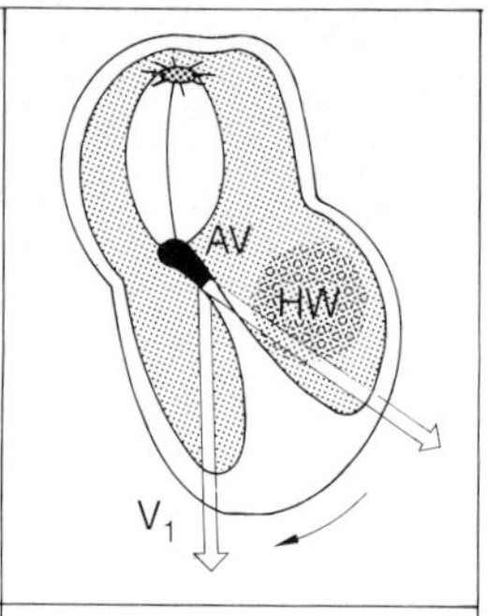
EKG (Schema)	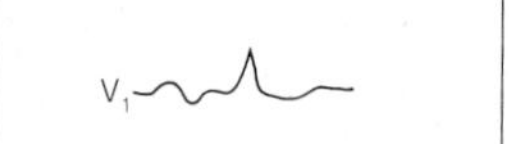 V_1	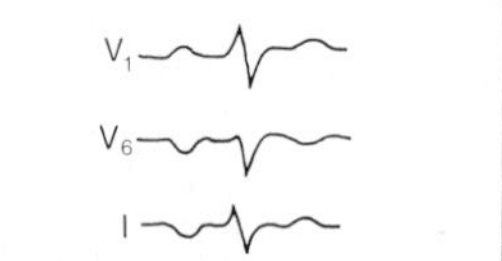 V_1 V_6 I	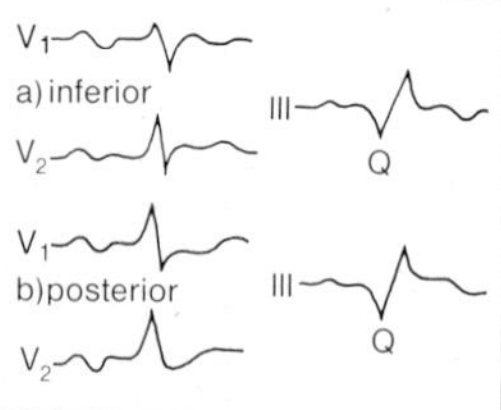 V_1 a) inferior V_2 — III Q V_1 b) posterior V_2 — III Q
Vorkommen; typische Kennzeichen	Neugeborenen, Befund ohne Krankheitswert („physiologische Rechtshypertrophie")	Situs inversus cordis (neg. P in I, sog. P inversum)	Hinterwandinfarkt (indirekte Infarktzeichen) Inferior: hohe R-Zacke ab V_2 Posterior: hohe R-Zacke ab V_1

Abb. 151

Gleiche Veränderungen können aber auch zum Beispiel beim akuten Cor pulmonale, bei der Lungenembolie, beim Aneurysma dissecans der Aorta, bei einer schweren purulenten Myokarditis, bei traumatischen Myokardschäden (Stich- und Schußverletzungen), bei massiver Herzamyloidose und bei der akuten Pankreatitis beobachtet werden (modifiziert nach HOLZMANN). Auch bei zerebrovaskulären Insulten können infarktähnliche Kurvenbilder gefunden werden.

8. Das Auftreten zweiter R-Zacken

Das Auftreten zweiter R-Zacken ist entweder projektionsbedingt oder Ausdruck eines Schenkelblockes (Abb. 150).

Zweite R-Zacken in Abl. II beim Linkstyp, in der Abl. III beim angedeuteten Linkstyp, in den Brustwandableitungen V_3, V_4 (Übergangszone) sind projektionsbedingt; ihnen kommt kein Krankheitswert zu.

Zweite R-Zacken in *Abl. I, V_5* und *V_6* treten bei linksventrikulärer Leitungsstörung auf. Beträgt die Dauer der QRS-Gruppe zwischen 0,10 und 0,11 sec liegt ein unvollständiger *Linksschenkelblock* vor, liegt die QRS-Dauer über 0,11 sec,

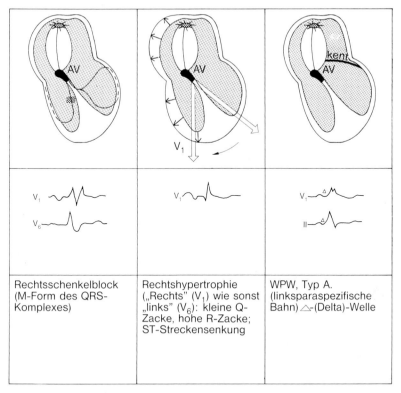

Abb. 151. Differentialdiagnose: Hohe R-Zacken rechtspräkordial.

handelt es sich um einen vollständigen Linksschenkelblock (s. S. 149, Abb. 122, 123).

Zweite R-Zacken in *Abl. III* kommen beim »klassischen *Rechtsschenkelblock*« vor (s. S. 146, Abb. 121).

Dieser seltene Rechtsschenkelblock ist das *Spiegelbild* des Linksschenkelblockes (s. S. 146).

Beim *WPW-Syndrom Typ A* findet sich ebenfalls in V_1, V_2 ein M-förmiger doppelgipfliger QRS-Komplex. Die Diagnose ergibt sich durch die gleichzeitig vorhandene Delta-Welle (s. Abb. 497).

Beim *Schenkelblock* werden rechter und/oder linker Ventrikel zeitlich zueinander verzögert erregt, je nachdem, welcher Schenkel blockiert ist. Die Depolarisationsdauer beider Ventrikel bleibt auch beim Schenkelblock unverändert. Der verbreiterte QRS-Komplex kommt durch die ungleichzeitige Depolarisation zustande. Infolge der Phasenverschiebung der Erregung des rechten und linken Ventrikels treten im EKG zwei R-Zacken auf, die mit R- und R'- bezeichnet werden.

Beim *Rechtsschenkelblock* wird der linke Ventrikel zuerst erregt, also ist die R-Zacke ein Zeichen der primären Erregung des linken Ventrikels, die R'-Zacke ein Zeichen der verzögerten Aktivierung des rechten Ventrikels.

Beim *Linksschenkelblock* ist die Erregung des linken Ventrikels verzögert, so daß zuerst der rechte- (R-Zacke) und dann erst der linke Ventrikel (R'-Zacke) depolarisiert wird. Ähnliche Verhältnisse liegen beim WPW-Syndrom vor.

Beim *WPW-Syndrom Typ A* wird der AV-Knoten durch eine am linksseitigen Myokard ansetzende paraspezifische Bahn umgangen. Es kommt zu einer vorzeitigen Erregung des linken Ventrikels, der rechte Ventrikel wird verzögert erregt. In Abl. V_1 tritt ein rechtsschenkelblockartig deformierter QRS-Komplex mit typischer M-Form und Delta-Welle auf.

Beim *WPW-Syndrom-Typ B* liegt eine rechtsparaspezifische Bahn vor, der linke Ventrikel wird verspätet depolarisiert. Es resultiert in den linkspräkordialen Ableitungen ein linksschenkelblockartiges Bild; der QRS-Komplex der rechtspräkordialen Abl. V_1, V_2 ist negativ einschließlich einer vorausgegangenen negativen Antesystolie (Abb. 150).

9. Hohe R-Zacken rechtspräkordial

Eine hohe R-Zacke in den rechtspräkordialen Abl. V_1, V_2 ist durch eine gestörte Muskel-Massen-Relation zwischen beiden Kammern, zugunsten des rechten Ventrikels, durch ein sekundäres Überwiegen rechtsventrikulärer Potentiale infolge Ausfalles linksventrikulärer Potentiale und durch eine verzögerte Depolarisation des rechten Ventrikels bedingt (Abb. 151).

Eine hohe R-Zacke in den rechtspräkordialen Abl. V_1, V_2 findet sich demnach bei:

a) Neugeborenen: Befund ohne Krankheitswert. Die hohe R-Zacke sollte sich mit zunehmenden Alter zurückbilden.

b) Situs inversus cordis (s. S. 99).

c) Hinterwandinfarkt: Beim inferioren, diaphragmalen Hinterwandinfarkt findet sich eine Überhöhung der R-Zacke in V_2–V_3 (V_4). In V_1 kann die RS-Relation zugunsten von R verschoben sein (s. Abb. 208). Ist der Infarkt genau im Bereich der Hinterwand lokalisiert (Posteriorer Infarkt) findet sich nur in V_1 eine schmale hohe R-Zacke. Es besteht keine Q-Zacke, eine zweite R-Zacke in V_1 ist ebenfalls nicht nachweisbar. Die GNB ist in V_1 nicht oder kaum verspätet (s. Abb. 209). Diese hohe, schmale R-Zacke in V_1 darf nicht als Zeichen einer Rechtsbelastung gedeutet werden.

d) Rechtsschenkelblock: Die R-Zacke ist M-förmig aufgesplittert bei deutlicher Überhöhung der zweiten R-Zacke (s. S. 144, 440).

e) Vermehrte Rechtsbelastung (s. S. 133).

f) WPW-Syndrom (s. S. 115, 496).

VI. Differentialdiagnose der Veränderungen der ST-Strecke

Die ST-Strecke (sog. Zwischenstrecke) dauert von Ende der S-Zacke bis zum Beginn der T-Welle und entspricht der *Phase 2 des Aktionspotentiales.*

Eine Senkung der ST-Strecke in den *Extremitäten-* und *linkspräkordialen Brustwandableitungen* V_5, V_6 um maximal 1 mm von der isoelektrischen Linie besitzt keinen Krankheitswert.

In den *rechtspräkordialen* Ableitungen verläuft die ST-Strecke leicht gehoben (0,25 mV). Bei Fehlen der S-Zacke beginnt die ST-Strecke mit dem absteigenden Schenkel von R. Sie zeigt dabei häufig einen leicht gehobenen etwas konkaven Verlauf. Isolierte Abweichungen der ST-Strecke sind selten. Sie sind meist mit Veränderungen der T-Welle kombiniert.

Die ST-Strecke entspricht der Phase 2 des Aktionspotentials. Diese Phase 2 des Aktionspotentials entspricht dem *Gleichgewichtszustand zwischen Na^+-Einstrom und K^+-Ausstrom (Plateau)*. Je früher der K^+-Ausstrom den Na^+-Einstrom überwiegt, desto kürzer ist das Plateau. Während der Phase 2 des Aktionspotentials (ST-Strecke) bestehen keine Potentialdifferenzen. Somit sind keine Vektoren nachweisbar, der elektrokardiographische Stromkurvenlauf ist isoelektrisch. Schädigungen der Myokardmembran, wie Hypoxie, Ischämie, Azidose, Überdehnung und Zerrung, membranschädigende Medikamente können zu Änderungen des Aktionspotentials führen, so daß sich auch während der ST-Streckendauer Potentialdifferenzen ausbilden. Diese Veränderungen des Aktionspotentials stellen das Abbild ganz bestimmter lokaler Elektrolytstörungen an der Herzmembran dar. Insbesondere O_2-Mangel und Azidose (sowie die oben erwähnten anderen Noxen) führen infolge Austritts von Kalium aus dem Intrazellulär- in den Extrazellulärraum zu einer intrazellulären Kaliumverarmung bei gleichzeitiger Anreicherung der ischämischen Zellen mit Na^+ und Cl^--Ionen (zunehmende Depolarisation der Zellmembran). Sie führen damit zu ähnlichen Effekten wie eine Kaliumerhöhung im extrazellulären Milieu (Hemmung der Ionenpumpen, Transmineralisationsvorgänge, s. S. 239). Die Verminderung des intra-extrazellulären Kaliumkonzentrationsgradienten (K_I^+/K_E^+ s. S. 239) führt zu einer Versteilerung der Phase 2 des Aktionspotentials, die Aktionspotentialdauer wird verkürzt, die Refraktärperiode nimmt ab. Weiterhin tritt eine Verminderung des Ruhemembranpotentials sowie ein gradueller Abfall der Amplitude des Aktionspotentials auf. Der Kaliumkonzentrationsgradient ist entscheidend für die Erregungsleitungsgeschwindigkeit. Infolge seiner Abnahme kommt es zusätzlich zu einer verzögerten Erregungsleitungsgeschwindigkeit des ischämischen Myokards, die ggf. mit einer Verbreiterung des QRS-Komplexes einhergeht (s. Abb. 189).

Somit bilden sich bei Schädigungen der Myokardmembran, insbesonders bei Ischämie und Azidose auch während der ST-Streckendauer Potentialdifferenzen aus. Die hierdurch entstehenden Vektoren bedingen Abweichungen der ST-Strecke von der isoelektrischen Linie. Diese ST-Strecken-Veränderungen manifestieren sich als:
a) ST-Senkungen (Innenschichtschaden)
b) ST-Hebungen (frischer Außenschichtschaden).

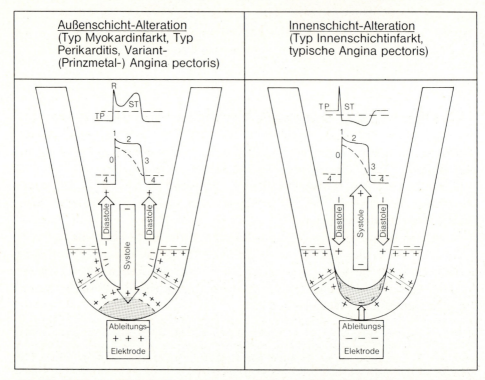

Abb. 152. Elektrophysiologische Veränderungen an der Herzmuskelmembran (Ionenströme) während Systole und Diastole bei frischer Außenschichtalteration (linke Seite) und frischer Innenschichtalteration (rechte Seite) (weiteres s. Text).

(a) ST-Senkungen (Innenschichtschaden) (Abb. 152): Die endokardialen Innenschichten des linken Ventrikels (größere innere und äußere Herzarbeit, stärkere Kontraktilität und konsekutiv damit höherer Sauerstoffbedarf) sind gegenüber hypoxämischen Noxen besonders empfindlich. Ein Sauerstoffmangel führt zu einer Verkürzung der Erregungsdauer, die Erregungsleitungsgeschwindigkeit wird ggf. herabgesetzt. Die beim normalen Erregungsablauf normalerweise später umgeladenen Innenschichten werden dadurch gegenüber den Außenschichten früher positiv (Außenseite der Membran!). Es entsteht ein nach innen gerichteter (von den Ableitungslinien weggerichteter) Vektor. Bei diffusen Innenschichtschäden führt dies zu einer Senkung der ST-Strecke in allen Extremitäten- und Brustwandableitungen, bei isolierter linksventrikulärer Innenschichtschädigung findet sich die ST-Senkung in den für den linken Ventrikel charakteristischen Brustwandableitungen V_5, V_6 sowie in Nehb A. Bei isolierter rechtsventrikulärer Innenschichtschädigung sind die ST-Senkungen in den für den rechten Ventrikel charakteristischen Brustwandableitungen V_1, V_2 (V_3) nachweisbar.

In den Extremitätenableitungen sind die Innenschichtalterationen vom Lagetyp 1 abhängig. Die ST-Senkungen sind in den Ableitungen, in denen die R-Zacke am höchsten ist am deutlichsten ausgeprägt. In den Ableitungen mit vorwiegend negativem QRS-Komplex ist die ST-Strecke meist angehoben und T positiv (s. S. 204).

(b) ST-Hebungen (frischer Außenschichtschaden) (Abb. 152): Frische Schädigungen der Kammerwandaußenschichten führen entsprechend der oben beschriebenen Innenschichtalteration zu einer Verkürzung der Erregungsdauer, die Erregungsleitungsgeschwindigkeit wird herabgesetzt. Die Außenschichten werden somit früher positiv (Außenseite der Membran) als die Innenschichten. Es entsteht ein nach außen gerichteter (auf die Ableitungslinien zulaufender) Vektor. Dieser führt bei einer diffusen Schädigung der Außenschichten (Typ frische Perikarditis) zu einer ST-Hebung in allen Extremitäten- und Brustwandableitungen.

Eine umschriebene Lokalisation der Außenschichtschädigung (Typ frischer Myokardinfarkt) führt zu einer ST-Streckenhebung in infarkttypischen Ableitungen. Eine umschriebene frische Außenschichtschädigung im Bereich der Vorderwand des linken Ventrikels führt zu einer ST-Hebung in den für die Vorderwand des linken Ventrikels charakteristischen Abl. I, II, aVL, V_3–V_5 (V_6), ggf. Nehb A, I. Eine umschriebene frische Außenschichtschädigung im Bereich der Hinterwand des linken Ventrikels zeigt ST-Hebungen in den für die Hinterwand des linken Ventrikels typischen Abl. II, III, aVF, Nehb D. Eine umschriebene frische Außenschichtschädigung im Bereich der rechten Kammer (Typ Lungenembolie) lassen ggf. zusätzlich ST-Streckenhebungen in den rechtspräkordialen Abl. V_1 bis V_2 erkennen. Bei umschriebener Lokalisation der Außenschichtschädigungen (Typ frischer Myokardinfarkt) treten in den dem Infarktbezirk gegenüberliegenden Ableitungen Spiegelbildveränderungen auf. Diese indirekten Infarktzeichen sind nicht selten noch deutlicher ausgeprägt als die direkten, etwa beim akuten Hinterwandinfarkt (s. S. 255).

ST-Streckensenkungen und ST-Streckenhebungen treten nicht isoliert auf, sondern sind fast immer mit *Veränderungen der T-Welle* kombiniert. Die Polarität der T-Welle wird durch die Repolarisationssequenz ischämischer und nicht-ischämischer Bezirke determiniert. Erfolgt die Repolarisation der ischämischen Zone zuerst, so resultiert eine positive T-Welle; wird der ischämische Bereich verspätet repolarisiert, so tritt eine negative T-Welle auf.

Abgesehen von geringgradigen Befunden *projizieren sich alle pathologischen Verlagerungen der Zwischenstrecke in die Extremitätenableitungen*. Es empfiehlt sich jedoch zusätzlich die Brustwandableitung zur Beurteilung mit heranzuziehen.

EKG: Folgende *Möglichkeiten für eine Verlagerung der Zwischenstrecke im Extremitäten-EKG* lassen sich herausstellen (modifiziert nach FRIESE) (Abb. 153).

(1) ST-Hebungen:

a) ST-Hebungen in allen Ableitungen des Extremitäten-EKG
   (Typ frische Perikarditis).
b) ST-Hebungen in zwei Ableitungen des Extremitäten-EKG mit gegensinnigem Verhalten der ST-Strecke in Abl. I und III
   (Typ frischer Myokardinfarkt).
c) ST-Hebungen in Abl. III des Extremitäten-EKG mit gegensinnigem Verhalten der restlichen zwei Ableitungen
   (Typ Lungenembolie).

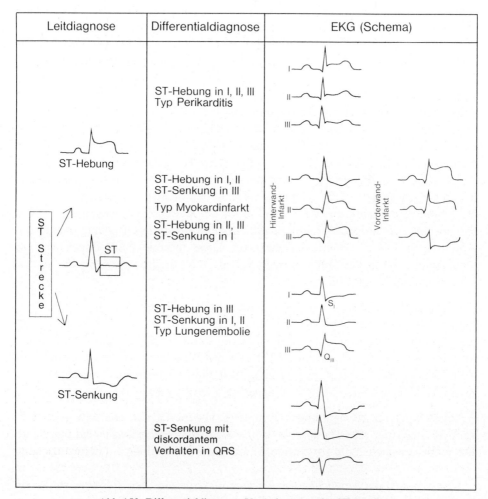

Abb. 153. Differentialdiagnose: Veränderungen der ST-Strecke.

(2) ST-Senkungen:

a) ST-Senkung in Abl. I, Q-Zacken und ST-Hebung in Abl. II und III
(Typ frischer Hinterwandinfarkt).
b) ST-Senkung in Abl. III, Q-Zacken und ST-Hebung in Abl. I und II
(Typ frischer Vorderwandinfarkt).
c) ST-Senkung in Abl. I und ST-Hebung in Abl. III bei uncharakteristischem Verhalten von ST II
(Typ Lungenembolie, S_I, Q_{III}-Typ).
d) ST-Senkung mit diskordantem Verhalten zu QRS. (Bei nach oben gerichteter Kammeranfangsschwankung ST gesenkt, bei nach unten gerichteter Kammeranfangsschwankung ST gehoben).

1. ST-Hebungen

a) ST-Hebungen in allen Ableitungen des Extremitäten-EKG (Typ frische Perikarditis)

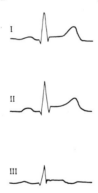

Finden sich in allen Extremitätenableitungen *ST-Hebungen mit positiver T-Welle ohne Alteration des QRS-Komplexes,* so liegt ein frischer ubiquitärer Außenschichtschaden vor. Diese Veränderungen sind für das Bild der frischen Perikarditis kennzeichnend (Abb. 154).

Die gleichen Veränderungen sind in den Goldberger-Ableitungen aVL, aVF und in den Brustwandableitungen (V_2) V_3–V_6 nachweisbar. Ein spiegelbildliches Verhalten, das heißt eine Senkung der ST-Strecke zu der ansonsten ubiquitär nachweisbaren ST-Elevation, zeigen nur die Abl. aVR, manchmal auch V_1 und V_2. Die P-Zacke bleibt bei einer akuten Perikarditis unverändert, es sei denn, ihre Amplitude nimmt mit der Entwicklung eines Perikardergusses ein wenig ab.

Die frequenzbezogene QT-Dauer ist im *frischen Stadium* (Stadium I, s. u.) verkürzt. In der Regel läßt sich die ST-Hebung von der T-Welle, die während der

VI. Differentialdiagnose der Veränderungen der ST-Strecke

Perikarditis Stadienverlauf		Akutes Stadium (I)	Zwischen- stadium (II)	Vernarbungs- stadium (III)	Endstadium (IV)	Pericarditis constrictiva
EKG	I	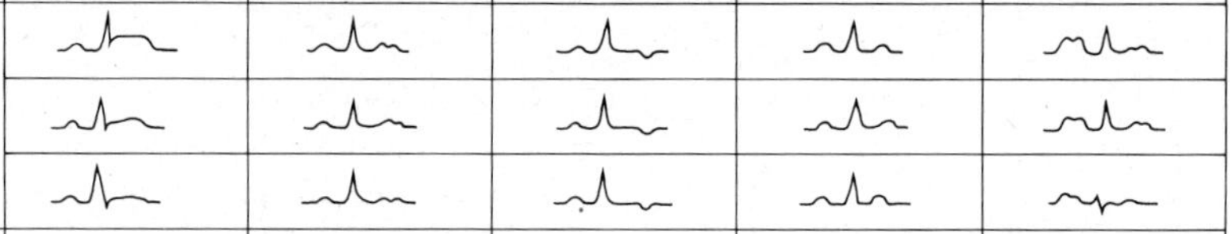				
	II					
	III					
Formkriterien		QRS erhalten ST-Hebung leicht in Abl. I-III, V_2-V_6 T positiv Merke: Auch die kleinste S-Zacke bleibt erhalten	T abgeflacht, ST-Hebung Ø ggf. doppelgipflig	T-terminal negativ	Normal EKG	P-en plateau P-mitrale, ggf. AF Ubiquitäre Niederspannung Merke: hohes P niedriges R

Abb. 154. Elektrokardiographischer Stadienverlauf bei Perikarditis.

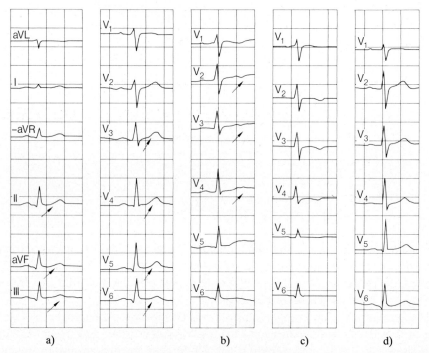

a)   b)   c)   d)

Abb. 155. EKG-Verlauf einer frischen Perikarditis (Coxsackie-B-Virus). a) Angedeutete Hebung der ST-Strecke in II, aVF, III, V_3 bis V_6 (Pfeile) Coxsackie-B-Titer 1 : 1.014 (frisches Stadium). b) Ausbildung doppelgipfliger T-Wellen (Stadium II). c). Auftreten terminal negativer T-Wellen (Stadium III). d) Positive T-Wellen, Ausheilungsstadium.
Beachte: Im frischen Stadium kommt es bei der Perikarditis nicht zu einer Alteration des QRS-Komplexes, ausschließlich die ST-Strecke wurde alteriert. Auch die kleinste S-Zacke bleibt erhalten! (sog. »fähnchenartiger« Abgang der ST-Strecke).

Phase der ST-Hebung positiv bleibt, gut abgrenzen. Sie geht nicht, wie bei einem frischen Myokardinfarkt, vom absteigenden Schenkel von R aus, sondern vom aufsteigenden Schenkel von S ab. Die S-Zacke bleibt so erhalten und wird über die isoelektrische Linie angehoben. Als *Faustregel* kann gelten, daß bei einer ST-Streckenhebung infolge einer frischen Perikarditis meist eine auch noch so kleine S-Zacke erhalten bleibt. Dieses charakteristische Verhalten der S-Zacke ist aber nicht in allen Fällen nachweisbar. Plateaubildungen wie beim frischen Herzinfarkt sind ebenfalls möglich. Die ST-Hebungen sind unterschiedlich stark ausgeprägt. Sie hängen von dem Ausmaß der Schädigung der subepikardialen Außenschichten ab.

Bei einer frischen Perikarditis können die ST-Hebungen nur in zwei Ableitungen des Extremitäten-EKG typisch ausgeprägt sein, zum Beispiel bei einem angedeuteten Linkstyp in den Abl. I und II, bei einem Normal- bis Rechtstyp vorwiegend in den Abl. II und III (Abb. 155). Die Zwischenstrecken der Abl. III bzw. I sollen sich dann isoelektrisch verhalten. Sie sind niemals zu den alterierten Ableitungen gegensinnig verlagert. Beim Hinzutreten eines großen Perikardergusses kann in den Extremitäten- und Brustwandableitungen eine Niedervoltage hinzutreten. Auch das Vorkommen eines elektrischen Alternans bei großen Perikardergüssen ist nicht ungewöhnlich.

α) Perikarditis-Stadien

Nach dem elektrokardiographischen Verlauf der ST-T-Veränderungen läßt sich die Perikarditis wie folgt einteilen (s. Abb. 154):
Frisches Stadium *(Stadium I)*.
Zwischenstadium *(Stadium II)*.
Vernarbungsstadium *(Stadium III)*.
Ausheilungsstadium *(Stadium IV)*.
Sonderform: Pericarditis constrictiva (calcarea).

Stadium I: Das frische Stadium zeigt die oben beschriebenen Veränderungen.

Stadium II: In diesem, auch als Zwischenstadium der Perikarditis bezeichneten Stadium, kommt es zur *Rückbildung der ST-Hebungen.* In den Ableitungen, in denen die monophasischen Deformierungen nachweisbar waren, kommt es zu einer *Abflachung der T-Wellen,* manchmal treten auch *doppelgipflige* T-Wellen auf.

In diesem Stadium stützt sich die elektrokardiographische Diagnose der Perikarditis auf das ubiquitäre Auftreten der T-Wellenveränderungen. Da Abflachungen der T-Wellen und auch Doppelgipfligkeit der T-Wellen bei den verschiedensten Krankheiten vorkommen können, ist die elektrokardiographische Diagnose in diesem Stadium schwierig. Nicht selten tritt zu diesem Zeitpunkt der

Perikarditis eine Kerbe im Gipfel der T-Welle in einer oder auch in mehreren Ableitungen auf. Diese Eigentümlichkeit wird von einigen Autoren als besonders charakteristisches Kennzeichen für die akute Perikarditis angesehen. Die QT-Dauer ist im Zwischenstadium verlängert (Abb. 155, 156).

Stadium III: Das Stadium III ist durch *terminal negative T-Wellen* gekennzeichnet. Entsprechend des ubiquitären Außenschichtschadens sind sie meist in allen Extremitäten- und Brustwandableitungen nachweisbar. Sie sind in den Ableitungen besonders ausgeprägt, in denen die ST-Hebungen deutlich nachweisbar waren (s. Abb. 160–162).

Stadium IV: Bei Ausheilung der Perikarditis werden wieder *positive T-Wellen* nachweisbar, das EKG normalisiert sich.

Bildet sich eine diffuse und/oder umschriebene chronische Perikarditis *(Perikardschwiele)* aus, so bleiben je nach Ausmaß eine Niedervoltage, eine T-Abflachung oder T-Negativität in den einzelnen Ableitungen als Dauerbefund zurück.

Die beschriebenen Stadien der Perikarditis werden verschieden rasch durchlaufen. Das frische Stadium kann Stunden, Tage oder mehrere Wochen dauern, das Zwischenstadium kann sich über Wochen und Monate erstrecken. Es kann dann zur vollständigen Heilung kommen oder es entwickelt sich eine Pericarditis chronica oder Pericarditis constrictiva.

Immer von einem pathologischen *EKG-Befund* begleitet ist die *chronische konstriktive kalzifizierende Perikarditis* (Pericarditis calcarea). Sie ist durch folgende **EKG-***Veränderungen* charakterisiert (s. Abb. 65):
a) Die P-Zacke ist verbreitert und gekerbt (P en plateau, P-sinistrocardiale). Vorhofflimmern und Vorhofflattern kommen vor.
b) Ubiquitäre Niederspannung (meist).
c) Die ST-Strecken verlaufen im Extremitäten-EKG und linkspräkordial abgeflacht, präterminal negativ, am häufigsten flach negativ.

Formkritisch charakteristisch ist die Kombination relativ hoher P-Zacken mit einer allgemeinen Niederspannung des QRS-Komplexes, so daß sich bei starker Verschwielung die Amplituden der P-Zacke und QRS-Komplexe angleichen können.

Die elektrokardiographischen Veränderungen einer Perikarditis können durch begleitende diffuse oder lokalisierte Myokardschäden variiert werden.

Bei der *urämischen Perikarditis* überlagern sich häufig die Zeichen einer Linksschädigung mit den Zeichen einer Perikarditis. In den Abl. I (II), aVL, V_5 und V_6 überwiegen meist die Zeichen einer Linksschädigung mit diskordantem

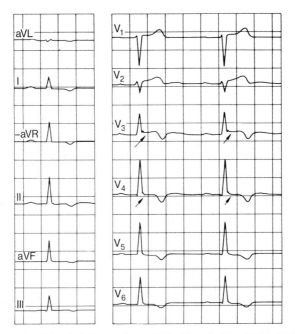

Abb. 156. Frische Perikarditis, Zwischenstadium: Ubiquitäre Außenschichtschädigung mit terminal negativen T-Wellen in allen Ableitungen mit Ausnahme vom V_1 (typisch für Perikarditis). Anhebung der ST-Strecke in Abl. V_2, V_3, V_4 ohne Alteration des QRS-Komplexes. Die kleine S-Zacke in Abl. V_3 bleibt erhalten, die ST-Hebung geht nicht vom absteigenden Schenkel von R aus sondern vom aufsteigenden Schenkel von S ab! (fähnchenartiger Abgang). Sch., P.; 25 Jahre, männlich, frische Virus-Peri-Epimyokarditis (kein Erregernachweis).
Beachte: Ähnliche EKG-Bilder werden auch bei der hypertrophen Kardiomyopathie beobachtet. Hier Ausschluß durch Verlaufsbeobachtung und Echokardiographie.

Verhalten der ST-Strecke zum QRS-Komplex. T ist meist abgeflacht und präterminal negativ. Das Vorliegen einer Begleitperikarditis bei Urämie kann aus anderen Ableitungen mit typischen perikarditischen Veränderungen, wie terminal negativen T-Wellen, in den Abl. II, III, V_2–V_4 vermutet werden. Die ausschließliche elektrokardiographische Diagnose ist schwierig.

Digitalisdosen können ebenfalls das Kurvenbild einer Perikarditis maskieren. Die im frischen Stadium nachweisbaren ST-Strecken-Hebungen können durch die Glykosid-Therapie zurückgehen.

β) Perikarditis: Differentialdiagnose

Die elektrokardiographischen Veränderungen der frischen Perikarditis müssen differentialdiagnostisch abgegrenzt werden von (Abb. 157):
αα) Frische Perikarditis – Vagotonie-EKG.

	Frische Perikarditis	Vagotonie	Frischer Infarkt	Herzwand-aneurysma
EKG (Schema) I	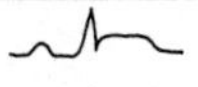	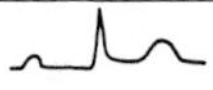	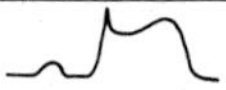	V_3 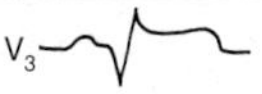
II	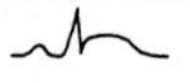	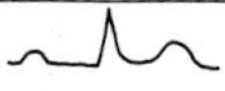	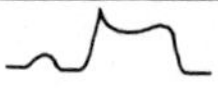	V_4 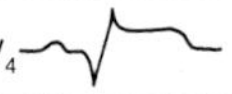
III	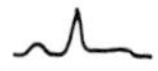	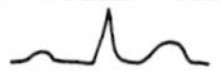	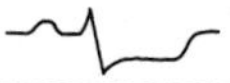	V_5 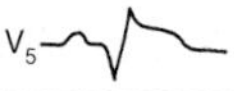
Vorkommen EKG-Ableitungen	„Ubiquitäre" Außenschicht-schädigung I, II, III, aVL, aVF, V_2-V_6; V_1 + aVR meist ausgespart	I, II, aVL, aVF V_5, V_6	über Infarkt-Areal	über Aneurysma-areal; meist (V_2), V_3-V_4 (V_5) I, aVL
Typische Formmerk-male	QRS nicht alteriert ST-Hebung vom aufsteigenden Schenkel von S T positiv	QRS normal ST-Hebung gering	QRS alteriert R meist klein ST-Hebung von absteigendem Schenkel von QRS T positiv (negativ)	QRS-alteriert R klein Q tief, breit ST-Hebung von absteigendem Schenkel von QRS

Abb. 157. Differentialdiagnose: Frische Perikarditis zu anderen mit ST-Streckenhebungen einhergehenden Krankheitsbildern.

ββ) Frische Perikarditis – frischer Herzinfarkt.
γγ) Frische Perikarditis – Außenschichtschäden anderer Genese.

αα) Frische Perikarditis – Vagotonie-EKG

ST-Hebungen geringen Ausmaßes in ein oder zwei Ableitungen des Extremitäten-EKG werden häufig bei Herzgesunden mit vagotoner Kreislaufeinstellung, so bei Sportlern, gefunden. Das Vagotonie-EKG mit Sinus-Bradykardie zeigt neben hohen spitzen T-Wellen in den Abl. I, II sowie den linkspräkordialen Ableitungen leichte konkavbogige ST-Hebungen.

Gegenüber der Differentialdiagnose zur frischen Perikarditis kommt dem nach oben *konkav ansteigenden* Verlauf der ST-Strecke Bedeutung zu. Zeigt die Zwischenstrecke einen nach oben *konvex*bogigen Verlauf, sollte eine Perikarditis erwogen werden, dies insbesondere dann, wenn die ST-Strecke um mehr als 0,1 mV nach oben verlagert ist. Bei einer leichten Form der Perikarditis ist die Differentialdiagnose gegen das Vagotonie-EKG häufig schwierig, da die Hebungen der Zwischenstrecke in den präkordialen Abl. V_4–V_6 häufig nicht sehr ausgeprägt sind. Die Diagnose Perikarditis ist dann aufgrund des elektrokardiographischen Stadienverlaufs und Rückbildung der monophasischen ST-Hebung und Entwicklung diffuser in allen Ableitungen nachweisbarer terminal *negativer T-Wellen* noch möglich. Es sei aber erwähnt, daß bei manchen leichten Formen, so der benignen, nicht spezifischen Perikarditis unbekannter Ätiologie als auch bei

Virusperikarditiden als Begleiterkrankung von Viruserkrankungen anderer Lokalisation, wie bei einer Hepatitis oder bei einer Parotitis epidemica, die EKG-Veränderungen im frischen Stadium sehr gering sein können und einen typischen Stadienverlauf vermissen lassen. In diesen Fällen weisen regelmäßige EKG-Kontrollen mit Rückbildung der ST-Hebung, einer Ausbildung terminal negativer T-Wellen und Normalisierung des elektrokardiographischen Befundes auf die leichte Begleitperikarditis hin.

ββ) **Frische Perikarditis – frischer Herzinfarkt**

Die Differentialdiagnose: Frische Perikarditis – frischer Herzinfarkt ist durch den Vergleich der monophasischen Deformierung der ST-Strecke in den Extremitäten- und Brustwandableitungen sowie durch die Beurteilung der QRS-Gruppe möglich. Erscheinen bei einer frischen Perikarditis die monophasischen ST-Hebungen nur in zwei Ableitungen des Extremitäten-EKG, dann verläuft ST in der dritten Ableitung isoelektrisch. Eine diskordante Verlagerung der nicht betroffenen Ableitungen zu den ST-Hebungen spricht mehr für einen frischen Herzinfarkt und gegen eine frische Perikarditis.

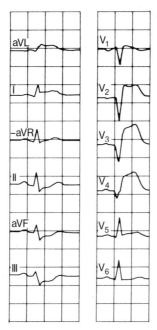

Abb. 158. Frischer transmuraler Vorderwandspitzeninfarkt, Stadium I. Typische ST-Elevation mit hochpositiver T-Welle vom absteigenden Schenkel von R ausgehend in Abl. aVL, I, V_2, V_3, V_4, V_5. B. W., 53 Jahre, männlich.

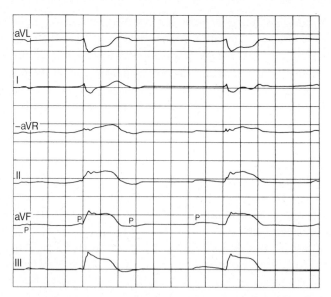

Abb. 159. Frischer transmuraler Hinterwandinfarkt (frisches Stadium I). ST-Elevation vom absteigenden Schenkel von R ausgehend mit hochpositivem T. Direkte Infarktzeichen in Abl. II, III, aVF, – aVR; indirekte Infarktzeichen in Abl. aVL, I mit tief deszendierenden ST-Streckensenkungen (sog. Spiegelbild). Zusätzlich: AV-Block III. Grades. J. A.; 43 Jahre, männlich, KHK.

Beim *frischen Vorderwandspitzeninfarkt* findet sich eine *ST-Hebung mit positiven T-Wellen* meist in Verbindung mit einer großen Q-Zacke in den Abl. I und II. Die Abl. III zeigt ein gegensinniges, *spiegelbildliches* Verhalten zu den alterierten Abl. I und II. Die ST-Strecke zeigt einen tief deszendierenden Verlauf mit negativer T-Welle (Abb. 158).

Beim *frischen inferioren Infarkt* ist ST_{III} angehoben, ST_I *spiegelbildlich gesenkt* (Abb. 159). Die ST-Strecke in Abl. II kann isoelektrisch verlaufen oder ist ebenfalls angehoben.

In den Brustwandableitungen sind die ST-Hebungen bei der Perikarditis meist diffus von V_2-V_6 mehr oder weniger stark ausgeprägt. Demgegenüber sind die ST-Hebungen eines Vorderwandinfarktes auf die Abl. V_2-V_4 (V_5) beschränkt. Bei einem frischen inferioren Infarkt verlaufen die ST-Strecken V_2-V_4 gesenkt, bei deutlich überhöhten R-Zacken in diesen Ableitungen. Besonders beachtenswert in der Differentialdiagnose: Frische Perikarditis – frischer Herzinfarkt ist das Fehlen einer Alteration des QR-Abschnittes der Kammeranfangsschwankung bei der frischen Perikarditis. Die Form des QRS-Komplexes bleibt unverändert, es wird ihr nichts hinzugefügt und es wird ihr nichts verlorengehen, weil die Begleitmyokarditis oberflächlich bleibt, entwickelt sich keine Q-Zacke (wie beim Herzinfarkt). Eine auch noch so kleine S-Zacke bleibt erhalten.

Infolge des transmuralen nekrobiotischen Prozesses beim *frischen Vorderwandinfarkt* finden sich Q-Zacken, kleiner werdende R-Zacken oder ein R-Verlust in den Abl. I, V_2–V_4, beim *Hinterwandinfarkt* in den Abl. (II) III, Nehb D. Es ist aber zu bedenken, daß bei einem frischen Infarkt Alterationen der QRS-Gruppe noch fehlen können, auch die Variant-(Prinzmetal-)Angina-pectoris kann ohne Abweichungen des QRS-Komplexes einhergehen (s. Abb. 200). Sowohl beim ganz frischen Infarkt als auch bei der Prinzmetal-Angina verhalten sich jedoch die Zwischenstrecken in den Abl. I und III gegensinnig.

Kann trotz sorgfältiger EKG-Kontrolle die Differenzierung zwischen Infarkt und Perikarditis nicht getroffen werden, dann müssen die *klinischen Befunde* den Ausschlag geben: Hohes Fieber begleitet eher eine Perikarditis als einen Herzinfarkt, auch Leukozytose und erhöhtes BSG sind bei einem Herzinfarkt erst am 3. Tag ausgeprägt, bei der Perikarditis aber sofort. Die Enzymaktivitäten können bei beiden erhöht sein, beim Infarkt indessen meist stärker ansteigend. Das Reibegeräusch einer Pericarditis epistenocardica tritt meist einige Tage nach Beginn des frischen Infarktes auf, bei den anderen Formen der Perikarditis meist sofort.

Differentialdiagnostische Schwierigkeiten können zusätzlich entstehen, wenn ein *frischer Herzinfarkt mit einer Begleitperikarditis* einhergeht.

Die Diagnose ist durch den Vergleich des Extremitäten-EKG mit den Brustwandableitungen möglich. Im Extremitäten-EKG finden sich ST-Hebungen in allen Ableitungen, ähnlich dem Bild einer Perikarditis. Die Infarktdiagnose wird durch die Brustwandableitungen ermöglicht. Die Hebung der ST-Strecke ist nicht wie bei einer frischen Perikarditis diffus in allen präkordialen Ableitungen nachweisbar, sondern beschränkt sich auf infarkttypische Ableitungen. Bei einem frischen Vorderwandspitzeninfarkt findet sich eine umschriebene Hebung der ST-Strecke in den Abl. V_3–V_4 (V_5). Bei einem frischen Lateralinfarkt in den Abl. V_5–V_6.

Bei einem *frischen Hinterwandinfarkt* verlaufen die ST-Strecken in V_2–V_4 gesenkt, deutliche Überhöhung der R-Zacken in diesen Ableitungen.

Als differentialdiagnostische Hilfe zur Perikarditis tritt zusätzlich bei den Infarkten je nach Ausmaß des nekrobiotischen Prozesses eine Alteration des QRS-Komplexes (tiefe, breite Q-Zacke, versenktes R, R-Verlust) hinzu.

γγ) **Frische Perikarditis – Außenschichtschäden anderer Genese**

Perikardverletzungen, wie stumpfe Herztraumen (Abb. 160), ein Hämoperikard, wie zum Beispiel die Ruptur eines Aneurysma dissecans der Aorta können zu perikarditischen Kurvenbildern führen. Eine Woche bis sieben Monate nach einer Mitralstenoseoperation kann ein sogenanntes *Postkommissurotomiesyndrom* auftreten, das fast immer mit einer fieberhaften und schmerzhaften Perikarditis und

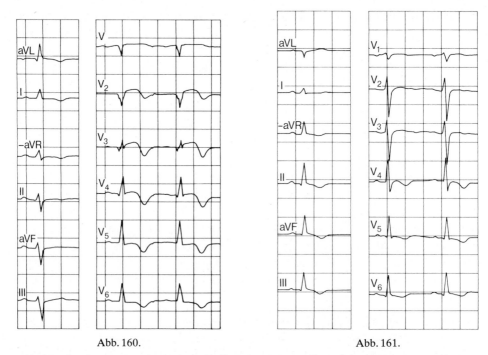

Abb. 160. Abb. 161.

Abb. 160. Contusio cordis; EKG-Veränderungen aufgetreten nach stumpfem Thoraxtrauma. Bild einer frischen Außenschichtschädigung, Stadium II. Terminal negative T-Wellen in allen Ableitungen mit Ausnahme von V_1. Angedeutete ST-Hebung von der S-Zacke ausgehend in Abl. V_2, V_3, V_4.

Abb. 161. Postkardiotomie-Syndrom. Terminal negative T-Wellen in allen Ableitungen mit Ausnahme V_1 (ubiquitäre Außenschichtschädigung). ST., A., weiblich, 41 Jahre: Zustand nach Verschluß eines Vorhofseptumdefektes vom Sekundum-Typ; 4 Wochen postoperativ Auftreten von Fieber, pleuritischen Reizzuständen mit obigen EKG-Veränderungen.

Pleuritis einhergeht. Auch das sogenannte *Postperikardiotomiesyndrom* (Abb. 161) das wenige Wochen nach vorausgegangener Perikardoperation auftreten kann, ist durch perikarditische EKG-Veränderungen gekennzeichnet. *Nach Herzoperationen* findet man ohne eine Beschwerdesymptomatik nicht selten terminal-negative T-Wellen. Diese EKG-Veränderungen die meist ohne klinische Symptomatik einhergehen, sind auf eine operationsbedingte Außenschichtschädigung zurückzuführen (Abb. 162). Dieser Befund ist, solange er nicht mit Fieber, Leukozytose und perikarditischen und pleuritischen Symptomen verbunden ist, nicht mit einem Postkardiotomiesyndrom zu verwechseln. Auch nach einem Myokardinfarkt kann sich entsprechend der Genese des Postkardiotomie- und Postkommissurotomiesyndroms ein »*autoaggressives*« *Postinfarktsyndrom (Dressler-Syndrom)* entwickeln (positive Herzantikörper). Es kommt dabei zu einer Überlagerung infarkttypischer und perikarditistypischer EKG-Veränderungen. Ein Dressler-Syndrom tritt meist 4 Wochen bis 3 Monate nach dem akuten Ereignis auf.

1. ST-Hebungen

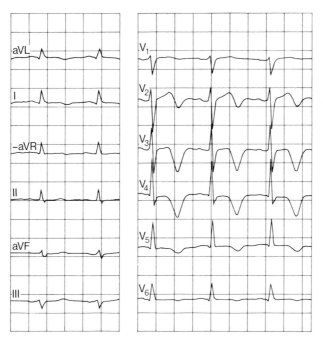

Abb. 162. Perikarditis Stadium II bis III. Terminal negative T-Wellen in allen Ableitungen mit Ausnahme von Abl. V_1 im Sinne der ubiquitären Außenschichtschädigung. Operationsbedingte Außenschichtschädigung.
S. Th., 34 Jahre, männlich. Zustand nach aortokoronarer Bypass-Operation; sofort nach Operation nachweisbar (kein Postkardiotomiesyndrom im engeren Sinne!)

b) ST-Hebungen in zwei Ableitungen des Extremitäten-EKG mit gegensinnigem Verhalten der ST-Strecke in Abl. I und III (Typ frischer Myokardinfarkt)

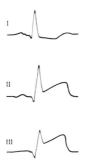

Diese EKG-Veränderungen sind *typisch für den frischen Myokardinfarkt*. Entsprechend der Infarktlokalisation und deren Projektion auf die EKG-Ableitungen lassen sich folgende Infarkte differenzieren (Abb. 163):

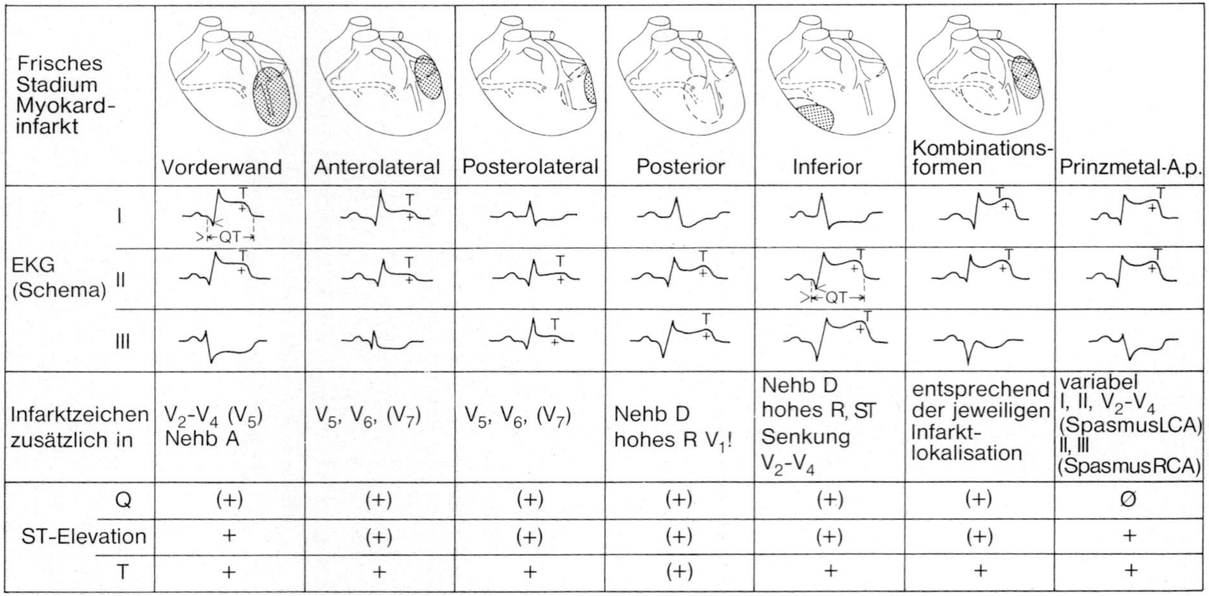

VI. Differentialdiagnose der Veränderungen der ST-Strecke

Frisches Stadium Myokardinfarkt	Vorderwand	Anterolateral	Posterolateral	Posterior	Inferior	Kombinationsformen	Prinzmetal-A.p.
EKG (Schema) I							
EKG (Schema) II							
EKG (Schema) III							
Infarktzeichen zusätzlich in	V_2–V_4 (V_5) Nehb A	V_5, V_6, (V_7)	V_5, V_6, (V_7)	Nehb D hohes R V_1!	Nehb D hohes R, ST Senkung V_2–V_4	entsprechend der jeweiligen Infarktlokalisation	variabel I, II, V_2–V_4 (Spasmus LCA) II, III (Spasmus RCA)
Q	(+)	(+)	(+)	(+)	(+)	(+)	∅
ST-Elevation	+	(+)	(+)	(+)	(+)	(+)	+
T	+	+	+	(+)	+	+	+

Abb. 163. Schematische Darstellung der EKG-Veränderungen beim frischen Myokardinfarkt (Stadium I).

α) Vorderwandspitzeninfarkt
β) Anterolateralinfarkt
γ) Inferiorer Infarkt
δ) Posteriorer Infarkt
ε) Infero-posteriorer Infarkt
ζ) Posterolateral-Infarkt
η) Prinzmetal-Angina-pectoris.

α) Frischer Vorderwandspitzeninfarkt

Beim frischen Vorderwandspitzeninfarkt finden sich ST-Hebungen mit positiven T-Wellen meist begleitet von einer pathologischen Q-Zacke in den *Abl. I, (II) aVL*. Die ST-Strecke in der Abl. III verläuft deszendierend gesenkt mit präterminal negativem T. Sie stellt das *Spiegelbild der ST-Hebung in Abl. I* dar. Die Lokalisation des Infarktes im Vorderwandspitzenbereich spiegelt sich in den *Brustwandableitungen* wieder. In den Ableitungen der Vorderwand V_2–V_4 (V_5) ist die ST-Strecke angehoben, häufig von einer pathologischen Q-Zacke sowie einem R-Verlust begleitet (s. Abb. 158).

β) Frischer Anterolateralinfarkt

Der frische Anterolateralinfarkt zeigt im Extremitäten-EKG meist, wenn auch nicht so typisch und prägnant ausgeprägt, die gleichen Veränderungen des QRS-Komplexes und der ST-Strecke wie der frische Vorderwandspitzeninfarkt. Die Lokalisation des Infarktes im Bereich der Seitenwand erbringen die *Brustwandableitungen*. In den Ableitungen der Vorderseitenwand V_5–V_6 ist die ST-Strecke gehoben, häufig von einer pathologischen Q-Zacke sowie einem R-Verlust begleitet. Die R-Zacken in den Abl. V_5, V_6 bleiben, wenn auch mäßiggradig reduziert, erhalten (Abb. 164).

γ) Frischer inferiorer Infarkt

Beim frischen inferioren Infarkt ist die ST-Strecke in Abl. (II) III, aVF und Nehb D gehoben *(direktes akutes Infarktbild)*. In diesen Ableitungen ist meist zusätzlich eine pathologische Q-Zacke nachweisbar. Die *ST-Strecke in Abl. I ist das Spiegelbild der ST-Strecken-Ableitung III*. Sie ist gegensinnig, tief deszendierend gesenkt, die T-Welle ist präterminal negativ. Die Brustwandableitungen sind wegen der entgegengerichteten Infarktlokalisation wenig aufschlußreich, außer die Nekrose reicht bis in die posterolaterale Spitzenregion. Es treten präkordial indirekte Infarktbilder auf, die R-Zacken sind in den Abl. V_2–V_4 überhöht. Die ST-Strecken zeigen in diesen Ableitungen einen tief deszendierenden Verlauf (s. Abb. 159).

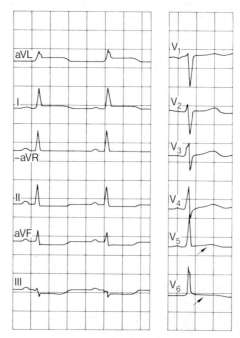

Abb. 164. Frischer Anterolateralinfarkt; Hebung der ST-Strecke mit positiver T-Welle in Abl. aVL, I, V_5, V_6.

δ) Frischer posteriorer Infarkt

Beim frischen posterioren Infarkt ist die ST-Strecke meist erst in den *linkspräkordialen* (Abl. V_7 oder V_8–V_9 leicht angehoben). Zusätzlich erscheint meist eine Q-Zacke, die bei einer Tiefe von $1/3$ des zugehörigen R-Potentials *pathognomonisch* ist. Zusätzlich ist beim Ausschluß einer rechtsventrikulären Hypertrophie und eines Rechtsschenkelblocks eine R-Zacke von größer als 0,04 mV und ein R-S-Verhältnis von größer als 1 in V_1–V_2 als Zeichen eines posterioren Infarktes zu werten. Ein weiterer Hinweis für einen posterioren Potentialverlust ist eine abrupte Abnahme der R-Zacke zwischen den Abl. V_4–V_5 oder V_5–V_6. Zusätzlich kann die Diagnose des posterioren Infarktes durch hohe, spitz positive T-Wellen in V_1–V_2 oder symmetrische terminal-negative T-Wellen in V_7–V_9 erleichtert werden (s. Abb. 209).

ε) Frischer infero-posteriorer Infarkt

Der inferiore Infarkt greift nicht selten auf die posteriore Herzwand über. In diesen Fällen findet man neben dem typischen Zeichen des diaphragmalen Infarktes zusätzlich Hinweise auf einen posterioren Potentialverlust (s. Abb 210).

ζ) Frischer Posterolateralinfarkt

Der frische Posterolateralinfarkt zeigt im Extremitäten-EKG, wenn auch meist nicht so ausgeprägt, die Veränderungen des frischen inferioren Hinterwandinfarktes. Die Differentialdiagnose erbringen die *Brustwandableitungen.* In den Abl. (V_4) V_5–V_6 treten zusätzlich ST-Hebungen meist mit pathologischen Q-Zacken kombiniert auf (Abb. 165).

Die *Differentialdiagnose* der frischen Seitenwandinfarkte *(Anterolateral-, Posterolateralinfarkt)* wird somit durch die synoptische Betrachtung der ST-Hebung in den *Extremitäten-* und *Brustwandableitungen* ermöglicht. Beim Anterolateralinfarkt verhalten sich die Extremitätenableitungen entsprechend eines Vorderwandinfarktes, beim Posterolateralinfarkt entspricht das Extremitäten-EKG dem eines Hinterwandinfarktes. Die infarkttypischen Veränderungen der ST-Strecke in den Brustwandableitungen (V_4) V_5–V_6 spiegeln die laterale Lage des Infarktes wieder.

Einschränkend sei betont, daß das Verhalten der ST-Strecke in den Extremitätenableitungen bei den Lateralinfarkten häufig nicht so typisch ausgeprägt ist wie bei reinen Vorder- und/oder Hinterwandinfarkten. Häufig ähnelt das elektrokardiographische Bild der Extremitätenableitungen dem einer Perikarditis. Das Verhalten der Brustwandableitungen ermöglicht dann die Differentialdiagnose.

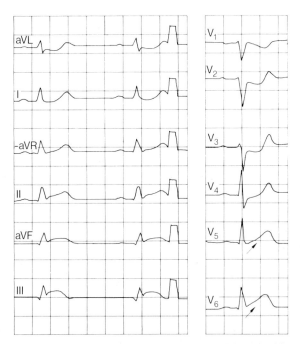

Abb. 165. Frischer Posterolateralinfarkt. Hebung der ST-Strecke mit hoch positivem T in Abl. II, aVF, III, V_5, V_6. Indirekte Infarktzeichen: In Abl. aVL, I, V_2, V_3.

η) *Variant-(Prinzmetal-)Angina-pectoris*

Kommt es bei einem akuten Angina-pectoris-Anfall zu einer ST-Hebung (Abb. 166), so ist *differentialdiagnostisch* zu einem frischen Myokardinfarkt an eine Variant-(Prinzmetal-)Angina-pectoris zu denken. Diese Form der Angina pectoris tritt vorwiegend im Ruhezustand, insbesondere nachts auf. Durch körperliche Belastung ist sie meist nicht auslösbar. Deshalb im Vergleich zur typischen belastungsabhängigen Angina pectoris der treffende Ausdruck »Variant«-Angina. Pathophysiologisch konnte für diese Form der Angina pectoris ein Koronararterienspasmus nachgewiesen werden. MASERI u. Mitarb. konnten Spasmen nicht nur bei Patienten mit klassischer Prinzmetal-Angina – also Ruhe-Angina-pectoris verbunden mit ST-Hebung, sondern auch bei einem Teil von Patienten feststellen, deren Ruhe-Angina-pectoris-Beschwerden mit ST-Senkungen einhergingen. Sie sprechen deshalb von einer *vasospastischen* Angina pectoris. Ein Koronarspasmus kann bei normalen Koronararterien vorkommen, meist pfropft er sich aber auf eine geringgradige noch vasoreagible Koronarstenose auf. Zu ST-Hebungen kommt es, wenn die Myokardischämie transmural ist. Inwieweit bei einer Angina pectoris eine Innenschichtischämie oder eine transmurale Ischämie auftritt, wird durch die Kollateralversorgung bestimmt. Pfropft sich ein Spasmus auf eine organische Stenose auf, hat sich in der Regel ein effektiver Kollateralkreislauf entwickelt, welcher den zugehörigen Myokardbereich vor einer transmuralen Ischämie schützt. Umgekehrt wird es zu einer transmuralen Ischämie kommen, wenn eine durch Spasmus verursachte Ischämie nur ab und zu zustande kommt und sich kein Kollateralgefäßsystem entwickeln konnte. Diese Überlegungen sind durch myokardszintigraphische Untersuchungen bestätigt worden. Während einer mit Ergonovin induzierten Ruhe-Angina-pectoris, einhergehend mit

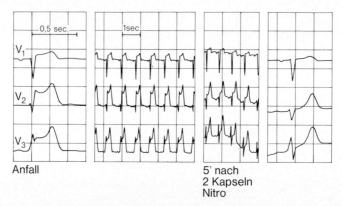

Abb. 166. Prinzmetal-Angina-pectoris ausgelöst durch Koronarspasmus des R. descendens anterior der linken Koronararterie während Herzkatheteruntersuchung. Im Anfall: Hebung der ST-Strecke mit hochpositiven T-Wellen vom QRS-Komplex ausgehend. 5 min nach zwei Kapseln Nitrolglycerin: Lösen des Spasmus mit Normalisierung des EKG.

ST-Streckenhebungen, konnte ein kompletter transmuraler Ausfall der Myokardperfusion nachgewiesen werden. Ruhe-Angina-pectoris-Anfälle und nächtliche Herzschmerzen auf der einen Seite und eine relativ gute körperliche Belastbarkeit auf der anderen Seite sollten immer an eine Prinzmetal-Angina-pectoris denken lassen. Wahrscheinlich ist auch die Walk-through-Angina-pectoris auf eine zusätzliche spastische Komponente zurückzuführen.

c) ST-Hebung in Abl. III des Extremitäten-EKG mit gegensinnigem Verhalten der restlichen 2 Ableitungen (Typ Lungenembolie)

Findet sich eine ST-Hebung mit positivem T (Qr- oder QR-Form der Kammeranfangsschwankung) in Abl. III bei gleichzeitigem gegensinnigen Verhalten der ST-Strecke mit negativem T in Abl. I und II, so sollte an ein akutes Cor pulmonale gedacht werden. Die Diagnose kann als gesichert gelten, wenn weitere Zeichen einer akuten Rechtsherzbelastung auftreten: S_I/Q_{III}-Typ, Tachykardie, kompletter oder inkompletter Rechtsschenkelblock, prä- bis terminal negative T-Wellen in den rechtspräkordialen Abl. (V_1) V_2–V_4, Verschiebung der Übergangszone nach links. Differentialdiagnostisch ist jedoch ein Hinterwandinfarkt in Betracht zu ziehen, insbesondere wenn ST_{II} isoelektrisch verläuft. (Differentialdiagnose: akutes Cor pulmonale – Hinterwandinfarkt, s. S. 158).

2. ST-Senkungen

a) ST-Senkung in Abl. I, Q-Zacken und ST-Hebungen in den Abl. II und III

Typ frischer Hinterwandinfarkt (s. S. 197)

b) ST-Senkung in Abl. III und Q-Zacken und ST-Hebungen in Abl. I und II

Typ frischer Vorwandspitzeninfarkt (s. S. 197)

c) ST-Senkung in Abl. I und ST-Hebung in Abl. III bei uncharakteristischem Verhalten von ST in Abl. II

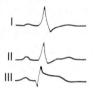

Typ akutes Cor pulmonale (S_I/Q_{III}) (s. S. 156)

d) ST-Senkung mit gegensinnigem (diskordantem) Verhalten zu QRS
Bei nach oben gerichteter Kammeranfangsschwankung ST gesenkt, bei nach unten gerichteter Kammeranfangsschwankung ST gehoben (s. Abb. 153)

2. ST-Senkungen

Bei einer ST-Verlagerung mit gegensinnigem Verhalten zu QRS kommt dem *Ausmaß* der ST-Senkung und der *Form* der ST-Strecke eine entscheidende Bedeutung zu.

Eine *ST-Senkung* darf nur als *pathologisch* gewertet werden, wenn sie in zwei Extremitätenableitungen mehr als 0,05 mV oder in mindestens einer Brustwandableitung mehr als 0,1 mV beträgt. Entspringt eine ST-Strecke unterhalb der isoelektrischen Linie und schließt sich ein gleichmäßiger aszendierender Verlauf zu einer T-Welle an, die mindestens $1/6$ der Amplitude der vorangehenden R-Zacke erreicht, so ist dies nicht als pathologisch zu interpretieren. Pathologische ST-Senkungen können einen *flach muldenförmigen, tief grabenförmigen, horizontal oder nach unten deszendierenden* aber auch einen *konvex bogig* begrenzten Verlauf zeigen. Die begleitende *T-Wellen-Veränderung* ist ebenfalls zu beachten. Diese können in den Ableitungen mit pathologischer ST-Senkung *abgeflacht, isoelektrisch, präterminal negativ*, seltener *terminal negativ* sein.

Diese Veränderungen der ST-Strecke und der T-Welle werden als »*Störungen der Erregungsrückbildung*« (Synonyma: Störungen der Repolarisation, Störung der Reizrückbildung) bezeichnet.

Die **Ätiologie** einer Störung der Erregungsrückbildung in Form einer diskordanten ST-Streckensenkung mit Abflachung und/oder präterminaler T-Negativität ist mannigfaltig. Sie kann sowohl extrakardial als auch kardial bedingt sein.

Extrakardial bedingte Störungen der Erregungsrückbildung findet man als Tagesschwankung bei neurovegetativer Dysregulation, bei Elektrolytstoffwechselstörungen, bei Störungen des Stoffwechsels, bei Intoxikation (CO-Vergiftung, Schlafmittelvergiftung) und infolge von medikamentösen Einflüssen, z. B. Digitalis, Chinin, Chinidin, Narkotika, Nicotin-Inhalation).

Die kardial *bedingten Störungen* der Erregungsrückbildung werden in *primäre und sekundäre* Veränderungen des Kammerendteils unterteilt.

Die häufigste Ursache der **primär** kardial bedingten Störung der Erregungsrückbildung ist die chronische Koronarinsuffizienz. Auch wird sie im Verlauf von Infektionskrankheiten, so bei der Grippe, Angina follicularis, Diphtherie, Ruhr und zahlreichen Viruserkrankungen beobachtet. Die auftretenden Veränderungen des Kammerendteiles können Ausdruck einer echten Myokarditis sein oder als infektiöse toxische Einflüsse auf die Myokardmembran interpretiert werden. Auch mag die Veränderung einer allergischen Schädigung des Herzmuskels oder der Koronararterien (allergische Koronaritis) entsprechen. Auch bei den Kollagenosen, bei neuromuskulären Systemerkrankungen werden primär kardial bedingte Störungen der Erregungsrückbildung gefunden (s. Abb. 167).

Sekundären Veränderungen an ST und T liegt eine Erregungsrückbildungsstörung als Folge einer abnormen Erregungsausbreitung zugrunde. Dies ist bei verzögerter Erregungsausbreitung infolge Schenkelblock, abnormer ventrikulärer Reizbildung (Extrasystole) aber auch bei vorzeitiger Erregung von Kammerteilen beim WPW-Syndrom der Fall.

Am deutlichsten sind die Störungen der Erregungsrückbildung meist in den *linkspräkordialen Abl. V_5 und V_6,* und im *Extremitäten-EKG,* in den Ableitungen in denen sich die höchste R-Zacke befindet, ausgeprägt.

Zusammenfassend läßt sich sagen, daß die Interpretation der Kammerendteilveränderungen in Form einer diskordanten ST-Senkung mit T-Abflachung oder präterminaler T-Negativität selbst bei genauer Kenntnis der klinischen Befunde problematisch ist.

Man sollte sich auf eine reine Beschreibung der Kurvenveränderungen beschränken und sich mit dem Oberbegriff: Störungen der Erregungsrückbildung begnügen.

Ergänzend kann die Ausdehnung und Lokalisation angegeben werden. Liegen klinische Angaben vor, kann deskriptiv angegeben werden, daß die Kammerendteilveränderungen mit der klinischen Diagnose vereinbar sind.

Beispiel: Störung der Erregungsrückbildung vorwiegend links präkordial. Der Befund ist mit einer infektiös toxischen Membranschädigung bei bestehendem Scharlach vereinbar (klinischer Befund entscheidend).

Bei folgenden *Krankheitsbildern* ist bedingt ein Rückschluß auf die Ursache einer Senkung der ST-Strecke mit gegensinnigem (diskordantem) Verhalten zur QRS-Gruppe möglich (Abb. 167):

α) Linksschädigung infolge vermehrter Linksbelastung des Herzens.

β) Rechtsschädigung infolge vermehrter Rechtsbelastung des Herzens.

γ) Angina pectoris vera (Ischämiereaktion vom Innenschichttyp)

δ) Digitalisglykoside

ε) Hypokaliämie

ζ) Orthostatische Kreislaufdysregulation.

α) Linksschädigung infolge vermehrter Linksbelastung des Herzens

Findet sich in den linkspräkordialen Brustwandableitungen (V_4), V_5, V_6 eine zu der QRS-Gruppe entgegengerichtete deszendierende Senkung von ST mit abgeflachtem bzw. präterminal negativem T, so spricht man von einer »Linksschädigung« des Herzens. Bei gleichzeitig bestehendem Linkstyp findet sich das diskordante Verhalten der ST-Strecke zum QRS-Komplex in Abl. I–II, aVL. Eine Linksschädigung kann auch (meist aber sehr viel seltener) mit einem rechtstypischen Lagetyp (Mittel-, Steil- oder Rechtstyp) einhergehen. Das diskordante Verhalten der ST-Strecke zu dem QRS-Komplex ist in den Ableitungen besonders ausgeprägt, in denen die QRS-Gruppe einen positiven Ausschlag aufweist. Beim

2. ST-Senkungen

Leitdiagnose	Differentialdiagnose	EKG (Schema)
Senkung der ST-Strecke mit diskordantem Verhalten zur QRS-Gruppe	Linksherzschädigung infolge vermehrter Linksbelastung	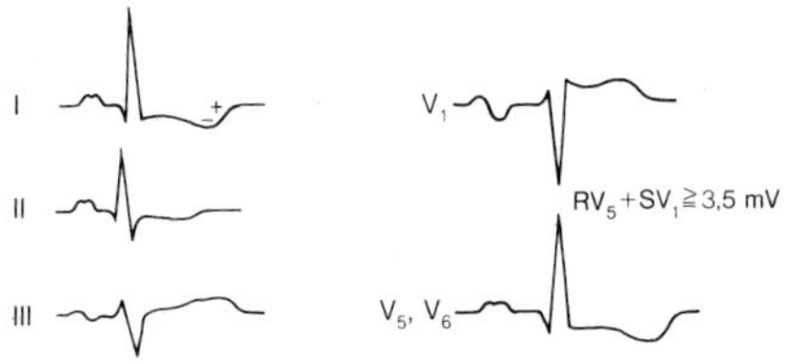 I, II, III; V_1, $RV_5 + SV_1 \geq 3{,}5$ mV, V_5, V_6
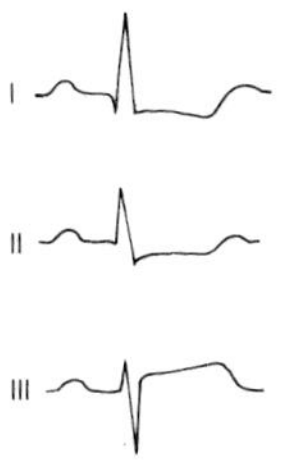	Rechtsherzschädigung infolge vermehrter Rechtsbelastung	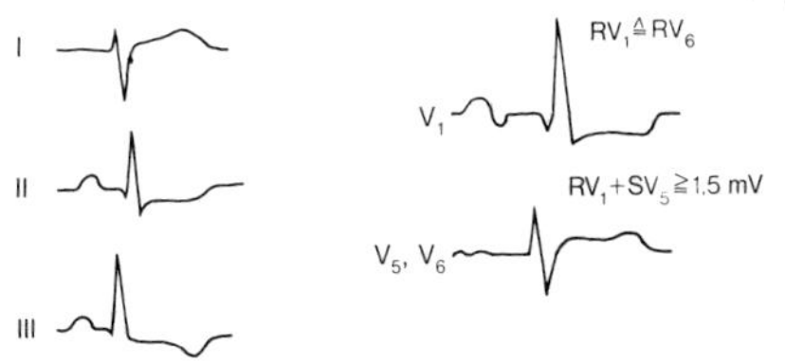 I, II, III; $RV_1 \triangleq RV_6$, V_1, $RV_1 + SV_5 \geq 1{,}5$ mV, V_5, V_6
	Ischämiereaktion vom Innenschichttyp – Angina pectoris vera – Innenschichtinfarkt	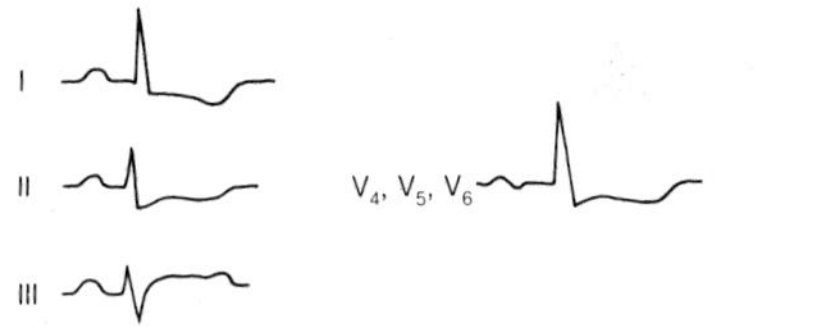 I, II, III; V_4, V_5, V_6
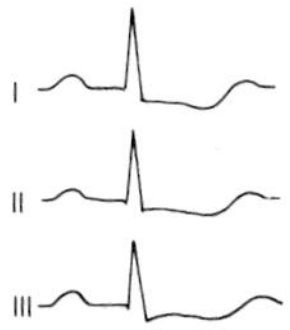	Digitalisglykoside	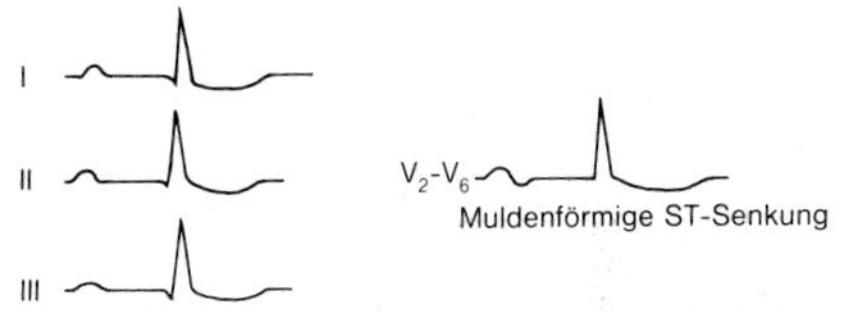 I, II, III; V_2–V_6 Muldenförmige ST-Senkung
	Hypokaliämie	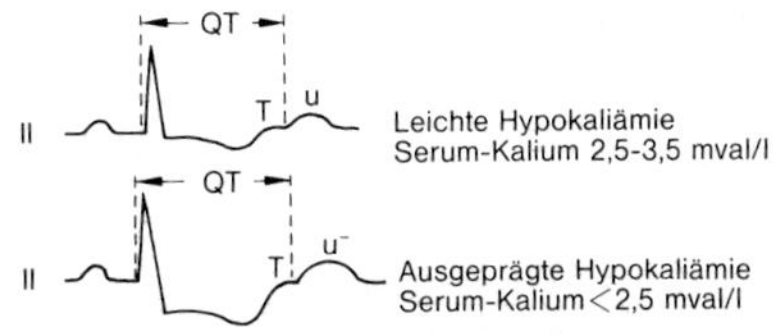 II: QT, T, u — Leichte Hypokaliämie Serum-Kalium 2,5–3,5 mval/l II: QT, T, u — Ausgeprägte Hypokaliämie Serum-Kalium < 2,5 mval/l
	Orthostatische Kreislaufdysregulation	s. S. 280

Abb. 167. Differentialdiagnose: Senkung der ST-Strecke mit diskordantem Verhalten zur QRS-Gruppe.

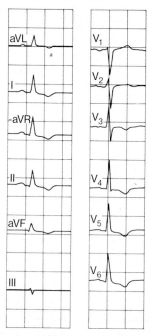

Abb. 168. Deszendierende Senkung der ST-Strecke mit diskordantem Verhalten zur QRS-Gruppe. R positiv, ST gesenkt und vice versa. Senkung der ST-Strecke bei positiver R-Zacke in Abl. aVL, II −aVR, II, V_3–V_6. H. P.; 53 Jahre, herzgesund. Ätiologie der Kammerendteilveränderung unbekannt.

Mitteltyp treten dann ST-Senkungen in allen Extremitätenableitungen, beim Steil- und Rechtstyp vorwiegend in Abl. II und III auf.

Die **Ätiologie** einer Linksschädigung des Herzens ist vielschichtig, und rein deskriptiv. Der Ausdruck: Linksschädigung ist insoweit unglücklich, da er in keinerlei Weise einen Rückschluß auf die Myokardfunktion zuläßt. Eine Linksschädigung kann Ausdruck einer chronischen Koronarinsuffizienz sein, diese ist durch ein positives Belastungs-EKG (s. S. 303) zu sichern. Man sollte insbesonders bei älteren Patienten, bei denen häufig Störungen der Erregungsrückbildung links präkordial auftreten, nicht in den Fehler verfallen, diesen Befund mit einer funktionell bedeutsamen stenosierenden koronaren Herzkrankheit gleichzusetzen. Auch läßt eine Linksschädigung keinerlei Rückschlüsse auf die myokardiale Funktion des Herzens zu (Abb. 168). Finden sich bei einer Linksschädigung infolge vermehrter Linksbelastung des Herzens zusätzlich die Zeichen der *Linkshypertrophie* (Hochspannung im Extremitäten-EKG, positiver Sokolow-Lyon-Index, Verschiebung der Übergangszone nach rechts, P-mitrale, P-sinistrocardiale, s. S. 129), so ist als Ursache der vorliegenden Linksschädigung nach Krankheiten zu suchen, die zu einer vermehrten Linkshypertrophie führen (arterielle Hypertonie, Aortenvitien, hypertrophe Kardiomyopathien) (Abb. 169,

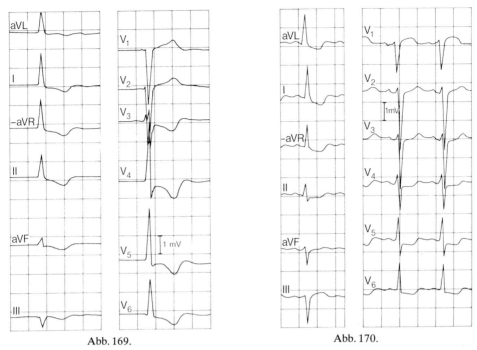

Abb. 169.   Abb. 170.

Abb. 169. »Linksschädigung« bei nephrogener arterieller Hypertonie, RR 250/140 mm Hg. Zeichen der ausgeprägten Linkshypertrophie. Sokolow-Lyon-Index 5,1 mV. Deutliche Senkung der St-Strecke mit präterminal negativer T-Welle in Abl. aVL., I, –aVR, II, V_4–V_6. B. O.; 48 Jahre, weiblich, chronische dialysepflichtige Glomerulonephritis.

Abb. 170. ST-Senkung mit gegensinnigem (diskordantem) Verhalten zur QRS-Gruppe. Linksschädigung infolge vermehrter Linksbelastung des Herzens. Linkstyp, deutliche Senkung der ST-Strecke mit präterminal negativer T-Welle in Abl. aVL, I, – aVR, II, V_4–V_6. W. A.; 42 Jahre, männlich, Aortenisthmusstenose.

170). Während Krankheiten mit vermehrter Widerstandsbelastung des Herzens (arterielle Hypertonie, Aortenstenose) relativ frühzeitig zu linkspräkordialen Störungen der Erregungsrückbildung führen, gehen Erkrankungen mit vermehrter linksventrikulärer Volumenbelastung (Aorteninsuffizienz (s. Abb. 100), Mitralinsuffizienz (s. Abb. 63), Ductus arteriosus apertus [Botalli] etc.) relativ spät mit einer Linksschädigung des Herzens einher. Bei letzteren Krankheitsbildern ist die vorliegende Linksschädigung meist auch Ausdruck einer mehr oder weniger starken myokardialen Schädigung. Die Diagnose einer Linkshypertrophie infolge vermehrter Widerstandsbelastung des linken Herzens ist Domäne des Elektrokardiogramms, demgegenüber kann eine vermehrte Volumenbelastung des linken Ventrikels primär leichter durch die Röntgen-Thorax-Aufnahme gestellt werden.

Gehen die Zeichen der Linkshypertrophie mit oder ohne Linksschädigung im Brustwand-EKG mit einem *rechtstypischen Lagetyp* einher, so weist dieser Befund auf eine zusätzlich bestehende Rechtsbelastung des Herzens hin. Dabei ist zu diskutieren, ob die vermehrte Linksbelastung rückwirkend zu einer vermehrten Rechtsbelastung geführt hat (s. Abb. 108, 109). Auch die Kombination zweier isolierter Krankheiten mit einerseits vermehrter Links- und andererseits vermehrter Rechtsbelastung des Herzens kann vorliegen. Ein typisches Beispiel ist die Kombination einer arteriellen Hypertonie mit einem chronisch-bronchitischen Syndrom.

β) Rechtsschädigung infolge vermehrter Rechtsbelastung des Herzens

Findet sich beim Erwachsenen in den rechtspräkordialen Brustwandableitungen V_1 bis V_2 (V_3) eine Senkung der ST-Strecke mit präterminal negativem T, so liegt eine Rechtsschädigung des Herzens vor. Dieser Befund ist beim Kleinkind, soweit keine hohe R-Zacke in Abl. V_1 besteht, als altersphysiologisch zu interpretieren. Im Extremitäten-EKG findet sich bei einer Rechtsschädigung meist ein rechtstypischer Lagetyp, meist ein Steil- oder Rechtstyp, in seltenen Fällen auch ein überdrehter Rechtstyp. In den Abl. II und III ist die ST-Strecke deszendierend

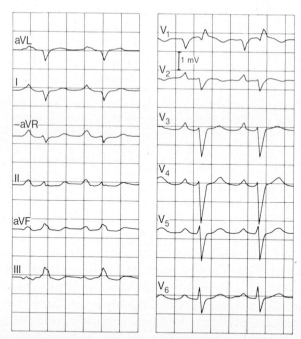

Abb. 171. »Rechtsschädigung« infolge vermehrter Rechtsherzbelastung. P-pulmonale, Rechtstyp. Übergangszone weit nach links verschoben, noch außerhalb V_6. Hohe R-Zacke mit vorausgehender Q-Zacke in V_1. Senkung der ST-Strecke mit präterminal negativer T-Welle in Abl. V_1 und V_2 als Hinweis auf »Rechtsherzschädigung«, zusätzlich in Abl. II, aVF, III nachweisbar. W. H.; 44 Jahre, männlich. Primär pulmonale Hypertonie.

gesenkt, isoelektrisch, die T-Welle meist abgeflacht und/oder präterminal negativ. Die ST-Strecke in Abl. I ist meist isoelektrisch und/oder mäßiggradig gesenkt. Die Abweichungen der ST-Strecke und die T-Welle (deszendierende Senkung von ST, Abflachung, Biphasie oder präterminale Negativität von T) sind wiederum in den Ableitungen besonders ausgeprägt, in denen die QRS-Gruppe nach oben gerichtet ist. Entsprechend der vermehrten Linksbelastung des Herzens wird somit die Ausprägung der Kammerendteilveränderungen durch den vorliegenden Lagetyp bestimmt. Die differentialdiagnostische Abgrenzung zwischen Rechtsschädigung und Linksschädigung des Herzens bei Mittel-, Steil- bzw. Rechtstyp wird somit aufgrund der Brustwandableitungen gestellt.

Entsprechend einer Linksschädigung läßt der deskriptive Befund einer Rechtsschädigung des Herzens nur bedingte Rückschlüsse auf die **Ätiologie** dieser EKG-Veränderungen zu. Finden sich zusätzlich die Zeichen der vermehrten Rechtsbelastung (P-pulmonale, rechtstypischer Lagetyp, hohe R-Zacke rechts präkordial (V_1), positiver Sokolow-Lyon-Index, Verschiebung der Übergangszone nach links, s. S. 133), so ist sie Ausdruck einer Erkrankung, die zu einer vermehrten Rechtsbelastung des Herzens führt (Abb. 171). (z. B. chronisches Cor pulmonale, angeborene Vitien, s. S. 133). Entsprechend der »Linksschädigung« des Herzens läßt der elektrokardiographische Befund einer »Rechtsschädigung« des Herzens keine Rückschlüsse auf die rechtsventrikuläre Myokardfunktion zu. Es ist in keinerlei Weise erlaubt, den elektrokardiographischen Begriff der »Rechtsschädigung« mit einer Rechtsherzinsuffizienz gleichzusetzen. Auch ist eine Rechtsschädigung nicht Ausdruck einer »rechtsseitigen chronischen Koronarinsuffizienz«, sie gibt keinerlei Hinweis auf den Koronarstatus.

γ) Angina pectoris vera (Ischämiereaktion vom Innenschichttyp)

Kommt es bei einem akuten Angina-pectoris-Anfall bei vorher normalem EKG zu einer Senkung der ST-Strecke mit Abflachung oder präterminal negativen T-Wellen, so ist sie als akute Koronarinsuffizienz zu werten. Diese EKG-Veränderungen bei einem akuten Angina-pectoris-Anfall werden von HOLZMANN als »Innenschichttyp einer Ischämiereaktion« bezeichnet.

Der *Verdacht* einer akuten Koronarinsuffizienz ist *gegeben*, wenn während eines akuten Angina-pectoris-Anfalles die ST-Strecke in mindestens einer der Extremitätenableitungen I oder II um wenigstens 0,05 mV (= 0,5 mm) oder mindestens einer Brustwandableitung um mindestens 0,1 mV (= 1 mm) unter die isoelektrische Linie deszendierend gesenkt verläuft. Die ST-Strecke zeigt dabei meist einen konvexbogigen Verlauf, die T-Welle ist meist präterminal negativ.

Die *Diagnose* einer akuten Koronarinsuffizienz darf als *gesichert* gelten, wenn im akuten Angina-pectoris-Anfall die ST-Senkung in den Extremitätenableitungen I, II und/oder in einer Wilson-Ableitung 0,2 mV erreicht oder überschreitet.

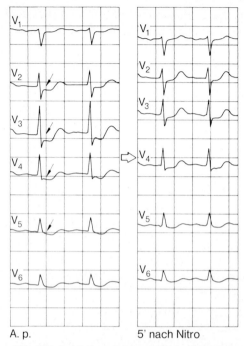

Abb. 172. Ischämiereaktion vom Innenschichttyp.
A. P.: Brustwandableitungen während Angina-pectoris-Anfall. Tief deszendierende Senkung der ST-Strecke (> 2 mV) mit präterminal negativer T-Welle in Abl. V_2–V_5 (V_6). (Vorderwandbereich des Herzens). 5 min nach Nitroglycerin-Gabe: Rückgang der ST-Streckensenkung.
Beachte: R-Zackenüberhöhung im Angina-pectoris-Anfall in Abl. V_3, V_4 (Brody-Effekt).
Merke: Häufig ist eine Innenwandischämie Vorläufer eines transmuralen Infarktes (meist Indikation zur selektiven Koronarangiographie im beschwerdefreien Intervall).

Abl. III zeigt in Abhängigkeit vom Lagetyp ein unterschiedliches Verhalten der ST-Strecke, so daß diese Ableitung diagnostisch nicht sicher verwertbar ist (Abb. 172).

Einer Ischämiereaktion vom Innenschichttyp liegt meist eine funktionell bedeutsame stenosierende koronare Herzkrankheit zugrunde. Die ST-Streckensenkungen treten in den infarkttypischen EKG-Ableitungen auf. Eine Ischämiereaktion vom Innenschichttyp im Vorderwandbereich kommt somit als ST-Senkung mit präterminal negativem T in Abl. V_2–V_5, Abl. I, Abl. aVL zur Darstellung.

Differentialdiagnostisch ist bei solchen Veränderungen immer an einen frischen Hinterwandinfarkt zu denken. Die tiefen ST-Streckensenkungen im Vorderwandbereich (V_2–V_4) sind dann nicht Ausdruck einer zusätzlichen Ischämiereaktion vom Innenschichttyp im Vorderwandbereich, sondern Ausdruck der indirekten Infarktzeichen beim frischen Hinterwandinfarkt (s. S. 197, 268).

Gleiche Veränderungen des Kammerendteiles werden auch bei einer Koronarinsuffizienz während Arbeitsbelastung beobachtet (s. S. 283: Belastungs-EKG).

δ) Digitalisglykoside

Digitalisglykoside, Strophanthin und Digitaloide führen zu einer gegensinnigen Verlagerung der ST-Strecke zur QRS-Gruppe. Die gesenkte ST-Strecke geht in eine abgeflachte T-Welle über, der eine kleine U-Welle nachfolgt. Weitere Kennzeichen eines »*Digitalis-EKG*« sind: Verkürzungen der QT-Dauer, Bradykardie (negativ chronotrope Digitaliswirkung), Verlängerung der PQ-Zeit (negativ dromotrope Digitaliswirkung).

Beim »Digitalis-EKG« mischen sich somit die elektrokardiographischen Zeichen einer Hypokaliämie (Senkung von ST mit abgeflachtem T und nachfolgender U-Welle), einer Hyperkalzämie (QT-Zeit-Verkürzung) und einer Vagotonie (Sinusbradykardie, PQ-Zeit-Verlängerung). Diese Elektrokardiographischen Veränderungen werden durch die Wirkungsweise der Digitalisglykoside an der Herzmuskelzellmembran verständlich:
Digitalisglykoside führen zu einer Hemmung des aktiven diastolischen Rücktransportes von Kalium in die Zelle (Hemmung der Ionenpumpen, Hemmung der sogenannten Membran-ATPase). Die Medikation von Digitalis führt somit zu einem iatrogenen intrazellulären Kaliumverlust der Herzmuskelzellen *(Hypokaliämiebild des Digitalis-EKG)*. Über den gleichen Mechanismus wird der Natriumeinstrom gebremst mit konsekutiver Abnahme des intrazellulären Kalium-Quotienten. Dies bedingt einen vermehrten Influx von Kalziumionen sowie eine vermehrte Freisetzung von Kalziumionen aus intrazellulären Vesikeln. Die so erhöhte intrazelluläre Kalziumionenkonzentration führt zu einer Aktivierung der Myofibrillen-ATPase, woraus der Zusammenschluß der kontraktilen Elemente der Herzmuskelzellen resultiert (positiv inotrope Digitaliswirkung). Elektrokardiographisches Korrelat dieser sogenannten elektromechanischen Kopplung ist die QT-Dauer-Verkürzung *(Hyperkalzämiebild des Digitalis-EKG)*. Die negativ chronotrope und die negativ dromotrope Digitaliswirkung wird in einer *direkten Vaguserregung* gesehen. Digitalisglykoside führen zu einer Vergrößerung des Ruhemembranpotentials und zu einer Verzögerung der langsamen diastolischen Depolarisation supraventrikulärer Automatiezentren.
Neben dieser *negativ chronotropen, negativ dromotropen* und *positiv inotropen* Wirkung haben Digitalisglykoside auch einen *Einfluß auf die Automatiebereitschaft* vorwiegend des ventrikulären ELS und auf die Erregbarkeit des Herzmuskels. Dabei gilt prinzipiell der Satz, daß durch Digitalisglykoside sowohl alle Arrhythmieformen beseitigt als auch hervorgerufen werden können. Bindeglied für dieses paradoxe Verhalten sind die Kaliumionen. Digitalis wirkt dann antiarrhythmisch, so beim gesunden Herzen, wenn kein Kaliummangel besteht. Bei einem kranken Herzmuskel, der an Kalium verarmt ist (Herzinsuffizienz) oder zu einer Kaliumverarmung führt (Altersherz, Hyperthyreose, ischämische Herzkrankheit) neigt Digitalis in relativ niedriger Dosierung zur Hervorrufung von Arrhythmien. Dieser arrhythmogene Digitaliseffekt wird dann noch gesteigert, wenn zu dem durch Transmineralisationsvorgänge hervorgerufenen intrazellulären Kaliummangel noch ein extrazelluläres Kaliumdefizit (renale Verluste, gastroentistinale Verluste) hinzutritt. Damit stehen die für die Repolarisationsvorgänge notwendigen Kaliumionen nicht mehr in genügender Menge zur Verfügung. Das Konzentrationsgefälle der Kaliumionen in Richtung auf die Zelle wird so klein, daß die Voraussetzung für die notwendig werdende nachfolgende Kontraktion der Herzkammer (Systole) fehlt. Gibt man in einer solchen Phase Digitalis, kommt es zu einem verhängnisvollen Circulus vitiosus: Die intrazelluläre Kaliumverarmung wird noch weiter verstärkt. Es kommt zu einer Störung der Herzfunktion, zur lebensbedrohlichen Digitalisintoxikation.

Der dargelegte Wirkungsmechanismus der Digitalisglykoside macht die folgenden Gegebenheiten leicht verständlich:

Die Neigung, auf Digitalisglykoside mit EKG-Veränderungen zu reagieren, ist unterschiedlich. Bei einem muskelgesunden Herzen bedarf es verhältnismäßig großer Dosen, bei einem geschädigten Herzen sind Digitalisveränderungen schon bei kleinen Dosen nachweisbar. Eine *gesteigerte Digitalisempfindlichkeit* liegt bei einer Hypokaliämie, bei dem Altersherz, bei der Hyperthyreose vor.

Digitalisveränderungen lassen sich in die Digitalisimprägnation und die Zeichen der Digitalisintoxikation unterscheiden.

Digitalisimprägnation (Tab. 5): In den Abl. I, II, aVL, V_5 und V_6 sind die ST-Strecken mulden- oder grabenförmig gesenkt, die T-Welle ist abgeflacht oder präterminal negativ. Es folgt meist eine kleine betonte U-Welle. Die ST-Senkung beginnt bereits am Übergang vom QRS-Komplex zum ST-Abschnitt. Die relative QT-Dauer ist verkürzt. Die muldenförmige ST-Streckensenkung mit Abflachung oder biphasischem T ist für die Digitalisimprägnation charakteristisch aber nicht beweisend. Sie kann auch bei anderen Erkrankungen, die zu einer Repolarisationsstörung führen, beobachtet werden. Einen Hinweis auf eine digitalisbedingte Störung der Erregungsrückbildung ergibt das Verhalten der Brustwandableitungen. Während bei der Linksschädigung Senkungen der ST-Strecke vorwiegend in V_4-V_6 auftreten, beginnt die muldenförmige ST-Streckensenkung nach Digitalismedikation bereits in den Brustwandableitungen V_2–V_3, also bereits in den Brustwandableitungen, in denen die Kammeranfangsschwankungen nach unten gerichtet sind. Als ausgeprägte Digitalisimprägnation ist das zusätzliche Auftreten eines AV-Blocks I. Grades zu werten (Abb. 173).

Digitalisintoxikation (Tab. 5): Nach größeren Digitalisdosen kann von Patient zu Patient verschieden eine Rhythmusstörung auftreten, die als Digitalisintoxikation bezeichnet wird. In Anlehnung an KRUPP lassen sich die *toxischen Digitaliswirkungen* auf den Herzrhythmus wie folgt unterteilen:
1. Die *leichte* Intoxikation: Bradykardie, vereinzelt auftretende ventrikuläre Extrasystolen.
2. *Mäßige* Intoxikation: Auftreten gekoppelter Extrasystolen im Sinne des Bigeminus, Trigeminus.
3. *Schwere* Intoxikation: Auftreten von Rhythmusstörungen jeglicher Art: Knotentachykardie, AV-Dissoziation, Vorhoftachykardie mit Block, bidirektionale Tachykardie, Vorhofflimmern, Vorhofflattern, VA- oder AV-Blockierung der verschiedensten Schweregrade.
4. *Extreme* Intoxikation: Auftreten von Kammertachykardien oder Kammerflimmern.

Die Zeichen der Digitalisimprägnation im EKG sind kein entscheidender Grund für den Abbruch der Digitalistherapie, weisen aber auf das Erreichen des toxischen Bereichs hin. Beim Auftreten des AV-Blocks I. Grades sind regelmäßige EKG-Kontrollen erforderlich. Ventrikuläre Extrasystolen mahnen zur Vorsicht.

Bei mäßiger, schwerer oder extremer Intoxikation ist die Digitalistherapie sofort zu unterbrechen. Immer gilt es zu prüfen, ob die Digitalismedikation oder die Grundkrankheit für die aufgetretenen Rhythmusstörungen verantwortlich ist.

Tab. 5. Die therapeutischen und toxischen Wirkungsbereiche des Digitoxin.

ng/ml		
6,3		Kammerflimmern
5,7		AV-Block III. Grades
4,8		Sinuatrialer Block
4,7		Vorhoftachykardie mit Block
4,5		AV-Block II. Grades
3,9		Bradykardes Vorhofflimmern
3,6		Bigeminus, Knotenrhythmus
3,4		AV-Block I. Grades
3,3		Supraventrikuläre Tachykardie, ES
3,0		Ventrikuläre ES, Sinusbradykardie
2,9		Muldenförmige ST-Strecke
2,8	Übergang zum toxischen Bereich	(Linksschenkelblock)
2,3		
1,5	Oberer Wirkungsbereich	
1,3	Optimaler Wirkungsbereich	
0,9		
	Latenter Wirkbereich	

Digitalisglykoside können Kammerendteilveränderungen sowohl verdeutlichen als auch maskieren. So kann es bei den Zeichen der Linksschädigung im EKG durch Digitalis zu einer Zunahme der ST-Senkungen in den Extremitätenableitungen I, II, aVL und den präkordialen Ableitungen V_5 und V_6 kommen. Man spricht von einem sogenannten *Halbseiteneffekt* (WINTERITZ). Andererseits können die Zeichen einer frischen Perikarditis (Hebung der ST-Strecke) nach größeren Digitalisdosen verschwinden.

Zusammenfassend läßt sich sagen, daß eine zuverlässige Beurteilung eines EKG ohne Kenntnis einer Digitalistherapie *nicht* möglich ist.

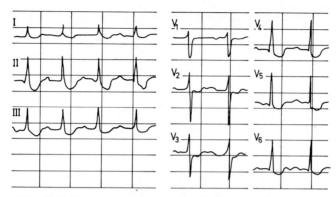

Abb. 173. Ausgeprägte Digitalisveränderungen im EKG; deutlicher girlandenförmiger Verlauf der ST-Strecke in Abl. I–III, Abl. V_2–V_6. AV-Block I. Grades.

ε) Hypokaliämie

Auch die Hypokaliämie führt zu einem diskordanten Verhalten der ST-Strecke zur QRS-Gruppe. Diese Veränderung tritt dann zu den zusätzlichen Zeichen des Hypokaliämie-EKG hinzu (s. S. 220).

ζ) Orthostatische Kreislaufdysregulation

Im Steh-EKG kommt es nicht selten bei Patienten mit hypotonen Kreislaufregulationsstörungen während der orthostatischen Belastung zu ST-Streckensenkungen. Sie sind Ausdruck der durch die Stehbelastung ausgelösten gegenregulatorischen Sympathikotonie und nicht Ausdruck einer koronaren Mangeldurchblutung. Die T-Wellen flachen ab oder werden präterminal negativ (Orthostase-EKG s. S. 280). Beim *Dumping-Syndrom* werden ähnliche EKG-Veränderungen beobachtet.

VII. Differentialdiagnose der Abweichungen der QT-Dauer

Die QT-Dauer ist *frequenzabhängig*. Eine tachykarde Herzfrequenz verkürzt QT, eine bradykarde Herzfrequenz verlängert das QT-Intervall (Verkürzung, Verlängerung der elektrischen Systole durch die Frequenz).

Die gemessene QT-Dauer wird mit Normwerten verglichen, um Abweichungen von der frequenzentsprechenden relativen QT-Dauer festzustellen. Für die klinische Differentialdiagnose sind QT-Zeiten als sicher *pathologisch* zu betrachten, wenn sie 15% der entsprechenden Norm über- bzw. unterschreiten.

Häufig wird der Begriff der *relativen QT-Dauer* dem Begriff der *absoluten QT-Dauer* gegenübergestellt. Die relative QT-Dauer umfaßt alle Werte dieses Parameters bei der entsprechenden Herzfrequenz, d. h. der Schwankungsbereich der QT-Dauer wird eingehalten. Überschreitet die gemessene QT-Dauer den Schwankungsbereich der relativen QT-Dauer, so ist sie absolut verkürzt oder absolut verlängert.

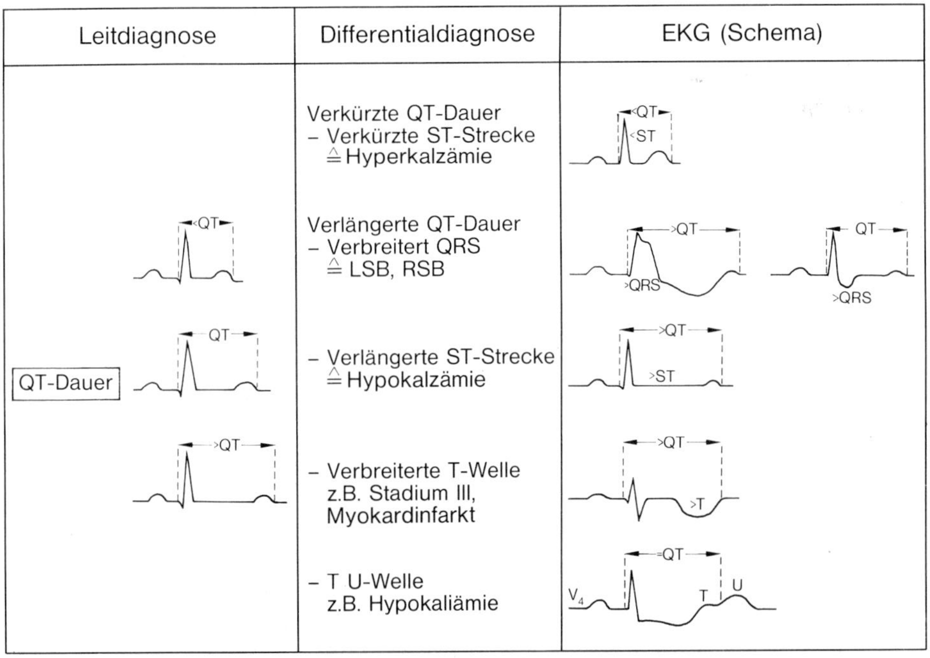

Leitdiagnose	Differentialdiagnose	EKG (Schema)
QT-Dauer	Verkürzte QT-Dauer – Verkürzte ST-Strecke ≙ Hyperkalzämie	
	Verlängerte QT-Dauer – Verbreitert QRS ≙ LSB, RSB	
	– Verlängerte ST-Strecke ≙ Hypokalzämie	
	– Verbreiterte T-Welle z.B. Stadium III, Myokardinfarkt	
	– T U-Welle z.B. Hypokaliämie	

Abb. 174. Differentialdiagnose: QT-Dauer.

Eine QT-Veränderung kann durch eine *Verkürzung* oder *Verlängerung* eintreten (Abb. 174):

Eine *kurze* QT-Dauer ist fast ausschließlich durch eine Abnahme der ST-Strecke bedingt.

Eine *verlängerte* QT-Dauer kann folgende *Ursachen* haben:
a) Verbreiterte QRS-Gruppe.
b) Verlängerte ST-Strecke.
c) Verbreiterte T-Welle.
d) Verschmelzung von TU (scheinbare Verlängerung von QT).

1. Verkürzte QT-Dauer

Eine verkürzte QT-Dauer wird bei der *Hyperkalzämie* (Serumkalziumspiegel ≧ 6 mval/l) gefunden. Die ST-Strecke ist dabei sehr kurz oder kann ganz fehlen. T geht häufig unmittelbar aus dem abfallenden Schenkel der QRS-Gruppe hervor (Abb. 175, 193).

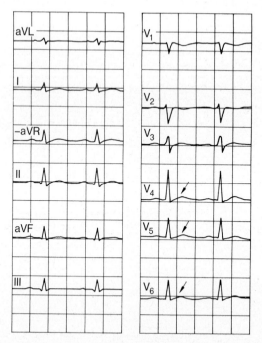

Abb. 175. Hyperkalzämie-EKG, verkürzte QT-Zeit (Ist: 0,27, Soll: 0,34). Fehlende ST-Strecke, die S-Zacke setzt sich ohne Zwischenschaltung der ST-Strecke in die T-Welle fort. K. Chr., 45 Jahre, Ovarialkarzinom mit Knochenmetastasen. Serumkalziumspiegel: 7,4 mval/l.

Elektrophysiologisch führt eine Erhöhung der Konzentration des ionisierten Calcium zu einer Verkürzung der Phase 2 des Aktionspotentials, während der Verlauf der Phase 3 des Repolarisationsvorganges unverändert bleibt. Die Phase 2 des Aktionspotentials (s. S. 9) entspricht der ST-Strecke im EKG. Dies erklärt die Verkürzung der ST-Strecke gegebenenfalls bis zum völligen Verschwinden (s. Abb. 189).

Typische Hyperkalzämiekurven sind selten. Sie treten bei Erkrankungen auf, die mit einer deutlichen Hyperkalzämie einhergehen, wie zum Beispiel beim Nebenschilddrüsenadenom oder -karzinom (Osteodystrophia fibrosa generalisata [von Recklinghausen]), bei osteolytischen Knochenmetastasen, beim Plasmozytom, der Sklerodermie, der Sarkoidose (Morbus Boeck-Besnier-Schaumann).

Mäßiggradige Verkürzung der QT-Dauer wird bei körperlicher Arbeit, im frischen Stadium des Herzinfarktes (s. S. 257), im frischen Stadium der Perikarditis (s. S. 187), bei der Koronarinsuffizienz und bei Digitalismedikation (s. S. 211) gefunden. Diese QT-Verkürzungen sind diskret. Bei sehr flachen T-Wellen ist es häufig schwierig, die relative QT-Dauer auszumessen. Der Meßwert kann verkürzt erscheinen, er ist dann nur bedingt verwertbar.

2. Verlängerung der relativen QT-Dauer

Eine verlängerte QT-Dauer kann bedingt sein durch:
a) verbreiterte QRS-Gruppe,
b) verlängerte ST-Strecke,
c) verbreiterte T-Welle,
d) Verschmelzung von TU (scheinbare Verlängerung).

a) Verbreiterte QRS-Gruppe

Eine *verlängerte QT-Dauer* wird bei intraventrikulären Leitungsstörungen, die mit einer Verbreiterung von QRS einhergehen, beobachtet (s. S. 144). Entsprechend der verzögerten Erregungsausbreitung nimmt die QT-Dauer um den Betrag der Verbreiterung von QRS zu. Demnach kommt bei den Schenkelblöcken einer verlängerten QT-Dauer nur bedingter Krankheitswert zu. Dies ist nur dann der Fall, wenn die ST-T-Strecke zusätzlich verlängert ist. Zur Beurteilung ob tatsächlich eine QT-Verlängerung vorliegt, geht man folgendermaßen vor:

Die *über die Norm von 0,12 sec* hinausgehende QRS-Dauer wird von der gemessenen QT-Dauer abgezogen. Die so erhaltene QT-Dauer wird mit dem frequenzentsprechenden Wert verglichen.

b) Verlängerte ST-Dauer

Eine verlängerte ST-Dauer infolge Zunahme der ST-Strecke ist spezifisch für die *Hypokalzämie*. Die T-Welle erscheint dabei der verlängerten ST-Strecke wie ein »Napoleonshütchen« aufgesetzt (Abb. 176, 193).

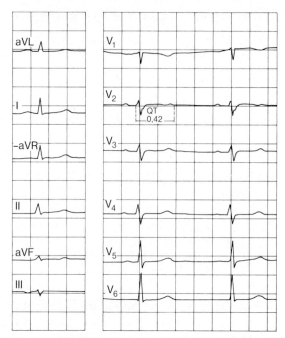

Abb. 176. Hypokalzämie-EKG. Deutlich verlängerte QT-Zeit (Ist 0,42, Soll 0,36 bei einer Frequenz von 60/min) infolge verlängerter ST-Strecke. ST- und T nicht verändert. B. U. E.; 65 Jahre, weiblich, Malresorptionssyndrom, Serumkalziumspiegel 3,0 mval/l.
Merke: Bei der Hypokalzämie ist die T-Welle der ST-Strecke wie ein »Napoleonshütchen« verspätet aufgesetzt.

Eine ST-Verlängerung wird bei einem *Blutkalziumspiegel von $\leq$ 4,5 mval/l* nachweisbar. Die Korrelation zwischen Serumkalziumionen und EKG-Bild ist recht gut. Als *Ursachen* einer Hypokalzämie sind zu nennen: Tetanie-Spasmophylie, Hypoparathyreoidismus, chronische Niereninsuffizienz, renal tubuläre Azidose, Coma hepaticum, Hypoproteinämie.

Charakteristisch für ein Hypokalzämie-EKG ist somit die verlängerte QT-Dauer auf Kosten von ST bei unveränderten QRS und T. Das gleiche gilt für die Hyperkalzämie, nur mit umgekehrten Vorzeichen (Verkürzung von QT [s. Abb. 189] infolge isolierter Verkürzung von ST). Werden zusätzliche Veränderungen des QRS-Komplexes, der ST-Strecke oder der T-Welle bei einem Hypokalzämie und/oder Hyperkalzämie-EKG beobachtet, müssen zusätzliche Krankheiten diskutiert werden, die zu diesen Veränderungen geführt haben. So können zum Beispiel bei einer chronischen Nephritis sich die elektrokardiographischen Zeichen der Hypokalzämie mit den elektrokardiographischen Zeichen der Linksschädigung des Herzens kombinieren. Neben einer Verlängerung der relativen QT-Dauer zeigt sich zusätzlich eine ST-Streckensenkung mit Abflachung der präterminal negativen T-Wellen. Auch die zusätzlichen Zeichen der Linkshypertrophie können hinzutreten.

c) Verbreiterte T-Welle

Eine QT-Verlängerung durch eine Breitenzunahme der T-Welle kann bei vielen Erkrankungen beobachtet werden. Die T-Wellen können normal geformt, abgeflacht, präterminal, selten auch terminal negativ, verlaufen. Häufig wird dabei ein deszendierender Verlauf der ST-Strecke beobachtet. Aus einer verbreiterten T-Welle kann *kein spezieller diagnostischer Schluß* gezogen werden.

Eine Vielfalt von Erkrankungen geht mit verbreiterten T-Wellen, teils auch mit nachfolgenden, nur schwer erkennbaren kleineren U-Wellen einher.

Als *Beispiele* seien genannt: der Symptomenkomplex der Hypertonie, Vitien mit vermehrter Linksbelastung, akutes Cor pulmonale; seltener: chronisches Cor pulmonale, reaktives Folgestadium beim Herzinfarkt, (überdehnte T-Negativität, sogenanntes T-en-dôme) totaler AV-Block, Infektionskrankheiten (Diphtherie, Pneumonie, Sepsis, Lungentuberkulose), kardioauditive Syndrome wie Jarwell-Lange-Nielsen-Syndrom, Ebstein-Syndrom. Bei den angeführten Krankheiten ist in Betracht zu ziehen, daß sich hinter einer verlängerten QT-Dauer infolge Breitenzunahme von T (gegebenenfalls U) eine inhomogen verlängerte Repolarisation (s. S. 353) verbergen kann, was therapeutische Konsequenzen in sich birgt. Im Gegensatz zur Hypokalzämie, bei der die Repolarisation uniform verlängert ist, findet sich bei der inhomogen verlängerten Repolarisation eine elektrische Fraktionierung des Myokards. Es entsteht ein unterschiedliches »elektrisches« Verhalten einzelner Herzabschnitte, voll repolarisierte Fasern sind neben nur teilweise repolarisierten Fasern gelegen. Die dadurch entstehenden Potentialdifferenzen können zu lebensbedrohlichen Rhythmusstörungen (Kammerflimmern) Anlaß geben.

Eine Verlängerung der QT-Dauer wird auch bei der *Chinidin-Überdosierung* beobachtet. Für die Chinidin-Überdosierung ist auch das Auftreten einer scheinbar doppelgipfligen T-Welle ein wichtiger Befund (s. Abb. 186). Diese doppelgipflige T-Welle wird meist durch eine betonte U-Welle hervorgerufen. Führen diese Kammerendteilveränderungen dazu, daß die elektrische Systole länger dauert als die mechanische Systole, so sollte die Chinidin-Therapie abgesetzt werden. Die Patienten sind durch Auslösung eines bedrohlichen Kammerflimmern (Torsade de pointes, Chinidin-Synkopen s. S. 361) infolge einer inhomogenen verlängerten Repolarisation gefährdet. Eine Unterbrechung der antiarrhythmischen Behandlung mit Chinidin ist auch dann gegeben, wenn ventrikuläre Leitungsstörungen mit Verbreiterung des QRS-Komplexes auftreten. Die gleichen elektrokardiographischen Veränderungen wie durch Chinidin (Abflachung der P-Zacke, AV-Block I. Grades, Verbreiterung des QRS-Komplexes, Verlängerung der QT-Zeit, Auftreten einer scheinbar doppelgipfligen T-Welle, TU-Welle) werden auch bei den

Antiarrhythmika beobachtet, die mit einer Verlängerung der HV-Zeit im His-Bündel-Elektrokardiogramm einhergehen.

d) Scheinbare Verlängerung von QT infolge Verschmelzung von T mit U

Eine Verlängerung der relativen QT-Dauer wird häufig durch eine Überlagerung von T-Wellen-Ende und U-Wellen-Beginn vorgetäuscht, so bei der Hypokaliämie.

Die elektrokardiographischen Veränderungen bei herabgesetzter extrazellulärer Kaliumkonzentration werden durch folgende elektrophysiologischen Änderungen des Aktionspotentials der Herzmuskelfaser verständlich:

Eine *Hypokaliämie* führt zu einer *Erhöhung des Ruhemembranpotentials* infolge Vergrößerung des transmembranären Kaliumgradienten. (K_i^+/K_e^+). Es kommt zu einer Hyperpolarisation der Herzmuskelfaser, die Erregbarkeit und das Aktionspotential sind vergrößert.

In der nachfolgenden Repolarisation überwiegt entsprechend dem größeren Diffusionsgefälle der Kaliumausstrom gegenüber dem Natriumeinstrom früher als bei normaler Ionenverteilung, was sich in einer Verkürzung der Phase 2 der Repolarisation widerspiegelt. Der so verhältnismäßig kurzen Phase 2 der normalerweise langsamen Repolarisation folgt eine langsame Phase 3 der normalerweise schnellen Repolarisation. Dieses inverse Verhalten der Repolarisationsphase des Aktionspotentials wird dadurch erklärt, daß die Zellmembran eine Schutzfunktion ausübt, indem sie bemüht ist, den intrazellulären Kaliumbestand auf einen entsprechenden physiologischen Niveau zu halten. Bei der Hypokaliämie führt dies zu einer Permeabilitätsminderung der Membran, so daß damit der Zelle nicht zuviel Kalium verloren geht. Die Phase 3 der Repolarisationskurve verläuft deshalb bei der Hypokaliämie flacher als normal. Dadurch wird das durch die Hypokaliämie erhöhte Ruhemembranpotential so spät erreicht, daß ein diastolisches Nachpotential (Phase 4) ausgeprägt zur Darstellung kommt (s. Abb. 189).

Bezugnehmend auf die Verknüpfung zwischen monophasischem Aktionspotential und EKG ist das *Kammer-***EKG** *bei einer Hypokaliämie* somit durch folgende *elektrokardiographische Veränderungen* gekennzeichnet (s. Abb. 177, 192):
1. Vergrößerung der Amplitude von QRS (gesteigerte Depolarisation).
2. Verkürzung von ST (QT) (Verkürzung der Phase 2 der Repolarisation).
3. Abflachung und/oder präterminal negative T-Welle (verzögerte Phase 3).
3. Auffällig große, der T-Welle folgende U-Welle (gesteigerte Phase 4, diastolisches Nachpotential).
5. Gesteigerte Automatie, Auftreten insbesonders ventrikulärer Extrasystolen.

Charakteristisches Kennzeichen des Hypokaliämie-EKG ist die der T-Welle folgende deutliche überhöhte U-Welle. HOLZMANN hat den Begriff der »*TU-Verschmelzungswelle*« geprägt. Das Ende von T ist häufig nicht sicher abzugrenzen, so daß die U-Welle fälschlicherweise als die T-Welle aufgefaßt wird. Dadurch wird eine Verlängerung der relativen QT-Dauer vorgetäuscht. Die TU-Verschmelzungswelle ist in den Brustwandableitungen besonders in V_3 bis V_6, in den Extremitätenableitungen bei vorbestehendem Linkstyp besonders in den Abl. I und II, bei Steil- oder Rechtstyp in den Abl. II und III, beim Mitteltyp in allen Ableitungen deutlich ausgeprägt.

Rhythmusstörungen treten bei Hypokaliämie gehäuft auf, da die Erregbarkeit und die Fähigkeit zur spontanen Erregungsbildung bei einer Hypokaliämie erhöht ist. Sie zeigen sich insbesonders im Auftreten supraventrikulärer und gehäufter ventrikulärer Extrasystolen.

Die *Ausbildung eines Hypokaliämie-EKG* ist einmal vom Ausmaß der Serum-Kalium-Erniedrigung, zum anderen von der Geschwindigkeit der Entstehung eines Kaliummangels abhängig. Je akuter und schwerer die Störung des Kaliumhaushaltes ist, um so besser ist die Korrelation zwischen EKG-Veränderung und Serum-Kalium-Spiegel. Bei einer raschen Senkung der Serum-Kalium-Konzentration treten die EKG-Veränderungen zu einem verhältnismäßig frühen Zeitpunkt *(Serum-Kalium-Spiegel unter 3 mval/l)* in Erscheinung. Die T-Welle ist meist abgeflacht, und es erscheint eine breite U-Welle. Sinkt der Kalium-Spiegel auf unter 3 mval/l ab, dann wird die T-Welle deutlicher abgeflacht, und es erscheint eine U-Welle, die größer als die T-Welle ist (TU-Verschmelzungswelle). Die genannten Korrelationen sind aber nicht so eng, daß aus dem Elektrokardiogramm

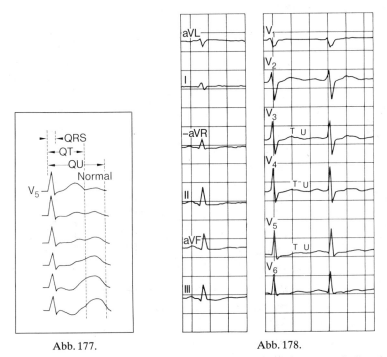

Abb. 177.   Abb. 178.

Abb. 177. Hypokaliämie-EKG, Schema der ST-, T- und U-Veränderungen mit fortschreitender Kaliumverarmung (nach Surawicz und Lepeschkin).

Abb. 178. EKG bei Hypokaliämie. Serum-K^+ 2,2 mval/l. Typische TU-Verschmelzungswelle, QT-Zeit im Normbereich. M. H.; 41 Jahre, männlich, Anorexia nervosa.

Tab. 6. Ursachen eines Kaliummangels.

Gastrointestinal	Renal	Hormonell	Iatrogen	Metabolisch
Erbrechen, Diarrhöen, Fisteln u. Drainagen, Tumoren – Pankreasadenome – villöses Adenom des Rektums	Pyelonephritis (Potassium loosing nephritis), polyurisches Stadium des akuten Nierenversagens, renal-tubuläre Azidose	Hyperkortizismus, primärer u. sekundärer Hyperaldosteronismus	Diuretika, Succus liquiritiae	Negative Stickstoffbilanz, Glykogenabbau, osmotische Diurese bei Diabetes mellitus, insulinbehandelter Diabetes mellitus, metabolische Alkalose

sichere Rückschlüsse auf den Serum-Kalium-Spiegel geschlossen werden können (Abb. 177, 178).

Bei einem langsamen Absinken des Serum-Kalium-Spiegels wird häufig auch bei sehr niedriger Konzentration *(unter 2 mval/l)* ein charakteristisches EKG vermißt. Umgekehrt werden bei schnellen Kaliumverlusten des Organismus mit noch normalen Serum-Kalium-Werten keineswegs selten EKG-Veränderungen vom Hypokaliämie-Typ beobachtet. In diesem Zusammenhang sei man sich der elektrophysiologischen Zusammenhänge bewußt, daß das Hypokaliämie-EKG nicht durch eine Hypokaliämie sui generis sondern von der Größe des transmembranären Kaliumkonzentrationsgradienten (K_i^+/K_e^+) bestimmt werden.

Eine schwere Hypokaliämie mit »scheinbarer« Verlängerung der QT-Dauer kann mit einer energetisch-dynamischen Herzinsuffizienz einhergehen. Dieses sogenannte *Hegglin-Syndrom* ist dadurch gekennzeichnet, daß die mechanische Systolendauer kürzer als die elektrische Systolendauer ist. Bei der Mechanokardiographie wird ein vorzeitiger Einfall des 2. Herztones vor T-Wellen-Ende festgestellt.

Eine »Kaliumdiagnostik« ist bei Schenkelblock und Myokardinfarkt nicht möglich. Auch Digitalisglykoside können die Zeichen des Kaliummangels vortäuschen. Eine gleichzeitige vorhandene Hyperkalzämie verstärkt die EKG-Ausprägung der Hypokaliämie, eine Hypokalzämie vermindert sie (Calcium-Kalium-Antagonismus). Zum Beispiel können sich bei einer Sprue die Zeichen einer Hypokaliämie mit denen der Hypokalzämie mischen. Es tritt eine echte Verlängerung der QT-Dauer (ST-Streckenverlängerung) hinzu.

In Tab. 6 sind wichtige Ursachen eines Kaliummangels zusammengefaßt.

VIII. Differentialdiagnose der Formänderungen der T-Welle

Die T-Welle (Nachschwankung) entspricht der *Phase 3 des Aktionspotentials* und repräsentiert die Repolarisationsphase des Kammermyokards. Die T-Welle ist normalerweise *0,3 mV hoch* und *0,20 sec breit*.

Die *Amplitude* soll wenigstens $^1/_6 - ^1/_8$ der zugehörigen R-Zacke betragen. Maximal soll sie nicht größer sein als $^2/_3$ der Amplitude der zugehörigen R-Zacke.

Formänderungen der T-Welle besagen, daß die übliche Folge der *Erregungsrückbildung gestört* ist, bzw. daß ein *ungleichmäßiger Ablauf der Repolarisation des Kammermyokards* vorliegt.

Abhängig von der Art, dem Ausmaß und der Lokalisation einer Schädigung des Kammermyokards können in den einzelnen Ableitungen unterschiedliche Änderungen der T-Welle eintreten.

Nach ihrer *Form* lassen sich folgende T-Wellen unterscheiden (Abb. 179).

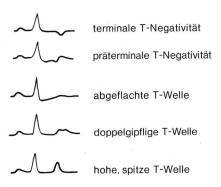

1. Negative T-Wellen:
   a) +/− Biphasie von T (terminale T-Negativität).
   b) −/+ Biphasie von T (präterminale T-Negativität).
2. Abgeflachte T-Wellen.
3. Positive T-Wellen:
   a) Das doppelgipflige T.
   b) Das hohe, spitze T.

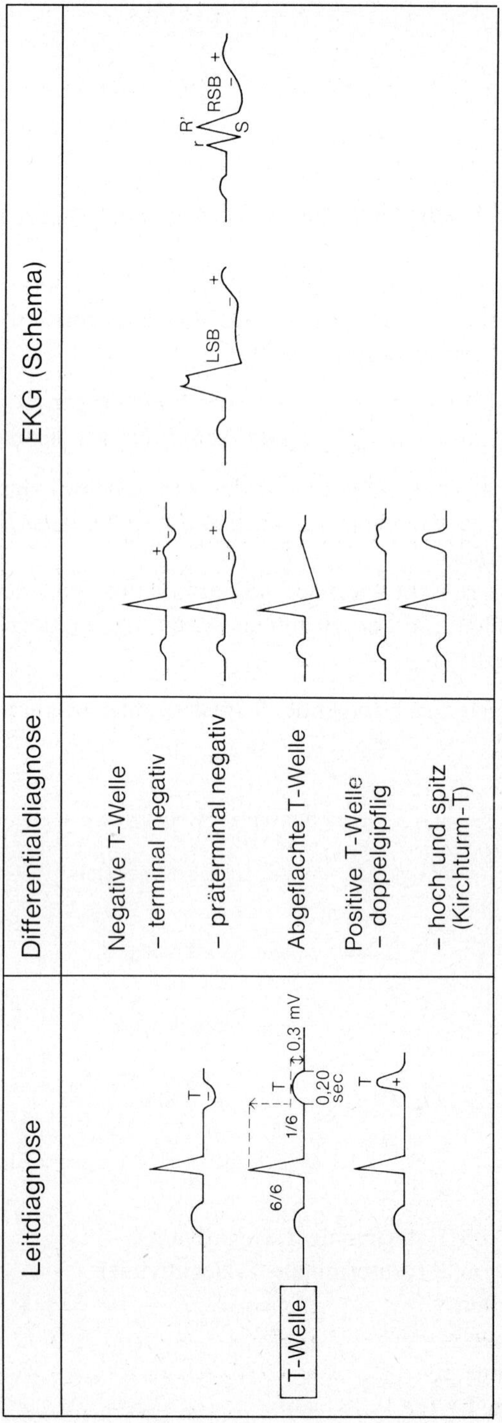

224   VIII. Differentialdiagnose der Formänderungen der T-Welle

Leitdiagnose	Differentialdiagnose	EKG (Schema)
T-Welle	Negative T-Welle – terminal negativ – präterminal negativ Abgeflachte T-Welle Positive T-Welle – doppelgipflig – hoch und spitz (Kirchturm-T)	LSB RSB

Abb. 179. Differentialdiagnose: T-Welle.

1. Negative T-Wellen

a) +/− Biphasie von T (terminale T-Negativität)

Formkritisch ähnelt das terminal-negative T einem gleichschenkeligen Dreieck. Es tritt im reaktiven Folgezustand (Stadium II) eines Herzinfarktes auf, und wird deshalb als »*koronares T*« bezeichnet.

Die Polarität des »koronaren T« wird durch die Repolarisationssequenz der ischämischen zu den nicht-ischämischen Myokardbezirken bestimmt. Überdauert die Repolarisation des ischämischen Gewebes die Phase der Repolarisation im ungeschädigten Myokard (z. B. bei verzögerter Erregung des ischämischen Areals) so resultiert eine negative T-Welle. Erfolgt die Repolarisation der ischämischen Zone zuerst, so resultiert eine positive T-Welle. Diese theoretische Überlegung angewandt auf eine Außenschichtschädigung bedeutet, daß in den alterierten Außenschichten die Erregung (Negativität) meist länger andauert als in den korrespondierenden Innenschichten. So entsteht ein nach innen gerichteter Vektor. Da es sich um ein Überdauern der T-Negativität handelt, ist die T-Welle in den entsprechenden Ableitungen streng terminal negativ. Die Ischämie-bedingte Erregungsverlängerung erklärt gleichzeitig die im reaktiven Folgestadium eines Herzinfarktes (Stadium II) zu beobachtende QT-Zeitverlängerung.

Terminal negative T-Wellen mit leichter ST-Hebung und Alterationen des QRS-Komplexes (pathologische Q-Zacke, R-Verlust) sind Hinweis auf das Zwischenstadium eines transmuralen Infarktes (Abb. 180, s. Abb. 182). Finden sich diese Veränderungen in den Abl. I (II), aVL, V_2 bis V_4 (V_5) handelt es sich um das Zwischenstadium eines frischen Vorderwandspitzeninfarktes. Sind diese Veränderungen in den Abl. (II), III, aVF, Nehb D nachweisbar, so liegt das Zwischenstadium eines frischen inferioren Infarktes vor. Bei den Seitenwandinfarkten finden

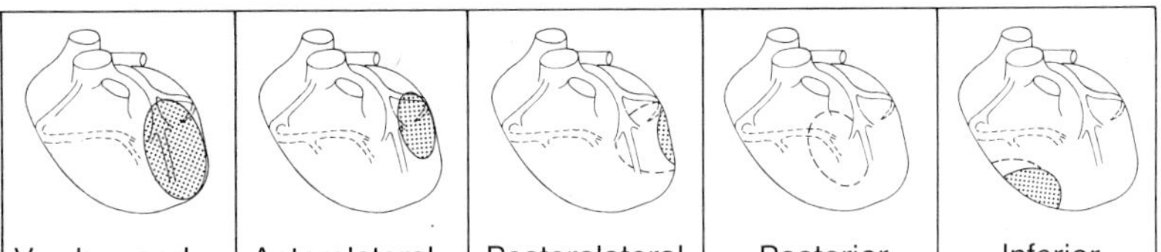

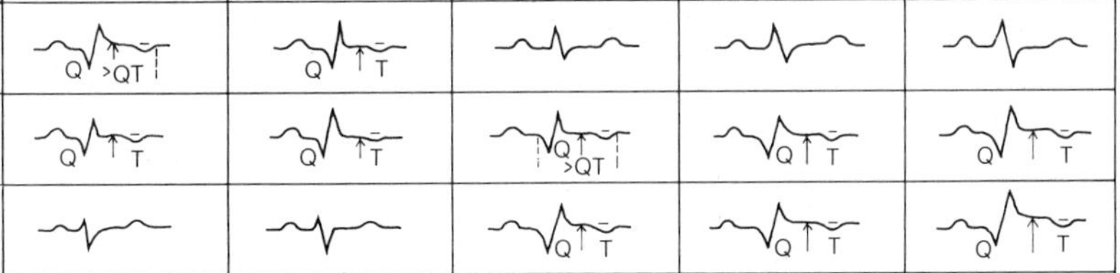

Zwischen-stadium Myokard-infarkt	Vorderwand	Anterolateral	Posterolateral	Posterior	Inferior
EKG (Schema) I	Q >QT	Q T			
EKG (Schema) II	Q T	Q T	Q >QT	Q T	Q T
EKG (Schema) III			Q T	Q T	Q T
Infarktzeichen zusätzlich in	V_2-V_4 (V_5) Nehb A	V_5, V_6, (V_7)	V_5, V_6, (V_7)	Nehb D	Nehb D,I
Q	+	(+)	(+)	(+)	+
ST-Elevation	+	+	+	+	+
T	−	−	−	(−)	−

Abb. 180. Schematische Darstellung: EKG-Veränderungen, Zwischenstadium Myokardinfarkt.

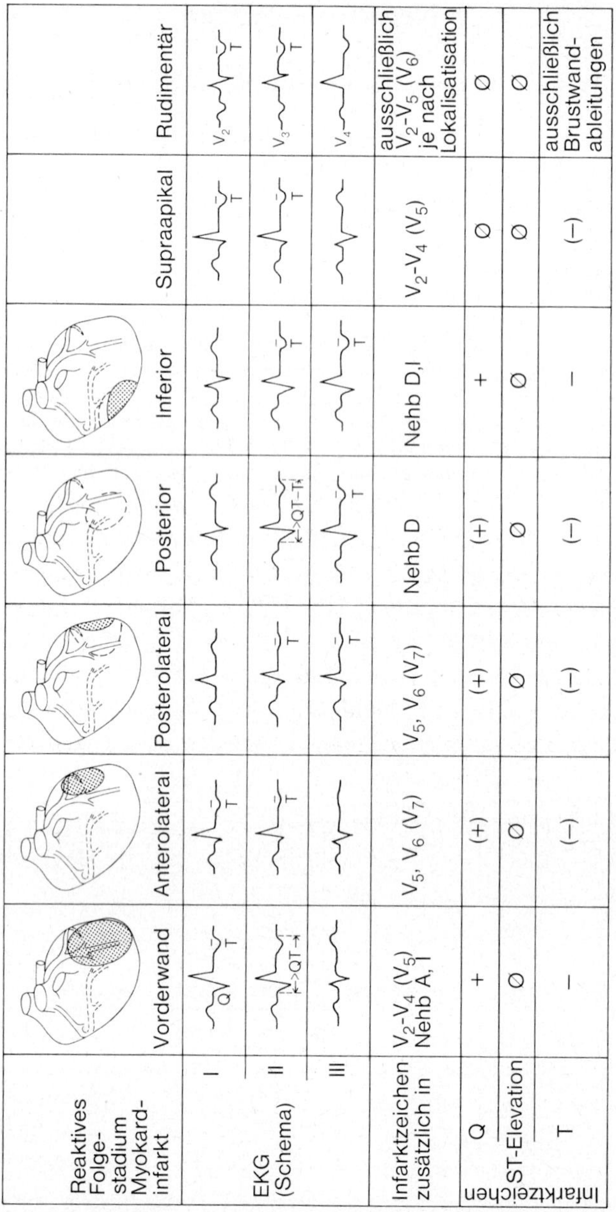

VIII. Differentialdiagnose der Formänderungen der T-Welle

Reaktives Folgestadium Myokardinfarkt		Vorderwand	Anterolateral	Posterolateral	Posterior	Inferior	Supraapikal	Rudimentär
EKG (Schema)	I	∿Q̅ T̅	∿T̅	∿T̅	∿	∿	∿T̅	∿T̅ (V_2)
	II	∿ ←QT→	∿T̅	∿T̅	∿ ←QT→	∿T̅	∿T̅	∿T̅ (V_3)
	III	∿	∿	∿T̅	∿	∿T̅	∿	∿ (V_4)
Infarktzeichen zusätzlich in		V_2–V_4 (V_5) Nehb A, I	V_5, V_6 (V_7)	V_5, V_6 (V_7)	Nehb D	Nehb D, I	V_2–V_4 (V_5)	ausschließlich V_2–V_5 (V_6) je nach Lokalisation
Infarktzeichen	Q	+	(+)	(+)	(+)	+	0	0
	ST-Elevation	0	0	0	0	0	0	0
	T	–	(–)	(–)	(–)	–	(–)	ausschließlich Brustwandableitungen

Abb. 181. Schematische Darstellung: EKG-Veränderung, reaktives Folgestadium Myokardinfarkt.

sich diese EKG-Veränderungen in den präkordialen Abl. V_4 bis V_6. Bei mehr antero-lateraler Infarktlokalisation lassen sich im Extremitäten-EKG zusätzlich die beschriebenen Veränderungen in den Abl. I (II), bei mehr postero-lateralem Sitz in den Abl. (II), III nachweisen.

Terminal negative T-Wellen *mit Alterationen des QRS-Komplexes (pathologische Q-Zacke, R-Verlust, relativ kleine R-Zacken oder sog. versenktes R)*, aber *ohne ST-Hebung* sind typisch für das reaktive Folgestadium (Stadium II) eines transmuralen Herzinfarktes (Abb. 181, s. Abb. 182).

Terminal negative T-Wellen *ohne Alterationen des QRS-Komplexes* sind Ausdruck eines nichttransmuralen Infarktes. Projizieren sich diese terminalen T-Negativitäten in die Abl. I (II), aVL, V_2 bis V_5, liegt ein nicht-transmuraler Vorderwandspitzeninfarkt vor (Abb. 182).

Erscheinen terminal negative T-Wellen *ausschließlich in zwei bis drei Brustwandableitungen* (meist V_2 bis V_4, V_5) so liegt eine sog. umschriebene Außenschichtschädigung vor. Häufigste Ursache ist der rudimentäre Vorderwandspitzeninfarkt. Dieser Befund ist nicht zu vernachlässigen, nicht selten verbirgt sich hinter einem scheinbar ungefährlichen rudimentären Vorderwandinfarkt eine kritische Stenosierung des R. descendens anterior der linken Koronararterie. Der rudimentäre Vorderwandinfarkt ist dann als »harmloser« Vorbote eines schwerwiegenden transmuralen Vorderwandinfarktes aufzufassen. Auch umschrieben auftretende traumatische, toxische und entzündliche Herzmuskelerkrankungen, die pleuraperikardiale Schwiele sowie Bestrahlungen im Bereich der linken Thoraxpartie (z. B. beim Mammakarzinom) können zu derartigen EKG-Veränderungen führen. Schließlich wurden die EKG-Veränderungen eines rudimentären Vorderwandinfarktes bei Vergiftungen mit Veronal (HOLZMANN u. SPIELER) sowie bei Vergiftungen mit Sublimat (PICK) beobachtet.

Terminal negative T-Wellen treten auch im reaktiven Folgestadium (Stadium II) der *Perikarditis* auf (Abb. 183). Sie sind ubiquitär in allen Extremitäten- und Brustwandableitungen nachweisbar. Schwierigkeiten können sich zur Differentialdiagnose gegenüber dem supraapikalen Vorderwandinfarkt ergeben. Eine Abgrenzung ist dadurch möglich, daß bei dem Stadium II der Perikarditis die terminal negativen T-Wellen ubiquitär nachweisbar sind, während beim supraapikalen Vorderwandinfarkt sich die terminal negativen T-Wellen umschrieben auf die Abl. I, aVL, V_2–V_4 (V_5) beschränken. Auch ist bei der abklingenden Perikarditis die terminale T-Negativität meist nicht so stark ausgeprägt wie beim supraapikalen Herzinfarkt. Schwierig, häufig unmöglich, ist die Differentialdiagnose zwischen einer abklingenden Perikarditis und einer Myokarditis, wenn letztere ausschließlich mit einer diffusen terminalen T-Negativität einhergeht. Dies ist verständlich, da das Ausmaß der terminalen T-Negativität der Perikarditis nicht von der Alteration des Perikards, sondern vom Ausmaß der Alteration der subepiperikardialen Myokardanteile bestimmt wird (s. S. 181f.).

Terminal negative T-Wellen werden auch nach langdauernder *paroxysmaler Tachykardie* beobachtet. Eine Senkung von ST und eine Verlängerung der relativen QT-Dauer kann hinzutreten. Man spricht vom sog. *Posttachykardie-*

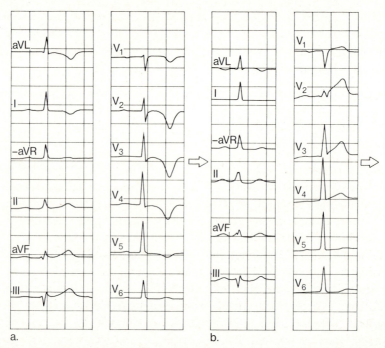

Abb. 182. Terminal negative T-Wellen bei Myokardinfarkt, Verlauf eines Anteroseptalinfarktes. a) Terminal negative T-Welle in Abl. aVL, I, (V_1), V_2–V_5, keine Alteration des QRS-Komplexes; Bild eines rudimentären Vorderwandinfarktes. b) 5 Tage nach Infarkt (I): Auftreten einer ST-Elevation mit hochpositiver T-Welle in Abl. V_2, V_3, V_4, frischer Anterolateralinfarkt (Stadium I).

Syndrom. Es wird häufiger nach hämodynamisch bedeutsamen Kammertachykardien als nach hämodynamisch meist unbedeutsameren supraventrikulären Tachykardien beobachtet. Diese EKG-Veränderungen können mehrere Monate bestehen bleiben. Kammertachykardien sind meist Ausdruck eines ischämischen bzw. eines schwer myokardial geschädigten Myokards. Die beim sog. Posttachykardie-Syndrom auftretenden Kammerendteilveränderungen sind bis zum Ausschluß des Gegenteils als »pathologisches Belastungs-EKG« zu werten, eine funktionell bedeutsame stenosierende koronare Herzkrankheit sollte ausgeschlossen werden. Beim Nachweis einer stenosierenden koronaren Herzkrankheit ergeben sich fließende Übergänge zu dem elektrokardiographischen Bild eines rudimentären Myokardinfarktes. Die Abgrenzung des »Posttachykardie-Syndroms« gegen einen rudimentären Infarkt ist nur bedingt möglich.

b) −/+ Biphasie von T (präterminal negative T-Welle)

Die präterminal negative T-Welle ist dadurch charakterisiert, daß der absteigende T-Wellenschenkel in der Regel flacher als der ansteigende verläuft (Abb. 179).

1. Negative T-Wellen

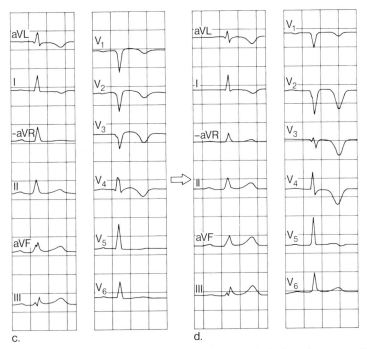

Abb. 182. Terminal negative T-Wellen bei Myokardinfarkt, Verlauf eines Anteroseptalinfarktes. c) 9 Tage nach I: Geringgradige ST-Elevation in Abl. V_2, V_3 mit R-Verlust; terminal negative T-Wellen zusätzlich in Abl. aVL, I, V_4. Zwischenstadium des Anteroseptalinfarktes. d) 12 Tage nach I: Reduziertes R in V_3, R-Verlust in Abl. V_1, V_2. Tief terminal negative T-Wellen in Abl. aVL, I, (V_1), V_2 bis V_4 (V_5). Jetzt: Anteroseptalinfarkt, Stadium II.

Merke: Der rudimentäre Infarkt, das Zwischenstadium und das reaktive Folgestadium (Stadium II) des transmuralen Infarktes gehen mit terminal negativen T-Wellen einher. Der Unterschied ist in der Alteration des QRS-Komplexes und dem Verlauf der ST-Strecke zu sehen.

Rudimentärer Infarkt: Keine Alteration der QRS-Gruppe, isoelektrischer Verlauf der ST-Strecke.

Zwischenstadium des transmuralen Infarktes: Alteration des QRS-Komplexes (Q-Zacke, QS-Form), ST-Streckenanhebung, terminal negative T-Zacken in den infarkttypischen Ableitungen.

Reaktives Folgestadium (Stadium II): Alteration des QRS-Komplexes, (R-Zacke, RS-Form), isoelektrischer Verlauf der ST-Strecke, tief terminal negative T-Wellen in den infarkttypischen Ableitungen.

Subendokardiale »Herzwandschäden« führen zum Bild der sog. *Innenschichtalteration* (s. S. 182, 209). Die Polarität der T-Welle wird durch die Repolarisationssequenz von Innenschichten zu den konkordanten Außenschichten bestimmt. Erfolgt die Repolarisation der Innenschicht zuerst, entsteht ein von außen nach innen gerichteter Vektor, es resultiert eine negative T-Welle. Da es sich um ein verfrühtes Auftreten der Negativität in den alterierten Innenschichten handelt, ist die T-Welle präterminal negativ. Werden die Außenschichten verfrüht repolarisiert, entsteht ein Vektor nach außen, die ST-Streckensenkung der Innenschichtalteration geht dann mit einer positiven T-Welle einher.

Die Lokalisation der Innenschichtschädigung ob rechts- oder linkspräkordial ergibt sich vorwiegend aus den Brustwandableitungen. In diesen tritt eine ST-Streckensenkung mit gegensinnigem Verhalten zur QRS-Gruppe, die meist

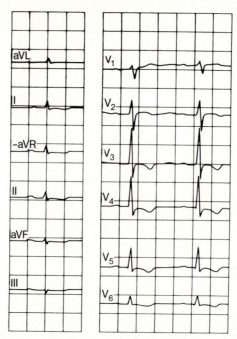

Abb. 183. Terminal negative T-Wellen in allen Ableitungen (ubiquitäre Außenschichtschädigung) bei Postkardiotomiesnydrom. Keine Alteration des QRS-Komplexes! R. P.; 56 Jahre, männlich, Zustand nach Mitralklappenersatz.

zusätzlich mit einer T-Abflachung der präterminal negativen T-Welle einhergeht, auf (Weiteres s.: Störungen der Erregungsrückbildung, s. S. 202).

Präterminal negative T-Wellen beim Linkstyp in Abl. III sind als Befund ohne Krankheitswert zu interpretieren, wenn in den restlichen Extremitätenableitungen die T-Wellen positiv sind. Auch beim Mitteltyp kann die T-Welle in Abl. III negativ sein. Kommt aber gleichzeitig eine präterminale oder abgeflachte T-Welle in Abl. II zur Darstellung, so ist eine Repolarisationsstörung wahrscheinlicher.

Bei Jugendlichen ist der Befund präterminaler T-Wellen in Abl. V_1–V_3 vorsichtig zu beurteilen. Er sollte aber unter dem Aspekt einer Rechtsschädigung überprüft werden. Im Kindesalter läßt dieser Befund keine differentialdiagnostischen Schlüsse zu.

Präterminal negative T-Wellen werden meist bei den Krankheiten beobachtet, die ein diskordantes Verhalten der ST-Strecke zum QRS-Komplex aufweisen. Sie fallen unter den Oberbegriff: *Störung der Erregungsrückbildung* (s. S. 181, 202).

Präterminal negative T-Wellen werden auch bei Schenkelblockbildern beobachtet. Sie sind als Sekundärfolge der abnormen Erregungsausbreitung zu interpretieren (s. S. 203).

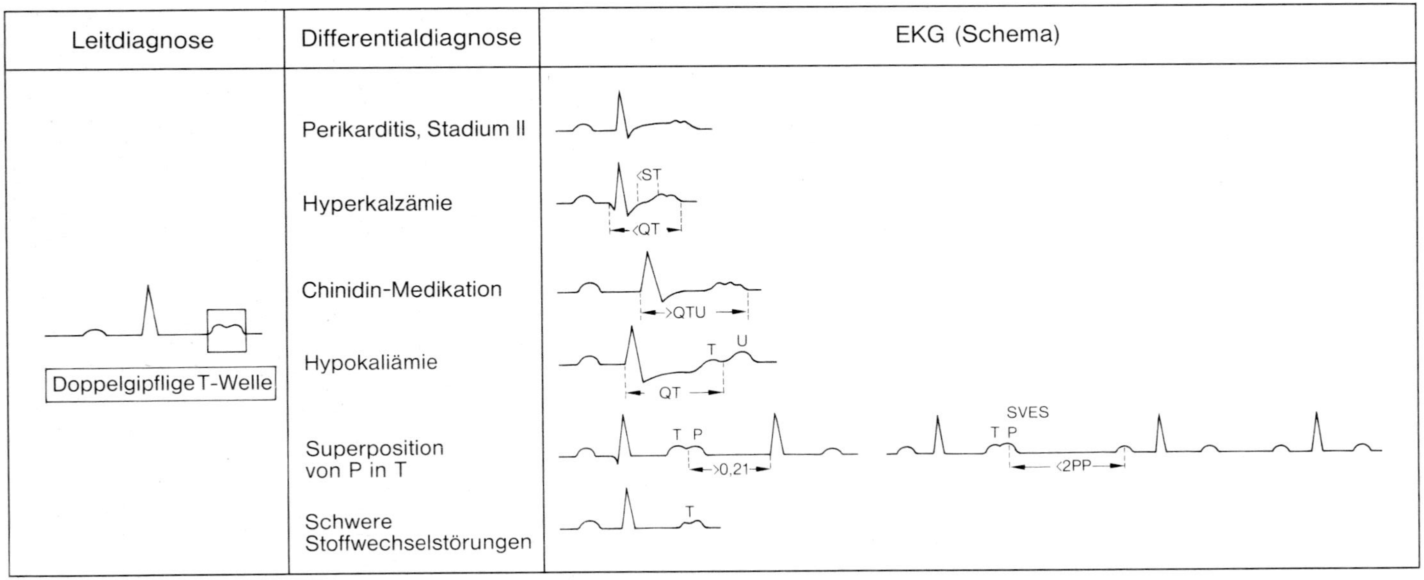
Leitdiagnose
Differentialdiagnose
EKG (Schema)
Doppelgipflige T-Welle
Perikarditis, Stadium II
Hyperkalzämie
Chinidin-Medikation
Hypokaliämie
Superposition von P in T
Schwere Stoffwechselstörungen
<ST
<QT
>QTU
T
U
QT
T P
>0,21
SVES
T P
<2PP
T

Abb. 184. Differentialdiagnose: Doppelgipflige T-Welle.

2. Abgeflachte T-Wellen

Die T-Welle gilt als abgeflacht, wenn ihre *Amplitude weniger als $^1/_8$ der Amplitude von R* beträgt. Eine Abflachung von T in Abl. II beim Mittel-, Steil- oder Rechtstyp ist meist projektionsbedingt.

Eine Abflachung von T kann organisch, funktionell, neurovegetativ, metabolisch, medikamentös-toxisch ect. bedingt sein (s. S. 202 Störungen der Erregungsrückbildung).

3. Positive T-Wellen

a) Das doppelgipflige T

Doppelgipflige T-Wellen sind *meist als pathologisch anzusehen.* Sie werden beobachtet bei (Abb. 184):
1. Perikarditis.
2. Hyperkalzämie.
3. Chinidin-Medikation.

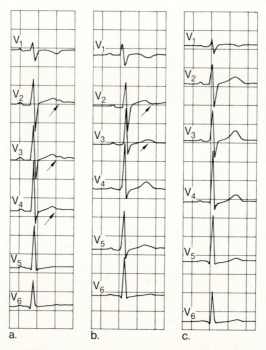

Abb. 185. Doppelgipflige T-Wellen im Verlauf einer leichten Virusperikarditis. a) Doppelgipflige T-Wellen in Abl. V_2–V_4 (Stadium II). b) Doppelgipflige T-Wellen teils in terminal negative T-Wellen übergehend (Stadium II). c) Normalisierung des EKG.

4. Hyperkaliämie.
5. Superposition von P-Zacken in die vorausgehende T-Welle.
6. Schwere Stoffwechselstörungen.

(1) Perikarditis:
Beim Übergang einer Perikarditis vom frischen Stadium in das Vernarbungsstadium wird häufig eine doppelgipflige T-Welle beobachtet (»Gekerbtes P«, s. S. 188) (Abb. 185).

(2) Hyperkalzämie:
Bei der Hyperkalzämie kann ein doppelgipfliges T beobachtet werden. Dabei ist der erste Gipfel von T der QRS-Gruppe nahe, so daß eine ST-Strecke vermißt wird (s. S. 216).

(3) Chinidin-Medikation:
Bei der Chinidin-Intoxikation ist der Nachweis einer doppelgipfligen T-Welle häufig Leitsymptom. Zusätzlich kann eine verlängerte QT-Dauer, eine breite

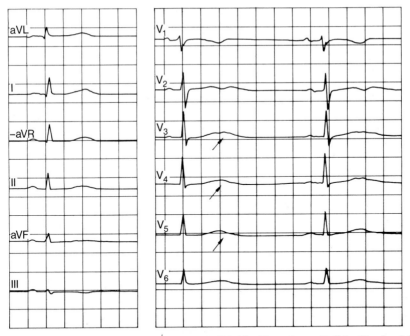

Abb. 186. Angedeutet doppelgipflige T-Welle bei Chinidin-Therapie, zusätzlich: Sinusbradykardie (Chinidin-bedingte Suppression des Sinusknotens), QT-Zeit mit 0,56 sec (Ist 0,47, bei einer Frequenz von 40/min) verlängert.
Beachte: Dieser Befund stellt eine zwingende Indikation, die Chinidin-Therapie abzusetzen. Es besteht die Gefahr der Auslösung kritischer ventrikulärer Tachykardien (Torsade de pointes), sog. Chinidinsynkopen). O. H.; 66 Jahre, männlich. Zustand nach Rhythmisierung eines idiopathischen paroxysmalen Vorhofflimmerns.

P-Zacke, ein AV-Block I. Grades, eine Breitenzunahme des QRS-Komplexes (in Extremfällen Schenkelblockform) und eine ST-Streckensenkung beobachtet werden. Diese Veränderungen sind auf eine ausgeprägte Erregungsverzögerung im Bereich des gesamten ELS durch das Antiarrhythmikum zurückzuführen (Abb. 186).

(4) Hypokaliämie:

Bei der Hypokaliämie wird durch die TU-Verschmelzungswelle häufig ein doppelgipfliges T vorgetäuscht (Hypokaliämie-EKG s. S. 220) (Abb. 187).

(5) Superposition von P-Zacken:

Durch die Superposition von P-Zacken in der T-Welle, wie bei der supraventrikulären Tachykardie, beim AV-Block I. Grades – III. Grades, bei blockierten Vorhof-Extrasystolen, kann eine doppelgipflige T-Welle vorgetäuscht werden (s. Abb. 91).

(6) Schwere Stoffwechselstörungen:

Bei schweren Stoffwechselstörungen (z. B. hyperosmolares Koma) kann ein doppelgipfliges T beobachtet werden.

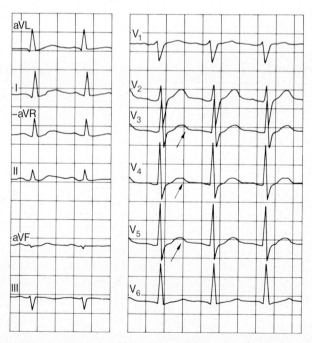

Abb. 187. Angedeutet doppelgipflige T-Welle bei Hypokaliämie in Abl. V_2, V_3, V_4, V_5. Serum-K^+-Spiegel: 3,4 mval/l. Sch. L., 52 Jahre, weiblich, Laxantienabusus.

b) Das hohe, spitze T

Ein Grenzwert der Amplitude von T bei dessen Überschreitung die Kammerendschwankung als pathologisch überhöht gilt, kann nicht eindeutig angegeben werden. Überhöhte T-Wellen zeigen meist die Form eines gleichschenkligen Dreiecks.

Differentialdiagnostisch sind folgende Möglichkeiten zu erörtern: (Abb. 188):
1. Vagotonie.
2. Hyperkaliämie (»Kirchturm«-T).
3. Initialstadium des Herzinfarktes (»Erstickungs-T«).
4. Stadium II des Hinterwandinfarktes (V_2-V_4).
5. Frischer Vorderwandinfarkt (V_2-V_4).
6. Linksschädigung des Herzens infolge vermehrter Linksbelastung.
7. Vollständiger Linksschenkelblock.
8. »Vorgetäuschte« überhöhte T-Wellen (Superposition von P-Zacken).

(1) Vagotonie:

Beim Menschen mit Vagotonie, so beim trainierten Sportler werden häufig hohe, spitze T-Wellen beobachtet. Zu diesem Kurvenbild treten die weiteren Zeichen des Bradykardie-EKG hinzu: Sinusbradykardie, Abflachung von P, AV-Block I. Grades, leichte Hebung der ST-Strecke bei nach oben konvexbogigem Verlauf (s. Abb. 90).

(2) Hyperkaliämie (»Kirchturm«-T):

Bei der Hyperkaliämie entwickelt sich mit dem Anstieg der extrazellulären Kaliumkonzentration eine spitze, symmetrische, schmalbasige, gleichschenklige T-Welle mit erhöhter Amplitude. Man spricht vom sogenannten »*Kirchturm-T*«.

Die elektrokardiographischen Veränderungen bei erhöhter extrazellulärer Kaliumkonzentration werden durch folgende elektrophysiologische Änderungen des Aktionspotentials der Herzmuskelfaser verständlich:
Die *Hyperkaliämie* führt zu einer *Erniedrigung des Ruhemembranpotentials* infolge Verkleinerung des transmembranen Kaliumgradienten (K_i^+/K_e^+). Es kommt zu einer Hypopolarisation der Herzmuskelfaser, die Depolarisation ist verlangsamt, das Aktionspotential vermindert. Konsekutiv kommt es dadurch zu einer Verzögerung der Erregungsleitung und zu einer verminderten Erregbarkeit (Verzögerung der Depolarisation). Die nachfolgende Repolarisation zeigt folgende Veränderungen: Die Phase 2 (langsame Repolarisation) ist verkürzt, die Phase 3 (schnelle Repolarisation) erreicht schneller das Ruhemembranpotential als bei normaler Ionenverteilung. Bei einer extrazellulären Hyperkaliämie wäre, da das Diffusionsgefälle für Kalium nach außen vermindert ist, eine länger dauernde Repolarisation zu erwarten. Dies ist deshalb nicht der Fall, weil mit Erhöhung der extrazellulären Kaliumkonzentration die bei Hypokaliämie dargelegte Schutzfunktion der Zellmembran einsetzt und die Kaliumpermeabilität der Membran steigert. Die Zelle wird dadurch vor einer Kaliumüberladung geschützt, gleichzeitig kommt es zu einem frühzeitigen Überwiegen des Kaliumausstroms gegenüber dem Natriumeinstrom. Der verstärkte Kaliumausstrom führt zusätzlich dazu, daß das schon durch die Hyperkaliämie erniedrigte Ruhemembranpotential besonders schnell erreicht wird. Hinzu kommt, daß durch eine Hyperkaliämie die langsame diastolische Depolarisation der spezifischen Muskulatur verzögert wird. Die Folge ist eine Kardiodepression. Im Gegensatz zur Hypokaliämie

VIII. Differentialdiagnose der Formänderungen der T-Welle

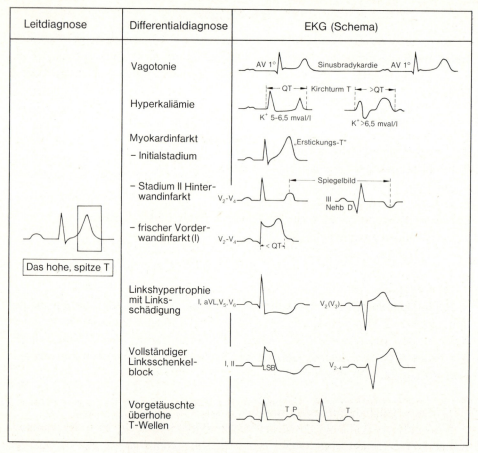

Abb. 188. Differentialdiagnose: Das hohe spitze T.

entstehen bei schweren Hyperkaliämien zunehmende Erregungsleitungsstörungen im Vordergrund, die Bereitschaft zu Spontanerregungen, die Neigung zu Extrasystolen, zum Flattern oder Flimmern ist herabgesetzt. Die kardiodepressive Wirkung einer Hyperkaliämie auf die spezifische Muskulatur ist unterschiedlich. Am unempfindlichsten reagiert der Sinusknoten, empfindlicher das AV-Überleitungssystem, am empfindlichsten das ventrikuläre ELS (Abb. 189).

Bezugnehmend auf die Verknüpfung zwischen monophasischem Aktionspotential und EKG ist das *Kammer*-**EKG** bei einer Hyperkaliämie somit durch folgende *elektrokardiographische Veränderungen* gekennzeichnet:

Leichte Hyperkaliämie:

1. Amplitudenverminderung und gegebenenfalls Verbreiterung der QRS-Gruppe (verzögerte Depolarisation).

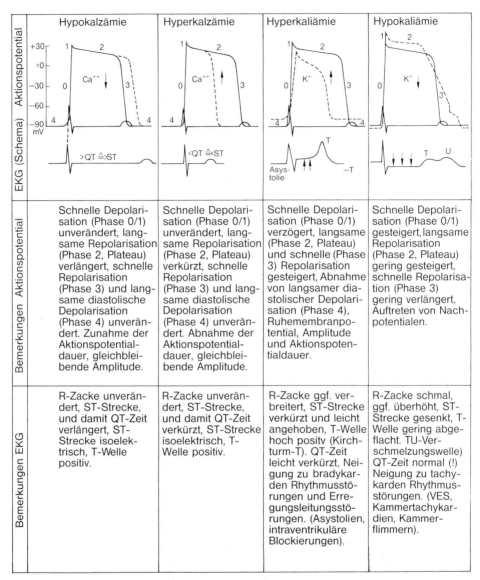

Abb. 189. Änderungen des Aktionspotentials bei Elektrolytstoffwechselstörungen und die daraus resultierenden EKG-Veränderungen.

2. Verkürzung der ST-Strecke (QT-Dauer), leicht über die Nullinie gehoben (Verkürzung und Plateauverlust der Phase 2 der Repolarisation).
3. Überhöhtes, spitzes, zeltförmiges T *(»Kirchturm-T«)* (rasches Absinken der Phase 3 zum Membranruhepotential).
4. Vorher vorhandene U-Wellen werden isoelektrisch.

Charakteristisches Kennzeichen der Hyperkaliämie ist somit das erhöhte, spitze, zeltförmige sogenannte *Kirchturm-T*. Diese Erhöhung von T ist in den Brustwandableitungen meist ausgeprägter als in dem Extremitäten-EKG (Abb. 190).

Schwere Hyperkaliämie:

Zu den EKG-Veränderungen einer leichten Hyperkaliämie treten hinzu:

1. Zunehmende Verlängerungen der intraventrikulären Erregungsausbreitung bis zum Auftreten von Schenkelblockformen (s. Abb. 126).
2. Supraventrikuläre Leitungsstörungen, AV-Block I.–III. Grades.
3. Verschwinden der P-Zacken, Einsetzen eines sekundären bzw. tertiären Ersatzrhythmus. Die Kammertätigkeit wird unregelmäßig, es kann zum Kammerflimmern oder Kammerstillstand kommen. Häufig wechseln Tachykardien mit Bradykardien oder Asystolien ab (Abb. 191–193).

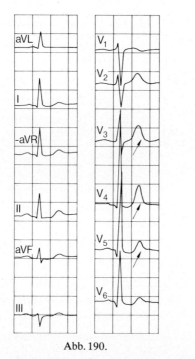
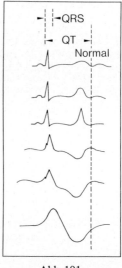

Abb. 190.   Abb. 191.

Abb. 190. Hochpositives T bei Hyperkaliämie. Serum-Kalium-Spiegel 6,2 mval/l. Sogenanntes »Kirchturm-T« in Abl. V_3, V_4, V_5. Fu. K., weiblich, 44 Jahre, Niereninsuffizienz im Stadium der kompensierten Retention.

Abb. 191. Hyperkaliämie-EKG. Schema der EKG-Veränderungen mit fortschreitender Kaliumretention (nach SCHAUB).

Serum-Kalium-Werte bis 6 mval/l werden häufig symptomlos vertragen, Werte *über 7 mval/l* werden als bedrohlich angesehen. Als tödliche Konzentrationen gelten Werte *um 10 mval/l.* Gleichzeitige Verminderung der Natrium- oder Kalziumkonzentration verstärkt die Kaliumtoxizität. Eine strenge Korrelation zwischen Serum-Kalium-Spiegel und EKG-Veränderungen besteht *nicht.* Nicht eine Hyperkaliämie sui generis bedingt die elektrokardiographischen Veränderungen, sondern die Verkleinerung des transmembranen Kaliumgradienten. Dies kann sowohl durch eine Erhöhung der extrazellulären Kaliumkonzentration (Hyperkaliämie im engeren Sinne) als auch durch eine Verminderung der intrazellulären Kaliumkonzentrationen entstehen. Auch kann beides gleichzeitig wirksam sein.

Klinisch wird eine Hyperkaliämie immer dann beobachtet, wenn große Mengen intrazellulären Kaliums freigesetzt werden (sogenannte Transmineralisation bei Azidose, Hämolyse) und/oder nicht ausgeschieden werden können.

Die häufigste **Ursache** einer »exogenen« Kaliumintoxikation ist das akute Nierenversagen und die chronische Niereninsuffizienz. Bei einer chronischen Niereninsuffizienz kombinieren sich häufig eine Hyperkaliämie mit einer Hypokalzämie. Neben den Zeichen einer Hyperkaliämie tritt eine Verlängerung der

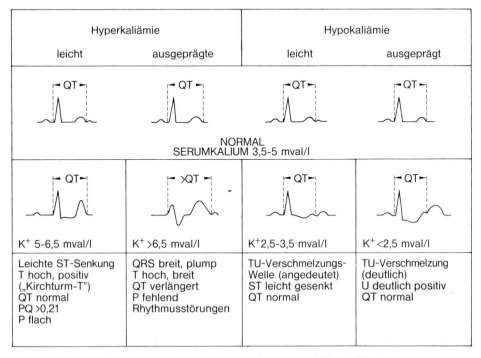

Abb. 192. EKG-Veränderungen bei Hyper- und Hypokaliämie.

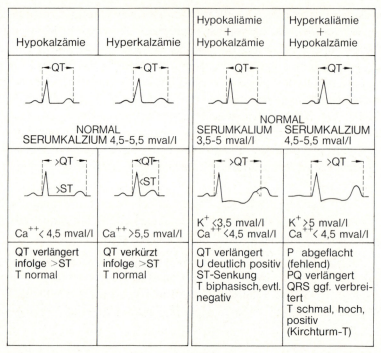

Abb. 193. EKG-Veränderungen bei Hypo- und Hyperkalzämie, sowie bei kombinierten Ionenstoffwechselstörungen.

QT-Dauer infolge Verlängerung der ST-Strecke, bedingt durch die Hypokalzämie, hinzu (Abb. 193, 194).

Weitere Ursachen einer Hyperkaliämie sind: die primäre und sekundäre Nebennierenrindeninsuffizienz, das adrenogenitale Syndrom, schwere Azidose, der anaphylaktische Schock, die intravasale Hämolyse sowie die Adynamie.

Differentialdiagnostisch ist es wichtig, daß durch eine Hyperkaliämie vorbestandene EKG-Veränderungen überdeckt werden können. Störungen der Erregungsrückbildung in Form einer ST-Senkung mit Abflachung und/oder präterminalen T-Negativität können beim Hinzutreten einer Hyperkaliämie abgeschwächt werden. So kann bei einer Linksschädigung infolge Linkshypertrophie ein präterminal negatives T in V_5 oder V_6 aufgerichtet werden. Die terminale T-Negativität im Stadium II des Herzinfarktes wird dagegen durch eine Hyperkaliämie verstärkt. Die terminal negativen T-Wellen werden noch spitzer, tiefer und schmäler (Abb. 195).

(3) Initialstadium des Herzinfarktes: »Erstickungs-T«:

Im flüchtigen Initialstadium eines Herzinfarktes zum Zeitpunkt der subendokardialen Ischämie werden spitze und hohe T-Wellen beobachtet. Man spricht vom

Erstickungs-T. Die ST-Strecke ist meist nicht alteriert, sie kann jedoch leicht gehoben, aber auch gesenkt verlaufen. Das Erstickungs-T erscheint in den Ableitungen, in denen später die infarkttypischen monophasischen ST-Hebungen und QRS-Alterationen auftreten (»lokale Hyperkaliämie« s. S. 253) (s. Abb. 203, 204).

(4) Stadium II des Hinterwandinfarktes:

Im Stadium II des Hinterwandinfarktes findet sich in den Brustwandableitungen V_2–V_4 gleichzeitig mit überhöhten R-Zacken eine überhöhte spitz-positive T-Welle. Die Ableitungen sind das *Spiegelbild* der Abl. III und Nehb D (s. Abb. 203, 208, 209, 210).

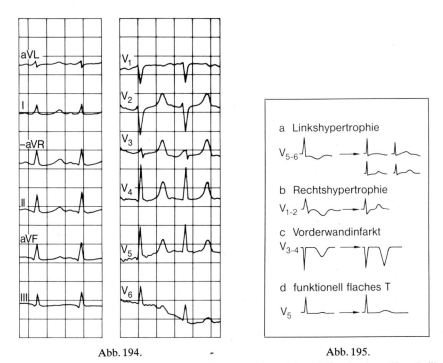

Abb. 194.   -   Abb. 195.

Abb. 194. Kombination einer Hypokalzämie (Serumkalzium 3,2 mval/l) mit einer Hyperkaliämie (Serumkalium 8,8 mval/l). Hyperkaliämieeffekt: Hohe spitze T-Wellen in Abl. V_2–V_5, sog. »Kirchturm-T«. Hypokalzämieeffekt: Zusätzliche Verlängerung der relativen QT-Dauer (Ist 0,38 sec, Soll 0,32 sec bei einer Frequenz von 120/min) infolge Verlängerung der ST-Strecke. K. W., 56 Jahre, männlich, terminale Niereninsuffizienz.

Abb. 195. Schema des Hyperkaliämieeffektes (rechts) auf vorher schon bestehende EKG-Abnormitäten (nach BELLET); bei Hypertrophiekurven (a, b) wird die ST-T-Alteration durch eine Hyperkaliämie mehr oder weniger vollständig aufgehoben; die ischämiebedingte T-Negativität (c) wird durch eine Hyperkaliämie verstärkt; ein funktionell flaches T (d) bei Sympathikotonie usw. kann durch Kaliumgaben aufgerichtet werden.

(5) Frischer Vorderwandinfarkt (V_2–V_4):

Im Stadium I des frischen Vorderwandinfarktes findet sich in den Brustwandableitungen V_2–V_4 (V_5) zusammen mit der ST-Hebung und Alteration von QRS eine überhöhte spitze T-Welle (s. Abb. 203, 204).

(6) Linksschädigung des Herzens infolge vermehrter Linksbelastung:

Bei einer ausgeprägten Linksschädigung des Herzens in Form einer tief deszendierenden Senkung der ST-Strecke mit präterminal negativem T in den Abl. I, II, aVL, V_5–V_6 finden sich in den Abl. III V_2 (V_3), überhöhte spitze T-Wellen (s. Abb. 98, 99, 135).

(7) Vollständiger Linksschenkelblock:

Beim vollständigen Linksschenkelblock sind in den präkordialen Abl. V_2–V_4 gleichzeitig mit einer ST-Erhöhung hohe positive T-Wellen nachweisbar. Neben dem charakteristischen formanalytischen Bild des »*abgebrochenen Zuckerhutes*« finden sich dann in den Abl. I, aVL, V_5 und V_6 tief deszendierende Senkungen von ST mit präterminal negativem T (s. Abb. 122, 146).

Verhalten sich bei einem vollständigen Linksschenkelblock die Kammerteile zum QRS-Komplex konkordant, d. h. sind die T-Wellen abgeflacht, isoelektrisch oder stark überhöht, sollte an eine zusätzliche Hyperkaliämie gedacht werden, die zu einem Aufrichten der T-Wellen geführt hat. Eine zum QRS-Komplex konkordante, negative T-Welle in Abl. III sollte beim Linksschenkelblock an einen alten Hinterwandinfarkt denken lassen.

(8) Vorgetäuschte überhöhte T-Wellen:

Überhöhte T-Wellen können dadurch vorgetäuscht werden, daß sich die P-Zacken superponieren. Derartige Veränderungen findet man z. B. bei einer supraventrikulären Tachykardie, beim AV-Block I. bis III. Grades, bei blockierten Vorhofextrasystolen, evtl. bei Überlagerung durch ein fetales EKG (s. Abb. 91).

IX. Differentialdiagnose der U-Welle

Die U-Welle setzt kurz nach dem Ende der T-Welle ein. Sie ist vor dem 1. Herzton zu Ende. In den Abl. I, II und den Brustwandableitungen V_1–V_4 (insbesondere V_3) ist U am besten zu beurteilen.

Unter Ruhebedingung überschreitet ihre Amplitude 0,2 mV nicht. Nach Arbeitsbelastung kann sie insbesondere in den linkspräkordialen Ableitungen vorübergehend höher werden.

Bei einer *pathologischen Überhöhung* der U-Welle sollte insbesonders an eine Hypokaliämie gedacht werden (s. S. 220), vor allem dann, wenn eine *TU-Verschmelzungswelle* nachweisbar ist.

Biphasische (präterminal negativ) und *negative* U-Wellen sind *immer* ein Befund von Krankheitswert. Meist gehen sie mit anderen Abweichungen des EKG einher (Abb. 196).

Nach HOLZMANN werden negative und/oder biphasische U-Wellen beim Hypertonieherzen, bei chronischem Cor pulmonale, beim Linksschenkelblock, bei Kammerextrasystolen, bei Parasystolien und beim Präexzitationssyndrom beobachtet. Sie sind dann in den Ableitungen ausgeprägt nachweisbar, in denen eine Senkung der ST-Strecke mit begleitender T-Negativität besteht.

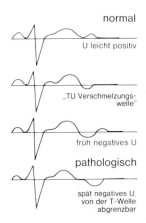

Abb. 196. Verschiedene Formen der U-Welle (mod. nach H. KLEPZIG, P. FRISCH).

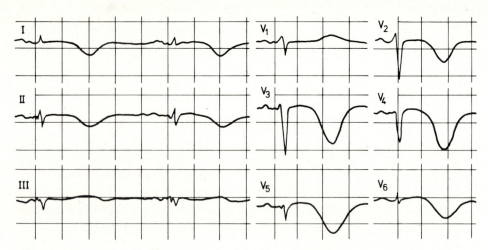

Abb. 197. Sogenannte überdehnte T-Negativität im reaktiven Folgestadium eines Vorder-Seitenwandinfarktes. (Negative TU-Verschmelzungswelle).

Beim *frischen Vorderwandinfarkt* finden sich positive U-Wellen in den betroffenen Ableitungen. Im reaktiven Folgestadium (Stadium II) werden nicht selten negative U-Wellen beobachtet. Diese negativen U-Wellen können mit den negativen T-Wellen zusammenfallen. HOLZMANN spricht von der überdehnten T-Negativität (Abb. 197). Der gleiche Befund kann auch nach einem Lungenödem und im Rückbildungsstadium des akuten Cor pulmonale beobachtet werden.

Beim *frischen Hinterwandinfarkt* finden sich in den Brustwandableitungen V_2–V_4 zusammen mit den tiefen Senkungen der ST-Strecke häufig negative U-Wellen. Beim frischen Hinterwandinfarkt können aber auch positive U-Wellen in diesen Ableitungen auftreten. Die Abl. Nehb D zeigt dann eine U-Negativität. In seltenen Fällen können solche U-Negativitäten der deutlichste elektrokardiographische Ausdruck eines Infarktgeschehens sein (mod. nach HOLZMANN).

Anhang

A. EKG-Veränderungen beim Herzinfarkt

Der Herzinfarkt ist eine *umschriebene Herzmuskelnekrose*. Seine *Ursache* liegt in einem *Mißverhältnis zwischen Sauerstoffangebot und Sauerstoffbedarf.*

Die **Ursache** dieser Störung ist in der Regel der *Verschluß einer Koronararterie.* Der Verschluß entsteht meist in einer sklerotisch wandveränderten Koronararterie durch intramurale (Intima-)Blutung oder akute ödematöse Verquellung eines arteriosklerotischen Plaques mit konsekutiver Koronarthrombose. Andere Ursachen sind entzündliche Koronararterienerkrankungen (Arteriitis nodosa, Endangiitis obliterans), mit und ohne Thrombosen, die syphilitische Mesaortitis und selten Koronarembolien (z. B. bei Mitralstenose, Endocarditis lenta). Eine kritische Minderdurchblutung des Herzens kann auch durch extrakardiale Momente (hochgradige Anämie, die Co-Intoxikation, schwere Hypotonie) oder kardiale Überbeanspruchung (Hypertonie, körperliche Belastung, Tachykardie) und infolge schwerer Herzvitien (insbesondere die Aortenstenose) zustande kommen. In der Regel verursachen aber diese extrakardialen Faktoren oder eine kardiale Überbeanspruchung keinen Infarkt, außer bei vorbestehender Koronarerkrankung. Oft wirken mehrere Faktoren zusammen.

Die **typische Symptomatik** mit plötzlich eintretenden retrosternalen Schmerzen mit Ausstrahlung in den linken Arm, der Nachweis humoraler Infarktveränderungen wie Leukozytose, erhöhte BSG und Hyperglykämie, die Erhöhungen der Enzymaktivitäten der CPK, CKMB, LDH sowie der Transaminasen, erlauben in der Regel die Infarktdiagnose. Mit dem EKG sind wir in der Lage, die Vermutungsdiagnose Myokardinfarkt objektiv zu sichern. Mit dem EKG sind wir weiterhin in der Lage, die Lokalisation und Ausdehnung zu erfassen und den langfristigen Stadienablauf zu beurteilen. Ferner ermöglicht das EKG, Infarkte mit atypischer oder stummer Symptomatologie zu diagnostizieren oder thorakale Schmerzzustände anderer Genese indirekt zu erhellen.

Für die ausführliche Beschreibung, die Lokalisation und Ausdehnung eines Myokardinfarktes sollten die *Extremitätenableitungen* I, II, III, aVR, aVL, aVF und die *Brustwandableitungen* V_1–V_6 (V_7) registriert werden. Die Registrierung der Abl. D, A, I, sollten ebenfalls immer mitgeschrieben werden. Hochsitzende oder tiefsitzende Infarkte der Vorderwand lassen sich mit hohen und/oder tiefen Brustwandableitungen erfassen (s. S. 28).

1. Lokalisation der Infarkte

Die Infarkte *betreffen vorwiegend die Muskulatur des linken Ventrikels*. Rechtsherzinfarkte und Vorhofinfarkte sind selten. Die Lokalisation und Ausdehnung eines Infarktes entspricht dem Versorgungsgebiet eines verschlossenen Astes des Koronargefäßsystems und liegt ihrer *Nomenklatur* zugrunde.

Nach ihrer **Lokalisation** werden die Infarkte wie folgt eingeteilt (Abb. 198):

(1) Vorderwandinfarkte:
a) Vorderwandspitzeninfarkt
b) Supraapikaler (anteroseptaler)-Vorderwandinfarkt
c) Anterolateralinfarkt.

Der *Vorderwandspitzeninfarkt* entsteht durch den proximalen Verschluß des R. interventricularis anterior der linken Koronararterie.

Der *supraapikale (antero-septale)* und der *anterolaterale Infarkt* sind auf den Verschluß von Diagonalästen, oder durch den Verschluß von Mittel- oder Endteil, des R. interventricularis anterior zurückzuführen.

Der *Anterolateralinfarkt* kann auch durch den Verschluß eines Marginalastes des R. circumflexus zustande kommen, meist führt dieser Verschluß aber zu einem Posterolateralinfarkt.

(2) Hinterwandinfarkte:
a) Inferiorer Infarkt
b) Posteriorer Infarkt
c) Posterolateralinfarkt
d) Infero-posteriorer Infarkt.

Der *Hinterwandinfarkt* liegt im Versorgungsgebiet der rechten Koronararterie, eine Beteiligung des posterioren Papillarmuskels ist nicht selten.

Der *Posterolateralinfarkt* ist Folge des Verschlusses des R. circumflexus der linken Koronararterie. Je nach Versorgungsgebiet des Gefäßes entwickelt sich ggf. auch ein Anterolateralinfarkt. Greift der R. circumflexus ungewöhnlich weit auf die Hinterwand des linken Ventrikels über, so kann ein Hinterwandinfarkt mit Umgreifen auf die Seitenwand entstehen *(Infero-posteriorer Infarkt).*

1. Lokalisation der Infarkte

	I	II	III	aVL	aVR	aVF	V_1	V_2	V_3	V_4	V_5	V_6	V_7	V_8	D	A	I	Bemerkungen
Vorderwandspitzen-Infarkt								■	■	■	■							
Supraapikaler (antero-septaler) Infarkt							■	■	■									
Anterolateral-Infarkt	■			■						■	■	■				■		Indirekte Infarktzeichen häufig typischer als direkte. V_2-V_4 (V_5)
Inferiorer Infarkt		■	■			■									■			Schwierige Diagnose; indirekte Infarktzeichen, hohes R in V_1 (!)
Posteriorer Infarkt							■						■	■	■			hohes R in V_1 als Hinweis auf zusätzlich posteriore Infarzierung
Infero-posteriorer Infarkt		■	■			■	■						■	■	■			
Posterolateral-Infarkt	■			■							■	■	■	■		■		
Rieseninfarkt	■	■	■	■		■	■	■	■	■	■	■			■	■		EKG-Veränderungen je nach Lokalisation
Multiple Infarkte																		
Rudimentärer Infarkt																		keine Alteration des QRS-Komplexes
Septuminfarkte																		Isolierte Septuminfarzierung selten, meist zu Vorder- oder Hinterwandinfarkten hinzutretend
Vorhofinfarkt																		Begleitbefund bei transmuralen Hinter- und Vorderwandinfarkten. Isoliertes Auftreten selten.
Rechtsherzinfarkt																		Meist Ausdehnung des Infarktareals eines Hinterwandinfarktes auf den rechten Ventrikel; isoliertes Auftreten eine Rarität!

Abb. 198. Projektion der Infarkte auf die einzelnen Ableitungslinien. Dunkelgraue Felder: Infarktzeichen deutlich. Hellgraue Felder: Infarktzeichen schwächer. Entsprechend auch in den Tabellen zu den Infarktskizzen auf S. 260 ff. (die Grautöne innerhalb der Herzskizzen haben nur räumlich differierende Bedeutung).

(3) Der Rieseninfarkt:

Das Bild eines Rieseninfarktes entsteht durch den Verschluß des Hauptstammes der linken Koronararterie bei vorbestehendem Linksversorgungstyp. Es kommt dadurch zu einem Ausfall der Vorderwand, der Posterolateralwand und basalen Anteile der Hinterwand.

(4) Septuminfarkte:

Diese kommen im allgemeinen zusammen mit Vorder- oder Hinterwandinfarkten vor. Sie sind bei normaler Gefäßversorgung gelegentlich durch das gleichzeitige Auftreten eines Rechtsschenkelblockes (vorwiegend Vorderwandinfarkt) oder eines Linksschenkelblockes (vorwiegend Hinterwandinfarkt) gekennzeichnet. *Reine* Septuminfarkte sind sehr *selten*. Sie sind im EKG durch das plötzliche isolierte Auftreten eines Schenkelblockes oder totalen AV-Blockes und Zeichen einer zusätzlichen parietalen Infarzierung im Rahmen sicherer klinischer und humoraler Infarktsymptome erkennbar.

(5) Multiple Infarkte:

Diese sind auf gleichzeitige oder konsekutiv aufeinanderfolgende Verschlüsse mehrerer Koronararterienäste zurückzuführen.

(6) Rechtsherzinfarkt:

Isolierte Infarzierungen des rechten Ventrikels sind *selten*. Sie kommen meist in Begleitung eines Hinterwandinfarktes mit Übergreifen des Infarktareals auf den rechten Ventrikel vor. Meist ist der Rechtsherzinfarkt durch einen Verschluß der rechten Koronararterie bedingt.

(7) Der Vorhofinfarkt:

Reine Vorhofinfarkte sind eine *Rarität*. Meist kommen sie mit Hinterwandinfarkten vor.

(8) Innenschichtinfarkt:

Der Innenschichtinfarkt entsteht infolge einer ausgedehnten Infarzierung der subendokardialen Innenschichten des linken Ventrikels, die auf ein koronares Durchblutungsmißverhältnis besonders empfindlich reagieren. Meist handelt es sich um das transitorische Vorstadium eines transmuralen Infarktes.

(9) Septumfibrose:

Einen Hinweis auf alte vernarbte Herde infolge flächenförmiger kleiner Fibrosen im Septum liefert das Fehlen von Q in Abl. I, aVL, V_5 und V_6.

Die oben beschriebene *topographische Einteilung* der Infarkte *basiert auf einem Normalversorgungstyp des Koronargefäßsystems,* bei dem der R. descendens anterior vorwiegend die Vorderwand, der R. circumflexus die Posterolateralwand und die rechte Koronararterie die Hinterwand des linken Ventrikels versorgt. Bei anlagebedingten Abweichungen im Versorgungstyp der einzelnen Koronararterien (Linksversorgungstyp, Rechtsversorgungstyp) lokalisieren sich die Infarkte verschieden, so daß aus der elektrokardiographischen Lokalisation nicht auf den jeweiligen Verschluß der Koronararterie mit letzter Sicherheit zurückgeschlossen werden kann. Es kann zum Beispiel bei einem Rechtsversorgungstyp und zusätzlich kleiner Anlage des R. descendens anterior der linken Koronararterie die Hinterwand das ganze Septum bis zur Vorderwand infarzieren. Auch die Kollateralversorgung nimmt entscheidenden Einfluß auf die Größe des Infarktareals. So wird bei einer hochgradigen Einengung des R. descendens anterior bei gleichzeitig präformierten Kollateralen von rechts, das Infarktareal eines Vorderwandinfarktes kleinere Ausmaße annehmen als ohne Kollateralversorgung.

Zusätzlich zur topographischen Infarktlokalisation ist die **Einteilung** in **transmurale** und **nicht-transmurale Infarkte** wichtig.

Bei *transmuralen Infarkten* wird der gesamte Querschnitt der Herzwand von der Nekrose erfaßt, während bei *nicht-transmuralen Infarkten* der Nekrosebereich sich auf eine mehr oder weniger ausgedehnte Infarzierung meist der subendokardialen Innenschichten des linken Ventrikels beschränkt, die auf ein koronares Durchblutungsdefizit besonders empfindlich reagiert. Meist handelt es sich um das transitorische Vorstadium eines nachfolgenden schwerwiegenden transmuralen Infarktes.

2. EKG-Veränderungen

Das wichtigste Zeichen eines transmuralen Herzinfarktes ist der **Umbau der QRS-Gruppe,** in dem die Nekrose eines größeren Herzmuskelbezirkes zum Ausdruck kommt. Es kommt zur Entwicklung einer Q-Zacke, zu einer Verkleinerung der R-Zacke oder R-Zackenverlust bis zur QS-Form von QRS.

Die nächstwichtigsten Veränderungen bei einem Herzinfarkt betreffen die ST-Strecke, die mit dem Bild einer **Hebung der ST-Strecke** (monophasische Deformierung, ST-Elevation) einhergeht.

Das dritte Infarktzeichen ist die »**koronare T-Welle**«. Sie ist gekennzeichnet durch eine negative T-Welle, die oft groteske Tiefe erreicht und eine eigentümlich symmetrische Form hat (absteigender und aufsteigender Schenkel von T sind nahezu gleichförmig). Je stärker diese Form der T-Welle ausgeprägt ist, desto mehr hat sie Beweiskraft für einen Herzinfarkt.

Diese Veränderungen der QRS-Gruppe und der ST-T-Strecke werden *elektrophysiologisch* wie folgt erklärt:

a) Änderungen der QRS-Gruppe

Die QRS-Alteration mit Ausbildung einer pathologischen Q-Zacke und R-Verlust ist Ausdruck der *Herzmuskelnekrose*. Der nekrotische Myokardbezirk bewirkt als elektrisch inaktive Zone einen Ausfall der normalerweise in ihm entstehenden QRS-Partialvektoren. Der QRS-Hauptsummationsvektor wendet sich infolgedessen durch Überwiegen der Partialvektoren des gesunden Myokards von der nekrotischen Zone weg. So findet sich im EKG eine tiefe und breite Q-Zacke meist verbunden mit einem R-Verlust in den Ableitungen, die direkt über dem Infarktbezirk liegen. Die gegenüberliegenden Ableitungen zeigen ein *spiegelbildliches* Verhalten mit Überhöhung der R-Zacken (Abb. 199).

b) Änderungen des ST-T-Abschnittes

Grundsätzlich führt ein *Sauerstoffmangel* ebenso wie eine Azidose zu einer *intrazellulären Kaliumverminderung* und bewirkt damit ganz ähnliche Effekte wie eine Kaliumerhöhung im extrazellulären Milieu. Der zelluläre Kaliumverlust bei gleichzeitiger Natriumanreicherung ist auf eine ischämiebedingte gestörte Funktion der »aktiven Ionenpumpen« zurückzuführen. Das Versagen der »Ionenpumpen« wiederum beruht auf einer starken Minderung des Phosphokreatinins, das seinerseits zu einem Abfall der ATP-Konzentration führt. Durch die Verminderung des intra-extrazellulären Kaliumkonzentrationsgradienten nimmt die Steilheit der Phase 2 des Aktionspotentials zu. Die Aktionspotentialdauer wird verkürzt, die der Refraktärperiode nimmt ab. Weiterhin ist eine Verminderung des Ruhemembranpotentials, ein gradueller Abfall seiner Amplitude sowie eine Abnahme der maximalen Anstiegsgeschwindigkeit des Aktionspotentials zu beobachten. Die Erregungsleitungsgeschwindigkeit des ischämischen Ventrikelmyokards ist herabgesetzt.

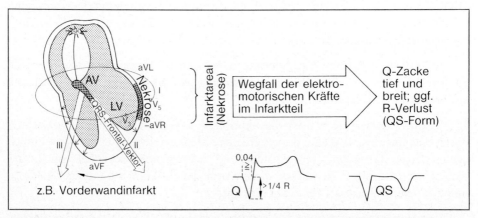

Abb. 199. Pathophysiologie der Entstehung von Q-Zacke und R-Verlust (QS-Form) beim transmuralen Myokardinfarkt.

Die *für den frischen Herzmuskelinfarkt bezeichnende Anhebung der ST-Strecke* über die Nullinie ist Ausdruck dieser *Hypopolarisation* und wird durch eine *inhomogene Repolarisation zwischen ischämischem und nicht-ischämischem Gewebe* hervorgerufen. Dabei stellen neuere theoretische Überlegungen und tierexperimentelle Befunde zur Klärung der ST-Streckenhebung beim frischen Myokardinfarkt einen ischämischen Verletzungsstrom mit der Wiedererregung von myokardialen Zellen in der Randzone des Infarktes in den Vordergrund. Während der elektrischen Diastole (Phase 4 des Aktionspotentials, TQ-Strecke im EKG) haben die ischämischen Zellen ein niedrigeres Ruhemembranpotential als die angrenzenden gesunden Zellen. Es resultiert ein Verletzungsstrom zwischen ischämischen und ungeschädigten Zellen, der auf das ungeschädigte angrenzende Myokard eine depolarisierende Wirkung ausübt (Abb. 200, s. Abb. 152). Das *Verletzungspotential* während der Diastole stellt somit einen Vektor dar, der vom verletzten (negativen) zum intakten (positiven) Myokard gerichtet ist. Entsprechend der Richtung dieses Verletzungsstromes während der Diastole (von den Ableitungselektroden weglaufend) kommt es in den jeweils infarktspezifischen Ableitungen zu einer *Senkung der TQ-Strecke*.

Während der *Systole* (Phase 2 und 3) wird das transmembranäre Aktionspotential der ischämischen Zelle im Vergleich zu den angrenzenden gesunden Zellen früher negativ, sei es durch eine verzögerte inkomplette Depolarisation oder frühere Repolarisation oder durch beide Mechanismen gemeinsam (lokale Hyper-

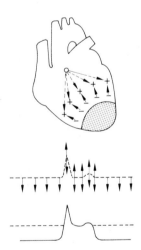

Abb. 200. Das Verletzungspotential stellt einen Vektor dar, der vom verletzten (negativen) zum intakten (positiven) Myokard gerichtet ist und kontinuierlich während der gesamten Herzaktion wirksam ist. (Durchgehende Pfeile.) In der Diastole (TQ-Segment) ist das Verletzungspotential als einzige elektromotorische Kraft wirksam, die ihrer Richtung entsprechend die TQ-Strecke in den jeweils infarktspezifischen Ableitungen nach unten auslenkt (durchgezogene Pfeile). Während der elektrischen Systole (QT) wird dann das erregbare Myokard im intakten Herzmuskel elektronegativ, ist jedoch mit umgekehrter Vektorrichtung wirksam (gestrichelte Pfeile) (nach DIEDERICH u. Mitarb.).

kaliämie, s. S. 253). Somit entsteht wiederum an der Übergangszone zwischen ischämischem und gesundem Myokard ein elektrischer Gradient. Daraus resultiert ein *Verletzungsstrom* in umgekehrter Richtung, der im Oberflächenelektrogramm zu einer ST-Streckenhebung führt.

Die ST-Streckenhebung (ST-Elevation) beim *frischen Myokardinfarkt* ist somit Ausdruck eines *Verletzungsstromes, bedingt durch Potentialdifferenzen im Übergangsgewebe* zwischen ischämischem und gesundem Myokard. Sie spiegelt die Summe zwischen TQ-Senkung und ST-Hebung wider. Da die konventionellen EKG-Geräte nur eine Wechselspannungsmessung zulassen, ist eine Unterscheidung der Abweichung des TQ-Segmentes von der Abweichung des ST-Segmentes nicht möglich. Das Niveau des TQ-Segmentes wird deshalb arbiträr als Nullinie angenommen und die *Summe der TQ- und ST-Abweichungen wird als ST-Hebung aufgezeichnet.*

Die ST-Streckenhebung geht meist infolge der zunehmenden Herzmuskelnekrose mit einer *R-Zackenverkleinerung* einher. Im Frühstadium des Myokardinfarktes wird aber nicht selten, meist bei Hinterwandinfarkten, eine *R-Zackenüberhöhung* beobachtet. Dieser Befund läßt sich zwanglos mit dem Konzept des Verletzungsstromes (TQ-Senkung, relative Überhöhung der R-Zacke) erklären.

Weiterhin kommt es im Verlauf eines Myokardinfarktes zu einer *Verbreiterung des QRS-Komplexes* und zum Auftreten sowohl *positiver* (Frühstadium) als *auch negativer T-Wellen.* Infolge der Abnahme der Erregungsausbreitungsgeschwindigkeit im ischämischen Gebiet erfolgt die Depolarisation der ischämischen Zellen später als diejenigen der nicht-ischämischen. Diese Verspätung ist erkennbar in der Verbreiterung des QRS-Komplexes. Die Polarität der lokalen T-Welle wird durch den Unterschied in der Repolarisationssequenz der ischämischen und nicht-ischämischen Zonen bestimmt. Eine *positive T-Welle* entsteht, wenn die Repolarisation des ischämischen Gewebes früher erfolgt als diejenige des nicht-ischämischen. Eine *negative T-Welle* entsteht, wenn sich das ischämische Myokard infolge der verzögerten Aktivierung verspätet repolarisiert. Da es sich hierbei um ein Überdauern der Negativität in den ischämischen Außenschichten handelt, ist die resultierende *T-Welle streng terminal negativ* (s. S. 225). Auch bei verzögerter Repolarisation des ischämischen Gewebes fließt ein Verletzungsstrom, der auf das ungeschädigte Myokard eine depolarisierende Wirkung ausübt.

Zusammenfassend läßt sich sagen, daß beim frischen Myokardinfarkt in der Randzone zwischen dem normal durchbluteten und dem ischämischen Myokard ein *Verletzungsstrom* fließt, *der die Abweichung der TQ- und der ST-Segmente von der isoelektrischen Linie verursacht.* Er wirkt depolarisierend auf die Zellen dieser Übergangszone, die eine verkürzte Refraktärzeit aufweisen während des TQ-Segmentes und während der Phasen, in denen das ischämische Myokard eine negative T-Welle aufweist. Besonders während der negativen T-Wellen können *lokal große Stromstärken* auftreten, die möglicherweise auf die Ischämierandzone als elektrischer Stimulus wirken und *Extrasystolen* auslösen. Die potentiellen Wirkungen des Verletzungsstromes beruhen somit in einer *Steigerung der Erregungsbildung in Purkinje-Fasern* des normalen Randbezirkes des Myokardinfarktes.

Die beschriebenen Änderungen des ST-T-Abschnittes im EKG beim frischen Myokardinfarkt zeigen eine gewisse *zeitliche Reihenfolge* (Abb. 201).

Sofort nach *Einsetzen der Ischämie* kommt es zu einer Versteilerung des Plateaus (Phase 2) des Aktionspotentiales mit konsekutiver Verkürzung der Repolarisation und der Aktionspotentialdauer (akut einsetzende lokale Hyperkaliämie). Es resultiert eine hohe schmale T-Welle (Erstickungs-T, analog des »Kirchturm«-T bei Hyperkaliämie). Die QT-Zeit ist verkürzt.

Eine *zunehmende Ischämie* (> 120 sec) führt zusätzlich zu einer Abnahme des Ruhemembranpotentiales (Phase 4) sowie zu einer Reduzierung der Anstiegssteilheit (Phase 1) und der Amplitude des Aktionspotentials. Es kommt zum Auftreten des oben beschriebenen diastolisch und systolisch fließenden Verletzungsstromes, der im Oberflächen-EKG mit einer ST-Streckenhebung einhergeht. Die T-Welle bleibt positiv, die QT-Dauer wird verkürzt.

Eine *länger dauernde chronische Ischämie* geht mit einer verzögerten Repolarisation (Phase 3) des ischämischen Myokards einher. Es resultiert die typisch terminal-negative T-Welle des frischen Myokardinfarktes.

Inwieweit die oben beschriebenen Ionenströme beim frischen Myokardinfarkt zu einer ST-Streckenhebung oder zu einer ST-Streckensenkung, zu einer positiven oder zu einer negativen T-Welle führen, wird entscheidend von der *Polarität der Ableitungselektrode* mitbestimmt (Abb. 202, s. Abb. 152).

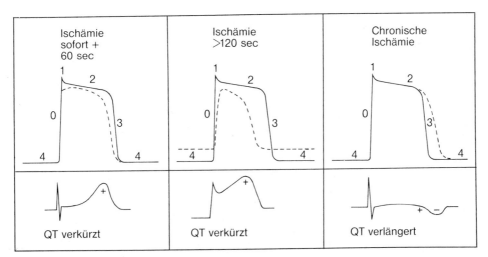

Abb. 201. Änderungen des Aktionspotentials während Ischämie und die daraus resultierenden EKG-Veränderungen (weiteres s. Text).

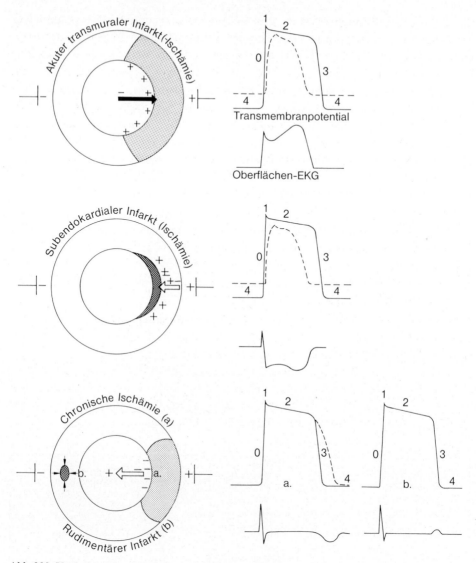

Abb. 202. Veränderungen des Aktionspotentials bei transmuraler Ischämie, subendokardialer Ischämie und chronischer Ischämie bzw. rudimentärem Infarkt und die daraus resultierenden EKG-Veränderungen.

Bei einer *transmuralen und/oder epikardialen Ischämie* führen die auftretenden Änderungen des Aktionspotentials dann zu einer ST-Streckenhebung, wenn die positive EKG-Elektrode dem ischämischen Areal anliegt (frische Außenschichtschädigung, Typ Variant-Prinzmetal-Angina, Typ frischer Myokardinfarkt, Typ frische Perikarditis).

Bei einer *subendokardialen Ischämie* ist diese wichtige räumliche Beziehung zwischen der positiven Ableitungselektrode und dem ischämischen Bereich nicht erfüllt. Die positive Elektrode ist dem gesunden Myokardareal benachbart. Die Potentialdifferenzen kehren sich im Vergleich zur transmuralen und epikardialen Ischämie relativ um, es resultiert eine ST-Streckensenkung (s. Abb. 152).

Ein ischämisches *Segment*, das *isoliert intramyokardial* liegt, erscheint deshalb im Oberflächenelektrokardiogramm meist *stumm*.

Die klinische Beobachtung, daß eine *ST-Streckenhebung* Ausdruck einer *schweren lokalisierten Ischämie* ist und daß eine *ST-Streckensenkung* einer *diffusen und weniger schweren Ischämie* entspricht, ist mit den dargestellten Gegebenheiten gut verständlich. Die Abnahme des Blutflusses infolge einer kritischen Einengung eines Hauptastes des Koronargefäßsystems führt primär zu einer Ischämie der subendokardialen Innenschichten des linken Ventrikels. Diese sind gegenüber hypoxämischen Noxen besonders empfindlich (größere innere und äußere Herzarbeit, stärkere Kontraktilität und konsekutiv damit höherer Sauerstoffbedarf des linken Ventrikels). Es tritt primär eine ST-Streckensenkung auf. Eine länger andauernde Reduktion des Blutflusses führt zu einer zusätzlichen ischämischen Schädigung der subepikardialen Außenschichten. Es tritt ein transmuraler Myokardinfarkt auf mit einer ST-Streckenhebung im EKG. Infarkte, die anatomisch auf die subendokardialen Innenschichten beschränkt bleiben, bei denen aber mehr als 50% der Myokarddicke nekrotisch werden, verhalten sich elektrokardiographisch ähnlich den transmuralen Infarkten. Sie gehen häufiger mit einer ST-Streckenhebung als mit einer ST-Streckensenkung einher.

Somit sind ST-Streckenhebung und ST-Streckensenkung auf zellulärer Ebene auf die *gleichen* ischämiebedingten Änderungen des Membranpotentiales zurückzuführen. Inwieweit eine ST-Streckenhebung bzw. eine ST-Streckensenkung im Oberflächen-EKG registriert werden, hängt mehr von der topographischen Beziehung der ischämischen Übergangszone zur Ableitungselektrode ab als von der Ischämie selbst. Die Projektion der ST-Streckenänderungen auf bestimmte Ableitungslinien wird durch die Lokalisation des geschädigten Myokardbezirkes bestimmt. Da das Elektrokardiogramm die Summe aller elektrischen Vorgänge am Herzen widerspiegelt, werden lokale Störungen im Herzen vorzüglich an Ort und Stelle nachweisbar, d. h. mit Hilfe von Ableitungen, die den pathologischen Erregungsablauf »aus der Nähe« wiedergeben. Beim Myokardinfarkt werden diese örtlichen EKG-Veränderungen, so die monophasische Deformierung, das große Q und das negative T als »*direkte Herzinfarktzeichen*« bezeichnet. Die EKG-Diagnose hinsichtlich des Infarktes stützt sich primär auf diese direkten Infarktzeichen. Die beschriebenen örtlichen Membranstörungen werden in entgegengesetzten Ableitungen *spiegelbildliche Kurvenbilder* ergeben, während alle übrigen Ableitungen Übergangsbilder zwischen den örtlichen und spiegelbildlichen Veränderungen erwarten lassen. Beim frischen Myokardinfarkt treten insbesondere im akuten Stadium diese Spiegelbildveränderungen betont auf. Gelegentlich sind aber die *indirekten Infarktzeichen* deutlicher ausgeprägt als die direkten, etwa bei akutem Hinterwandinfarkt. So zeigt der akute Hinterwandinfarkt eine ST-Hebung mit positivem T in Form einer monophasischen Deformierung in II, III, aVF und Nehb D. In V_2-V_4 finden sich deutliche ST-Senkungen und ein negatives T, die besser als die direkten Hinterwandinfarktzeichen zum Ausdruck kommen können. Da diese Veränderungen nur das Spiegelbild darstellen, sollten sie ohne weiteren Hinweis nicht als zusätzliche Ischämie an der Vorderwand gedeutet werden.

Eine den gesamten Herzmuskel betreffende Membranschädigung dagegen ergibt in allen Ableitungen das gleiche Bild (Typ Perikarditis).

c) EKG-Ablauf des Infarktes (Stadienverlauf)

Die EKG-Veränderungen eines transmuralen Herzinfarktes zeigen entsprechend den dargelegten elektrophysiologischen Vorgängen im Infarktareal, unabhängig von der Ätiologie, Pathogenese und Lokalisation, einen typischen Stadienverlauf. In den *über* dem infarzierten Myokard liegenden Ableitungen werden die für die verschiedenen EKG-Stadien charakteristischen »*direkten« Infarktbilder* registriert. In den vom infarzierten Myokard abgewendeten Ableitungen zeigen sich die *spiegelbildlichen »indirekten« Infarktbilder*. Der Stadienverlauf ist durch *charakteristische Änderungen der QRS-Gruppe, der ST-Strecke und der T-Welle* gekennzeichnet. Bei den nicht-transmuralen Infarkten fehlt meist eine Alteration des QRS-Komplexes oder ist nur wenig ausgeprägt, so daß bei diesen Infarzierungen den Veränderungen der ST-Strecke und der T-Welle besondere Bedeutung zukommt. Es ist zu berücksichtigen, daß sich kleine, insbesondere hochliegende Hinterwandinfarkte selten in das Standard-EKG-Programm projizieren. Auch könnten in den ersten 24 Stunden u. U. noch keine, oder noch keine sicher verwertbaren Zeichen im EKG nachweisbar werden, bis die Nekrose eine gewisse Ausdehnung und Dichte erreicht hat.

Der *elektrokardiographische Stadienablauf eines Myokardinfarktes* wird wie folgt eingeteilt (Abb. 203):

α) Akutes Stadium *(Initialstadium)*
β) Frisches Stadium *(Stadium I)*
γ) Subakutes Stadium *(Zwischenstadium)*
δ) Reaktives Folgestadium *(Stadium II)*
ε) Endstadium *(Stadium III)*
ζ) Infarktresiduen.

α) Initialstadium

Folgende **EKG-***Veränderungen* sind kennzeichnend:
Beträchtliche Überhöhung der positiven T-Welle (sog. *Erstickungs-T*). Die ST-Strecke ist meist nicht alteriert, eine Hebung oder Senkung ist aber möglich.

Die überhöhten T-Wellen sind als »Symptom der Ischämie« in den besonders empfindlichen subendokardialen Schichten zu interpretieren. Das Erstickungs-T

2. EKG-Veränderungen

Myokardinfarkt Stadienverlauf		Initialstadium	Frisches Stadium (I)	Zwischen-stadium	Reaktives Folgestadium (II)	Endstadium (III)	Infarkt-Residuen
EKG	Spiegel- über Infarkt Areal bild						
Form-kriterien	QRS	meist nicht alteriert. R ggf. überhöht	verbreitert und tief (beg. Pardée-Q) ggf. QS-Form	Pardée-Q; ggf. QS-Form	Pardée-Q; ggf. QS-Form	Pardée-Q; ggf. QS-Form	betonte Q-Zacken, (kein Pardée-Q)
	ST	meist nicht alteriert, manchmal gehoben oder gesenkt	Monophasische Deformierung, ST deutlich gehoben	ST-Strecke leicht gehoben	ST-Strecke isoelektrisch	isoelektrisch	isoelektrisch
	T	hoch positiv (sog. Erstickungs-T)	hoch positiv	zunehmend spitz negativ	tief terminal negativ	positiv	positiv
	QT	ggf. verkürzt	verkürzt	normal bis verlängert	verlängert	normal	normal

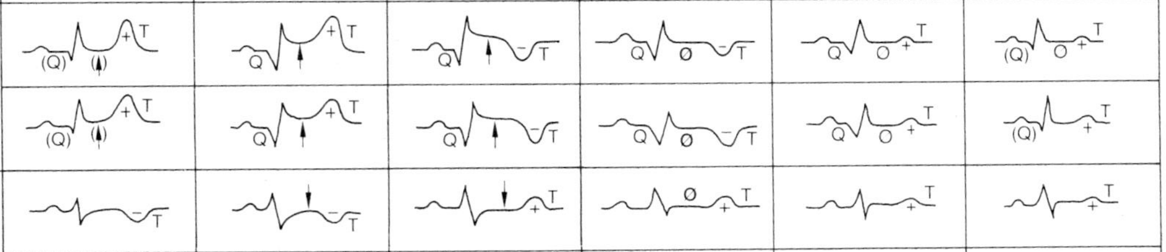

Abb. 203. EKG-Veränderungen der Infarktstadien.

tritt in denjenigen Ableitungen auf, in denen später die monophasischen Deformierungen der ST-Strecke zur Darstellung kommen.

Dieses sehr frühe Anfangsstadium entgeht gewöhnlich dem EKG-Nachweis. Wird es registriert, ist es durch kurzfristige EKG-Kontrollen zu überprüfen. Es kann völlig reversibel sein (Angina-pectoris-Anfall) oder es entwickelt sich weiter der Ablauf eines Infarktgeschehens. Die QT-Zeit ist meist verkürzt.

β) Frisches Stadium (Stadium I)

Folgende **EKG-**Veränderungen sind kennzeichnend:
Deutliche Hebung der ST-Strecke. Die ST-Strecken entspringen frühzeitig aus dem absteigenden Schenkel des QRS-Komplexes. Sie gehen leicht ansteigend in eine hochpositive T-Welle über. Die ST-Strecke zeigt ein Plateau oder eine gegenüber der isoelektrischen Linie konkave Form. Man spricht von der monophasischen Deformierung der ST-Strecke. Diese monophasische Deformierung der ST-Strecke ist als Symptom der »Verletzung« des Myokards zu interpretieren. Die Q-Zacke ist im frischen Stadium meist noch klein, die T-Welle bleibt hoch positiv. Nicht selten kann insbesondere bei frischen transmuralen Hinterwandinfarkten eine »paradoxe« Überhöhung der R-Zacke beobachtet werden.

Dauert der Verschluß an oder nimmt er zu, wird der zuerst »ischämische« und danach »verletzte« Muskel nekrotisch, was zu charakteristischen Veränderungen der QRS-Gruppe und damit zum EKG-Vollbild des akuten Stadiums führt. Als Zeichen der Nekrose treten tiefe breite Q-Zacken auf *(Pardée-Q)*, es kommt zu einer Reduzierung der R-Zacke bis zum R-Verlust (QS-Form des Kammerkomplexes). Die QT-Zeit ist verkürzt.

γ) Subakutes Stadium (Zwischenstadium)

Folgende **EKG-**Veränderungen sind kennzeichnend:
Die ST-Hebung des frischen Stadiums ist noch nachweisbar. Als Folge der transmuralen Ischämie wird die T-Welle zunehmend spitz negativ. Die Q-Zacke nimmt weiter an Tiefe und Breite zu *(Pardée-Q)*. In den Ableitungen, in denen ein R-Verlust im frischen Stadium nachweisbar war, können wieder kleine R-Zacken auftreten. Die QT-Dauer ist unterschiedlich, meist verlängert.

δ) Reaktives Folgestadium (Stadium II)

Folgende **EKG-**Veränderungen sind kennzeichnend:
In den alterierten Ableitungen bilden sich die ST-Hebungen zurück; infolge der beginnenden Umbauvorgänge im Myokardareal wird die T-Welle tiefer, spitzer und terminal negativ. Die Veränderungen der Q-Zacke persistieren. Ein R-Verlust kann weiter bestehen bleiben, auch kann die R-Zacke im QRS-Komplex versenkt erscheinen. Die Amplitude der R-Zacke kann im weiteren Verlauf wieder an

Größe zunehmen, sie richtet sich mehr und mehr auf und wird positiv. Die QT-Dauer ist im reaktiven Folgestadium verlängert.

ε) Endstadium (Stadium III)

Folgende **EKG-***Veränderungen* sind kennzeichnend:
Als Kennzeichen der abgelaufenen transmuralen Herzmuskelnekrose weiterhin Nachweis einer pathologischen Q-Zacke in den betroffenen Ableitungen *(Pardée-Q)*. Eine ST-Hebung ist nicht mehr nachweisbar. Die T-Wellen sind positiv. Die R-Zacke nimmt an Größe zu. Nur ausnahmsweise normalisiert sich die QRS-Gruppe völlig. Meist bleibt insbesondere in den Brustwandableitungen ein R-Verlust (QS-Form) zurück oder die R-Zacke ist weiterhin klein und ins Q versenkt. Die QT-Zeit ist im Endstadium meist normal.

ζ) Infarktresiduen

Infolge progressiver Schrumpfung der Infarktnarbe und Kompensation durch das umliegende Myokard können sich die infarkttypischen **EKG-***Veränderungen* so weit zurückbilden, daß ein durchgemachter transmuraler Myokardinfarkt nur noch schwer zu erkennen ist. Man spricht von Infarktresiduen. Dies sind: Eine QRS-Verbreiterung, eine uncharakteristische Erregungsausbreitungsstörung (Splitterung und Knotung der QRS-Gruppe), betonte Q-Zacken, die nicht mehr das Kriterium nach Pardée erfüllen und die vor dem Infarkt nicht vorhanden waren.

d) Zeitlicher Ablauf

Das *Initialstadium* (Erstickungs-T) des Herzinfarktes ist flüchtig. Es ist nur in den ersten Minuten nach eingetretener Ischämie nachweisbar und wird elektrokardiographisch deshalb nur selten registriert.

Das zeitliche Auftreten der EKG-Veränderungen des *frischen Stadiums* ist unterschiedlich. Es erstreckt sich von Stunden oder einigen Tagen bis zu etwa 2 Wochen. Die Dauer der Veränderung ist kurz. Häufig gehen sie schon nach 24 Std. in das subakute oder *Zwischenstadium* über.

Das Auftreten des *Zwischenstadiums* weist darauf hin, daß der Herzinfarkt in Richtung des Abheilungsstadiums begriffen ist. Das subakute Stadium wird individuell ganz verschieden, innerhalb weniger Tage, bis zu Wochen, durchlaufen. Die Persistenz des EKG-Bildes mit ST-Hebung bzw. ST-Hebung mit T-Negativität über diese Zeit hinaus, muß den Verdacht auf die Entwicklung eines Herzwandaneurysmas erwecken.

Das subakute Stadium (Zwischenstadium) geht bei normalem Infarktverlauf zwischen dem 3. und 10. Tag nach dem akuten Ereignis in das *reaktive Folgestadium (Stadium II)* über. Dieses Stadium kann bis zum Übertritt in das *Endstadium* bis zu einem halben Jahr nachweisbar sein. Ein pathologisches Q kann mehrere

Jahre, nicht selten für immer bestehen bleiben. Eine vollständige Normalisierung des EKG ist bei einem transmuralen Myokardinfarkt selten.

Der beschriebene elektrokardiographische Stadienverlauf ist relativ *eng mit den morphologischen Veränderungen am Herzmuskel korreliert*. Meist entspricht das *akute Stadium* einer *akuten Ischämie,* das *reaktive Folgestadium* der *Nekrose* und das *Endstadium* der *bindegewebigen Vernarbung*. Die breite tiefe Q-Zacke und der R-Verlust des Endstadiums eines transmuralen Myokardinfarktes sind mit der sicherste und *sensitivste Parameter einer Narbe des Herzmuskels*. Findet sich bei einer koronaren Herzkrankheit angiographisch im Versorgungsbereich eines hochgradig stenosierten Gefäßes eine Wandbewegungsstörung (meist Akinesie), ergibt sich differentialdiagnostisch häufig die Frage, inwieweit diese Wandbewegungsstörung auf eine »chronische« Hypoxie oder auf Narbengewebe zurückzuführen ist.

Daraus ergeben sich wichtige *therapeutische Konsequenzen;* ein ischämisches Myokard wird man durch eine Bypass-Operation revaskularisieren, während bei einem Narbengewebe ein aortokoronarer Venenbypass auf das stenosierte Gefäßareal nicht unbedingt indiziert ist. Der *EKG-Befund* einer tiefen breiten Q-Zacke (Pardée), einhergehend mit einem R-Verlust als Ausdruck einer myokardialen Narbe kann diese Fragestellung leicht beantworten. Weitere diagnostische Maßnahmen (z. B. Myokardszintigraphie) sind zur Beantwortung dieser Fragestellung nicht notwendig.

3. Elektrokardiographische Kennzeichen der einzelnen Infarkttypen

a) Vorderwandspitzeninfarkt (Abb. 204 a–d)

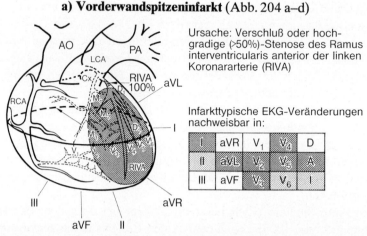

Für die Diagnose des Vorderwandspitzeninfarktes spielen die *Brustwandableitungen* eine überragende Rolle. Bei vorwiegend sagittaler Orientierung der

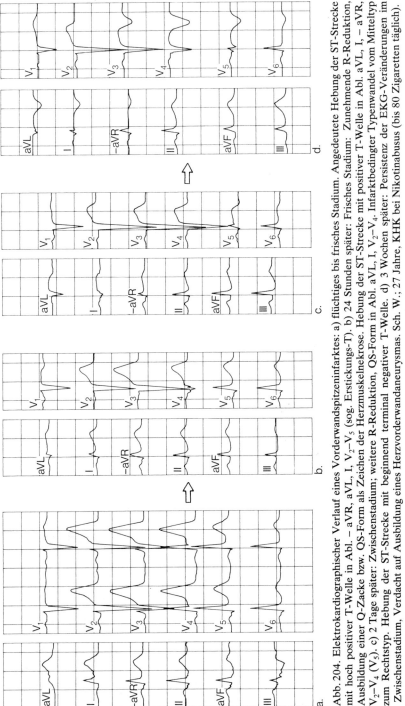

Abb. 204. Elektrokardiographischer Verlauf eines Vorderwandspitzeninfarktes: a) flüchtiges bis frisches Stadium. Angedeutete Hebung der ST-Strecke mit hoch positiver T-Welle in Abl. – aVR, aVL, I, V_2–V_5 (sog. Erstickungs-T). b) 24 Stunden später: Frisches Stadium: Zunehmende R-Reduktion, Ausbildung einer Q-Zacke bzw. QS-Form als Zeichen der Herzmuskelnekrose. Hebung der ST-Strecke mit positiver T-Welle in Abl. aVL, I, – aVR, V_2–V_4 (V_5). c) 2 Tage später: Zwischenstadium; weitere R-Reduktion, QS-Form in Abl. aVL, I, V_2–V_4. Infarktbedingter Typenwandel vom Mitteltyp zum Rechtstyp. Hebung der ST-Strecke mit beginnend terminal negativer T-Welle. d) 3 Wochen später: Persistenz der EKG-Veränderungen im Zwischenstadium, Verdacht auf Ausbildung eines Herzvorderwandaneurysmas. Sch. W.; 27 Jahre, KHK bei Nikotinabusus (bis 80 Zigaretten täglich).

pathologisch abgelenkten Vektoren erlauben sie allein eine sichere Diagnose, während die Extremitätenableitungen meist nur geringgradig verändert werden. Dies gilt vor allem für die Erkennung des alten Vorderwandinfarktes. Je weiter sich der Infarkt *nach links* ausdehnt, desto häufiger und stärker sind auch I und aVL sowie V_5, V_6 betroffen. Ein Q in I, aVL und V_2–$V_5 \geqq 0{,}03$ sec oder ein QS in I, aVL und V_2–V_5 gilt als Residuum eines alten transmuralen Vorderwandspitzeninfarktes.

b) Supraapikaler (anteroseptaler) Vorderwandinfarkt (Abb. 205)

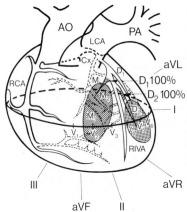

Ursache: Verschluß oder hochgradige (>50%)-Stenose eines Diagonalastes der linken Koronararterie; Verschluß des RIVA bei Rechtsversorgungstyp oder guter Kollateralversorgung von rechts.

Infarkttypische EKG-Veränderungen nachweisbar in:

I	aVR	V_1	V_4	D
II	aVL	V_2	V_5	A
III	aVF	V_3	V_6	I

Der supraapikale (anteroseptale) Vorderwandinfarkt ist *häufig nicht transmural*. Die Extremitätenableitungen zeigen häufig wegen der rein sagittalen Projektion des pathologischen Vektors keine oder keine gesetzmäßigen Veränderungen. Seine Diagnose ist meist nur aus den *Brustwandableitungen* zu stellen. In Abl. V_2, V_3, seltener auch in V_4, erscheinen QS-Komplexe oder Q-Zacken, fehlen oder verkleinern sich die R und negativieren sich die T, während QRS und T in V_5–V_6 intakt bleiben. Im frischen Stadium sind die ST-Hebungen meist nur angedeutet nachweisbar. Das reaktive Folgestadium (Stadium II) wird schnell erreicht. Frühzeitig treten terminal-negative T-Wellen in Abl. I, V_2–V_3 auf. Als Residuum eines alten anteroseptalen Infarktes finden wir QS- oder Q-Zacken $\geqq 0{,}03$ sec, in Abl. V_2–V_3 oder V_2–V_4, bei kleinerer Infarzierung lediglich eine R-Reduktion in diesen Ableitungen. Liegt der supraapikale Vorderwandinfarkt relativ hoch, erlaubt das EKG unter Umständen nur in den um einen Interkostalraum höher plazierten Ableitungen ($V_{2\,C',\,3-4}$) eine sichere Diagnose.

Der supraapikale Vorderwandinfarkt ist entsprechend seiner geringen Ausdehnung und Dichte und der guten Rückbildungsfähigkeit der EKG-Alterationen als *prognostisch günstig* zu beurteilen. Manchmal ist er aber Ausgangspunkt für einen transmuralen Vorderwandspitzeninfarkt.

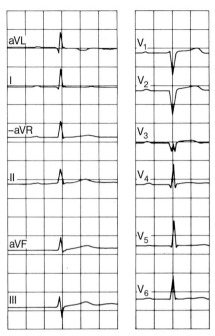

Abb. 205. Anteroseptalinfarkt Zwischenstadium; R-Verlust mit QS-Form des Kammerkomplexes in Abl. (V_1) V_2, sog. versenkte R-Zacke in Abl. V_3. Pathologische Q-Zacken in Abl. aVL, I.

c) Anterolateralinfarkt (Abb. 206)

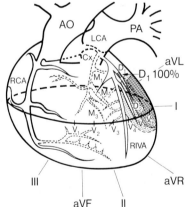

Ursache: Verschluß oder hochgradige (>50%)-Stenose eines Diagonalastes des RIVA oder eines Marginalastes des Ramus circumflexus.

Infarkttypische EKG-Veränderungen nachweisbar in:

I	aVR	V_1	V_4	D
II	aVL	V_2	V_5	A
III	aVF	V_3	V_6	I

Beim Anterolateralinfarkt sind die *direkten Infarktzeichen* wie: pathologisches Q, ST-Hebung und koronares T in den *Brustwandableitungen* $V_{5/6}$ (V_7) sowie Nehb A deutlich ausgeprägt. Hohe Anterolateralinfarkte werden durch die Ableitungen im 3. und 4. Interkostalraum ($V_{3\,C\,5-6}$, $V_{4\,C\,5-6}$) aufgedeckt. Restbefunde eines alten Anterolateralinfarktes sind Q-Zacken $\geq 0,03$ sec vorwiegend in Abl. $V_{5/6}$.

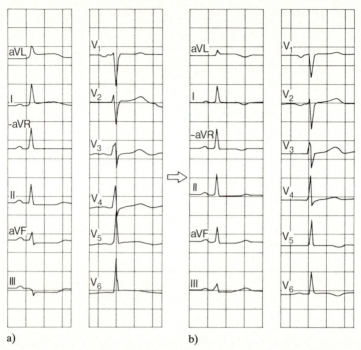

a)   b)

Abb. 206. Elektrokardiographischer Verlauf eines Anterolateralinfarktes. a) Frisches Stadium: Hebung der ST-Strecke mit positiver T-Welle im Sinne der monophasischen Deformierung in Abl. aVL, I, V_5, V_6. b) Zwei Tage später: Zwischenstadium: Hebung der ST-Strecke mit terminal negativer T-Welle in Abl. aVL, I, terminal negative T-Wellen in Abl. V_5, V_6.

d) Rudimentärer Vorderwandinfarkt (nicht-transmuraler intramuraler Infarkt) (Abb. 207)

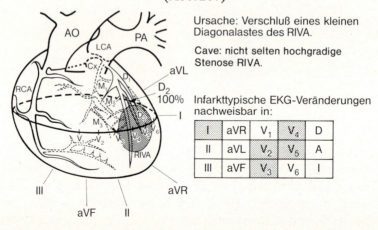

Der rudimentäre Vorderwandinfarkt *infarziert nicht transmural,* er läßt deshalb einen typischen Stadienverlauf vermissen. Eine Alteration der QRS-Gruppe fehlt dementsprechend. Das Extremitäten-EKG bleibt meist normal oder zeigt nur diskrete Alterationen, wie geringgradige ST-Hebung, T-Abflachung, nicht-symmetrische und leicht-negative T in I und aVL. Die *typischen EKG-Veränderungen* treten vorwiegend in den *Brustwandableitungen* V_2–V_4 evtl. in V_3–V_5 auf. Sie bestehen vorwiegend in spitz-negativen T-Wellen, später nur in tief-negativen T. Beim nicht-transmuralen Hinterwandinfarkt erscheinen diese Veränderungen in den Abl. II, III, aVL, Nehb D und V_8–V_9. Die T-Wellenveränderungen beim rudimentären Infarkt sind reversibel. Als bleibendes Residuum kann eine Einkerbung in der Spitze der T-Welle (Sattelbildung) als Hinweis auf eine ehemalige T-Negativität zurückbleiben.

Negative T-Wellen, wie beim rudimentären Infarkt, werden auch beim akuten Cor pulmonale, umschriebener Myokarditis, traumatischer Herzschädigung (Con-

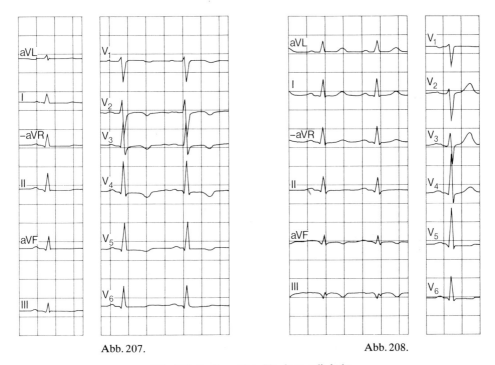

Abb. 207. Abb. 208.

Abb. 207. Rudimentärer Vorderwandinfarkt.
Terminal negative T-Wellen im Vorderwandbereich, d.h. in Abl. V_2, V_3, V_4 (V_5) ohne Alteration des QRS-Komplexes (sog. umschriebene Außenschichtschädigung).
Beachte: Hinter einem rudimentären Vorderwandinfarkt verbirgt sich nicht selten eine kritische Stenose des R. descendens anterior der linken Koronararterie. Er ist häufig Vorläufer eines schweren transmuralen Vorderwandinfarktes.

Abb. 208. Inferiorer Hinterwandinfarkt, Stadium II. Pathologische Q-Zacken (sog. Pardée Q) mit terminal negativen T-Wellen in Abl. aVF und III *(direkte Infarktzeichen).* Indirekte Infarktzeichen nicht nachweisbar.

tusio cordis), bei metabolischen Störungen, bei Bestrahlungen im Bereich der linken Thoraxpartie beobachtet.

Die *Differentialdiagnose* ist aus der klinischen Symptomatik und den enzymatischen Befunden meist ohne weiteres möglich. Bei diesen Patienten sind die T-Wellen im allgemeinen nicht so tief und spitz symmetrisch-negativ wie beim frischen oder alten rudimentären Vorderwandinfarkt.

Die *Prognose* des rudimentären Vorderwandinfarktes ist gut, soweit er auf einen Verschluß eines kleinen Diagonalastes des R. descendens anterior der linken Koronararterie zurückzuführen ist. Es ist beim Auftreten eines rudimentären Vorderwandinfarktes aber immer zu bedenken, daß sich hinter ihm eine hochgradige kritische Stenose eines der drei Hauptgefäße der Koronararterien verstecken kann. Bei weiter anhaltender Angina-pectoris-Symptomatik und beim Vorliegen von Risikofaktoren für eine koronare Herzkrankheit bzw. bei einer erblichen Disposition, sollte man bei einem rudimentären Vorderwandinfarkt die Indikation zur selektiven Koronarangiographie großzügig stellen.

e) Der inferiore Infarkt (Abb. 208)

Ursache: Verschluß oder hochgradige (>50%)-Stenose der rechten Koronararterie (RCA)

Infarkttypische EKG-Veränderungen nachweisbar in:

I	aVR	V_1	V_4	D
II	aVL	V_2	V_5	A
III	aVF	V_3	V_6	I

Das *direkte akute* Infarktbild beim inferioren Infarkt: Infarkt Q, ST-Hebung, T-Inversion, projiziert sich bei überwiegend diaphragmaler Lokalisation auf die Abl. II, III, aVF und Abl. D nach Nehb. Die letztere wird u. U. besonders stark alteriert, ebenso wie die Ösophagusableitungen. QRS ist in Abl. III und aVF oft klein, M-förmig gesplittert und leicht verbreitert (s. Abb. 208).

In den *Brustwandableitungen* sind häufig die indirekten Infarktzeichen noch deutlicher ausgeprägt als die direkten in den Extremitätenableitungen. In V_2–V_4 finden sich meist deutliche ST-Streckensenkungen und eine Überhöhung der R-Zacke. Wegen dieser ST-Senkung in V_2–V_4, die gleichzeitig mit der ST-Hebung in II, III und aVF auftritt, wird häufig fälschlicherweise eine zusätzliche Ischämie der Vorderwand diagnostiziert.

Im *subakuten* und *chronischen* Stadium treten in Abl. II, III, aVF und Nehb D tiefe breite Q-Zacken und terminal negative T-Wellen auf. Normalisieren sich im weiteren Verlauf des Infarktgeschehens die T-Wellen, d. h. werden sie wieder positiv, kann der durchgemachte Hinterwandinfarkt nur noch an den pathologischen Q-Zacken erkannt werden. Bei *stummer* Infarktanamnese kann häufig ein pathologisches Q_{III} differentialdiagnostische Schwierigkeiten bereiten. Ein tiefes Q_{III} kann auch bei ausgeprägter Linkslage (QS), bei Rechtslage (QR) in der Schwangerschaft, bei Adipositas, beim WPW-Syndrom, also auch bei Herzgesunden, vorkommen. Es ist deshalb nicht richtig, allein aus einem pathologischen Q_{III} die Diagnose: alter transmuraler Hinterwandinfarkt zu stellen.

Unter folgenden Bedingungen darf ein Q_{III} als pathologisch bewertet werden:
a) Q_{III} muß größer als $1/4$ der größten R-Zacke sein, die Dauer $\geq 0,04$ sec betragen.
b) Vor Q_{III} darf keine positive Zacke stehen (kleiner Qr- oder QR-Komplex).
c) Es darf kein Rechtstyp vorliegen, in I darf gleichzeitig keine S-Zacke vorhanden sein.
d) Ist gleichzeitig ein pathologisches Q in II und aVF nachweisbar oder ein spitznegatives T in II, III und aVF, ist Q_{III} infarktbedingt. Das gleiche gilt für die Abl. Nehb D (s. Abb. 137, 139).
e) Die dem Q nachfolgende R-Zacke muß groß sein (mindestens 0,5 mV), ist R kleiner, muß Q mehr als 0,04 sec verbreitert sein.
f) Bei tiefer Inspiration darf Q_{III} nicht wesentlich kleiner werden oder ganz verschwinden (Differentialdiagnose zum sogenannten Q_{III}-Linkstyp) (s. Abb. 140).

Im Gegensatz zum frischen Vorderwandinfarkt neigt der frische Hinterwandinfarkt nicht selten zu bradykarden Rhythmusstörungen, Sinusbradykardie und höherer AV-Blockierung bis zum totalen AV-Block (zentrale Form des totalen AV-Blockes). Sowohl die Sinusknotenarterie als auch die AV-Knotenarterie entspringt meist aus der rechten Koronararterie. Auch das Begleitödem der Infarktrandzone ist häufig ursächlich in die Pathogenese der bradykarden Herzrhythmusstörungen miteinbezogen. Eine totale AV-Blockierung bei einem Hinterwandinfarkt zeigt deshalb nicht selten eine *spontane Rückbildungstendenz* (s. Abb. 159).

f) Der posteriore Infarkt (Abb. 209)

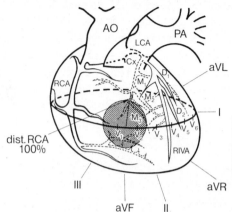

Ursache: Verschluß oder hochgradige (>50%) Stenose der distalen RCA (R. inter- oder atrioventricularis posterior bei Rechtsversorgungstyp).

Infarkttypische EKG-Veränderungen nachweisbar in:

I	aVR	V_1	V_4	D
II	aVL	V_2	V_5	A
III	aVF	V_3	V_6	I

Die elektrokardiographische Diagnose des reinen posterioren Infarktes ist schwierig, eine Q-Zacke erscheint erst in den *linkspräkordialen* Abl. V_9 oder V_8–V_9, wo sie bei einer Tiefe von $1/3$ des zugehörigen R-Potentiales pathognomonisch ist.

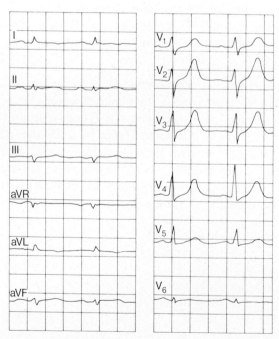

Abb. 209. Posteriorer Infarkt. Breite hohe R-Zacke in Abl. V_1–V_3. R/S-Ratio in V_1>1. Überhöhte rechtspräkordiale T-Wellen. Abrupte Verkleinerung der Amplituden in V_4, V_5 (Amplitudensturz) und in V_5, V_6.

Vom inferioren Infarkt unterscheidet sich der *streng posteriore* Infarkt dadurch, daß die indirekten Infarktzeichen, so die Überhöhung der R-Zacken, noch weiter nach rechts verschoben sind, so daß eine *hohe schmale R-Zacke in V_1* nachweisbar wird. Der GNB ist in V_1 nicht oder kaum verspätet. Die hohe R-Zacke in V_1 kommt dadurch zustande, daß der Hauptsummationsvektor infolge des Infarktes im Bereich der posterioren Hinterwand nach rechts vorne abgelenkt wird. Diese hohe schmale R-Zacke in V_1 beim posterioren Infarkt darf nicht als Zeichen einer Rechts-Hypertrophie gedeutet werden. Umgekehrt ist bei Vorhandensein einer rechtsventrikulären Hypertrophie oder eines Rechtsschenkelblockes die Diagnose eines zusätzlichen posterioren Infarktes oft unmöglich. Bei Ausschluß einer rechtsventrikulären Hypertrophie und eines Rechtsschenkelblockes ist eine R-Zacke von $<0,04$ sec und ein R/S-Ratio von >1 in V_1/V_2 als Zeichen eines posterioren Infarktes zu werten. Weitere Hinweise für einen posterioren Potentialverlust ist eine abrupte Abnahme der R-Zacke, d. h. eine Abnahme des R-Potentiales von 50% zwischen den Abl. V_4–V_5 oder V_5–V_6. Erleichtert wird die Diagnose des posterioren Infarktes, wenn in V_1 hohe spitzpositive T-Wellen *(direktes Infarktzeichen)* und in V_7–V_9 symmetrisch negative T-Wellen *(indirektes Infarktzeichen)* auftreten.

g) Der infero-posteriore Infarkt (Abb. 210)

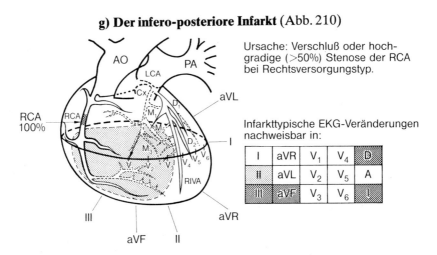

Ursache: Verschluß oder hochgradige (>50%) Stenose der RCA bei Rechtsversorgungstyp.

Infarkttypische EKG-Veränderungen nachweisbar in:

I	aVR	V_1	V_4	D
II	aVL	V_2	V_5	A
III	aVF	V_3	V_6	I

Bei vorbestehendem Rechtsversorgungstyp und hochgradiger proximaler Stenosierung oder Verschluß der rechten Koronararterie dehnt sich der inferiore Hinterwandinfarkt nicht selten auf die posteriore Herzwand aus. In diesen Fällen findet man neben den typischen Zeichen des inferioren Infarktes die oben beschriebenen EKG-Veränderungen des posterioren Infarktes.

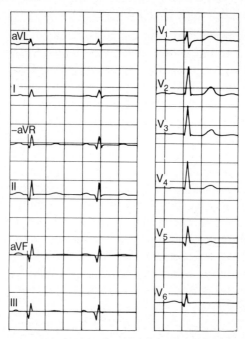

Abb. 210. Infero-posteriorer Infarkt: Pathologische Q-Zacken (Pardeé-Q) in Abl. II, aVF, III angedeutet in V_5, V_6 *(direkte Infarktzeichen)*. Verschiebung der Übergangszone weit nach rechts bis V_1 R/S-Ratio in $V_1>1$. Überhöhte rechtspräkordiale T-Wellen. *(Indirekte Infarktzeichen)*.

h) Der posterolaterale Infarkt (Abb. 211 a–c)

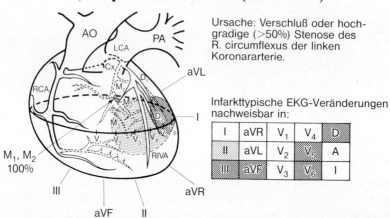

Beim posterolateralen Infarkt zeigt sich der typische Stadienablauf entsprechend dem anterolateralen Infarkt vorwiegend in den *Brustwandableitungen*. Die Veränderungen sind meist nicht sehr ausgeprägt und bestehen nicht selten ausschließlich aus *spitz- und tief negativen T-Wellen*. Die Veränderungen am QRS-Komplex und an der ST-Strecke sind insbesondere in den Extremitätenab-

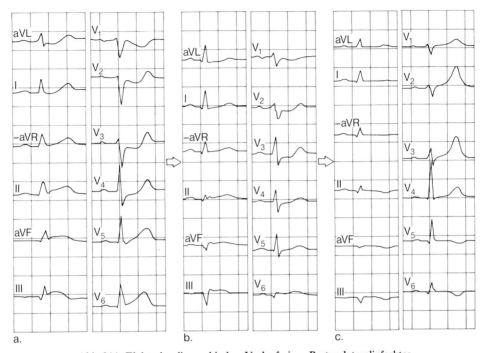

Abb. 211. Elektrokardiographischer Verlauf eines Posterolateralinfarktes.
a) Frisches Stadium: Hebung der ST-Strecke mit positiver T-Welle in Abl. II, aVF, III, angedeutet in (V_5) V_6 *(direkte Infarktzeichen)*. Tiefe Senkung der ST-Strecke in Abl. aVL, I, V_1 bis V_4 als indirekte Infarktzeichen. b) 4 Tage später, Zwischenstadium: Infolge der Herzmuskelnekrose Ausbildung einer tief pathologischen Q-Zacke in Abl. (II), aVF, III, V_6. Weiterhin Hebung der ST-Strecke teils in eine negative T-Welle übergehend (Abl. III) *(direkte Infarktzeichen)*. In den gegenüberliegenden Ableitungen typische Spiegelbildveränderungen der indirekten Infarktzeichen: Senkung der ST-Strecke in aVL, I, V_1, V_2, V_3 (V_4). c) 4 Tage später: Voll ausgeprägtes Zwischenstadium mit geringer Hebung der ST-Strecke und tief terminal negativen T-Wellen in Abl. II, aVF, III, V_5, V_6. Pathologische Q- bzw. QS-Form in Abl. aVF und III. *Indirekte Infarktzeichen:* Hochpositive T-Wellen in Abl. aVL, (V_1), V_2, V_3, (V_4). J. K., 53 Jahre, männlich, KHK.

leitungen oft nur angedeutet. Im Vergleich zum Anterolateralinfarkt sind beim Posterolateralinfarkt die Veränderungen der QRS-Gruppe im allgemeinen weniger stark ausgeprägt. Anterolateraler, posterolateraler und sog. Spitzen-Infarkt (direkte Veränderungen in V_4–V_5, I) lassen sich nicht immer scharf differenzieren, da sich beim Lateralinfarkt die Nekrose je nach Größe und arteriellem Versorgungstyp bald mehr im Anterolateralbereich, bald mehr im Bereich der Spitze direkt und bald mehr im Posterolateralbereich entwickelt. Im allgemeinen führen die Lateralinfarkte zu wenig ausgedehnten Infarzierungen mit klinisch *guter Prognose*. Der Stadienablauf ist rasch, nur gering ausgebildet und beschränkt sich meist auf wenige Ableitungen (V_5, V_6, V_7 und aVL). Die posteriore Beteiligung wird manchmal erst deutlich, wenn noch weiter lateral gelegene Brustwandableitungen (V_7–V_9) oder ein bis zwei ICR tiefer registriert wird.

i) Der Rieseninfarkt (Abb. 212, 213)

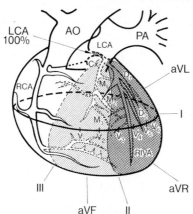

Ursache: Verschluß oder hochgradige Stenose des Stammes der linken Koronararterie bei Linksversorgungstyp.

Infarkttypische EKG-Veränderungen nachweisbar in:

I	aVR	V₁	V₄	D
II	aVL	V₂	V₅	A
III	aVF	V₃	V₆	I

Der Verschluß des Hauptstammes der linken Koronararterie bedingt eine Infarzierung im Ausbreitungsbereich des R. descendens anterior und des R. cir-

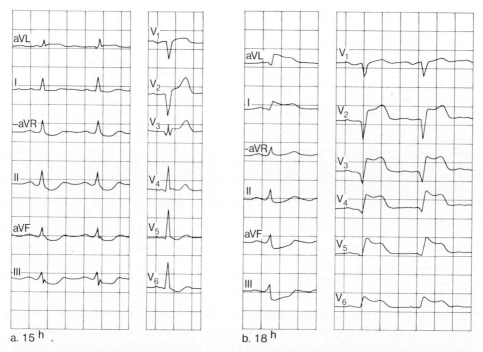

Abb. 212. Innenschichtinfarkt in frischen transmuralen Rieseninfarkt übergehend. a) Schwere Innenschichtischämie mit Enzymerhöhung einhergehend (Innenschichtinfarkt). Tiefe deszendierende ST-Streckensenkung in Abl. I, – aVR, II, aVF, V₅, V₆. Angedeutete ST-Streckenhebung in aVL, V₂, V₃. b) 3 Stunden später typisches Bild eines frischen transmuralen Vorderwandspitzeninfarktes der weit auf die Seitenwand übergreift. ST-Hebung mit positiver T-Welle und tiefen Q-Zacken in Abl. aVL, I, V₂ bis V₆ *(direkte Infarktzeichen)*. Tief deszendierende ST-Streckensenkung in Abl. II, aVF, III *(indirekte Infarktzeichen)*.

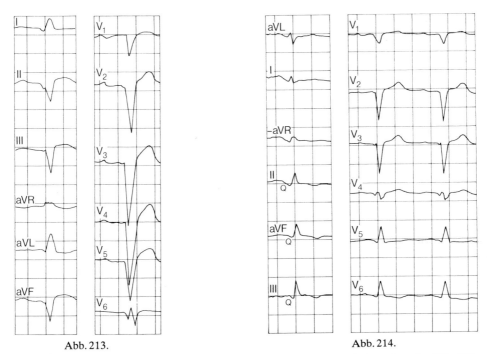

Abb. 213. Abb. 214.

Abb. 213. Rieseninfarkt. Alle Ableitungen sind infarkttypisch verändert mit Ausnahme der Abl. aVR. Zusätzlich: Linksschenkelblockartig konfigurierter QRS-Komplex in Abl. I, aVL, als Hinweis auf eine schwere Erregungsausbreitungsstörung in den Kammern. P-sinistrocardiale (+/− −)Biphasie mit Verbreiterung der P-Zacke auf 0,14 sec) als Hinweis auf eine Überlastung des linken Vorhofes. PQ-Zeit mit 0,22 sec verlängert (AV-Block I. Grades).

Abb. 214. Multiple Infarkte. Alter inferiorer Hinterwandinfarkt mit pathologischen Q-Zacken (Pardée-Q) in Abl. II, aVF, III. Zeichen eines alten Vorderwandinfarktes mit QS-Form des Kammerkomplexes in Abl. V_2, V_3, versenkte R-Zacke in Abl. V_4.

cumflexus der linken Koronararterie. Da infolge des vorbestehenden Linksversorgungstyps die diaphragmale und posteriore Hinterwand des linken Ventrikels ebenfalls von links versorgt wird, werden Vorder-, Anterolateralwand und inferoposteriore Hinterwand nekrobiotisch. Es treten deshalb die *infarkttypischen EKG-Veränderungen* gleichzeitig in Abl. I, II, III, aVL, aVF, V_1–V_6 auf. Die Abl. aVR bleibt meist unverändert. Häufig kommt es wegen der meist hinzutretenden Septuminfarzierung zum Auftreten intraventrikulärer Erregungsausbreitungsstörungen, es kann sowohl ein Rechtsschenkelblock als auch ein Linksschenkelblock beobachtet werden.

j) Multiple Infarkte

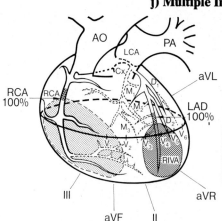

Ursache: Koronare Mehrgefäßerkrankung (Zwei- oder Dreigefäßerkrankung) mit Verschluß oder hochgradiger (>50%) Stenose mehrerer Hauptäste des Koronargefäßsystems

Infarkttypische EKG-Veränderungen nachweisbar in:

I	aVR	V_1	V_4	D
II	aVL	V_2	V_5	A
III	aVF	V_3	V_6	I

Verschieden lokalisierte oder rezidivierende Infarkte führen zu kombinierten Infarktbildern. Das elektrokardiographische Bild wird durch das *Nebeneinander verschiedener Infarktstadien und Infarktlokalisation* geprägt (Abb. 214). Entwikkelt sich ein Infarkt in einem alten Infarktgebiet, so kommt es meistens zu einer Vergrößerung des Infarktareals; elektrokardiographisch ist dies in einer Ausweitung der infarkttypischen EKG-Veränderungen auf benachbarte Ableitungen zu erkennen. Verschließt sich ein anderes Gefäß, überlagern sich die Zeichen der alten abgeheilten Nekrose mit denjenigen der frischen, welche sich meist am ST-T-Abschnitt am deutlichsten äußern. Die Diagnose des Infarktrezidivs oder multipler Infarkte wird erleichtert, wenn frühere EKG-Streifen zum Vergleich vorliegen. Fehlen solche, legen die Infarktzeichen, wenn sie nicht in den Rahmen des frischen Geschehens passen, die Annahme eines früheren Infarktes nahe. Zum Beispiel als Hinweis auf eine alte Hinterwandnarbe, ein pathologisches Q ist Abl. III und aVF bei den zusätzlichen Zeichen einer frischen Vorderwandinfarzierung mit ST-Streckenelevation in den Brustwandableitungen V_2–V_5 (Abb. 215).

In seltenen Fällen können sich Infarktbilder gegenseitig aufheben. Dies ist bei der Kombination eines frischen Hinterwandinfarktes mit einem alten Vorderwandinfarkt nicht selten. Durch den frischen Hinterwandinfarkt kommt es in den präkordialen Brustwandableitungen V_2–V_4 zu einem Aufrichten von R mit positiver T-Welle.

Die *Differentialdiagnose* zwischen einem Rieseninfarkt und multiplen Infarkten ist schwierig. Bei einem Rieseninfarkt sind alle Ableitungen infarkttypisch verändert, während bei multiplen Infarkten meist einige Ableitungen unbeteiligt sind.

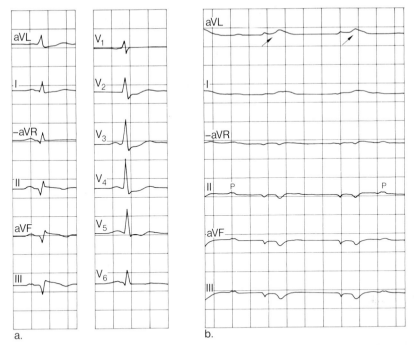

Abb. 215. Multiple Infarkte:
Alter Hinterwandinfarkt mit frischem Vorderwandinfarkt. a) Zeichen eines alten inferioren Infarktes (Zwischenstadium). Pathologische Q-Zacken in Abl. II, aVF, III, Hebung der ST-Strecke mit terminal negativer T-Welle; *(direkte Infarktzeichen)*. Verschiebung der Übergangszone weit nach rechts bis V_2 *(indirekte Infarktzeichen)*. b) Auftreten eines frischen transmuralen Vorderwandinfarktes, einhergehend mit einer Sinusbradykardie und einem AV-Block III. Grades. Hebung der ST-Strecke mit typischer monophasischer Deformierung und positiver T-Welle in Abl. aVL und Abl. I (a) und (b):
S. F., 75 Jahre, männlich, KHK. Exitus letalis im kardiogenen Schock.

k) Septuminfarkte

Ursache: Eine *isolierte* Septuminfarzierung ist *selten,* meist tritt sie zu Vorder- oder Hinterwandinfarkten hinzu.

Reine Septuminfarkte sind selten. Elektrokardiographisch kann das isolierte Auftreten eines vorher nicht bestandenen Schenkelblockes oder eines vorher nicht bestandenen totalen AV-Blockes auf einen Septuminfarkt hinweisen. Man ist aber nur dann berechtigt, diese Diagnose zu stellen, wenn klinische und humorale Infarktsymptome darauf hinweisen. Greift der Septuminfarkt auf die medialen Kammerpartien sowohl der Vorder- als auch der Hinterwand über, können Befunde entstehen, die im Extremitäten-EKG dem Bild eines Hinterwandinfarktes und in den Brustwandableitungen dem Bild eines Vorderwandinfarktes entsprechen (Abb. 216, 217).

Treten Septuminfarkte *komplizierend zu Vorder- und/oder Hinterwandinfarkten* hinzu, so kann die Septumbeteiligung durch das gleichzeitige Auftreten einer vorher nicht bestandenen intraventrikulären Leitungsverzögerung erkannt werden. Rechter Tawara-Schenkel und der linksanteriore Faszikel des linken Tawara-Schenkels werden durch den R. interventricularis anterior der linken Koronararterie mit Blut versorgt. Ein Vorderwandspitzeninfarkt mit zusätzlicher Septuminfarzierung ist deshalb durch das Auftreten eines linksanterioren Hemiblockes oder eines vollständigen Rechtsschenkelblockes oder beider Blockformen gemeinsam gekennzeichnet. Breitet sich die Septuminfarzierung auch auf den posterioren Faszikel des linken Tawara-Schenkels aus, so kann es zum Auftreten eines totalen peripheren AV-Blockes bei einem frischen transmuralen Vorderwandinfarkt kommen.

Beim Zusammentreffen von *Vorderwandinfarkt und Rechtsschenkelblock* ist eine Infarktdiagnostik weiterhin möglich, da der Infarkt die initialen QRS-Partialvektoren und der Block die terminalen QRS-Partialvektoren beeinflußt. Im akuten Stadium entsteht trotz des Rechtsschenkelblockes ein typisches Infarkt-Q,

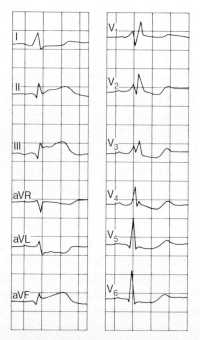

Abb. 216. Inferiorer Hinterwandinfarkt mit Septumbeteiligung. Zeichen des inferioren Hinterwandinfarktes: Pathologische Q-Zacken in Abl. II, III, aVF, monophasische Deformierung der ST-Strecken mit hochpositiven T-Wellen *(direkte Infarktzeichen)*. Zeichen der Septumbeteiligung: vollständiger Rechtsschenkelblock vom Wilson-Typ, rSR'-Form des QRS-Komplexes in Abl. V_1 mit Verspätung der GNB in V_1 auf 0,04 sec.

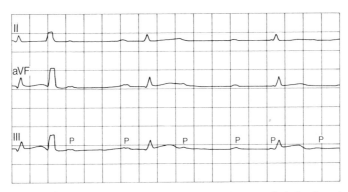

Abb. 217. Kompletter AV-Block bei frischem transmuralen Hinterwandinfarkt. Angedeutete Hebung der ST-Strecke mit positiver T-Welle in Abl. aVF und III.

und der Schenkelblock manifestiert sich auch in Gegenwart eines Infarktes durch eine M-Form des Kammerkomplexes in V_1 und ein breites S in I, aVL, V_5, V_6. In den linkspräkordialen Ableitungen hebt sich die ST-Strecke im frischen Stadium unbeeinflußt vom Rechtsschenkelblock an. In den Folgestadien kommt es zur Ausbildung einer tiefen breiten Q-Zacke bzw. eines R-Verlustes in den infarkttypischen Ableitungen der Vorderwand meist in V_2 bis V_5. Bei einer ausgeprägten Rechtshypertrophie mit und ohne Rechtsschenkelblock (s. S. 134) können auch ohne Infarkt in den rechtspräkordialen Abl. V_1 und V_2 Q-Zacken auftreten. Diese sind aber nicht sehr tief und breit wie ein Infarkt-Q, auch reichen sie nicht so weit nach links.

Ein *gleichzeitiges Auftreten eines Rechtsschenkelblockes und eines Hinterwandinfarktes* ist nur bei einem atypischen arteriellen Versorgungstyp oder bei multiplen Verschlüssen zu beobachten (s. Abb. 216). Auch ist ein vorbestehender Rechtsschenkelblock anderer Genese in Betracht zu ziehen. Die infarkttypischen EKG-Veränderungen des transmuralen Hinterwandinfarktes mit deutlichem Q, ST-Hebungen und nachfolgenden ST-Negativitäten in II, III und aVF werden durch den Rechtsschenkelblock nicht maskiert.

Eine *Infarzierung linksbasaler Septumanteile durch einen diaphragmalen Hinterwandinfarkt* zeigt sich in einem gleichzeitigen Auftreten eines vorher nicht bestandenen vollständigen Linksschenkelblockes, da von der rechten Koronararterie sowohl der Sinusknoten, der AV-Knoten, der Hisbündel-Stamm und der Hauptstamm des linken Tawara-Schenkels mit Blut versorgt wird. Das EKG wird dabei gewöhnlich völlig von den Merkmalen des Schenkelblockes beherrscht, und der Hinterwandinfarkt ist meistens im EKG nicht diagnostizierbar. Ist der Linksschenkelblock nur intermittierend und/oder transitorisch, kann der Infarkt in den EKG-Komplexen mit normaler intraventrikulärer Erregungsausbreitung erkannt werden. Der Verdacht auf einen zusätzlichen Hinterwandinfarkt bei einem vollständigen Linksschenkelblock kann dann geäußert werden, wenn sich bei einem vorbestehenden Linkstyp die T-Welle in Abl. III zum vorangehenden QRS-Komplex nicht diskordant sondern konkordant verhält. Ist der QRS-Komplex überwiegend positiv, erscheint ggf. in Abl. II–III eine kleine, jedoch nicht infarkttypische Q-Zacke.

Kombinieren sich *Linksschenkelblock und Vorderwandinfarkt,* ist vor allem ein für den QRS-Komplex des Linksschenkelblockes nicht typisches Q in I, aVL und V_5–V_6 infarktverdächtig. Das Vorliegen oder Auftreten eines Linksschenkelblockkes erschwert in jedem Falle die EKG-Diagnose eines Infarktes erheblich und macht diese in vielen Fällen unmöglich. In seltenen Fällen kommt es insbesondere bei einem Vorderwandspitzeninfarkt mit Septumbeteiligung zu einem sog. divergierenden (bilateralen) Schenkelblock. In den Extremitätenableitungen zeigen sich die Zeichen des Linksschenkelblockes, in den Brustwandableitungen die Zeichen des Rechtsschenkelblockes.

Die bei einer Septuminfarzierung auftretenden *Schenkelblocks* können intermittierend transitorisch auftreten, meist sind sie jedoch ein Dauerbefund. Es ist einschränkend zu betonen, daß das isolierte Auftreten eines Schenkelblockes nicht berechtigt, die Diagnose eines frischen Myokardinfarktes zu stellen. Wird wie beim vollständigen Linksschenkelblock die elektrokardiographische Diagnose eines frischen Infarktes erschwert, so muß die Diagnose einer frischen Infarzierung enzymatisch gestellt werden.

l) Rechtsherzinfarkt (Abb. 218)

Ursache: Hochgradige Stenose oder Verschluß der rechten Koronararterie, meist Ausdehnung des Infarktareals eines Hinterwandinfarktes auf den rechten Ventrikel.

Isolierte Infarzierungen des rechten Ventrikels sind infolge des deutlich geringeren Sauerstoffbedarfes im Vergleich zum linken Ventrikel *selten.* Sie kommen meist in Begleitung eines Hinterwandinfarktes mit Übergreifen des Infarktareals auf den rechten Ventrikel vor. Neben den typischen Infarktveränderungen eines inferioren Hinterwandinfarktes weisen zusätzliche infarkttypische Veränderungen von QRS und ST in den Abl. V_1 und Nehb I auf eine zusätzliche Infarzierung des rechtsseitigen Myokards hin. Durch Zusatzschreibung der rechtspräkordialen Abl. V_{4r}–V_{6r} läßt sich dieser Verdacht elektrokardiographisch bestätigen und/oder ausschließen.

m) Vorhofinfarkt (Abb. 219)

Ursache: Begleitbefund bei transmuralen Hinter- und Vorderwandinfarkten. *Ein isoliertes Auftreten ist selten.*

Die elektrokardiographische Diagnose des Vorhofinfarktes ist schwierig. Sein elektrokardiographischer Stadienverlauf stimmt prinzipiell mit dem eines Kam-

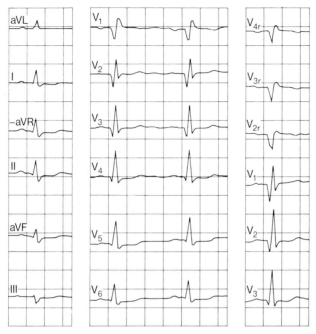

Abb. 218. Rechtsherzinfarkt. Tiefe breite Q-Zacken mit ST-Elevation und terminal negativen T-Wellen in den Rechtsherzableitungen V_{4r}–V_{2r}, des weiteren in Abl. V_1, V_2, V_3, (V_4). St. E., 54 Jahre, männlich, KHK. Rechtsherzinfarkt angiographisch gesichert.

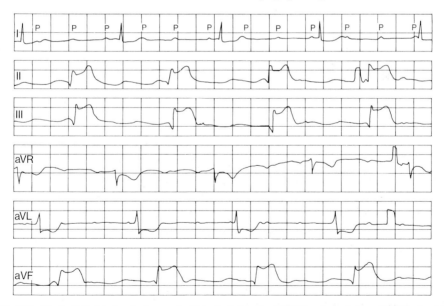

Abb. 219. Vorhofinfarkt (nach SCHAUB); Sinustachykardie 104/min, kompletter AV-Block. AV-Ersatzrhythmus mit den Zeichen eines akuten Hinterwandinfarktes. P positiv. Die Vorhofendschwankungen PT_A ist in Abl. II, III, aVF monophasisch entsprechend einem Infarkt der Vorhofhinterwände angehoben.

merinfarktes überein. Eine frische Infarzierung der Vorhofhinterwand führt zu einer *monophasischen Deformierung der PT_A-Strecke* in Abl. II, III, aVF. Da sich bei einem normalen Grundrhythmus diese Hebung der PT_A-Strecke in den QRS-Komplex projiziert, wird sie durch die QRS-Gruppe maskiert. Sie kann nur dann erkannt werden, wenn eine höhergradige AV-Blockierung komplizierend hinzutritt, wie es bei einem begleitenden Hinterwandinfarkt nicht selten ist. Bei einem langen AV-Intervall projiziert sich dann die gehobene PT_A-Strecke in die PQ-Strecke.

Ein *Übergreifen eines Hinterwandinfarktes* auf den rechten oder linken Vorhof kann auch dann vermutet werden, wenn zusätzlich zu den infarkttypischen Veränderungen des Hinterwandinfarktes eine intraatriale Erregungsleitungsstörung auftritt, so eine Unterbrechung des Bachmannschen Bündels. In einzelnen Herzaktionen findet sich dann die PQ-Zeit $\geqq 0{,}12$ sec verlängert, eine P-Zackeninversion in Abl. II, III, aVL, und insbesondere in Abl. V_1 (V_2) eine $-/+$ Biphasie von P.

n) Innenschichtinfarkt (Abb. 220)

Ursache: Meist Vorstadium eines transmuralen Infarktes, insbesondere eines Vorderwandspitzeninfarktes.

Entsprechend den ischämischen Innenschichten des linken Ventrikels und Ablenkung des Ischämie- und Läsionsvektors von der positiven Ableitungselektrode (s. S. 182) finden sich in beinahe allen Ableitungen tiefe muldenförmige ST-Senkungen bei intakten R-Zacken. Ähnliche Bilder entstehen bei schwerer akuter Koronarinsuffizienz, Digitaliswirkung usw. (s. S. 209, 211). Die Infarktdiagnose ist nur gesichert, wenn gleichzeitig anamnestische, klinische und humorale Infarktzeichen vorliegen, oder wenn sich sekundär das Vollbild eines transmuralen Infarktes entwickelt.

B. Das Orthostase-EKG

Die EKG-Veränderungen bei orthostatischen Belastungen sind einerseits auf den unterschiedlichen Zwerchfellstand vom Liegen zum Stehen (Lagetypveränderung) zurückzuführen, andererseits spielt die durch das Versacken des Blutes in die abhängigen Körperpartien ausgelöste sympathikotone Gegenregulation *(Frequenzzunahme, Sympathikus-P)* eine entscheidende Rolle. Die klinischen und EKG-Zeichen der Orthostase erscheinen entweder infolge verzögert einsetzender Gegenregulation sofort nach dem Wechsel in die Vertikale *(Frühreaktion, Stehreaktion)* oder erst nach 5 bis 10 min infolge eines allmählichen Versagens der Vasomotoren *(Spätreaktion)*. Erkrankungen des Herzens und insbesondere der Herzkranzgefäße sind ursächlich selten an den orthostatischen EKG-Veränderungen beteiligt. Nur bei sehr ausgeprägten Veränderungen muß das Mitwirken einer

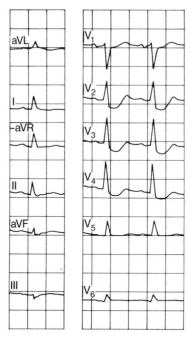

Abb. 220. Innenschichtinfarkt. Tief deszendierende Senkung der ST-Strecken mit präterminal negativer T-Welle in Abl. V_2–V_4 (V_5). Sch. H., 72 Jahre, schwere therapieresistente Angina pectoris mit pathologischem Anstieg der CKMB und CPK.

Myokard- oder Koronarerkrankung erwogen werden. Eine sog. »orthostatische Reaktion« im EKG ist nicht beweisend für eine hypotone Blutdruckfehlregulation, sondern ist vorwiegend *Ausdruck der sympathikotonen Gegenregulation.* Das Steh-EKG ist zur Diagnose eines *Orthostase-Syndroms* nur dann verwertbar, wenn gleichzeitig eine entsprechende Symptomatik der vorliegenden hypotonen Regulationsstörungen eintritt (Schwindel, Schweißneigung, inadäquat hoher Pulsfrequenzanstieg, Einengung der Blutdruckamplitude). Gleiche EKG-Veränderungen wie beim Steh-EKG lassen sich beim *Dumping-Syndrom* nachweisen.

Bei orthostatischer Belastung kann es, insbesonders ausgeprägt bei Patienten mit hypotonen Kreislaufstörungen, zu folgenden **EKG-***Veränderungen* kommen (Abb. 221):
a) Zunahme der *Herzfrequenz* gegenüber dem Befund im Liegen.
b) *Änderung des Types,* er wird im Stehen rechtstypischer, nur in seltenen Fällen kann man beobachten, daß das Extremitäten-EKG linkstypischer wird. Dies ist ein Hinweis, daß das Zwerchfell im Stehen nicht wie normalerweise tiefer sondern höher tritt. Man findet dieses Kurvenverhalten z. B. bei starkem Meteorismus.

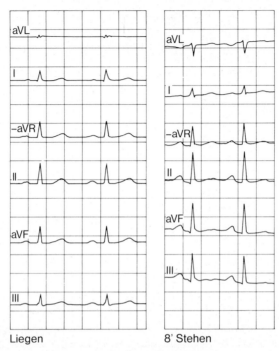

Abb. 221. Orthostase-EKG:
Liegen: Normaltyp, P-Zacken abgeflacht, Kammerendteile unauffällig, T-Wellen positiv. Herzfrequenz 79/min. 8minütiges Stehen: Steiltyp, P-Zacken überhöht, (Sympathikus-P) aszendierender Verlauf der ST-Strecke, Abflachung der T-Wellen, Herzfrequenz 109/min. A. R., 16 Jahre, männlich, Astheniker, herzgesund.

c) Die Amplitude der *P-Zacke* nimmt in den Abl. II und III zu, P wird meist spitzer und höher (»Sympathikus-P«).

d) Es können *ST-Senkungen* auftreten, die entsprechend dem bei Patienten mit orthostatischer Kreislaufregulationsstörung meist vorkommenden Steil- und Mitteltyp vorwiegend in den Abl. II und III auftreten. Es wird diskutiert, daß diese ST-Senkungen zuweilen allein durch eine Flächenzunahme der bei positiven P-Zacken nach unten gerichteten T_A-Wellen vorgetäuscht werden (MECHELKE u. FRIESE). Die ST-Senkungen sind deshalb auch besonders deutlich, wenn die Höhen- bzw. Flächenzunahme von P sehr ausgeprägt ist.

e) Die *T-Wellen* werden abgeflacht, isoelektrisch oder präterminal negativ. Die Abweichungen der Kammerendschwankungen sind besonders in den Abl. II und III ausgeprägt.

f) Es tritt eine Verlängerung der relativen *QT-Dauer* ein. Dabei wird aber die physiologische Streubreite von QT selten überschritten.

Alternative zum Fahrradergometer ist das vorzugsweise in den USA verwendete Laufband anzusehen. Im Vergleich zum Fahrradergometer ist bei gleicher Herzfrequenz der maximale Sauerstoffverbrauch am Laufband durch Beteiligung großer Muskelgruppen etwas höher (Laufband zu Fahrradergometrie 10:9, BRUCE 1977).

Jede der oben beschriebenen Belastungsarten hat Vor- und Nachteile. Die *Ergometerbelastung im Liegen*, die in vielen kardiologischen Zentren bevorzugt angewandt wird, hat gegenüber der Fahrradergometerarbeit im Sitzen folgende *Vorteile:*
a) Einwandfreie EKG-Registrierung bis zu den höchsten Wattstufen.
b) Zuverlässige unblutige Blutdruckkontrolle auch bei höchster Belastung möglich.
c) Größere Sicherheit für den Patienten, bei Auftreten von Komplikationen schon optimale therapeutische Lagerung des Patienten, keine orthostatischen Beschwerden nach der Belastung.
e) Vergleichbarkeit mit anderen Untersuchungen, die vorwiegend im Liegen durchgeführt werden müssen (Einschwemmkatheter, Linksherzkatheter und Echokardiographie bei Belastung).

Als *Nachteil* der Ergometerbelastung im Liegen gegenüber dem Sitzen kann die etwas geringere maximale Leistung im Liegen angeführt werden. Dies wird aber teilweise dadurch wettgemacht, daß im Liegen bei gleicher Wattleistung die kardiale Belastung höher ist. Eine Belastungskoronarinsuffizienz mit ischämischer ST-Streckensenkung von 0,1 mV tritt im Liegen meist schon 25 Watt früher auf als im Sitzen. Das gleiche gilt für die symptomlimitierte maximale Belastung.

2. Belastungsablauf

Über die Form des Belastungsablaufes bestehen unterschiedliche Auffassungen. Man kann entweder eine gleichförmige Belastung mit nur einer Belastungsstufe durchführen, oder dann die Belastung stufenweise erhöhen, um so besser zu einer Ausbelastung des Patienten zu gelangen (Abb. 222).

Bei Belastungstests mit nur einer Belastungsstufe, wie z. B. beim MASTER-Test, ist man von vornherein an eine einheitliche Belastungsintensität gebunden oder man muß sich vor Beginn der Belastung auf eine bestimmte Intensität festlegen, wie z. B. beim Klettertest nach KALTENBACH und KLEPZIG. Bei der gleichförmigen Belastung wird deshalb nicht selten bei zu niedrig geschätzter Belastungshöhe der Proband nicht ausreichend belastet, bei zu hoch vorgewählter Stufe muß die Untersuchung u. U. wegen muskulärer Erschöpfung vorzeitig abgebrochen werden. Bei Patienten mit Verdacht auf Belastungskoronarinsuffizienz hat der einstufige Belastungsablauf den Nachteil, daß man sich nicht allmählich an die Grenzen der Arbeitstoleranz herantasten kann. Dies ist nur mit stufenweise ansteigender Belastungsintensität möglich. In der Regel wird mit niedrigen

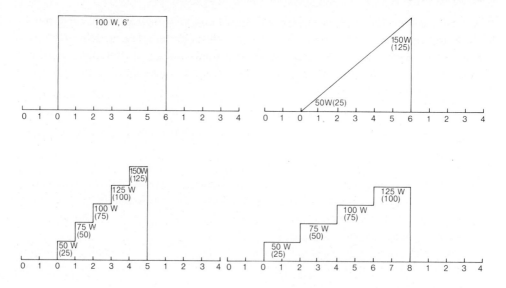

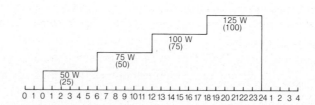

Abb. 222. Schema: Belastungsablauf bei diagnostischer Ergometrie.

Belastungsstufen (25 bis 50 Watt) begonnen, dann mit zunehmendem Ablauf der Ergometrie wird die Belastungsintensität weiter gesteigert. Da die Belastungsziele sehr different sind, existieren sehr differente Belastungsprotokolle. Die Belastungshöhe der ersten Stufe richtet sich nach der anamnestisch abgeschätzten Belastbarkeit des Patienten (Beginn meist mit 50 Watt, bei kardial eingeschränkten Patienten Beginn mit 25 Watt). Von einigen Untersuchern werden Belastungsabläufe mit Erreichen einer relativen Ergostase (= relatives Steady state) mit einer durchschnittlichen Dauer für eine Belastungsstufe von 4 bis 6 min bevorzugt. Die Belastungsintensität steigert sich dadurch nur sehr langsam, die Belastungsdauer für den gesamten Test ist relativ groß. Häufig werden keine ausreichenden Herzfrequenzen erreicht, weil untrainierte Patienten den Test wegen vorzeitiger Muskelermüdung vor Ausbelastung des kardiovaskulären Systems abbrechen. Dieses Belastungsverfahren der relativen Ergostase eignet sich besonders für die Untersuchung von Sportlern oder für Untersuchungen im arbeitsmedizinischen

Bereich. Von Kardiologen wurden deshalb in der Regel kürzere Belastungsintensitäten verwendet (Belastungsdauer pro Stufe 1 bis 3 min). Nach den Messungen von Aström und Jonsson (1975) sowie nach unseren eigenen Erfahrungen an mehr als 15000 Patienten (Gollwitzer-Meier-Institut, Bad Oeynhausen) ist eine Belastungsdauer von 1 min pro Stufe für das Erreichen einer relativ schnellen Ausbelastung bei Herzpatienten besonders geeignet. Vergleichsuntersuchungen mit diesem kurzfristigen Test mit einem Test von 6 min Belastungsdauer pro Stufe, ergaben eine nahezu identische maximale Herzfrequenz und maximale Arbeit pro Herzschlag (Aström u. Jonsson, 1975). Mit dieser einminütigen Steigerung der Belastungsstufen, mit einer Kontrollruheperiode vor der Belastung von 2 bis 3 min und einer Erholungszeit von 2 bis 5 min nach der Belastung, ist in der Regel bei der 1minütigen Steigerung der Belastung der Belastungstest nach 15 bis 20 min abgeschlossen. Ein Nachteil der kurzfristigen Steigerung der Belastungsintensität besteht darin, daß die Beurteilung der zumutbaren Ausdauerleistungsfähigkeit (s. S.293) unsicher ist (Gleichmann, 1980).

3. Belastungsintensität

Bei der Belastungsintensität wird zwischen maximalen Leistungen *(symptomlimitierter Belastungstest)* und submaximaler Belastung *(frequenzlimitierter Belastungstest)* unterschieden.

Die *maximale Belastung* setzt keinen vorbestimmten willkürlichen Punkt; die Belastungsintensität wird dabei so lange gesteigert, bis bestimmte subjektive und objektive Symptome (starke Angina pectoris, schwere Dyspnoe, bedrohliche Rhythmusstörungen, allgemeine Erschöpfung) erreicht werden, die allgemein zum Abbruch zwingen. Sie ist in der Regel individualisiert und selbst determinierend, d. h. der Patient kann selbst zu jedem Zeitpunkt abbrechen.

Die *submaximale Belastung* wird zu einem vorbestimmten willkürlichen Endpunkt abgebrochen, es sei denn, es besteht vorher ein anderes Abbruchkriterium. Bei der submaximalen Belastung sollen 80 bis 90% der maximalen altersentsprechenden Herzfrequenz erreicht werden, für die folgende Regel gilt: Maximale Herzfrequenz = 220 − Lebensalter. Als *Merkregel* zur Bestimmung der submaximalen Herzfrequenz gilt *200 − Lebensalter*. Dies entspricht einer *Pulsfrequenz von 170 beim 20- bis 30jährigen, von 130–140 beim 60- bis 70jährigen* Patienten (Tab. 9). Wird der Belastungstest vor Erreichen des vorbestimmten Endpunktes und ohne Auftreten eines anderen Abbruchkriteriums vom Patienten abgebrochen, so ist nur eine beschränkte Interpretation möglich. EKG, Frequenz und Blutdruckverhalten können zu diesem Zeitpunkt noch völlig normal sein. Pathologische EKG-Veränderungen sind erst bei höhergradiger Belastung oder längerer Testdauer zu erwarten. In diesem Falle empfiehlt sich eine Wiederholung des Testes.

Tab. 9. Altersabhängigkeit der Pulsfrequenz unter Belastung (nach SHEFFIELD et al., Circulation 40: 935 [1969]).

HF+	Alter (in Jahren)												
	20	25	30	35	40	45	50	55	60	65	70	75	80
MHF++	Physiologisch bei Untrainierten												
	197	195	193	191	189	187	184	182	180	178	176	174	172
90% MHF	177	175	173	172	170	168	166	164	162	160	158	157	155
75% MHF	148	146	144	143	142	140	138	137	135	134	132	131	129
60% MHF	118	117	115	114	113	112	110	109	108	107	106	104	103
MHF	Physiologisch bei Trainierten												
90% MHF	190	188	186	184	182	180	177	175	173	171	169	167	165
75% MHF	171	169	167	166	164	162	159	158	156	154	152	150	149
60% MHF	143	141	140	138	137	135	133	131	130	128	127	125	124

+ = Herzfrequenz (HF).
++ = maximale Herzfrequenz (MHF).

4. EKG-Ableitungen unter Belastung

Eine störungsfreie EKG-Registrierung, frei von Muskelzittern und Artefakten ist die wichtigste Voraussetzung für eine einwandfreie Interpretation der Ergometrie. Es wurde eine Vielzahl von EKG-Ableitungen für die Registrierung des Belastungs-EKG verwendet. SHEFFIELD und ROITMANN (1976) konnten zeigen, daß bisher kein Ableitungssystem seine Überlegenheit über alle anderen hat nachweisen können. Entscheidenden Einfluß auf die Auswahl der EKG-Ableitungen hat das für die Registrierung zur Verfügung stehende EKG-Gerät.

a) 1-Kanal-Schreiber

Bei einem 1-Kanal-Schreiber sollte größtes Gewicht auf die Abl. V_5 (ggf. auch V_4) gelegt werden. Von den Extremitätenableitungen sind bei Verdacht auf Hinterwandischämie Abl. III und aVF zu wählen. Auch die bipolare Brustwandableitung CM_5 hat sich bewährt. Letztere zeigt wie alle bipolaren Ableitungen eine höhere Amplitude und eine geringe Störanfälligkeit (NEITZERT u. GLEICHMANN, 1975). Formal ist sie praktisch identisch mit der Abl. V_5, mit welcher nach Untersuchung von BLACKBORN u. Mitarb. (1964) 89% aller ischämischen EKG-Veränderungen erfaßt werden können. Auch die bipolare Brustwandableitung CC_5 (Elektroden im 5. ICR rechts und links zwischen der vorderen und mittleren Axillarlinie jeweils) hat sich bewährt. Während es bei der bipolaren Brustwandableitung CM_5 (Manubrium sterni und V_5-Position) zu falsch-positiven, projektionsbedingten Kammerendteilveränderungen kommen kann, soll es in Abl. CC_5 keine zweifelhaften (falsch-positiven) ST-T-Veränderungen geben (Tab. 10).

Tab. 10. Sogenannte C-Ableitungen.

Ableitung	Positive Elektrode	Negative Elektrode	Bemerkungen
CM5[+]	V_5	Manubrium sterni	Eine der sensitivsten bipolaren Ableitungen zur Erfassung von ST-Veränderungen
CH5	V_5	Vorderhand	Vorwiegend in Schweden bei der Fahrradergometrie eingesetzt
CS5	V_5	Rechte infraklavikuläre Grube	Häufiger Muskelartefakte als CM5
CC5	V_5	V_{6r}	Ähnlich Abl. V_5
CB5	V_5	Rechter unterer Skapulaanteil	Ähnlich Abl. V_5, häufig Muskelartefakte
CR5	V_5	Rechter Arm	Vorwiegend in Nordeuropa und Rußland eingesetzt. Starke Muskelartefakte während der Belastung

[+] Die Zahl 5 gibt die Lage der positiven Elektrode an.

b) 3- und 4-Kanal-Schreiber

Bei Verwendung eines Drei- bzw. Vierkanalgerätes werden die Abl. (V_2), V_4, V_5, V_6 und ggf. zusätzlich die Extremitätenableitungen I, II, III, aVF empfohlen. Nach eigenen Erfahrungen haben sich auch drei bipolare Brustwandableitungen (CM_5, CB_5, CC_5) bewährt. Bei den bipolaren Brustwandableitungen wird jeweils die positive Elektrode auf die Position V_5 gebracht. Bei der Abl. CM_5 liegt die negative Elektrode auf dem Manubrium sterni, bei CC_5 die negative Elektrode in Position V_{5r}, bei der Abl. CB_5 im Bereich des rechten unteren Skapularwinkels. Bei der Verwendung der Standardableitungen werden zur weitgehenden Reduzierung störender Muskelartefakte die Extremitätenelektroden am Stamm befestigt. Dies wird nach dem Vorschlag von ROSENKRANZ und DREWS (1964) durch das Anlegen des »verkleinerten Einthoven-Dreiecks« (Abl. D_1, D_2, D_3) erreicht; rotes Kabel = rechte Schulter, gelbes Kabel = linke Schulter, grünes Kabel = linker Beckenkamm, schwarzes Kabel = rechter Beckenkamm.

c) 6-Kanal-Schreiber

Bei Verwendung eines 6-Kanal-Gerätes haben sich folgende Ableitungsschemen bewährt:
a) Abl. I, II, III, V_1 (V_2), V_4, V_5 (V_6)
b) Abl.: I, II, III, V_4, V_5, V_6
c) Abl.: V_1–V_6
d) Abl.: V_{4r}, V_{3r}, V_1, V_2, V_4, V_5

Bei Verwendung eines 6-Kanal-Schreibers sollten die Abl. V_4–V_6 unbedingt eingeschlossen sein, da mit ihnen 94% aller abnormen EKG-Befunde unter Belastung registriert werden können (BLACKBORN u. Mitarb., 1977). Die Abl.

V_4–V_6 haben den Vorteil, die linksventrikulären Areale besonders deutlich zu repräsentieren. Zusätzlich sollten dann die Abl. II sowie aVF hinzukommen, weil mit ihnen dann zusätzlich ischämische Veränderungen im Bereich der Hinterwand erkannt werden können. Falls nur V_1–V_6 geschrieben werden, können die Extremitätenelektroden auf dem Rücken befestigt werden, da der Zentralterminal (Wilson-Stern, s. S. 28) nur gering verändert wird.

Zusammenfassend gilt, daß die EKG-Ableitung während körperlicher Belastung unabhängig vom gewählten Ableitungsprogramm prinzipiell folgende *zwei Forderungen* erfüllen muß:
1. Maximale Ausbeute an ST-Streckenveränderungen.
2. Minimale Störanfälligkeit (Muskelpotential, Bewegungsartefakte).

Ischämische ST-Senkungen erscheinen bis auf wenige Ausnahmen von isolierter Hinterwandischämie am stärksten und am häufigsten in den linkspräkordialen Brustwandableitungen. Diese sollte deshalb in jedem gewählten EKG-Ableitungsprogramm zur Ergometrie enthalten sein. Die Qualität des EKG wird weiterhin durch die benutzten EKG-Elektroden und durch eine sorgfältige Hautoberflächenvorbereitung wesentlich bestimmt. Optimal bewährt haben sich Silberchlorid-Elektroden von sehr geringem Gewicht, bei denen der Hautkontakt über Elektrolytpaste hergestellt wird und die mit Klebefolie an der Haut fixiert werden. Die sorgfältige Hautoberflächenvorbereitung beinhaltet Abrasieren der Haare an den Kontaktstellen, Reinigen der Haut mit Alkohol. Dadurch wird der Hauptstörfaktor, ein variabler Übergangswiderstand zwischen Elektrode und Haut entscheidend vermindert (Herabsetzung des Hautwiderstandes ohne besondere Vorbereitung von oftmals über 20 000 Ohm auf unter 5000 Ohm.).

5. Indikationen

In Tab. 11 sind die wichtigsten Indikationen zur Durchführung einer diagnostischen Ergometrie zusammengefaßt.

a) Beurteilung der Koronarinsuffizienz

Die Hauptindikation der Ergometrie stellt die *Beurteilung von Brustschmerzen* dar, d. h. in erster Linie die Differentialdiagnose von funktionellen und organischen pektanginösen Beschwerden. Dabei können zur Beurteilung der Koronarinsuffizienz im Belastungs-EKG zwei Ischämie-Indikatoren herangezogen werden: Die subjektiven Beschwerden und die ischämische ST-Streckensenkung (s. S. 311). Eine Ergometrie ist auch bei *Patienten mit Risikofaktoren* (Entwicklung einer koronaren Herzkrankheit) angezeigt, wenn bei ihnen keine pektanginösen Beschwerden vorliegen. Im Einzelfall kann durch die diagnostische Ergometrie

Tab. 11. Indikationen zur Ergometrie.

Beurteilung von Brustschmerzen
- DD funktionelle – organische pektanginöse Beschwerden

Screening zum Ausschluß oder Nachweis einer koronaren Herzkrankheit
- »pathologisches« Risikoprofil
- erbliche Disposition

Beurteilung der Leistungsfähigkeit
- allgemein
- nach Herzinfarkt
- nach Herzoperationen
- zur Erstellung eines Trainingsprogramms während der Rehabilitation
- zur Dauerbelastbarkeit

Beurteilung von Rhythmusstörungen

Beurteilung von Therapiemaßnahmen mit:
- Antiarrhythmika, Betablocker
- Antihypertensiva

Beurteilung des Blutdruckverhaltens

eine bedeutsame koronare Herzkrankheit mit pathologischem Belastungs-EKG bei weitgehender Beschwerdefreiheit aufgedeckt werden.

b) Beurteilung der Leistungsfähigkeit

α) Allgemein

Eine weitere wichtige Indikation zur Durchführung einer Ergometrie stellt die Beurteilung und Objektivierung der Belastbarkeit eines Patienten dar. Dabei läßt sich objektivieren, ob der Patient durch Dyspnoe, allgemeine Erschöpfung, anginöse Beschwerden, Herzrhythmusstörungen oder psychische Faktoren in seiner Belastbarkeit behindert ist. Obwohl bei der Ergometrie nur bedingt durch die *Blutdruckmessung* und das Frequenzverhalten hämodynamische Veränderungen erfaßt werden, kann man doch unter Einbeziehung des klinischen Bildes und der Vorbefunde besser zwischen den kardialen und extrakardialen Ursachen der gestörten Leistungsfähigkeit differenzieren. Eine Einschränkung der Leistungsbreite kann auch durch Herzrhythmusstörungen oder durch eine Belastungshypertonie (bei normalem Ruheblutdruck) bedingt sein, ohne daß dies dem Patienten spürbar ist. Die *Beurteilung des Frequenzverhaltens* unter Belastung ist sehr wichtig. Ein inadäquat hoher Pulsfrequenzanstieg unter Belastung kann einerseits Ausdruck einer kardialen Insuffizienz sein, zum anderen kann er von einem ausgeprägten Trainingsmangel herrühren. Ein verzögerter Frequenzanstieg unter Belastung kann Ausdruck einer Sinusknotenschädigung sein. Beim Vorhofflimmern findet sich meist ein überproportionaler Frequenzanstieg unter Belastung als

Ausdruck einer gestörten Frequenzregulation und mangelhaften Filterfunktion des AV-Knotens. Dieser Befund wird nicht selten bei Patienten mit Mitralvitien, aber auch bei Patienten mit idiopathischem Vorhofflimmern beobachtet und ist von einer gleichzeitig bestehenden Herzinsuffizienz differentialdiagnostisch abzugrenzen. Er birgt in sich wichtige differentialtherapeutische Konsequenzen. Bei einer gleichzeitig bestehenden Belastungsinsuffizienz sind Digitalisglykoside in Kombination mit Saluretika das Mittel der Wahl, während bei der isolierten Frequenzregulationsstörung ohne kardiale Insuffizienz man zwecks Bremsung des AV-Knotens Betablockern oder Kalziumantagonisten (Verapamil) den Vorzug geben wird.

β) Nach Herzinfarkt

In der Spätphase nach Herzinfarkt sollte eine Ergometrie durchgeführt werden. *Hauptindikation* ist dabei ebenfalls neben einer groben Abschätzung der Leistungsbreite und Beurteilung des Frequenz- und Blutdruckverhaltens die Frage nach dem *Auftreten von Rhythmusstörungen* bzw. nach *Kammerendteilveränderungen*. Bei Patienten, die bereits einen transmuralen Herzinfarkt durchgemacht haben, ist die entscheidende Frage nicht so sehr, ob eine koronare Herzkrankheit nachgewiesen werden kann, sondern, ob zusätzlich zu dem infarktbezogenen Gefäß noch ein weiteres *kritisch stenosiert* ist, mit anderen Worten, ob eine *Ein- oder Mehrgefäßerkrankung* vorliegt. Nach ROSKAMM u. Mitarb. hatten Patienten, die einen inferioren Hinterwandinfarkt durchgemacht, bei denen eine *ischämische ST-Senkung und Angina pectoris* während der Belastung auftraten in 71% eine $\geq$ 50%ige, eines zweiten oder dritten Herzkranzgefäßes und in 62% $\geq$ 75%ige Stenosen. Bei Patienten, die keine ischämische ST-Senkung und Angina pectoris während Belastung bekamen, war in 10% eine $\geq$ 50%ige und in nur 3% eine $\geq$ 75%ige Stenose eines zweiten und dritten Herzkranzgefäßes nachweisbar. Diese Ergebnisse fanden sich auch bei Patienten mit durchgemachten Anteroseptalinfarkt. Bei Patienten, bei denen beim Belastungstest eine ischämische ST-Senkung in nicht durch den Infarkt deformierten Ableitungen meist V_5 und V_6 und Angina pectoris auftraten, hatten in 40% eine $\geq$ 50%ige Stenose eines zweiten oder dritten nicht-infarktbezogenen Herzkranzgefäßes, in 30% eine $\geq$ 75%ige. Bei Patienten, die weder Angina pectoris noch ischämische ST-Senkungen während der Belastung bekamen, lagen nur in 3% eine $\geq$ 50%ige und $\geq$ 75%ige Stenose vor.

Aus diesen Ergebnissen ergibt sich, daß man bei Patienten mit vorangegangenem Myokardinfarkt von dem Vorliegen einer Eingefäßerkrankung ausgehen kann, wenn sich bei der diagnostischen Ergometrie *keine* pathologischen Kammerendteilveränderungen einstellen. Dadurch läßt sich die Indikation zur Koronarangiographie bei Patienten mit überstandenem Herzinfarkt einengen. Umgekehrt sollten Patienten mit Zustand nach Infarkt bei weiterhin bestehender Angina pectoris und pathologischem Belastungs-EKG koronarangiographiert werden.

γ) Nach Herzoperationen

Mit dem Belastungs-EKG kann das Ergebnis einer Herzoperation, insbesonders einer aorta-koronaren Bypass-Operation beurteilt werden. Steigerung der körperlichen Leistungsfähigkeit, Verschwinden der Angina pectoris und der präoperativ bestandenen ischämischen ST-Streckensenkungen unter körperlicher Belastung sind Zeichen einer funktionellen Besserung. Sie weisen insbesonders nach aortokoronarer Bypass-Operation auf ein gutes funktionelles Ergebnis mit meist offenen Bypassen hin. Ein *postoperativ positiver Belastungstest* (Angina pectoris, ischämische ST-Senkung) bedeutet meistens eine unvollständige (inkomplette) Revaskularisation. In manchen Fällen ist er aber auch Ausdruck einer relativ schnellen Progression der koronaren Herzerkrankung. Ein *negativer Belastungstest* (keine Angina pectoris, keine ischämische ST-Senkung bei genügend hoher Belastung) bedeutet demgegenüber nicht unbedingt, daß auch anatomisch eine erfolgreiche Revaskularisation durchgeführt wurde. Die Gründe für diese Diskrepanz werden in perioperativen neuen Myokardinfarkten gesehen. Bei Zustand nach Klappenoperationen dient die Ergometrie dazu, die neu gewonnene postoperative Leistungsfähigkeit abzuschätzen. In neuerer Zeit ist die Ergometrie eine der Grundvoraussetzungen zur *Erstellung eines Trainingsprogrammes* im Rahmen der Rehabilitation. Die Erstellung eines solchen Trainingsprogrammes ist ohne Kenntnis über Frequenz und Blutdruckverhalten unter Belastung und objektive oder subjektive Abbruchkriterien der Belastung nicht denkbar (GLEICHMANN).

δ) Zur Dauerbelastbarkeit

Aus der Ergometrie können gewisse Hinweise für die Dauerbelastbarkeit des Patienten gezogen werden. Man kann davon ausgehen, daß die problemlos zu erbringende Dauerbelastung *etwa 50 bis 60% der Maximalleistung* entspricht (z. B. bei 100 Watt Maximalleistung 50 bis 75 Watt Dauerbelastung). Der Test sollte dabei als maximaler Belastungstest durchgeführt werden, und während den einzelnen Belastungsstufen sollte *möglichst ein Steady state* erreicht werden (möglichst 4- bis 6minütige Belastungsstufen). Aus den so gewonnenen Ergebnissen kann der Patient individuell beraten werden, insbesondere können viele sozialmedizinische Fragen, inwieweit der Patient seiner täglichen Arbeit nachgehen kann, mit relativ großer Sicherheit beantwortet werden. Die aus der diagnostischen Ergometrie so gewonnenen Ergebnisse setzen selbstverständlich eine optimale Kooperation des Patienten voraus. In Tab. 12 ist zusammengestellt, inwieweit aus der erreichten Wattleistung auf Alltagsbelastungen und auf körperliche Belastungen während der Arbeit zurückgeschlossen werden kann. Für eine leichte Bürotätigkeit ist eine Belastung von *50 bis 70 Watt* als Dauerleistung erforderlich. Für mittelschwere Arbeiten sollte der Patient in der Lage sein, *75 bis 100 Watt* Dauerleistung zu erbringen, für schwere Arbeiten *125 bis 150 Watt.*

Tab. 12. Vergleich Ergometerleistung (Steady-state-Belastung) mit physiologischen Belastungen und körperlicher Arbeit (nach EFFERT).

Ergometerleistung	Physiologische Belastung	Körperliche Arbeit
25–30 Watt	Langsames Gehen (Spaziergang)	sitzend
50–60 Watt	Normales Gehen	leicht
75–80 Watt	Forcierter Marsch, langsames Laufen	mittelschwer
100 Watt	Laufen	schwer
125 Watt	Schnelles Laufen (Gartenarbeit, Treppensteigen) Radfahren mit leichter Steigung	sehr schwer
150 Watt	Forciertes Laufen (Dauerlauf, Radfahren bergan)	extrem schwer
200 Watt	Endspurt	rasch erschöpfend

Liegt die Dauerleistungsfähigkeit darunter, kann man *nicht* von einer ausreichender Arbeitsfähigkeit ausgehen.

c) Beurteilung von Rhythmusstörungen

Durch körperliche Belastung können Rhythmusstörungen provoziert werden und verschwinden.

Die Interpretation von *ventrikulären Extrasystolen* unter Belastung ist schwierig. Die Bedeutung ventrikulärer Extrasystolen ist in ihrer Beeinflussung der kardialen Hämodynamik und in ihrer prognostischen Gefährdung zum akuten Herztod (sudden death) zu sehen. Ihre prognostische Bedeutung hängt eng mit dem Funktionszustand des Myokards zusammen. Im allgemeinen kann man davon ausgehen, daß ventrikuläre Extrasystolen, die unter Belastung verschwinden, *keine nennenswerte pathologische Aussage* haben (Abb. 223). Ein solches Verhalten setzt ein *gesundes Myokard* voraus. Wir wissen heute jedoch, daß auch bei Normalpersonen unter maximaler körperlicher Belastung ventrikuläre Extrasystolen auftreten können. Finden sich keine Hinweise einer kardialen Erkrankung, sollten auch unter Belastung auftretende ventrikuläre Extrasystolen nicht unbedingt als pathologisch angesehen werden, sie sind nicht behandlungsbedürftig. Bei Patienten mit koronarer Herzkrankheit treten unter Belastung meist schon bei relativ niedrigen Belastungsstufen häufig polymorphe ventrikuläre Extrasystolen (Abb. 224) und teils ventrikuläre Tachykardien (Abb. 225) auf (MCHENRY, ROSKAMM, LICHTLEN). Die Anzahl der unter Belastung auftretenden *ventrikulären Extrasystolen bei koronarer Herzkrankheit* ist eng mit dem Zustand des Myokards verbunden. Sie treten häufiger bei Patienten auf, die eine Beeinträchtigung der Hämodynamik, die eine Dreigefäßerkrankung und die Vorderwandnarben (Vorderwandaneurysmen) aufweisen. Ob die in der Belastung auftretenden ventrikulären Extrasystolen Folge einer Myokardischämie sind, ist bisher fraglich. Sie sind

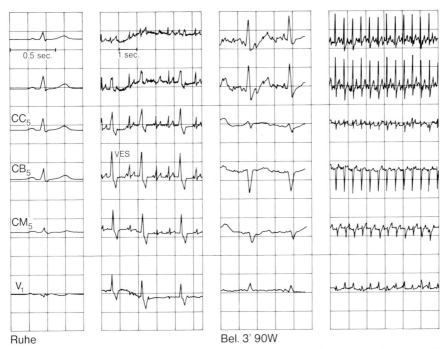

Abb. 223. Monotope ventrikuläre Extrasystolie in Ruhe, die unter Belastung (3 min, 90 Watt) verschwindet. C. A., 44 Jahre, weiblich, herzgesund.

dann als Folge einer *Myokardischämie* zu werten, wenn gleichzeitig mit den Extrasystolen ischämische ST-Streckensenkungen auftreten. Diese Patientengruppe hat wahrscheinlich ein höheres Risiko des plötzlichen Herztodes. Das gleiche gilt für die Patientengruppe, deren ventrikuläre Extrasystolen und ischämische ST-Streckensenkungen zusätzlich mit einer deutlichen Angina pectoris-Symptomatik einhergehen. Zusammenfassend läßt sich sagen, daß den im Belastungs-EKG auftretenden tachykarden Rhythmusstörungen wahrscheinlich der gleiche Stellenwert zukommt, wie den Rhythmusstörungen, die im Langzeit-EKG registriert werden (s. S. 381). Für die letzteren ist bekannt, daß die Wahrscheinlichkeit eines plötzlichen Herztodes beim Auftreten gewisser Rhythmusstörungen (Lown-Klassifikation 3–4, Couplets, polytope, polymorphe Extrasystolen, Kammertachykardien, R-auf-T-Phänomen) um das Dreifache erhöht ist.

Unter Belastung auftretende *supraventrikuläre Extrasystolen* mit *eventuellem Übergang in ein Vorhofflimmern* kommt nicht die gleiche Bedeutung zu wie den ventrikulären Extrasystolen. Sie sind ebenfalls *nicht* Ausdruck einer myokardialen Ischämie. Meist weisen sie auf eine myokardiale Schädigung im Bereich der Vorhofmuskulatur oder auf ein Sinusknotensyndrom hin. Nicht selten sind sie

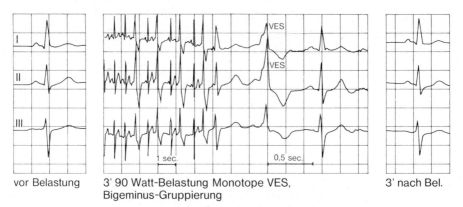

vor Belastung   3' 90 Watt-Belastung Monotope VES,   3' nach Bel.
                Bigeminus-Gruppierung

Abb. 224. Monotope ventrikuläre Extrasystolen (VES) unter Belastung zunehmend auftretend, teils in Form eines Bigeminus. Keine zusätzlichen pathologischen ST-Streckensenkungen. G. K., 53 Jahre, männlich, arterielle Hypertonie.

Ausdruck einer kurzfristigen Überlastung des linken Vorhofes. So werden sie bei einer leichten Mitralstenose, die sich noch im Sinusrhythmus befindet, beobachtet, sie sind dann als Vorläufer eines Vorhofflimmern zu sehen. Am häufigsten werden supraventrikuläre Extrasystolen bei Patienten mit arterieller Hypertonie beobachtet. Dabei läßt sich bei längerer Beobachtungsdauer ein typischer Ablauf supraventrikulärer Herzrhythmusstörungen erkennen. Infolge der linksventrikulären Dehnbarkeitsstörung kommt es zu einer linksseitigen Vorhofüberlastung, aus der sich nach einem relativ langen Zeitintervall (10–20 Jahre) unter Zwischenschaltung von Vorhofextrasystolen ein zuerst intermittierendes und später ein permanentes Vorhofflimmern entwickelt. Die Übergänge zum Sinusknotensyndrom sind fließend.

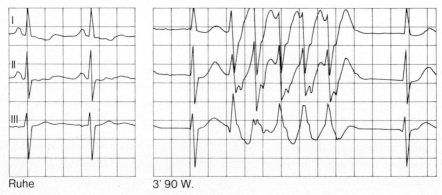

Ruhe   3' 90 W.

Abb. 225. Unter Belastung auftretende kurzfristige ventrikuläre Tachykardie. R. A., 42 Jahre, männlich, alkoholtoxische Kardiomyopathie.

Supraventrikuläre Extrasystolen können auch Ausdruck eines *Sinusknotensyndroms* sein, die Beurteilung des Frequenzverhaltens unter Belastung ist dann sehr wichtig. Führt eine körperliche Belastung nicht zu einem adäquaten Frequenzanstieg, so weist dies auf eine Sinusknotenschädigung hin.

Ein *überproportionaler Frequenzanstieg* (bei vorliegendem Sinusrhythmus), verbunden mit einem Blutdruckanstieg unter Belastung, ist Ausdruck eines *hyperkinetischen Herzsyndroms*. Eine Hyperthyreose sollte immer ausgeschlossen werden. Einem überproportionalen Frequenzanstieg liegt nicht selten ein Trainingsmangel zugrunde, eine Belastungsherzinsuffizienz ist aber immer in Betracht zu ziehen.

In seltenen Fällen kommt es unter Belastung zu einem *paradoxen Pulsfrequenzabfall*, dies ist als schwerwiegender Befund zu werten. Nach den Untersuchungen von ELLESTAT u. Mitarb. geht eine Belastungsbradykardie mit einer deutlichen Zunahme von kardialen Zwischenfällen (plötzlicher Herztod, Myokardinfarkt, Angina pectoris) einher und zwar in einer Rangordnung wie bei ischämischer ST-Senkung von $> 0,1$ mV.

Beim *Vorhofflimmern* findet sich meist ein überproportionaler Frequenzanstieg unter Belastung. Dies ist in seltensten Fällen Ausdruck einer kardialen Insuffi-

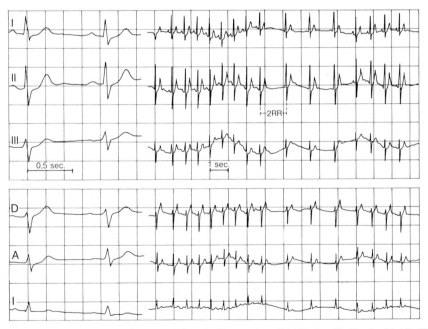

Abb. 226. Sofort nach Belastung von 175 Watt Auftreten eines SA-Blockes II. Grades Mobitz II mit 2:1 Überleitung, bei vorbestehender Sinusbradykardie. Dieser Befund ist nicht als Ischämieparameter zu werten. P. K., 60 Jahre, männlich, Sinusknotensyndrom.

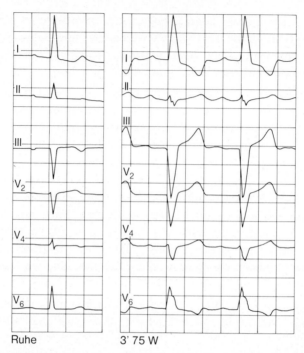

Abb. 227. Unter Belastung auftretender vollständiger Linksschenkelblock, sog. frequenzabhängiger, systolischer Phase-3-Block. P. A.; 52 Jahre, männlich, arterielle Hypertonie.

zienz, sondern diesem Phänomen liegt eine gestörte Filterfunktion und Frequenzregulation des AV-Knotens zugrunde (s. S. 292).

Das Auftreten von *sinuatrialen* (Abb. 226) *atrioventrikulären und intraventrikulären Reizleitungsstörungen* (Abb. 227) ist ebenfalls nicht beweisend für das Vorliegen einer ischämischen Myokarderkrankung. Diese kann vorliegen, die Störung kann jedoch auch Folge einer unter Ruhebedingungen latenten myokarditischen oder degenerativen Schädigung des Erregungsleitungssystems sein. Die diagnostische Ergometrie ist insbesonders hilfreich zur Abklärung eines Vagotonie-bedingten AV-Block I. Grades. Eine Normalisierung dieses Befundes spricht für eine funktionelle Ursache der Erregungsleitungsstörung, eine Verstärkung dieses Befundes weist auf eine organische Schädigung des Erregungsleitungssystems hin. Auch ist die diagnostische Ergometrie hilfreich in der Differenzierung zwischen intraatrialen Leitungsstörungen und ektopen Erregungsbildungszentrum in den Vorhöfen. Eine Normalisierung der entsprechend pathologisch veränderten P-Zacke (meist negative P-Zacke) spricht für ein fehlortiges Erregungsbildungszentrum (der Sinusknoten übernimmt bei höherer Belastung wieder die Führung über das Herz) und gegen eine organisch bedingte intraatriale Leitungsstörung.

d) Beurteilung von Therapiemaßnahmen

Für die objektive Beurteilung einer medikamentösen Therapie mit Antiarrhythmika, Betablockern oder Antihypertensiva (s. unten) ist die Ergometrie optimal geeignet. Durch diese läßt sich eine positive Beeinflussung von Rhythmusstörungen, überproportionalem Blutdruckanstieg oder pektanginösen Beschwerden objektiv beurteilen.

e) Beurteilung des Blutdruckverhaltens

Der *absolute systolische Blutdruckwert* ist abhängig von der geforderten Belastung. Für die Bereiche zwischen 50 bis 125 Watt einer Unsteady-state-Belastung und bei unauffälligem Ruheblutdruck sollten folgende *Fixwerte* nicht überschritten werden:

$$\text{Ruhe-RR}_{\text{syst.}} + (\text{Watt} \times 0{,}6) = \text{RR-Belastung}_{\text{max}} \quad (\text{Effert}).$$

Neben dieser von Effert angegebenen Formel sagt man allgemein, daß bis zu einer Belastung von *200 Watt* der systolische Blutdruck erst auf einer Belastungsstufe von *200 minus Lebensalter 200 mm Hg* erreichen oder überschreiten sollte, Werte *über 230 mm Hg* sind fraglich pathologisch, Werte über *250 mm Hg sichere Hinweise auf eine Hypertonie,* Ausnahmen gelten nur für Hochleistungssportler.

Der *diastolische Blutdruck* sollte bis *150 Watt* auf *maximal 105 mm Hg*, über *150 Watt bis maximal 110 mm Hg* ansteigen. Blutdruckwerte die darüber liegen, werden als hypertone, systolische oder diastolische Kreislauffehlregulation bezeichnet. Dies kann einerseits auf einen Trainingsmangel hinweisen, meist ist dieser Befund aber Ausdruck einer belastungsabhängigen arteriellen Hypertonie. Bei etwa 25% der jugendlichen Männer konnte eine Entwicklung in eine manifeste Hypertonie beobachtet werden. Weitere Kontrollen des Blutdruckes sind unbedingt erforderlich, evtl. sollte mit Betablockern behandelt werden.

Zur Blutdruckeinstellung einer arteriellen Hypertonie sollte die Ergometrie unbedingt herangezogen werden. Ein Blutdruck ist nur dann als optimal eingestellt zu bezeichnen, wenn es unter körperlicher Belastung nicht zu einem Anstieg des Blutdrucks in den pathologischen Bereich kommt.

Liegen die Ruheblutdruckwerte im oberen Grenzbereich, steigen aber unter Belastung nicht in den hypertonen Bereich, kann man einen situationsbedingten *(Erregungs-)Hochdruck* annehmen.

Überschießender Blutdruckanstieg, verbunden mit einem ebensolchen Frequenzanstieg, und Auftreten eines strömungsbedingten systolischen Geräusches über der Ausflußbahn des linken Ventrikels kennzeichnet das *hyperkinetische Herzsyndrom.*

Patienten mit hypotoner Kreislaufregulationsstörung zeigen nicht selten einen *verminderten Blutdruckanstieg* unter Belastung, einhergehend mit einer inadäquat hohen Pulsfrequenzsteigerung. Eine zusätzlich vorliegende kardiale Insuffizienz ist durch weitere klinisch objektive Befunde auszuschließen.

Schwerwiegend ist ein *Blutdruckabfall* unter Belastung zu werten. Dies ist Ausdruck einer *schweren myokardialen Insuffizienz* mit fehlender oder inadäquater Steigerung des Herzminutenvolumens. Infolge einer ausgeprägten Ischämie großer Myokardanteile kommt es zu einer schweren Belastungs-Herzinsuffizienz. Der Blutdruckabfall weist dementsprechend auf eine schwere Dreigefäßerkrankung oder eine linksseitige Stammstenose hin.

6. Kontraindikationen

Eine Ergometrie ist nicht absolut ungefährlich, eine Reihe von Kontraindikationen sind zu beachten. In Tab. 13 sind Krankheitsbilder zusammengefaßt, die eine *absolute* und *relative* Kontraindikation zur diagnostischen Ergometrie darstellen.

Bei den Patienten mit relativer Kontraindikation zur Ergometrie sollte sich der Arzt entscheiden, ob er eine maximale, submaximale oder nur eine sehr leichte

Tab. 13. Absolute und relative Kontraindikationen der diagnostischen Ergometrie.

Frischer Myokardinfarkt.

Instabile Angina pectoris, Ruhe-Angina-pectoris.

Akute Myokarditis oder Perikarditis.

Manifeste Herzinsuffizienz.

Bedrohliche Herzrhythmusstörungen, vorwiegend ventrikuläre Tachykardien.

Schwere valvuläre Aortenstenose (hämodynamischer Schweregrad II bis IV).

Schwere hypertrophe Kardiomyopathie mit Obstruktion (IHSS).

Hypertonie mit einem systolischen Blutdruck von über 220 mm Hg und/oder einem diastolischen Blutdruck von' > 120 mmHg.

Akutes Cor pulmonale bzw. schweres chronisches Cor pulmonale mit Ruhedyspnoe

Sonstige, mit einer deutlichen Störung des Allgemeinbefindens einhergehende Erkrankungen (z. B. Tumorleiden, hochfieberhafte Infekte, schwere Thrombophlebitis).

Bei folgenden Patienten ist ein Belastungstest mit erhöhter Vorsicht durchzuführen:

Erster Belastungstest nach Myokardinfarkt.

Angina pectoris bei niedriger Belastung.

Große Infarktnarben (Zustand nach Vorder- und Hinterwandinfarkt).

Vorderwandaneurysma.

Bei röntgenologisch vergrößertem Herzen.

Ruhehypertonie.

Angeborene und erworbene Herzfehler.

Beim Schrittmacherträger.

Belastung mit z. B. nur 25 Watt durchführen möchte. Allgemein läßt sich sagen, daß Patienten mit ausgeprägten subjektiven und objektiven Beeinträchtigungen des Allgemeinbefindens und insbesondere des kardiopulmonalen Systems nicht ergometriert werden sollten. Die Leistungsminderung des Patienten ist offensichtlich, eine Belastung stellt nur eine Gefährdung des Patienten dar. Über die Durchführung einer Ergometrie nach frischem Herzinfarkt besteht bis jetzt keine Einigkeit. Entsprechend den Erfahrungen anderer Gruppen, bestehen nach eigenen Erfahrungen (Gollwitzer-Meier-Institut, Bad Oeynhausen) keine Bedenken, beim unkomplizierten Infarkt 10 bis 14 Tage nach Normalisierung der Fermentaktivitäten beim Übergang der EKG-Veränderungen in das chronische Infarktstadium eine niedrig dosierte ergometrische Belastung durchzuführen. Die Ergometrie stellt dann die Basis für die Erstellung eines Rehabilitationsprogrammes dar. Bei zunehmender Mobilisierung kann sie wiederholt werden, zur Prüfung der Frage, ob auch höhere Belastungen zumutbar sind.

7. Abbruchkriterien

In Tab. 14 sind objektive und subjektive Befunde zusammengefaßt, aufgrund derer die ergometrische Belastung abgebrochen werden sollte.

Neben der zunehmend starken Angina pectoris, den horizontalen oder deszendierenden ST-Streckensenkungen von $\geq 0,25$ mV und ggf. den Zeichen eines frischen Myokardinfarktes ist der *plötzliche Blutdruckabfall* bzw. ein *fehlender Blutdruckanstieg* (von normotonen Werten ausgehend) ein überaus wichtiges

Tab. 14. Abbruchkriterien der Ergometrie.

Horizontale oder deszendierende ST-Senkungen von 0,25 mV (ohne Digitalis und ohne vorbestehende Kammerendteilveränderungen im Ruhe-EKG).
Zunehmende starke typische Angina pectoris.
ST-Hebungen in Ableitungen ohne Infarkt-typische Q- oder QS-Zacken.
Zunehmende Anzahl von monomorphen und polymorphen ventrikulären Extrasystolen.
Extrasystolen in Zweier- und Dreierketten (ventrikuläre Tachykardie).
R-T-Phänomen.
Vorhofflimmern und Vorhofflattern (bedingt).
Störungen der AV-Überleitung (AV-Block II. und III. Grades).
Intraventrikuläre Leitungsstörungen (bedingt).
Systolischer Blutdruck über 250 mm Hg, diastolischer Blutdruck über 130 mm Hg.
Kein regelrechter Anstieg des Blutdruckes oder sogar Blutdruckabfall!
Auffällige Dyspnoe oder andere Zeichen einer beginnenden Linksherzinsuffizienz.
EKG-Zeichen eines frischen Myokardinfarktes.

Kriterium zum Abbruch des Belastungstestes. Ein fehlender Blutdruckanstieg bzw. ein plötzlicher Blutdruckabfall unter Belastung ist Ausdruck einer schweren myokardialen Insuffizienz mit fehlender oder inadäquater Steigerung des Herzminutenvolumens. Infolge einer ausgeprägten Ischämie großer Myokardanteile kommt es zu einer schweren Belastungsherzinsuffizienz. Der Blutdruckabfall wird dementsprechend bei Patienten mit schwerer Dreigefäßerkrankung oder linksseitiger Stammstenose besonders häufig beobachtet. Ein pathologisches Belastungs-EKG auf niedriger Belastungsstufe, einhergehend mit Blutdruckabfall, sollte immer an eine Stammstenose oder ein Stammstenosenäquivalent denken lassen. Beim Auftreten eines eindeutigen objektiven Abbruchkriteriums sollte die Belastung auch dann unterbrochen werden, wenn der Patient subjektiv noch nicht wesentlich beeinträchtigt ist. Schwieriger ist das Vorgehen zu beurteilen, wenn der Patient über Angina pectoris klagt, ohne daß EKG-Veränderungen bei normalem Blutdruck- und Frequenzverhalten auftreten. Wenn sich nicht aus der Vorgeschichte Hinweise für eine schwere koronare Herzkrankheit ergeben, sollte man versuchen, den Test unter guter Kontrolle von EKG und Blutdruck fortzuführen. Das Auftreten eines Schenkelblockes ohne sonstige Symptome ist meist kein Abbruchkriterium. Das gleiche gilt für vereinzelt auftretende monotope ventrikuläre oder insbesondere supraventrikuläre Extrasystolen.

8. Komplikationen

Kardiale Belastungsuntersuchungen, so auch die Ergometrie, sind nicht absolut risikofrei. Die Komplikationsquote bzw. die Sicherheit einer Komplikationsfreiheit hängt von einer Reihe von Faktoren ab. In erster Linie spielt die Selektion der Patienten eine große Rolle. Wenn der Belastungstest für Sportuntersuchungen und Screening-Untersuchungen durchgeführt wird, wird man eine niedrige Komplikationsquote finden. Werden jedoch vorzugsweise Patienten mit koronarer Herzkrankheit der verschiedenen Schweregrade untersucht, wird die Komplikationsquote steigen. Über die Komplikationen während der Ergometrie liegen eine Reihe von Untersuchungen vor. Die bekannteste ist die Sammelstatistik von ROCHIMES und BLACKBURN (1971), die 73 Zentren erfaßte. Die Mortalitätsrate betrug dabei 1/10000 (0,01%), die Rate von nennenswerten Rhythmusstörungen oder anhaltender Angina pectoris mit erforderlicher Hospitalisierung lag bei 0,04%. In einer Sammeluntersuchung von 14000 Zentren fanden ELLESTAD u. Mitarb. (1979) eine Rate tödlicher Komplikationen von 1/20000, eine Häufigkeit von ernsthaften Rhythmusstörungen von 4,78/10000 und eine Infarktrate von 3,0/10000. Es ergab sich eine totale Komplikationsquote ernsthafter Komplikationen von 8,86/10000. In einer kürzlich von SCHERER und KALTENBACH (1979) durchgeführten Befragung, welche 712285 Untersuchungen erfaßte, ergab sich eine Komplikationsquote ernsthafter Komplikationen von 1/7500 und eine Mortalitätsrate von 1/41 899. Diese Untersuchungsreihe erfaßte Patienten, die vorzugsweise auf dem Fahrradergometer sitzend oder liegend untersucht wurden, zu einem kleineren Teil auf der Kletterstufe. Bei der Untersuchung im Liegen fanden sich häufiger als bei den Untersuchungen im Sitzen Komplikationen durch ein akutes Lungenödem.

Im Verlauf der letzten Jahre wird im allgemeinen eine höhergradige Ausbelastung angestrebt und praktiziert. Auch hat sich die Indikation zur Ergometrie erheblich erweitert. Trotzdem hat die Komplikationsquote und insbesondere die Quote tödlicher Komplikationen sowohl im deutschen Sprachraum als auch im angelsächsischen Schrifttum abgenommen. Dies ist vor allem bedingt durch die bessere Überwachung und die besser und effektiver durchgeführte Therapie von Komplikationen, einschließlich der Reanimation. Diese Sicherheit ist nur dadurch gewährleistet, daß während der Untersuchung eine fortlaufende EKG-Registrierung mittels Monitor und Trendschreibung, eine kontinuierliche Blutdruckmessung und eine intensive Beobachtung des Patienten erfolgt. Die frühzeitige Erkennung drohender Komplikationen, d. h. die Kenntnis aller Abbruchkriterien, ist eine wichtige Voraussetzung für eine komplikationsfreie Untersuchung. Aus diesem Grunde ist *ärztliche Überwachung* der Belastung unumgängliche Voraussetzung eines sicheren Testes. Prinzipiell kann man davon ausgehen, daß die Ergometrie ein zwar nicht absolut ungefährliches, insgesamt jedoch sehr sicheres und relativ risikoarmes Untersuchungsverfahren darstellt. In Tab. 7 sind die Notfallinstrumente und Notfallmedikamente, die unbedingt während der Ergometrie griffbereit sein müssen, um drohende Komplikationen zu beherrschen, zusammengefaßt.

9. Auswertung des Belastungs-EKG

Zur Auswertung des Belastungs-EKG sollte man als Referenzlinie drei aufeinanderfolgende horizontal verlaufende PQ-Streckenenden miteinander verbinden. Hierdurch werden falsch-positive ST-Senkungen vermieden. Findet sich ein starkes 0-Linienwandern oder Beeinflussung des Kurvenzuges durch Muskelaktionspotentiale, sollten drei dem erfahrenen Kardiologen repräsentativ erscheinende Aktionen ausgewertet werden. Zur optimalen Beurteilung hat es sich bewährt, die ST-Strecke wie folgt zu unterteilen (Abb. 228):

J-Punkt: Übergang des aszendierenden Schenkels von S in die ST-Strecke.

X-Punkt: Durchschneiden der gesenkten ST-Strecke mit der Bezugslinie.

T-Ende: Weiterführung des abfallenden Schenkels von T in Form einer symmetrisch gestalteten Welle bis zur Bezugslinie.

QX bzw. **QT:** Zeit von Q-Beginn bis X- bzw. T-Ende.

JX: Zeit vom J-Punkt bis zum X-Punkt.

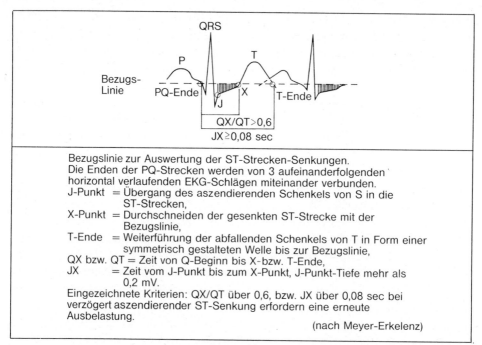

Abb. 228.

QX-QT-Verhältnis: Pathologisch über 0,6 bzw. JX über 0,08 sec.

Bei der körperlichen Belastung ist eine Verschmelzung von TU bzw. TU/P bzw. T/P infolge der Tachykardie ein häufiger Befund. Zur Bestimmung von QT und auch des QX-QT-Verhältnisses sollte das T in der Form eines gleichschenkeligen Dreiecks hypothetisch auf die Null-Linie verlängert werden. Erst dieser Schnittpunkt ergibt das echte T-Ende bzw. die echte QT-Dauer. Die QT-Dauer kann entweder aus dem Diagramm oder nach der Formel:

$QT_S = 0{,}39 \times \sqrt{RR_S} \pm 0{,}04$

genommen werden.

Die T-Amplitude sollte konkordant zu R in den Abl. I, II, III, V_4, V_5, V_6 ($^1/_8$ bis $^2/_3$ von R) sein. Die T-Welle kann negativ sein und ist dann als Befund ohne Krankheitswert zu interpretieren bei Abl. III, bei vorbestehendem Linkstyp in Abl. II und III bei jugendlichem Steiltyp, in Abl. V_1, V_2 bei Jugendlichen, in Abl. V_1–V_3 bei jungen Frauen.

10. Interpretation der Ergebnisse

Zur richtigen Bewertung eines Belastungs-EKG muß der Patient genügend lange *digitalisfrei* gewesen sein. Betarezeptorenblocker und Antiarrhythmika sind

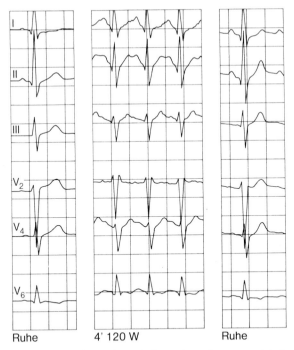

Abb. 229. Aszendierende ST-Streckensenkung bei zunehmender ergometrischer Belastung, S. A.; 23 Jahre, männlich, herzgesund.

soweit wie möglich abzusetzen. Beim **Herzgesunden** können folgende **EKG-Veränderungen** beobachtet werden (Abb. 229):

1. Die *Herzschlagfolge* nimmt entsprechend der Belastungsstufe zu. Der Ruhewert wird nach 5–6 min annähernd wieder erreicht. Patienten mit Trainingsmangel und kardialer Insuffizienz als auch Patienten mit vegetativer Dystonie zeigen einen schnelleren Frequenzanstieg und einen langsameren Frequenzabfall unter Ruhebedingungen.

2. Der *Lagetyp* wird rechtstypischer (Steil-Stellung der elektrischen Herzachse, vorwiegend bei ergometrischer Belastung im Sitzen).

3. Die *P-Zacken* werden höher, besonders in den Abl. II und III. Die Dauer von P nimmt zu. Die P-Zackenüberhöhung kann bis 0,3 mV betragen (»Sympathikus-P«, wandernder Schrittmacher im Sinusknoten, s. S. 335).

4. *PQ* verkürzt sich, bei älteren Menschen in geringerem Maße als bei jüngeren.

5. Die *Dauer von QRS* zeigt eine Verkürzung. (Bei normaler Papierlaufgeschwindigkeit nur schwierig nachzuweisen.)

6. *Abnahme der R-Amplitude* (bedingt durch eine Verkleinerung der linksventrikulären Volumina während ergometrischer Belastung).

7. *ST* kann vor allem nach starker Belastung vorübergehend leicht *gesenkt* verlaufen. Eine Verlagerung der Zwischenstrecke zeigt sich gewöhnlich in den Abl. II, III, aVL, aVF, V_5 und V_6. Sie überschreitet im Extremitäten-EKG 0,1 mV nicht. Diese aszendierende ST-Streckensenkung ist dann als normal zu bezeichnen, wenn die über dem PQ-Niveau schräg ansteigende ST-Strecke in der Hälfte zwischen dem Beginn der ST-Strecke (J-Punkt) und dem Gipfel der T-Welle schneidet und 0,2 mV nicht unterschneidet. ST-Senkungen nach Belastung können durch eine Überlagerung von T_A-Wellen vorgetäuscht werden; dann ist besonders der Anfangsteil der Zwischenstrecke verlagert. Da sich P und T_A diskordant aber flächengleich verhalten, besteht die Möglichkeit einer Beeinflussung des ST-Verlaufes, besonders dann, wenn die P-Zacken sehr hoch sind.

8. Das *Verhalten von T* ist unterschiedlich und es zeigt eine Abhängigkeit vom Grad der vorausgegangenen Arbeitsbelastung und vom körperlichen Trainingszustand des Untersuchten. Bei leichter Belastung wird T abgeflacht und erreicht sofort nach Ende der Arbeitsbelastung seine Ausgangsamplitude. Nach starker Belastung ist T bis zu 30 bis 60 sec nach Belastungsende abgeflacht und zeigt dann eine Amplitudenzunahme. 2 bis 3 min nach Belastungsende wird die Ausgangsamplitude wieder erreicht. Der alleinigen Veränderung der T-Welle während und nach Belastung kommt keine diagnostische Bedeutung zu. Nur wenn gleichzeitig eine signifikante ST-Streckensenkung vorhanden ist, deutet das T auf eine Ischämiereaktion hin. Isolierte Veränderungen der T-Wellen werden auch bei Tachykardie, Hyperventilation, Streß, Lagewechsel, nach Mahlzeiten als unspezifische Veränderungen beobachtet.

9. Die *relative QT-Dauer* ist nach leichter Belastung normal, nach schwerer Belastung verkürzt.

10. Die *U-Welle* zeigt eine Amplitudenzunahme.

Von diesen formalen EKG-Veränderungen, die man kennen muß, um sie von krankhaften Veränderungen abzugrenzen, unterscheidet sich die **pathologische Belastungsreaktion.** Es lassen sich dabei folgende *Ischämie-bedingte* **EKG-***Veränderungen* abgrenzen (Abb. 230, 231a, b):

1. *Horizontale oder deszendierende Senkung der ST-Strecke* von mehr als 0,1 mV in den Extremitäten – um mindestens 0,2 mV in den Brustwandableitungen, wenn diese Veränderungen mehr als 0,08 sec dauern. Wird eine geringe ST-Streckensenkung von 0,05 mV bereits als pathologisch gewertet, erhöht sich zwar

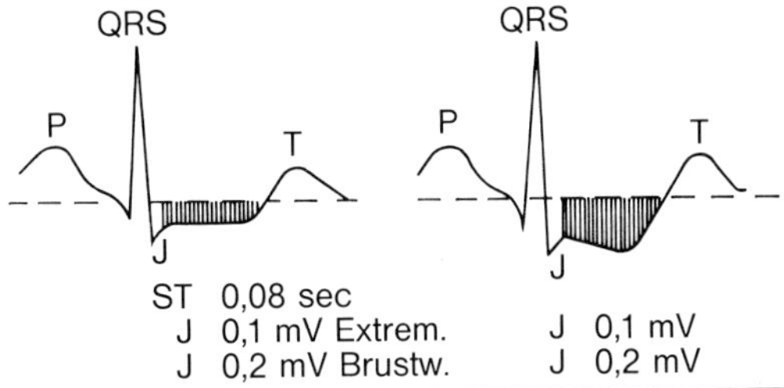

10. Interpretation der Ergebnisse

```
                    QRS              QRS
              P            T    P            T
              ‾‾‾    ╱‾‾‾    ‾‾‾    ╱‾‾‾
                 J                    J
              ST  0,08 sec
              J   0,1 mV Extrem.   J  0,1 mV
              J   0,2 mV Brustw.   J  0,2 mV
```

„Ischämische" ST-Senkungen unter Belastung bei unauffälligem Ruhe-EKG. Horizontale ST-Senkung: Mehr als 0,08 sec unter der Bezugslinie um mehr als 0,1 mV in den Extremitäten und 0,2 mV in den Brustwandableitungen. Deszendierende ST-Senkung meist mit präterminal negativem T. J-Punkt-Tiefe mindestens 0,1 mV.

(nach Meyer-Erkelenz)

Abb. 230.

die Sensitivität, die Spezifität des Belastungstestes wird dabei jedoch vermindert. Im allgemeinen kann man davon ausgehen, daß die koronare Herzkrankheit um so ausgeprägter und die Prognose um so schlechter ist, je tiefer die ST-Streckensenkung verläuft und je früher sie im Verlauf einer Stufenbelastung auftritt (ELLESTAD u. Mitarb., 1979).

Dabei sind insbesondere *deszendierende* ST-Streckensenkungen in hohem Maße spezifisch für eine koronare Herzkrankheit. Eine *aszendierende ST-Streckensenkung* ist in der Regel kein eindeutig pathologisches Kriterium einer Ischämie. STEWART u. ELLESTAD (1976) konnten jedoch zeigen, daß eine ansteigende ST-Streckensenkung auch dann als pathologisch zu werten ist, wenn 80 msec nach dem J-Punkt die ST-Streckensenkung noch 0,2 mV (2 mm) beträgt. SCHMIDT hat darauf aufmerksam gemacht, daß bei ansteigendem Verlauf der ST-Strecke auch dann eine pathologische Belastungsreaktion vorliegt, wenn in der Hälfte zwischen dem Beginn von S und dem Gipfelpunkt von T die ST-Senkung 0,2 mV oder mehr beträgt. Entsprechend den Untersuchungen von ELLESTAD wertet auch EFFERT eine aszendierende ST-Streckensenkung als verdächtig auf eine Ischämiereaktion, wenn sie die Grenzstrecke (Null-Linie) nach mehr als 60% der gesamten QT-Dauer durchschneidet. Die Belastung sollte dann nochmals mit höherer Wattzahl erfolgen.

ST-Veränderungen isoliert in den Abl. III und aVF sind sehr variabel und daher allein nicht verwertbar. Treten typische ST-Senkungen nur in einer Ableitung auf, was gar nicht so selten vorkommt, muß länger oder höher belastet werden, um zu einem eindeutigen Ergebnis zu kommen. Es gilt auch zu bemerken, daß deszendierende oder horizontale ST-Senkungen häufig erst in der Nachbelastungsphase beobachtet werden. Die Beobachtung dieser Phase ist deshalb sehr wichtig.

2. *ST-Hebungen* von mehr als 0,1 bis 0,2 mV können ggf. auch Zeichen einer Myokardischämie sein. Sie weisen auf eine proximal gelegene ostiumnahe Stenose

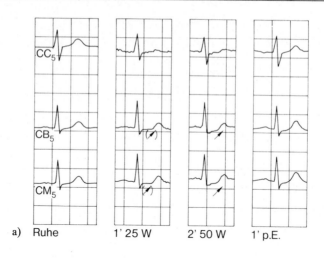

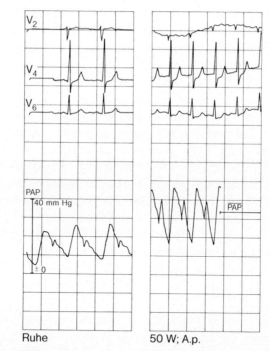

Abb. 231. a) Pathologische ST-Streckensenkung (>2,0 mV ≙ 2 mm) unter zunehmender ergometrischer Belastung. Beachte die zusätzliche Überhöhung der R-Zacken (Brody-Effekt). L. W., 51 Jahre, KHK mit therapieresistenter Angina pectoris. Koronarangiographisch gesicherte schwere Dreigefäßerkrankung. b) Pathologische Belastungsreaktion mit ST-Streckensenkung > 2 mV während Einschwemmkatheteruntersuchung. Als Ausdruck der ischämiebedingten linksventrikulären Funktionseinschränkung kommt es zu einem pathologischen Anstieg des mitregistrierten Pulmonalarteriendruckes von 15 mm Hg in Ruhe auf 34 mm Hg bei 50 Watt, einhergehend mit einer deutlichen Angina pectoris-Symptomatik, L. H., 49 Jahre, männlich, schwere KHK, Dreigefäßerkrankung.

eines Hauptastes hin. Schnelle Reversibilität, mangelnde Fermentveränderungen schließen einen Infarkt aus. Pathogenetisch kommt es wahrscheinlich unter Belastungsbedingungen bzw. nicht selten in der Ruhe-Phase zum Auftreten eines Koronarspasmus (Prinzmetal-Angina-pectoris, frische Außenschichtalteration, s. S. 200).

3. *Isolierte Veränderungen der T-Welle* (T-Negativierung bzw. Normalisierung von T-Negativitäten) gelten als *nicht sicher pathologisch.* Eine Normalisierung einer negativen T-Welle unter Belastung findet sich häufig bei einer Perimyokarditis. Auch unter Hyperventilation unter Belastung können pathologische ST-Veränderungen vorgetäuscht werden (LARRY u. GOLDSCHLÄGER, 1974).

4. Eine *U-Negativierung* ist *immer pathologisch.* Dieser seltene Befund tritt meist sofort bis eine Minute nach der Belastung auf und ist in V_3 und V_4 am besten zu erkennen (s. Abb. 231).

5. *Zunahme der R-Amplitude:* Normalerweise kommt es bei Belastungstesten zur Abnahme der R-Amplitude (NEITZERT und Mitarb., 1975). Bei Patienten mit ischämischen Veränderungen kann es unter der Belastung zu einer Vergrößerung der systolischen und diastolischen Volumina kommen. Dadurch kommt das Herz näher an den Brustkorb und damit an die ableitenden Elektroden heran (s. Abb. 231) (Brody-Effekt), so daß es zum Anstieg der R-Amplitude kommt. Dieser Befund kann bei vorbestehendem Linksschenkelblock, bei dem eine pathologische ST-Streckensenkung infolge der vorbestehenden Erregungsleitungsstörung nicht bewertet werden kann, einziger Hinweis auf eine Ischämiereaktion sein. POSTERT u. Mitarb. (1979) konnten nachweisen, daß Sensitivität und Spezifität der R-Amplitudenveränderungen fast gleich gut sind, wie die der ST-Streckensenkungen. Neuere Untersuchungen (OHLMEIER, GLEICHMANN, TRIEB) konnten unter Zuhilfenahme invasiv gemessener Volumina unter Belastung diesen Befund jedoch nicht bestätigen.

6. *Auftreten von Erregungsleitungsstörungen:* In seltenen Fällen kommt es unter Belastung zu einer *QRS-Verbreiterung* in Form eines Hemiblockes oder Schenkelblocks (s. Abb. 227). Dieser Befund kann, muß aber nicht unbedingt Ausdruck einer Koronarinsuffizienz sein. Der QRS-Verbreiterung können auch andere Ursachen zugrunde liegen, wie z. B. eine Schädigung des Erregungsleitungssystems durch frische oder abgeheilte entzündliche oder primär degenerative Vorgänge. Auch eine unphysiologische Zunahme des linksventrikulären enddiastolischen Druckes (s. S. 318) bei ausgeprägter Dehnbarkeitsstörung des linken Ventrikels (hypertensive Herzkrankheit, kongestive Kardiomyopathien, hypertrophe Kardiomyopathien) können ursächlich zugrundeliegen. Sowohl das Auftreten von Hemiblocks als auch eines vollständigen Schenkelblockes sind auf eine Tachykardie-bedingte aberrierende intraventrikuläre Erregungsleitungsstörung (sog. Phase-3-Block, s. S. 419) zurückzuführen. Bei den Hemiblocks (linksanteriorer Hemiblock,

linksposteriorer Hemiblock) als auch beim Rechtsschenkelblock zeigen pektanginöse Beschwerden und linkspräkordiale ST-Senkungen auf die Belastungskoronarinsuffizienz hin.

7. *Auftreten von Rhythmusstörungen wie:* Gehäufte monotope Extrasystolen (mehr als 10 Extrasystolen/min). Gehäufte polytope Extrasystolen.
Extrasystolen in Salven (mehr als 3 ES aneinander folgend).
Vorhofflimmern/flattern.
AV-Blockierung I. bis III. Grades.
Schenkelblockbildungen.
Bei der Bewertung von Rhythmusstörungen, die unter Belastung auftreten, ist man in der Interpretation allgemein zurückhaltender geworden, seit Langzeituntersuchungen mit dem Bandspeicher gezeigt haben, daß auch bei Gesunden alle Arten von Rhythmusstörungen auftreten. Im allgemeinen kann man jedoch weiterhin davon ausgehen, daß ventrikuläre Extrasystolen, die unter Belastung verschwinden, *keine nennenswerte pathologische Aussage* haben (Abb. 223). Als *eindeutig pathologisch* sind die Extrasystolen dann zu klassifizieren, wenn gleichzeitig mit den Extrasystolen ST-Streckensenkungen auftreten. Diese Personen haben wahrscheinlich ein höheres Risiko des plötzlichen Herztodes.

8. *Verzögerter Pulsfrequenzanstieg:* Ein verzögerter Frequenzanstieg kann ebenfalls ein gutes Kriterium für eine myokardiale Ischämie sein (ELLESTAD u. Mitarb., 1979; CHEN u. Mitarb., 1979). Dabei kann ein *plötzlicher Frequenzabfall* unter Belastung Ausdruck einer gestörten Pumpfunktion sein. Ein verzögerter Frequenzanstieg bzw. das frühzeitige Auftreten von AV-Blockierungen wie das Auftreten von Erregungsleitungsstörungen im ventrikulären Erregungsleitungssystem (Hemiblockbilder, Schenkelblockbilder) sind jedoch meist Ausdruck einer Sinusknotenfunktionsstörung bzw. einer Störung des AV-Knotens und/oder des ventrikulären RLS (s. S. 605).

9. *Auftreten eines Blutdruckabfalles während körperlicher Belastung:* Dies ist meist Ausdruck einer Mehrgefäßerkrankung, insbesondere einer linksseitigen Stammstenose. Es tritt dann meist schon bei niedrigen Belastungsstufen eine tief deszendierende ST-Streckensenkung einhergehend mit deutlicher Angina pectoris hinzu. Normalerweise kommt es unter körperlicher Belastung zum Anstieg sowohl der Herzfrequenz als auch des systolischen und gering auch des diastolischen Blutdruckes. Die Schnelligkeit des Anstieges hängt dabei von dem verwendeten Protokoll ab. Ein überproportionaler Anstieg des Blutdruckes ist bei einer labilen oder manifesten arteriellen Hypertonie zu sehen. Man kann jedoch nicht davon ausgehen, daß bei allen Patienten mit unzureichendem Blutdruckanstieg eine koronare Herzkrankheit vorliegt. Andere Ursachen können vagotone Reaktion und Trainingsmangel sein.

Zusammenfassend muß betont werden, daß weiterhin die *horizontale oder deszendierende Senkung der ST-Strecke von mehr als 0,1 mv in den Extremitäten und mindestens 0,2 mV in den Brustwandableitungen,* wenn diese Veränderung *mehr als 0,08 sec* dauert, nach wie vor das wichtigste Kriterium eines pathologischen Belastungs-EKG im Sinne einer myokardialen Ischämie ist. Unter gewissen Vorbehalten sind auch langsam aszendierende ST-Streckensenkungen als verdächtig für eine pathologische Reaktion anzusehen, das gleiche gilt für eine fehlende Verkleinerung der R-Amplitude oder aber eine Vergrößerung der R-Amplitude. Rhythmusstörungen, Blutdruckverhalten und verzögerter Frequenzanstieg können selten als einziges beweisendes Kriterium einer pathologischen Belastungsreaktion gewertet werden. Ohne Veränderungen des ST-Abschnittes ist jedenfalls aus diesen Befunden die einwandfreie Diagnose einer funktionell bedeutsamen stenosierenden koronaren Herzkrankheit nicht zu stellen. Als Ursache kommen ebenso andere myokardiale Erkrankungen (Myokarditis, Kardiomyopathien) in Frage. Doch kann sich aus diesen Befunden die Notwendigkeit weiterer kardiologischer Untersuchungen ergeben, bei der bisher unerkannte, für den Patienten aber wichtige Schädigungen des Myokards erkannt werden können. Rhythmusstörungen, Blutdruckverhalten und verzögerter Frequenzanstieg bekommen dann eine größere pathologische Wertung im Sinne einer Ischämiereaktion, wenn zusätzlich eindeutige pathologische ST-Streckensenkungen auftreten.

11. Aussagefähigkeit

Wenn man die Koronarangiographie als Bezugsmethode nimmt und das Belastungs-EKG als Prüfmethode, so kann das Ausmaß der Übereinstimmung bzw. Nichtübereinstimmung durch die Begriffe *Sensitivität* und *Spezifität* bzw. durch den Prozentsatz der falsch-negativen und falsch-positiven Befunde charakterisiert werden. Ein negatives Belastungs-EKG schließt keineswegs aus, daß eine bedeutsame koronare Herzkrankheit vorliegt. Umgekehrt ist nicht jedes positive Belastungs-EKG beweisend für die Existenz einer koronaren Herzkrankheit.

Die *Sensitivität* besagt, wie häufig und in welchem Prozentsatz beim pathologischen Koronarangiogramm auch im Belastungs-EKG eine ischämische ST-Senkung vorzufinden ist. Sie gibt somit an, wie brauchbar der Test zur Erkennung der Erkrankung ist. Die Sensitivität ist folgendermaßen definiert:

$$\text{Sensitivität} = \frac{\text{richtig Positive}}{\text{richtig Positive} + \text{falsch Negative}}.$$

Die *Spezifität* besagt, wie häufig oder in welchem Prozentsatz negative Koronarbefunde auch ein negatives Belastungs-EKG (keine ischämische ST-Senkung) haben. Die Spezifität zeigt somit die Brauchbarkeit eines Testes in der Identifikation der Gesunden an. Sie ist folgendermaßen definiert:

$$\text{Spezifität} = \frac{\text{richtig Positive}}{\text{richtig Negative} + \text{falsch Positive}}.$$

Die *Vorhersagefähigkeit* eines Testes beschreibt die Wahrscheinlichkeit des Vorhandenseins der Erkrankung, wenn der Test positiv ausfällt.
Sie ist folgendermaßen definiert:

$$\text{Vorhersagefähigkeit} = \frac{\text{richtig Positive}}{\text{richtig Positive} + \text{falsch Positive}}.$$

Zur Frage, inwieweit die diagnostische Ergometrie zur Erkennung bzw. zum Ausschluß einer koronaren Herzkrankheit geeignet ist, liegen zahlreiche Untersuchungen vor (Übersicht bei ELLESTAD et al., 1979). Dabei wurden vorwiegend als wichtigste Ischämiekriterien das Verhalten der ST-Strecke, das Verhalten der R-Amplitude einhergehend mit oder ohne Angina pectoris herangezogen. Dabei fand sich für die *Sensitivität,* d. h. bei der Fragestellung, wie brauchbar der Test zur Erkennung der Erkrankung ist, unter Verwendung der ST-Streckensenkung als Indikator ein Wert von im Mittel 63,6% (45 bis 80%), bei Verwendung der R-Amplitude ein Wert von 68%. Für die *Spezifität,* d. h. in der Beurteilung der Brauchbarkeit des Testes in der Identifikation für Gesunde, bei Verwendung der ST-Streckensenkung ein Wert von im Mittel 85% (50 bis 97%), bei Verwendung der R-Amplitude von 84%). Die *Vorhersagefähigkeit* erbrachte bei Verwendung der ST-Streckensenkung als Kriterium einen Mittelwert von 90% (72 bis 95%), bei Verwendung der R-Amplitude einen solchen von 84%. Diese Zahlen zeigen eine relativ große Schwankung für Sensitivität und Spezifität. Das wird daraus ersichtlich, daß eine Reihe von Faktoren die Sensitivität beeinflussen (Tab. 15).

Die *Sensitivität* zur Erkennung einer koronaren Herzkrankheit durch das Belastungs-EKG ist um so größer, je stärker die Ausbelastung ist und je mehr

Tab. 15. Beeinflussung der Sensitivität zur Erkennung einer koronaren Herzkrankheit (mod. nach U. GLEICHMANN, 1980).

Die Sensitivität in der Erkennung einer koronaren Herzkrankheit durch das Belastungs-EKG ist um so größer:

1. je stärker die Ausbelastung ist.
2. je mehr Ableitungen benutzt werden.
3. wenn $1/2$ mm ST-Senkung als pathologisches Kriterium benutzt wird anstelle von 1,0 mm.
4. je konsequenter andere Ursachen einer ST-Senkung ausgeschlossen werden.
5. je konsequenter andere Kriterien einer pathologischen Belastungsreaktion (Angina pectoris, Blutdruck- und Frequenzverhalten, Belastungsstufe, R-Amplitude, Alter, Geschlecht) mitbewertet werden (Multivarianzanalyse).

Ableitungen benutzt werden. Weiterhin werden bei Verwendung einer ST-Streckensenkung von nur 0,5 mm (0,5 mV) als pathologisches Kriterium (und nicht erst 1 mm) mehr Kranke erfaßt. Auch mit zunehmender ST-Streckensenkung wird die Voraussage genauer. Die Sensitivität mittels des Belastungs-EKG eine koronare Herzkrankheit vorauszusagen, nimmt außerdem zu, je konsequenter andere Ursachen einer ST-Streckensenkung ausgeschlossen werden und je konsequenter andere Kriterien einer pathologischen Belastungsreaktion mitbewertet werden. Wenn auch mit Erhöhung der Sensitivität die Voraussage einer koronaren Herzkrankheit genauer wird, führt dies aber auch dazu, daß sich die Spezifität vermindert. Es treten mit zunehmender Sensitivität vermehrt falsch-positive Ergebnisse auf. Dies bringt mit sich, daß man niemals aus nur einer Untersuchungsmethode 100% richtige Ergebnisse erwarten kann. Die Spezifität und Vorhersagefähigkeit des Belastungs-EKG wird bei gleichbleibender Sensitivität auch durch die Selektion der Patienten bestimmt (RIFKIN u. Mitarb., 1977). Ist in dem untersuchten Kollektiv der Anteil an Patienten mit koronarer Herzkrankheit durch primäre Selektion hoch, wird auch die Spezifität hoch sein. Dies gilt meistens für Untersuchungsgruppen aus kardiologischen Zentren, bei denen eine Vorselektion stattgefunden hat. Umgekehrt werden Spezifität und Vorhersagefähigkeit durch ein Patientengut mit niedrigem Anteil an koronarer Herzkrankheit, mit hohem Anteil an Frauen oder mit einem geringen KHK negativ beeinflußt.

Zusammenfassend läßt sich sagen, daß das Belastungs-EKG die Verdachtsdiagnose einer koronaren Herzkrankheit nur *bedingt bestätigen* kann (Sensitivität),

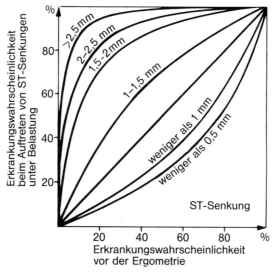

Abb. 232. Posttest-Erkrankungswahrscheinlichkeitskurven (nach RIFKIN und HOOD jr.). Je nach Ausmaß der ST-Streckensenkung und der vorgegebenen Erkrankungswahrscheinlichkeit kann aus der Abbildung auf der Ordinate die Posttest-Erkrankungswahrscheinlichkeit abgelesen werden.

da einerseits nur zwei von drei Koronarkranken ein pathologisches Belastungs-EKG haben und andererseits ein pathologisches Belastungs-EKG um so eher falsch-positiv ist, je geringer die Erkrankungswahrscheinlichkeit ist und je geringer die ST-Streckenveränderungen sind.

Das Belastungs-EKG kann andererseits die Verdachtsdiagnose koronare Herzkrankheit nur *bedingt ausschließen* (Spezifität), da einerseits ein normales Belastungs-EKG um so eher falsch-negativ ist, je größer die Erkrankungswahrscheinlichkeit ist, und jeder 10. bis 20. Gesunde ein falsch-positives Belastungs-EKG hat. Von RIFKIN u. HOOD jr. wurde ein Schema entwickelt, aus dem die Erkrankungswahrscheinlichkeit abgelesen werden kann. Je nach Ausmaß der ST-Streckensenkung und der vorgegebenen Erkrankungswahrscheinlichkeit kann aus dieser Abbildung (Abb. 232) auf der Ordinate die Posttest-Erkrankungswahrscheinlichkeit abgelesen werden.

Falsch-negative Belastungstests sind zumeist auf eine zu geringe Belastung zurückzuführen, bei der die 85% der maximal erreichbaren Herzfrequenz nicht erzielt wurden. Eine andere Ursache für falsch-negative Befunde kann darin liegen, daß im Untersuchungsgut eine Reihe von Patienten ist, die bereits einen transmuralen Herzinfarkt durchgemacht haben. Ohne Zweifel haben Patienten mit transmuralem Infarkt, bis auf wenige Ausnahmen, meist einen schwerwiegenden Befund am Herzkranzgefäßsystem. Handelt es sich jedoch um eine Eingefäßerkrankung, braucht keine Koronarinsuffizienz während Belastung und damit auch keine Angina pectoris und keine ischämische ST-Senkung vorzuliegen, da das gesamte Myokard im Versorgungsgebiet des betroffenen Gefäßes vernarbt ist. Solche Patienten gehen mit falsch-negativen Befunden ein, die Sensitivität des Belastungs-EKG zur Diagnostik einer koronaren Herzkrankheit vermindert sich. Dabei spielt die Selektion der Patienten eine entscheidende Rolle. ROSKAMM u. Mitarb. konnten bei einer Gruppe von jugendlichen Herzinfarkten unter 40 Jahren, die alle einen transmuralen Vorderwandinfarkt durchgemacht hatten, und bei denen eine Eingefäßerkrankung zugrunde lag, nur in 15% Hinweise für eine Koronarinsuffizienz während einer Belastung finden. Damit betrug die Sensitivität in dieser Serie nur 15%.

Falsch-positive Befunde im Belastungstest sind darauf zurückzuführen, daß nicht nur die koronare Herzkrankheit, sondern andere myokardiale Erkrankungen mit einer pathologischen ST-Streckensenkung einhergehen. In Tab. 16 sind mögliche Ursachen einer ST-Senkung im Belastungs-EKG zusammengefaßt. So hat bei chronischer Überlastung der linken Kammer durch Hypertonie, Aortenstenose oder Kardiomyopathie eine ST-Streckensenkung keine diagnostische Bedeutung hinsichtlich einer zusätzlich vorliegenden koronaren Herzkrankheit. Diese ist durch diesen Befund der pathologischen ST-Streckensenkung weder erwiesen noch ausgeschlossen. Auch sollten Patienten mit vorbestehenden ST-/T-Veränderungen schon in Ruhe und solche mit QRS-Verbreiterungen entweder schon in

Tab. 16. Mögliche Ursachen einer ST-Senkung im Belastungs-EKG.

1. Koronare Herzkrankheit
2. Koronarspasmus (meist ST-Hebung!)
3. Akute Überlastung des linken Ventrikels
   - hypertensive Krise
   - Phäochromozytom-Anfall
4. Chronische Überlastung des linken Ventrikels
   - arterielle Hypertonie, Aortenstenose
5. Kardiomyopathie
   - hypertrophe Kardiomyopathie mit/ohne Obstruktion (IHSS, HOCM, ASH, HNCM)
   - kongestive Kardiomyopathie (COCM)
6. Myokarditis
7. Syndrom X (vorwiegend Frauen)
8. Störungen der Erregungsausbreitung
   - vorwiegend Linksschenkelblock
   - WPW-Syndrom
9. Mitralklappenprolapssyndrom (vorwiegend Hinterwand)
10. Medikamente (Digitalis, Antiarrhythmika, Antihypertonika, Lithium, Phenothiazin)
11. Elektrolytstoffwechselstörung (Hypokaliämie!)
12. Schwere Anämie
13. Hyperventilation (Koronarspasmus)

Ruhe oder erst bei Belastung von der Beurteilung ausgeschlossen werden. Auch pathologische ST-Veränderungen *bei digitalisierten Patienten und bei Hypokaliämie* können nicht ohne weiteres als Hinweis für eine Belastungskoronarinsuffizienz gewertet werden. Insbesondere die ST-Streckensenkungen während einer Digitalisierung sind nur schwer interpretierbar. Im Zweifelsfalle empfiehlt sich eine Wiederholung des Testes nach Absetzen der Digitalisierung und Ablauf eines Warteintervalles. Tritt unter Digitalismedikation eine ST-Streckensenkung schon bei niedriger Belastungsstufe einhergehend mit Angina pectoris auf, und beträgt die deszendierende ST-Streckensenkung mehr als 2,5 mm (2,5 mV), so ist diese pathologische Belastungsreaktion jedoch meist Ausdruck einer bedeutsamen koronaren Herzkrankheit (Abb. 233). Ein hoher Prozentsatz falsch-positiver Belastungstests findet sich insbesondere bei *Frauen*. Nicht selten liegt bei diesen Patientinnen das sog. Syndrom X vor, welches durch eine pathologische ST-Streckensenkung, gering erhöhtem enddiastolischen Druck sowie anginöse Beschwerden gekennzeichnet ist. Die extramuralen Koronargefäße sind nicht stenosiert, es bestehen fließende Übergänge zur sog. »small vessel disease«. Bei beiden Krankheitsbildern läßt sich durch aufwendige Untersuchungen (Argon-Methode nach BRETTSCHNEIDER, Peřsantin-Test nach HILGER) eine verminderte Koronarreserve nachweisen.

Zur definitiven Klärung der Bedeutung einer ST-Streckensenkung unter Belastung ist meistens eine *Koronarangiographie indiziert*. Die *Indikation* zu einer solchen Untersuchung ist gegeben, je früher die ST-Streckensenkung auftritt, je ausgeprägter die ST-Streckensenkung ist, je mehr Beschwerden der Patient hat, je

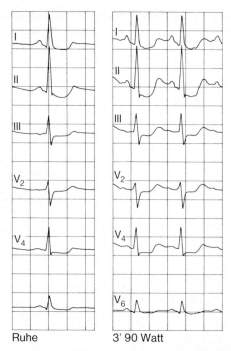

Abb. 233. Pathologische ST-Streckensenkung bei vorbestehender Digitalistherapie. Ausgeprägte ST-Streckensenkung von 5,5 mV (weiteres s. Text). A. P., 54 Jahre, KHK.

jünger der Patient ist, je mehr Risikofaktoren für eine koronare Herzkrankheit vorliegen und je mehr Konsequenzen sich für die berufliche Betätigung aus dem Nachweis einer koronaren Herzkrankheit ergeben (GLEICHMANN). Bei älteren Patienten mit ST-Streckensenkungen auf einem erst hohen Belastungsniveau und gut kontrollierbaren Beschwerden kann man eher von dieser weitergehenden Untersuchung absehen. Eine Koronarangiographie ist auch dann indiziert, wenn bei normalem Belastungs-EKG eine typische Belastungs-Angina auftritt.

Zusammenfassend läßt sich sagen, daß das Belastungs-EKG insbesondere bei der Mehrstufenergometrie eine Untersuchungsmethode ist, die wenig eingreifend sowohl zur Erkennung koronarer Veränderungen (Übereinstimmung zur Koronarangiographie mit all ihren Risiken mehr als 80%), als auch zur Leistungsdiagnostik Gesunder und Herzkranker geeignet ist. Die Aussagefähigkeit der Ergometrie im positiven und negativen Sinne kann noch dadurch gesteigert werden, daß auch andere während der Ergometrie auftretende Symptome in die Entscheidungsfindung miteinbezogen werden. Das Vorliegen einer funktionell bedeutsamen stenosierenden koronaren Herzkrankheit ist um so mehr wahrscheinlicher, wenn neben den pathologischen ST-Streckensenkungen zusätzlich ggf. Blutdruckabfall, eine typische Angina pectoris, die Entwicklung eines Galopprhythmus oder eines systolischen Geräusches (Mitralinsuffizienz infolge Papillarmuskeldysfunktion) auftritt. Auch die anamnestischen Angaben einer typischen Angina pectoris in der Anamnese, einer erheblichen Disposition für Myokardinfarkt sowie das Vorliegen typischer Risikofaktoren (Nicotin, Übergewicht, Hypertonie, Hypercholesterinämie etc.) bestärkt beim Auftreten pathologischer ST-Streckensenkungen unter Belastung die Vermutungsdiagnose einer koronaren Herzkrankheit. Umgekehrt wird man bei pathologischem Belastungs-EKG mit der Diagnose einer koronaren Herzkrankheit zurückhaltender sein, wenn während der Belastung keine Angina pectoris, wenn es sich um einen Patienten mit niedrigem Risikoprofil handelt oder wenn andere bekannte Erkrankungen vorliegen, die gehäuft mit einem pathologischen Belastungs-EKG einhergehen (s. S. 315).

Bei Beachtung der Kontraindikationen und Kenntnis der Abbruchkriterien ist die Ergometrie eine gefahrlose Untersuchungsmethode mit nur minimalen schwerwiegenden Komplikationen.

D. EKG-Interventions-Tests

Zur Differenzierung extrakardialer ST-T-Veränderungen gegenüber primär kardial bedingten insbesondere ischämische ST-Veränderungen wurden neben dem Orthostase- und Belastungs-EKG zahlreiche weitere EKG-Interventionsteste vorgeschlagen. Die wichtigsten sind:
1. Nitrat-Test
2. Propranolol-Test
3. Kalium-Test
4. Dipyramidol-Test
5. Ergotamin-Test
6. Orciprenalin-Test
7. Atropin-Test
8. Das Tagesverlaufs-EKG

1. Nitrat-Test

Die »sauerstoffsparende« Wirkung von Nitro- und Isosorbiddinitratpräparaten bei Patienten mit Angina pectoris wird im »Nitrat-Test« ausgenutzt.
Vorgehen: Man verordnet z. B. Isosorbid-Dinitrat 10 mg perlingual, bei guter Verträglichkeit 10 min später nochmals 10 mg perlingual. Die Wirkung von Isosorbid-Dinitrat setzt, perlingual verabreicht, schon nach 2 bis 5 min ein und hält mindestens 2 Std. an. Der Zeitpunkt der Untersuchung muß daher nicht genau

eingehalten werden. Es hat sich bewährt, 20 min nach der ersten Gabe den Belastungs-Test durchzuführen.

Aussagefähigkeit: Eine ischämische ST-Streckensenkung bildet sich nach Nitratwirkung zurück (s. S. 210). Diese »Besserung« des Belastungs-EKG wird als Hinweis auf eine stenosierende koronare Herzerkrankung gewertet. Der Nitrat-Test hat sich auch zur Differentialdiagnose der unter Digitalismedikation auftretenden ST-Streckensenkungen bewährt. Bleibt die ST-Senkung nach Nitratgabe unverändert, wird postuliert, daß diese durch das Herzglykosid bedingt ist; bildet sie sich dagegen zurück, wird eine Belastungskoronarinsuffizienz auf dem Boden einer stenosierenden koronaren Herzkrankheit angenommen.

Einschränkend zum Nitrat-Test ist zu sagen, daß ein positives Belastungs-EKG nicht nur bei Patienten mit koronarer Herzkrankheit beobachtet wird, sondern auch als »falsch positives Belastungs-EKG« z. B. bei Patienten mit arterieller Hypertonie, Zustand nach Myokarditis, bei latenten und manifesten Kardiomyopathien auftritt (s. S. 315). Auch bei Frauen, besonders wenn sie Zeichen einer vermehrten vegetativen Labilität aufweisen und wenn sie sich im Klimakterium befinden, wird nicht selten ein pathologisches Belastungs-EKG mit tief deszendierendem Verlauf der ST-Strecke (teilweise bis 4 mm), einhergehend mit typischen anginösen Herzbeschwerden, beobachtet. Die Koronararterien werden bei diesen Patientengruppen normal vorgefunden (sog. Syndrom-X, Small-vessel-Disease, latente Kardiomyopathie). Bei all diesen Patientengruppen findet sich eine positive Nitrowirkung, so daß bei einem positiven Nitrat-Test nicht mit letzter Sicherheit auf eine stenosierende koronare Herzkrankheit geschlossen werden kann. Die angeführten Krankheitsbilder gehen unter Belastung mit einem pathologischen Anstieg des linksventrikulären enddiastolischen Druckes einher. Dies führt zu einer Innenwandischämie infolge von transmembranären Transmineralisationsvorgängen (s. S. 182). Daraus läßt sich zwanglos der pathologische Verlauf der ST-Strecke unter Belastungsbedingungen ableiten. Nitropräparate führen zu einer Abnahme des linksventrikulären enddiastolischen Druckes und damit konsekutiv zu einer positiven Beeinflussung des pathologischen Belastungs-EKG.

2. Propranolol-Test

Pathologische ST-Streckensenkungen werden nicht selten bei vegetativ stigmatisierten Patienten (Frauen im Klimakterium) und Patienten mit hyperkinetischer Reaktionslage, z. B. hyperkinetisches Herzsyndrom), beobachtet. Von einigen Autoren wird diese ST-Streckensenkung unter Belastung durch eine überschießende Erregung der β-Rezeptoren erklärt. Es lag daher nahe, Betablocker bei der oben beschriebenen Patientengruppe differentialdiagnostisch einzusetzen.

Vorgehen: Man gibt z. B. 60 mg Propranolol p. o. und belastet 90 bis 120 min danach.

Aussagefähigkeit: Es wird postuliert, daß eine Normalisierung dafür spricht, daß es sich bei den EKG-Veränderungen nicht um eine Ischämie handelt, sondern daß sie Ausdruck einer hyperkinetischen Reaktion von Herz und Kreislauf sind. Einschränkend muß bedacht werden, daß bei Patienten mit koronarer Herzkrankheit und pathologischem Belastungs-EKG die Gabe von Betablockern zu einer Besserung der Sauerstoffbilanz führt und somit das Belastungs-EKG weitgehend normalisieren können (»Sauerstoff-einsparender« Effekt der Betablocker).

Nitrat-Test und Propranolol-Test sind somit *bedingt geeignet*, wirklich positive Belastungs-Teste von falsch positiven Belastungs-Testen zu unterscheiden. Ihr Aussagewert zur Erkennung einer stenosierenden koronaren Herzkrankheit ist somit *gering*.

3. Kalium-Test

Zur Differenzierung extrakardialer T-Veränderungen gegenüber den primär kardial bedingten wird das Kalium-Belastungs-EKG empfohlen.

Vorgehen: Man verabreicht dem Patienten 50 mval Kalium (z. B. 4 × 1 Btl. Rekawan) und nach einer Stunde wird ein zweites EKG registriert.

Aussagefähigkeit: Die ST-Senkungen und T-Wellenveränderungen durch organische Erkrankungen des Herzens bleiben durch den Kalium-Test meist unbeeinflußt, während nicht krankhafte (»funktionelle«) ST-T-Veränderungen sich normalisieren können. Auch bei diesem Test kann bei Patienten mit echter Belastungskoronarinsuffizienz eine EKG-Normalisierung beobachtet werden. Wegen seiner geringen Sensibilität und Spezifität einerseits als durch die relativ hochdosierte Kaliumgabe (etwa 8 g Kaliumchlorid), wodurch häufig Durchfälle ausgelöst werden, kann dieser Test *für die Praxis nicht empfohlen* werden.

4. Dipyramidol-Test

In Tierversuchen konnte nachgewiesen werden, daß sich unter Einwirkung von Dipyramidol die Koronararterien maximal erweitern, der koronare Gefäßgesamtwiderstand wird herabgesetzt. Infolgedessen werden Abschnitte, deren Koronargefäße eingeengt sind und keine Vasoreagibilität mehr aufweisen, weniger durchblutet, während vorwiegend die gesunden Gefäßabschnitte eröffnet werden, es kommt zu einem Steal-Syndrom (Anzapf-Syndrom). Die Wirkung von Dipyramidol, die in einer Hemmung des Adenosin-Abbaus beruht (sog. Adenosin-Theorie, Luxus-Glykolyse) kann durch Purine wie sie in Kaffee, schwarzem Tee und Theophyllin enthalten sind, neutralisiert werden. Von TAUCHERT, BEHRENBECK, HÖTZEL und HILGER wurde der Dipyramidol-Test zur Diagnostik der koronaren Herzkrankheit eingeführt.

Vorgehen: 12 Stunden vor der Untersuchung darf kein Kaffee oder schwarzer Tee getrunken werden. Der Test wird unter kontinuierlicher EKG-Kontrolle durchgeführt. Man injiziert langsam 0,5 mg/kg Dipyramidol, und zwar die erste Hälfte in 3 min, den Rest in 7 min, insgesamt dauert die Injektion somit 10 min. Die Injektion wird abgebrochen, wenn über Angina-pectoris-Beschwerden geklagt wird oder wenn im EKG Ischämiezeichen auftreten. Wenn beides ausbleibt, kann die Gesamtdosis bis auf 0,75 mg/kg erhöht werden.

Sobald eine Angina pectoris auftritt oder ST-Senkungen erkennbar werden, injiziert man 1 Amp. Theophyllin zu 0,24 g. Hierdurch wird die Dipyramidol-Wirkung aufgehoben.

Aussagefähigkeit: Bei Patienten, die sich körperlich nicht belasten oder die nicht dazu motiviert werden können, kann der Dipyramidol-Test *empfohlen* werden. Er hat eine relative hohe Sensitivität zur Demaskierung organischer kritischer Koronarstenosen. Auch bei diesem Test müssen die Indikationen für Belastungsprüfungen beobachtet werden! Es müssen alle *Einrichtungen für den Notfall* zur Verfügung stehen.

5. Ergotamin-Test

Durch intravenöse Gabe von Ergotamin als »muskeltonisierendes« Medikament kann die Neigung zu Koronarspasmen nachgewiesen werden. Im EKG tritt die typische ST-Hebung auf (s. S. 200), koronarangiographisch werden die Spasmen sichtbar, und während der Myokardszintigraphie mit 121-Thallium bleiben Myokardbezirke ausgespart, zum Teil für mehrere Stunden (s. S. 201).

Die Spasmen können durch Gabe von Calcium-Antagonisten (Nifedipin) und durch hohe Nitratdosen mehr oder weniger schnell gelöst werden. Infolge ungünstiger Bedingungen wurden unter dem Ergotamin-Test die Auslösung von Infarkten, von kritischen Rhythmusstörungen sowie vereinzelt Todesfälle beschrieben. Auch wegen seiner doch relativ geringen therapeutischen Konsequenz (mit und ohne positiven Ergotamin-Test wird man bei der typischen Symptomatik einer Variant-Angina einen Calcium-Antagonisten verordnen), kann dieser Test *weder für die Praxis noch für die Klinik als unbedenklich empfohlen* werden; das gleiche gilt für das Herzkatheterlabor.

6. Orciprenalin-Test

Durch die intravenöse Gabe des β-Sympathikomimetikums Orciprenalin (Alupent) kann ein der dynamischen Belastung ähnlicher Zustand erreicht werden.

Vorgehen: Man löst 1 mg Orciprenalin in 10 ml physiologischer Kochsalzlösung (0,9%) und injiziert langsam bis sich die Ruhefrequenz um 50% erhöht. Als

Antidot ist unbedingt ein Betablocker möglichst ohne Intrinsic-Aktivität bereitzuhalten, z. B. Propranolol.

Aussagefähigkeit: Bei *Säuglingen* und *Kleinkindern*, die nicht zu Belastungs-Tests herangezogen werden können, kann durch die Orciprenalin-Gabe die hämodynamische Auswirkung angeborener Vitien besser eingeschätzt werden.

Beim *Erwachsenen* hat sich zur Auslösung einer Koronarinsuffizienz der Orciprenalin-Test *nicht bewährt*. Der Test ist nicht eichbar und nicht exakt reproduzierbar, da sich die Injektionsgeschwindigkeit und die Dosis nach der Reaktion des Probanden richten muß. Bei ischämischer Herzkrankheit werden häufig ernste Herzrhythmusstörungen ausgelöst, die nur schwierig beherrschbar sind, in seltenen Fällen wurden Herzinfarkte beobachtet.

Die Orciprenalin-Gabe kann zur *Diagnose* einer hypertrophen Kardiomyopathie mit Obstruktion *(IHSS)* beitragen. Insbesonders unter kontrollierten Bedingungen im Herzkatheterlabor hat sich die Orciprenalin-Gabe *bewährt*. Durch die langsame intravenöse Orciprenalin-Gabe nimmt die Ausflußbahnstenose zu, das systolische Geräusch wird lauter, der Doppelgipfel in der Karotispulskurve wird tiefer und deutlicher. Die gleiche Wirkung wie durch Orciprenalin kann auch durch Amylnitrit oder Nitroglycerin erreicht werden. Diese Medikamente sind aber weniger gut steuerbar und insbesondere nicht durch ein spezifisches Antidot neutralisierbar. Man sollte deshalb den Orciprenalin-Test zur Verstärkung der muskulären Ausflußbahnstenose den Vorzug geben. *Streng kontraindiziert* ist der Orciprenalin-Test bei der schweren valvulären Aortenstenose. Einschränkend ist zu sagen, daß der Orciprenalin-Test bei der IHSS *nicht ungefährlich* ist, es können Synkopen ausgelöst werden. Auch ist zu bedenken, daß durch ein einfaches Valsalva-Preßmanöver ähnliche aber kürzere und ungefährlichere Effekte als unter der Orciprenalin-Gabe erreicht werden können.

7. Atropin-Test

Siehe hierzu S. 613.

8. Das Tagesverlaufs-EKG

Das EKG zeigt bei Patienten mit psycho-vegetativem Syndrom und funktionellen Herzbeschwerden deutliche Tagesschwankungen. Es finden sich vorübergehend und in Abhängigkeit von der Tageszeit deutlich wechselnde meist aszendierende ST-Senkungen und Abflachungen der T-Wellen.

Vorgehen: Während mehrerer Tagesabschnitte (morgens, vor dem Mittagessen, nach dem Mittagessen, gegen Abend) wird ein EKG geschrieben. Zur Abgrenzung vegetativ bedingter EKG-Veränderungen von organisch bedingten wird während der Aufzeichnung des Tagesverlaufs-EKG die zusätzliche Gabe von Hydergin (1 ml Hydergin i. m.) empfohlen (sympathikolytischer Effekt des Hydergins).

Aussagefähigkeit: Das Tagesverlaufs-EKG weist in seiner Aussagefähigkeit keinerlei Vorteile gegenüber dem Belastungs-EKG auf. Auch die Einführung des Langzeit-EKG hat das Tagesverlaufs-EKG zunehmend in den Hintergrund gedrängt; es kann heute als *bedeutungslos* angesehen werden.

Zweiter Teil:
Störungen der Herzschlagfolge

Einleitung

Störungen der Herzschlagfolge basieren auf den elektrophysiologischen Eigenschaften des Herzmuskels, wie spontane rhythmische Erregungsbildung, Erregbarkeit und Erregungsleitung.

Störungen der **Erregungsbildung** *(Automatie)* führen *stets* zu Rhythmusveränderungen.

Störungen der **Erregungsleitung** führen *nicht immer* zu Rhythmusstörungen.

Die Erregungsbildung *im Sinusknoten (primärer Schrittmacher)* wird als **nomotop** bezeichnet.

Nomotope Erregungsbildungsstörungen sind:
Verlangsamte Sinusschlagfolge *(Sinusbradykardie),*
Gesteigerte Sinusschlagfolge *(Sinustachykardie),*
Unregelmäßige Sinusschlagfolge *(Sinusarrhythmie),*

Die Erregungsbildung *außerhalb des Sinusknotens* wird als **heterotop** oder **ektop** bezeichnet.

Die heterotope oder ektope Erregungsbildung kann ihren **Ursprung** im *Vorhof,* im *AV-Knoten,* in der *spezifischen* und/oder der *Arbeitsmuskulatur der Kammern* haben.

Eine heterotope Erregungsbildung kann *passiv* oder *aktiv* eintreten.

Eine **passive Heterotopie** entsteht immer dann, wenn tiefer gelegene, niederfrequentere Zentren tätig werden.

Die passive Heterotopie kann auf zweierlei Arten zustande kommen: Entweder kann die Frequenz des *Sinusknotens (primärer Schrittmacher) ab- oder ausfallen,* oder die Impulse des Sinusknotens *erreichen den AV-Knoten nicht rechtzeitig* (AV-Überleitungsstörungen). Fällt ein Sinusimpuls zu lange oder völlig aus, dann entspricht die passive Heterotopie einem *Ersatzrhythmus.* Wird nur ein ausfallender Sinusimpuls durch das tiefere Zentrum ersetzt, so spricht man von einer *Ersatzsystole.*

Übernimmt das *sekundäre Zentrum (AV-Knoten)* die Schrittmacherfunktion über das Herz, so spricht man von der *AV-Knoten-Automatie* bzw. dem *AV-Knoten-Rhythmus* oder dem *AV-Knoten-Ersatzschlag.*

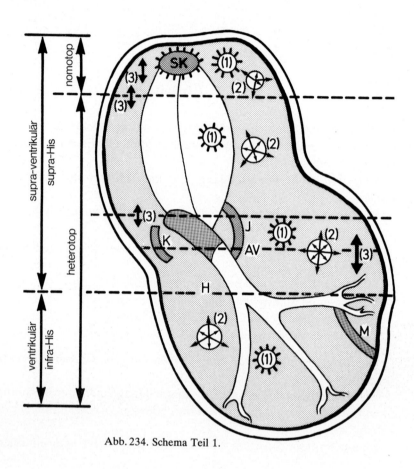

Abb. 234. Schema Teil 1.

Versagt der AV-Knoten *(Frequenz 45–60/min)*, so übernimmt ein *tertiäres Kammerzentrum* die Schrittmacherfunktion. Es entsteht die *Kammerautomatie* bzw. der *Kammerrhythmus* oder ein *Kammerersatzschlag*.

Eine **aktive Heterotopie** entsteht dann, wenn die heterotope Erregungsbildung zur *vorzeitigen* Herzerregung führt. Dabei kann die Automatiefrequenz vorübergehend oder dauernd diejenige des Sinusknotens übertreffen. Liegt das heterotope Erregungsbildungszentrum im Vorhof oder im AV-Knoten, so spricht man von einer *supraventrikulären Heterotopie;* liegt es in den Kammern, von einer *ventrikulären Heterotopie*.

Übernehmen heterotope Zentren jeweils eine Schrittmacherfunktion nur für einen einzelnen Schlag, so treten sie als *Vorhof-, AV-Knoten-* oder *Kammerextra-*

Bradykardie (1)	Tachykardie (1)	Extra-systolie (1)	Para-systolie (2)	Dissozation	Wandernder Schrittmacher (3)
Sinus-Bradykardie	Sinustachykardie (1) a) paroxysmal b) nicht paroxysmal	Sinus-Extrasystolie	Sinus-Parasystolie		wandernder Schrittmacher im Sinusknoten, i.S. resp. Sinusarrhythmie
Vorhof-Ersatz-rhythmus	Vorhoftachykardie a) paroxysmal b) nicht paroxysmal Vorhofflattern Vorhofflimmern	Vorhof-Extrasystolie	Vorhof-Parasystolie	Vorhof-Dissoziation	wandernder Schrittmacher zwischen Sinusknoten, Vorhof AV-Knoten und zurück
AV-Ersatz-rhythmus	AV-Knotentachykardie a) paroxysmal b) nicht paroxysmal	AV-Knoten-Extrasystolie	AV-Knoten-Parasystolie	AV-Dissoziation	wandernder Schrittmacher im AV-Knoten
Kammer-ersatz-rhythmus	Kammertachykardie a) paroxysmal b) nicht paroxysmal Kammerflattern Kammerflimmern a) paroxysmal (Torsade de pointes) b) nicht paroxysmal	Kammer-Extrasystolie	Kammer-Parasystolie	Kammer-Dissoziation	wandernder Schrittmacher im Ventrikel (?)

Abb. 234. Einteilung der kardialen Arrhythmien (Schema Teil 1) (Forts. S. 328/329).

systolen auf. Kommt eine längere heterotope Erregungsfolge für die Schrittmacherfunktion zustande, so entstehen heterotope Rhythmen, wie die *supraventrikuläre* oder *ventrikuläre Tachykardie*, das *Vorhofflattern* oder *-flimmern*, das *Kammerflattern* oder *-flimmern*.

Sinkt die Frequenz des Sinusknotens unter die des AV-Knotens ab, so tritt eine frequenzbedingte *Vorhof-Kammer-Dissoziation* ein. Arbeiten gleichzeitig mehrere Schrittmacher, so entsteht eine *Paraarrhythmie*.

Faßt man die Möglichkeiten einer gestörten Schlagfolge zusammen, so ergibt sich folgende **Einteilung** (Abb. 234):

   I. *Störungen im Bereich der nomotopen Automatie:*
      1. Sinusbradykardie

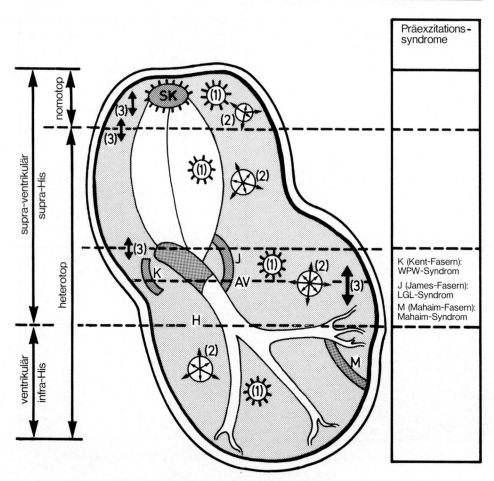

Abb. 234. (Forts.) Schema Teil 2.

2. Sinustachykardie
3. Sinusarrhythmie
   a) respiratorisch
   b) regellos
   c) ventrikulophasisch
4. Wandernder Schrittmacher im Sinusknoten
5. Sinusarrest (Sinusstillstand).

II. *Heterotope Erregungsbildungsstörung:*
   1. Passive heterotope Erregungsbildungsstörung
      a) AV-Ersatzsystolen
      b) AV-Ersatzrhythmen
      c) Kammerersatzsystolen

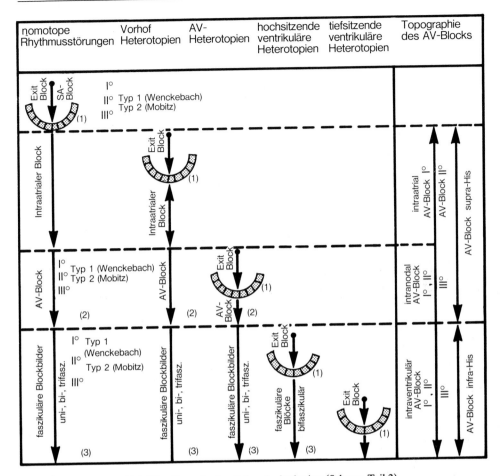

Abb. 234. Einteilung der kardialen Arrhythmien (Schema Teil 2).

   d) Kammerersatzrhythmen
   e) Wandernder Schrittmacher zwischen Sinusknoten und AV-Knoten.
2. Aktive heterotope Erregungsbildungsstörungen
   a) α) Vorhofextrasystolen
      β) Vorhoftachykardie
      γ) Vorhofflattern
      δ) Vorhofflimmern
      ε) Wandernder Schrittmacher im Vorhof
   b) α) AV-Knoten-Extrasystolen
      β) AV-Knoten-Tachykardie
         αα) Paroxysmal
         ββ) Nicht paroxysmal

γ) Wandernder Schrittmacher im AV-Knoten
c) α) Ventrikuläre Extrasystolen
  β) Kammertachykardie
    αα) Paroxysmal
    ββ) Nicht paroxysmal
  γ) Kammerflattern
  δ) Kammerflimmern
    αα) Paroxysmal (Torsade de pointes)
    ββ) Nicht paroxysmal
  ε) Chaotische Kammertachykardie.

III. Störungen der Erregungsleitung:
1. Funktionelle Ursachen
   a) Physiologische Erregungsleitungsstörung des AV-Knotens
   b) Aberrierende Leitung
   c) Verborgene Leitung
   d) Supranormale Leitung
2. Pathologisch bedingte Erregungsleitungsstörungen; Einteilung nach der Lokalisation:
   a) Sinuaurikulärer Block
   b) Atriale Blockformen
   c) Intraventrikulärer Block
     α) Unifaszikulär
     β) Bifaszikulär
     γ) Trifaszikulär
   d) Atrioventrikulärer Block:
     α) Symmetrische Form
     β) Asymmetrische Form
   e) Arborisationsblock
   f) Diffuser intraventrikulärer (myokardialer) Block.

Einteilung der Blockformen nach Schweregrad:
   a) Block I. Grades
   b) Block II. Grades
     α) Mobitz Typ 1 (Wenckebach)
     β) Mobitz Typ 2
   c) Block III. Grades (totaler Block).

IV. Herzrhythmusstörungen infolge kombinierter Störungen der Erregungsbildung und Erregungsleitung:
1. Die Parasystolie
   a) Vorhof
   b) AV-Knoten

c) Ventrikulär
   d) Kombiniert
 2. Die AV-Dissoziation
   a) Komplett
   b) Inkomplett
 3. Vorhof-Dissoziation
 4. Ventrikel-Dissoziation

V. *Ungenügend zu definierende Arrhythmien:*
 1. Präexzitationssyndrome
   a) Wolff-Parkinson-White-Syndrom (WPW)
   b) Lown-Ganong-Levine-Syndrom (LGL)
   c) Präexzitationssyndrom vom Typ Mahaim
   d) Kombinationsformen.

I. Störung der Erregungsbildung

Eine Erregungsbildung ist in den sich spontan depolarisierenden Zellen des spezifischen Reizbildungs- und Erregungsleitungssystems und in geschädigten Herzmuskelzellen (Funktionswandel des Myokards) möglich (s. S. 13).

1. Nomotope Erregungsbildungsstörungen

Normalerweise wird das Herz vom Sinusknoten geführt, die Erregungsbildung tieferer Schrittmacherzellen wird, da sie keine parasystolische Schutzblockierung haben, von der Erregungswelle des Sinusknotens unterdrückt.

Die *Erregungsbildung im Sinusknoten (primärer Schrittmacher)* wird als *nomotop* bezeichnet. Seine *spontane Eigenfrequenz* liegt bei *60–100 Schlägen/min.*

Nomotope Erregungsbildungsstörungen sind:

a) Eine verlangsamte Sinusschlagfolge *(Sinusbradykardie).*
b) Eine gesteigerte Sinusschlagfolge *(Sinustachykardie).*
c) Eine unregelmäßige Sinusschlagfolge *(Sinusarrhythmie).*

a) Sinusbradykardie

Von einer Sinusbradykardie spricht man, wenn die *Sinusfrequenz weniger als 60 Schläge/min* beträgt. Pathophysiologisch wird ihre Ursache in einer verlangsamten Bildung von Erregungsimpulsen im Sinusknoten gesehen.

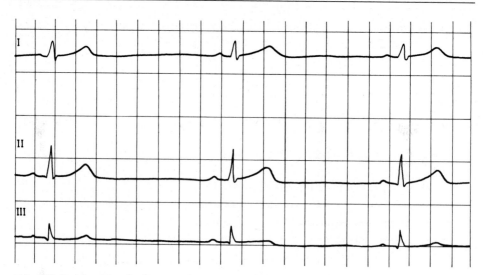

Abb. 235. Sinusbradykardie; Frequenz 42/min. Angedeutet konkave ST-Hebung und hohe T-Welle in Abl. I, II. 25jähriger Sportler, herzgesund.

EKG: Mit der Bradykardie verlängert sich im EKG die Diastolendauer (TP) und das AV-Intervall (PQ) rückt näher an die obere Normgrenze heran (0,2 sec). Gleichzeitig flacht sich die P-Zacke ab. Besonders präkordial tritt eine nach oben konkave ST-Hebung und eine hohe T-Welle (sogenanntes Vagotonie-EKG) auf (Abb. 235).

Vorkommen und klinische Wertigkeit: Eine Sinusbradykardie ist beim Vagotoniker und Hochleistungssportler ein Befund ohne Krankheitswert. Durch vagovasale Manöver wie Bulbusdruck, Valsalva-Preßversuch, Karotissinusdruck als auch in der gegenregulatorischen Phase nach einer intravenösen Injektion von Sympathikomimetika vom Noradrenalin-Typ (Alpha-Rezeptorenstimulatoren) tritt eine Sinusbradykardie auf.

An *Herzkrankheiten,* bei denen eine Sinusbradykardie auftritt, sind zu nennen: Herzinfarkt (besonders Hinterwandinfarkt), die Myokarditis, die Aortenstenose, die Koronarinsuffizienz. Chronischen, hochgradigen Sinusbradykardien liegt meist das Syndrom des kranken Sinusknotens (Sick-sinus-Syndrom, Sinusknotensyndrom) zugrunde.

Folgende *extrakardiale Erkrankungen* können mit einer Sinusbradykardie einhergehen: Typhus abdominalis, Morbus Bang, Virusgrippe (sog. relative Sinusbradykardie in bezug auf die hohen febrilen Temperaturen). Intrakraniale Prozesse, die mit einem erhöhten Hirndruck einhergehen; die Urämie, der schwere

Ikterus (Gallensäuren haben das gleiche Zyklophenatren-Grundgerüst wie die Digitalisglykoside – deshalb negativ chronotrope Wirkung), schwere Hungerkrankheiten.

An *Medikamenten,* die zu einer Sinusbradykardie führen, seien genannt: Digitalisglykoside, Betablocker, Kalziumantagonisten, Reserpin, Guanitidin, Chinidin, Diphenylhydantoin, Clonidin.

Therapiehinweise: Nur selten behandlungsbedürftig. Evtl.: Orciprenalin (Alupent) 3–5×$^{1}/_{2}$–1 Tbl. (3–5×0,01–0,02 g tgl.).
Atropin 3×$^{1}/_{2}$–1 mg tgl.
Atropinester SCH 1000 (Hersteller Boehringer Ingelheim, noch nicht im Handel) 2×15 mg tgl.
Depot-Alupent (noch nicht im Handel).

Elektrotherapie: Temporäre bzw. permanente Vorhofstimulation oder Ventrikelstimulation.

b) Sinustachykardie

EKG: Es finden sich nicht verbreiterte, nicht verformte QRS-Komplexe, denen normal geformte P-Zacken (P_I u. P_{II} nach oben gerichtet) vorausgehen (Abb. 236).

Beim Erwachsenen überschreitet eine Sinustachykardie in Ruhe einen Wert von *180 Schlägen/min* meist nicht. Die sehr seltenen paroxysmalen Sinustachykardien zeigen den für die paroxysmale Tachykardie (s. S. 385, 528) *typischen Frequenzbereich von 160–220 Schlägen/min.* Die Amplituden der normal konfigurierten

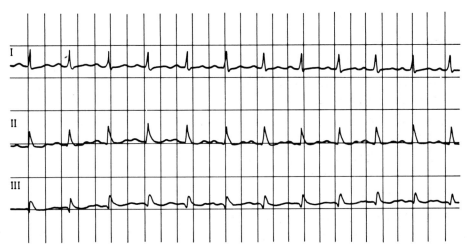

Abb. 236. Sinustachykardie; Frequenz 150/min. Normal geformte P-Zacken, nicht verformte Kammerkomplexe.

P-Zacken bei der Sinustachykardie korrelieren mit der Höhe der Frequenz (wandernder Schrittmacher im Sinusknoten s. S. 335: respiratorische Sinusarrhythmie). Bei sehr hoher Sinusfrequenz kann die P-Zacke einer P-pulmonale vortäuschen (Sympathikus-P). Mit der Frequenzsteigerung verkürzen sich die Zeiten: Die PQ-Zeit ist meist kurz, der Abstand der T-Welle von der nachfolgenden P-Zacken ist kurz, P und T können sich überlagern (Superposition). Mit ausgeprägter Tachykardie stellt sich die elektrische Herzachse mehr vertikal (Lageänderung zur Steillage bzw. Rechtstyp). Die ST-Strecke zeigt häufig einen tiefen Abgang mit steigendem Verlauf.

Vorkommen und klinische Wertigkeit:

Erhöhter Sympathikotonus: Vegetative Labilität, Orthostasesyndrom, hyperkinetisches Herzsyndrom, psychische Einflüsse, während körperlicher Arbeit, im Fieber, im Schock (initial).

Toxisch medikamentös: Coffein, Nicotin, Alkohol, Tee, Sympathikomimetika, Vagolytika (Atropin), Neuroleptika (Megaphen), Spasmolytika, evtl. Digitalis, Nitrite.

Myokarderkrankungen: Herzinsuffizienz, Herzinfarkt, Perikarditis, Myokarditis, Endokarditis, Cor pulmonale, Klappenfehler.

Weitere Möglichkeiten: Anämie, Hyperthyreose.

Bei diesen angeführten Möglichkeiten ist der Befund einer Sinustachykardie meist nur Begleitsymptom. Es können zur Sinustachykardie zusätzlich krankheitsbedingte EKG-Veränderungen hinzutreten.

Therapiehinweise: Behandlung des Grundleidens, evtl. absetzen auslösender Medikamente, evtl. Einsatz von Betablockern, z. B.: Pindolol (Visken) 5 mg, 3 × 1 tgl. Alprenolol (Aptin-Duriles) 0,2 mg 2 × 1 tgl.; Ca^{++}-Antagonisten, z. B. Verapamil (Isoptin) 3 × 40 (180) mg p. o.

c) Sinusarrhythmie

Bei einem *normalen Sinusrhythmus* ist die *Schwankungsbreite der PP-Abstände* <0,16 sec. Sind die Zyklusschwankungen größer, so spricht man von einer Sinusarrhythmie. Sinusarrhythmien können abhängig und unabhängig von der Atemphase auftreten.

α) Von der Atemphase abhängige Sinusarrhythmie: *respiratorische* Sinusarrhythmie.

β) Von der Atemphase unabhängige Sinusarrhythmie: *regellose* Sinusarrhythmie.

α) Respiratorische Sinusarrhythmie

EKG: In der Inspiration nimmt die Sinusfrequenz zu, im Exspirium tritt eine Verlangsamung der Herzschlagfolge ein. Mit dieser Frequenzänderung rotiert im

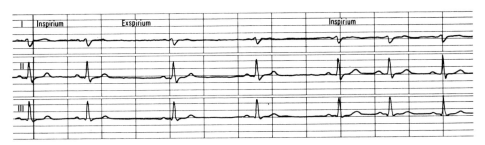

Abb. 237. Respiratorische Arrhythmie: Zunahme der Frequenz im Inspirium, Abnahme im Exspirium.

Inspirium die elektrische Herzachse nach rechts, das EKG wird rechtstypischer, im Exspirium wieder nach links, das EKG wird linkstypischer, so daß gelegentlich geringe Änderungen des Lagetyps auftreten können. Während der Inspiration verkleinert sich auch häufig die R-Zacke, sowohl in den Extremitäten- als auch in den Brustwandableitungen. Während der inspiratorischen Frequenzzunahme finden sich relativ große und spitze P-Zacken *(Sympathikus-P)* während bei der exspiratorischen Sinusfrequenzabnahme die P-Zacken verbreitert, kleiner und abgeflacht imponieren *(Vagus-P)* (Abb. 237).

Die respiratorische Sinusarrhythmie stellt eine zweckmäßige Anpassung der Hämodynamik an das mit den Atemphasen wechselnde venöse Blutangebot dar. Ihre Ursache kann in der atemabhängigen Volumenschwankung des rechten Vorhofs mit *Auslösung des frequenzsteigernden Bainbridge-Reflexes* gesehen werden. Nach der Passage der inspiratorisch vermehrten Blutmenge durch die Lungen, kommt es durch das vergrößerte Schlagvolumen zur Reizung der Karotispressorezeptoren mit Pulsverlangsamung (MATTHES, MECHELKE, MEITNER). Die atemabhängige Veränderung der P-Zacke wird durch das Konzept eines wandernden Schrittmachers innerhalb des Sinusknotens erklärt. Unter dem Einfluß des Vagus ändert sich sowohl die Entladungsfrequenz der Sinusschrittmacherzellen als auch der Ort der Erregungsbildung. Es kommt zu einer Unterdrückung der höherfrequenteren Schrittmacherzellen im oberen Teil des Sinusknotens. Die Führung der Vorhöfe wird von den niederfrequenten Schrittmacherzellen im unteren Teil des Sinusknotens übernommen.

Vorkommen und klinische Wertigkeit: Am ausgeprägtesten ist die respiratorische Arrhythmie bei Jugendlichen und Vagotonikern. Sie fehlt im Alter. Ihr Fehlen kann bei Jugendlichen auf die Möglichkeit einer Myokarderkrankung

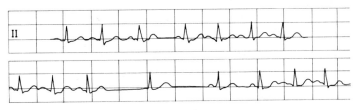

Abb. 238. Regellose Sinusarrhythmie. Es besteht keine Beziehung zur Atemphase. Die Frequenz schwankt zwischen 55/min und 120/min.

hinweisen. Ein sog. starrer Sinusrhythmus wird häufig bei der Hyperthyreose gefunden.

Therapiehinweis: Keine Therapie erforderlich.

β) Regellose Sinusarrhythmie

Diese Sinusarrhythmien sind sehr selten. Sie sind pathophysiologisch nicht eindeutig geklärt. Wahrscheinlich liegt eine gestörte Erregungsbildung in Sinusknoten vor. Es besteht keine Beziehung zur Atemphase (Abb. 238).

EKG: Jedem QRS-Komplex geht ein normales Sinus-P voraus. Die TP-Intervalle verändern sich unregelmäßig, die Erregungsform der Vorhöfe und Kammern bleibt gleich. Die *Sinusfrequenz* kann *zwischen 45/min und 100/min* schwanken.

Vorkommen und klinische Wertigkeit: Die regellose Sinusarrhythmie ist häufig Ausdruck einer organischen Herzkrankheit. Sie tritt bei der koronaren Herzkrankheit, dem Hypertonieherzen, im Verlauf fieberhafter Infekte, im frischen Stadium eines Herzinfarktes (meist Hinterwandinfarkt) sowie im Rahmen einer Myokarditis auf. Eine Digitalisüberdosierung sollte immer ausgeschlossen werden. Meist liegt ein Sinusknotensyndrom vor.

γ) Ventrikulophasische Sinusarrhythmie (s. S. 489)

Therapievorschlag: Nach Grundleiden.

2. Heterotope Erregungsbildungsstörungen

Die Erregungsbildung außerhalb des Sinusknotens wird als *heterotop* oder *ektop* bezeichnet.
Die heterotope oder ektope Erregungsbildung kann ihren Ursprung nehmen:
a) In im Vorhof gelegenen Erregungsbildungszentren, aus dem AV-Knoten-Bereich (AN- oder NH-Region, der Knoten selbst bildet keine Reize), aus dem His-Bündel (proximal der Bifurkation) (sekundäre Erregungsbildungszentren).
b) Im spezifischen Leitungssystem der Kammern (tertiäre Erregungsbildungszentren).
Eine heterotope Erregungsbildung kann passiv (a) oder aktiv (b) erfolgen.

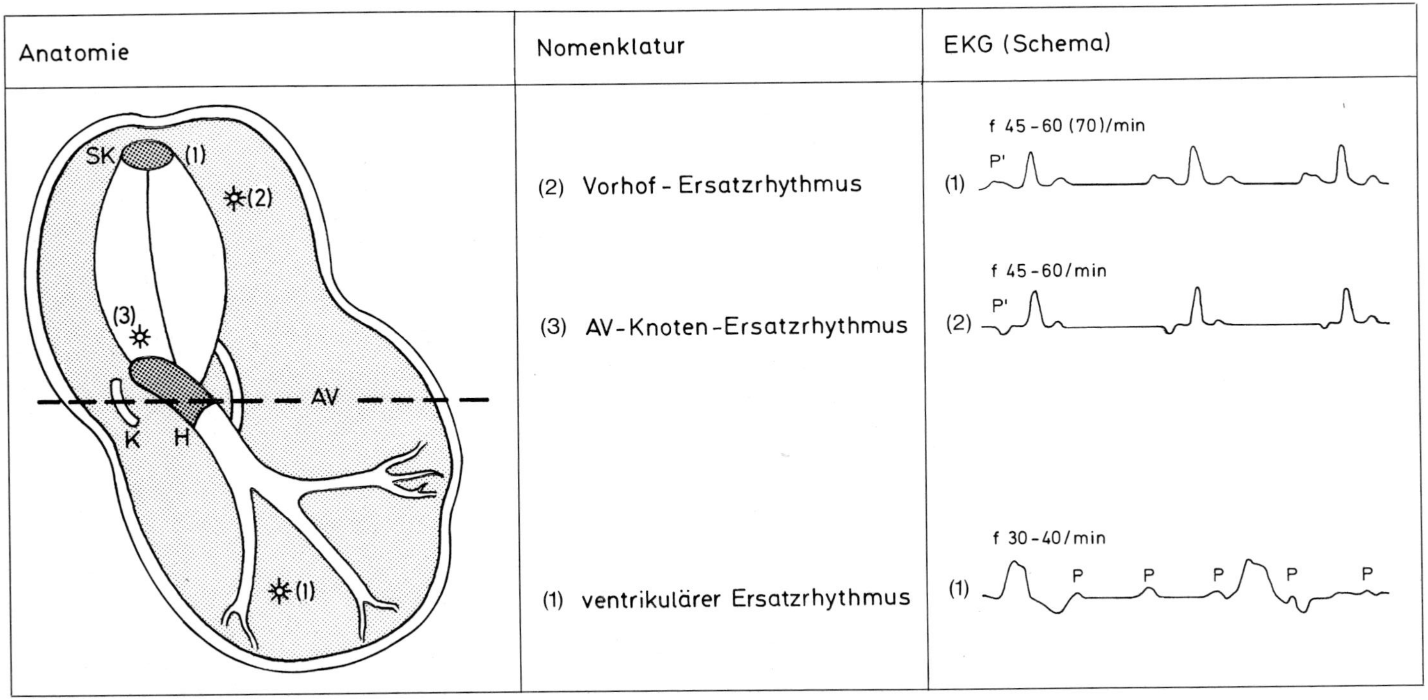

Abb. 239. Passive heterotope Ersatzrhythmen.

a) Passive Heterotopie (Abb. 239)

Eine passive Heterotopie ist nur dann möglich, wenn eine Störung der Erregungsbildung oder Erregungsleitung in dem Ausmaß hinzutritt, daß die Impulsfrequenz des ektopen Schrittmachers die des Sinusknotens übertrifft: Eine passive Heterotopie kann auf zweierlei Art zustandekommen: Entweder kann die Frequenz des Sinusknotens (primärer Schrittmacher) ab- oder ausfallen *(Sinusarrest)*, oder die Impulse des Sinusknotens erreichen den Vorhof verlangsamt *(sinuatrialer Block)*, oder es besteht eine Leitungsstörung im atrioventrikulären Überleitungssystem *(atrioventrikulärer Block)*. Wird nur ein ausfallender Sinusimpuls durch das tiefere Zentrum ersetzt, so spricht man von einer *Ersatzsystole (escape beat)*. Fällt ein Sinusimpuls zu lange oder völlig aus, übernehmen die heterotopen Erregungsbildungszentren die Führung über die Ventrikel als Ersatzrhythmus mit der ihnen eigenen Spontanfrequenz.

Übernimmt das *sekundäre Zentrum (AV-Knoten-Bereich)* die Schrittmacherfunktion für das Herz, so spricht man von der *»AV-Knoten«-Automatie* bzw. dem *»AV-Knoten«-Ersatzschlag* oder dem *»AV-Knoten«-Rhythmus*. *Die Frequenz eines AV-Knoten-Ersatzrhythmus liegt, entsprechend der Eigenfrequenz des AV-Knotens, zwischen 45–60 Schlägen/min.* Eine sekundäre autonome Erregungsbildung kann von folgenden supraventrikulär gelegenen Schrittmacherzellen *(Pacemaker-Zellen)* ihren Ausgang nehmen:

Rechter Vorhof: Sinusknoten. Rechtsatriales ELS, Schrittmacherzellen im Bereich: Einmündungsstelle der V.cava caudalis, Einmündungsstellen des Sinus coronarius, im Atrioventrikularring.

Linker Vorhof: Einmündungsstellen der Lungenvenen, Septum interatriale, Atrioventrikularring.

AV-Knoten: Übergang AV-Knoten/Vorhof (AN-Region), Übergang AV-Knoten/His-Bündel (NH-Region).

Versagt der AV-Knoten, so übernimmt ein tertiäres Zentrum aus dem ventrikulären ELS und/oder Purkinje-Faser-System die Schrittmacherfunktion. Es entsteht die *Kammerautomatie* bzw. ein *Kammerersatzschlag* und/oder ein *Kammerersatzrhythmus*. Die *Frequenz* eines tertiären Kammerersatzrhythmus liegt, entsprechend der spontanen Eigenfrequenz des ventrikulären Purkinje-Faser-Systems, *zwischen 30–40 Schlägen/min*.

Passive heterotope Erregungsbildungsstörungen können somit auftreten als:

α) *Passive Heterotopie sekundärer Zentren:*
αα) Ektopes Erregungsbildungszentrum im re. Vorhof
    (1) Rechtsatrialer superiorer Vorhofrhythmus
    (2) Rechtsatrialer inferiorer Vorhofrhythmus

(a) AV-Knoten-Rhythmus
   (b) Sinus-coronarius-Rhythmus
ββ) Ektopes Erregungsbildungszentrum im li. Vorhof
   (1) Linksatrialer superiorer Vorhofrhythmus
      (a) Anteriores Erregungsbildungszentrum
      (b) Posteriores Erregungsbildungszentrum
   (2) Linksatrialer inferiorer Vorhofrhythmus
      (a) Anteriores Erregungsbildungszentrum
      (b) Posteriores Erregungsbildungszentrum

β) Passive Heterotopie tertiärer Zentren:
αα) Kammerersatzsystolen
ββ) Kammerersatzrhythmen

γ) Wandernder Schrittmacher:
αα) – im Sinusknoten
ββ) – zwischen Sinus- und AV-Knoten
γγ) – im AV-Knoten

Am häufigsten sind Ersatzrhythmen aus dem AV-Knoten, da die Eigenfrequenz dieses Automatiezentrums nach dem Sinusknoten am höchsten liegt.

α) Passive Heterotopie sekundärer Zentren

αα) **Ektopes Erregungsbildungszentrum im rechten Vorhof**

(1) Rechtsatrialer superiorer Vorhofrhythmus:
Die Erregungsbildung erfolgt in Schrittmacherzellen des rechten oberen Vorhofs, meist vom rechtsatrialen Erregungsleitungssystem ausgehend. Die Richtung des Hauptsummationsvektors der Vorhofdepolarisation zeigt, entsprechend der normalen Vorhofdepolarisation, von rechts hinten oben nach links unten vorn.
EKG: Abl. II, III, aVF: *Positives* P, P-Zacke häufig gesplittert, doppelgipflig, unregelmäßig gekerbt.
Abl. V_1, V_2 (V_3): +/– Biphasie von P, häufig gesplittert. Abl. V_5, V_6: Positives P, häufig gesplittert, doppelgipflig und gekerbt. PQ-Zeit: Meist verkürzt (<0,12 sec).

(2) Rechtsatriale inferiore Vorhofrhythmen:
   (a) AV-Knoten-Rhythmen.
   (b) Sinus-coronarius-Rhythmus.

(a) AV-Knoten-Rhythmen: Bei der ektopen Erregungsbildung im AV-Knoten werden die Vorhöfe entgegengesetzt der ursprünglichen Erregungsrichtung von

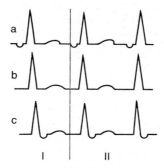

Abb. 240. Schema der AV-Ersatzsystolen und des AV-Ersatzrhythmus. I = AV-Ersatzsystole, I und II = AV Ersatzrhythmus.
a) AV-Ersatzsystole vom oberen Anteil des AV-Knotens, negative P-Zacke, PQ kürzer als 0,12 sec;
b) AV-Ersatzsystole vom mittleren Anteil des AV-Knotens, P-Zacke im QRS-Komplex untergegangen;
c) AV-Ersatzsystole vom unteren Anteil des AV-Kontens, negative P-Zacke folgt dem QRS-Komplex. Gilt gleichsinnig für AV-Ersatzrhythmen (Nomenklatur nach SCHLEPPER: AV-Knotenrhythmus mit a) vorangehender; b) gleichzeitiger; c) nachfolgender Vorhoferregung).

unten nach oben erregt *(retrograde Erregung)*, so daß *negative P-Zacken* entstehen. Diese lassen sich meist gut in Abl. II, III und aVF nachweisen. Da die vom AV-Knoten ausgehende Erregung die Ventrikel auf dem regelrechten Wege über das His-Bündel via ventrikulärem ELS erreicht, ist QRS nicht verbreitert und T ist konkordant. Der AV-Knoten-Rhythmus kann vom oberen, mittleren oder unteren Knotenabschnitt ausgehen. Die Unterteilung folgt allein den elektrokardiographischen Kennzeichen der den QRS-Gruppen vorausgehenden, in ihnen verborgenen oder nachfolgenden negativen P-Zacken (Abb. 240).

Oberer AV-Knoten-Rhythmus: Die Erregungsbildung erfolgt im oberen Knotenabschnitt (AN-Region). Sie wird *retrograd den Vorhöfen* und *anterograd dem Ventrikel* zugeleitet (Abb. 241).

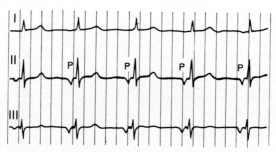

Abb. 241. Oberer AV-Knotenrhythmus. Negative P-Zacke, dem QRS-Komplex vorausgehend, in Abl. II, III. PQ-Zeit kürzer als 0,12 sec.

2. Heterotope Erregungsbildungsstörungen

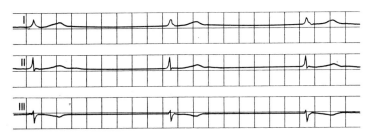

Abb. 242. Mittlerer AV-Knotenrhythmus. Die negative P-Zacke ist im QRS-Komplex untergegangen.

EKG: Es treten negative P-Zacken mit einem Abstand zum QRS-Komplex von weniger als 0,12 sec in Abl. II, III, aVF auf. In den Brustwandableitungen ist P in V_1, V_2 biphasisch bzw. angedeutet negativ, in V_5, V_6 positiv.

Mittlerer AV-Knoten-Rhythmus: Die im mittleren Knotenabschnitt gebildete Erregung wird *gleichzeitig retrograd den Vorhöfen* und *anterograd den Ventrikeln* zugeleitet (Abb. 242).

EKG: Die P-Zacke ist im QRS-Komplex verborgen und nicht sichtbar. Eine leichte Deformierung des QRS-Komplexes durch die P-Zacke ist möglich.

Unterer AV-Knoten-Rhythmus: Die im unteren Knoten gebildete Erregung wird *schneller anterograd dem Ventrikel* und *verzögert retrograd den Vorhöfen* zugeleitet (Abb. 243).

EKG: Die negative P-Zacke liegt hinter dem QRS-Komplex in der ST-Strecke. Sie läßt sich meist gut in Abl. II, III, aVF, V_5, V_6 nachweisen.

(b) Sinus-coronarius-Rhythmus: Die Erregungsbildung erfolgt in den Schrittmacherzellen des Sinus coronarius (Abb. 244).

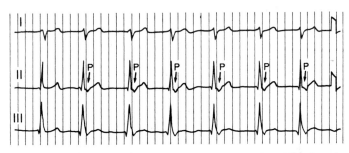

Abb. 243. Unterer AV-Knotenrhythmus. Die negative P-Zacke folgt dem QRS-Komplex in Abl. II, III nach.

I. Störung der Erregungsbildung

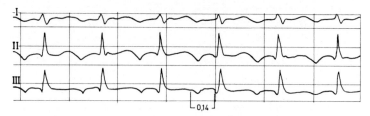

Abb. 244. Sinus-coronarius-Rhythmus: Negative P-Zacke, dem QRS-Komplex vorausgehend, in Abl. II, III. PQ-Zeit länger als 0,12 sec.

EKG: Es treten negative P-Zacken mit normalem Abstand (also für einen AV-Rhythmus relativ verlängerte PQ-Zeit), zum QRS-Komplex in den Abl. II, III, aVF, V_1, V_2 auf.

Neuere Untersuchungen haben gezeigt, daß der AV-Knoten keine Schrittmacherzellen besitzt, sondern daß diese lediglich im Übergang vom AV-Knoten zum angrenzenden unteren Vorhofbereich (AN-Region) einschließlich des Koronarsinusknoten (der entwicklungsgeschichtlich vom linksseitigen Sinusknoten abstammt), am Übergang vom AV-Knoten zum His-Bündel (NH-Region) und im His-Bündel selbst vorkommen. Im angloamerikanischen Schrifttum ist deshalb die Bezeichnung AV-Rhythmus durch »*AV-junctional-Rhythmus*« ersetzt. Die His-Bündel-Elektrographie hat es wahrscheinlich gemacht, daß der obere AV-Knoten-Rhythmus häufig ein Sinus-coronarius-Rhythmus oder ein linksatrialer Rhythmus ist. Der mittlere und untere AV-Knoten-Rhythmus entsteht meist in der NH-Region oder im His-Bündel. Ob die Vorhofaktionen dem QRS-Komplex vorausgehen, mit ihm zusammenfallen oder ihm folgen, ist weniger durch die anatomische Lage des ektopen Erregungsbildungszentrums als durch das Verhältnis der anterograden zur retrograden Erregungsleitungszeit bestimmt. So kann das Bild eines oberen Knotenrhythmus mit den den QRS-Komplexen vorausgehenden P-Zacken auch dadurch zustandekommen, daß eine vom distalen Anteil des AV-Knotens ausgehende Erregung bei gleichzeitig bestehender distaler Leitungsverzögerung im ventrikulären ELS die Vorhöfe rückläufig schneller erreicht als das Kammermyokard. Umgekehrt kann das Bild einer unteren Knotenaktion mit dem QRS-Komplex nachfolgenden P-Zacken dadurch zustande kommen, daß bei einer Erregungsbildung im oberen AV-Knoten die Vorwärtsleistung rascher erfolgt als die rückläufige Erregungsleitung zu den Vorhöfen.

ββ) **Ektopes Erregungsbildungszentrum im linken Vorhof**

(1) Linksatrialer superior Vorhofrhythmus:

(a) Anteriores Erregungsbildungszentrum: Die Erregungsbildung erfolgt in Schrittmacherzellen des oberen linken Vorhofs. Die Richtung des Hauptsummationsvektors der Vorhofdepolarisation zeigt von links oben vorn nach rechts hinten unten (Abb. 245).

2. Heterotope Erregungsbildungsstörungen

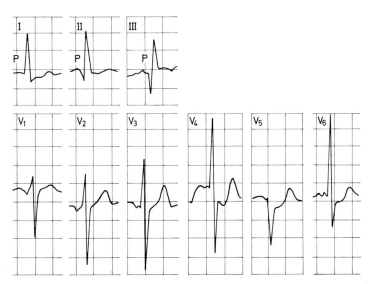

Abb. 245. Linksatrialer anteriorer superiorer Vorhofrhythmus:
Positive P-Zacken in Abl. I–III.
Negative P-Zacken in Abl. V_1–V_6.
Bei Schreibung von Abl. I–III als Sinusrhythmus fehlgedeutet.

EKG: Abl. (I) II, aVL: Positives P, gegebenenfalls mäßiggradig deformiert. Abl. V_1–V_6: Negatives P bzw. negatives P ausschließlich in V_5 und V_6. PQ-Zeit: Meist verkürzt ($\leq$ 0,12 sec).

(b) Posteriores Erregungsbildungszentrum: Die Erregungsbildung geht wahrscheinlich von Schrittmacherzellen in Nähe der Einmündungsstellen der oberen Lungenvenen aus. Die Richtung des Hauptsummationsvektors der Vorhofdepolarisation zeigt von links oben hinten nach rechts unten vorn.

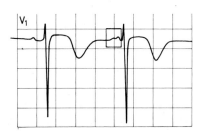

Abb. 246. P-dome-and-dart. Träg positiv beginnendes P mit nachfolgender Spitze (modifiziert nach L. SCHAMROTH). Diese Form der P-Zacke weist auf einen linksatrialen Rhythmus hin.

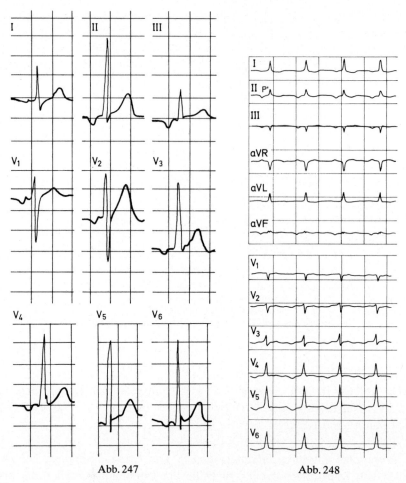

Abb. 247. Linksatrialer anteriorer inferiorer Vorhofrhythmus: Negative P-Zacken in Abl. I–III, V_1–V_6.

Abb. 248. Linksatrialer anteriorer inferiorer Vorhofrhythmus: Negative P-Zacken in Abl. (I), II, III, V_1–V_6.

EKG: Abl. (I) II, aVL: Positives, mäßiggradig deformiertes P. Abl. V_1, V_2 (V_3): Dome-and-dart-P-Wellen (initial träg positive P-Zacke, die in eine positive Spitze übergeht) (Abb. 246). Abl. V_5, V_6: Negatives P.

(2) Linksatrialer inferiorer Vorhofrhythmus:

(a) Anteriores Erregungsbildungszentrum: Die ektope Erregungsbildung erfolgt in den Schrittmacherzellen des anterioren linken Vorhofs, gegebenenfalls aus dem Bereich des Atrioventrikularringes. Die Richtung des Hauptsummationsvektors

der Vorhofdepolarisation zeigt von links unten vorn nach rechts hinten oben, was zu einer *retrograden Vorhofdepolarisation* führt. Dies spiegelt sich elektrokardiographisch in folgenden P-Zacken-Veränderungen wieder (Abb. 247, 248):

EKG: Abl. II, III, aVL: Negatives P. Abl. V_1–V_6: Negatives P bzw. ausschließlich negatives P in V_6. PQ-Zeit $\leqq$ 0,12 sec.

(b) Posteriores Erregungsbildungszentrum: Die von den Schrittmacherzellen an der Einmündungsstelle der inferioren Lungenvenen ausgehende Erregung führt zu einer *retrograden Vorhoferregung*. Die Richtung des Hauptsummationsvektors der Vorhofdepolarisation zeigt von links unten hinten nach rechts oben vorn (Abb. 249).

EKG: Abl. II, III, aVL: Negatives P.
Abl. V_1, V_2: Dome-and-dart-P-Zacken.
Abl. V_6: Negative P-Zacke.
PQ-Zeit $\geqq$ 0,12 sec.

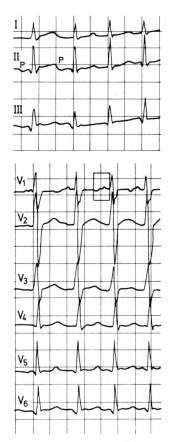

Abb. 249. Linksatrialer posteriorer inferiorer Vorhofrhythmus: Negatives P in II und III, typische »dome and dart«-P-Zacke in V_1.

Die *Form der P-Zacke (P'-Zacke) ektoper Vorhofrhythmen* kann entsprechend der normalen P-Zacke durch hämodynamische und nervöse Einflüsse variiert werden. Sie kann mit atrialen und ventrikulären Erregungsleitungsstörungen verknüpft sein. Ist die ventrikuläre Erregungsausbreitung durch Schädigung des ELS verlangsamt, ist der der ektopen P-Zacke folgende QRS-Komplex nicht normal (supraventrikulär) konfiguriert, sondern als Ausdruck der gestörten intraventrikulären Erregungsausbreitung schenkelblockartig deformiert. Wenn eine Vorhofhypertrophie mit oder ohne intraatriale Erregungsleitungsstörung vorliegt, kann das ektope P überhöht und verbreitert sein.

Beispiel: Tiefes und spitz-negatives P in II, III, aVF, PQ-Zeit $\leq$ 0,12 sec bei vermehrter rechter Vorhofbelastung.

Superiore, rechtsatriale Vorhofrhythmen und *superiore linksatriale* Vorhofrhythmen haben ein positives P in Abl. (I), II und III. *Inferiore rechtsatriale* Vorhofrhythmen und *inferiore linksatriale* Vorhofrhythmen gehen mit einem negativen P in Abl. (I), II, und III einher. Sie werden als *Low-atrial-Rhythmen* zusammengefaßt. Die weitere Differenzierung gelingt durch die Brustwandableitungen (Tab. 17).

Als *Merksatz für die Differentialdiagnose der Ortsbestimmung eines ektopen Vorhofrhythmus* kann gelten: Eine negative P-Zacke in den Abl. II u. III weist auf eine retrograde Vorhoferregung von einem tiefgelegenen Zentrum im rechten oder linken Vorhof hin.

In den Brustwandableitungen tritt die negative P-Zacke in den Ableitungen auf, die den Erregungsursprung erfassen, so bei rechtsatrialen Vorhofrhythmen in den Rechtsherzableitungen V_1–V_2, bei linksatrialen Vorhofrhythmen in den Linksherzableitungen V_5 und V_6.

Ein linksatrialer Vorhofrhythmus ist nur dann bewiesen, wenn in Ableitung V_1, eine sog. »dome and dart«-P-Form, d. h. ein träg positiv beginnendes P mit nachfolgender positiver Spitze nachweisbar ist (Abb. 246).

Einschränkend zur Differentialdiagnose inferiorer Vorhofrhythmen muß gesagt werden, daß die Lage des linken Vorhofs nicht so sehr links, sondern hinter dem rechten Vorhof ist. Unter dieser Voraussetzung sind auch negative P-Zacken in einem inferioren rechtsatrialen Rhythmus in den linkspräkordialen Brustwandableitungen V_5, V_6 zu erwarten.

Negative P-Zacken in Abl. V_5, V_6 bedeuten dann lediglich, daß die P-Vektoren von diesen Ableitungen weggerichtet sind. Von einigen Autoren wurde deshalb vorgeschlagen, die inferioren rechts- und linksatrialen Vorhofrhythmen als *»low-atrial«-Rhythmen* zusammenzufassen.

Auch das Heranziehen der PQ-Zeit zur Differentialdiagnose ektoper Vorhofrhythmen, so die Abgrenzung des Sinus-coronarius-Rhythmus vom oberen AV-Knoten-Rhythmus, ist nicht unwidersprochen geblieben. Es wird eingewandt, daß die Dauer der PQ-Zeit nicht nur von der Lage des Erregungsbildungszentrums zum AV-Knoten, sondern im gleichen Ausmaß von der Leitungsgeschwindigkeit der Erregungsleitung abhängt.

Tab. 17. Differentialdiagnose ektoper Vorhofrhythmen.

		Form der P-Zacke		
		Abl. II	Abl. $V_{1,2}$	Abl. $V_{5,6}$
Rechtsatriale Rhythmen	Superior	pos.	neg.	pos.
	Inferior (AV-Rhythmen)	neg.	neg.	pos.
Linksatriale Rhythmen	Superior anterior	pos.	neg.	neg.
	Superior posterior	pos.	dome and dart	neg.
	Inferior anterior	neg.	evtl. neg.	neg.
	Inferior posterior	neg.	dome and dart	neg.

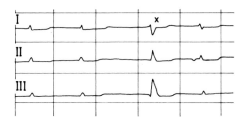

Abb. 250. Kammerersatzsystole, ausgehend vom linken Ventrikel. Sinusrhythmus, Frequenz 75/min; kurzfristig auftretender Sinusarrest von 1600 msec, der durch eine ventrikuläre Ersatzsystole (x) überbrückt wird.

Vorkommen und **klinische Wertigkeit:** Die passiven ektopen Vorhofrhythmen werden gehäuft bei Patienten mit vegetativer Stigmatisation, bei ausgeprägter Vagotonie (Sportler, guter Trainingszustand) beobachtet. Sie sind meist ein Zufallsbefund. Ein Schrittmacherwechsel kann auch durch vagale Maßnahmen wie Karotissinusdruck, Bulbusdruck oder Valsalva-Preßversuch erreicht werden. Organische Herzkrankheiten wie Myokarditis, koronare Herzerkrankung, Erkrankungen die zu einer Überlastung des linken oder rechten Vorhofs führen (kongenitale Vitien, Vorhofseptumdefekt vom Sekundum- und/oder Primumtyp) sollten ausgeschlossen werden. Ein Sinusknotensyndrom ist in Betracht zu ziehen.

Therapiehinweise: Nach Grundleiden.

β) Passive Heterotopie tertiärer Zentren

αα) **Kammerersatzsystolen**

Springt ein tertiäres, ventrikuläres Automatiezentrum bei schwacher sekundärer Automatie für einen Schlag ein, so spricht man von einer Kammerersatzsystole.

EKG: Kammerersatzsystolen zeigen deformierte Kammerkomplexe. Liegt das Tertiärzentrum im linken Ventrikel, so entsteht das Bild eines Rechtsschenkelblocks, liegt es im rechten Ventrikel, das Bild eines Linksschenkelblocks (Weitere Differenzierung s. ventrikuläre Extrasystolen, S. 372, 583) (Abb. 250).

Vorkommen: Bei geschädigten Herzen (entzündlich, toxisch, degenerativ).

Therapievorschlag: Nach Grundleiden.

ββ) **Kammerersatzrhythmen**

Nach Ausfall primärer und sekundärer Zentren übernehmen tertiäre Automatiezentren in den Kammern die Schrittmacherfunktion. Die typische *Frequenz* dieser Kammerersatzrhythmen liegt *um 40/min*.

Kammerersatzrhythmen treten nach einer relativ langen *präautomatischen Pause* (Zeit bis zum Einsetzen eines Ersatzschlages bzw. eines Ersatzrhythmus)

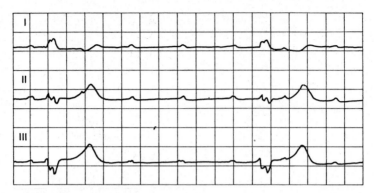

Abb. 251. Kammerersatzrhythmus bei totalem AV-Block. Frequenz der Vorhöfe (Sinusrhythmus) 104/min, Frequenz des Kammerersatzrhythmus 26/min. Ersatzzentrum im rechten Tawara-Schenkel lokalisiert.

auf. Klinisch äußert sich die präautomatische Pause dadurch häufig durch Schwindelerscheinungen mit nachfolgendem plötzlichen Blutandrang zum Kopf.

EKG: Es treten verbreiterte und deformierte QRS-Komplexe auf (Abb. 251).

Liegt der Ursprung der Heterotopie im Bereich der rechten Kammer, so wird der linke Ventrikel auf myokardialem Wege verspätet aktiviert, und es entsteht das Bild des Linksschenkelblockes. Das Bild des Rechtsschenkelblockes weist auf den Ursprung der Kammerautomatie im linken Ventrikel hin (Weitere Differenzierung s. ventrikuläre Extrasystolen, S. 372).

Liegt das Automatiezentrum in der Arbeitsmuskulatur oder im peripheren Purkinjeschen Fasernetz, so treten *Herzfrequenzen* um *20/min* mit stark verbreitertem und verformtem QRS-Komplex auf (meist instabiler Rhythmus).

Sonderform: Eine Sonderform der Kammerersatzrhythmen ist der Bündelstammersatzrhythmus. Die Ektopie entspringt unterhalb der Aufteilung des Hisschen Bündels. Die *Frequenz* dieses Kammerersatzrhythmus liegt *um 40/min*.

EKG: Die QRS-Komplexe sind nur unwesentlich deformiert, da die Erregung weiter dem spezifischen ELS folgt. Zusätzlich findet sich eine bifaszikuläre Blockierung in folgenden Kombinationen:

Unvollständiger Linksschenkelblock.
Unvollständiger Rechtsschenkelblock + linksanteriorer Hemiblock.
Unvollständiger Rechtsschenkelblock + linksposteriorer Hemiblock.
(Weiteres s. S. 372, 583: ventrikuläre Extrasystolen.)

Vorkommen und klinische Wertigkeit: Bei erheblichen organischen Schädigungen des Herzens (Koronare Herzkrankheit, Herzinfarkt, Myokarditis). Bei Digitalisüberdosierung, Überdosierung von Antiarrhythmika.

Therapiehinweise: Nach Grundleiden. Vorsicht mit Digitalis (Möglichkeit des Herzstillstandes).

Eine temporäre bzw. permanente Schrittmachertherapie ist meist nicht zu umgehen.

γ) Wandernder Schrittmacher

Ein Wechsel zwischen dem nomotopen Schrittmacher (Sinusknoten) und dem heterotopen Ersatzschrittmacher (z. B. im Vorhof und/oder im AV-Knoten) kann periodisch erfolgen und führt zum Bilde des wandernden Schrittmachers (s. Abb. 77).

αα) **Wandernder Schrittmacher im Sinusknoten**

Zeigt sich eine Formänderung einer positiven P-Zacke von Schlag zu Schlag bei konstantem PQ-Intervall, darf ein wandernder Schrittmacher im Sinusknoten angenommen werden. Häufig liegt eine respiratorische Sinusarrhythmie zugrunde (s. S. 334).

ββ) **Wandernder Schrittmacher zwischen Sinusknoten und AV-Knoten**

Ein Wechsel zwischen dem nomotopen Schrittmacher Sinusknoten und einem heterotopen Ersatzschrittmacher im Vorhof- oder im AV-Knoten-Bereich findet sich nicht selten bei vegetativ labilen Personen. Bei verstärkter Vaguseinwirkung wird der AV-Knoten zum Schrittmacher, bei nachlassender Vaguseinwirkung nimmt der Sinusknoten seine Schrittmacherfunktion wieder auf (s. Abb. 77, 78).

EKG (Abb. 252): Es wechseln *anterograde* (positive) und, je nach Lage des Ersatzschrittmachers, positiv deformierte oder *retrograde* (negative) P-Zacken. Je weiter das heterotope Automatiezentrum vom Sinusknoten entfernt ist, desto langsamer ist die Frequenz, desto stärker ist die P-Zacke verändert, und um so kürzer wird die PQ-Zeit. Es entsteht ein arrhythmisches Kurvenbild mit wechselnder Formänderung der P-Zacken. *Differentialdiagnostisch* sind polytope supra-

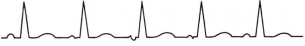

Abb. 252. Schrittmacherwechsel vom Sinusknoten zu einem schnelleren heterotopen Erregungsbildungszentrum im Vorhofbereich.

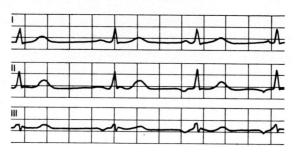

Abb. 253. Schrittmacherwechsel vom Sinus- zum oberen AV-Knoten.

ventrikuläre Ersatzsystolen abzugrenzen. Bei einem wandernden Schrittmacher zwischen Sinus- und AV-Knoten können auch Vorhofkombinationssystolen auftreten, wenn das heterotope Ersatzzentrum, z. B. im AV-Knoten, zur gleichen Zeit eine Erregungswelle abgibt, so daß der Vorhof zum Teil retrograd und zum Teil anterograd erregt wird. Formkritisch sind diese P-Zacken kleiner als die positiven oder negativen P-Zacken. Auch sind sie nicht selten biphasisch oder isoelektrisch (Abb. 253).

Vorkommen und Therapie: Vegetative Labilität. Eine spezielle Therapie ist nicht erforderlich, da keine wesentlichen hämodynamischen Auswirkungen bestehen. Es sollte eine Behandlung der vegetativen Labilität erfolgen.

γγ) **Wandernder Schrittmacher im AV-Knoten**
Bei einem AV-Knoten-Ersatzrhythmus (s. S. 339) kann es, da der AV-Knoten im Gegensatz zum ventrikulären ELS auch durch den N. vagus kontrolliert wird, durch vagale, aber auch durch medikamentöse Einflüsse (z. B. Chinidin) dazu kommen, daß eine Form des AV-Rhythmus in eine andere übergeht. Negative, dem QRS-Komplex vorausgehende, nicht nachweisbare oder negative dem QRS-Komplex folgende P-Zacken wechseln miteinander ab.

Therapie: Nach Grundleiden.

Differentialdiagnostisch sind von einem wandernden Schrittmacher abzugrenzen:
(a) Respiratorische Formänderung der P-Zacke
(b) Wechselnde P-Zacke nach Extrasystolen
(c) Kombinationssystolen
(d) Herzrhythmusstörungen.

Zu (a) Respiratorische Formänderung der P-Zacke:
Tiefe Inspiration führt zu einer Abflachung, tiefe Exspiration zu einer Überhöhung normal positiver P-Zacken. Die respiratorische Formänderung der P-Zacken während der Atemphase ist durch ein Wandern des Schrittmachers im Sinusknoten bedingt. Sie darf nicht mit einem wandernden Schrittmacher zwischen Sinus- und AV-Knoten verwechselt werden. Die Differentialdiagnose gelingt durch ein EKG in tiefer In- und Exspiration (s. S. 334: Respiratorische Sinusarrhythmie).

Zu (b) Wechselnde P-Zacken nach Extrasystolen:
In seltenen Fällen zeigt sich nach einer vorausgegangenen Extrasystolie eine Verbreitung und Abflachung der P-Zacke der nachfolgenden normalen Vorhofaktion. Dies kann auf eine aberrierende intraatriale Leitungsstörung (s. S. 419: Aberrierende Leitung) zurückzuführen sein.

Zu (c) Vorhoffusionssystolen:
Eine Formänderung der P-Zacke wird auch bei Vorhofkombinationssystolen beobachtet. Diese treten gehäuft bei der supraventrikulären Parasystolie (s. S. 479), bei ventrikulärer Parasystolie mit retrograder AV-Leitung sowie bei der inkompletten AV-Dissoziation (atrial capture beats) auf. Formkritisch ist die Amplitude dieser P-Zacken kleiner als die nachweisbaren positiven oder negativen P-Zacken. Auch sind sie nicht selten biphasisch oder isoelektrisch (s. S. 416).

Zu (d) Herzrhythmusstörungen:
Eine Formänderung der P-Zacke wird auch bei folgenden Herzrhythmusstörungen beobachtet: supraventrikuläre Extrasystolie, supraventrikuläre Parasystolie, AV-Knoten-Extrasystolie, AV-Knoten-Parasystolie; supraventrikuläre Doppeltachykardie, elektrischer Alternans, Vorhofdissoziation.

Das elektrokardiographische Bild wird durch die jeweilige Rhythmusstörung geprägt. Die Formänderung der P-Zacke wird deshalb an entsprechender Stelle mit beschrieben.

b) Aktive Heterotopie

Eine aktive Heterotopie entsteht dann, wenn eine ektope Erregungsbildung zur vorzeitigen Herzerregung führt. Dabei kann eine aktive Heterotopie entweder eine einzige heterotope Erregung oder einen heterotopen Rhythmus hervorrufen, dessen Automatiefrequenz vorübergehend oder dauernd diejenige des Sinusknoten übertrifft. Für eine als aktive Heterotopie in Erscheinung tretende Herzrhythmusstörung werden folgende *Mechanismen* diskutiert:

α) Gesteigerte Automatie (beschleunigte diastolische Depolarisation) (Fokus-Genese).
β) Fokale Reexzitation.
γ) Reentry-Mechanismus.

α) Gesteigerte Automatie

Die Theorie einer abnorm gesteigerten automatischen Erregungsbildung, ausgehend vom sekundären oder tertiären Erregungsbildungszentrum, erklärt eine aktive Heterotopie durch die jeweilige Bildung einer neuen Erregung. Heterotope Tachykardien sind als Aufeinanderfolge von Extrasystolen zu verstehen.

Elektrophysiologisch unterscheiden sich die Schrittmacherzellen des Herzens von den übrigen Herzmuskelfasern durch die spontan einsetzende, langsame diastolische Depolarisation (s. S. 12). Erreicht diese das Reizschwellenpotential, wird eine neue Erregung ausgelöst. Je steiler die diastolische Depolarisation einer Schrittmacherzelle erfolgt, um so schneller wird das Reizschwellenpotential erreicht, um so höher liegt die Entladungsfrequenz des betreffenden Automatiezentrums. Im *Normalfall* trifft dies für den Sinusknoten zu, er ist der primäre (nomotope) Schrittmacher des Herzens. Unter *pathologischen Bedingungen* (z. B. Ausschüttung von Adrenalin und Noradrenalin, lokale Ischämie oder Hypoxie, pH-Veränderungen infolge einer Zunahme des CO_2-Partialdrucks, Abnahme der extrazellulären Konzentration von Calcium oder Kalium, Digitalisintoxikation und vor allem eine Digitaliswirkung bei gleichzeitiger Verarmung des Herzmuskels an Kalium) kann es zu einer Versteilerung der langsamen diastolischen Depolarisation sekundärer und tertiärer Erregungsbildungszentren kommen mit konsekutiver Steigerung ihrer Automatie. Meist tritt gleichzeitig eine Herabsetzung der Automatiefrequenz des Sinusknotens, eine Erniedrigung des Reizschwellenpotentials sowie eine relative Erhöhung des Membranruhepotentials hinzu. Die Kombination der genannten Mechanismen führt zu einem Überspielen des primären Schrittmachers, entweder für eine einzige *heterotope Erregung (Extrasystole),* oder es entsteht ein *heterotoper Rhythmus.* Übergänge zum Reentry-Mechanismus sind fließend.

β) Fokale Reexzitation (Wiedererregung)

Folgende Mechanismen der Reizbildung, die von allen Herzzellen ausgehen können, sind auch als Ursache einer aktiven Heterotopie in Betracht zu ziehen:

a) Diastolische Nachpotentiale,
b) Inhomogen verlängerte Repolarisation.

(a) Diastolische Nachpotentiale:
Bei Vergiftungen der Herzmuskelfasern mit Glykosiden und bei Sauerstoffmangel treten diastolische Nachpotentiale auf, die auf den Repolarisationsvorgang folgen. Sind diese diastolischen Potentiale groß genug, um das Reizschwellenpotential einer wiedererregbaren Zelle zu erreichen, so kann von dieser ein neuer Impuls ausgehen, was schließlich über die Depolarisation der jeweiligen Nachbarzellen zur Erregung des ganzen Herzens führt.

(b) Inhomogen verlängerte Repolarisation:
Bei pathologischen Zuständen, z. B. ischämischen oder entzündlichen Erkrankungen des Herzens, kann es vorübergehend zu einer inhomogenen verlängerten Repolarisation kommen.

Im Gegensatz zur gleichmäßig verlängerten Repolarisation, z. B. bei der Hypokalzämie, weisen bei der inhomogenen verlängerten Repolarisation einige Myokardareale eine abnorm lange Repolarisationsdauer im Vergleich zur Hauptmasse des Herzens auf.

Dies führt zu erheblichen Potentialdifferenzen und zum Auftreten eines Stromflusses entsprechend eines *Verletzungsstroms (Ausgleichsstrom).* Es kann sein, daß eine voll repolarisierte Faser von dem Strom der ihr anliegenden Faser, die eine längere Repolarisationsdauer hat, vorzeitig depolarisiert wird und Anlaß zu einer vorzeitigen Erregung des gesamten Herzens gibt.

Der Unterschied zwischen Wiedererregung und Wiedereintritt (Reentry) besteht darin, daß beim Wiedereintritt immer eine Bahn durchlaufen wird. Für das Zustandekommen spielt daher neben der Refraktärzeit auch die Leitungsgeschwindigkeit eine wichtige Rolle. Demgegenüber startet bei der Wiedererregung das Aktionspotential von einer umschriebenen Stelle, die Leitungsgeschwindigkeit hat für die Auslösung keine entscheidende Bedeutung. Die Übergänge zwischen Wiedererregung und Mikro-Reentry (Wiedereintritt) sind fließend.

γ) Reentry-(Wiedereintritts-)Mechanismus

Die Theorie eines Reentry-(Wiedereintritts-)Mechanismus führt eine aktive Heterotopie auf den *nochmaligen (Extrasystole)* oder *wiederholten Umlauf (heterotoper Rhythmus)* einer vorhergehenden Erregung zurück.

Damit eine kreisende Erregung eintreten kann, müssen folgende Bedingungen erfüllt sein:

(a) Myokardareale mit unterschiedlichen Refraktärzeiten und Leitungseigenschaften müssen vorhanden sein, eine *Erregungsleitung in anterograder und retrogra-*

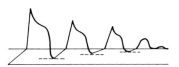

Abb. 254. Decremental conduction (verebbende Erregungsleitung) (nach M. J. GOLDMANN). Der Mechanismus der verebbenden Erregungsleitung kann durch Ionenverschiebungen an geschädigten Zellmembranen erklärt werden. Eine Verminderung der intrazellulären K^+-Ionen-Konzentration infolge Membranschädigung bedingt einen verminderten K^+-Ionen-Efflux aus der Zelle. Dies führt zu einer Verminderung des Membranruhepotentials und dadurch zu einer Abnahme der Anstiegssteilheit und Amplitude der Phase 0. Dies bedingt eine progressive Leitungsverzögerung und führt schließlich zum Block.

der Richtung muß möglich sein. Diese Bedingungen werden vom Erregungsleitungssystem erfüllt. Die »parallel« verlaufenden Faszikel des atrialen und ventrikulären ELS haben verschiedene Refraktärzeiten und unterschiedliche Erregungsleitungsgeschwindigkeiten. Eine Erregungsleitung in anterograder und retrograder Richtung ist möglich. Es besteht somit eine *anatomische und funktionelle Dissoziation der Erregungsleitung.* Das gleiche gilt für die akzessorischen Bahnen wie: Kent-Bündel, James-Bündel, Mahaim-Faser. Auch wird diese Bedingung zum Entstehen eines Reentry-Kreises in den myokardialen Stellen erfüllt, in denen die Erregung von einem Gewebe in ein anderes Gewebe mit unterschiedlicher Leitungsgeschwindigkeit übergeht: sinoatriale und atrioventrikuläre Verbindung (AV-Knoten), Übergang von den Purkinje-Fasern auf das Arbeitsmyokard (sog. *periphere Gates*). In den Purkinje-Fasern kommt es insbesondere bei ischämischen und entzündlichen Myokarderkrankungen zu einer Dissoziation der Erregungsleitung.

(b) **Unidirektionaler Block:** Unter unidirektionalem Block wird die *Aufhebung der Leitfähigkeit im spezifischen Gewebe nur in einer Richtung* verstanden. Bei einem *anterograden unidirektionalen Block* ist es der Erregungswelle nur möglich, dieses Myokardareal retrograd, bei einem *retrograden unidirektionalen Block* nur anterograd zu durchlaufen. Ist der unidirektionale Block *unvollständig,* so bewirkt er eine Verzögerung der Erregungsleitung infolge einer von Zelle zu Zelle zunehmenden Minderung des Aktionspotentials *(decremental conduction)* (Abb. 254).

(c) **Slow conduction:** Darunter wird eine verzögerte Leitung der Erregungswelle in den übrigen, am Erregungskreis beteiligten Strukturen verstanden. Die Verzögerung ist notwendig, um eine Wiedererregbarkeit des Myokards am Ausgangspunkt durch die gleiche Erregungswelle zu ermöglichen.

Eine **heterotope Tachykardie** entsteht, wenn die Laufzeit der Erregungswelle in der eingeschlagenen Kreisbahn *länger ist als die Refraktärzeit des gemeinsamen Leitungsweges.* Leitungsgeschwindigkeit und Leitungsverzögerung müssen genau aufeinander abgestimmt sein. Prinzipiell muß während einer sich selbst unterhaltenden Kreiserregung eine sog. *»erregbare Lücke«* bestehen bleiben, d. h., die Zeit, die die Erregungswelle benötigt, um die am Reentry beteiligten Strukturen zu durchlaufen, muß länger sein als die Refraktärzeit in jedem einzelnen Teil des Erregungs-Kreises, so daß die Erregungsfront stets auf depolarisierbares Gewebe trifft. Die *Frequenz* der entstehenden heterotopen Tachykardie entspricht der Summe der Laufzeiten der Erregungswelle in den einzelnen, am Reentry beteiligten Strukturen. Ist die Leitungsverzögerung im Erregungskreis im Vergleich zur Leitungsgeschwindigkeit zu groß (es besteht keine erregbare Lücke), wird die Erregung entweder ausgelöscht *(decremental conduction)* oder sie endet mit einer *Extrasystole.*

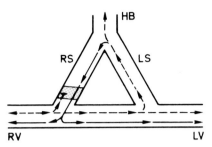

Abb. 255. Entstehungsmechanismus der spontanen ventrikulären Extrasystolen. Hissche Brücke (HB) rechter (RS) und linker Tawara-Schenkel (LS), rechter (RV) und linker Ventrikel (LV). Ein während der relativen Refraktärzeit der rechten Kammer ausgelöster vorzeitiger Stimulationsimpuls kann den rechten Kammerschenkel (RS) nicht retrograd aktivieren, da dieser sich noch in der Phase der absoluten Refraktärzeit befindet. Der Impuls wird langsam durch das Kammerseptum geleitet (unterbrochene Linie) und erreicht den linken Kammerschenkel außerhalb der absoluten Refraktärzeit. Die retrograde Erregungsleitung bis zur Hisschen Brücke wird so lange verzögert, daß der Impuls anschließend anterograd (ausgezogene Linie) über den inzwischen erholten rechten Schenkel die rechte Kammer erneut erregen kann. Die Darstellung erfolgte in Anlehnung an SCHMITT und ERLANGER.

Ein **Makro-Reentry** liegt vor, wenn sich die Kreiserregung auf einer großen Umlaufbahn bewegt und dabei die Faszikel des atrialen, des ventrikulären ELS mit oder *ohne Einbeziehung der akzessorischen Bahnen* beansprucht. Folgende Möglichkeit von Erregungskreisen in räumlich größeren Bezirken ist topographisch anatomisch möglich: *intraatrial, intraventrikulär, atrioventrikulär.*

Ein **Mikro-Reentry** liegt vor, wenn sich die Kreiserregung in kleinen, lokal begrenzten Arealen der *peripheren Purkinje-Fasern* abspielt.

Die schematische Darstellung in Abb. 255 verdeutlicht einen Reentry-Kreis. Im Netzwerk des intraventrikulären Purkinje-Faser-Systems findet sich ein Areal einer umschriebenen Leitungsverzögerung. Eine vom Sinusknoten ausgehende Erregungswelle findet diesen Bezirk noch im Zustand der Refraktärität von der vorausgehenden Kammeraktion vor und kann ihn nicht passieren (unidirektionaler Block). Sie breitet sich über andere normal leitende Purkinje-Fasern weiter aus und depolarisiert das gesamte Myokard. Währenddessen erlangt das erkrankte Segment seine Erregbarkeit wieder und kann jetzt auf retrogradem Wege die ursprünglich vom Sinusknoten kommende Erregungswelle langsam passieren lassen *(slow conduction)*. Die so verlangsamte Erregung erreicht den Ausgangspunkt mit einer derartigen Verspätung, daß das schon einmal erregte Leitungsgewebe genügend Zeit hatte, sich zu repolarisieren. Die Erregung kann dann erneut geleitet werden, d. h., es entsteht eine *zweite Kammeraktion.*

Das *Kopplungsintervall* der so entstehenden Extrasystole wird bestimmt von den anatomischen Ausdehnungen und den elektrophysiologischen Eigenschaften des Reentry-Kreises.

Auch kann die Erregungswelle, wenn die entsprechenden Bedingungen erfüllt sind, die eingeschlagene Kreisbahn *mehrmals* durchlaufen. Es resultiert ein *tachykarder Kammereigenrhythmus*. Die Beendigung eines Reentry-Mechanismus setzt ebenfalls eine Veränderung der Leitungseigenschaften der beteiligten Strukturen voraus.

Es muß *Ziel der Therapie sein, die sog. erregbare Lücke zu schließen*. Prinzipiell kommt es darauf an, die Refraktärzeiten (Erholungszeiten) der beteiligten Bahnen so zu verändern, daß die Erregungswelle einen Abschnitt des Erregungskreises innerhalb seiner absoluten Refraktärperiode vorfindet. Dies kann durch zwei Alternativmöglichkeiten geschehen:

a) Die Refraktärität wird in Teilen des Erregungskreises so verändert, daß aus einem unidirektionalen ein bidirektionaler Block wird und ein Wiedereintritt dadurch verhindert wird.

Verschiedene Pharmaka (Antiarrhythmika) sowie unterschiedliche Stimulationsverfahren, wie Overdriving, zeitlich richtig einfallende Einzel- und Doppelstimuli wirken hier entsprechend.

b) Der unidirektionale Block wird durch pharmakologische Maßnahmen vermindert bzw. beseitigt: Substanzen mit positiv dromotoper Wirkung sind in der Lage, eine kreisende Erregung zu unterbrechen, wenn es gelingt, einen Teil des Reentry-Kreises so schnell zu machen, daß die Erregungsfront auf refraktäres Gewebe trifft. Dieser Mechanismus ist bei der paradox erscheinenden Wirkung von Orciprenalin bei Kammertachykardien zu diskutieren; auch findet die gute Wirksamkeit des leitungsverbessernden Xylocain und Diphenylhydantoin in der Behandlung ventrikulärer Tachykardien so ihre Erklärung.

Da sich nicht nur funktionelle, sondern auch anatomisch abgrenzbare Strukturen (Präexzitationssyndrom, einige ventrikuläre Tachykardien, z. B. bidirektionale Tachykardien!) in einem Reentry-Kreis nachweisen lassen, ist darin die chirurgische Basis für eine Zerstörung eines Reentry-Kreises gegeben.

Ein Wiedereintritt (Reentry-)Mechanismus wird durch folgende Gegebenheiten begünstigt:
1. Verlängerung der Leitungswege (Dilatation, Narben, ektopische Erregungsbildung),
2. Verkürzung der Refraktärperiode (Hyperkalzämie, O_2-Mangel, Digitalisintoxikation),
3. Verminderung der Leitungsgeschwindigkeit (slow conduction, unidirektionaler Block) (Erniedrigung des Ruhemembranpotentials, Gabe von Antiarrhythmika mit vorwiegender Verlängerung der HV-Zeit).

Zu (1): Eine anatomische Verlängerung der Leitungswege findet sich bei einer Dilatation des Herzens sowie bei Narben. Funktionell werden die Leitungswege länger bei ektopischer Erregungsbildung. Bei der normalen Erregungsausbreitung wird durch das dichte Netz der Purkinje-Fasern bewirkt, daß die Erregungsstrekken im Myokard verhältnismäßig kurz bleiben. Eine ektopisch gebildete Erregung muß dagegen im Myokard, d. h. also im nicht spezifischen Erregungsleitungssystem eine lange Strecke zurücklegen, ehe sie Anschluß an das schneller leitende Erregungsleitungssystem findet. Die Bedingungen für einen Wiedereintritt sind daher bei ektopisch entstandenen Erregungen in der Regel günstiger.

Zu (2): Eine Verkürzung der Refraktärzeit wird häufig beobachtet. Praktisch jede Art von Schädigung führt auch zu einer Verkürzung der Aktionspotentialdauer und damit zu einer Verkürzung der Refraktärzeit. Im Vorhofmyokard besitzt außerdem der Vagus einen solchen Effekt.

Zu (3): Eine Verminderung der Leitungsgeschwindigkeit (slow conduction, unidirektionaler Block) kann primär vorhanden sein, meist ist sie jedoch funktionell bedingt. Sie tritt bei jeder stärkeren Erniedrigung des Ruhepotentials ein. Als funktionelle Ursachen sind zu nennen: vorzeitig einfallende Extrasystolen, elektrokardiographisch nicht nachweisbare His-Bündel-Extrasystolen, Elektrolytstoffwechselstörungen (Hyperkaliämie), O_2-Mangel, Funktionswandel des Myokards wie: Dehnung, Elektrolytverschiebung, Glykosidvergiftung. Bei Antiarrhythmika mit vorwiegender Verlängerung der HV-Zeit kann es zu einer kritischen Abnahme der Leitungsgeschwindigkeit in einzelnen Myokardarealen kommen, nicht selten ein unerwünschter Nebeneffekt (sog. Chinidin-Synkopen).

Elektrophysiologische Ursache für die Verzögerung oder das Verlöschen der Erregung ist eine zunehmende Minderung der Polarisation der Zellmembran von Zelle zu Zelle, d. h. eine mehr oder weniger stark ausgeprägte Minderung des Ruhemembranpotentials, da dieses für die Fortleitungsbedingungen einer eintreffenden Erregung entscheidend ist. Je niedriger es von einer Erregungswelle vorgefunden wird, um so langsamer wird die Erregung fortgeleitet. Unterschiede des Depolarisationszustandes und konsekutiv damit der Erregungsleitung finden sich maximal am Ende der Repolarisation, besonders wenn Areale geschädigter und gesunder Zellen in unmittelbarer Nachbarschaft zueinander liegen (inhomogen verlängerte Repolarisation). In solchen Situationen treten lokale Leitungsverzögerungen auf, die zu großen Potentialdifferenzen benachbarter Zellen und zu einer lokalen Reexzitation (Extrasystole) führen. Solche am Ende der QTU-Zeit einfallende Extrasystolen können aufgrund der zu diesem Zeitpunkt bestehenden Inhomogenität der Repolarisation in einem Teil des Myokards zu einer mehr oder weniger ausgeprägten Verzögerung der Erregungsleitung führen *(slow conduction),* während in einem anderen Teil die Erregung vollständig versickert *(unidirektionaler Block),* was die Entstehung von Reentry-Phänomenen fördert.

Der Vorgang, der die ektopische Erregungsbildung fördert und die Flimmerschwelle senkt (elektrische Instabilität am Ende der Repolarisation), schafft somit die Voraussetzung für das Kreisen einer Erregung. Für die enge Beziehung

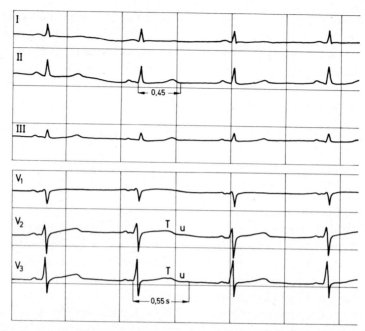

Abb. 256. Syndrom der verlängerten QT(U)-Zeit (inhomogen verlängerte Repolarisation, 34jährige Patientin). Relative QT-Zeit mit 0,45 sec, relative QTU-Zeit mit 0,55 sec deutlich verlängert.

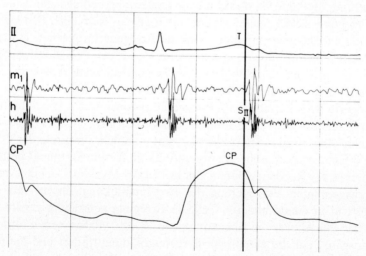

Abb. 257. Syndrom der verlängerten QT(U)-Zeit (inhomogen verlängerte Repolarisation, gleiche Patientin wie Abb. 256). Elektrische Systole länger als die mechanische Systole (Hegglin-Syndrom).

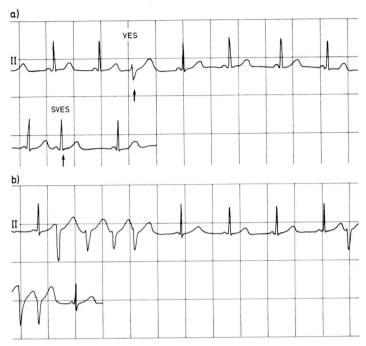

Abb. 258. Syndrom der verlängerten QT(U)-Zeit (inhomogen verlängerte Repolarisation, gleiche Patientin wie Abb. 256). Langzeit-EKG. a) Relativ spät anfallende ventrikuläre Extrasystolen (VES), keine Tachykardieauslösung. b) In die vulnerable Phase (absteigender Schenkel von T- bzw. U-Welle) fallende ventrikuläre Extrasystolen führen zu einer kurzen ventrikulären Tachykardie.

zwischen ektoper Erregungsbildung und repetitiver Entladung spricht auch die Beobachtung, daß das Kopplungsintervall von supraventrikulären und/oder ventrikulären Extrasystolen mit demjenigen des Beginns einer supraventrikulären und/oder ventrikulären Tachykardie beim gleichen Patienten übereinstimmt. Ebenso ist in diesem Zusammenhang auffällig, daß das Kopplungsintervall der vorzeitig einfallenden Extrasystole zum vorausgehenden Normalschlag und der RR-Abstand des hieraus resultierenden heterotopen Rhythmus übereinstimmt. Auch erklären diese Gegebenheiten die Lage der vulnerablen Phase, d. h. die Auslösung einer Kammertachykardie nach einer entsprechend zeitlich gebunden einfallenden Extrasystole (R-auf-T-Phänomen) (ventrikuläre Tachykardie der vulnerablen Phase) (Abb. 258).

Schließlich findet die erhöhte Neigung zu Kammertachykardien bei Erkrankungen, die mit verlängertem QTU-Intervall einhergehen, in der elektrischen Instabilität am Ende der Repolarisation (inhomogen verlängerte Repolarisation, gesteigerte ektope Erregungsbildung, Neigung zu Reentry-Mechanismen) ihre Erklärung (Abb. 256, 257, 258).

Zu nennen sind: Ebstein-Syndrom, Jervell-Lange-Nielsen-Syndrom, Erkrankungen des zentralen Nervensystems (Subarachnoidalblutungen, zerebrale Tumoren, zerebrale Infarkte, neurologische Eingriffe), kardiotoxische Medikamente (Phenothiazine, Diazepam, trizyklische Antidepressiva) (Abb. 259), Floppy-Valve-Syndrom bei vollständigem oder unvollständigem Marfan-Syndrom, Koronarsklerose mit Herzblock (sog. postsynkopales Bradykardie-Stoffwechsel-Syn-

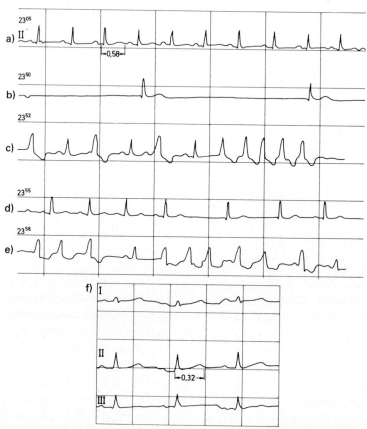

Abb. 259. Instabiler Herzrhythmus infolge der Einnahme trizyklischer Antidepressiva (Langzeit-EKG) QTU-Syndrom. a) Sinusrhythmus, Frequenz 75/min. Relative QT-Dauer mit 0,58 sec deutlich außerhalb der Frequenznorm. b) Asystolie (Sinusknotenstillstand) von 9200 msec. Einspringen eines sekundären Ersatzrhythmus aus dem AV-Knotenbereich, Frequenz um 30/min. c) Ventrikuläre Extrasystolen in Bigeminus-Form. Kopplungsintervall von 0,52 sec. Bei einer verlängerten QTU-Dauer von 0,58 sec Einfall in die sog. vulnerable Phase. Auslösung einer kurzfristigen Kammertachykardie. d) SA-Block, Mobitz Typ 1 (Wenckebach); zunehmende Verkürzung des PP-Intervalls bis zum Vorhofausfall. Die entstehende Pause ist kleiner als 2 PP. e) Kurzfristige ventrikuläre Phasen (Erklärung s. c.). f) 2 Tage nach Absetzen der trizyklischen Antidepressiva: Normal-EKG: Sinusrhythmus Frequenz 90/min, relative QT-Dauer 0,32 sec.

drom), akute Myokardhypoxie, Antiarrhythmika mit vorwiegender Verlängerung der HV-Zeit (Chinidin-Synkopen). (s. auch S. 399: Torsade de pointes).

Unter Zugrundelegung der dargelegten Pathomechanismen kann somit eine *Reentry-Genese* angenommen werden, *wenn folgende elektrokardiographische und elektrophysiologische Untersuchungsergebnisse* vorliegen:

1. Auslösen oder Beendigung einer paroxysmalen Tachykardie durch streng kopplungsgebundene induzierte oder spontan auftretende supraventrikuläre und/oder ventrikuläre Extrasystolen. Das Kopplungsintervall der Extrasystolen zum vorausgehenden Normalschlag entspricht dem RR-Intervall der resultierenden Tachykardie.
Diese Erregungen müssen nicht immer elektrokardiographisch erkennbar sein. Sie können vom Hisschen Bündel ausgehend anterograd und retrograd blockiert sein oder durch versteckte Leitung die notwendige Refraktäritätsänderung bewirken. Aus diesem Grund ist daher auch eine Einteilung paroxysmaler Tachykardien in extrasystolische Formen *(Typ Gallavardin)* und solche ohne Extrasystolen *(Typ Bouveret-Hoffmann) nicht* mehr gerechtfertigt. Der Einsatz von Schrittmachern bei besonderen Tachykardieformen hat hier seine elektrophysiologische Grundlage.

2. Nicht zeitgerecht einfallende Extrasystolen führen zu einer weniger als kompensatorischen Pause während der Tachykardie.

3. Beendigung einer supraventrikulären oder ventrikulären Tachykardie durch Brustschlag.

4. Bei supraventrikulären oder ventrikulären Tachykardien behält nach erfolgreichem Overdriving, d. h. bei Übernahme der Schrittmacherfunktion bei höherer Stimulationsfrequenz als der der vorliegenden Tachykardien, der externe Schrittmacher auch die Führung über das Herz, wenn seine Frequenz unter die ursprüngliche Kammerfrequenz herabgesetzt wird *(underdriving)*.

c) Therapeutische Konsequenzen

In Tab. 18 ist zusammengefaßt, inwieweit eine aktive heterotope Rhythmusstörung auf eine gesteigerte Automatie *(Fokusgenese)* oder auf einen *Reentry-Mechanismus* zurückzuführen ist. Diese Einteilung führt zu wichtigen therapeutischen Konsequenzen, da die Wirkungsweise antiarrhythmischer Pharmaka auf die elektrophysiologischen Eigenschaften des Myokards eine mehr oder weniger gezielte Therapie erlauben.

Beachtung verdient insbesondere die antiarrhythmische Behandlung einer Kammertachykardie. Besteht die Vermutung, daß die Tachykardie infolge einer inhomogen verlängerten Repolarisation ausgelöst, über einen Reentry-Kreis via

Tab. 18. Pathophysiologie (Fokusgenese, Reentry-Genese) heterotoper Rhythmusstörungen.

Fokusgenese (gesteigerte Automatie)	Reentry-Genese

Sinustachykardie
Vorhoftachykardie
Vorhoftachykardie mit Block
Idionodale AV-Knoten-Tachykardie
Idionodale ventrikuläre Tachykardie
Parasystolie
Parasystolische supraventrikuläre u. ventrikuläre Tachykardien
Supraventrikuläre und ventrikuläre Ersatzrhythmen
	Paroxysmale:
	– Sinustachykardie
	– Vorhoftachykardie
	– Knotentachykardie
	  a) Echotachykardie
	  b) bei LGL-Syndrom
	  c) bei WPW-Syndrom
	  d) bei Mahaim-Syndrom
	– Kammertachykardie
	– Kammerflattern (-flimmern)
	  (Torsade de pointes)
	Vorhofflattern
	Vorhofflimmern
	Bidirektionale ventrikuläre Tachykardie
	Kammerflattern
	Kammerflimmern
	Extrasystolen

His-Purkinje-Syndrom unterhalten wird, ist die große Gruppe der Antiarrhythmika *mit Vorsicht einzusetzen,* welche die Refraktärzeit allgemein und besonders im His-Purkinje-System (HV-Zeit s. S. 474) verlängern. Dies ist besonders der Fall bei Chinidin, Procainamid, Ajmalin, Aprindin, Bretyliumtosylat u. a. Unter Umständen kann durch diese Substanzen infolge weiterer Leitungsverzögerungen eine Kreiserregung unterbrochen werden, so daß eine solche Therapie fälschlich als günstig erscheint, obwohl dabei grundsätzlich die elektrische Fraktionierung des Myokards und damit die Gefahr von Kreiserregungen gesteigert wird. Bei elektrischer Inhomogenität oder Überdosierung können dadurch lebensbedrohliche ventrikuläre Tachykardien ausgelöst werden. Dagegen sind solche Antiarrhythmika *zu empfehlen,* welche im Bereich des His-Purkinje-Systems die Leitung verbessern oder zumindest unverändert lassen. Zu nennen sind: Diphenylhydantoin, Lidocain, Mexitilen, Lorcoanid, Tocoamid, Kaliumzufuhr. Auch scheint Spironolactone in solchen Fällen eine günstige Wirkung zu entfalten.

d) Einteilung der aktiven Heterotopien

Eine aktive Heterotopie kann entweder eine einzige heterotope Erregung (Extrasystole) oder einen heterotopen Rhythmus hervorrufen. Liegt das heterotope Erregungsbildungszentrum im Vorhof oder im AV-Knoten-Bereich, das heißt oberhalb der Bifurkation des Hisschen Bündels, so spricht man von einer *supraventrikulären Heterotopie,* liegt es distal der Bifurkation des Hisschen Bündels, liegt eine *ventrikuläre Heterotopie* vor.

Folgende aktive Heterotopien sind zu nennen:

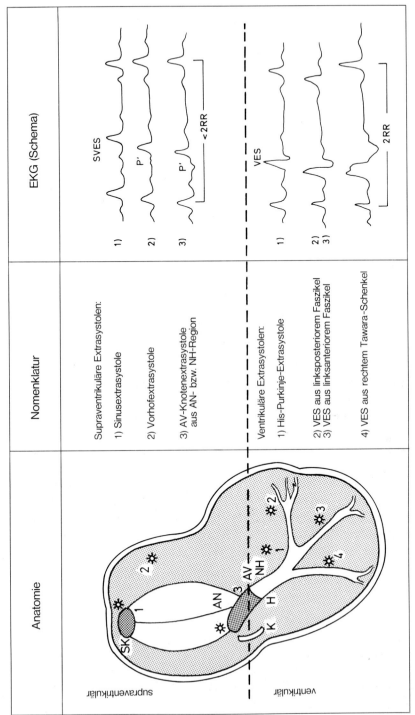

Abb. 260. Einteilung der Extrasystolen.

α) Extrasystolen:
  αα) supraventrikulär (Abb. 260)
  ββ) ventrikulär (Abb. 260)
β) Paroxysmale Tachykardien:
  αα) supraventrikulär
  ββ) ventrikulär
γ) Vorhofflattern
δ) Vorhofflimmern
ε) Kammerflattern
ς) Kammerflimmern
η) Sonderformen:
  αα) Echo-(Reziprokal-)Rhythmen
  ββ) Idionodale Tachykardien
  γγ) Bidirektionale Tachykardie
  δδ) Kombinationssystolen.

α) Extrasystolen

Entstehungsmechanismus:

1. *Gesteigerte Automatie:* Mit dieser Hypothese ist die bei monotopen, monomorphen Extrasystolen regelmäßig zu beobachtende *fixe Kopplung* schwierig zu erklären. Die fixe Kopplung wird dahingehend interpretiert, daß eine über das Herz ablaufende normale Erregung die Reizschwelle an der betreffenden Stelle des spezifischen Muskelsystems vorübergehend herabsetzt, so daß sich das zu bildende Reizmaterial vorzeitig entladen kann. Die fixe Kopplung ist an einen bestimmten wellenförmigen Verlauf der Herabsetzung der Reizschwelle gebunden, die zur betreffenden Zeit einen Tiefpunkt erreicht. Schwankungen im Grad der Herabsetzung der Reizschwelle lassen erklären, weshalb Extrasystolen nur vereinzelt nach jeder Normalerregung oder auch zu Gruppen gehäuft auftreten können. Bei der Annahme, daß sich die Eigenschaften der betreffenden Stelle ändern, ist es verständlich, daß dieselbe Erregungsbildungsstelle auch Ursprungsort einer selbständigen automatischen Tätigkeit werden kann, wie dies bei der Parasystolie vorkommt (Abb. 261).

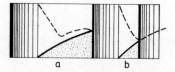

Abb. 261. Schematische Darstellung der Extrasystolen durch einen wellenförmigen Abfall der Reizschwelle (gestrichelte Linie) zur Erklärung der fixen Kopplung. Bei (a) wenig tief, ohne Effekt; bei (b) dagegen so tief, daß das Reizmaterial (punktierte Fläche) genügt, um eine Extrasystole auszulösen (mod. nach HOLZMANN).

2. *Reentry-Mechanismus:* Makro-Reentry, Mikro-Reentry (s. S. 353).

3. *Fokale Reexzitation* (s. S. 352).

Extrasystolen sind vorzeitige Kontraktionen des ganzen Herzens oder eines Abschnittes. Sie stören den ursprünglichen Rhythmus des Herzens. Das extrasystolische Zentrum kann in *jedem* zur Erregungsbildung fähigen Abschnitt des Myokards (spezifisches Erregungsbildungs- und Erregungsleitungsgewebe) sitzen. Extrasystolen können *einzeln* oder *gehäuft*, in *Gruppen*, in *Ketten* oder *Salven* (en salve Gallavardin) auftreten.

Entstehen Extrasystolen im gleichen Automatiezentrum, haben sie *identische Konfiguration* und eine *fixe Kopplung*, das heißt, sie folgen dem vorangehenden Herzschlag in einem konstanten Zeitintervall. Ist das Zeitintervall variabel, so spricht man von *gleitender Kopplung*. Die gleitende Kopplung ist selten. Eine gleitende Kopplung findet man bei Extrasystolen, die in verschiedenen Automatiezentren entstehen. Entsprechend der Lokalisation des heterotopen Automatiezentrums haben diese Extrasystolen eine unterschiedliche Konfiguration. Sie werden als *polytop* oder *polymorph* bezeichnet. *Differentialdiagnostisch* muß stets eine Parasystolie ausgeschlossen werden.

Das Auftreten different geformter Extrasystolen bei konstantem Kopplungsintervall ist auch möglich, wenn der extrasystolische Reiz unterschiedliche Refraktärverhältnisse der intraventrikulären Erregungsausbreitung vorfindet. Man sollte dann von *monotopen, polymorphen Extrasystolen* sprechen.

Weist eine extrasystolisch bedingte Arrhythmie eine konstante Regelmäßigkeit auf, so spricht man von der *Allorhythmie*. Die häufigste Form ist der Bigeminus, Trigeminus, seltener Quadrigeminus. Diese Allorhythmieform wird gehäuft bei der Digitalisintoxikation beobachtet.

Bigeminus: Jedem Normalschlag folgt eine Extrasystole (Abb. 262).
Trigeminus: Jedem Normalschlag folgen zwei Extrasystolen.
Quadrigeminus: Jedem Normalschlag folgen drei Extrasystolen.

Fällt eine Extrasystole nach jedem zweiten oder dritten Normalschlag ein, so spricht man von einer *2:1-, 3:1-Extrasystolie*.

Die einer Extrasystole folgende Pause bis zur nächsten Kammeraktion wird als *postextrasystolische Pause* bezeichnet. Diese ist um so länger, je frühzeitiger die vorausgehende Extrasystole aufgetreten ist. Die postextrasystolische Pause kann *kompensatorisch* und nicht *kompensatorisch* sein.

Eine *kompensatorische Pause* liegt dann vor, wenn die Summe der RR-Abstände zweier Normalschläge gleich ist der Summe der RR-Abstände vor und nach der Extrasystole. Sie ist dadurch bedingt, daß der Grundrhythmus in seiner regelmäßigen Erregungsbildung nicht beeinflußt wird und deshalb seine nächste

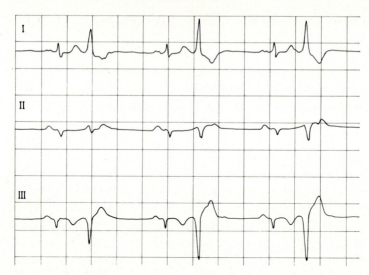

Abb. 262. Ventrikulärer Bigeminus. Jedem Normalschlag folgt eine ventrikuläre Extrasystole.

Erregungswelle zeitgerecht an das umgebende Myokard abgeben kann. Ventrikuläre und tiefsitzende supraventrikuläre Extrasystolen sind meist von einer kompensatorischen Pause gefolgt.

Bei einer *nicht kompensatorischen Pause* beeinflußt die Extrasystole den *Grundrhythmus*. Dies ist darauf zurückzuführen, daß der führende Schrittmacher (meist der Sinusknoten) und das übrige Myokard von der extrasystolischen Erregungswelle entladen werden. Nach einer entsprechenden Erholungszeit wird eine neue Periode des Grundrhythmus eingeleitet. Das postextrasystolische Intervall entspricht also der Summe der retrograden Laufzeit der Erregungswelle der Extrasystole bis zum führenden Schrittmacher (meist Sinusknoten) der Erholungszeit des führenden Schrittmachers (meist Sinusknoten) und einer neuen

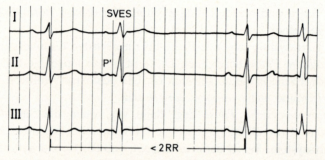

Abb. 263. Wenig frühzeitig einfallende supraventrikuläre Extrasystole (SVES).

Schrittmacher-(Sinus-)Periode. Dies führt dazu, daß das postextrasystolische RR-Intervall kleiner ist als eine kompensatorische Pause, jedoch länger als das einer normalen Herzperiode. Supraventrikuläre Extrasystolen sind in der Regel von einer nicht kompensatorischen Pause gefolgt, wobei einzuschränken ist, daß basale Vorhofextrasystolen mit einer entsprechend langen Laufzeit zum Sinusknoten von einer fast kompensatorischen Pause gefolgt sein können.

Nach dem Ursprungsort der Extrasystolen teilt man ein:

αα) Supraventrikuläre Extrasystolen.
ββ) Ventrikuläre Extrasystolen.

αα) Supraventrikuläre Extrasystolen

Supraventrikulär werden alle Extrasystolen genannt, deren *Ursprungsort oberhalb der Bifurkation des Hisschen Bündels* liegt. Die Kammerkomplexe sind form- und zeitgerecht. Vorhof- und Kammererregung stehen in regelrechter Relation. Nach ihrer Beziehung zur vorausgehenden Kammeraktion lassen sich die supraventrikulären Extrasystolen einteilen in:
a) Die wenig frühzeitig einfallende supraventrikuläre Extrasystole.
b) Die frühzeitig einfallende supraventrikuläre Extrasystole.
c) Die blockierte supraventrikuläre Extrasystole.
d) Die interponierte supraventrikuläre Extrasystole.

Zu (a) Die wenig frühzeitig einfallende supraventrikuläre Extrasystole:
EKG: Bei der wenig frühzeitig einfallenden supraventrikulären Extrasystole ist die extrasystolische P-Zacke *(P'-Zacke)* entsprechend der Lokalisation des ektopen Automatiezentrums deformiert positiv, biphasisch und/oder negativ konfigu-

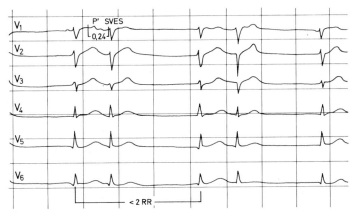

Abb. 264. Frühzeitig einfallende supraventrikuläre Extrasystole (SVES). Verlängerte AV-Überleitung (PQ 0,24 sec) der Extrasystole.

riert (Abb. 263). Es besteht keine kompensatorische Pause. Eine Ausnahme machen die sogenannten unteren AV-Knoten-Extrasystolen (von der NH-Region oder dem His-Bündel-Stamm ausgehend), deren postextrasystolische Pause meist voll kompensierend ist. Der Sinusknoten konnte seine Erregungsbildung bereits abschließen, bevor die retrograde Erregungswelle der AV-Extrasystole zu einer Depolarisation des Sinusknotens geführt hat. Bei den AV-Knoten-Extrasystolen wird häufig eine mehr oder weniger ausgeprägte Aberration des QRS-Komplexes beobachtet, ohne daß Anhaltspunkte für eine aberrierende Leitung oder für einen vorbestehenden Block als Erklärung herangezogen werden können. Das gleiche gilt auch für AV-Knoten-Tachykardien, für AV-Knoten-Ersatzsystolen und langsame AV-Ersatzrhythmen.

SCHERFF et al. haben zur Interpretation folgende Hypothese aufgestellt: Eine vom Sinusknoten kommende Erregungswelle wird normalerweise im Geflecht des AV-Knotens zu einer einheitlichen Erregung umgeformt und gleichgerichtet *(Isodromie)* an das Hissche Bündel weitergeleitet, was sich in einer entsprechenden Verzögerung der Erregungsleitung (PQ-Intervall im Oberflächen-EKG, AH-Intervall im His-Bündel-EKG) und in einer supraventrikulären Konfiguration der Kammerkomplexe widerspiegelt. Bei einer vom AV-Knoten ausgehenden Erregungswelle fällt diese Gleichrichterfunktion des AV-Überleitungssystems mehr oder weniger stark weg, so daß eine desorganisierte Erregungswelle über das Hissche Bündel an das ventrikuläre ELS und Myokard weitergeleitet wird. Diese Inhomogenität der Erregungsleitung führt dazu, daß Teile des Myokards früher erregt werden als andere. Elektrokardiographisch führt dies zu mehr oder weniger ausgeprägten Verspätungskurven bis zum vollständigen Schenkelblock.

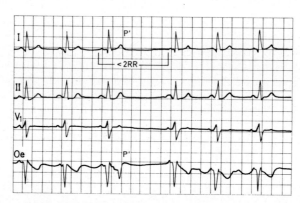

Abb. 265. Blockierte supraventrikuläre Extrasystole. Superposition von P in die T-Welle des vorangehenden Normalschlages. In den mitregistrierten Ösophagusableitungen wird die ektope Vorhofaktion deutlich.

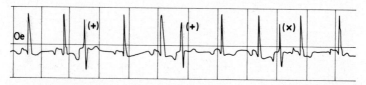

Abb. 266. Wenig frühzeitig einfallende (+) und interponierte supraventrikuläre Extrasystolen (×).

2. Heterotope Erregungsbildungsstörungen

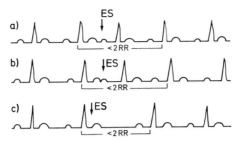

Abb. 267. Schemata der Sinusextrasystolen.
a) Wenig frühzeitig einfallende Sinusextrasystole. Postextrasystolische PP- und RR-Intervall regelrecht. Keine kompensatorische Pause.
b) Frühzeitig einfallende Sinusextrasystole mit sinuatrialer blockierter Vorhoferregung; postextrasystolisch verlängerter RR- und PP-Abstand. In allen Schemata ist die Extrasystole als 3. Schlag eingezeichnet.
c) Sehr frühzeitig einfallende Sinusextrasystole mit sinuatrialer blockierter Vorhoferregung; postextrasystolisch verlängerter RR- und PP-Abstand. In allen Schemata ist die Extrasystole als 3. Schlag eingezeichnet.

Zu (b) Frühzeitig einfallende supraventrikuläre Extrasystole:
EKG (Abb. 264): Bei einem frühzeitigen Einfall (kurzes Kopplungsintervall) einer supraventrikulären Extrasystole kann die extrasystolische Erregungswelle den Vorhof, das AV-Überleitungssystem oder die Ventrikel noch in deren partiellen Refraktärzeit antreffen. Es kann dann eine deformierte P-Zacke (aberrierende *intraatriale* Leitung), ein verlängertes PQ-Intervall oder ein nachfolgender deformierter Kammerkomplex (aberrierende *ventrikuläre* Leitung) auftreten.

Zu (c) Die blockierte supraventrikuläre Extrasystole:
EKG (Abb. 265): Bei einem sehr frühzeitigen Einfall einer supraventrikulären Extrasystole kann das AV-Überleitungssystem oder die Kammermuskulatur noch

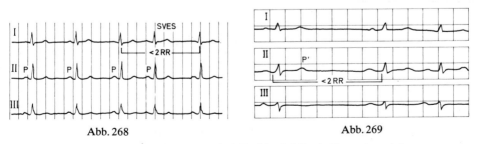

Abb. 268. Sinusextrasystole. Wenig frühzeitig einfallende Sinusextrasystolen.

Abb. 269. Relativ sehr frühzeitig einfallende Sinusextrasystole mit sinuaurikulär blockiertem Vorhof.

refraktär sein, so daß die extrasystolische Erregungswelle, die antero- und retrograd geleitet wird, nicht auf die Kammern oder die Vorhöfe weitergeleitet werden kann. Bei einer *anterograden* Leitungsstörung fehlen die QRS-Komplexe, bei *retrograder* Leitungsstörung die rückläufigen retrograden P-Zacken (bei AV-Extrasystolen). Plötzlich einen Grundrhythmus unterbrechende Pausen, die kleiner als zwei RR-Intervalle sind, sollten immer an blockierte supraventrikuläre Extrasystolen denken lassen.

Zu (d) Interponierte supraventrikuläre Extrasystole:

EKG (Abb. 266): Interponierte supraventrikuläre Extrasystolen sind eine Rarität, ihre Entstehung nur schwer verständlich. Es wird angenommen, daß der Sinusknoten eine Schutzblockierung aufweist, die seine vorzeitige Entladung durch die retrograde extrasystolische Erregungswelle verhindert. Interponierte AV-Extrasystolen aus dem unteren Knotenbereich werden gelegentlich beobachtet (Erklärung: s. interponierte ventrikuläre Extrasystolen, S. 375).

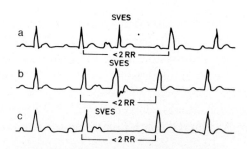

Abb. 270. Schemata der Vorhofextrasystolen.
a) Wenig frühzeitig einfallende Vorhofextrasystole. Postextrasystolisches PP- und RR-Intervall regelrecht, keine kompensatorische Pause.
b) Frühzeitig einfallende Vorhofextrasystole mit verzögerter AV-Überleitung aberrierender Kammererregung und ohne kompensatorische Pause.
c) Sehr frühzeitig einfallende, AV-blockierte Vorhofextrasystole ohne kompensatorische Pause.
In allen Schemata ist die Vorhofextrasystole als 3. Schlag eingezeichnet.

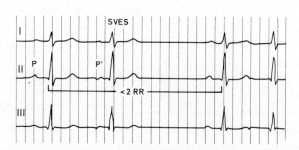

Abb. 271. Wenig frühzeitig einfallende Vorhofextrasystole mit normaler Überleitung und mit nicht kompensatorischer Pause (2. Schlag).

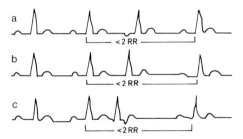

Abb. 272. Schema der Formen von AV-Extrasystolen. a) Obere AV-Knoten-Extrasystole. b) Mittlere AV-Knoten-Extrasystole. c) Untere AV-Knoten-Extrasystole.

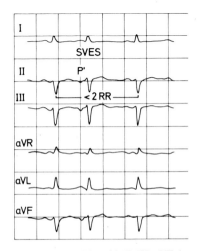

Abb. 273. Obere AV-Extrasystole: Negatives P in Abl. II, III, aVF dem QRS-Komplex vorausgehend.

Zusammenfassend sind supraventrikuläre Extrasystolen durch folgende *Kriterien* gekennzeichnet (Abb. 267–273):
1. Normal breiter, nicht deformierter QRS-Komplex.
2. Konstante Beziehung zwischen Vorhof- und Kammer-EKG.
   a) Sinusextrasystole: P-Zacke unverändert.
   b) Vorhofextrasystole: P-Zacke deformiert biphasisch, PQ verkürzt.
   c) AV-Knoten-Extrasystole:
      α) Obere AV-Knoten-Extrasystole: Negative P-Zacken vor dem Kammerkomplex.
      β) Mittlere AV-Knoten-Extrasystole: Negative P-Zacken im QRS-Komplex.
      γ) Untere AV-Knoten-Extrasystole: Negative P-Zacken nach dem QRS-Komplex.
3. Keine kompensatorische Pause (*Ausnahme:* untere AV-Knotenextrasystole).
4. Bei gehäuft monotopem Einfall: Fixes Kopplungsintervall.

ββ) **Ventrikuläre Extrasystolen**

Ventrikulär werden alle Extrasystolen genannt deren *Ursprungsort unterhalb der Bifurkation des Hisschen Bündels* liegt. Bezugnehmend auf die trifaszikuläre Struktur des ELS können unterschieden werden:
a) Rechtsventrikuläre Extrasystolen (rechter Tawara-Schenkel).
b) Linksventrikuläre Extrasystole.
  α) vom linksanterioren Faszikel ausgehend,
  β) vom linksposterioren Faszikel ausgehend.
c) Bündelstamm-Extrasystolen (unterhalb der Aufteilung des Hisschen Bündels ausgehend).

Nach ihrer *Lokalisation,* ob mehr *apikal* oder mehr *basal* gelegen, können unterschieden werden (Abb. 274):
a) Apikale ventrikuläre Extrasystolen.
b) Basale ventrikuläre Exstrasystolen.

Da die ektope Erregungswelle ventrikulärer Extrasystolen von einem tertiären Zentrum des ventrikulären ELS ausgeht, wird ihr elektrokardiographisches Bild

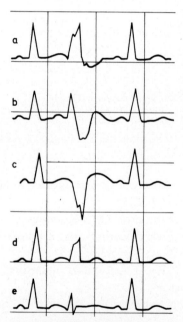

Abb. 274. Schematische Darstellung der einzelnen Formen ventrikulärer Extrasystolen unter dem Aspekt des Ursprungsortes.
a) Rechtsventrikuläre ES: Bild des Linksschenkelblocks (Abl. I).
b) Linksventrikuläre ES: Bild des Rechtsschenkelblocks (Abl. I).
c) Apikaler Ursprungsort: QRS in Abl. I–III, aVF und in den Wilson-Ableitungen negativ.
d) Basaler Ursprungsort: QRS in Abl. I–III, aVF und in den Wilson-Ableitungen positiv.
e) His-Purkinje-Extrasystole: nur geringe Deformierung von QRS.

durch eine *abnorme Form, Dauer* und *Amplitude der QRS-Gruppe* sowie eine *sekundäre Veränderung der T-Welle* geprägt. Die Kammern werden nicht in der üblichen Weise sondern auf einem Umweg, zum Teil sogar in falscher Richtung, erregt. Die Eigentümlichkeiten ventrikulärer QRS-Gruppen und T-Wellen sind auf die gleiche Weise zu erklären wie die elektrokardiographischen Bilder, die bei einem normalen EKG dann entstehen, wenn ein Faszikel des His-Bündels blockiert ist. Eine extrasystolische Erregung aus der linken Kammer wird das Bild eines Rechtsschenkelblockes mit entsprechendem Hemiblock und eine extrasystolische Erregung aus der rechten Kammer das eines Linksschenkelblocks nachahmen. Nicht mit einer Verbreiterung der QRS-Gruppe gehen His-Bündelstamm-Extrasystolen einher. Das extrasystolische Automatiezentrum liegt basal kurz hinter der Aufteilung des ventrikulären ELS. Seine Faszikel können also proximal im rechten Tawara-Schenkel, proximal im linksanterioren und/oder im linksposterioren Faszikel lokalisiert sein. Sie treten deshalb als *bifaszikulärer Block in folgenden Kombinationsformen* in Erscheinung: unvollständiger Linksschenkelblock, unvollständiger Rechtsschenkelblock mit linksanteriorem Hemiblock, unvollständiger Rechtsschenkelblock mit linksposteriorem Hemiblock, unvollständiger Rechtsschenkelblock mit linksposteriorem Hemiblock.

Formkritisch erscheinen die His-Bündel-Extrasystolen schmal, nicht verbreitert, nicht verformt. Sie werden daher häufig als supraventrikulär fehlinterpretiert. Ansonsten erfüllen sie alle Kriterien einer ventrikulären Extrasystole wie: Sie stören den Grund-(Sinus-)Rythmus nicht, sie sind von einer *kompensatorischen Pause* gefolgt. Früher wurden diese schmal und supraventrikulär erscheinenden Extrasystolen, die jedoch, abgesehen von der Form des QRS-Komplexes, alle Kriterien einer ventrikulären Ektopie erfüllen, dahingehend interpretiert, daß sie entweder hoch im Kammerseptum, etwa gleich weit entfernt von den Purkinje-Fasern entstehen, oder sie wurden als supraventrikulär fehlinterpretiert, etwa aus dem Hisschen Bündel stammend. His-Bündel-Extrasystolen lassen sich mit der trifaszikulären Struktur des ventrikulären ELS erklären. Vergegenwärtigt man sich die anatomischen und die Leitungsverhältnisse im His-Purkinje-System, so wird deutlich, daß der QRS-Komplex des infrabifurkationalen Ursprungs nur geringfügig verbreitert ist. Liegt das ektope Automatiezentrum im rechten Tawara-Schenkel, etwa 3 cm distal von der Bifurkation des Hisschen Bündels entfernt, so wird die linke Kammer um 10–20 msec später erregt als die rechte. Um diesen Betrag verlängert, wird QRS als inkompletter Linksschenkelblock in Erscheinung treten. Die Überlegung trifft für jeden der drei Faszikel des ventrikulären ELS zu. Daraus wird verständlich, daß eine His-Bündel-Extrasystole die Konfiguration eines *bifaszikulären Blockes mit folgenden Kombinationsmöglichkeiten* aufweist: unvollständiger Linksschenkelblock, unvollständiger Rechtsschenkelblock mit linksanteriorem Hemiblock, unvollständiger Rechtsschenkelblock mit linksposteriorem Hemiblock. Gleichzeitig wird verständlich, warum ein unvollständiger Rechtsschenkelblock isoliert nicht auftreten kann. Hierzu müßten der linksanteriore und der linksposteriore Faszikel des linken Tawara-Schenkels in gleicher Entfernung von der Bifurkation eine Extrasystole abgeben, was sehr unwahrscheinlich ist. Diese Überlegungen werden durch die Untersuchungen von ROSENBAUM belegt, der 34 formkritisch als »supraventrikulär« erscheinende ventrikuläre Extrasystolen untersuchte, dabei folgende *Verteilung der bifaszikulären Blockformen* fand: vollständiger Linksschenkelblock bei 3 Patienten, unvollständiger Rechtsschenkelblock mit linksanteriorem Hemiblock bei 10 Patienten, unvollständiger Rechtsschenkelblock mit linksposteriorem Hemiblock bei 19 Patienten. Ein unvollständiger Rechtsschenkelblock isoliert war in keinem Falle nachweisbar.

Die gleichen Überlegungen gelten für die von tieferen Anteilen des ventrikulären Myokards ausgehenden Extrasystolen. Auch sie können als ein indirekter Beweis für die anatomisch und funktionell trifaszikuläre Natur des ventrikulären ELS mit Fehlen eines gemeinsamen linken Tawara-Schenkels angesehen werden. Entsprechend den His-Bündel-Extrasystolen treten *bifaszikuläre Block-*

bilder auf. Wegen der tiefer liegenden ektopen ventrikulären Automatiezentren treten vollständige *Blockbilder in der entsprechenden Konfiguration auf:* vollständiger Linksschenkelblock + linksanteriorem Hemiblock, vollständiger Rechtsschenkelblock + linksposteriorem Hemiblock. Das isolierte Auftreten eines vollständigen Rechtsschenkelblocks fehlt.

Nach ihrem *Einfall in den normalen Herzzyklus* können die ventrikulären Extrasystolen differenziert werden (Abb. 275/276):
a) Ventrikuläre Extrasystolen mit kompensatorischer Pause.
b) Interponierte ventrikuläre Extrasystolen.

Zu (a) Ventrikuläre Extrasystolen mit kompensatorischer Pause (Abb. 277/278):
Die vom ektopen ventrikulären Automatiezentrum ausgehende Erregungswelle wird *anterograd dem Myokard* und *retrograd dem AV-Knoten* zugeleitet. Dabei kann die retrograde Erregungswelle über die »Barriere« des AV-Knotens die Vorhöfe erreichen.

Elektrokardiographisch folgen dann als Zeichen der retrograden Vorhofdepolarisation den ventrikulären Extrasystolen in wenigstens zwei Ableitungen (II, III, aVF) negative P-Zacken. Das normale RP-Intervall beträgt um 0,11 sec. Auch können, bedingt durch die Refraktärverhältnisse des AV-Knotens, *retrograde AV-Blockierungen* (Synonyma: *VA-Blockierungen*) der verschiedenen Schweregrade auftreten. Neben einem VA-Block I. Grades (PR>0,11 sec) kommt es zum Auftreten eines VA-Blockes II. Grades, entweder in Form einer Wenckebachschen Periode oder eines Mobitz Typ 2. Kommt es zu einer Interferenz der extrasystolischen Erregungswellen mit der nomotopen Erregungswelle des Sinusknotens am sinoatrialen Übergang, so wird der Sinusknoten nicht gestört. Das postextrasystolische Intervall ist voll kompensierend. Bei weniger kurzem Kopplungsintervall kann es zu einer Interferenz der beiden Erregungswellen auf Vorhofebene kommen. Die extrasystolischen QRS-Komplexe sind dann von biphasisch imponierenden Vorhoffusionssystolen gefolgt. Da die Automatie des Sinusknotens durch die extrasystolische Erregungswelle ebenfalls nicht gestört wird, besteht auch hier eine kompensatorische Pause. Bei bradykardem Grundrhythmus kann die retrograde extrasystolische Erregungswelle bis zum Sinusknoten fortgeleitet werden. Die Sinusperiode wird unterbrochen. Es entsteht keine

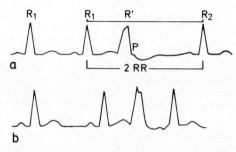

Abb. 275. a) Ventrikuläre Extrasystole mit kompensatorischer Pause, b) interponierte ventrikuläre Extrasystole.

2. Heterotope Erregungsbildungsstörungen

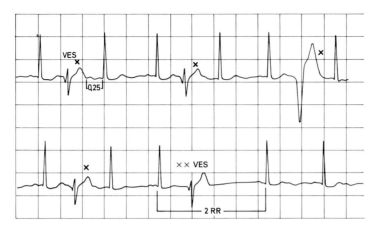

Abb. 276. Interponierte ventrikuläre Extrasystolen (×) mit verlängerter AV-Überleitung des nachfolgenden Normalschlages. PQ-Zeit 0,25 sec. Eine ventrikuläre Extrasystole mit kompensatorischer Pause (Langzeit-EKG) (× ×).

kompensatorische Pause. Meist wird die extrasystolische retrograde Erregungswelle nicht den Vorhöfen zugeleitet. Vorhöfe und Kammern schlagen dissoziiert. Es besteht eine AV-Dissoziation (s. S. 483). Formkritisch erscheinen die positiven P-Zacken des langsamer schlagenden Sinusrhythmus ohne fixe Relation vor, innerhalb oder nach dem QRS-Komplex (meist in der ST-Strecke zu finden) der ventrikulären Extrasystolen.

Zu (b) Interponierte ventrikuläre Extrasystolen (Abb. 276, 279):

Bei sehr frühzeitigem Einfall einer Kammerextrasystole, besonders bei gleichzeitig bestehendem langsamen Sinusgrundrhythmus, kann sich die Kammerextrasystole zwischen zwei in normalen Abständen folgende Schläge einschieben, ohne den Grund-(Sinus-)Rhythmus zu stören. Man spricht von einer interponierten Kammerextrasystole. Der postextrasystolische Normalschlag nach einer interponierten ventrikulären Extrasystole zeigt meist ein verlängertes PQ-Intervall, da seine Erregungswelle auf ein noch partiell refraktäres AV-Überleitungssystem

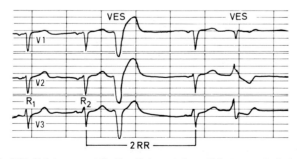

Abb. 277. Polytope ventrikuläre Extrasystolen mit kompensatorischer Pause.

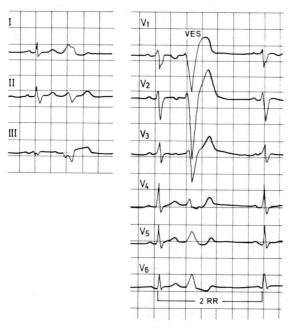

Abb. 278. Rechtsventrikuläre Extrasystole mit kompensatorischer Pause.

trifft. Auch eine Deformierung des QRS-Komplexes im Sinne einer aberrierenden Leitung und eine Störung der Repolarisationsphase mit Senkung von ST und präterminal negativem T wird beobachtet. Selten sind derartige Kammerendteilveränderungen über mehrere Kammerkomplexe beschrieben worden. Ihr Auftreten ist ähnlich wie ein pathologisches Belastungs-EKG zu werten, das heißt, sie sind *Ausdruck einer Myokardschädigung* (poor man's exercise test).

Interponierte Extrasystolen sind möglich, wenn sie sehr frühzeitig einfallen, so daß das Myokard bis zum nächsten Sinusreiz aus der Refraktärphase herauskommt oder bei supraventrikulären interponier-

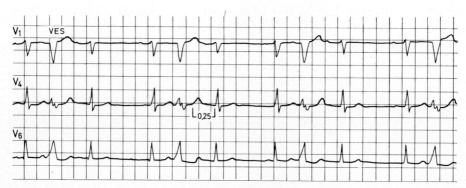

Abb. 279. Interponierte ventrikuläre Extrasystolen. Verlängerte AV-Überleitung des nachfolgenden Normalschlages. PQ 0,25 sec.

ten Extrasystolen, wenn der Sinusknoten schutzblockiert ist, das heißt, wenn seine Erregungsbildung nicht retrograd zerstört wird.

Zusammenfassend sind ventrikuläre Extrasystolen somit durch folgende Merkmale gekennzeichnet:
1. Verbreiterter und verformter QRS-Komplex (schenkelblockartige Deformierung).
   Bifaszikulärer Block in folgenden Kombinationen:
   a) Vollständiger Linksschenkelblock (rechtsventrikuläre Extrasystole)
   b) Vollständiger Rechtsschenkelblock + linksanteriorer Hemiblock: »Linksposteriore« Extrasystole.
   c) Vollständiger Rechtsschenkelblock + linksposteriorer Hemiblock: »Linksanteriore« Extrasystole.
2. Normal breiter QRS-Komplex in Kombination mit einem bifaszikulären Block in folgenden Kombinationen:
   a) Unvollständiger Linksschenkelblock.
   b) Unvollständiger Rechtsschenkelblock + linksanteriorer Hemiblock.
   c) Unvollständiger Rechtsschenkelblock + linksposteriorer Hemiblock.
3. Keine Beeinflussung des Grundrhythmus durch die ventrikuläre Extrasystole.
4. Kompensatorische Pause (Abb. 280).
5. Nachweis einer retrograden AV-Blockierung (VA-Block). Meist AV-Dissoziation.
   Fehlende Relation zum Vorhof-EKG [P des langsamer schlagenden normalen Sinusrythmus geht im QRS-Komplex (meist ST-Strecke) unter].
6. Bei gehäuft monotopem Auftreten: fixes Kopplungsintervall.

Vorkommen: Ventrikuläre und supraventrikuläre Extrasystolen können sowohl bei klinisch gesunden Patienten (WENCKEBACH: »Unfug des Herzens«) als auch bei

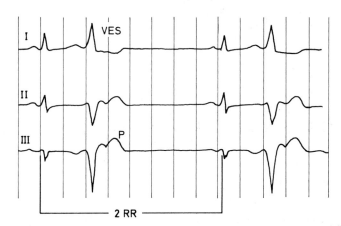

Abb. 280. Rechtsventrikuläre Extrasystolen mit kompensatorischer Pause in Bigeminieform.

organischen Herzerkrankungen auftreten. Auch extrakardiale Ursachen sind zu berücksichtigen.

Übersicht der möglichen Ursachen:
Vegetative Labilität.
Kardiale Erkrankungen: Myokarditis, Perikarditis, Endokarditis, Mitralvitien, Vorhofseptumdefekt, Koronarinsuffizienz, Herzinfarkt, Herzverletzungen.
Extrakardiale Erkrankungen: Fokaltoxikose, Infektion, Hyperthyreose, Elektrounfall.
Abdominalerkrankungen: (z. B. Cholezystopathie, Hiatushernie, Meteorismus, Roemheld-Syndrom).
Störungen im Ionenstoffwechsel, Paraproteinämie.
Tumoren mit Katecholamin- und Serotoninausschüttung.
Herzoperationen, Herzkatheterismus, Angiographie.
Medikamentöse Einwirkung: Überdosierung mit Digitalisglykosiden, Procainamid, Akonitin, Chinidin, Chloroform, Zyklopropan, Barbiturate usw.
Genußmittel: Nicotin, Coffein.

Die **klinische Bedeutung** der Extrasystolen liegt einmal in ihrer unmittelbaren hämodynamischen Auswirkung zum anderen in der Gefahr der Auslösung tachykarder Rhythmusstörungen.

Die *hämodynamischen Veränderungen* der Extrasystolie beruhen auf der verkürzten diastolischen Füllungszeit sowie auf dem meist abnormen Kontraktionsablauf mit Dissoziation zwischen Kammer- und Vorhofaktion. Bei einer bestimmten Vorzeitigkeit ist der *extrasystolische Schlag frustran,* das heißt, es erfolgt kein Blutauswurf in die Pheripherie. Bei einem fixierten Bigeminus kann es hierdurch zu einer Halbierung der Frequenz im Hinblick auf den peripheren Puls kommen (sogenanntes Pulsdefizit) (therapeutische Anwendung: Gepaarte Stimulation). Personen ohne Herzerkrankungen können solche Rhythmusstörungen meist gut tolerieren. Das Herzzeitvolumen bleibt durch den erhöhten postextrasystolischen Blutauswurf kompensiert. Bei Patienten mit Herzinsuffizienz kann es zur lebensbedrohlichen Herzinsuffizienz kommen. Die Situation wird auch dadurch kritisch, daß der frustrane Schlag Energie verbraucht. Bei Patienten mit Einschränkung der Koronarreserve kann dies Anlaß zu Angina-pectoris-Beschwerden geben.

Die **prognostische Bedeutung** der Extrasystolen ist nicht ohne weiteres an klinischen Zeichen abzulesen, vielmehr muß hierzu eine Klassifizierung der Rhythmusstörungen und eine Berücksichtigung der klinischen Situation herangezogen werden. Unmittelbar bedeutsam sind vor allem ventrikuläre Extrasystolen. Besonders gefürchtet sind solche ventrikulären Extrasystolen, die in die *vulnerable*

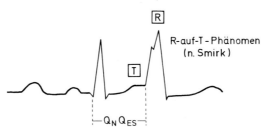

Abb. 281. Schema R-auf-T-Phänomen: Q_N = Q Normalschlag; Q_{ES} = Q Extrasystole.

Phase fallen wegen der Gefahr der Auslösung von hämodynamisch kritischen Tachykardien (Ventrikuläre Tachykardie der vulnerablen Phase, Kammerflimmern) (Abb. 281/282).

Diese Erscheinung wird im angelsächsischen Schrifttum als *R-auf-T-Phänomen* bezeichnet, im deutschsprachigen Raum durch den *Vorzeitigkeitsindex* definiert (EFFERT). Dabei wurde versucht, eine feste Bindung zwischen dem Zeitpunkt des Einfalls der Extrasystole im Verhältnis zur Länge der normalen Systole aufzustellen.

Der sogenannte Vorzeitigkeitsindex berechnet sich aus:

$$\frac{\text{Kopplungsintervall}}{\text{QT-Dauer des Normalschlages}} \quad \text{(Abb. 281)}.$$

Ein Vorzeitigkeitsindex unter 1 (0,9–0,5) weist auf eine besondere Gefährdung hin.

Auch für supraventrikuläre Extrasystolen existiert eine vulnerable Phase des Vorhofs. Es kann dadurch ein Vorhofflimmern ausgelöst werden.

Die Inkonstanz von Rhythmusstörungen hat zur Folge, daß bei einer einmaligen EKG-Schreibung nur der positive Befund beweisend ist. Zur Beurteilung von Rhythmusstörungen ist deshalb ein Bandspeicher-EKG mit mehrstündiger (8, 12, 24 Stunden) Registrierung erforderlich. Auch eine zusätzliche Belastungsuntersuchung sollte, soweit möglich, durchgeführt werden. Die Tab. 19 gibt eine *Klassifizierung* tachykarder Rhythmusstörungen wieder, wie sie von LOWN u. Mitarb. vorgeschlagen wurde und in modifizierter Form vielfach verwendet wird. Mit dem

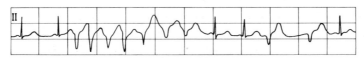

Abb. 282. R-auf-T-Phänomen (Langzeit-EKG). Bei Einfall einer ventrikulären Extrasystole in die sog. vulnerable Phase Auslösung einer kurzfristigen Kammertachykardie.

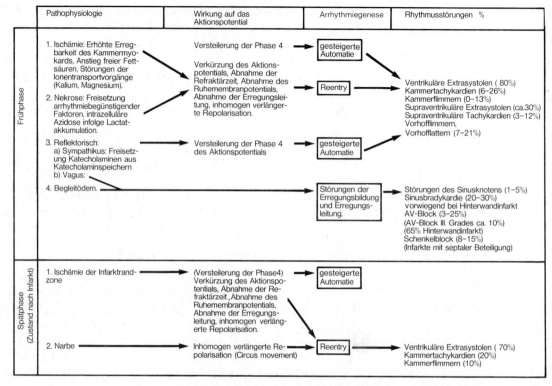

Abb. 283. Rhythmusstörungen beim Myokardinfarkt.

Schweregrad der Rhythmusstörungen nimmt die Gefährdung, vor allem die Gefahr des plötzlichen Herztodes, zu (sog. *Warnarrhythmien*) (Abb. 284).

In einer Analyse von 400 Fällen konnten L. COBB u. Mitarb. zeigen, daß der plötzliche Herztod nicht identisch ist mit dem akuten Myokardinfarkt. Es handelt sich meist (80%) um Kammerflimmern bei Narbenzuständen infolge koronarer Herzkrankheit mit umschriebenen Dyskinesien und Störungen der Erregungsrückbildung. Die dabei auftretenden ventrikulären Extrasystolen und TU-Abnormitäten sind dabei Ausdruck einer elektrischen Instabilität. Die Gefährdung läßt sich also aus der Klassifizierung nachgewiesener Rhythmusstörungen (s. o.) und dem Nachweis einer elektrischen und mechanischen Inhomogenität abschätzen (s. S. 353f.).

Beim *Herzinfarkt* sind dabei in erster Linie nicht die Rhythmusstörungen während der akuten Phase (vorwiegend *Automatie-Genese*) sondern Rhythmusstörungen der späteren Phase (vorwiegend *Reentry-Genese*) gemeint. Der Einfluß des vegetativen Nervensystems auf die Erregbarkeitsschwelle ist in solchen Fällen die Grundlage der prophylaktischen Langzeitanwendung von Betablockern.

In Abb. 283 sind die beim Myokardinfarkt in der Früh- und Spätphase auftretenden Rhythmusstörungen in ihrer pathophysiologischen und klinischen Bedeutung zusammengefaßt.

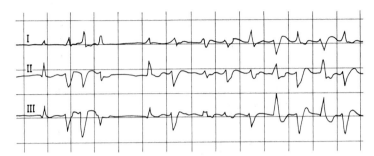

Abb. 284. Polytope, polymorphe ventrikuläre Extrasystolen.

An der *Bedeutung von »Warnarrhythmien«* beim Herzinfarkt als Vorboten für *Kammerflimmern* haben neuere Untersuchungen Zweifel aufkommen lassen, da ihnen nicht immer Kammerflimmern folgen muß und andererseits Kammerflimmern ohne vorhergehende »Warnarrhythmien« beobachtet wurde. Gerade das Kammerflimmern in den ersten Stunden des frischen Myokardinfarktes tritt häufig ohne prämonitorische Arrhythmien auf, während beim längeren Verlauf »Warnarrhythmien« zwar oft beobachtet werden, Kammerflimmern dagegen relativ seltener ist. Auch die Bedeutung der Frühzeitigkeit ventrikulärer Extrasystolen (R-auf-T-Phänomen) ist in letzter Zeit in Frage gestellt worden, da nicht selten Kammerflimmern auch von spät einfallenden Extrasystolen ausgelöst wird. In der Spätphase des Myokardinfarktes und bei andersartigen schweren organischen Myokarderkrankungen wird häufig eine elektrische Instabilität beobachtet. Die längste *Refraktärzeit* haben dann meist die Zellen des peripheren Purkinje-Faser-Systems am Übergang zur Myokardfaser *(periphere Gates)* (Refraktärzeit oft länger als die des AV-Knotens). Damit kann ein Reentry auch spät in der Diastole erfolgen und zum Kammerflimmern führen.

Tab. 19. Klassifizierung tachykarder ventrikulärer Rhythmusstörungen nach Lown (VES = ventrikuläre Extrasystolen) Langzeit-EKG und Ergometrie führen keineswegs immer zu den gleichen Ergebnissen, sondern ergänzen sich. In der diagnostischen Ausbeute scheint das Langzeit-EKG überlegen.

	Bei ambulatorischer Überwachung mittels 24-h-Bandspeicheraufzeichnung	Bei Ergometer-Belastung
Grad 0	Keine Arrhythmie	Keine Arrhythmie
Grad 1	Isolierte unifokale VES weniger als 30/h oder 1/min	Isolierte unifokale VES weniger als 3/min
Grad 2	Isolierte unifokale VES mehr als 30/h oder 1/min	Isolierte unifokale VES mehr als 1/min
Grad 3	Multiforme VES	Multiforme VES (Abb. 284)
Grad 4	a) gekoppelte VES (Salven) b) ventrikuläre Tachykardie	a) gekoppelte VES (Salven) b) ventrikuläre Tachykardie
Grad 5	Frühzeitige VES (entspr. R-auf-T-Phänomen)	Frühzeitige VES (R-auf-T-Phänomen)

Aus der Gefahr von Herzrhythmusstörungen beim akuten Myokardinfarkt, in der Spätphase nach Myokardinfarkt und bei schweren entzündlichen Myokarderkrankungen geht hervor, daß zur prognostischen Beurteilung eine Beziehung zu der zugrundeliegenden kardialen und/oder extrakardialen Erkrankung hergestellt werden muß. Andererseits ist es als ein Befund ohne Krankheitswert zu interpretieren, wenn nur wenige gleichgeformte Extrasystolen bei klinisch herz- und kreislaufgesunden jugendlichen Patienten auftreten und diese nach Arbeitsbelastung ganz verschwinden (s. S. 294).

Bei herz- und kreislaufgesunden Patienten im mittleren bis höheren Lebensalter ist dieser Befund schwerwiegender zu bewerten. Für ventrikuläre Extrasystolen konnten einige Untersucher eine höhere Mortalität infolge akutem Herztod nachweisen. Hypothetisch wurde das Auslösen eines Kammerflimmerns durch die Extrasystolen diskutiert.

β) Paroxysmale Tachykardien

αα) **Paroxysmale supraventrikuläre Tachykardien**
Entstehungsmechanismus:
1. *Gesteigerte Automatie* eines supraventrikulär gelegenen heterotopen Zentrums. Die supraventrikuläre Tachykardie ist als Aufeinanderfolge supraventrikulärer Extrasystolen zu interpretieren. Folgende supraventrikuläre Tachykardien sind auf eine *Automatie-Genese im Vorhof* zurückzuführen:
»Normale« Sinustachykardie.
Paroxysmale atriale Tachykardien, bei denen häufig, aber nicht immer Digitalisüberdosierung und/oder Kaliummangel ursächlich sind.

2. *Reentry-Mechanismus:* Makro-Reentry:
   a) Paroxysmale Sinustachykardie: Der Erregungskreis verläuft im sinoatrialen Übergangsgewebe.
   b) Paroxysmale atriale Tachykardie: Der Erregungskreis verläuft im atrialen Erregungsleitungssystem (?).
   c) Paroxysmale AV-Knotentachykardie oder supraventrikuläre Tachykardie im engeren Sinne: Für diese Tachykardieformen kann nach den Befunden mit intrakardialen Ableitungen und Elektrostimulation als bewiesen gelten, daß es sich hierbei um kreisende Erregungen (s. S. 402 Echotachykardien) handelt.

Folgende Reentry-Kreise sind möglich:
   a) Die Kreisbahn verläuft atrio-ventrikulär unter Einbeziehung des längsdissoziierten AV-Knotens (Echotachykardien).
   b) Die Kreisbahn beansprucht zusätzliche akzessorische Muskelbrücken: Kent-Fasern, James-Fasern, Mahaim-Fasern (s. S. 493, Präexzitationssyndrome).

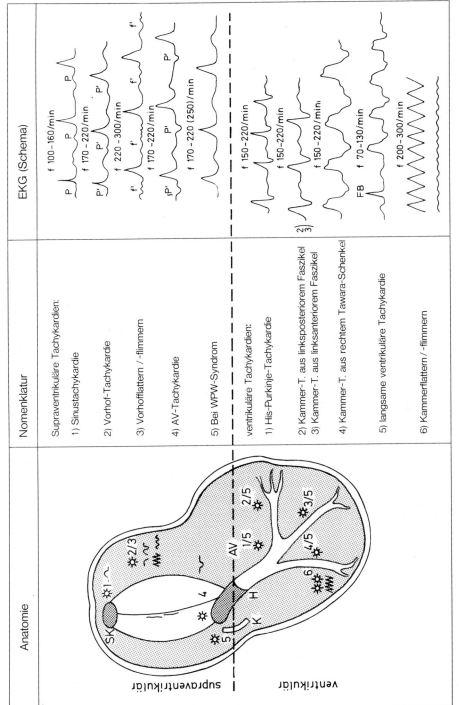

Abb. 285. Einteilung der supraventrikulären und ventrikulären Tachykardien.

Als Hinweise, daß einer paroxysmalen supraventrikulären Tachykardie ein Reentry-Mechanismus zugrunde liegt, können gewertet werden:

Eine Vorhoftachykardie wird häufig durch solche Vorhofextrasystolen ausgelöst, die mit einem verlängerten AV-Intervall oder nach langem RR-Intervall übergeleitet werden. Es ist immer ein ganz bestimmtes Kopplungsintervall der vorausgehenden supraventrikulären Extrasystole, das dem Beginn der repetitiv entstehenden supraventrikulären Tachykardie vorausgeht. Das Kopplungsintervall und der RR-Abstand der entstehenden supraventrikulären Tachykardie stimmen überein. Bei Registrierung längerer EKG-Streifen findet man häufig Vorhofechos bzw. Vorhoffusionsschläge, die den Umkehrmechanismus beweisen. Die supraventrikuläre Tachykardie kann durch zeitgerecht einfallende, einzelne atriale oder ventrikuläre Reize unterbrochen werden. Für einen zugrundeliegenden Reentry-Mechanismus der Vorhoftachykardie spricht schließlich, daß diese meist prompt durch vagomimetische Maßnahmen, die zu einer reflektorischen Störung der AV-Überleitung führen (Karotissinusdruck, andere vagomimetische Maßnahmen) unterbrochen werden kann.

Mit der Reentry-Theorie zur Auflösung und Unterhaltung einer supraventrikulären Tachykardie läßt sich eine pathophysiologische Beziehung zwischen dem Typ Gallavardin und dem Typ Bouveret-Hoffmann herstellen. Die dem *Typus Gallavardin* vorausgehenden, streng kopplungsgebundenen Extrasystolen führen, einer Bahnung entsprechend, zu einer Leitungsverzögerung im längsdissoziierten AV-Knoten, wodurch der Reentry-Mechanismus zur Unterhaltung der supraventrikulären Tachykardie in Gang kommt. Der plötzliche Beginn und das plötzliche Ende des *Typus Bouveret-Hoffmann* könnte damit erklärt werden, daß eine vorzeitige AV-Knoten-Extrasystole oder zurückgeleitete His-Bündel-Extrasystole, die elektrokardiographisch nicht zur Darstellung kommen, zu den gleichen elektrophysiologischen Veränderungen im längsdissoziierten AV-Knoten führen.

3. **Fokale Reexzitation:** Dabei wird folgende Erklärungsweise herangezogen: Die durch Kaliumverarmung bereits erhöhten Nachpotentiale erfahren unter der plötzlichen Einwirkung von adrenergischen Stoffen eine so starke Vergrößerung, daß die Reizschwelle für die Erregung benachbarter Zellen überschritten wird. Plötzliche Unterbrechung einer derart entstandenen supraventrikulären Tachykardie durch eine Vaguserregung wäre mit der Abnahme der Nachpotentiale unter die Reizschwelle der Nachbarzellen zu erklären.

Nach dem *Sitz des ektopischen Erregungsursprungs* können die paroxysmalen supraventrikulären Tachykardien eingeteilt werden in (Abb. 285):
a) Paroxysmale Sinustachykardie (selten),
b) Paroxysmale Vorhoftachykardie,
c) Paroxysmale Knotentachykardie.

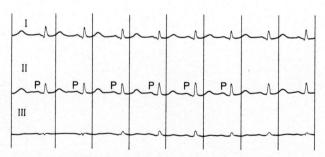

Abb. 286. Bei der paroxysmalen Sinustachykardie ist P unverändert. Sinustachykardie Frequenz 125/min, positives P in Abl. I, II.

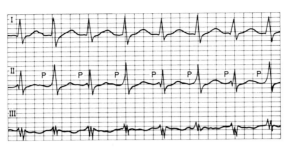

Abb. 287. Bei der paroxysmalen Vorhoftachykardie ist P leicht deformiert und positiv. Paroxysmale supraventrikuläre Tachykardie, Frequenz 150/min.

Zu (a) Paroxysmale Sinustachykardie:

EKG (Abb. 286): Vorhöfe und Kammern stehen in einer festen zeitlichen Beziehung zueinander. Die P-Zacke ist in Abl. I, II, (III), aVF deutlich positiv und entspricht dem P des normofrequenten Normalschlages. Der Kammerkomplex ist in der Regel nicht verformt und nicht verbreitert. Die *Frequenz* liegt in dem für paroxysmale Tachykardien typischen Bereich *zwischen 160 und 250/min.*

Paroxysmale Sinustachykardien können für die Dauer von wenigen Minuten bis zu 20mal pro Tag vorkommen. Ihre hämodynamischen Auswirkungen sind bei einer Frequenz, die selten 160/min überschreitet, gering. Die Patienten fühlen sich aber durch die immer wiederkehrenden Paroxysmen in unterschiedlichem Maße beeinträchtigt.

Zu (b) Paroxysmale Vorhoftachykardien:

EKG (Abb. 287): Vorhöfe und Kammern stehen in einer festen Beziehung zueinander. Die P-Zacke ist abgeflacht biphasisch. Der Kammerkomplex ist in der

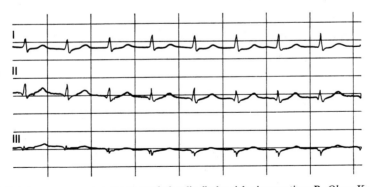

Abb. 288. Bei der paroxysmalen Knotentachykardie findet sich ein negatives P. *Obere* Knotentachykardie: Negatives P in Abl. II, III, dem QRS-Komplex vorausgehend. *Mittlere* Knotentachykardie: Negatives P in Abl. II, III, im QRS-Komplex versteckt. *Untere* Knotentachykardie: Negatives P in Abl. II, III, dem QRS-Komplex folgend. Knotentachykardie aus den mittleren AV-Knoten, Frequenz 160/min.

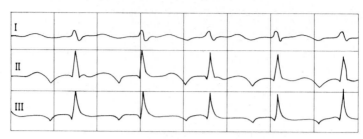

Abb. 289. Sinus-coronarius-Tachykardie. Frequenz 200/min. Negatives P in Abl. (I) II, III, dem QRS-Komplex vorausgehend. PQ-Zeit 0,14 sec.
(DD: Concealed WPW-Syndrom, s. S. 405, Abb. 309.)

Regel nicht verformt und nicht verbreitert. Die *Frequenz* liegt in dem für die paroxysmalen Tachykardien typischen Bereich *zwischen 160 und 220/min*.

Zu (c) Paroxysmale Knotentachykardien:
EKG (Abb. 288/289): Vorhöfe und Kammern stehen in einer festen Beziehung zueinander. Die P-Zacke ist in den Abl. II, III, aVF negativ. Wird der Vorhof vor den Kammern erregt, geht die negative P-Zacke dem QRS-Komplex voraus; werden Vorhöfe und Kammern gleichzeitig erregt, ist das negative P im QRS-Komplex versteckt; wird die Kammer vor den Vorhöfen erregt, folgt das negative P dem QRS-Komplex nach. Der Kammerkomplex ist in der Regel nicht verbreitert. Die *Frequenz* liegt in dem für die paroxysmalen Tachykardien typischen Bereich *zwischen 160 und 220/min* (s. S. 402, Echotachykardien).

Vorkommen: Die paroxysmalen supraventrikulären Tachykardien kommen meist bei Herzgesunden mit vegetativer Dystonie und bei Jugendlichen, häufiger bei Frauen als bei Männern vor. Als auslösende extrakardiale Ursachen seien erwähnt: Körperliche Anstrengung, Nicotin, Coffein, Gravidität, Klimakterium, Hyperthyreose. Relativ häufiges Auftreten bei Präexzitationssyndrom (s. S. 493 f.). Organische Herzkrankheiten (koronare Herzerkrankung, rheumatische Herzerkrankung) liegen nur selten vor. Von Patienten ohne zugrundeliegende Herzkrankheit werden die supraventrikulären paroxysmalen Tachykardien trotz hoher Frequenzen oft gut vertragen.

Bei organischen Herzleiden bergen sie in sich die Gefahr einer kritischen Verminderung des Herzzeitvolumens mit Durchblutungsstörungen wichtiger Organe (Gehirn, Nieren). Bei sklerotischen Veränderungen am Koronarsystem kann eine Angina pectoris auftreten. Energetisch ungünstige Situationen des Myokards (kurze Diastole) leisten einer Herzinsuffizienz Vorschub. Im Extremfall können Synkopen (hyperdynames Adams-Stokes-Syndrom), Hypotonie oder ein Lungenödem auftreten.

Therapie:
a) Vagusreize wie: Valsalva-Preßversuch; Karotissinusmassage, Auslösung eines Tauchreflexes (Eintauchen des Gesichts in kaltes Wasser für einige Sekunden), Auslösung eines Würgereizes.
b) Sedierung: Luminal 0,2 g i. m., Valium 10 mg i. v. und/oder i. m.
c) Intravenöse Soforttherapie:
   1. Isoptin (Verapamil) 2,5–10 mg langsam i. v.
   2. Gilurytmal (Ajmalin) 30–75 mg langsam i. v.
   3. Betablocker, z. B.
      a) Visken (Pindolol) 0,4–0,6 mg
      b) Aptin (Alprenolol) 0,5–1,0 mg
      c) Trasicor (Oxprenolol) 1–2 mg
   4. Rytmonorm (Propafenon) 35–70 mg
   5. Amidonal (Aprindin) 80–150 mg langsam i. v.
   6. Rythmodul (Disopyramid) max. 150 mg langsam i. v.
   7. Digitalispräparate (Kontraindikation: Supraventrikuläre Tachykardie mit AV-Block)
d) Perorale Langzeittherapie (Prophylaxe):
   1. Isoptin (Verapamil) 3×80 mg
   2. Betablocker, z. B.
      a) Visken (Pindolol) 3×5 mg
      b) Dociton, Doberol 3×40 (80) mg
      c) Beloc, Lopresor (Metoprolol) 1–2 × 100 mg
      d) Aptin-Duriles (Alprenolol) 2 × 200 mg
      e) Trasicor (Oxprenolol) 3 × 40 (80) mg
   3. Chinidin-Duriles (Chinidin bisulfat) 2–4 × 250 mg
   4. Neo-Gilurytmal (Prajmaliumbitartrat) 3–4 × 20 mg
   5. Rytmonorm (Propafenon) 2–3 × 150 mg bis 3 × 300 mg
   6. Amidonal (Aprindin) 2 × 50 mg (*Cave:* Kumulation, Wirkdauer >24 Std.) (−200 mg).
   7. Digitalispräparate
      Eine Kombination von 2. + 3., 1. + 2. + 3., 1. + 3. (z. B. Cordichin), 2. + 4., 5., 6. ist bei schwierig einzustellenden supraventrikulären Tachykardien möglich.
e) Elektrotherapie:
   1. Bei schwerer Herzinsuffizienz oder Schock: Kardioversion
   2. Bei Therapieresistenz:
      a) hochfrequente Vorhofstimulation
      b) elektrische Doppelstimulation

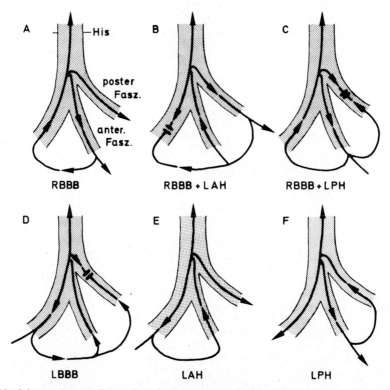

Abb. 290. Schema der möglichen Reentry-Bahnen ventrikulärer Tachykardien. Das formkritisch entstehende elektrokardiographische Bild ist eingetragen. RBBB = Rechtsschenkelblock; LAH = linksanteriorer Hemiblock; LPH = linksposteriorer Hemiblock; LBBB = Linksschenkelblock (nach WELLENS).

ββ) **Paroxysmale ventrikuläre Tachykardien**
Entstehungsmechanismus:
1. *Gesteigerte Automatie* eines ventrikulär gelegenen heterotopen Zentrums. Die ventrikuläre Tachykardie ist als die Aufeinanderfolge ventrikulärer Extrasystolen zu verstehen.
2. *Reentry-Mechanismus:* Makro-Reentry: Die Kreisbahn verläuft intraventrikulär über die Faszikel des ventrikulären ELS. Es entstehen *uni-* und *bifaszikuläre Blockbilder* (Abb. 290).

Die *Lokalisation des unidirektionalen* Blockes im ventrikulären ELS bestimmt das formkritische Bild der jeweils auftretenden ventrikulären Tachykardie. Dabei ist es charakteristisch, daß häufig während des Paroxysmus ein Typenwandel der Kammerwellen (sogenannte Stratifizierung des Erregungskreises) eintritt, der auf einen Wechsel des intraventrikulären Erregungskreises hinweist.

Klinische Zeichen, die auf einen Reentry-Mechanismus einer ventrikulären Tachykardie hinweisen: Häufig wird eine ventrikuläre Tachykardie durch vorzeitig einfallende ventrikuläre Extrasystolen ausgelöst und durch ventrikuläre Extrasystolen beendet. Auslösende ventrikuläre Extrasystolen weisen zu der repetitiv entstehenden ventrikulären Tachykardie beim gleichen Patienten ein fixes Kopplungsintervall auf, das mit dem RR-Abstand der resultierenden Kammertachykardie übereinstimmt. Für einen intraventrikulären Erregungskreis als auslösender Mechanismus einer ventrikulären Tachykardie spricht auch, daß diese durch zeitlich genau definierte, spontane oder schrittmacherinduzierte Extrasystolen unterbrochen werden kann. Weitere Hinweise für den Reentry-Mechanismus einer ventrikulären Tachykardie sind: Stratifizierung des Erregungskreises (s. o.), prompte Unterbrechung durch geringe äußere Reize (z. B. ventrikuläre Tachykardie der vulnerablen Phase), einschließlich der Beendigung eines Paroxysmus durch Brustschlag; Beendigung einer ventrikulären Tachykardie mit einer hohen Stimulationsfrequenz (overdriving) und nachfolgende Führung des Herzens mit Underdriving, das heißt, der externe Schrittmacher behält die Führung über das Herz, wenn seine Frequenz unter die ursprüngliche Kammerfrequenz herabgesetzt wird.

Mit dem Reentry-Mechanismus zur Entstehung einer ventrikulären Tachykardie läßt sich entsprechend den supraventrikulären Tachykardien eine enge Beziehung zwischen *Typ Bouveret-Hoffmann* und *Typ Gallavardin* (s. S. 384) herstellen.

3. Fokale Reexzitation (s. S. 352):

EKG (Abb. 291): Verbreiterter ($\geq$ 0,12 sec), schenkelblockartig verformter QRS-Komplex (sogenannte ventrikulär konfigurierte QRS-Gruppe). Ausnahme: Ventrikuläre Tachykardien, deren ektopes Automatiezentrum kurz hinter der Bifurkation des Hisschen Bündels liegt. Diese zeigen einen normal breiten QRS-Komplex, der jedoch formal mit einem *bifaszikulären Block* (unvollständiger Linksschenkelblock, unvollständiger Rechtsschenkelblock und linksanteriorer Hemiblock, unvollständiger Rechtsschenkelblock und linksposteriorer Hemiblock) einhergeht. Falls P-Zacken nachweisbar sind, entsprechen diese meist einem langsameren Sinusrhythmus und haben keine Beziehung zu den Kammerkomplexen (komplette AV-Dissoziation). Es sind aber auch *retrograde AV-Blockierungen* aller Schweregrade nachweisbar. Ventricular capture beats (s. S. 562 f.), atriale und

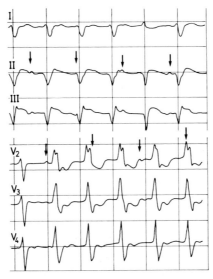

Abb. 291. Ventrikuläre Tachykardie, Frequenz 160/min. Pfeile: P-Zacken; Vorhöfe schlagen unabhängig zu den Kammern, AV-Dissoziation.

ventrikuläre Kombinationsschläge sind möglich. Die *Frequenz* liegt in dem für die paroxysmalen Tachykardien typischen Bereich *zwischen 150 und 250 Schlägen/ min* (s. Abb. 285).

Im Gegensatz zu den paroxysmalen supraventrikulären Tachykardien herrscht bei den ventrikulären Tachykardien die extrasystolische Form *(Typ Gallavardin)* vor. Sie beginnt meist mit gehäuften, sich zu Salven steigernden ventrikulären Extrasystolen. Häufig findet sich ein buntes Bild polytoper bzw. polymorpher ventrikulärer Extrasystolen. Die Anfallsdauer des Typs Gallavardin ist meist kurz (Abb. 292).

Vorkommen: Paroxysmale Kammertachykardien kommen meist nur bei geschädigtem Herzen, so bei ischämischen Herzerkrankungen mit oder ohne Infarkt, dem Hypertonieherzen, bei entzündlichen Herzerkrankungen sowie bei schwerer Herzinsuffizienz vor. Auch werden sie bei toxischen Schädigungen des Herzens (Digitalis, Antiarrhythmika, Chloroform, Anästhetika, Adrenalin), bei mechanischen Traumen (Herzoperation, Herzkatheteruntersuchung) sowie beim Elektrounfall beobachtet.

Kammertachykardien beginnen und enden in der Regel ganz plötzlich (anfallsweises Herzjagen, paroxysmale ventrikuläre Tachykardien). Ihre Dauer kann Sekunden bis Minuten, in therapieresistenten Fällen zwischen Tagen und Wochen betragen. Von den paroxysmalen supraventrikulären Tachykardien unterscheiden sie sich durch ihren oft bedrohlichen Charakter und durch ihre meist ernste

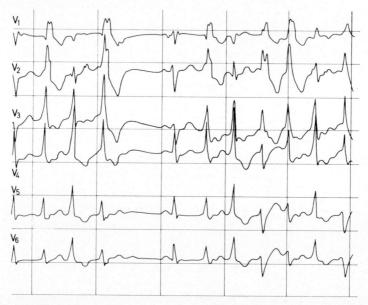

Abb. 292. Chaotische ventrikuläre Tachykardie (alte Bezeichnung: Typ Gallavardin).

Prognose. Sie sind häufige Ursache der hyperdynamen Form des Morgagni-Adams-Stokes-Syndroms mit kritischer Abnahme des Herzzeitvolumens. Bei eingeschränkter Koronarreserve treten Angina-pectoris-Beschwerden auf, die sich bis zum Herzinfarkt steigern können.

Therapie:
a) Mechanisch: Faustschlag auf die Brust
b) Sedierung: Luminal 0,2 g i. m., Valium 10 mg i. v. und/oder i. m.
c) Intravenöse Soforttherapie:
   1. Xylocain (Lidocain) 100–200 mg als Bolus oder 2–4 mg pro min Infusion
   2. Phenhydan (Diphenylhydantoin) 125–250 mg i. v.
   3. Gilurytmal (Ajmalin) 30–75 mg (*Cave!* nicht bei Hypotonie)
   4. Amidonal (Aprindin) 100–200 mg
   5. Rytmonorm (Propafenon) 35–70 (140) mg
   6. Ggf. Betablocker:
      a) Visken (Pindolol) 0,4–0,6 mg
      b) Aptin (Alprenolol) 0,5–1,0 mg
      c) Trasicor (Oxprenolol) 1–2 mg
d) Perorale Langzeittherapie (Prophylaxe):
   1. Neo-Gilurytmal (Prajmaliumbitartrat) 3–4 × 20 mg
   2. Rytmonorm (Propafenon) 2–3 × 300 mg
   3. Amidonal (Aprindin) 1–2 × 50 mg
   4. Chinidin-Duriles (Chinidin bisulfat) 2–4 × 250 mg
   5. Betablocker (insbesondere bei zusätzlicher koronarer Herzkrankheit und Hypertonie geeignet)
      a) Visken (Pindolol) 3 × 5 mg
      b) Aptin-Duriles (Alprenolol) 2 × 200 mg
      c) Beloc, Lopresor (Metoprolol) 1–2 × 100 mg
      d) Dociton, Doberol 3 × 40 (80) mg
      e) Trasicor (Oxprenolol) 3 × 40 (80) mg
   6. Rythmodul (Disopyramid) 3–4 × 100–200 mg
   7. Mexitilen 4 × 100–200 mg
      Kombinationen: 1 + 5, 2 + 5, 3 + 5, 4 + 5
e) Elektrotherapie:
   1. Kardioversion bzw. Defibrillation 100–400 Wsec
   2. Doppelstimulation (nur gekoppelte Stimulation).
f) Prophylaktische Behandlung der ventrikulären Tachykardie, d. h. Behandlung der ventrikulären Extrasystolen:
   1. Elektrolytstörung – Substitution
   2. Hypoxämie – Sauerstoff
   3. Herzinsuffizienz – Digitalis, Diuretika, evtl. Nitropräparate
   4. Spezifische antiarrhythmische Therapie (s. o.)

γ) Vorhofflattern

Entstehungsmechanismus:

1. *Gesteigerte Automatie:* Diese Hypothese führt Vorhofflattern auf eine *hochfrequente Erregungsbildung supraventrikulärer ektoper Erregungsbildungsherde* zurück. Auch die Möglichkeit der hochfrequenten Erregungsbildung in einem monotopen Erregungsherd steht zur Debatte.
2. *Reentry-Mechanismus:* Makro-Reentry: Die Kreisbahn verläuft intraatrial um die Einmündung der großen Hohlvenen (Abb. 293).

Für die Reentry-Theorie des Vorhofflatterns spricht, daß es durch hochfrequente rasche Vorhofstimulation (overdriving) beendet werden kann, manchmal über eine kurzfristige Phase selbstlimitierenden Vorhofflimmerns, was wiederum auf eine ursächliche kreisende Erregung hinweist.

EKG (Abb. 294–297): Anstelle der P-Zacken treten regelmäßige sogenannte Flatterwellen auf *(Sägezahnmuster)*. Sie können gut in den Abl. II, III, aVF sowie in V_1 nachgewiesen werden.

Die für das Vorhofflattern charakteristischen sägezahnartigen Wellen *(sogenannte F-Wellen)* entstehen durch die Aufeinanderfolge der positiven P-Zacke und der negativen T-Welle des Vorhofs (sogenannte T_A-Welle). Die T_A-Welle projiziert sich bei normaler Herzfrequenz in dem QRS-Komplex und ist im Oberflächen-EKG nicht erkennbar. Mit zunehmender Vorhoffrequenz tritt sie aus dem QRS-Komplex heraus und nimmt in ihrer Amplitude zu. Bei der dem Vorhofflattern typischen *Frequenz zwischen 220 und 350 Schlägen/min* erreicht die Amplitude der T_A-Welle die der P-Zacke, was zu dem typischen sägezahnartigen Bild der F-(Flatter-)Welle führt. Zu diesem charakteristischen Bild des Vorhofflatterns gibt es fließende Übergänge. Im *unteren Frequenzbereich der Vorhoftätigkeit (220–250 Schläge/min)* ähnelt es häufig einer Vorhoftachykardie mit Block (P-Zacken mit isoelektrischen Zwischenstrecken), in *hohen Frequenzbereichen (300–400 Schläge/min)* bestehen fließende Übergänge zum Vorhofflimmern. Man spricht dann von unreinem Vorhofflimmern und/oder Fibrilloflattern der Vorhöfe.

Beim Vorhofflattern tritt meist eine partielle AV-Blockierung ein. Ist der AV-Block konstant (meist 2:1, 3:1) so ist die Kammeraktion rhythmisch, ist die AV-Blockierung inkonstant, so ist die Kammeraktion arrhythmisch. Bei einer Überleitung der Flatterimpulse auf die Kammern im Verhältnis 1:1 kommt es zur

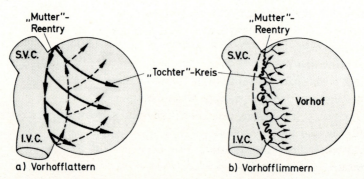

Abb. 293. Modellvorstellung zur Reentry-Theorie von Vorhofflattern (a) und Vorhofflimmern (b). SVC = V. cava superior; IVC = V. cava inferior (modifiziert nach CHUNG).

2. Heterotope Erregungsbildungsstörungen

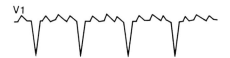

Abb. 294. Schema des Vorhofflatterns mit 3:1-Überleitung.

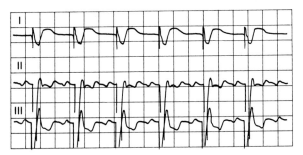

Abb. 295. Vorhofflattern bei Schrittmacherimplantation mit 3:1-Impulssteuerung. Flatterfrequenz 315/min, Kammerfrequenz 105/min.

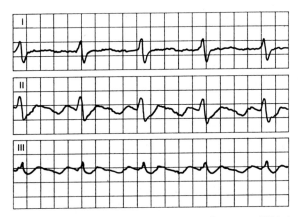

Abb. 296. Vorhofflattern mit konstantem 2:1-Block. Vorhoffrequenz 270/min, Kammerfrequenz 135/min.

gefährlichen Beschleunigung der Kammerschlagfolge. Dabei kann klinisch die tachysystolische Form des Adams-Stokes-Syndroms auftreten.

Vorkommen: Vorhofflattern kann *paroxysmal* (selten), *transitorisch* und *permanent* auftreten. Es ist meist Ausdruck einer organischen Herzerkrankung. Ursächlich kommt meist die rheumatische und koronare Herzkrankheit in Frage. Transitorisch paroxysmales Vorhofflattern wird insbesonders beim Sinusknoten-

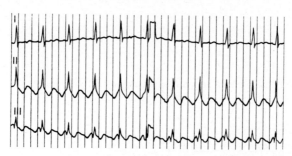

Abb. 297. Vorhofflattern unbekannter Genese mit einer 2:1-Überleitung. Flatterfrequenz 260/min, Kammerfrequenz 130/min.

syndrom (s. S. 605) beobachtet. Auch bei Patienten mit Mitralvitien, Hyperthyreose, Hypertonie und Präexzitationssyndrom tritt paroxysmales Vorhofflattern auf.

Therapie: Siehe Vorhofflimmern.

δ) Vorhofflimmern

Entstehungsmechanismus:
1. *Gesteigerte Automatie* eines supraventrikulären nomotopen Erregungszentrums. Es wird angenommen, daß die Flimmerwellen Ausdruck der Unfähigkeit der Vorhöfe sind, auf eine so schnelle Erregungsfolge in koordinierter Weise zu folgen. Eine andere Hypothese führt Vorhofflimmern, entsprechend dem Vorhofflattern, auf eine hochfrequente Erregungsbildung in multifokalen atrialen Erregungsbildungszentren zurück. Gegen diese Hypothese spricht, daß Vorhofflimmern nicht selten paroxysmal auftritt und es schwer verständlich ist, auf welche Weise zahlreiche Automatiezentren so aufeinander abgestimmt sein sollten, daß sie gleichzeitig zu »feuern« beginnen und die Erregungsbildung gleichzeitig wieder einstellen.
2. *Reentry-Mechanismus:* Mikro-Reentry: Diese Hypothese ist am naheliegendsten. Es wird diskutiert, daß eine Störung im Ablauf der sich nicht auf spezifischen Leitungsbahnen ausbreitenden Erregungswelle vorliegt. Schon repolarisierte Fasern werden von benachbarten noch depolarisierten Fasern durch die bestehenden Potentialdifferenzen neuerlich erregt. Insgesamt wird das Flimmern dadurch unterhalten, daß die ungeordnete Erregungsfront so langsam in einer Richtung »kreist«, daß sie stets wieder auf erregbares Gewebe trifft (Abb. 293).

EKG (Abb. 298–301): Anstelle der P-Zacken treten Flimmer-(f-)Wellen auf, die am besten in V_1 nachweisbar sind. Die Flimmerwellen können grob (besonders

2. Heterotope Erregungsbildungsstörungen

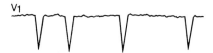

Abb. 298. Schema des Vorhofflimmerns mit inkonstanter Überleitung.

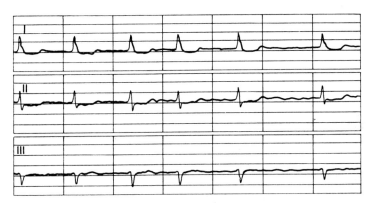

Abb. 299. Schnelle Form der absoluten Arrhythmie bei Vorhofflimmern. Kammerfrequenz um 120/min. Feine und grobe Flimmerwellen (besonders in II und III).

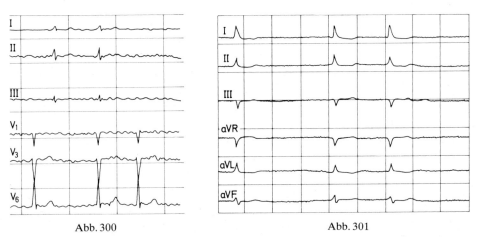

Abb. 300.   Abb. 301.

Abb. 300. Arrhythmia absoluta infolge Vorhofflimmern mit inkonstanter Überleitung; Kammerfrequenz zwischen 70 und 50 Schlägen/min. Grobe Flimmerwellen.

Abb. 301. Arrhythmia absoluta infolge Vorhofflimmern mit inkonstanter Überleitung; Kammerfrequenz zwischen 80 und 50 Schlägen/min. Sehr feine Flimmerwellen.

bei Mitralvitien) oder fein (besonders bei degenerativen und fortgeschrittenen Herzmuskelerkrankungen) sein. Eingestreute Flatterwellen weisen auf kürzeres, Mikrowellen auf längeres Bestehen der Arrhythmie hin. Nicht selten sind die f-Wellen so klein, daß sie in den üblichen EKG-Ableitungen nur schwer oder gar nicht erkennbar sind. Die supraventrikulär konfigurierten QRS-Komplexe zeigen eine vollständige regellose Schlagfolge (absolute Arrhythmie, irregular regularity). Vorhofflimmerfrequenz und Überleitungsbedingungen im AV-Knoten bestimmen die Kammerfrequenz. Die AV-Leitung der Erregungswelle bei Vorhofflimmern beruht auf den Filtereigenschaften des AV-Knotens, wobei die Unregelmäßigkeit der Überleitung durch eine verborgene Leitung bedingt ist (s. S. 424). Die *Ventrikelfrequenz* des unbehandelten Vorhofflimmerns kann *zwischen 40* (Bradyarrhythmia absoluta infolge Vorhofflimmerns) *und 180 Schlägen/min* (Tachyarrhythmia absoluta bei Vorhofflimmern) liegen.

Vorkommen: Vorhofflimmern stellt die *häufigste* Herzrhythmusstörung dar. Man unterscheidet nach Gesichtspunkten der Ätiologie *symptomatisches* und *essentielles,* nach der Erscheinungsform *intermittierendes* und *chronisches,* nach der Kammerfrequenz *tachykardes* und *bradykardes* Vorhofflimmern.

Die Dauer intermittierender Formen kann Bruchteile von Sekunden betragen. Sowohl Streßsituationen mit erhöhtem Sympathikotonus als auch Erholungsphasen mit erhöhtem vagischen Einfluß können ein intermittierendes Vorhofflimmern auslösen. Umgekehrt kann es bei diesen Patienten durch vagale Maßnahmen wie Valsalva-Preßversuch oder durch den Sympathikusreiz einer leichten Belastung verschwinden. Die intermittierende Form kann meist als Übergangsstadium zur Dauerform angesehen werden. Die essentielle paroxysmale Form des Vorhofflimmerns wird nicht selten bei Herzgesunden gefunden. Ein Präexzitationssyndrom sollte immer ausgeschlossen werden.

Klinisch wird Vorhofflimmern gefunden: Bei Mitralvitien mit stark dilatiertem Vorhof (grobe Flimmerwellen häufig), bei fortgeschrittenen degenerativen Herzerkrankungen mit Herzinsuffizienz (feine Flimmerwellen), bei akutem Herzinfarkt (in 10% der Fälle), während Herzoperationen, nach Elektrotrauma, bei Hyperthyreose, bei Fokaltoxikose, bei hypertensiven Krisen, beim WPW-Syndrom, beim Sinusknotensyndrom (Bradykardie-Tachykardie-Syndrom).

Die klinischen Folgen des Vorhofflimmerns betreffen Störungen des Allgemeinbefindens mit spürbar unregelmäßigem Herzschlag. Es kommt zu einer Minderung der Herzleistung, die bei Mitralstenose als Leistungsknick registriert werden kann. Unter Berücksichtigung hämodynamischer Gesichtspunkte kann sowohl die Tachyarrhythmia absoluta als auch die Bradyarrhythmia absoluta zu Adams-Stokes-Anfällen (hyperdynames und/oder hypodynames Adams-Stokes-Syndrom) führen. Da die Vorhofkontraktion praktisch ausfällt, kommt es beim Vorhofflimmern zu einer Begünstigung der Thrombenbildung in den Vorhöfen, was die Gefahr nachfolgender arterieller Embolien in sich birgt.

Therapie:
a) Intravenöse Soforttherapie (Bremsung der AV-Überleitung zwecks Senkung der Kammerfrequenzen):
  1. Rasche Volldigitalisierung:
  Durch Zufuhr von Digitalis wird eine AV-Überleitungshemmung ausgelöst und die Kammerfrequenz auf eine Normfrequenz zurückgeführt. Das gleiche ist, soweit keine Kontraindikationen bestehen, auch durch Betablocker möglich. Gleichzeitig wird der Spielraum für eine ggf. einzuleitende Chinidin-Therapie erweitert, da dieses Medikament in niedriger Dosierung zu einer beschleunigten AV-Überleitung führt mit der Gefahr, beim Vorhofflattern eine 1:1-Überleitung mit kritischer Kammerfrequenz auszulösen.
  2. Digitalis + Isoptin (Verapamil): 2,5–10 mg i. v. (Verapamil)
  oder
  3. Digitalis + Betablocker, z. B.:
    a) Visken (Pindolol) 0,4–0,6 mg i.v.
    b) Aptin (Alprenolol) 0,5–1 mg i.v.
    c) Trasicor (Oxprenolol) 1–2 mg i.v.

b) Perorale Therapie (Konversion- und Rezidivprophylaxe):
  1. Chinidin-Duriles 2–3 × 250 mg bis 3 × 500 mg
  bzw. Chinidin purum: zunächst Probedosis von 200 mg, dann die folgenden Tage 2–3 × 100–200 mg (Höchstdosis 2000 mg).
  2. Isoptin (Verapamil) 3 × 80 mg
  3. Betablocker, z. B. Visken (Pindolol) 3 × 5 mg je nach Grundleiden.
  1, 2, 3 meist mit Digitalis-Präparaten kombinieren.
  Bei Versagen einer alleinigen Chinidin-Therapie sind folgende Kombinationen möglich:
  4. Chinidin + Isoptin (z. B. Cordichin) (+ Digitalis) 2–3 × 250 mg + 3 × 80 mg
  5. Chinidin + Betablocker (z. B. Dociton) (+ Digitalis) 2–3 × 250 mg + 3 × 40 mg
  6. Rytmonorm (Propafenon) 2–3 × 150 mg
  7. Clinium (Lidoflazin) 2–4 × 60 mg
  8. Rythmodul (Disopyramid) 3–4 × 100–200 mg
  9. Amidonal (Aprindin) 1–2 × 50 mg
  Beachte: Die Chinidin-Therapie sollte langsam ansteigend beginnen. Eine gleichzeitige Marcumar-Therapie ist empfehlenswert. Bei raschem Umschlagen des Vorhofflimmerns bzw. Vorhofflatterns im Sinusrhythmus kann es zum Abreißen evtl. Vorhofthromben kommen (in 2% der Fälle). Auf die sog. Chinidinsynkopen sei hingewiesen (s. S. 357, 399).

c) Elektrotherapie:
  1. Kardioversion

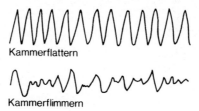

Abb. 302. Schema der Potentialschwankungen bei Kammerflattern und Kammerflimmern.

2. Hochfrequente Vorhofstimulation (bei Vorhofflattern)
3. Ggf. Ventrikelstimulation.

Cave: Einem Vorhofflimmern und/oder einem Vorhofflattern liegt nicht selten ein Sinusknotensyndrom zugrunde. Eine eingeleitete antiarrhythmische Therapie bzw. eine Kardioversion kann zu einer schwerwiegenden Suppression des Sinusknotens führen. Beim Umschlagen des Vorhofflimmerns bzw. Vorhofflatterns in einen Sinusrhythmus kann es dann zu einer kritisch langen präautomatischen Pause kommen, mit der Gefahr eines adynamen Morgagni-Adams-Stokes-Syndroms. Es empfiehlt sich, bei dem Verdacht auf ein Sinusknotensyndrom die medikamentöse bzw. elektrische Kardioversion unter Schrittmacherschutz vorzunehmen.

ε) Kammerflattern

Entstehungsmechanismus: Siehe Vorhofflimmern.

EKG (Abb. 302, 303): Es bestehen fließende Übergänge zur ventrikulären Tachykardie. Nach HOLZMANN wird vom Kammerflattern bei einer *Herzfrequenz von 180–250 Schlägen/min* gesprochen. Während eines Anfalls von Kammerflattern findet sich meist ein mehrfacher Typenwandel der Kammererregung, der auf einen Wechsel der Erregungsbahn hindeutet. Die QRS-Komplexe lassen sich nicht sicher in Anfangs- und Endschwankungen trennen und bestehen nur noch in

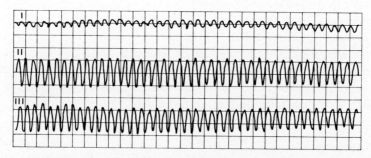

Abb. 303. Kammerflattern, typische »Haarnadelkurven«, Flatterfrequenz 240/min.

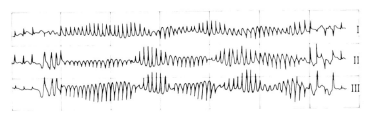

Abb. 304. Torsade de pointes (paroxysmales Kammerflattern/-flimmern). Die Rhythmusstörung wird durch Sinusschläge eingeleitet und beendet. Diese Aktionen haben ein verlängertes QT-Intervall. Der Paroxysmus wird durch eine bidirektionale Tachykardie eingeleitet, die Kammerkomplexe des »Kammerflatterns« scheinen um die isoelektrische Linie zu tanzen. (Modifiziert nach M. KRIKLER und P. CURRY).

biphasischen Undulationen. Kammerflattern ist prinzipiell *reversibel*, geht aber nicht selten in Kammerflimmern über.

Vorkommen: Siehe Kammerflimmern.

Therapie: Siehe Kammerflimmern.

Abzugrenzen vom gewöhnlichen Kammerflattern (-flimmern) ist eine ventrikuläre Rhythmusstörung, die paroxysmales Kammerflattern (-flimmern) oder paroxysmale unkoordinierte Kammertachykardie genannt wird, von französischen Autoren treffend: **»Torsade de pointes«** (Die Kammerkomplexe der Tachykardie scheinen um die isoelektrische Linie zu tanzen) bezeichnet (Abb. 304).

EKG (Abb. 304): Undulierende Flatter- und Flimmerwellen, die in ihrer Amplitude und Ausschlagrichtung ständig wechseln, ohne daß die Rhythmusstörung durch zwischengeschaltete Normalschläge versetzt wird. Die einzelnen Phasen können kurz sein, so daß ein Wechsel des QRS-Komplexes über 10–20 Erregungen vorliegt. Die Tachykardie kann kurz anhalten, bei längeren Bestehen pflegt sie in echtes Kammerflimmern überzugehen.

Vorkommen und Therapie: Das paroxysmale Kammerflattern (-flimmern) (Torsade de pointes) ist elektrophysiologisch auf eine gestörte inhomogene Repolarisation, die in einer sichtbaren oder erst unter Frequenzbelastung nachweisbar werdenden QTU-Verlängerung ihren Ausdruck findet. Diese Rhythmusstörung ist typisch bei der kongenitalen QT-Verlängerung bei Patienten mit Jervell-Lange-Nielsen-Syndrom oder dem Romano-Ward-Syndrom oder deren Formes frustes. Sie ist wahrscheinlich die Rhythmusstörung, die den gefürchteten Chinidin-Synkopen zugrunde liegt. Sie entsteht häufig aus einer vorbestehenden Bradykardie heraus. Nicht selten fallen die die Tachykardie auslösenden Extrasystolen außerhalb der vulnerablen Phase ein. Therapeutisches Ziel muß es sein, die Repolarisation uniformer zu gestalten, was evtl. mit frequenter Schrittmachertherapie möglich ist. Antiarrhythmika, die die Repolarisation verlängern, sind kontraindiziert.

Ursachen der Torsade de pointes (Übersicht):
1. Bradykarder Grundrhythmus:
   a) SA-Blockierung
   b) höhergradige AV-Blockierungen
2. Elektrolytstoffwechselstörungen:
   a) Hypokaliämie
   b) Hypomagnesiämie
3. Kongenitale QTU-Syndrome:
   a) mit Taubheit (Jervell-Lange-Nielsen-Syndrom)
   b) ohne Taubheit (Romano-Ward-Syndrom)
   c) Formes frustes (QTU-Verlängerung nur unter Frequenzbelastung und/oder dynamischer Belastung auftretend).
4. Medikamente:
   a) Antiarrhythmika: Chinidin, Procainamid, Prenylamin u. a.
   b) Psychopharmaka: Phenothiazine, trizyklische Antidepressiva, andere stärkere Tranquillizer.
5. Ischämische Herzkrankheit.
6. Myokarditis.

ς) Kammerflimmern

Entstehungsmechanismus: Siehe Vorhofflimmern.

EKG (Abb. 305): Es bildet sich ein ungleichförmiges Bild, wobei Kammerkomplexe der Frequenz, der Form, der Amplitude nach nicht mehr eindeutig unterschieden werden können. Die Potentialschwankungen haben *Frequenzen* um *250–400 Schlägen/min*. Ein Auftreten kleiner Oszillationen wird als Absterbeflimmern bezeichnet. Über den klinischen Tod hinaus sind für einige Zeit kleinere Potentialschwankungen registrierbar.

Vorkommen: Kammerflattern und Kammerflimmern werden beobachtet bei koronarer Herzkrankheit, frischem Herzinfarkt, schwerer Herzinsuffizienz, Cor pulmonale, bei Herzoperationen, Elektrounfall, bei toxischen Schädigungen des Herzens (Digitalis, Strophanthin, Chinidin, Chloroform, Anästhetika, Adrenalin, katecholaminausschüttende Tumoren).

Kammerflattern und Kammerflimmern sind häufig Ursache der tachysystolischen Form des Adams-Stokes-Syndroms. Infolge einer nicht mehr koordinierten Herzaktion sind hämodynamisch wirksame Herzkontraktionen nicht mehr mög-

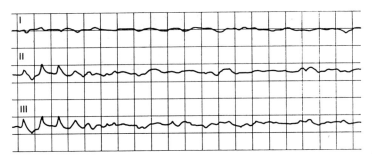

Abb. 305. Kammerflimmern.

lich. Daraus resultiert ein Abfall des Herzzeitvolumens mit mangelhafter Organdurchblutung (Bewußtseinstrübung). Der sogenannte Sekundenherztod ist möglich. Kammerflimmern wird im Terminalstadium fast aller schwerer Erkrankungen beobachtet.

Therapie:
a) Allgemeinmaßnahmen:
  1. Externe Herzmassage (manuell oder maschinell).
  2. Künstliche Beatmung:
    Mund zu Mund (Nase)
    Atemmaske mit Beutel oder Balg
    Intubation mit Respiratorbeatmung.
b) Defibrillation (vorrangig):
  200–400 Wsec, ggf. Elektroschock mit steigender Intensität, sog. Seriendefibrillation.
c) Medikamentöse Therapie:
  1. Zur Verbesserung des Effektes der elektrischen Defibrillation 1 mg Alupent intrakardial.
  2. Unterstützende Maßnahmen und Rezidivprophylaxe:
    a) Xylocain 100–200 mg im Bolus 1–4 mg/min im Tropf
      bzw.
      Xylocain 200–500 mg intrakardial.
    b) Gilurytmal initial 50–100 mg i.v. oder 50 mg intrakardial.
    c) Amidonal 100–200 mg i.v.
    d) Rytmonorm 35–70 mg i.v.
d) Ausgleich der metabolischen Azidose:
  100–200 mval Natriumbicarbonat i.v. oder intrakardial (sog. blinde Pufferung).
e) Stabilisierung des Kreislaufs durch:
  Dopamin 50 mg in 250 ml NaCl-Lösung. 1 Tropfen entspricht 10 µg Dopamin (Nattermann) Anfangsdosis 175 µg/min (18 Tropfen).
  Dosis kann bis auf 300 µg (30 Tropfen) gesteigert werden.

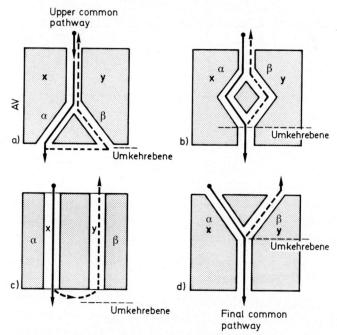

Abb. 306. Schematische Darstellung von Varianten akzessorischer Erregungsleitungsbahnen in der AV-Knotenregion (nach L. SCHAMROTH). AV = AV-Knoten-Region; U = Umkehrebene; A = Vorhofebene; V = Ventrikelebene; x = primäre Erregungsleitungsbahn; y = Reziproke Erregungsleitungsbahn.

η) Sonderformen

$\alpha\alpha$) Echo- (Umkehr-) Rhythmen
Entstehungsmechanismus:

Makro-Reentry: Echosystolen und Echotachykardien entstehen dadurch, daß die Erregungsumkehr einer Kreiserregung im AV-Knoten erfolgt. Dieses Phänomen wird durch eine *Längsdissoziation des AV-Knotens* erklärt. Darunter wird die Tatsache verstanden, daß ein Teil der Fasern im AV-Knoten die Erregung leitet, während benachbarte Fasern zu eben dieser Zeit nicht oder verzögert leiten. Es besteht eine Dissoziation der Erregungsleitung. Dies gilt für die Erregungsleitung in anterograder und retrograder Richtung.

Folgende *Variationen der Erregungsleitung im AV-Knoten* werden diskutiert (Abb. 306):

a) Im *oberen* Teil des AV-Knotens findet sich ein gemeinsamer Leitungsweg *(upper common pathway)*, im *unteren* Teil des AV-Knotens verlaufen die Leitungsbahnen *getrennt* (a).

b) Im *oberen* Teil des AV-Knotens findet sich ein gemeinsamer Leitungsweg *(upper common pathway)*. Dieser teilt sich in der Mitte des AV-Knotens. Im

unteren Teil des AV-Knotens fließen die Leitungsbahnen wieder zu einem gemeinsamen Leitungsweg zusammen *(lower common pathway)* (b).
c) Die Leitungsbahnen verlaufen ohne Beziehung zueinander durch den AV-Knoten. Es besteht *keine gemeinsame Leitungsbahn* (c).
d) Im *oberen* Teil des AV-Knotens verlaufen die Leitungsbahnen getrennt. Im *unteren* Abschnitt des Knotens vereinigen sich die getrennten Leitungswege zu einem gemeinsamen Weg mit Isodromie. Die beiden oberen Bahnen wurden von Mo und MENDEZ als *Alpha-* und *Betabahn,* der gemeinsame untere Weg als *Final common pathway* bezeichnet (d).

Es gibt verschiedene Ansichten darüber, wie die Längsdissoziation erklärt werden soll. Vielleicht stellt sie ein normales physiologisches Phänomen dar. Es scheint sicher zu sein, daß sie allein durch einen erhöhten Vagotonus zustande kommen kann. Klinische Beobachtungen über Umkehrsystolen legen die Vermutung nahe, daß eine Vaguserregung die Leitfähigkeit der Verbindungsbahnen so beeinflußt, daß diese im rechtläufigen und im rückläufigen Sinne verschieden leiten. Eine andere Hypothese sieht die Längsdissoziation als ein pathologisches Phänomen an: Infolge krankhafter Einwirkungen (s. S. 353: Reentry-Phänomen) sind einige Fasern erregbar, während andere noch in der Refrakterität verharren (Inhomogenität). Auch wird diskutiert, daß sie Ausdruck einer Entwicklungsanomalie der Verbindungsbahnen zwischen Vorhof und Kammern ist.

Folgende *Herzrhythmusstörungen* werden auf einen *Reentry-Mechanismus im längsdissoziierten AV-Knoten* zurückgeführt:
1. Echotachykardien:
    a) Paroxysmale supraventrikuläre Tachykardie. ⎱ Paroxysmale supraventrikuläre Tachykardie im engeren Sinne.
    b) AV-Knoten-Tachykardie. ⎰
2. Echosystolen:
    a) Vorhofecho.
    b) AV-Echo.
    c) Kammer-Echo.

(1) Echotachykardien:
Entstehung und Verlauf: Unter Zugrundelegung der von Mo und MENDEZ postulierten Leitungsbahn im AV-Knoten ergibt sich folgende vermutliche Entstehungsweise der Echotachykardien:
In der Betabahn findet sich ein passagerer unidirektionaler Block (Abb. 307). Eine vom Sinusknoten oder ektopen Zentrum ausgehende Erregungswelle breitet sich über die Alphabahn und das ventrikuläre ELS *anterograd* aus und depolarisiert das Myokard. Währenddessen kommt es zu einer Erholung der passager blockierten Betabahn. Die Erregungswelle tritt bei Erreichen des Final common

I. Störung der Erregungsbildung

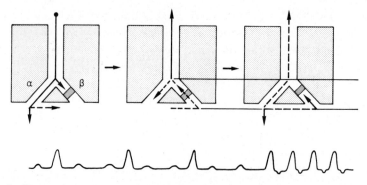

Abb. 307. Auslösung einer supraventrikulären Tachykardie im längsdissoziierten AV-Knoten. Die Erregungsumkehr erfolgt in 2 Umkehrebenen α und β.

pathway in diesen *retrograd* ein und wird verzögert zum Vorhof zurückgeleitet. Ist die Erholungszeit der zusätzlich am Reentry beteiligten Strukturen (Alphabahn, ventrikuläres ELS, Myokard) kürzer als die Laufzeit der retrograden Erregungswelle in der Betabahn, schließt sich der Erregungskreis. Es entsteht eine Echotachykardie, die formkritisch einer supraventrikulären Tachykardie entspricht. Die über die Betabahn retrograd laufende Erregungswelle wird meist, aber nicht unbedingt, den Vorhöfen zugeleitet. Es genügt eine Rückleitung in den AV-Knoten bis zu einer Ebene, in der eine Erregungsumkehr möglich ist. Wird die retrograde Erregungswelle den Vorhöfen zugeleitet, kommt es formkritisch zu dem elektrokardiographischen Bild einer AV-Knoten-Tachykardie. Wird die retrograde Erregungswelle den Vorhöfen nicht zugeleitet, findet die Erregungsumkehr im AV-Knoten selbst statt, entspricht das Bild der auftretenden Echotachykardie einer paroxysmalen supraventrikulären Tachykardie im engeren Sinne.

Vom Reentry beanspruchte *Leitungsbahnen* und daraus resultierende **EKG-Veränderungen:**

(a) Paroxysmale supraventrikuläre Tachykardie:
Anterograde Erregungsleitung: Alphabahn des AV-Knotens. *Retrograde* Erregungsleitung: Betabahn des AV-Knotens bzw. umgekehrt.

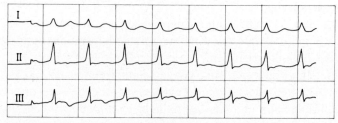

Abb. 308. Paroxysmale supraventrikuläre Tachykardie, Frequenz 165/min T-Wellen sind nicht erkennbar.

Erregungsumkehr im AV-Knoten selbst, keine Rückleitung zu den Vorhöfen.

EKG: Paroxysmale supraventrikuläre Tachykardie im engeren Sinne: Nicht verbreiterte QRS-Komplexe, P-Zacken sind nicht zu erkennen. Die *Frequenz* liegt in dem für die paroxysmalen Tachykardien typischen Bereich *zwischen 160 und 220 Schlägen/min* (Abb. 308).

(b) AV-Knoten-Tachykardie:
Anterograde Erregungsleitung: Alphabahn des AV-Knotens. *Retrograde* Erregungsleitung: Betabahn des AV-Knotens bzw. umgekehrt.
Rückleitung der Erregungswelle zu den Vorhöfen:

EKG: Untere AV-Knoten-Tachykardie: Nicht deformierten QRS-Komplexen folgen als Zeichen der retrograden Vorhofdepolarisation negative P-Zacken. Die *Frequenz* liegt in dem für die paroxysmalen Tachykardien typischen Bereich *zwischen 160 und 220 Schlägen/min* (Abb. 309). (Weitere Möglichkeiten s. WPW-Syndrom).

Therapie: Entspricht supraventrikulären Tachykardien (s. S. 387).

(2) Echosystolen:
Echosystolen können durch eine supraventrikuläre, vom AV-Knoten ausgehende und ventrikuläre Erregung (Ersatzschlag oder aktive Heterotopie) ausgelöst werden (Abb. 310). Inwieweit eine Echotachykardie oder nur eine Echosystole entsteht, hängt von den Erholungszeiten der am Reentry beteiligten Strukturen ab. Eine Echotachykardie entsteht, wenn die Laufzeit der Erregungswelle in der eingeschlagenen Kreisbahn länger ist als die Refraktärzeit des gemeinsamen

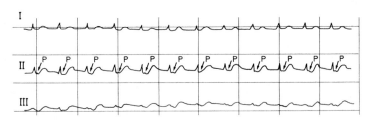

Abb. 309. »Untere« Knotentachykardie, Frequenz 165/min. Negatives P dem QRS-Komplex nachfolgend in Abl. II, III. Nicht selten verbirgt sich hinter dieser Tachykardie ein sog. Concealed WPW-Syndrom (anterograde Blockierung der paraspezifischen Bahn, Reentry-Kreis: *anterograd* AV-Knoten, *retrograd* Kent-Bündel).
Beachte: Ein negatives P in Abl. II, III weist auf eine retrograde Vorhoferregung hin. a) Negatives P vor dem QRS-Komplex: Der Vorhof wird zeitlich vor der Kammer erregt. b) Negatives P im QRS-Komplex: gleichzeitige Erregung von Vorhof und Kammern. c) Negatives P dem QRS-Komplex nachfolgend: Der Vorhof wird zeitlich nach der Kammer erregt.
DD: Concealed WPW-Syndrom: Unidirektionaler Block des Kent-Bündels (keine Delta-Welle!).
Reentry-Kreis: *anterograd:* AV-Knoten, *retrograd:* Kent-Bündel (Paroxysmale Sinustachykardie: Positive P-Zacke.
Paroxysmale Knotentachykardie: »fehlende« P-Zacke.
(Paroxysmale Tachykardie bei Concealed WPW-Syndrom, negative P-Zacke nach QRS-Komplex.)

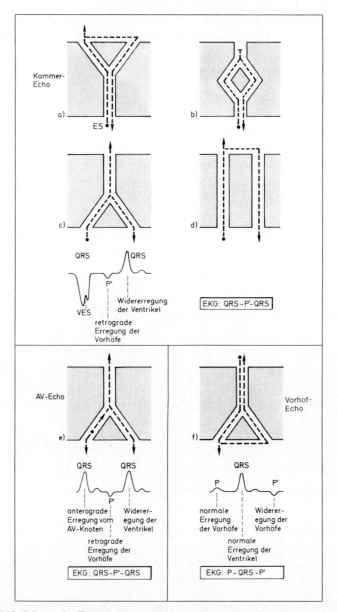

Abb. 310. Schema der Entstehung von Echosystolen im längsdissoziierten AV-Knoten.

Leitungsweges. Leitungsgeschwindigkeit und Leitungsverzögerung müssen genau aufeinander abgestimmt sein. Ist die Leitungsverzögerung im Erregungskreis im Vergleich zur Leitungsgeschwindigkeit zu groß, so wird die Erregung entweder ausgelöscht *(decremental conduction)* oder endet mit einer einmaligen Echosystole.

Nach tierexperimentellen Untersuchungen ist Grundbedingung für die Erzeugung des Kammerechos eine *Vaguserregung*. Dementsprechend wird unter klinischen Bedingungen das Phänomen der Erregungsumkehr meist nur dann beobachtet, wenn das Herz unter einem erhöhten Vaguseinfluß steht (vegetative Dystonie mit Neigung zur Bradykardie, hyperaktiver Karotissinus, Digitalisintoxikation, Digitalisüberempfindlichkeit). Im gleichen Sinne wenn auch pathologisch oder funktionell bedingt, ist das häufige Auftreten von Echosystolen bei Erkrankungen, die zu einer AV-Leitungsstörung, sei es in antegrader oder retrograder Richtung, führen (rheumatische Karditis, Diphterie, kongenitale Herzerkrankungen, koronare Herzkrankheit) zu sehen. So wird häufig eine ventrikuläre Tachykardie mit retrograden Wenckebachschem AV-Block durch ein AV-Echo beendet. Das gleiche Phänomen findet sich manchmal auch bei einem unteren AV-Knoten-Rhythmus.

(a) Kammerecho:

Die Erregungswelle des im ventrikulären ELS gelegenen Fokus wird in anterograder und retrograder Richtung geleitet: Die *anterograde* Erregungswelle depolarisiert das Myokard, die *retrograde* Erregungswelle wird zum AV-Knoten bzw. bis zu den Vorhöfen zurückgeleitet. Während ihres Durchtrittes durch den AV-Knoten springt die Erregungswelle auf die anterograd leitende transnodale Leitungsbahn über, die den Reiz dem Myokard zurückleitet. Das Myokard wird nochmals aktiviert.

EKG (Abb. 311): Zwei QRS-Gruppen, von denen die zweite die übergleitete Kammererregung darstellt, schließen eine negative P-Zacke ein. (Bei fehlender Rückleitung auf die Vorhöfe, das heißt einer Erregungsumkehr im AV-Knoten selbst, fehlt die negative P-Zacke.) RP-Intervall und PR-Intervall stehen in umgekehrter Beziehung zueinander: Je länger die RP-Zeit (retrograder AV-Block), desto kürzer ist die PR-Zeit. Ferner ist RP um so länger, je früher die nicht übergeleitete Kammererregung (1. Schlag) auf die vorausgehende, normal übergeleitete Kammererregung folgt (s. Abb. 310).

(b) AV-Echo:

Die Erregungswelle des im AV-Knoten gelegenen Automatiezentrums wird *gleichzeitig* anterograd und retrograd geleitet: *anterograd* zu dem Myokard, *retrograd* zu den Vorhöfen. Die retrograde Erregungswelle tritt während ihres Durchtrittes durch den AV-Knoten auf die anterograd leitende Leitungsbahn über, die den Reiz dem Myokard zurückleitet. Das Myokard wird nochmals aktiviert.

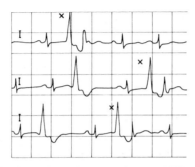

Abb. 311. Intermittierend auftretendes »Kammer-Echo«. × VES mit nachfolgender Echosystole.

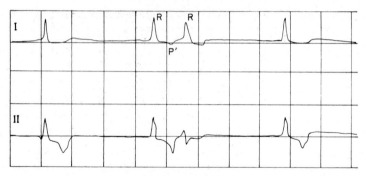

Abb. 312. AV-Echo.

EKG (Abb. 312): Zwei supraventrikulär konfigurierte QRS-Gruppen, von denen die erste die übergeleitete Kammererregung darstellt, schließen eine negative P-Zacke ein. (Bei fehlender Rückleitung auf die Vorhöfe, das heißt bei einer Erregungsumkehr im AV-Knoten selbst, fehlt die negative P-Zacke.) (Weiteres s. Kammerecho, s. Abb. 310).

(c) Vorhofecho:
Die Erregungswelle des im Vorhof gelegenen Automatiezentrums wird *rechtläufig* den Ventrikeln zugeleitet. Während ihres Durchtrittes durch den AV-Knoten tritt die Erregungswelle auf die *retrograde* leitende transnodale Leitungsbahn über, die den Reiz den Vorhöfen zurückleitet. Die Vorhöfe werden nochmals depolarisiert.

EKG: Die QRS-Gruppe ist von zwei P-Zacken eingeschlossen. Die zweite P-Zacke, die die zurückgeleitete Vorhoferregung darstellt, ist negativ (s. Abb. 310).

Vorkommen: Es ist wahrscheinlich, daß unter den supraventrikulären Tachykardien solche sind, die eine sich selbst unterhaltende Fortsetzung eines repetitiven Echomechanismus zum Ausdruck bringen *(»Reziprokal«-Rhythmen)*. Die klinische Bedeutung dieser als paroxysmale supraventrikuläre Tachykardien in Erscheinung tretenden Rhythmusstörungen liegt darin, daß sie meist bei Herzgesunden mit vegetativer Dystonie vorkommen. Als auslösende Ursache ist häufig ein überschießender Vagotonus anzusehen, der die für ein Echophänomen notwendige Verlangsamung der Erregungsleitung im AV-Knoten zur Geltung bringt. Aber auch ein deutlicher Sympathikuseinfluß wie körperliche Belastung, Nicotin, Hyperthyreose, Coffein kann einen Umkehrrhythmus auslösen. Es wird diskutiert, daß dadurch ein zuvor totaler retrograder Block (hochgradige Vaguserregung) in einen partiellen umgewandelt wird. Organische Herzkrankheiten liegen einer Echotachykardie ursächlich selten zugrunde. Von klinisch gesunden Patienten werden die Echotachykardien trotz hoher Frequenzen relativ gut vertragen. Bei organischen Herzleiden bergen sie in sich die Gefahr einer kritischen

Verminderung des Herzzeitvolumens mit Durchblutungsstörungen wichtiger Organe (Gehirn, Nieren). Bei sklerotischen Veränderungen am Koronarsystem kann eine Angina pectoris eintreten. Energetisch ungünstige Situationen des Myokards (kurze Diastole) leisten einer Herzinsuffizienz Vorschub. Im extremen Fall können Synkopen (hyperdynames Adams-Stokes-Syndrom), Hypotonie oder ein Lungenödem eintreten. Das Vorkommen von Echosystolen entspricht dem der Echotachykardie, inwieweit Echosystolen oder eine Echotachykardie entsteht, ist graduell. Ein Kammerecho wird gelegentlich beobachtet, häufig wird eine Kammertachykardie mit retrogradem Wenckebachschem AV-Block mit einem »Kammerecho« beendet. Formkritisch endet die ventrikuläre Tachykardie mit einem normalisierten QRS-Komplex *(ventricular capture beats)*. Vorhofechos und AV-Echos sind selten. Sie werden häufiger bei supraventrikulären Tachykardien beobachtet.

Therapie: Nach Grundleiden.

ββ) **Idionodale Tachykardien** (Abb. 313)

Entstehungsmechanismus: Gesteigerte Automatie sekundärer und/oder tertiärer Erregungsbildungszentren.

Eine idionodale AV-Knoten- und/oder idionodale ventrikuläre Tachykardie liegt vor, wenn die Erregungsbildungsfrequenz des AV-Knotens oder des ventrikulären Schrittmachers die des Sinusknotens übertrifft, gegebenenfalls überschreitet. *Synonyma* für diese Herzrhythmusstörungen sind:
a) Idionodale AV-Knoten-Tachykardie: akzelerierter Knotenrhythmus, nicht paroxysmale AV-Knoten-Tachykardie.
b) Idionodale ventrikuläre Tachykardie: akzelerierter ventrikulärer Rhythmus, nicht paroxysmale ventrikuläre Tachykardie.

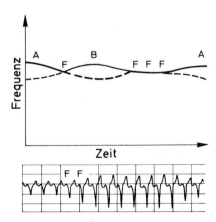

Abb. 313. Idioventrikuläre Tachykardie mit Angleich der Frequenz des ektopen Schrittmachers an die Sinusfrequenz. Übergang mit Kombinationssystolen. A: Sinusfrequenz; B: Frequenz des ektopen Schrittmachers; F: Fusionssystolen.

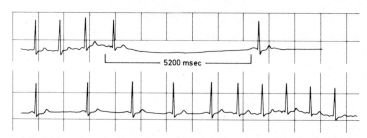

Abb. 314. Idionodale AV-Knoten-Tachykardie (Langzeit-EKG). Negatives P dem QRS-Komplex vorausgehend, Frequenz 90/min. Nach Sistieren der Tachykardie kommt es nach 5200 msec, zu einem Anspringen des Sinusknotens (spontane Sinusknotenerholungszeit) mit zunehmender Frequenzzunahme (Warming-up-Phänomen). Trotz der Frequenzzunahme wird der Sinusrhythmus (Frequenz 54/min) von dem akzelerierten Knotenrhythmus überspielt. Die deutlich verlängerte spontane Sinusknotenerholungszeit und das Warming-up-Phänomen weisen auf ein zusätzlich zur idionodalen AV-Knoten-Tachykardie vorliegendes Sinusknotensyndrom hin.

Die *Frequenzen* der idionodalen Tachykardie liegen im Frequenzbereich des Sinusknotens (= idionodal) *zwischen 60–130 Schlägen/min* und nicht in dem für die paroxysmalen Tachykardien typischen Frequenzbereich zwischen (160) 180–220 Schlägen/min. Eine Tachykardie im engeren Sinne besteht somit häufig nicht.

Im Unterschied zum AV- und/oder Kammerersatzrhythmus, die als passive Heterotopie auf eine Störung der Impulsbildung (Sinusbradykardie, Sinusarrest) oder eine Erregungsleitungsstörung (SA-Block, AV-Block) zurückzuführen sind, handelt es sich bei den idionodalen Rhythmen um eine *aktive Heterotopie mit Beschleunigung des AV-Knotens* (= *akzelerierter Knotenrhythmus*) oder eines ventrikulären Schrittmachers (= *akzelerierter ventrikulärer Rhythmus*). Auch eine Kombination beider Mechanismen ist möglich, der führende Grundrhythmus (z. B. Sinusrhythmus) kann sich verlangsamen und durch einen akzelerierten Rhythmus überspielt werden (Abb. 314). Der Beginn einer idionodalen Tachykardie ist nie plötzlich, sondern der schnellere AV-Knoten oder ventrikuläre Schrittmacher übernimmt allmählich die Schrittmacherfunktion des Herzens. Dabei treten beim Übergang, das heißt bei Angleichung der Frequenzen beider Schrittmacher, gehäuft Kombinationssystolen auf. Vorübergehend kann es zu einer frequenzbedingten inkompletten oder kompletten AV-Dissoziation kommen, das heißt, die Vorhöfe werden vom Sinusknoten und die Ventrikel vom akzelerierten Rhythmus geführt. In seltenen Fällen sind es auch zwei nodale Automatiezentren, die um die Führung der Kammern wetteifern.

(a) Idionodale AV-Knoten-Tachykardie:
EKG: Der elektrokardiographische Kurvenverlauf entspricht dem der paroxysmalen Knotentachykardien: Nicht verbreiterten, nicht verformten QRS-Gruppen gehen in Abl. II, III, aVF negative P-Zacken voraus oder sie sind im QRS-Komplex verborgen oder sie folgen der QRS-Gruppe nach. Das PQ-Intervall ist meist <0,12 sec (Abb. 315).

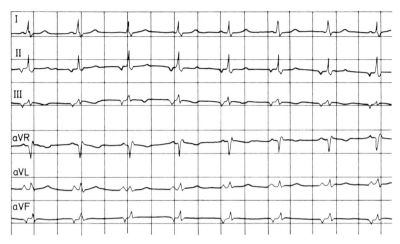

Abb. 315. Idionodale AV-Knoten-Tachykardie. Negative P-Zacken in Abl. II, III; Frequenz 110/min.

Differentialdiagnostisches Kriterium zu den AV-Knoten-Ersatz-Rhythmen und zu den paroxysmalen Knotentachykardien ist die *Frequenz:* sie liegt im *Frequenzbereich des Sinusknotens zwischen 60 und 130 Schlägen/min* und nicht in dem für die AV-Knoten-Ersatzrhythmen typischen Bereich von 45–60 Schlägen/min oder dem für die paroxysmalen Tachykardien typischen Bereich von 160–220 Schlägen/min.

(b) Idionodale ventrikuläre Tachykardie:

EKG: Der elektrokardiographische Befund entspricht dem der Kammertachykardien: verbreiterter (>0,12 sec), schenkelblockartig deformierter QRS-Komplex, normal breiter, jedoch formal einem bifaszikulären Block entsprechendes Verhalten des QRS-Komplexes, retrograde AV-Blockierung aller Schweregrade, häufig AV-Dissoziation (s. S. 486, 554) (Abb. 316).

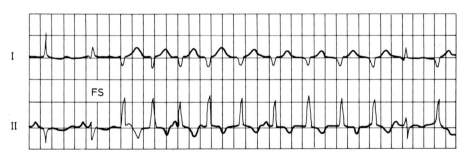

Abb. 316. Idionodale, ventrikuläre Tachykardie. Übergang des Sinusrhythmus in die idioventrikuläre Tachykardie mit Fusionssystolen (FS). Frequenz der Kammertachykardie 130/min.

Differentialdiagnostisches Kriterium zu den ventrikulären Ersatzrhythmen und zu den paroxysmalen ventrikulären Tachykardien ist die *Frequenz:* sie liegt im Frequenzbereich des Sinusknotens *zwischen 60 und 130 Schlägen/min* und weder in dem für die ventrikulären Ersatzrhythmen typischen Frequenzbereich zwischen 30 und 40 Schlägen/min noch in dem für die paroxysmalen ventrikulären Tachykardien typischen Frequenzbereich von 160–220 Schlägen/min.

Vorkommen: Die idionodalen Tachykardien sind meist Ausdruck einer Digitalisüberdosierung. Wird die Rhythmusstörung nicht richtig erkannt und, um die Frequenz zu senken, weiter Digitalis gegeben, kann dies zu lebensbedrohlichen Komplikationen führen. Auch beim frischen Myokardinfarkt werden idionodale Tachykardien beobachtet. Sie sind meist benigner Natur und selten behandlungsbedürftig.

Therapie: Im Regelfall genügen medikamentöse Maßnahmen, da diese Tachykardieformen meist keine entscheidende Einwirkung auf das HZV haben (Frequenzen zwischen 60–130/min).
1. Perorale Therapie:
    a) Neo-Gilurytmal (Prajmaliumbitartrat) 3–4 × 20 mg
    b) Rytmonorm (Propafenon) 2–3 × 300 mg
    c) Amidonal (Aprindin) 1–2 × 50 mg
    d) Chinidin-Duriles (Chinidin bisulfat) 2–4 × 250 mg
    e) Betablocker
    f) Rythmodul (Disopyramid) 3–4 × 100–200 mg
    g) Kombinationen: a + e, b + e, c + e, d + e
2. Intravenöse Soforttherapie:
    a) Xylocain 100 mg Bolus, 1–2 mg (4)/min Tropf
    b) Gilurytmal 30–75 mg
    c) Amidonal 100–200 mg
    d) Rytmonorm 35–70 mg
3. Elektrotherapie:
    a) Ventrikelstimulation (Overdrive-Suppression)
    b) Kardioversion 100–300 Wsec

Beachte: Eine Überdosierung von Antiarrhythmika und Digitalis ist immer auszuschließen. Eine Kardioversion sollte unter Schrittmacherschutz erfolgen.

γγ) Bidirektionale Tachykardie

Die Bezeichnung »bidirektionale« Tachykardie ist rein deskriptiv. Sie bezeichnet Tachykardieformen mit alternierend gegensinniger Ausschlagsrichtung der QRS-Komplexe.

EKG: Vollständiger Rechtsschenkelblock, regelmäßig alternierender Wechsel der Richtung der QRS-Ausschläge zwischen einem überdrehten Linkstyp und

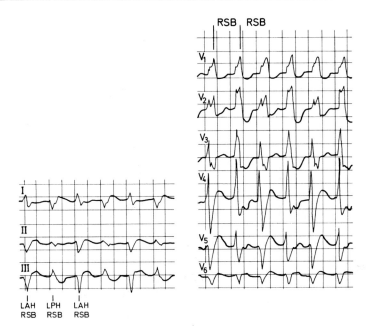

Abb. 317. Bidirektionale Tachykardie. Konstant nachweisbarer Rechtsschenkelblock (RSB). Regelmäßig alternierender Wechsel zwischen überdrehtem Linkstyp entsprechend linksanteriorem Hemiblock (LAH) und überdrehtem Rechtstyp entsprechend linksposteriorem Hemiblock (LPH). Kammerfrequenz 150/min.

einem Rechtstyp. Die *Frequenz* liegt in dem für die paroxysmalen Tachykardien typischen Frequenzbereich (s. S. 382f., Tab. 25) *zwischen 160 und 220 Schlägen/min* (Abb. 317).

Eine bidirektionale Tachykardie wird auf folgende **Entstehungsmechanismen** zurückgeführt:
1. Supraventrikuläre Tachykardie mit intermittierendem trifaszikulärem Block.
2. Proximale linksventrikuläre Tachykardie mit alternierendem bifaszikulärem Block im linksanterioren und linksposterioren Faszikel des linken Tawara-Schenkels.
3. Distale linksventrikuläre Tachykardie mit 2:1-Block im linksanterioren und/oder linksposterioren Faszikel des linken Tawara-Schenkels.

Die *supraventrikuläre* bidirektionale Tachykardie kann hypothetisch auf ein supraventrikuläres Automatiezentrum (Fokusgenese) sowie auch auf einen supraventrikulären Reentry-Kreis zurückgeführt werden.

Für die *ventrikuläre* bidirektionale Tachykardie ist ein Reentry-Mechanismus anerkannt.

Zu (1) Supraventrikuläre Tachykardie mit intermittierendem trifaszikulärem Block:

Diese Interpretation mit supraventrikulär gelegenem Automatiezentrum geht auf ROSENBAUM zurück und bezieht sich auf die trifaszikuläre Struktur des ventrikulären ELS: Der rechte Tawara-Schenkel ist ständig blockiert (vollständiger Rechtsschenkelblock). Während des supraventrikulären Paroxysmus kommt es zu einer alternierenden Leitungsstörung im vorderen und hinteren Ast des linken Tawara-Schenkels, was den Wechsel zwischen dem Bild eines linksanterioren (überdrehter Linkstyp) und eines linksposterioren Hemiblocks (Rechtstyp) erklärt. Der Abstand zwischen den einzelnen Kammerkomplexen ist meist gleich, kann aber auch bei einer asymmetrischen Leitungsstörung in den beiden linken Faszikeln differieren. Ein supraventrikulärer Mechanismus einer bidirektionalen Tachykardie ist dann bewiesen, wenn es gelingt, während der Tachykardie mittels der His-Bündel-Elektrographie nachzuweisen, daß den Kammerkomplexen ein His-Potential vorausgeht oder wenn nach dem Paroxysmus bei hochfrequenter Vorhofstimulation bzw. bei Vorhofflimmern ein vollständiger Rechtsschenkelblock auftritt. Kombinationsschläge dürfen nicht auftreten. Auch spricht für ein supraventrikuläres Automatiezentrum, wenn die bidirektionale Tachykardie über vagale Maßnahmen beeinflußt werden kann.

Zu (2) Proximale linksventrikuläre Tachykardie mit alternierendem bifaszikulärem Block:

Die bidirektionale Tachykardie wird bei dieser Hypothese den ventrikulären Tachykardien zugerechnet. Das ektope Automatiezentrum liegt entweder im proximalen Anteil des linksanterioren und/oder im proximalen Anteil des linksposterioren Faszikels. Zur Erklärung der alternierenden Kammerschläge genügt die Annahme eines alternierenden bifaszikulären Blockes im vorderen und hinteren Ast des linken Tawara-Schenkels. Das Bild eines Rechtsschenkelblockes wird, wie bei jeder anderen linksventrikulären Automatie, stets vorhanden sein. Der Abstand zwischen den alternierenden Schlägen ist meist gleich, Unterschiede lassen sich wie bei dem supraventrikulären Entstehungsmechanismus durch größere Unterschiede in der Leitungsfähigkeit der beiden Subfaszikel des linken Tawara-Schenkels erklären. Für einen ventrikulären Ursprung spricht, wenn während des Paroxysmus Kombinationsschläge auftreten, im His-Bündel-EG den Tachykardieschlägen kein His-Bündel-Potential vorausgeht und es außerhalb des Tachykardieanfalles bei hochfrequenter Vorhofstimulation nicht zu einer Blockierung der ventrikulären Erregungsleitung kommt.

Zu (3) Distale linksventrikuläre Tachykardie mit 2:1-Block im linksanterioren und/oder linksposterioren Faszikel des linken Tawara-Schenkels:

Bei mehr peripherer Lage im linksventrikulären ELS genügt zur Erklärung der alternierenden Kammerkomplexe die Annahme eines 2:1-Blockes in einem der beiden Äste des linken Tawara-Schenkels. Beim 1. Tachykardieschlag wird die Erregung von dem Ast aus, von welchem sie ihren Ausgang nimmt, das Myokard zuerst erreichen. Die beiden anderen Faszikel des Erregungsleitungssystems werden im EKG als blockiert erscheinen. Beim 2. Schlag tritt ein Block (2:1-Block) peripher des ektopen Erregungsbildungszentrums ein. Die Erregung verläuft dann zunächst retrograd bis zur Teilungsstelle des linken Tawara-Schenkels, erreicht von dort anterograd den 2. Ast des Myokards. Dies bedingt, daß bei jedem 2., 4. usw. Tachykardieschlag die Erregungsleitung, insbesonders zum linksventrikulären Myokard, eine längere Zeit braucht als bei den ungeraden Tachykardieschlägen. Die Intervalle der derartig ausgelösten bidirektionalen Tachykardie sind deshalb meist unterschiedlich lang, die kurzen und langen Intervalle alternieren jedoch, wie die Richtung der QRS-Gruppe, in einem bestimmten Rhythmus. Ein peripher in einem Ast des linken Tawara-Schenkels lokalisiertes Automatiezentrum als Ursache einer bidirektionalen Tachykardie kann also dann angenommen werden, wenn die Tachykardie konstant entweder mit dem Bild eines linksanterioren und/oder konstant mit dem Bild eines linksposterioren Hemiblocks eingeleitet wird, wenn das Intervall zwischen 1. und 2., 3. und 4. Kammerkomplex länger ist als das zwischen dem 2. und 3., 4. und 5. Komplex (MERX et al.). Weitere Hinweise für den ventrikulären Ursprung der Entstehung einer bidirektionalen paroxysmalen Tachykardie sind entsprechend der proximalen linksventrikulären bidirektionalen Tachykardie: Kammerfusionsschläge, keine His-Bündel-Erregung vor den Tachykardieschlägen, unblockierte Erregungsleitung bei hochfrequenter Vorhofstimulation.

Vorkommen: Die bidirektionale Tachykardie stellt eine seltene Rhythmusstörung dar. Sie wird meist nur bei schwer geschädigtem Herzen beobachtet. Sie gilt als nahezu pathognomonisch für eine Digitalisintoxikation. Es ist zu bedenken, daß bei schweren Myokardschädigungen diese lebensbedrohliche Tachykardieform auch bei »normaler Digitalisdosierung« ohne Intoxikation oder Überdosierungserscheinungen auftreten kann. Wird dieser kausale Zusammenhang nicht erkannt und die Digitalismedikation bei schwer geschädigtem Myokard mit der Fehldiagnose »Digitalisbigeminie« oder »AV-Knoten-Tachykardie« fortgesetzt, so sind deletäre Folgen (Kammerflimmern) zu erwarten.

Therapie: Siehe S. 391, entsprechend ventrikuläre Tachykardien.

δδ) Kombinationssystolen

Kombinationssystolen entstehen dadurch, daß ein mehr oder weniger großer Teil der Vorhöfe oder der Kammern von der Erregungswelle zweier Automatiezentren erregt wird. Dabei handelt es sich meist um die *Interferenz* einer Erregungswelle eines supraventrikulären Erregungsbildungszentrums (meist nomotope Erregungswelle des Sinusknotens) mit der Erregungswelle eines ventri-

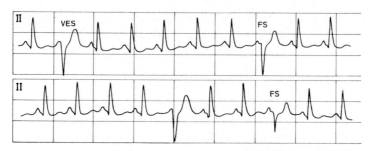

Abb. 318. Interponierte ventrikuläre Extrasystolen. FS: Fusions-(Kombinations-)Systole. Die Kombinationssystolen liegen in ihrer Form und Zeitverhältnissen zwischen extrasystolischer tertiärer und nomotoper übergeleiteter Erregung.

kulären Automatiezentrums. Auch die Interferenz zweier supraventrikulärer (supraventrikuläre Extrasystole und Sinusrhythmus) und zweier ventrikulärer Schrittmacher (ventrikuläre Extrasystole und Kammertachykardie) ist möglich. Treffen sich die beiden Erregungswellen auf Vorhofebene, entsteht ein *Vorhofkombinationsschlag* (a), liegt ihre Interferenz auf Ventrikelebene, entsteht ein *ventrikulärer Kombinationsschlag* (b). Wenn die zeitliche Beziehung der beiden Konkurrenten so ist, daß die absteigende und die aufsteigende Bahn sich im AV-System treffen und sich dort auslöschen, wird von einer *Querdissoziation* im AV-Knoten gesprochen.

(a) Vorhof-Kombinationssystole:
EKG: Es kommt zu einer Formänderung der P-Zacke, die Elemente zweier Vorhoferregungen enthält. Die P-Zacke ist deshalb formkritisch meist niederamplitudig und biphasisch.

(b) Ventrikuläre Kombinationssystole:
EKG (Abb. 318/319): Die verbreiterte QRS-Gruppe des tertiären Zentrums wird schmäler, sie erhält eine Form, die zwei Elemente in sich birgt: die elektrokardiographische Form der vom tertiären Zentrum ausgehenden Erregung und die Form der übergeleiteten Erregung.

Die formkritischen Veränderungen des Kammerkomplexes bei WPW- und Mahaim-Syndrom spiegeln eine andere Entstehungsweise einer ventrikulären Kombinationssystole wider. Durch die

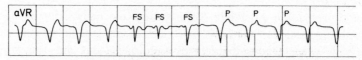

Abb. 319. Kombinations-(Fusions-)Systolen. Ventrikuläre Tachykardie, Frequenz 155/min. Kurzfristiges Auftreten von 3 Kombinationssystolen (sog. inkomplette ventrikuläre Capture beats, s. S. 565).

akzessorischen Bündel (Kent-Brücke, Mahaim-Fasern) tritt eine Dissoziation der Leitungsgeschwindigkeit der nomotopen Erregungswelle ein. Mehr oder weniger große Anteile des Myokards werden über die akzessorischen Bündel vorzeitig, andere über den normalen Leitungsweg rechtzeitig erregt (s. S. 493).

Vorkommen: Kombinationssystolen werden bei den Arrhythmien gehäuft beobachtet, die dadurch gekennzeichnet sind, daß zwei Automatiezentren gleichzeitig nebeneinander aktiv sind. Zu nennen sind: Parasystolie, inkomplette AV-Dissoziation, Extrasystolie, Kammertachykardie, paroxysmale supraventrikuläre Tachykardie.

Therapie: Meist nicht erforderlich. Ansonsten nach Grundleiden.

II. Störungen der Erregungsleitung (pathophysiologische Bedingungen)

Eine Verzögerung oder Unterbrechung der Erregungsleitung wird als **Block** *bezeichnet.* Eine Störung der Erregungsleitung kann in allen Anteilen des Myokards vorkommen, gehäuft tritt sie jedoch im spezifischen Erregungsleitungssystem des Herzens auf. Eine Erregungswelle wird nicht nur *anterograd* (Sinusknoten-Reizleitungssystem der Vorhöfe – AV-Knoten – His-Bündel – ventrikuläres ELS – Purkinje-Faser-System) geleitet, sondern gleichzeitig *retrograd*. Diese retrograde Leitung gewinnt besondere Bedeutung, wenn die Erregung von einem tiefer gelegenen sekundären oder tertiären Erregungsbildungszentrum ausgeht. Ist gleichzeitig die anterograde und retrograde Ausbreitung einer Erregungswelle blockiert, so liegt ein *bidirektionaler Block* vor. Ist nur eine Richtung der Erregungsausbreitung blockiert, so spricht man von einem *unidirektionalen Block*.

Auch der Übertritt eines Erregungsimpulses von einem Erregungsbildungszentrum auf das Erregungsleitungssystem und/oder auf das umgebende Myokard kann mehr oder weniger stark verzögert erfolgen. Man spricht von einem *Austrittsblock (Exit-Block)*. Diese Exit-Blocks können sowohl beim nomotopen Schrittmacher (Sinusknoten) als auch bei einem heterotopen Erregungsbildungszentrum vorliegen. Der *Exit-Block des Sinusknotens ist der SA-Block* (Austrittsblockierung des nomotopen Schrittmachers Sinusknoten).

Ein *Eintrittsblock* (*Synonyma:* Schutzblockierung, Protection-Block) ist dann anzunehmen, wenn ein bradykarder ektoper Schrittmacher von einer Erregungswelle eines höherfrequenter schlagenden Schrittmachers nicht ausgelöscht wird: Der ektope Schrittmacher ist somit in der Lage, unabhängig vom Grundrhythmus Reize abzugeben. Die Parasystolie (s. S. 479) wird sowohl mit einer Eintrittsblockierung als auch mit einer Austrittsblockierung erklärt.

Eine Erregungsleitungsstörung kann durch funktionelle und durch organische Ursachen bedingt sein.

1. Funktionell bedingte Erregungsleitungsstörungen:
   a) Physiologische Reizleitungsstörungen des AV-Knotens.
   b) Aberrierende Leitung.
   c) Verborgene Leitung.
   d) Supranormale Leitung.

2. *»Pathologisch« bedingte Erregungsleitungsstörungen:*
   a) Block I. Grades.
   b) Block II. Grades.
      α) Mobitz Typ 1, sogenannte Wenckebachsche Periodik.
      β) Mobitz Typ 2.
   c) Block III. Grades, sogenannter totaler Block.

1. Funktionell bedingte Erregungsleitungsstörungen

a) Physiologische Erregungsleitungsstörungen im AV-Knoten

Neuere Untersuchungen haben gezeigt, daß der AV-Knoten *keine* Schrittmacherzellen besitzt. Die elektrophysiologische Funktion des AV-Knotens ist darin zu sehen, die über die Vorhofleitungsbahnen ankommende Erregungsfront zu einer einheitlichen Erregung umzuformen und die so gleichgerichtete Erregungswelle dem Hisschen Bündel weiterzuleiten. Dies führt zu einer physiologischen Verzögerung der Erregungsleitung im AV-Knoten-Bereich. Neben seiner langsamen Erregungsleitung hat der AV-Knoten die längste Refraktärzeit (Erholungszeit) des ventrikulären ELS. Wegen seiner langen Refraktärzeit kann der AV-Knoten nur eine *maximale Frequenz von 160–200 Schlägen/min* weiterleiten. Bei höheren Frequenzen, so bei Vorhoftachykardien, kommt es physiologischerweise zum Auftreten von AV-Blockierungen, ohne daß eine Schädigung des AV-Überleitungssystems vorliegt. Dieser *physiologische Knotenblock* stellt einen wichtigen Schutzmechanismus dar. Damit wird verhindert, daß Vorhofrhythmen mit zu hoher Frequenz übergeleitet werden und eine hämodynamisch kritische hohe Ventrikelfrequenz induzieren. Treten AV-Blockierungen schon bei niedrigen Vorhoffrequenzen auf, darf eine zusätzlich vorbestehende, organisch bedingte Erregungsleitungsstörung im AV-Knoten angenommen werden.

b) Aberrierende Leitung (Abb. 320)

Treffen supraventrikuläre Reize auf nur teilweise repolarisierte intraventrikuläre Leitungsbahnen, so können Verbreiterungen und Deformierungen der Kammerkomplexe häufig mit schenkelblockartiger Konfiguration entstehen. Eine derartige intermittierende abnorme intraventrikuläre Erregungsausbreitung bezeichnet man als aberrierende Leitung. *Synonyma* sind: Unbeständiger Schenkelblock, funktionelle intraventrikuläre Leitungsstörung.

α) Tachykardieabhängiger oder Phase-3-Block (systolischer Block)

Eine aberrierende Leitung wird beim Gesunden nur bei erheblicher Vorzeitigkeit von Vorhofextrasystolen und bei Vorhoftachykardien angetroffen. Bei organi-

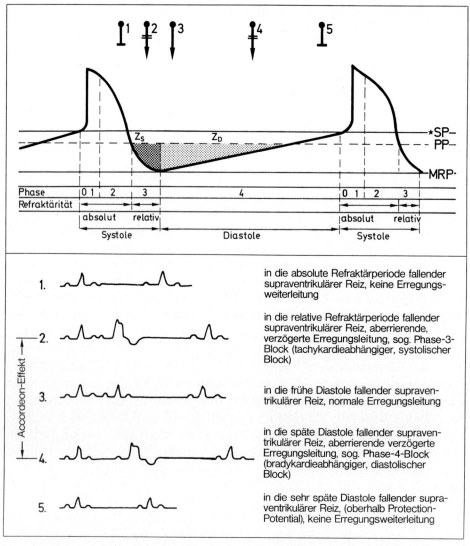

Abb. 320. Elektrophysiologische Entstehung des Phase-3- und Phase-4-Blocks (Weiteres siehe Text). SP: Schwellenpotential; PP: Protektionspotential; MRP: Membranruhepotential; Zs: Zone der systolischen Erregbarkeit; Zd: Zone der diastolischen Erregbarkeit.

scher Schädigung des Erregungsleitungssystems kann es dazu bereits bei normaler Herzfrequenz kommen (Abb. 321).

Trifft ein supraventrikulärer Reiz in die absolute Refraktärperiode beider Tawara-Schenkel, so wird die Vorhofaktion blockiert. Trifft er in die absolute Refraktärperiode des rechten Tawara-Schenkels, so resultiert ein Kammerkomplex mit rechtsschenkelblockartiger Deformierung. Trifft er in die absolute

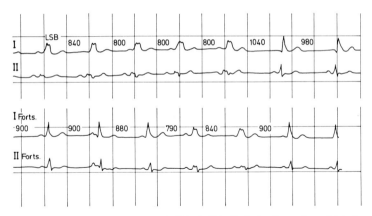

Abb. 321. Frequenzabhängiger Linksschenkelblock. Die Periodendauer (msec) ist eingetragen.

Refraktärperiode des linken Tawara-Schenkels, so resultiert ein Kammerkomplex mit linksschenkelblockartiger Deformierung. Wird ein Tawara-Schenkel während seiner relativen Refraktärzeit erregt, entstehen die entsprechenden inkompletten Blockbilder. Bestehen Unterschiede in der Refraktärzeit des linksanterioren und linksposterioren Faszikels des linken Tawara-Schenkels, so kann ein linksanteriorer oder ein linksposteriorer Hemiblock auftreten. Unter Umständen kann es dabei zu einem Alternieren der Refraktärverhältnisse im linken und rechten Tawara-Schenkel kommen, was sich elektrokardiographisch in einem von Schlag zu Schlag wechselnden Bild eines linksanterioren Hemiblocks (überdrehter Linkstyp) und linksposterioren Hemiblocks (überdrehter Rechtstyp) widerspiegelt. Dieses Verhalten kann zum Bild der bidirektionalen Tachykardie führen (s. S. 422, 592).

Häufig ist die Differentialdiagnose zwischen aberrierend geleiteter supraventrikulärer Erregung und ektopischer ventrikulärer Erregung schwierig. Ihre Differenzierung ist jedoch klinisch bedeutsam, da die Kenntnis der Ursache der verbreiterten Kammerkomplexe therapeutische Konsequenzen hat. Eine ventrikuläre Extrasystole bei Vorhofflimmern kann ein erstes Zeichen einer Digitalisintoxikation sein. Die aberrierende Leitung bei Vorhofflimmern jedoch ist Zeichen einer ungenügenden atrioventrikulären Blockierung und erfordert eine zusätzliche Digitalisierung.

Eine eindeutige Differenzierung, ob es sich bei einem verbreiterten QRS-Komplex um eine ventrikuläre Extrasystolie handelt und/oder um eine aberrierend geleitete supraventrikuläre Erregung, ist durch die *His-Bündel-Elektrographie* möglich. Jedem supraventrikulären Schlag geht ein His-Potential voraus, während dies bei Schlägen ventrikulären Ursprungs fehlt. Da die His-Bündel-Elektrographie für die Routinediagnostik zu aufwendig ist, sollten folgende Kriterien im Oberflächen-EKG, die für eine aberrierende Leitung sprechen, beachtet werden:

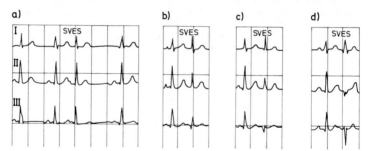

Abb. 322. Supraventrikuläre Extrasystolen, teilweise mit aberrierender, intraventrikulärer Erregungsausbreitung.
a); c) Wenig frühzeitig einfallende supraventrikuläre Extrasystole, Kammerkomplexe nicht verbreitert, d. h. normale, intraventrikuläre Erregungsausbreitung der supraventrikulären Extrasystole.
b) Frühzeitig einfallende supraventrikuläre Extrasystole; S-Zacke in Abl. I (inkompletter Rechtsschenkelblock), d. h. aberrierende intraventrikuläre Erregungsausbreitung der supraventrikulären Extrasystole.
d) Frühzeitig einfallende supraventrikuläre Extrasystole; überdrehter Linkstyp, entsprechend linksanteriorem Hemiblock, d. h. aberrierende intraventrikuläre Erregungsausbreitung der supraventrikulären Extrasystole.

αα) **Form der aberrierend geleiteten supraventrikulären Schläge**

Aberrierend geleitete supraventrikuläre Schläge zeigen meist die Form eines unvollständigen Rechtsschenkelblocks. In V_1 zeigt sich meist eine *triphasische* Konfiguration von QRS wie: rSR', rsR, rsr', während ventrikuläre Ektopien *mono-* und/oder *diphasisch* konfiguriert sind wie: R, qR, Rs, qr (Abb. 322/323). Weitere Kennzeichen sind in Abb. 464 zusammengefaßt.

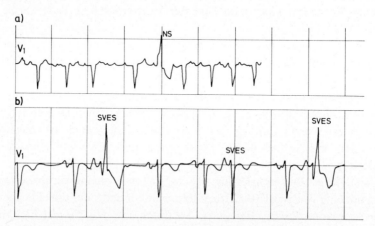

Abb. 323. Ashman-Phänomen. Einem Schlag, der ein langes, erregungsfreies Intervall beschließt, folgt eine supraventrikuläre Extrasystole in kurzem Abstand. Diese kommt im Hinblick auf das lange vorausgehende Intervall zu früh, sie wird aberrierend geleitet, in der typischen QRS-Konfiguration in V_1: rsR'. a) Ashman-Phänomen bei Vorhofflimmern. b) Ashman-Phänomen bei Sinusrhythmus und supraventrikulärer Extrasystole. NS: Normalschlag.

Die Ursache, daß aberrierend geleitete supraventrikuläre Reize meist die Form eines Rechtsschenkelblocks zeigen, liegt darin begründet, daß die Refraktärzeit des rechten Tawara-Schenkels meist länger ist als die des linken. Auch die stärkere Anfälligkeit des rechten Tawara-Schenkels gegenüber organischen Schädigungen dürfte eine Rolle spielen.

ββ) Ashman-Phänomen

Für alle erregbaren Zellen des Herzens gilt, daß ihre Refraktärzeit (Erholungszeit) um so länger dauert, je länger das vorausgehende erregungsfreie Intervall ist. Folgt dem Schlag, der ein langes erregungsfreies Intervall beschließt, eine Erregung in kurzem Abstand, so wird sie meist aberrierend geleitet (Abb. 323).

γγ) Kopplungsintervall

Aberrierend geleitete Schläge zeigen keine konstante Abhängigkeit, kein konstantes Kopplungsintervall zur vorangehenden Kammeraktion, da sie durch einen eigenen supraventrikulären Reiz verursacht sind. Demgegenüber sind ventrikuläre Extrasystolen meist durch ein konstantes Kopplungsintervall ausgezeichnet (s. S. 372) (Abb. 324).

δδ) Kompensatorische Pause

Schließt sich bei einem Sinusrhythmus einem verbreiterten QRS-Komplex eine kompensatorische Pause an, so spricht dies für eine ventrikuläre Extrasystole und gegen eine aberrierende Leitung. Beim Vorhofflimmern ist die Pause nach einer ventrikulären Extrasystole häufig sehr lang, da der AV-Knoten durch retrograde Aktivierung vorübergehend refraktär sein kann *(verborgene Leitung)*.

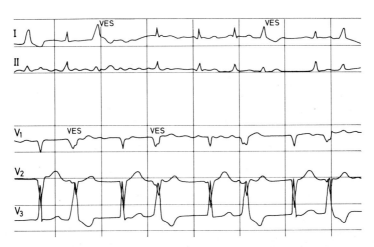

Abb. 324. Arrhythmia absoluta infolge Vorhofflimmern. Ventrikuläre Extrasystolen, teilweise als Bigeminus. Beachte: Aberrierend geleitete supraventrikuläre Schläge zeigen kein konstantes Kopplungsintervall zur vorangehenden Kammeraktion. Monotope ventrikuläre Extrasystolen zeigen demgegenüber ein konstantes Kopplungsintervall.

β) Bradykardieabhängiger oder Phase-4-Block (diastolischer Block)

Eine QRS-Verbreiterung bei supraventrikulärem Reizursprung kann auch bei spät in die Diastole einfallenden supraventrikulären Extrasystolen beobachtet werden. Wegen des langen Kopplungsintervalles kann dieses Verhalten nicht dadurch erklärt werden, daß der supraventrikuläre Extraschlag noch in die relative Refraktärperiode des vorangehenden Schlages fällt und deshalb aberrierend geleitet wird (sog. paradoxer Schenkelblock). Das spezifische Erregungsleitungssystem des Herzens ist durch die sog. spontane diastolische Depolarisation (Phase 4) gekennzeichnet, das heißt, es kommt in der Diastole zu einer zunehmenden Verminderung des Ruhemembranpotentials. Das jeweilige von einer Erregungswelle angetroffene örtliche Ruhemembranpotential ist für die Fortleitungsbedingungen entscheidend. Je niedriger es von einer Erregungswelle vorgefunden wird, um so langsamer wird die Erregung weitergeleitet. Tritt ein supraventrikulärer Reiz spätdiastolisch auf, wird er während seiner Erregungsweiterleitung auf ein mehr oder weniger stark spontan schon depolarisiertes Ruhemembranpotential treffen. Er wird verzögert, d. h. aberrierend geleitet. Tritt diese Bradykardie- (Phase 4-) abhängige Erregungsleitungsverzögerung eines *supraventrikulären* Reizes im AV-Knoten auf, zeigt sich dies im EKG als bradykardieabhängiger AV-Block I.–III. Grades, tritt sie im *ventrikulären* ELS auf, findet sich ein bradykardieabhängiger Schenkel- bzw. Hemiblock.

Nach den Untersuchungen von ROSENBAUM u. Mitarb. sind tachykardieabhängige (Phase 3) und bradykardieabhängige (Phase 4) Blockbildungen keine isoliert auftretenden Varianten, sondern sie grenzen die Zone der normalen Leitfähigkeit nach oben zu hohen Frequenzen und nach unten zu tiefen Frequenzen ab. Man spricht von einem sog. *Akkordeoneffekt* (Abb. 325). Ein solcher Akkordeoneffekt kann auch bei der Parasystolie und beim WPW-Syndrom nachgewiesen werden (ROSENBAUM).

c) Verborgene Leitung

Der Begriff »Verborgene Leitung« sagt aus, daß eine Erregung unterschiedlich weit erregungsleitendes Gewebe durchläuft, wobei die inkomplette Penetration aus dem EKG nicht unmittelbar ersichtlich ist. Sie kann nur an den Auswirkungen auf die nachfolgende Erregungsleitung oder Erregungsbildung vermutet werden. Elektrokardiographische Hinweise auf eine verborgene Leitung sind:

α) Intermittierend auftretender AV-Block

Bei interponierten Vorhof-, His-Bündel- und/oder ventrikulären Extrasystolen findet sich fast regelmäßig eine Verlängerung der postextrasystolischen PQ-Zeit (Abb. 326–329) (s. S. 370, 375). Die extrasystolische Erregungsfront wird anterograd und retrograd geleitet. Die Penetration der Erregungswelle in den AV-Knoten macht diesen für die nachfolgende rechtläufige Erregungsfront relativ

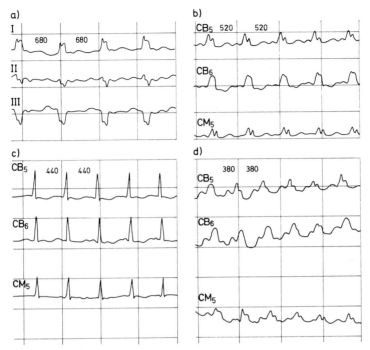

Abb. 325. Bradykardie- und tachykardieabhängiger Linksschenkelblock (Phase-3-, Phase-4-Block) sog. Akkordeoneffekt. Die Periodendauer ist eingetragen.
a) Ruhe-EKG: Sinusrhythmus, Frequenz 89/min, vollständiger Linksschenkelblock, QRS 0,14 sec.
b) Ruhephase vor ergometrischer Belastung: Sinusrhythmus, Frequenz 115/min, vollständiger Linksschenkelblock, QRS 0,14 sec.
c) 1 min 75-Watt-Belastung: Sinusrhythmus, Frequenz 136/min. Normale intraventrikuläre Erregungsausbreitung, QRS 0,06 sec.
d) 1 min 100-Watt-Belastung: Sinusrhythmus, Frequenz 158/min, vollständiger Linksschenkelblock, QRS 0,14 sec.

refraktär, was sich im Oberflächen-EKG in einem intermittierend auftretenden AV-Block widerspiegelt.

β) Kammerarrhythmie bei Vorhofflimmern

Wegen ihrer hohen Frequenz können die Flimmerwellen nur zum kleinen Teil auf die Herzkammern übergeleitet werden, bedingt durch die Filtereigenschaften des AV-Knotens. Die meisten Vorhoferregungen treten in den AV-Knoten ein, hinterlassen dort eine Refraktärität, ohne auf die Kammern weitergeleitet zu werden. Es können nur die Vorhoferregungen auf die Kammern weitergeleitet werden, die einen nicht »absolut« refraktären AV-Knoten antreffen. Durch die Unregelmäßigkeit der Flimmerwellen selbst und die ständig wechselnden Refraktärverhältnisse des AV-Knotens entsteht ein völlig unregelmäßiger Kammerrhythmus, der klinisch sich als absolute Arrhythmie widerspiegelt (Abb. 330).

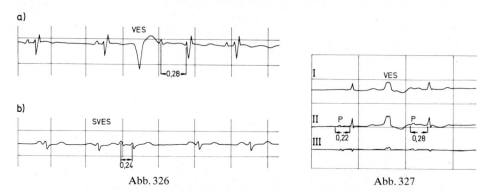

Abb. 326. Intermittierend auftretender AV-Block I. Grades (versteckte Rückwärtsleitung).
a) Eine interponierte ventrikuläre Extrasystole führt zu einer retrograden Penetration ihrer Erregungswelle in den AV-Knoten. Die nachfolgende nomotope Erregungswelle findet den AV-Knoten noch relativ refraktär vor, der Sinusschlag wird mit einem AV-Block I. Grades übergeleitet.
b) Eine interponierte supraventrikuläre Extrasystole wird von einem »relativ zu früh« kommenden Normalschlag gefolgt. Der AV-Knoten befindet sich noch in seiner relativen Refraktärzeit. Der der Extrasystole folgende Normalschlag wird mit einem AV-Block I. Grades verzögert übergeleitet.

Abb. 327. Interponierte ventrikuläre Extrasystole (VES) mit AV-Block I. Grades des nachfolgenden Normalschlages (versteckte Rückwärtsleitung).

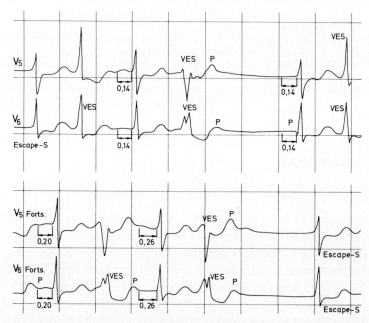

Abb. 328. Intermittierend auftretender AV-Block II. Grades, Mobitz Typ 1 (Wenckebach) infolge versteckter Rückwärtsleitung der Erregungswelle interponierter ventrikulärer Extrasystolen. Die auftretenden Pausen des Wenckebach-Zyklus werden durch AV-Ersatzsystolen überbrückt.

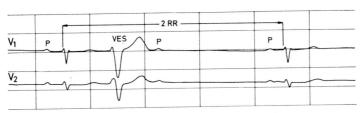

Abb. 329. Intermittierend auftretender AV-Block II. Grades, Mobitz Typ 2 (2:1-Überleitung) infolge versteckter Rückwärtsleitung der Erregungswelle einer interponierten ventrikulären Extrasystole.

γ) Sogenannter paradoxer Schenkelblock

Eine QRS-Verbreiterung bei supraventrikulärem Reizursprung kann auch nach einem langen RR-Intervall, also bei einem Ersatzschlag oder Ersatzrhythmus vorkommen. Wegen des langen Kopplungsintervalls kann dieser sog. »paradoxe Schenkelblock« nicht durch aberrierende Leitung und auch nicht durch unterschiedliche Refraktärverhältnisse im ventrikulären ELS erklärt werden. Diesem Phänomen liegt ein Zusammentreffen der supraventrikulären Erregung mit einem versteckten ventrikulären Ersatzschlag, meistens aus einem der Purkinje-Faserstämme stammend zugrunde *(concealed ventricular escape)*. PUECH konnte solche Fälle mittels His-Bündel-Elektrographie bestätigen. Eine andere Erklärung ist der Phase-4-Block (s. S. 424).

δ) Funktioneller Schenkelblock infolge verborgener Rückwärtsleitung

Ist ein Faserstamm des ventrikulären ELS während der Kammererregung unidirektional (meist anterograd) blockiert, kann es zu einer versteckten retrograden Rückwärtsleitung der Erregungsfront in diesem Faserstamm kommen. Die retrograde Penetration in dem primär anterograd blockierten Faserstamm des ELS

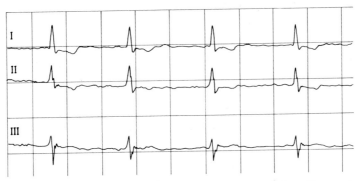

Abb. 330. Kammerarrhythmie bei Vorhofflimmern. Völlig unregelmäßiger Kammerrhythmus, sog. Arrhythmia absoluta infolge Vorhofflimmern mit unregelmäßiger AV-Überleitung. Kammerfrequenz 75/min.

macht diesen für die nachfolgende rechtläufige Erregungsfront relativ refraktär, was zum Auftreten eines unvollständigen oder vollständigen Blockbildes führt. Solche Zustände prädisponieren zu Reentry-Mechanismen. Eine anfängliche supraventrikuläre Tachykardie kann auf diese Weise in einen ventrikulären Rhythmus übergehen.

ε) *Störung eines Automatiezentrums*

Eine verborgene Erregungsleitung kann auch die Erregungsbildung eines Automatiezentrums beeinflussen. Bei einer AV-Dissoziation kann eine supraventrikuläre oder ventrikuläre Erregungswelle bis zum AV-Knoten vordringen. Dadurch wird die Erregungsbildung des sekundären AV-Zentrums gestört, die nachfolgende AV-Knoten-Aktion tritt verzögert auf (sog. Reset). Das gleiche gilt für die Versetzung *(reset)* eines tertiären Automatiezentrums (z. B. kompletter AV-Block) durch ventrikuläre Extrasystolen. Die Rhythmusversetzung (Reset) eines Sinusrhythmus oder supraventrikulären ektopen Schrittmachers durch supraventrikuläre Extrasystolen ist in entsprechender Weise zu interpretieren.

d) **Supranormale Erregungsleitung**

Unter dem Begriff »supranormale Erregungsleitung« versteht man, daß bei einer vorbestehenden Erregungsleitungsstörung, z. B. AV-Block, vereinzelte Vorhoferregungen annähernd oder normal auf die Kammern übergeleitet werden.

Entsprechend der übernormalen Phase der Erregbarkeit (vulnerable Phase) läßt sich auch eine übernormale Phase der Erregungsleitung im Herzzyklus beschreiben. Sie liegt etwas früher als die vulnerable Phase. Ein supraventrikulärer Schlag wird dann beschleunigt geleitet, wenn die P-Zacke des vorausgehenden Schlages mit der U-Welle und/oder dem distalen Schenkel der T-Welle zusammenfällt.

Eine andere Erklärung der supranormalen Erregungsleitung ist das sog. Lückenphänomen *(gap)* (MOE, 1965; DURRER, 1968). Dabei handelt es sich um den scheinbar paradoxen Befund, daß mit zunehmender Vorzeitigkeit eines Extrastimulus zunächst eine Blockierung in irgendeinem Abschnitt des Erregungsleitungssystems auftritt, bei weiterer Verkürzung des Kopplungsintervalls aber wieder übergeleitet wird. Mit Hilfe des Lückenphänomens kann die klinische Beobachtung erklärt werden, warum Vorhofextrasystolen bei einer bestimmten Vorzeitigkeit blockiert werden, während noch vorzeitiger einfallende Vorhofextrasystolen auf die Kammer überleiten. Das Lückenphänomen ist per se kein pathologischer Befund, es wird auch bei Normalpersonen beobachtet. Alle Abschnitte des Erregungsleitungssystems können ein solches Verhalten zeigen (Gap Typ I–V). Die Voraussetzungen für ein Gap-Phänomen sind gegeben, wenn die *absolute* Refraktärzeit des Erregungsleitungssystems in einem distalen Abschnitt länger ist als die *relative* (funktionelle) Refraktärzeit des proximalen Abschnittes. Hierdurch kommt es bei einem vorzeitigen Stimulus zu einer Blockierung im distalen Abschnitt des Erregungsleitungssystems. Bei noch kürzeren Kopplungsintervallen wird die Erregung im proximalen Abschnitt so verzögert, daß die Erregung den distalen Abschnitt erst erreicht, wenn die absolute Refraktärzeit dieser Zone überschritten ist. Jetzt ist wieder eine Überleitung möglich.

Bei vorbestehender Leitungsstörung, z. B. AV-Block, zeigt sich dies, daß vereinzelte Vorhoferregungen fast normal auf die Kammern übergeleitet werden. Die Erregungsleitung ist nicht absolut übernormal, sie ist jedoch besser als unter den gegebenen Umständen (AV-Block) zu erwarten gewesen wäre.

Eine supranormale Erregbarkeit und Erregungsleitung über mehrere Schläge bei sonst gestörter Erregungsleitung wurde nach einer Kardioversion, Schrittmacherimpulsen oder einem Ersatzschlag aus dem AV-Knoten oder Ventrikel gefunden *(Wedensky-Effekt)*. Der Mechanismus ist ungeklärt.

2. »Pathologisch« bedingte Erregungsleitungsstörungen

Nach dem **Ausmaß der Störungen** der Erregungswelle sowohl beim Austritt als auch während der Weiterleitung sind zu unterscheiden:

Block I. Grades:
Kennzeichen: Nur verlangsamte Überleitung.

Block II. Grades oder partieller Block:
α) Mobitz Typ 1 (sogenannte Wenckebachsche Periodik):
Kennzeichen: Zunehmende Leitungsverzögerung bis zum vollständigen Ausfall der Erregungsüberleitung.

β) Mobitz Typ 2:
Kennzeichen: Blockierung der Überleitung in einem bestimmten Verhältnis bei sonst konstanter Leitungszeit.

Block III. Grades, totaler Block:
Kennzeichen: Vollständiger Ausfall der Erregungsüberleitung.

Bei den *partiellen Blockierungen* (Mobitz Typ 1, Mobitz Typ 2) kann der Grad der Blockierung sehr unterschiedlich sein. Er wird durch das *Blockierungsverhältnis* beschrieben. Dies gibt die Zahl der supraventrikulären Erregungen im Verhältnis zur Zahl der übergeleiteten Erregungen an, z. B.: 3:1-Blockierung: Von drei Sinusschlägen wird ein Sinusschlag übergeleitet, 3:2-Blockierung: Von drei Sinusschlägen werden zwei übergeleitet.

Bei den Austrittsblockierungen *(Exit-Blocks)* kann eine Blockierung I. Grades und III. Grades elektrokardiographisch nicht erkannt werden. Aus dem EKG sind nur Blockierungsformen des II. Grades zu erkennen.

Erregungsleitungsstörungen der verschiedenen Schweregrade können in *allen* Ebenen des Erregungsleitungssystems vorkommen.

Die im Sinusknoten normalerweise gebildete Erregung gelangt über die Vorhofleitungsbahnen zum AV-Knoten. Dort wird die Erregung umgeformt (Isodromie) und gleichgerichtet an das Hissche Bündel weitergegeben. Dabei kommt es zu einer Verzögerung der Erregungsleitung (AV-Intervall). Vom

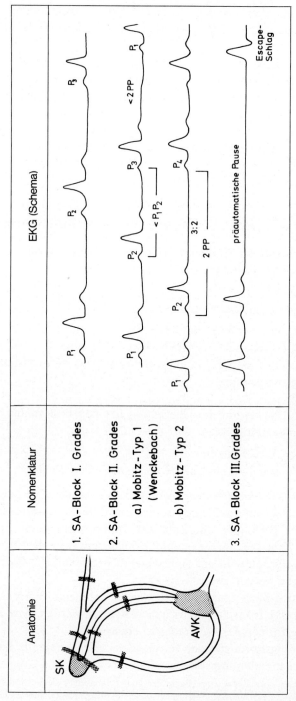

Abb. 331. Einteilung der sinuaurikulären Blockierung.

2. »Pathologisch« bedingte Erregungsleitungsstörungen

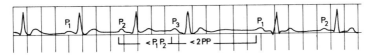

Abb. 332. Schema SA-Block II. Grades, Mobitz Typ 1 (Wenckebach). Die PP-Intervalle werden zunehmend kürzer, bis eine länger andauernde Pause eintritt. Die entstehende Pause ist kürzer als 2 PP-Intervalle.

Hisschen Bündel wird die Erregungswelle an die drei Faszikel des ventrikulären ELS weitergeleitet: rechter Tawara-Schenkel, linker Tawara-Schenkel mit seiner Unterteilung in einen vorderen oberen und einen hinteren unteren Faszikel. In diesen drei Faszikeln breitet sich die Erregung gleichmäßig bis zum Purkinjeschen Endfasernetz aus.

Nach der **Lokalisation der Erregungsleitungsstörung** wird unterschieden:
a) Sinuaurikulärer Block (SA-Block).
b) Atriale Blockformen.
c) Intraventrikuläre Blockformen.
d) Atrioventrikulärer Block (AV-Block).
e) Arborisationsblock.
f) Diffuse intraventrikuläre (myokardiale) Leitungsstörung.

a) Sinuaurikulärer Block (SA-Block) (Abb. 331)

Entsprechend dem Ausmaß der *Blockierung beim Austritt der im Sinusknoten gebildeten Erregungswelle* wird der sinuaurikuläre Block eingeteilt in:
α) SA-Block I. Grades.
β) SA-Block II. Grades.
αα) Typ 1, Wenckebachsche Periodik des SA-Blocks.
ββ) Typ 2, Mobitz Typ 2 des SA-Blocks.
γ) SA-Block III. Grades (totaler SA-Block).

α) SA-Block I. Grades

Die Erregungsleitung vom Sinusknoten zum Vorhof ist verzögert. Das Intervall zwischen Sinus- und Vorhoferregung wird im EKG nicht registriert. Der sogenannte SA-Block I. Grades ist mit dem EKG *nicht* zu objektivieren.

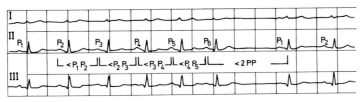

Abb. 333. SA-Block II. Grades, Mobitz Typ 1 (Wenckebach). Zunehmende Verkürzung des PP-Intervalls bis zum Vorhofausfall. 7:6-Überleitung.

β) SA-Block II. Grades

αα) **Mobitz Typ 1, Wenckebachsche Periodik des SA-Blocks**

Es besteht eine progressive sinuaurikuläre Leitungsverzögerung bis zum Ausfall der sinuaurikulären Überleitung. (Pathophysiologie: s. S. 466: Wenckebachsche Periodik des AV-Blocks.)

Diese zunehmende Verzögerung der sinuaurikulären Leitung wird als Wenckebachsche Periode des SA-Blocks bezeichnet. Die progressive Leitungsverzögerung ist elektrokardiographisch *nicht* direkt erkennbar, sie kann in ihrer Auswirkung auf die Vorhofschlagfolge erschlossen werden.

EKG (Abb. 332–334): Charakteristisch ist eine sichtbare sich wiederholende Unregelmäßigkeit *(»regular Irregularität«)* der P-Zacke.

Bei gleichbleibendem PQ-Intervall werden die PP-Abstände kürzer, bis eine länger dauernde Pause eintritt. Die entstehende Pause ist kürzer als zwei PP-Intervalle.

Das Überleitungsverhältnis des SA-Blocks II. Grades, Typ 1 (Wenckebachsche Periode) kann wechseln. Bei einem 3:2-Überleitungsverhältnis entsteht ein Pseudobigeminus, der nicht von einem Sinus bigeminus zu unterscheiden ist. Häufig wird die Wenckebachsche Periode des SA-Blocks mit einer Sinusarrhythmie verwechselt. Durch Registrierung eines langen EKG-Streifens und Beurteilung der charakteristischen PP-Abstände ist eine Differenzierung möglich.

ββ) **Mobitz Typ 2**

Es kommt zu intermittierenden Leitungsunterbrechungen zwischen dem Sinusknoten und dem Vorhof. Eine oder mehrere Vorhofaktionen bleiben aus.

EKG (Abb. 335, 336): Es treten Pausen der Herzschlagfolge ein, die mindestens die Dauer eines doppelten oder einfachen Vielfachen des PP-Abstandes haben. Häufig sind die langen PP-Intervalle ein wenig kürzer als die Berechnung ergibt. Es wird angenommen, daß der Sinusknoten nach der langen Pause seine Erregungswelle schneller an den Vorhof abgibt.

Auch bei Mobitz Typ 2 des SA-Blocks II. Grades können die Überleitungsverhältnisse wechseln. Ein regelmäßiger 2:1-Block führt zu einem langsamen Sinus-

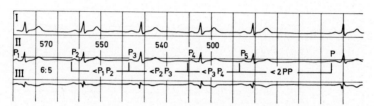

Abb. 334. SA-Block II. Grades, Mobitz Typ 1 (Wenckebach). Zunehmende Verkürzung des PP-Intervalls bis zum Vorhofausfall. 6:5-Überleitung.

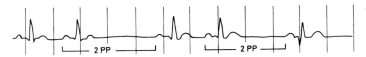

Abb. 335. Schema SA-Block II. Grades, Mobitz Typ 2. Es treten Pausen der Herzschlagfolge ein, die mindestens die Dauer eines doppelten oder einfachen Vielfachen des PP-Abstandes haben.

rhythmus, der von einer Sinusbradykardie nur schwer abzugrenzen ist. Die *Frequenz der Sinusbradykardie* liegt *zwischen 40 und 60, beim SA-Block zwischen 30 und 40 Schlägen/min.*

Nach *Atropin* zeigt die Sinusbradykardie eine langsam zunehmende Frequenz, der SA-Block eine plötzliche Beschleunigung oder keine Reaktion. Häufig geht das Rhythmusbild beim SA-Block II. Grades infolge einfallender Ersatzschläge oder Ersatzrhythmen verloren. Diese gehen meist vom AV-Überleitungssystem aus. Es kann zum vorübergehenden Auftreten einer AV-Dissoziation (s. S. 483) kommen.

γ) SA-Block III. Grades

Hier liegt eine totale Unterbrechung der Erregungswelle vom Sinusknoten zum Vorhofmyokard vor. Es kommt zum Herzstillstand *(adyname Form des Adams-Stokes-Syndroms),* falls nicht ein sekundäres oder tertiäres Automatiezentrum einspringt.

EKG (Abb. 337, 338): Bild des Sinusstillstandes, Auftreten von Ersatzschlägen und/oder Ersatzrhythmen. Das Automatiezentrum ist meist im AV-Überleitungssystem gelegen. Es kann eine vorübergehende AV-Dissoziation auftreten.

Differentialdiagnostisch muß der totale sinuaurikuläre Block vom Sinusstillstand (Sinusarrest) abgegrenzt werden. Letzterer ist nicht durch eine Leitungsstörung, sondern durch eine nomotope Erregungsbildungsstörung hervorgerufen. Ein vorübergehender Sinusarrest wird nicht selten nach einer therapeutischen Kardioversion beobachtet. Besonders lange präautomatische Pausen werden bei vorausgegangener Digitalistherapie sowie im Rahmen des Sinusknotensyndroms beobachtet (s. S. 605).

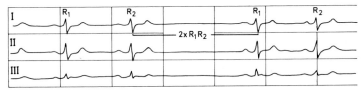

Abb. 336. SA-Block II. Grades, Mobitz Typ 2. Die auftretende Pause entspricht dem doppelten PP-Abstand des Normalintervalles.

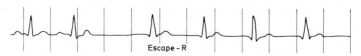

Abb. 337. Schema SA-Block III. Grades. Sinusstillstand mit Auftreten eines AV-Ersatzrhythmus.

δ) Vorkommen

SA-Blockierungen werden bei degenerativen und entzündlichen Herzerkrankungen beobachtet. Sie können komplizierend bei einem Myokardinfarkt (Hinterwandinfarkt) oder bei einer Myokarditis hinzutreten. An das Sinusknotensyndrom (s. S. 605) ist zu denken. Die gleichen Veränderungen werden bei einer Digitalis- oder Chinidinintoxikation (Antiarrhythmika, die zu einer Suppression der Sinusknotenautomatie führen) sowie im Rahmen einer Hyperkaliämie beobachtet. Nach Absetzen der Medikamente oder nach Ausgleich der Elektrolytstoffwechselstörung erweist sich die Rhythmusstörung meist als voll reversibel.

Therapie: Therapiebedürftig sind nur Patienten mit Symptomen. Behandlung wie hypodynames Morgagni-Adams-Stokes-Syndrom (s. S. 600).
a) Intravenöse Soforttherapie:
   1. Alupent (Orciprenalin) 0,5 mg i. v.
   2. Alupent i. v.-Dauertropf 5–20 Ampullen (0,5 mg) in 500 ml Basislösung, anfangs 1–2 ml/min.
   3. Atropin sulfuricum 0,5–1 mg i. v.
   4. SCH 1000 0,5–1 mg i. v.
b) Perorale Therapie:
   1. Atropin Sulfuricum 2–4 × 0,25 mg
   2. SCH 1000 2 × 15 mg
   3. Alupent (Ocriprenalin) 1–3 × 20 mg
   4. Depot-Alupent (noch nicht im Handel).

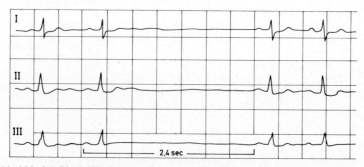

Abb. 338. SA-Block III. Grades. Sinusstillstand mit einer Asystolie von 2400 msec.

c) Elektrotherapie:
1. Temporäre und/oder permanente Vorhofstimulation.
2. Temporäre und/oder permanente Ventrikelstimulation.

Cave: Medikamentöse Maßnahmen zur Beschleunigung des Sinusknotens können beim Vorliegen eines SA-Blockes zu einem paradoxen Pulsfrequenzverhalten führen. So kann sich die Überleitung der beschleunigten Sinusfrequenz von 2:1 auf 3:1 bzw. 4:1 ändern, was konsekutiv zu einer weiteren Abnahme der Kammerfrequenz führt (sog. paradoxer Atropineffekt). Ein SA-Block sollte bei einer *Sinusbradykardie mit Frequenzen um 40/min* angenommen werden.

b) Atriale Blockformen

Blockierungen im Erregungsleitungssystem der Vorhöfe sind nur bei genauer Kenntnis des atrialen Erregungsleitungssystems verständlich.

Anatomisch lassen sich folgende *Vorhofleitungsbahnen* abgrenzen:
α) Anteriorer (vorderer) Faszikel.
  αα) Interatriale Bahn (Bachmannsches Bündel).
  ββ) Absteigende Bahn (sogenannte sinukaudale Bahn).
β) Septaler (mittlerer) Faszikel (Wenckebach).
γ) Posteriorer (hinterer) Faszikel *(Thorel)*, (sinu-rechtsaurikuläre Bahn).

α) Anteriorer (vorderer) Faszikel

Der Hauptstamm der anterioren internodalen Bahn verläuft in der Vorderwand des rechten Vorhofs an der Einmündungsstelle der V. cava superior vorbei. Danach teilt er sich in eine im rechten Vorhofseptum gelegene absteigende und eine zum linken Vorhof ziehende interatriale Bahn *(Bachmannsches Bündel)* (Abb. 339).

β) Septaler (mittlerer) Faszikel (Wenckebach)

Der septale (mittlere) Faszikel zieht dorsal an der V. cava cranialis vorbei und gelangt über das interatriale Septum zum AV-Knoten.

γ) Posteriorer (hinterer) Faszikel (Thorel), sinu-rechtsaurikuläre Bahn

Der posteriore (hintere) Faszikel gelangt über den dorsalen Bereich des rechten Vorhofs zum AV-Knoten. Einzelne Fasern des posterioren Faszikels umgehen den proximalen Anteil des AV-Knotens und erreichen ihn erst in seinem distalen Anteil *(James-Bündel, paraspezifische Fasern)*.

Die im Sinusknoten gebildete Erregungswelle greift auf die Vorhöfe über. Sie benutzt dabei als kürzeste Verbindung zum linken Vorhof das Bachmannsche Bündel, zum rechten Vorhof vorwiegend den posterioren Faszikel (sinu-rechtsaurikuläre Bahn) und zum AV-Knoten die absteigende (sinukaudale) Bahn, von der sie sich über das AV-Leitungssystem weiter ausbreitet.

Bezugnehmend auf die Einteilung der intraventrikulären Blockformen (s. S. 438) lassen sich die *Vorhofleitungsstörungen, basierend auf der tetrafaszikulären Struktur des atrialen ELS,* hypothetisch wie folgt einteilen:
1. *Unifaszikulärer* atrialer Block:
Unterbrechung einer Vorhofleitungsbahn (Abb. 339a).
2. *Bifaszikulärer* atrialer Block:
Unterbrechung von zwei Vorhofleitungsbahnen (Abb. 339b).
3. *Trifaszikulärer* atrialer Block:
Unterbrechung von drei atrialen Leitungsbahnen (Abb. 339c).
4. *Tetrafaszikulärer* atrialer Block:
Unterbrechung aller vier intraatrialen Leitungsbahnen (Abb. 339d).

Auch eine weitere nomenklatorische Unterteilung entsprechend der ventrikulären Blockformen wäre denkbar:
Atrialer Hemiblock: Leitungsstörung im linksatrialen Faszikel (Bachmannsches Bündel) und/oder absteigenden Faszikel (anterioren Bahn).
Atrialer »Schenkelblock«: Leitungsstörung im Hauptstamm der anterioren Bahn, im septalen oder posterioren Faszikel.

Diese topographisch-anatomische Einteilung der intraatrialen Blockformen kann deshalb nur hypothetisch sein, da durch das Oberflächen-EKG sich nicht alle möglichen Kombinationsformen der atrialen Reizleitungsstörungen differenzieren lassen. WALDO konnte durch experimentelle Untersuchungen am Hundeherz zeigen, daß nur eine Blockierung des absteigenden Faszikels der anterioren Bahn (sinukaudale Bahn) und eine Blockierung der linksatrialen Bahn (Bachmannsches Bündel) zu elektrokardiographisch faßbaren Ergebnissen führt:
Blockierung der »sinukaudalen« Bahn: Verlängerung der PQ-Zeit.
Blockierung des Bachmannschen Bündels: Negatives P in II, III, $-/+$-Biphasie von P in V_1 und V_2.

Dies bedeutet bei EKG-Veränderungen, die auf eine Unterbrechung des Bachmannschen Bündels hinweisen, für die Interpretation des Befundes, daß nicht unterschieden werden kann, ob zusätzlich noch eine Störung der Erregungsleitung im septalen (mittleren) oder posterioren Faszikel isoliert oder kombiniert (also ein bifaszikulärer und/oder trifaszikulärer atrialer Block) vorliegt. Ein zusätzlich nachweisbarer AV-Block I. Grades und/oder höhergradige AV-Blockierung (AV-Block II. Grades, Typ 1, 2) kann in einer Erregungsleitungsstörung der sinukaudalen Bahn seine Erklärung finden, ist dafür aber nicht beweisend, da er in allen Ebenen des ELS auftreten kann (s. S. 463).

Eine *Unterbrechung aller intraatrialen Leitungsbahnen* führt zu einer totalen Unterbrechung der Erregungsleitung vom Sinusknoten zum AV-Knoten, was sich elektrokardiographisch im Auftreten eines totalen SA-Blocks (SA-Block III. Grades) widerspiegelt.

2. »Pathologisch« bedingte Erregungsleitungsstörungen

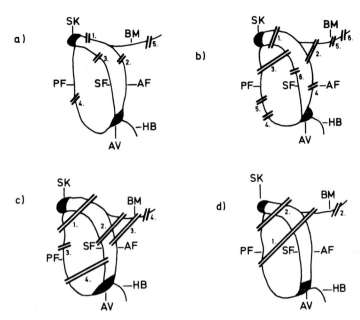

Abb. 339 a) Unifaszikuläre atriale Blockformen. Unterbrechungen: 1. Hauptstamm des anterioren Faszikels (A. F.). 2. Deszendierender Teil des anterioren Faszikels. 3. Septaler Faszikel (S. F.). 4. Posteriorer Faszikel (P. F.). 5. Bachmannsches Bündel (linksatriale Bahn) (B. M.).

b) Bifaszikuläre atriale Blockformen: Unterbrechung von je zwei Faszikeln des atrialen Reizleitungssystems. (Dazu Kombinationsformen).

c) Trifaszikuläre atriale Blockformen: Unterbrechung von je drei Faszikeln des atrialen ELS. (Dazu Kombinationsformen).

d) Tetrafaszikulärer atrialer Block: Unterbrechung von vier Faszikeln des atrialen ELS.

Ein *SA-Block III. Grades* kann somit entstehen durch:
1. *zentralen* SA-Block.
   a) Erregungsbildungsstörung im Sinusknoten.
   b) Sinusknoten-Exit-Block.
2. *intraatrialen* SA-Block.

Unterbrechung der Erregungsausbreitung in allen Faszikeln des atrialen ELS.

(Ein leitfähiger Faszikel reicht aus, die normale Vorhof-AV-Leitung aufrechtzuerhalten.)

Die zentrale und intraatriale Form des SA-Blocks III. Grades sind elektrokardiographisch *nicht* zu unterscheiden. Es findet sich die asystolische Form des Herzstillstandes. Meist springt ein sekundäres, seltener ein tertiäres Ersatzzentrum ein, so daß eine länger dauernde Asystolie und somit ein adynames Adams-Stokes-Syndrom selten ist.

δ) Vorkommen

Ischämische, entzündliche oder toxische Schädigungen des Myokards können zu einer Alteration des Vorhoferregungsleitungssystems führen. Auch treten sie bei einer Überlastung der Vorhöfe und bei Vorhoftumoren auf. Bei einem akuten Ereignis mit intermittierend auftretenden P-Zacken-Veränderungen, die auf eine Alteration des Bachmannschen Bündels hinweisen, können diese gegebenenfalls als Zeichen einer *Infarzierung* im rechten oder linken Vorhofbereich gewertet werden.

Therapie: Siehe Seite 434: SA-Block.

c) Intraventrikuläre Blockformen

Basierend auf neueren anatomischen Untersuchungen, die eine *trifaszikuläre Struktur des ventrikulären ELS* nachwiesen, lassen sich folgende Möglichkeiten einer Leitungsstörung unterscheiden:

α) *Unifaszikuläre* Blockierungen.
β) *Bifaszikuläre* Blockierungen.
γ) *Trifaszikuläre* Blockierungen.

Zum Verständnis sind nomenklatorisch noch folgende Begriffe zu definieren:

Hemiblock: Darunter werden Leitungsstörungen im anterioren oder im posterioren Faszikel des linken Tawara-Schenkels verstanden.

Schenkelblock: Darunter wird die Leitungsstörung im rechten Tawara-Schenkel *(Rechtsschenkelblock)* oder im linken Tawara-Schenkel *(Linksschenkelblock)* verstanden. Beim Linksschenkelblock kann die Leitungsstörung den Hauptstamm des linken Schenkels oder die beiden Faszikel gemeinsam betreffen.

Intraventrikuläre Leitungsstörungen können durch eine mehr oder weniger starke Verlangsamung der Erregungsleitung oder durch eine vollständige Unterbrechung entstehen. Auch eine zunehmende Ermüdung des Erregungsleitungssystems ist möglich.

Entsprechend der allgemeinen Einteilung der Blockierungen des Erregungsleitungssystems werden die *faszikulären* **Blockformen** eingeteilt:

1. Blockierung **I. Grades** = einfache Leitungsverzögerung ohne Leitungsunterbrechung (inkomplette Blockform).
2. Blockierung **II. Grades** = intermittierendes Auftreten eines Blockes.
   a) *Mobitz Typ 1 (Wenckebach)*
   b) *Mobitz Typ 2.*
3. Blockierungen **III. Grades** = totale Leitungsunterbrechung.

Häufig ist es schwierig, zu differenzieren, ob ein Block nur auf eine einfache Leitungsverzögerung oder auf eine totale Leitungsunterbrechung zurückzuführen ist. Infolge der schnellen Erregungsleitung

2. »Pathologisch« bedingte Erregungsleitungsstörungen

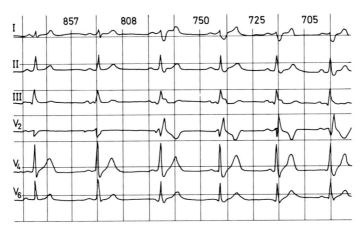

Abb. 340. Intermittierendes Auftreten eines vollständigen Rechtsschenkelblockes während ergometrischer Belastung, sog. Phase-3-Block. Die Periodendauer ist mit eingetragen. Mit Zunahme der Frequenz zunehmende rechtsventrikuläre Leitungsverzögerung bis zum Rechtsschenkelblock.

im ventrikulären ELS kommt es bereits bei einer Verzögerung der Erregungsleitung von 0,2–0,6 sec zu einer Erregung des entsprechenden Versorgungsgebietes über die unspezifische Kammermuskulatur. Eine Leitungsverzögerung von nur wenigen Hundertstel sec ist deshalb schwierig von einer totalen Unterbrechung zu trennen. Eine Leitungsstörung I. Grades als Ursache eines konstant nachweisbaren faszikulären Blocks ist nur sicher, wenn Übergänge zwischen der unvollständigen und der vollständigen Form der Blockierung beobachtet werden (Abb. 340, 341).

α) Unifaszikuläre Blockierungen

Ein unifaszikulärer Block liegt vor, wenn einer der Schenkel des ventrikulären ELS unterbrochen ist. Demnach sind folgende *Formen der unifaszikulären Blockierungen* zu unterscheiden:

αα) Der *Rechtsschenkelblock* (Blockierung im rechten Tawara-Schenkel).
ββ) Der *Linksschenkelblock* (Blockierung im Hauptstamm des linken Tawara-Schenkels).
γγ) Der *linksanteriore (superiore) Hemiblock* (Blockierung im linksanterioren Faszikel des linken Tawara-Schenkels).
δδ) Der *linksposteriore (inferiore) Hemiblock* (Blockierung im linksposterioren Faszikel des linken Tawara-Schenkels).

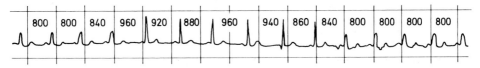

Abb. 341. Intermittierendes Auftreten eines kompletten Linksschenkelblockes (Langzeit-EKG). Sog. Phase-3-Block. Die Periodendauer ist mit eingetragen. Mit Zunahme der Frequenz zunehmende linksventrikuläre Leitungsverzögerung bis zum Linksschenkelblock.

αα) **Der Rechtsschenkelblock**

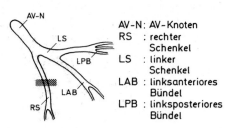

Blockierungsschema Rechtsschenkelblock.

Eine Leitungsunterbrechung des rechten Tawara-Schenkels führt zu einer verzögerten Erregung des rechtsventrikulären Myokards (s. Blockierungsschema).
EKG (Abb. 342, 343): QRS $\geq$ 0,11 sec.
GNB: $V_1 \geq 0,03$ sec.
Senkung von ST mit präterminal negativem T in V_1, V_2.
Breite, plumpe S-Zacke in I, II, aVF; V_5, V_6.
R in V_1 M-förmig aufgesplittert.
Meist Rechts- oder Horizontal-Typ.

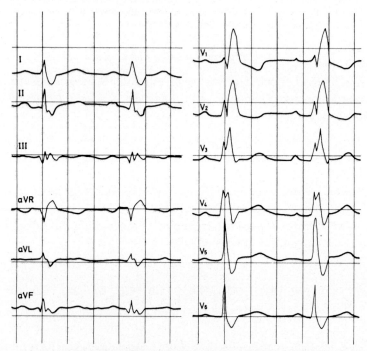

Abb. 342. Vollständiger Rechtsschenkelblock. Breite, plumpe S-Zacke in Abl. I, II; R in V_1 M-förmig aufgesplittert. GNB: $V_1 \geq 0,03$ sec.

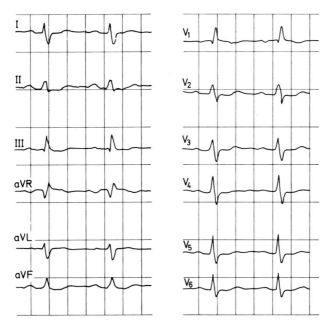

Abb. 343. Vollständiger Rechtsschenkelblock (45jähriger Patient mit Vorhofseptumdefekt, Secundum-Typ). Tiefe, breite S-Zacken in Abl. I, aVL, V_5, V_6; rsR'-Form von QRS in Abl. V_1; GNB $\geq$ 0,03 sec.
Beachte: Der Rechtstyp kann nicht als zusätzlicher linksposteriorer Hemiblock interpretiert werden, da das Krankheitsbild mit einer vermehrten Rechtsbelastung einhergeht.

ββ) **Der Linksschenkelblock**

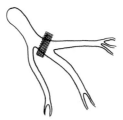

Blockierungsschema: Unifaszikulärer Linksschenkelblock.

Blockierung des Hauptstammes des linken Tawara-Schenkels: Eine Leitungsunterbrechung des linken Tawara-Schenkels vor seiner Aufzweigung führt zu einer verzögerten Erregung der linksventrikulären Myokardanteile (s. Schema).
   EKG (Abb. 344): QRS $\geq$ 0,11 sec.
   GNB in V_5, V_6 $\geq$ 0,055 sec.
   Hohe, breite, aufgesplitterte R-Zacken (Form des abgebrochenen Zuckerhutes) in Abl. I, II, aVL, V_5, V_6.

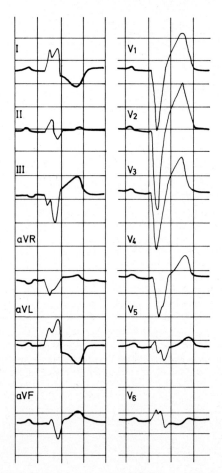

Abb. 344. Vollständiger Linksschenkelblock. Zuckerhutform von QRS in I, aVL, V_5, V_6. GNB in V_5, $V_6 \geq 0{,}055$ sec.

Senkung von ST mit präterminal negativem T in Abl. I, II, aVL, V_5, V_6.
Tiefes, breites S in III, aVR, aVF, V_1–V_3.
Der Übergang von dem rechtspräkordial stark negativem S zum linkspräkordial vorherrschenden R vollzieht sich meist abrupt in V_4, V_5.
Meist linkstypisches EKG.
Fehlende Q-Zacke in Abl. I (II), V_5, V_6.

Die Verlangsamung der Erregungsleitung oder eine vollständige Unterbrechung der Erregungsleitung im rechten oder linken Tawara-Schenkel führt zu einer verzögerten Erregungsausbreitung in den entsprechenden Myokardanteilen. Die verzögerte ventrikuläre Erregungsausbreitung führt zu einer *Verlängerung der Depolarisation*. Die QRS-Dauer im EKG ist verlängert. Die Erregungswelle breitet sich in der betroffenen Kammer nicht entlang dem spezifischen Erregungsleitungssystem, sondern auf muskulärem Wege vom unversehrten kontralateralen Schenkel über die Septum- und parietale Kammermuskulatur aus und wird damit verlangsamt. Da die Erregungsausbreitung beim Schenkelblock abnorme Wege benutzt, ist die *Erregungsrückbildung ebenfalls pathologisch.* Es kommt sekundär zu Veränderungen des Kammerendteils (ST-T-Abschnitt).

Der größte QRS-Momentanvektor wird beim Linksschenkelblock in Richtung des verzögert depolarisierten Ventrikels abgelenkt. Der größte QRS-Vektor weicht deshalb beim Linksschenkelblock nach links oben und hinten ab.

Der Rechtsschenkelblock verursacht durch die verzögerte Depolarisation des rechten Ventrikels meist keine Abweichung des größten QRS-Vektors. Nach Beendigung der linksventrikulären Depolarisation überwiegen die verspätet wirksamen rechtsventrikulären Potentiale. Dies bedingt ein Abweichen der terminalen QRS-Vektoren nach rechts unten vorne. Nur der terminale QRS-Anteil ist verzögert und abgelenkt. Der initiale QRS-Anteil entspricht der normalen, im linken Ventrikel erfaßten Erregungsausbreitung.

Wegen der Leitungsverzögerung folgen sich die einzelnen Momentanvektoren, sei es über dem linken Ventrikel oder dem rechten Ventrikel, langsamer, bleiben über dem betroffenen Ventrikel länger nachweisbar, wenden sich verspätet von den über den linken oder rechten Ventrikel gelegenen Brustwandableitungen ab.

Dies führt zu einer Verspätung der größten Negativitätsbewegung über dem vom Schenkelblock betroffenen Ventrikel (V_6 oder V_1). Aus diesem Verhalten ergibt sich die Seitenlokalisation. Der Linksschenkelblock führt in V_6 der Rechtsschenkelblock in V_1 zu einer Verspätung der größten Negativitätsbewegung (modifiziert nach SCHAUB).

γγ) **Der linksanteriore (superiore) Hemiblock**

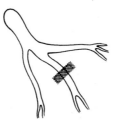

Blockierungsschema: linksanteriorer Hemiblock.

Bei einer Unterbrechung der Erregungsleitung im linksanterioren Faszikel des linken Tawara-Schenkels wird das linke Myokard über den posterioren Faszikel erregt. Der QRS-Hauptsummationsvektor wird nach links oben abgelenkt. Eine Verbreiterung des QRS-Komplexes tritt nicht auf (Abb. 345), (s. Schema).

EKG (Abb. 345): Überdrehter Linkstyp (Winkel $\alpha \geq -30°$).

V_2, V_3 (V_4): Kleine Q-Zacken.

S-Zacken bis V_6.

Übergangszone nach links verschoben.

Ein linksanteriorer Hemiblock kann als gesichert gelten, wenn der Winkel $\alpha \geq -60°$ beträgt.

Die Diagnose ist wahrscheinlich bei einem Winkel α zwischen $-40°$ und $-50°$.

Die Diagnose wird unsicher bei einem Winkel α $-30°$.

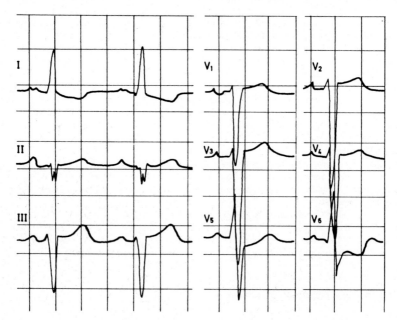

Abb. 345. Linksanteriorer Hemiblock. Überdrehter Linkstyp, S-Zacke bis V_6, kleine Q-Zacke in V_2, V_3, präterminal negatives T in I, aVL, V_5, V_6.

δδ) Der linksposteriore (inferiore) Hemiblock

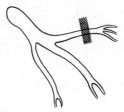

Blockierungsschema: linksposteriorer Hemiblock.

Bei einer Unterbrechung der Erregungsleitung im linksposterioren Faszikel wird die linke Herzkammer ausschließlich über das anteriore Bündel erregt. Dies führt zu einer Ablenkung des QRS-Hauptsummationsvektors nach rechts unten. Eine signifikante Verbreiterung des QRS-Komplexes tritt nicht auf (s. Schema).
EKG (Abb. 346/347): Rechtstyp, Winkel α zwischen +80 und +120°.

Kleine Q-Zacken in Abl. III, aVF, keine QRS-Verbreiterung.

Ein linksposteriorer Hemiblock kann nur diagnostiziert werden, wenn keine Rechtsbelastung, kein Lateralinfarkt und kein Lungenemphysem (Steillage) vorliegt (siehe Abb. 343).

2. »Pathologisch« bedingte Erregungsleitungsstörungen

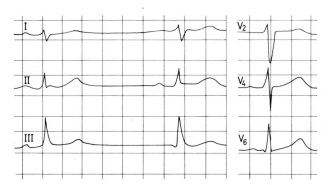

Abb. 346. Linksposteriorer Hemiblock (Rechtstyp). Differentialdiagnostisch in Frage kommende Erkrankungen wie Rechtshypertrophie, Myokardinfarkt (z. B. Lateralinfarkt), Lungenemphysem ausgeschlossen. Außer dem pathologischen Lagetyp kein krankhafter Befund.

Neben dieser topographisch orientierten Einteilung lassen sich die unifaszikulären Blockierungen nach dem *Grade der Blockierung* einteilen:

I. Grad: Einfache Leitungsverzögerung ohne Unterbrechung.
II. Grad: Intermittierendes Auftreten.
      α) Mobitz Typ 1 (Wenckebach).
      β) Mobitz Typ 2.
III. Grad: Totaler Leitungsunterbruch.

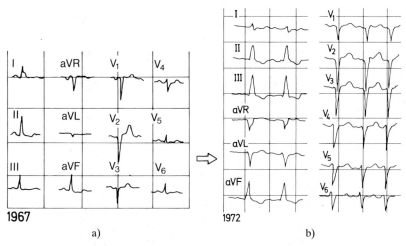

Abb. 347. Linksposteriorer Hemiblock. a) Normal-EKG; b) EKG des gleichen Patienten 5 Jahre später: Typenwandel im Vergleich zum Vor-EKG, jetzt Rechtstyp (kein akutes Ereignis, kein Infarkt, keine Lungenembolie etc.).

Am Beispiel der Leitungsstörung im rechten Tawara-Schenkel ergibt sich dann:
I. Grad: Unvollständiger Rechtsschenkelblock (Synonyma: Einfache Rechtsverspätung).
II. Grad: Intermittierender Rechtsschenkelblock.
α) Mobitz Typ 1 des RSB.
β) Mobitz Typ 2 des RSB.
III. Grad: Vollständiger Rechtsschenkelblock.

Für die Diagnose eines *Wenckebach-(Mobitz-Typ-1)*-Blockes in einem Faszikel des ventrikulären ELS müssen folgende *Kriterien* (FRIEDBERG, SCHAMROTH) erfüllt sein:
1. Regelmäßiger supraventrikulärer Rhythmus.
2. Gleichbleibende AV-Überleitung.
3. Aufeinanderfolgende QRS-Komplexe zeigen das allmähliche Bild eines Schenkelblockes bzw. eines Hemiblockes (Drehung des QRS-Frontalvektors entsprechend dem Hemiblock).

Der neue Zyklus wird durch normal gestaltete QRS-Komplexe (= periodisch auftretende normal gestaltete QRS-Komplexe) eingeleitet.

Ein *Mobitz-Typ-2-Block* in einem Faszikel des ventrikulären ELS ist durch folgende Kriterien charakterisiert:
1. Regelmäßiger supraventrikulärer Rhythmus.
2. Gleichbleibende AV-Überleitung.
3. Intermittierendes Auftreten eines Schenkelblockes bzw. eines Hemiblockes.
4. Die schenkelblockartig oder im Sinne eines Hemiblocks veränderten QRS-Komplexe lassen den Blockierungsgrad erkennen: zum Beispiel: Jeder 2. Schlag ein Linksschenkelblock: 2:1-Überleitung, jeder 3. Schlag ein Linksschenkelblock: 3:1-Überleitung.

β) Bifaszikuläre Blockierungen

Durch eine kombinierte Leitungsstörung in zwei Faszikeln des ventrikulären ELS entstehen bifaszikuläre Blockformen. Folgende *Kombinationen* sind möglich:
αα) Der Linksschenkelblock.
ββ) Der Linksschenkelblock + linksanteriorer Hemiblock.
γγ) Der Linksschenkelblock + linksposteriorer Hemiblock.
δδ) Der Rechtsschenkelblock + linksanteriorer Hemiblock.
εε) Der Rechtsschenkelblock + linksposteriorer Hemiblock.

Die Blockierungsgrade können in beiden Faszikeln übereinstimmen *(symmetrische Form)* oder divergieren *(asymmetrische Form)*. Letzterer ist am konstanten Nachweis des Hemiblocks möglich (Beispiel: s. prädiffusionaler Linksschenkelblock mit linksanteriorem und/oder linksposteriorem Hemiblock, Seite 447).

αα) **Der Linksschenkelblock**

Der Linksschenkelblock kann sowohl zu den *unifaszikulären* als auch zu den *bifaszikulären* Blockformen gerechnet werden. Im Gegensatz zur prädiffusionalen Unterbrechung, die den unifaszikulären Blockformen zugerechnet wird, liegt bei dem bifaszikulären Linksschenkelblock eine Störung der Erregungsleitung in beiden Faszikeln des linken Tawara-Schenkels vor. Es handelt sich also um die Kombination eines linksanterioren und linksposterioren Hemiblocks. [Weiteres siehe unter (γγ).]

Formanalytisch können der unifaszikuläre und der bifaszikuläre Linksschenkelblock durch das EKG nicht unterschieden werden (s. Schema).

EKG-*Charakteristika:* Linksschenkelblock (s. S. 149, 441).

ββ) **Linksschenkelblock + linksanteriorer Hemiblock**

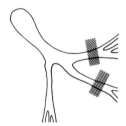

Blockierungsschema. Bifaszikulärer Linksschenkelblock.

QRS ≧ 0,11 sec.
GNB V_6 ≧ 0,55 sec.
Winkel α QRS −45° (selten).

Formanalytisches Charakteristikum: Kombination eines überdrehten Linkstyps mit einem Linksschenkelblock. Weiteres siehe unter (γγ) (Abb. 348).

γγ) **Linksschenkelblock + linksposteriorer Hemiblock**
QRS ≧ 0,11 sec.
GNB V_6 ≧ 0,055 sec.
Winkel α QRS +90°.

Formanalytisches Charakteristikum: Kombination eines Rechtstyps mit einem kompletten Linksschenkelblock.

Die Kombination: *Vollständiger Linksschenkelblock mit einem linksanterioren oder linksposterioren Hemiblock* wurde dahin gedeutet, daß sich eine *prädiffusionale* Leitungsstörung mit einer *postdiffusionalen* Leitungsstörung im linken Tawara-Schenkel kombiniert. Es wurde deshalb der Begriff des »prädiffusionalen Linksschenkelblocks mit linksanteriorem und/oder linksposteriorem Hemiblock«

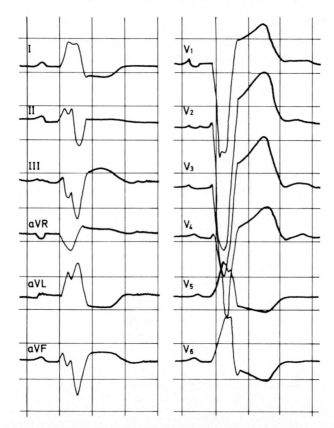

Abb. 348. Linksschenkelblock und linksanteriorer Hemiblock. Formkritisch: Linksschenkelblock mit überdrehtem Linkstyp.
Es findet sich wahrscheinlich eine Leitungsverzögerung im linksanterioren und linksposterioren Faszikel des linken Tawara-Schenkels, entsprechend dem EKG-Bild: Linksschenkelblock. Die Verzögerung der Erregungsleitung im linksanterioren Faszikel überwiegt, zusätzlich Auftreten eines linksanterioren Hemiblocks (überdrehter Linkstyp).

geprägt. Einschränkend zu diesem Begriff ist zu sagen, daß sich ein zusätzlich bestehender linksseitiger Hemiblock auf das EKG eines Linksschenkelblocks nur dann auswirken kann, wenn dieser nicht total ist.

Das morphologische EKG-Bild: *Vollständiger Linksschenkelblock + überdrehter Linkstyp* kann wie folgt interpretiert werden:

1. Vollständiger Linksschenkelblock mit Ablenkung des Hauptsummationsvektors in der Frontalebene auf über −45°.
2. Unvollständiger (prädiffusionaler) Linksschenkelblock + linksanteriorer Hemiblock.

Eine zunehmende prädiffusionale Leitungsverzögerung läßt das Bild des Linksschenkelblocks zunehmend stärker hervortreten, während das Bild des Hemiblocks mehr und mehr maskiert wird.
3. Leitungsverzögerung sowohl im linksanterioren und im linksposterioren Faszikel, wobei die Verzögerung in dem linksanterioren Schenkel überwiegt.
4. Linksanteriorer Hemiblock mit zusätzlicher mehr peripherer Leitungsstörung (muraler oder ventrikulärer Fokalblock infolge Unterbrechung peripherer Purkinje-Fasern, zum Beispiel infolge eines Myokardinfarktes, einer Arteriosklerose, extremer Linksdilatation).

Eine analoge Interpretation gilt für die EKG-Kombination: Linksschenkelblock + linksposteriorer Hemiblock (sogenannter prädiffusionaler Linksschenkelblock mit linksposteriorem Hemiblock).

δδ) **Rechtsschenkelblock + linksanteriorer Hemiblock**

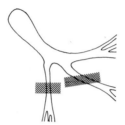

Blockierungsschema: linksanteriorer Hemiblock und Rechtsschenkelblock.

QRS ≧ 0,11 sec.
GNB ≧ 0,03 sec.
Winkel α QRS −30°.

Formanalytisches Charakteristikum: Kombination eines überdrehten Linkstyps mit komplettem Rechtsschenkelblock. Dieser bifaszikuläre Block tritt am häufigsten auf.

Ursache: Gemeinsame Blutversorgung des rechten Tawara-Schenkels und des linksanterioren Faszikels des linken Tawara-Schenkels durch den R. interventricularis anterior der linken Koronararterie (s. Schema und Abb. 349).

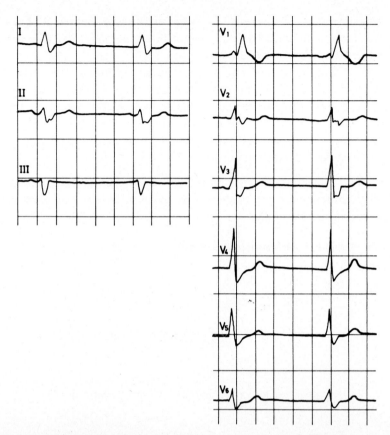

Abb. 349. Bifaszikulärer Block: Rechtsschenkelblock + linksanteriorer Hemiblock. Formkritisch: Rechtsschenkelblock von Wilson-Typ bei überdrehtem Linkstyp.

εε) **Rechtsschenkelblock + linksposteriorer Hemiblock**

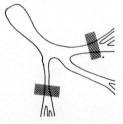

Blockierungsschema: Klassischer Rechtsschenkelblock; Bifaszikuläre Leitungsstörung: Rechtsschenkelblock + linksposteriorer Hemiblock.

QRS $\geq$ 0,11.
GNB $V_1 \geq$ 0,03.
Winkel α QRS +90°.

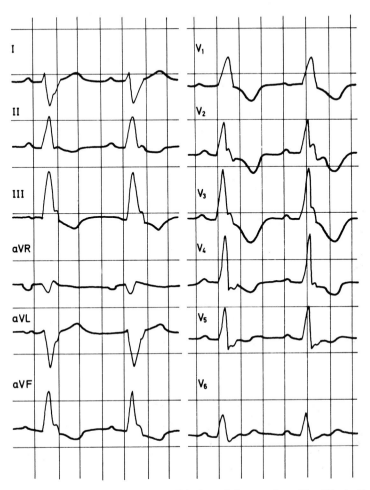

Abb. 350. Bifaszikulärer Block: Rechtsschenkelblock + linksposteriorer Hemiblock. Formkritisch: Rechtsschenkelblock vom Wilson-Typ bei Rechtstyp. Sog. »klassischer« Rechtsschenkelblock.

Formanalytisches Charakteristikum: Kombination eines Rechtstyps mit komplettem Rechtsschenkelblock. Früher: Klassischer Rechtsschenkelblock. Dieser bifaszikuläre Block stellt eine seltene Kombination dar.

Ursache: Verschiedene Gefäßversorgung der beteiligten Faszikel. Rechter Tawara-Schenkel: R. interventricularis anterior, linksposteriorer Faszikel: R. interventricularis posterior (s. Schema und Abb. 350).

Die *Kombination* eines Rechtsschenkelblocks mit einem Rechtstyp oder überdrehten Rechtstyp macht eine genaue Abklärung erforderlich. Sie kommt vor bei:

1. Rechtsschenkelblock + Rechtshypertrophie.
2. Rechtsschenkelblock + asthenischem Körperbau.
3. Rechtsschenkelblock + linksposteriorem Hemiblock.

Neben dieser topographisch orientierten Einteilung lassen sich die bifaszikulären Blockformen nach dem *Grad der Blockierung in den einzelnen Faszikeln* einteilen. Dies sei am Beispiel des linken Tawara-Schenkels dargestellt:

I. Grad: Unvollständiger Linksschenkelblock (Synonyma: Linksventrikuläre Leitungsverzögerung).
II. Grad: Intermittierender Linksschenkelblock.
   α) Mobitz Typ 1 (Wenckebach).
   β) Mobitz Typ 2.
III. Grad: Vollständiger Linksschenkelblock.

Für die Diagnose des Mobitz-Typ-1-(Wenckebach-) oder des Mobitz-Typ-2-Blockes des bifaszikulären Blocks gelten die gleichen Überlegungen und Gesetzmäßigkeiten wie bei den unifaszikulären Blockformen. Prinzipiell sind es die allgemeinen Charakteristika der definierten Blockierungsgrade (s. S. 429). Die Blockierungsgrade können in beiden Faszikeln übereinstimmen (*symmetrische* Form) oder divergieren (*asymmetrische* Form). Letzteres ist am konstanten Nachweis des Hemiblocks möglich. Beispiel: Prädiffusionaler Linksschenkelblock mit linksanteriorem oder linksposteriorem Hemiblock.

In Abb. 351 ist ein Wenckebachsches Phänomen eines intermittierenden bifaszikulären Linksschenkelblocks dargestellt. Es findet sich ein regelmäßiger supraventrikulärer Rhythmus, die AV-Überleitung bleibt gleich. Der Zyklus wird

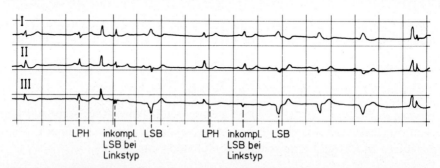

Abb. 351. Wenckebach-Phänomen eines intermittierend auftretenden bifaszikulären Linksschenkelblocks. Regelmäßiger supraventrikulärer Rhythmus, normale AV-Überleitung. Der Zyklus wird durch einen Rechtstyp (linksposteriorer Hemiblock) eingeleitet. Die nächste Aktion zeigt einen unvollständigen LSB bei Linkstyp, was auf eine zusätzliche zunehmende Leitungsverzögerung im linksanterioren Faszikel hinweist. Im weiteren Verlauf weitere Vektordrehung in der Frontalebene bis zum Auftreten eines überdrehten Linkstyp mit vollständigem LSB. Danach wird mit einem Rechtstyp (linksposteriorer Hemiblock) ein neuer Wenckebach-Zyklus eingeleitet (weiteres s. Text).

durch einen Rechtstyp (linksposteriorer Hemiblock) eingeleitet. In den nächsten Schlägen kommt es zu einem Drehen der elektrischen Herzachse in der Frontalebene bis zum überdrehten Linkstyp; formanalytisch entwickelt sich zusätzlich ein vollständiger Linksschenkelblock, das heißt, es ist zusätzlich zu einer Ermüdung des primär gut leitfähigen linksanterioren Faszikels des linksventrikulären ELS gekommen. Der diesem Zyklus nachfolgende Schlag zeigt einen Rechtstyp (linksposteriorer Hemiblock), es wird ein neuer Wenckebach-Zyklus eingeleitet.

γ) *Trifaszikuläre Blockierungen* (Abb. 352)

Eine Störung der Erregungsausbreitung in allen drei Faszikeln des Hisschen Bündels kann zu *allen Formen* der AV-Überleitungsstörung führen (AV-Block I.–III. Grades).

Der Faszikel mit dem geringsten Blockierungsgrad bestimmt die Art des AV-Blocks, während die Form der QRS-Komplexe und die Richtung des Hauptsummationsvektors durch die Leitungserschwerung in den anderen Faszikeln bedingt ist. Zu einer Beeinträchtigung der Herzschlagfolge kommt es nur dann, wenn eine Leitungsunterbrechung aller drei Faszikel vorliegt. Bereits ein intakter Faszikel genügt, um die normale Vorhofkammersynchronisation aufrechtzuerhalten.

Neben dieser topographisch orientierten Einteilung lassen sich die trifaszikulären Blockierungen nach dem *Grade der Blockierung* einteilen. Die Blockierungsgrade können in allen drei Faszikeln übereinstimmen *(symmetrische Form)* oder divergieren *(asymmetrische Form)*. Daraus ergeben sich folgende Kombinationsmöglichkeiten:

αα) Block I. Grades

Trifaszikulär verzögerte Erregungsleitung. Es sind drei Formen verzögerter Leitung in den drei Faszikeln möglich. Nach ROSENBAUM ergeben sich 7 Varianten:

a) Gleichmäßig verzögerte Leitung in allen drei Schenkeln, doch nirgends totale Leitungsunterbrechung (*symmetrische* Leitungsverzögerung).
   Daraus ergibt sich eine Variante.
b) Vollständige Leitungsunterbrechung in einem Schenkel und verzögerte Leitung in den restlichen zwei Faszikeln (*asymmetrische* Leitungsstörung).
   Daraus ergeben sich folgende drei Varianten:
   aa) Linksanteriorer Hemiblock ⎫ Leitungsverzögerung
   bb) Linksposteriorer Hemiblock ⎬ in den restlichen
   cc) Rechtsschenkelblock ⎭ zwei Faszikeln
c) Vollständige Leitungsunterbrechung in zwei Schenkeln und verzögerte Leitung im dritten Schenkel (*asymmetrische* Leitungsverzögerung).

II. Störungen der Erregungsleitung

Blockierungsgrade	AV-Block I. Grades	AV-Block I° infra-His	AV-Block I° infra-His LAH	AV-Block I° infra-His LPH	AV-Block I° infra-His RSB
	AV-Block II. Grades	AV-Block II° infra-His	AV-Block II° infra-His LAH	AV-Block II° infra-His LPH	AV-Block II° infra-His RSB
	AV-Block III. Grades	AV-Block III° infra-His	AV-Block III° infra-His	AV-Block III° infra-His	AV-Block III° infra-His
Bemerkungen		gleichmäßig verzögerte Leitung in allen 3 Faszikeln, nirgends totale Leitungsunterbrechung (symmetrische Leitungsverzögerung)	komplette Leitungsunterbrechung in einem Schenkel und verzögerte Leitung in den restlichen 2 Faszikeln (asymmetrische Leitungsstörung)		
		AV-Block I°, II°, III° infra-His ≙ 1 Variante	AV-Block I°, II°, (III°) — LAH / LPH / RSB ≙ 3 Varianten		

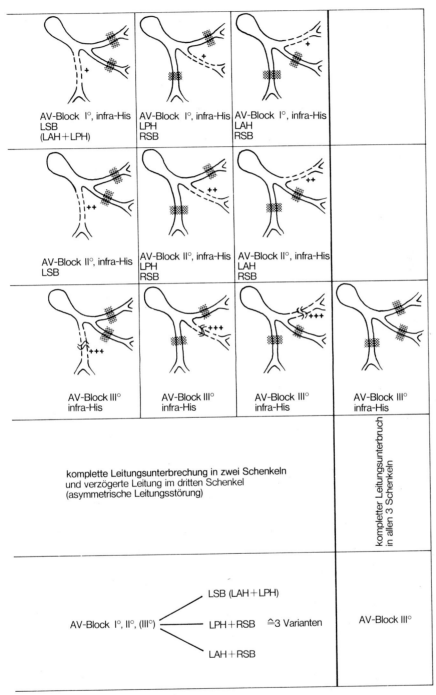

Abb. 352. Schematische Darstellung der trifaszikulären Blockbilder. ▨ Totale Leitungsunterbrechung; + Leitungsstörung I. Grades; ++ Leitungsstörung II. Grades; +++ Leitungsstörung III. Grades; × Klassischer Rechtsschenkelblock.

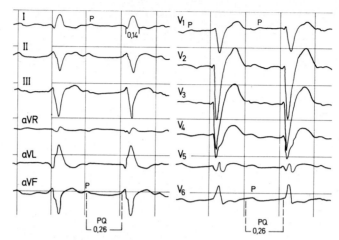

Abb. 353. Trifaszikulärer Block. Überdrehter Linkstyp, Verbreiterung von QRS auf 0,14 sec. Vollständiger Linksschenkelblock (LSB). PQ 0,26, AV-Block I. Grades.
Die Kombination überdrehter Linkstyp mit vollständigem LSB weist auf einen bifaszikulären Linksschenkelblock hin mit stärkerer Verzögerung im linksanterioren Faszikel (LAH = überdrehter Linkstyp). Der AV-Block I. Grades kann als zusätzlicher Hinweis auf eine Leitungsverzögerung im rechten Tawara-Schenkel gewertet werden. 73jähriger Patient mit adynamem Morgagni-Adams-Stokes-Syndrom.

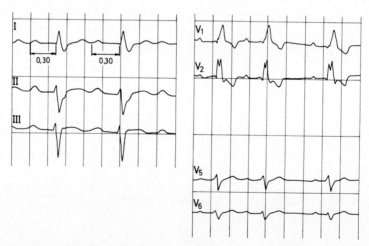

Abb. 354. Trifaszikulärer Block: Linksanteriorer Hemiblock und vollständiger Rechtsschenkelblock, AV-Block I. Grades. Der AV-Block I. Grades weist auf eine zusätzliche Leitungsverzögerung im linksposterioren Faszikel hin. Die kurzfristig auftretende Pause ist als zusätzliche Sinusknotenstörung zu interpretieren. 30jähriger Patient mit Vorhofseptumdefekt, Primum-Typ.

2. »Pathologisch« bedingte Erregungsleitungsstörungen

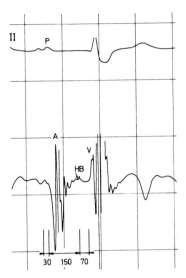

Abb. 355. His-Bündel-EG des Patienten von Abb. 354. PA- und AH-Intervall im Normbereich, HV-Zeit mit 70 msec verlängert. Bei bestehendem RSB und LAH ist somit der AV-Block I. Grades infra-His lokalisiert, d. h., es besteht eine zusätzliche Leitungsverzögerung im linksposterioren Faszikel. Es liegt somit ein trifaszikulärer Block vor.

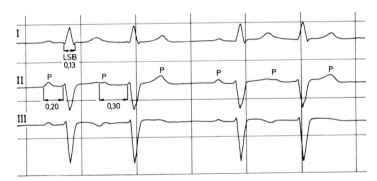

Abb. 356. Trifaszikulärer Block. Überdrehter Linkstyp, Verbreiterung von QRS auf 0,14 sec, entsprechend vollständiger Linksschenkelblock. Zunehmende Verzögerung der AV-Überleitung bis zum Kammersystolenausfall, entsprechend AV-Block II. Grades, Typ Wenckebach mit 3:2-Überleitung. Die Kombination überdrehter Linkstyp mit vollständigem LSB weist auf einen bifaszikulären Linksschenkelblock hin, mit stärkerer Verzögerung im linksanterioren Faszikel (LAH = überdrehter Linkstyp). Der AV-Block II. Grades vom Wenckebach-Typ kann als zusätzlicher Hinweis auf eine Leitungsverzögerung im rechten Tawara-Schenkel gewertet werden. Beachte: Ein AV-Block vom Wenckebach-Typ ist häufiger im AV-Knoten lokalisiert, so daß differentialdiagnostisch auch ein bifaszikulärer Linksschenkelblock mit Wenckebachschem AV-Knoten-Block in Betracht zu ziehen ist. Klärung durch His-Elektrogramm: fehlendes H-Potential nach nicht übergeleiteter Vorhofaktion spricht für Supra-His-AV-Block und umgekehrt.

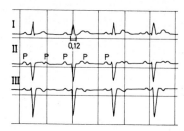

Abb. 357. Trifaszikulärer Block. Überdrehter Linkstyp und unvollständiger Linksschenkelblock (QRS 0,12 sec) entsprechend einem bifaszikulären Linksschenkelblock (Erklärung Abb. 356).
Der AV-Block II. Grades, Mobitz 2 mit 2:1-Überleitung kann als Hinweis auf eine zusätzliche Leitungsverzögerung im rechten Tawara-Schenkel gewertet werden.
Beachte: Ein AV-Block II. Grades, Mobitz Typ 2, ist meist im ventrikulären Erregungsleitungssystem, d. h. Infra-His lokalisiert.

Daraus ergeben sich folgende drei Varianten:
aa) Linksanteriorer Hemiblock und linksposteriorer Hemiblock (vollständiger Linksschenkelblock (Abb. 353)
bb) Vollständiger Rechtsschenkelblock und linksanteriorer Hemiblock (Abb. 354, 355)
cc) Vollständiger Rechtsschenkelblock und linksposteriorer Hemiblock

} Leitungsverzögerung in dem restlichen einen Faszikel.

ββ) **Block II. Grades**

Intermittierendes Auftreten.
a) Mobitz Typ 1 (Wenckebach) (Abb. 356).
b) Mobitz Typ 2 (Abb. 357).
c) Sonderform (Abb. 358).

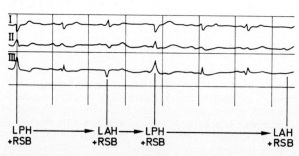

Abb. 358. Sonderform trifaszikulärer Block: Alternierende Leitungsstörung im linksanterioren und linksposterioren Faszikel des linken Tawara-Schenkels mit konstant nachweisbarem Rechtsschenkelblock. Charakteristikum: vollständiger Rechtsschenkelblock mit intermittierendem, linksanteriorem Hemiblock (überdrehter Linkstyp) und intermittierend auftretendem linksposteriorem Hemiblock (Rechts-, überdrehter Rechtstyp).

2. »Pathologisch« bedingte Erregungsleitungsstörungen

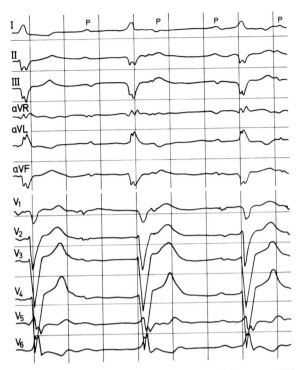

Abb. 359. Trifaszikulärer Block. Kompletter AV-Block, Vorhoffrequenz 64/min; Frequenz des ventrikulären Ersatzrhythmus um 30/min. Die Linksschenkelblock-Konfiguration des Ersatzrhythmus weist auf einen tief rechtsventrikulär gelegenen Ersatzschrittmacher hin.

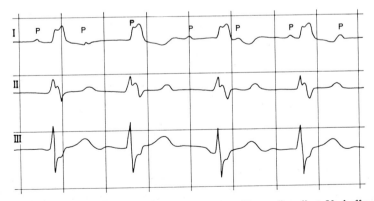

Abb. 360. Trifaszikulärer AV-Block. Vorhof und Kammern schlagen dissoziiert. Vorhoffrequenz 120/min. Frequenz des relativ schnellen ventrikulären Ersatzschrittmachers 72/min.

γγ) **Block III. Grades**
Totale Leitungsunterbrechung (Abb. 359, 360).

Unter Zugrundelegung der Blockierungsgrade und der daraus sich ableitenden Varianten lassen sich somit folgende *Möglichkeiten eines intraventrikulären, trifaszikulären AV-Blocks ableiten.*

AV-Block I. Grades (sogenannter His-Ventrikel-Block I. Grades).
a) Gleichmäßig verzögerte Leitung in allen drei Faszikeln des ventrikulären ELS, nirgends totale Leitungsunterbrechung *(symmetrische Form).*
b) Vollständige Leitungsunterbrechung in einem Faszikel und gleichmäßig verzögerte Leitung in den restlichen zwei Faszikeln *(asymmetrische Form).* Beispiel: AV-Block I. Grades, vollständiger Rechtsschenkelblock.
c) Vollständige Leitungsunterbrechung in zwei Schenkeln und verzögerte Leitung im dritten Schenkel *(asymmetrische Form).* Beispiel: AV-Block I. Grades + vollständiger Rechtsschenkelblock + linksanteriorer Hemiblock.

AV-Block II. Grades.
a) Mobitz Typ 1 (Infra-His).
b) Mobitz Typ 2 (Infra-His) (Abb. 361).
c) Sonderform II. Grades: Alternierende Leitungsstörung. Es findet sich: Vollständiger Rechtsschenkelblock mit intermittierendem linksanteriorem und linksposteriorem Hemiblock (s. S. 412: Bidirektionale Tachykardie). Bei diesem trifaszikulären Block intermittierenden Charakters bleibt eine AV-Blockierung aus.
EKG (Abb. 358): Charakteristisch ist eine abrupte Vektordrehung von einem Schlag zum anderen, vom überdrehten Linkstyp zum Rechtstyp. Seltener ist ein kontinuierlich fließender Übergang des QRS-Hauptsummationsvektors von einer stark rechtstypischen bis zu einer überdrehten linkstypischen Ausbildung. Typisch ist ein Hin- und Herpendeln des Hauptvektors von QRS zwischen den beiden Extremachsen von überdrehtem Linkstyp und Rechtstyp (s. S. 412: Bidirektionale Tachykardie).

AV-Block III. Grades.
Totaler intraventrikulärer (peripherer) trifaszikulärer Block.

δ) *Vorkommen*

Häufigste **Ursache** der intraventrikulären Blockierung ist die koronare Herzkrankheit (Abb. 362). Eine idiopathische (primäre) isolierte Schädigung des ELS

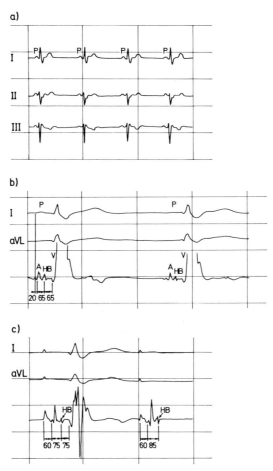

Abb. 361. Intermittierend auftretender trifaszikulärer Block. 68jährige Patientin mit hypodynamem Morgagni-Adams-Stokes-Syndrom.
a) Sinusrhythmus, Frequenz 45/min, bifaszikulärer Block in der Kombination: linksanteriorer Hemiblock (überdrehter Linkstyp) und Rechtsschenkelblock. PQ-Zeit 0,16 sec.
b) His-Bündel-EG der gleichen Patientin in Ruhe: PA- und AH-Zeit im Normbereich. HV-Zeit mit 65 msec verlängert.
c) His-Bündel-EG mit Vorhofstimulation, Stimulationsfrequenz 80/min. Auftreten eines 2:1-AV-Blocks unterhalb des His-Bündels (Infra-His).

durch einen sklero-degenerativen Umbau wird als »*Lenègre*«-*disease* bezeichnet. Im hohen Alter kommt es nicht selten zu einem Übergreifen der Verkalkungen des Klappenringes und des membranösen Kammerseptums auf das ELS, insbesondere auf den rechten Tawara-Schenkel und den linksanterioren Faszikel des linken Tawara-Schenkels (sogenannte *Lev's disease*). Bei der Lev's disease ist ein bifaszikulärer totaler AV-Block seltener als bei der Lenègre-Krankheit.

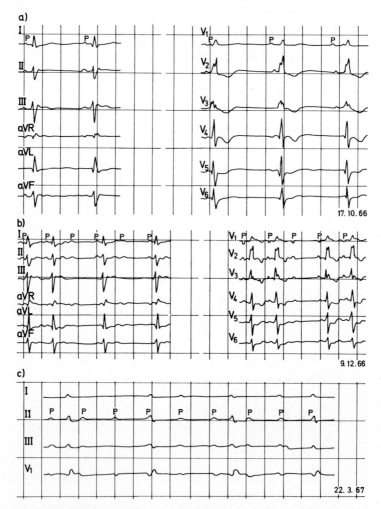

Abb. 362. Entwicklung eines trifaszikulären, totalen AV-Blocks.
a) Sinusbradykardie 48/min: überdrehter Linkstyp (linksanteriorer Hemiblock) und Rechtsschenkelblock, insgesamt bifaszikulärer Block.
b) Sinusrhythmus, linksanteriorer Hemiblock und vollständiger Rechtsschenkelblock, jetzt zusätzlich intermittierend auftretender 2:1-AV-Block als Hinweis auf eine zusätzliche Leitungsstörung im linksposterioren Faszikel des ventrikulären ELS (Intermittierender trifaszikulärer Block).
c) Kompletter AV-Block, wahrscheinlich durch zusätzliche Leitungsunterbrechung im linksposterioren Faszikel. Das Schrittmacherzentrum des tertiären Ersatzzentrums ist im Septum zwischen linksanteriorem und linksposteriorem Faszikel anzunehmen.

Zur **Pathogenese** der Schädigung des ELS geben KLEY, GREWEN und HARMJANZ folgendes stufenweises Fortschreiten an:
a) Isolierte Fibrose im ventrikulären ELS (LENÈGRE, DAVIS, ROSENBAUM).
b) Mit zunehmendem Alter vermehrt auftretende Sklerose des Herzstützgerüstes im klappennahen Bereich.

c) Koronarsklerose und Kardiomyopathie mit konsekutiven Veränderungen am Erregungsleitungssystem.

Akute faszikuläre Blockierungen treten als Komplikation des frischen transmuralen Vorderwandinfarktes auf. Sie weisen auf eine zusätzliche Septuminfarzierung hin. Eine prophylaktische Schrittmachertherapie wird angeraten, die *Prognose* dieser Patienten ist ernst.

Als *weitere Ursachen* intraventrikulärer Blockierungen, insbesonders eines trifaszikulären Blockes, sind die Myokarditis, die primären Kardiomyopathien, operative Eingriffe am Herzen, Herztumoren zu nennen. In Südamerika ist der Befall des intraventrikulären ELS durch die Chagas-Myokarditis erwähnenswert.

Therapie: Nach Grundleiden. Bei hochgradiger, trifaszikulärer Blockierung meist permanente Schrittmachertherapie.

d) Der atrioventrikuläre Block (AV-Block) (Abb. 363)

Der Begriff »atrioventrikulärer Block« sagt aus, daß eine Erregungsleitungsstörung im atrioventrikulären Erregungsleitungssystem vorliegt.

Je nach dem Ausmaß der Erregungsüberleitungsstörung kann die Schlagfolge der Ventrikel beeinträchtigt werden. Die Dauer des PQ-Intervalls ist der AV-Leitungsgeschwindigkeit korreliert. Ein im Oberflächen-EKG nachgewiesener atrioventrikulärer Block bringt nur bedingte Hinweise auf seine anatomische Lokalisation. Die atrioventrikuläre Leitungsstörung kann im Verlauf des gesamten ELS, das heißt sowohl im Vorhof, im AV-Knoten, im Hisschen Bündel oder im intraventrikulären Erregungsleitungssystem lokalisiert sein. Aus dem Oberflächen-EKG sind bedingte Hinweise für die Lokalisation zu gewinnen. Zeigen sich zusätzlich zu den AV-Blockierungen keine faszikulären Blockbilder, so ist es naheliegend, daß die Leitungsstörung proximal dem ventrikulären ELS, das heißt meist im AV-Knoten, gelegen ist. Umgekehrt weisen zusätzliche ventrikuläre Reizleitungsstörungen im Sinne von uni- oder bifaszikulären Blocks auf eine mehr periphere Lage, das heißt distal dem AV-Knoten (sogenannte asymmetrische Form der intraventrikulären Erregungsleitungsstörung s. S. 446) hin.

Es ist dabei in Betracht zu ziehen, daß sich eine proximal gelegene Erregungsleitungsstörung (z. B. AV-Knoten-Block I. Grades) mit einer distal gelegenen vorbestehenden Erregungsleitungsstörung (z. B. kompletter Linksschenkelblock) kombinieren kann. Beispiel: AV-Knoten-Block I. Grades in Kombination mit komplettem Linksschenkelblock.

Sind Hinweise zu gewinnen, die Rückschlüsse auf den Ort des AV-Blockes ermöglichen, dann sollte man die Diagnose präzisieren: z. B. AV-Knoten-Block bzw. trifaszikulärer ventrikulärer AV-Block. Kann mit dem Oberflächen-EKG die Lage der AV-Blockierung nicht sicher festgestellt werden, sollte lediglich die Diagnose eines AV-Blockes gestellt werden.

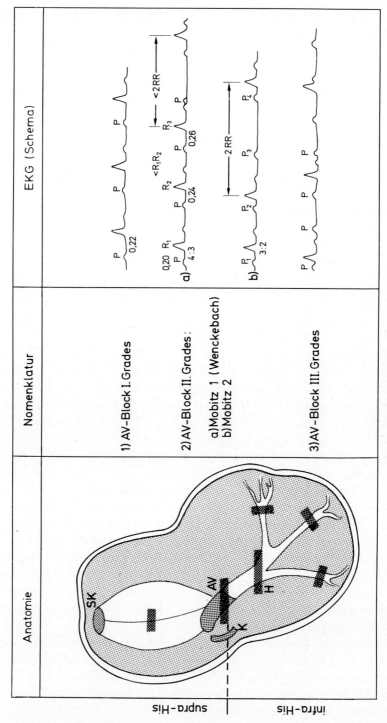

Abb. 363. Einteilung der AV-Blockierungen.

Entsprechend den möglichen Blockierungsgraden können die AV-Überleitungsstörungen eingeteilt werden:

α) *AV-Block I. Grades.*
Kennzeichen: PQ-Verlängerung.
β) *AV-Block II. Grades* oder partieller Block:
αα) Mobitz Typ 1, Wenckebachsche Periodik.
Kennzeichen: Progressive Zunahme der AV-Zeit bis zum Kammersystolenausfall.
ββ) Mobitz Typ 2.
Kennzeichen: Keine zunehmende Verzögerung der AV-Leitung, Blockierung der Überleitung in einem bestimmten Verhältnis.
γ) *AV-Block III. Grades* oder totaler AV-Block.

α) AV-Block I. Grades

Die vom Vorhof kommende Erregung wird verzögert auf die Kammern übergeleitet. Durch die verlängerte PQ-Dauer entsteht keine Arrhythmie (Abb. 364).

EKG (Abb. 365): PQ-Dauer und Herzfrequenz stehen in einer direkten Beziehung zueinander. Die folgende Übersicht gibt die Maximalzeiten der PQ-Dauer in Abhängigkeit von der Herzfrequenz wieder (Tab. 20).

Tab. 20. Maximalzeiten der PQ-Dauer in Abhängigkeit von der Herzfrequenz.

60 Schläge/min: 0,20 sec
80 Schläge/min: 0,18 sec
100 Schläge/min: 0,16 sec
120 Schläge/min und mehr: 0,14 sec

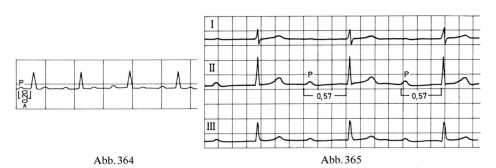

Abb. 364   Abb. 365

Abb. 364. Schema AV-Block I. Grades.

Abb. 365. AV-Überleitungsstörung I. Grades. PQ-Dauer auf 0,57 sec verlängert. Keine Überleitungsausfälle.

Werden diese Zeiten überschritten, so liegt ein AV-Block I. Grades vor. Im allgemeinen kann bei Erwachsenen ein sogenannter AV-Block I. Grades dann angenommen werden, wenn die PQ-Zeit 0,20 sec überschreitet. Bei sehr verlängerter PQ-Zeit kann die P-Zacke in der T-Welle des vorausgehenden Schlages oder in seiner ST-Strecke liegen.

β) AV-Block II. Grades

Nicht jede supraventrikuläre Erregung wird auf die Kammern übergeleitet. Entsprechend der Überleitungsstörung unterscheidet man einen
αα) Mobitz Typ 1 (Synonym: Wenckebachsche Periodik),
ββ) Mobitz Typ 2.

Das Blockierungsverhältnis gibt die Zahl der supraventrikulären Erregungen im Verhältnis zur Zahl der Kammererregungen an.

αα) Mobitz Typ 1 (Wenckebachsche Periodik)

Die periodisch zunehmende PQ-Dauer führt zum Ausfall einer Überleitung. Pathophysiologisch wird eine zunehmende Ermüdung bzw. Erschöpfung der AV-Überleitung angenommen. Wahrscheinlich ist bei diesem Typ des AV-Blocks die relative Refraktärphase verlängert.

Die Refraktärzeit des AV-Überleitungssystems ist von der Dauer der vorausgegangenen Ruhezeit abhängig. Sie verlängert sich gleichsinnig mit der Länge der Diastole. Hieraus erklärt sich, daß die Verzögerung der Erregungsleitung bei der Wenckebachschen Periodik nicht gleichmäßig zunimmt, sondern von Schlag zu Schlag geringer wird. Am größten ist sie von der 1. zur 2. Herzaktion, da die 1. Erregung durch die vorausgegangene Blockierung (Pause) eine besonders lange Refraktärzeit hinterläßt (s. auch Ashman-Phänomen S. 423).

EKG (Abb. 366, 367): Es treten Arrhythmien auf. Die PQ-Dauer verlängert sich zunehmend, bis eine Kammererregung ausfällt. Die anschließende Pause ist kürzer als zwei RR-Intervalle. Der Schlag nach dem Ausfall der Kammererregung zeigt das kürzeste AV-Intervall (PQ-Dauer). Mit zunehmender AV-Leitungsverzögerung (PQ-Dauer) wird der Zuwachs der PQ-Dauer immer kürzer. Die Intervalle der Kammeraktionen zeigen daher eine progressive Verkürzung. Der AV-Block vom Typ der Wenckebachschen Periodik ist also durch die typisch

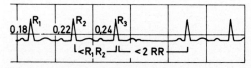

Abb. 366. Schema des AV-Blocks II. Grades. Mobitz 1 (Wenckebachsche Periode des AV-Blocks). Zunehmende Verlängerung der PQ-Zeit bis zum Kammersystolenausfall. Die nachfolgende Pause ist kürzer als 2 RR-Intervalle. Ebenso typisch ist die zunehmende Verkürzung der RR-Abstände. Dies ist dadurch bedingt, daß der Zuwachs der AV-Verlängerung nicht kontinuierlich ist, sondern von Schlag zu Schlag weniger wird (s. Abb. 367).

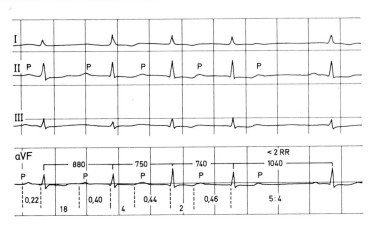

Abb. 367. AV-Block II. Grades, Mobitz Typ 1 (Wenckebachsche Periodik). Progressive Zunahme des AV-Intervalls bis zum Kammersystolenausfall. Zunehmende Verkürzung des RR-Abstandes.

zunehmende Verzögerung der AV-Leitungszeit und durch die progressive Verkürzung der RR-Intervalle bis zum Kammersystolenausfall charakterisiert.

Der Grad der Blockierung kann bei dem AV-Block II. Grades Typ 1 unterschiedlich sein. Es können kurze Perioden mit langen Zyklen wechseln. Ein konstanter 3:2-Wenckebach-AV-Block führt zum Bild des sogenannten Pseudobigeminus, eine konstante 4:3-Überleitung zum Pseudotrigeminus. Bei einer ausschließlichen 2:1-Blockierung ist die Differentialdiagnose zwischen einem Wenckebachschen AV-Block und dem Mobitz-Typ-2-Block nicht möglich. Die Differentialdiagnose gelingt durch Änderung des Blockierungsgrades.

Die Wenckebachsche Periodik kann durch Ersatzsystolen oder auch durch Extrasystolen unterbrochen werden. Häufig zeigt die 2. Aktion einer Wenckebachschen Periode einen funktionellen Schenkelblock (aberrierende Leitung s. S. 419, Ashman-Phänomen s. S. 423).

Eine Wenckebachsche Periode kann auch bei einer Vorhoftachykardie beobachtet werden, bedingt durch die Filter- und Blockfunktion des AV-Knotens (s. S. 419: physiologische AV-Blockierung). Dieses Verhalten des AV-Knotens stellt einen Schutzmechanismus dar, der verhindert, daß tachykarde Vorhofrhythmen mit zu hoher Schlagfolge auf die Herzkammern übergeleitet werden. Treten AV-Leitungsstörungen schon bei niedrigen Vorhoffrequenzen auf *(≦ 140/min)*, ist die Annahme eines vorbestehenden pathologischen AV-Blocks berechtigt.

ββ) **Mobitz Typ 2**

Periodische Kammersystolenausfälle ohne zunehmende Verzögerung der AV-Leitungszeit:

Der Sinusimpuls führt nur in einem bestimmten Verhältnis zur Kammererregung. Das Blockierungsverhältnis, das heißt das Verhältnis der übergeleiteten zu den blockierten Vorhofaktionen, ist variabel.

Beim AV-Block II. Grades liegt eine pathologische Verlängerung der absoluten Refraktärzeit des AV-Überleitungssystems zugrunde.

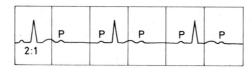

Abb. 368. Schema des AV-Blocks II. Grades, Mobitz Typ 2. 2:1-Überleitungsverhältnis: Von zwei Vorhofaktionen wird nur eine den Kammern zugeleitet.

EKG (Abb. 368/369): Bei den übergeleiteten Erregungen ist die PQ-Dauer meist konstant. Sie kann regelrechte oder verlängerte Zeitwerte aufweisen. Am häufigsten ist eine Überleitung im Verhältnis 2:1, 3:1. Höhergradige Blockierungen (4:1, 5:1) werden als subtotaler AV-Block bezeichnet. Sie nehmen eine Mittelstellung zwischen dem partiellen und dem kompletten AV-Block ein. Im angloamerikanischen Schrifttum werden sie nicht dem AV-Block II. Grades sondern einer eigenen Gruppe, der der hochgradigen oder fortgeschrittenen AV-Blöcke (highgrade advanced-AV-Block) zugeordnet. Bei der seltenen 4:1-, 5:1- oder 6:1-Überleitung des AV-Blocks II. Grades kann ein adynames Adams-Stokes-Syndrom auftreten. Meist springt ein ventrikulärer Ersatzrhythmus ein.

γ) AV-Block III. Grades oder totaler AV-Block

Die AV-Überleitung ist vollständig unterbrochen. Vorhöfe und Kammern schlagen unabhängig voneinander im eigenen Rhythmus. Die Vorhöfe werden durch den Sinusknoten oder ein ektopes Vorhofzentrum getrieben, während die Ventrikel von einem Ersatzzentrum, das distal der Blockierungsstelle liegt, aktiviert werden (Abb. 370).

Beim plötzlichen Eintritt eines totalen AV-Blocks kommt der präautomatischen Pause (Zeit bis zum Einsetzen des sekundären oder teritären Schrittmacherzentrums) besondere Bedeutung zu; dauert sie besonders lange, so kommt es zum Adams-Stokes-Anfall. Gleiches tritt bei sehr langsamen Ersatzrhythmen auf.

EKG (Abb. 371): Der schnellere Rhythmus der P-Zacken durchwandert den langsameren, ebenfalls meist regelmäßigen Kammerrhythmus. Die P-Zacken

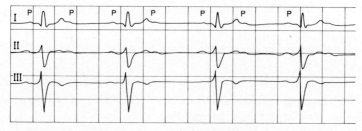

Abb. 369. AV-Block II. Grades, Mobitz Typ 2. 2:1-Überleitungsverhältnis: Es folgt nur jeder zweiten P-Zacke ein Kammerkomplex.

2. »Pathologisch« bedingte Erregungsleitungsstörungen

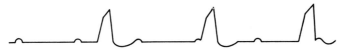

Abb. 370. Schema des AV-Blocks III. Grades.

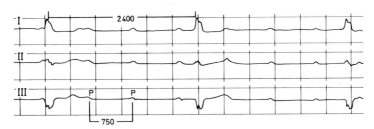

Abb. 371. Totaler AV-Block. Kammerautomatie mit Linksschenkelblockbild. Kammerfrequenz 25/min. Vorhoffrequenz 85/min.
Intraventrikulärer trifaszikulärer totaler (peripherer) AV-Block. Ersatzrhythmus vom rechten Tawara-Schenkel ausgehend.

können regelrecht (Sinusrhythmus) oder verformt sein (ektoper Vorhofrhythmus, Vorhofflattern, Vorhofflimmern). Sitzt das distal der Blockierung gelegene Automatiezentrum des Ersatzrhythmus im AV-Überleitungssystem oder im Bündelstamm, sind die QRS-Gruppen nicht wesentlich verbreitert. Bei tieferem Sitz im ELS distal der Bifurkation des Hisschen Bündels entstehen schenkelblockartige Bilder.

Die Schlagfolge der Herzkammern ist meist regelmäßig. Eine Arrhythmie kann durch den Einfall von Vorhof- und/oder Kammerextrasystolen eintreten. Auch Arrhythmien des Ersatzschrittmachers sind möglich (s. S. 521).

Beim Auftreten eines totalen AV-Blocks ist häufig nur die anterograde Leitung unterbrochen, die retrograde Leitung aber erhalten. Kann die Erregungswelle des Ersatzrhythmus retrograd den Vorhöfen zugeleitet werden, was sich elektrokardiographisch als Zeichen der retrograden Vorhofdepolarisation als negative P-Zacken widerspiegelt, kann diese dem QRS-Komplex folgen oder in ihm verborgen sein. Diese negativen P-Zacken findet man dann in mindestens zwei Ableitungen (II, III, aVF). Auch Umkehrsystolen können in derartigen Fällen auftreten. Es liegt also beim totalen AV-Block häufig nur eine anterograde Blockierung (*unidirektionaler* Block) vor. PUECH hält deshalb die Bezeichnung »totaler AV-Block« nur dann für gerechtfertigt, wenn sowohl eine Blockierung der anterograden als auch der retrograden AV-Leitung besteht (*bidirektionaler Block*).

Das Studium der Topographie der Leitungsstörungen hat zu dem Ergebnis geführt, daß Überleitungsverzögerungen aller Grade (I. Grades, II. Grades, Typ Mobitz 1 und 2 und III. Grades) *auf allen Ebenen der AV-Überleitung vorkommen*. Die Häufigkeitsverteilung der Blockierungsgrade in den verschiedenen Ebenen kann ebenfalls bereits abgesehen werden. Der AV-Block I. Grades sowie der AV-Block II. Grades Mobitz Typ 1 (Wenckebachsche Periodik) sind vorwiegend im AV-Knoten lokalisiert, während der AV-Block II. Grades Mobitz Typ 2

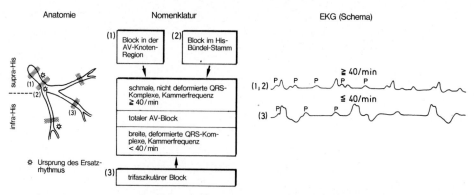

Abb. 372. Lokalisation des totalen AV-Blocks.

und III. Grades in der überwiegenden Mehrzahl der Fälle auf eine trifaszikuläre intraventrikuläre Erregungsleitungsstörung zurückzuführen sind.

Der *totale AV-Block* kann also auf folgendem Wege zustande kommen (Abb. 372):

1. Durch eine Unterbrechung der Erregungsleitung im AV-Knoten (AV-Knoten-Block);

2. Durch eine komplette Unterbrechung der Erregungsleitung im Hisschen Bündel.
(1) und (2) werden als *suprabifurkaler (zentraler) totaler AV-Block* bezeichnet.

3. Durch eine komplette Unterbrechung der Erregungsleitung in allen drei Schenkeln des Hisschen Bündels, also peripher des Stammes des His-Bündels: intraventrikulärer trifaszikulärer totaler AV-Block, Synonyma: infrabifurkaler (peripherer) totaler AV-Block.

Diese *intraventrikuläre, trifaszikuläre Form des totalen AV-Blockes* kann wahrscheinlich gemacht werden:

1. Der totale Block ist *intermittierend,* das heißt, er verschwindet wieder oder er bildet sich auf einen bifaszikulären Block zurück. Auch das umgekehrte Verhalten ist möglich. Ein bifaszikulärer Block ist anamnestisch bekannt, im weiteren Verlauf tritt ein trifaszikulärer Block auf (siehe Abb. 362).

2. Im Falle eines trifaszikulären kompletten AV-Blockes liegt das ventrikuläre Ersatzzentrum peripherer als beim AV-Knoten-Block. Die vom, meist distal im ventrikulären ELS gelegenen, Automatiezentrum ausgehende Erregungswelle ruft einen verbreiterten, schenkelblockartig deformierten QRS-Komplex hervor (Abb. 374). Die *Frequenz* des Ersatzrhythmus liegt meist unter *35 Schlägen/min.*

2. »Pathologisch« bedingte Erregungsleitungsstörungen

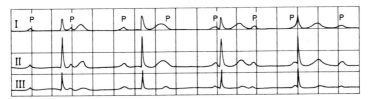

Abb. 373. Suprabifurkaler (zentraler) totaler AV-Block. Vorhoffrequenz 80/min; Kammerfrequenz 50/min. Nebenbefund: elektrischer Alternans, ventrikulophasische Sinusarrhythmie.

Sie erweist sich nicht selten als instabil. Dabei gilt die Gesetzmäßigkeit, daß je peripherer ein Ersatzzentrum liegt, um so bradykarder und instabiler ist der Rhythmus. Irreguläre Kammerrhythmen, Systolenausfälle, wechselnde Erregungszentren sowie gehäufte Extrasystolen und intermittierende Tachysystolen sind nicht ungewöhnlich. Das Auftreten eines hypodynamen Morgagni-Adams-Stokes-Syndroms ist häufig.

Bei der *suprabifurkalen Form* des totalen Blocks (*zentraler* AV-Block) übernimmt ein Automatiezentrum im AV-Knoten oder im His-Bündel die Schrittmacherfunktion für die Herzkammern. Die QRS-Komplexe sind nicht alteriert, es sei denn bei vorbestehendem Schenkelblock. Die *Frequenz* des AV-Knoten-Ersatzrhythmus liegt *bei 40–60/min*, und der Rhythmus ist regelmäßig. Das Auftreten eines Morgagni-Adams-Stokes-Syndroms ist seltener (Abb. 373).

Ein AV-Block II. Grades, *Typ 1* (Wenckebach) und ein AV-Block II. Grades, *Typ 2* zeigen fließende Übergänge zum totalen atrioventrikulären Block. Während der intermittierend auftretenden Kammersystolenausfälle mit und/oder ohne zunehmende Verzögerung der AV-Überleitungszeit besteht eine kurzfristige »totale« Unterbrechung der Erregungsleitung im atrialen, im AV-Knoten oder im ventrikulären ELS. Liegt einem AV-Block II. Grades eine trifaszikuläre Blockierung zugrunde, so kann er nur auftreten, wenn die Blockierung in einem Faszikel partiell ist. (Intermittierender trifaszikulärer Block). Dieser Faszikel ist für den Grad der Vorhofkammerleitung verantwortlich. Die beiden anderen nicht leitfähigen oder sehr verzögert leitenden Faszikel ergeben bei der Analyse bifaszikuläre Blockbilder (s. S. 446).

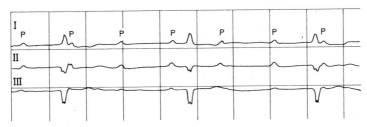

Abb. 374. Infrabifurkaler (peripherer) totaler AV-Block. Synonyma: infrabifurkaler trifaszikulärer totaler AV-Block. Ersatzschrittmacher im rechten Tawara-Schenkel (Linksschenkelblock der Kammerkomplexe). Vorhoffrequenz 75/min, Kammerfrequenz 31/min.

δ) *Topographische Einteilung der AV-Blockierungen*
(gestützt auf Ableitungen vom AV-Überleitungssystem am Menschen)

Zusammenfassend sei die *differenzierte topographische Einteilung der AV-Blockierung* sowie die *Aufschlüsselung der AV-Überleitungsstörungen nach Lokalisation und Grad* in Anlehnung an PUECH et al. angeführt (Abb. 375):

1. Sinunodaler Block (Sinus-AV-Knoten-Block): PA-Block
   Bloc sinusonodal
2. Vorhof-His-Block: AH-Block:
   Bloc auriculo-hisien
   Block von Vorhof zu AV-Knoten
   Block innerhalb des AV-Knotens
   Block zwischen AV-Knoten und Stamm des His-Bündels
   Bloc supra-hisien
3. His-Block: H-Block:
   Bloc intra-hisien, Bloc trunculaire
   Block im oberen Anteil des His-Bündels

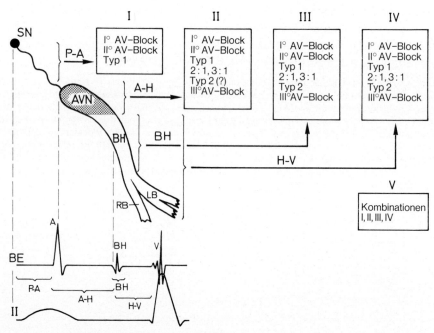

Abb. 375. Schematische Darstellung der topographischen Lokalisation der AV-Überleitungsstörungen, simultane Registrierung der Abl. II des Oberflächen-EKG und des His-EG (BE). A = Atrium; BH = His-Bündel; V = Ventrikel-Potential; SN = Sinusknoten; AVN = AV-Knoten; PA = Leitungszeit durch den Vorhof; AH = Leitungszeit durch den AV-Knoten; HV = Leitungszeit durch das His-Purkinje-System (modifiziert nach NARULA).

Block im mittleren Anteil des His-Bündels: Doppel-H-Komplex (H + H' oder $H_1 + H_2$)
Block im distalen Anteil des His-Bündels, nahe der Bündelbifurkation.
4. His-Ventrikel-Block: HV-Block:
Bloc infra-hisien
selten Block im distalen Anteil des His-Bündels
meist Block eines oder mehrerer Faszikel
= uni-, bi- oder trifaszikulärer Block
5. Multilokaler Block (Kombinationen):
Blocs multiples, Blocs étagés

Blockierungen I. Grades. (PR-Zeit-Verlängerung >0,20 sec gemäß ASHMAN und HULL):
1. Sinunodaler Block I. Grades (= intra-atrialer Block I. Grades):
PA-Zeit >60 msec.
2. Vorhof-His-Block I. Grades (bloc auriculo-hisien fruste):
AH-Zeit 100 msec, PH-Zeit 140 msec.
3. His-Block I. Grades:
a) einfache Verlängerung der His-Potentialdauer:
H-Zeit 20 msec mit H-Splitterung
b) Doppelung des His-Potentials
c) Verlängerung der HV-Zeit mit normalem QRS-Komplex
d) Verlängerung der HV-Zeit mit QRS-Verbreiterung
(= Kombination: His-Block + Schenkelblock; Differentialdiagnose: bilateraler Schenkelblock)
4. His-Ventrikelblock I. Grades: HV-Zeit 60 msec (= HV-Zeit-Verlängerung) mit:
a) bilateralem Schenkelblock oder
b) bifaszikulärem Block

Blockierung II. Grades:
1. Mobitz-Typ-1-Block = Luciani-Wenckebachsche Periodik = periodisch-progressiver Leitungsblock:
a) supra-His: periodische Dehnung des AH-Intervalls
b) intra-His: Dehnung
– zwischen zwei His-Komplexen: »bloc intrahisien pur«
– zwischen H und V mit folgendem normalem QRS-Komplex
– zwischen H und V mit folgendem verbreitertem QRS-Komplex
c) infra-His: konstante AH-Zeit, progressive Dehnung der HV-Zeit
2. Typ 2:1-Block:
a) supra-His

b) intra-His
   - zwischen zwei H-Potentialen
   - zwischen H und V mit folgendem normalem QRS-Komplex
   - zwischen H und V mit folgendem verbreitertem QRS-Komplex
   c) infra-his (häufigster)
3. Mobitz-Typ-2-Block = episodischer Block:
   a) AH-Block
   b) intra-His
   c) infra-His

Blockierungen III. Grades (da, wie die Erfahrung mit His-Bündel-Ableitungen bereits zeigt, meist nur die anterograde Leitung unterbrochen ist, die retrograde Leitung aber oft erhalten ist, hält PUECH die Bezeichnung »totaler AV-Block« nicht in jedem Fall für gerechtfertigt).

ε) Vorkommen

Eine AV-Blockierung aller Schweregrade kann *funktionell, entzündlich* (Myokarditis) *infektiös toxisch, degenerativ* (koronare Herzerkrankung) und *medikamentös toxisch* (Digitalis, Antiarrhythmika) bedingt sein. Eine primär *idiopathische* Ursache ist in Betracht zu ziehen (LENÈGRE-, LEV's-disease). Eine AV-Blockierung kann *akut* auftreten, *reversibel* oder *chronisch* permanent nachweisbar sein. Für ihre *prognostische Beurteilung* kommt der Ätiologie, dem Ausmaß und der Lokalisation der atrioventrikulären Leitungsverzögerung Bedeutung zu.

Ein AV-Block I. Grades wird nicht selten bei Herzgesunden angetroffen, so bei Hochleistungssportlern, bei ausgeprägter Vagotonie. Nicht selten ist er Ausdruck einer Myokarderkrankung. Er kommt vor: bei Myokarditis (oft erster Hinweis auf diese Erkrankung), koronarer Herzerkrankung, häufig akut auftretend beim frischen Hinterwandinfarkt (dabei nicht selten »Vorläufer« eines sich entwickelnden zentralen kompletten AV-Blocks, bedingt durch das Infarktbegleitödem, meist reversibel).

Digitalisglykoside und andere Arrhythmika können zu einer Verlängerung der PQ-Zeit führen. Dabei werden die einzelnen Kompartimente der ELS verschieden beeinflußt. Durch die His-Bündel-Elektrographie konnte der *Einfluß der Antiarrhythmika* in drei Gruppen unterteilt werden:

Gruppe I: Substanzen, die die atrioventrikuläre und intraventrikuläre Leitung nicht meßbar verlängern, im Einzelfall oder bei höherer Dosierung sogar verkürzen. Die Sinusknotenerholungszeit kann erheblich beeinflußt werden: Diphenylhydantoin, Lidocain, Mexitil, Lorcaimid, Tocainid.

Gruppe II: Substanzen, die zu einer deutlichen Verlängerung der Erregungsleitung im Bereich des AV-Knotens führen, aber keinen Effekt auf die intraventrikuläre Leitung haben. Die intraatriale Leitung wird meist verlangsamt. Die Sinusknotenerholungszeit nimmt häufig zu: Verapamil, Betablocker.

Gruppe III: Substanzen, die die Erregungsleitung im AV-Knoten (AH-Intervall), im His-Purkinje-System (HV-Intervall) und ggf. in der Arbeitsmuskulatur verlangsamen. Auch eine Verlangsamung der intraatrialen Leitung (PA-Intervall) kann vorkommen. Der Einfluß auf die verschiedenen Kompartimente des ELS ist in dieser Gruppe unterschiedlich. Es überwiegt meist eine Verlangsamung im His-Purkinje-System (HV-Zeit): Chinidin, Procainamid, Ajmalinbitartrat, Aprinidin, Propafenon, Disopyramid, Amiodarone.

ς) *Prognostische Bedeutung der AV-Blockierungen* (Tab. 21)

Der AV-Block **I.** *Grades* mit zusätzlichen uni- oder bifaszikulären Blockbildern ist schwerwiegender als ein isoliertes Auftreten zu werten (s. S. 438, intraventrikuläre Blockformen). Er birgt in sich therapeutische Konsequenzen. Eine Digitalistherapie oder Therapie mit Antiarrhythmika ist kritisch abzuwägen. Es kann dadurch zum Auftreten eines trifaszikulären (peripheren) totalen AV-Blocks kommen, mit der Gefahr eines adynamen Adams-Stokes-Syndroms. Eine prophylaktische Schrittmachertherapie ist häufig indiziert.

Ein AV-Block **II.** *Grades, Typ* **1** (Wenckebach) stellt häufig eine benigne Erregungsleitungsstörung dar. Er ist fast immer im AV-Überleitungsgewebe lokalisiert und tritt häufig nur vorübergehend in Erscheinung. Bei hochfrequenter Vorhoftachykardie stellt er einen physiologischen Schutzmechanismus dar. Eine Digitalisüberdosierung ist immer auszuschließen.

Tab. 21. Verteilungsmuster der AV-Blockierungen auf die einzelnen Kompartimente des Reizleitungssystems. BH = His-Bündel; HPS = His-Purkinje-System.

Fallzahl	Blockierungs-Grad	Atrium	Lokalisation		
			AV-Knoten (%)	BH (%)	HPS (%)
80	I.	3 (4%)	72 (90)		5 (6)
11	II. – Typ 1	–	9 (82)	1 (9)	1 (9)
16	– Typ 2	–		5 (31)	11 (69)
16	– 2:1, 3:1	–	6 (38)	2 (12)	8 (50)
70	3°	–	10 (14)	10 (14)	50 (72)

(Mod. nach Narula)

Ein AV-Block **II.** *Grades, Typ 2* ist ernster zu bewerten. Topographisch anatomisch liegt er meist im ventrikulären Erregungsleitungssystem, er ist dann als intermittierender trifaszikulärer Block zu interpretieren (s. S. 453). Er ist selten reversibel, er schreitet meist zum totalen AV-Block fort. Digitalisglykoside und funktionelle Einflüsse sind ohne Bedeutung, Überdosierung von Antiarrhythmika mit vorwiegender Verlängerung der HV-Zeit, insbesondere bei vorgeschädigtem Erregungsleitungssystem, sind in Betracht zu ziehen. Ätiologisch liegt ihm als *Ursache* häufiger eine koronare Herzerkrankung als eine Myokarditis oder eine primäre Kardiomyopathie zugrunde. Eine isolierte Schädigung des Erregungsleitungssystem (Lenègre-disease) ist differentialdiagnostisch in Betracht zu ziehen, das gleiche gilt für die Lev's-disease (Verkalkung des Klappenringes mit Übergreifen auf das Erregungsleitungssystem).

Ein AV-Block **III.** *Grades* (totaler AV-Block) kann die gleichen organischen Ursachen haben wie der AV-Block I. oder II. Grades. Nicht selten kommt es zu einer Progredienz eines niedrigeren AV-Blockes bis zur kompletten Leitungsunterbrechung der atrioventrikulären Erregungsleitung.

Die *zentrale Form* des totalen AV-Blocks ist häufiger auf entzündliche als auf degenerative Ursachen zurückzuführen. Wegen des relativ frequenten und stabilen sekundären Ersatzrhythmus, der häufig symptomlos vertragen wird, ist das Auftreten eines hypodynamen Morgagni-Adams-Stokes-Syndroms relativ selten.

Die *periphere Form* des totalen AV-Blocks ist häufiger auf eine koronare Herzkrankheit zurückzuführen als auf eine Myokarditis. Akut tritt er häufig beim transmuralen Vorderwandinfarkt auf und erweist sich dabei meist als irreversibel. Dies ist auf eine zusätzliche Komplikation des Infarktes mit Septumbeteiligung zurückzuführen. Dies im Gegensatz zum Hinterwandinfarkt, der mehr zur zentralen Form des totalen AV-Blocks neigt. Wegen des relativ bradykarden und instabilen ventrikulären tertiären Ersatzrhythmus kommt es bei der peripheren Form des totalen AV-Blockes gehäuft zum Auftreten eines Adams-Stokes-Syndroms. Er ist nicht selten Ursache eines akuten Herztodes, eine Schrittmachertherapie ist meist indiziert.

Therapie:
AV-Block *I. Grades:* Nach Grundleiden.
AV-Block *II. Grades, Typ 1* (Wenckebach): Nach Grundleiden.
AV-Block *II. Grades, Typ 2* (Mobitz-Typ 2): Meist nach Grundleiden. Bei symptomatischen Patienten (Schwindel, Synkopen, ggf. Atemnot, Low output) nach den Grundlagen der Therapie bradykarder Rhythmusstörungen und des hypodynamen Morgagni-Adams-Stokes-Syndroms (s. S. 600).
AV-Block *III. Grades:* Nach den Grundlagen der Therapie bradykarder Rhythmusstörungen und des hypodynamen Morgagni-Adams-Stokes-Syndroms (s. S. 600).

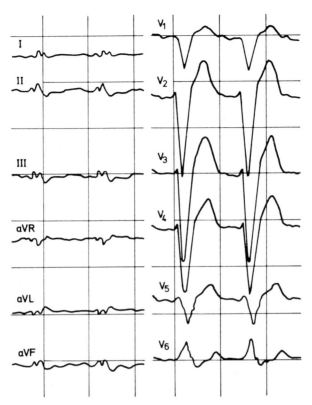

Abb. 376. Arborisationsblock.

e) Arborisationsblock

Beim Arborisationsblock finden sich folgende **EKG-**_Kriterien:_ QRS $\geq 0{,}12$ sec, stark aufgesplittert, Niedervoltage (Abb. 376). Häufig läßt sich in den Brustwandableitungen noch eine Gemeinsamkeit mit links- und rechtsschenkelblockartigen Bildern erkennen.

Ursachen: Es handelt sich um eine periphere Leitungsunterbrechung bei schwerer Schädigung des Myokards durch Infarkt oder hochgradige Kardiosklerose. Prognose daher ernst.

Therapie: Nach Grundleiden.

f) Diffuser intramyokardialer ventrikulärer Block

Beim diffusen ventrikulären Block finden sich folgende **EKG-**_Kriterien_ (Abb. 377): QRS-Komplex 0,20 sec, plump verbreitert, biphasische Deformierung

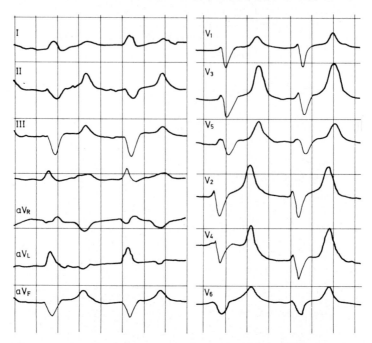

Abb. 377. Diffuse ventrikuläre Leitungsstörung, QRS mit 0,23 sec massiv verbreitert. Zusätzlich ausgeprägt spitz positiv überhöhte T-Wellen als Zeichen der Hyperkaliämie (sog. »Kirchturm«-T). N. A.; 48 Jahre, chronische Niereninsuffizienz, K^+ 10,0 mval/l.

ähnlich Schenkelblockbildern aber formal nicht identisch. Keine betont einseitige Verspätung der größten Negativitätsbewegung.

Ursache: Dem diffusen ventrikulären Block liegt eine mural lokalisierte Verlangsamung der Erregungsausbreitung zugrunde. Er wird vor allem bei Hyperkaliämie, Hyperthermie, bei einer Chinidin-Intoxikation und beim Sterbenden beobachtet. Seine Prognose ist schlecht.

Therapie: Nach Grundleiden.

III. Kombinierte Störungen der Erregungsbildung und Erregungsleitung

Folgende Herzrhythmusstörungen lassen sich mit einer kombinierten Störung der Erregungsbildung und Erregungsleitung erklären:
1. Parasystolie.
2. AV-Dissoziation.
3. Vorhof- (atriale) Dissoziation.
4. Ventrikel-Dissoziation.

1. Parasystolie (Abb. 378)

Bei der Parasystolie wird das Herz gleichzeitig von *zwei unabhängigen Erregungsbildungszentren* beeinflußt. Die Kammern folgen sowohl den Impulsen supraventrikulärer Zentren (z. B. Sinusrhythmus, ektope Vorhofrhythmen, Vorhofflimmern, Vorhofflattern) als auch einem meist langsameren Erregungsbildungszentrum in den Kammern. Letzteres ist gegen die vom Sinusknoten kommende Erregung *schutzblockiert*. In seltenen Fällen kann das zweite Parasystoliezentrum auch im Vorhof- und/oder im AV-Knoten-Bereich liegen (supraventrikuläre Parasystolie). Auch Fälle mit multifokalen Parasystoliezentren (z. B. bei Schrittmacherimplantation) sind beschrieben.

Infolge der Schutzblockierung kann das zweite Zentrum ungestört von supraventrikulären Reizen seinen konstanten Eigenrhythmus aufrechterhalten. Außer der Schutzblockierung (totaler *Eintrittsblock*) wird bei der Parasystolie zusätzlich ein intermittierender *Austrittsblock* angenommen (Abb. 379).

Heterotope Erregungsbildungszentren können nur die Führung des Herzens übernehmen, wenn ihre *Frequenz* höher als die des Grundrhythmus ist. Sie übernehmen die Führung entweder passiv als Ersatzrhythmus mit der ihnen eigenen Spontanfrequenz (Ersatzsystolen, Ersatzrhythmen s. S. 338), oder sie überspielen die übergeordneten Zentren durch Versteilerung der Phase 4 (diastolische Depolarisation) des elektrischen Potentialablaufes. Der letztere Mechanismus eines akzelerierten, spontanen Erregungsbildners ist für die ventrikuläre Parasystolie verantwortlich. Auf den gleichen Mechanismus, mit der Parasystolie aufs Engste verwandt, ist der akzelerierte Knotenrhythmus *(Frequenz 60–120/min)* bzw. der akzelerierte idioventrikuläre Rhythmus *(Frequenz 50–100/min)* zurückzuführen. Ein konstanter bradykarder, heterotoper Rhythmus kann nur dann ungestört von frequenteren Reizen arbeiten, wenn er durch einen Eintrittsblock geschützt ist. Dadurch wird seine Löschung durch die nomotope Erregungswelle verhindert. Zusätzlich besteht um das bradykard erscheinende Parasystoliezentrum ein partieller Austrittsblock. Kommt es zu einem Wegfall des

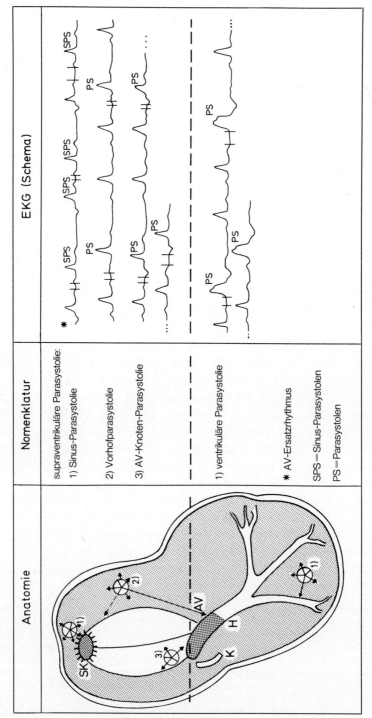

Abb. 378. Einteilung der Parasystolie.

1. Parasystolie

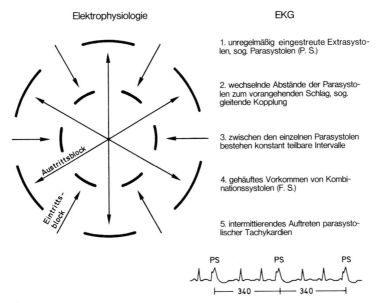

Abb. 379. Elektrophysiologische und elektrokardiographische Kennzeichen der Parasystolie.

partiellen Austrittsblocks, so kann der parasystolische Schrittmacher gegebenenfalls die Führung über das Herz übernehmen und dann entsprechend seiner akzelerierten Eigenfrequenz eine parasystolische Tachykardie hervorrufen. Ist der Austrittsblock *komplett* (Blockierung III. Grades), ist eine Parasystole nicht nachweisbar. In der Mehrzahl der Fälle liegt eine *partielle* Austrittsblockierung mit einem Blockierungsverhältnis 2:1, 3:1, 4:1, 3:2 etc. vor, was zu einer entsprechenden Reduzierung der Grundfrequenz des parasystolischen Rhythmus führt. Ein partieller parasystolischer Austrittsblock um den parasystolischen Fokus wird auch dann erkenntlich, wenn das Parasystoliezentrum nicht immer eine Erregung an das Myokard abgibt.

Aus dem Konzept der Schutzblockierung und der Austrittsblockierung eines heterotopen Erregungsbildungszentrums (Parasystoliezentrum) wird verständlich, daß die parasystolische Frequenz meist bradykarder ist als die Grundfrequenz. Aber auch die Möglichkeit einer parasystolischen Tachykardie mit *Frequenzen bis 400 Schlägen/min* wird dadurch erklärt. Lassen sich die Gesetzmäßigkeiten einer Parasystolie und/oder einer Deblockierung im Sinne einer parasystolischen Tachykardie nachweisen, so ist dies beweisend für die Fokus-Genese der heterotopen Tachykardie (s. S. 564, 569) (Abb. 380).

EKG (Abb. 380, 381): Die Parasystolie ist durch das Auftreten unregelmäßig eingestreuter Extrasystolen (Parasystolen) gekennzeichnet. Liegt das Parasystoliezentrum im Vorhof oder im AV-Knoten-Bereich, haben die Parasystolen supraventrikulären Charakter, ist das Parasystoliezentrum in den Ventrikeln gelegen, haben sie ventrikulären Charakter. Einschränkend ist hinzuzufügen, daß supraventrikuläre Parasystolen mit kurzem Kopplungsintervall infolge aberrierender Leitung schenkelblockartig deformiert sein können. Bei einer AV-Knoten-

III. Kombinierte Störungen der Erregungsbildung und Erregungsleitung

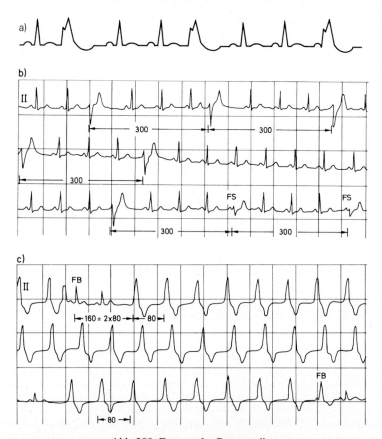

Abb. 380. Formen der Parasystolie.
a) Schema der Parasystolie.
b) Ventrikuläre Parasystolie: Parasystolen (PS) mit gleitender Kopplung; konstant teilbare interektope Intervalle, ventrikuläre Kombinationssystolen (FS), (Langzeit-EKG).
c) Parasystolische ventrikuläre Tachykardie. Die ventrikuläre Kombinationssystole (3. Schlag) und der 1. Schlag der ventrikulären Tachykardie lassen deren parasystolische Genese erkennen: Beide Aktionen zeigen eine unterschiedliche Kopplung zum vorausgehenden Schlag (gleitende Kopplung). Das interektope Intervall ist das einfache Vielfache der Tachykardiefrequenz. Der Fusionsschlag am Ende des Paroxysmus deutet ebenfalls auf eine parasystolische Genese hin.

Parasystolie wird häufig auch bei einem langen Kopplungsintervall eine mäßiggradige QRS-Verbreiterung beobachtet (Ursache s. S. 368).

Das Parasystoliezentrum hält ungestört zum Grundrhythmus seinen konstanten Eigenrhythmus aufrecht. Dadurch zeigen die auftretenden Extrasystolen (sogenannte *Parasystolen*) kein konstantes Kopplungsintervall (sogenannte *gleitende Kopplung*, eine fixe Kopplung würde für Extrasystolen sprechen). Die Parasystolen treten immer dann im EKG auf, wenn eine Erregungswelle des Parasystoliezentrums nicht in die Refraktärzeit der Herzkammern trifft. Zwischen den

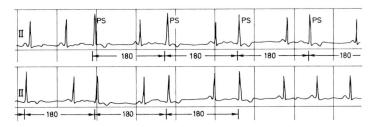

Abb. 381. Supraventrikuläre Parasystolie: gleitende Kopplung der Parasystolen zum vorausgehenden Normalschlag, gleichbleibende interektope Intervalle.

einzelnen Parasystolen bestehen konstant teilbare Intervalle. Die längeren Intervalle entsprechen einem Mehrfachen des kürzesten Intervalls. Es kommt zum gehäuften Auftreten von Kombinationssystolen *(Fusionssystolen)*. Im Falle einer supraventrikulären Parasystolie werden die Vorhöfe gleichzeitig vom Parasystoliezentrum und vom Sinusrhythmus erregt *(Vorhoffusionssystole)*, im Falle einer ventrikulären Parasystolie die Herzkammern gleichzeitig von der Erregungswelle des Grundrhythmus und der Erregungswelle des parasystolischen Zentrums *(ventrikuläre Kombinations-, Fusionssystole)*.

Vorkommen: Die Parasystolie tritt selten bei Herzgesunden auf; meist liegt eine fortgeschrittene degenerative und/oder toxisch infektiöse Herzerkrankung zugrunde. Digitalis wirkt manchmal begünstigend.

Therapie: Meistens keine antiarrhythmische Therapie erforderlich, da die Rhythmusstörung selbst ohne kardiale Symptome und Beschwerden einhergeht. Die Behandlung der Grundkrankheit steht im Vordergrund. Liegt eine Herzinsuffizienz vor, kann mit einer Rückbildung der Parasystolie unter Digitalistherapie gerechnet werden. Tritt eine Parasystolie unter der Glykosidwirkung auf, ist die Dosierung zu überprüfen und ggf. abzusetzen. Bei parasystolischen Tachykardien gelten die therapeutischen Regeln der Kammertachykardie (s. S. 391).

2. AV-Dissoziation (Abb. 382)

Der Begriff »*komplette AV-Dissoziation*« sagt deskriptiv aus, daß *Vorhöfe und Kammern unabhängig (dissoziiert) voneinander schlagen.* Vorhöfe und Kammern werden getrennt von einem eigenen Erregungsbildungszentrum geführt, so daß P-Zacken und QRS-Komplexe im EKG *keine konstante Beziehung* aufweisen. Die voneinander unabhängige Schlagfolge von Vorhöfen und Ventrikeln kann nur einzelne Herzaktionen (z. B. ventrikuläre Extrasystolen) betreffen, sie kann kurzfristig auftreten oder aber längere Zeit nachweisbar sein (z. B. Kompletter AV-Block, s. u.).

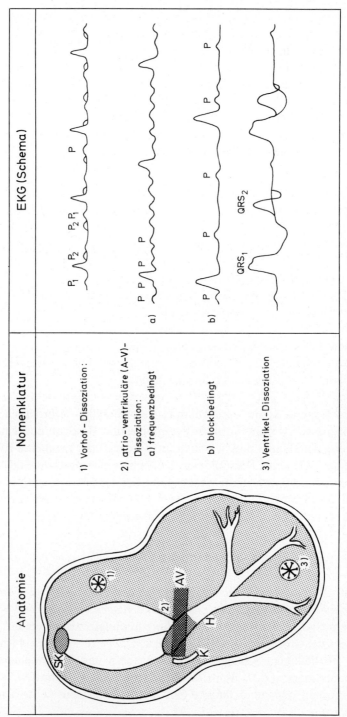

Abb. 382. Möglichkeiten des getrennten (dissoziierten) Schlagens von Vorhöfen und/oder Ventrikeln.

Eine »*inkomplette AV-Dissoziation*« liegt vor, wenn es einem Automatiezentrum für einen oder mehrere Schläge gelingt, die Führung über das ganze Herz zu übernehmen. Charakteristisch ist das *Auftreten von Capture beats und/oder Kombinationssystolen* im EKG. Von *ventrikulären Capture beats* spricht man, wenn eine Vorhoferregung über das AV-System die Kammern depolarisiert, bevor das ventrikuläre Erregungsbildungszentrum einspringen konnte. Von *atrialen Capture beats* spricht man, wenn der Vorhof retrograd über das AV-System depolarisiert wurde, bevor das supraventrikuläre Erregungsbildungszentrum einspringen konnte. Ventrikuläre Capture beats werden bei der inkompletten AV-Dissoziation häufiger beobachtet als atriale Capture beats. Dies ist dadurch bedingt, daß die retrograde AV-Leitung einer Erregungswelle langsamer ist als die anterograde Erregungsleitung.

Elektrokardiographische Kennzeichen von Capture beats sind normal geformte QRS-Komplexe oder negative P-Zacken mit konstantem PQ- und/oder QP-Intervall. Bei einem kurzen Kopplungsintervall kann ein Capture beat infolge aberrierender Leitung schenkelblockartig deformiert sein. Atriale und/oder ventrikuläre Capture beats mit Fusion beruhen auf dem gleichen Vorgang. Dabei ist ein mehr oder weniger großer Teil der Kammern und/oder Vorhöfe vom eigenen Erregungsbildungszentrum teilweise schon erregt worden, so daß intermittierende QRS-Formen entstehen.

Synonyma für den Begriff »inkomplette AV-Dissoziation« sind: Interferenzdissoziation, AV-Dissoziation mit Interferenz, AV-Dissoziation mit Capture beats.

Für eine AV-Dissoziation kommen verschiedene *Mechanismen* in Frage. Es kann zwischen *frequenzbedingten* und *blockbedingten* Ursachen (totaler AV-Block) einer AV-Dissoziation unterschieden werden.

a) Frequenzbedingte Ursachen einer AV-Dissoziation:
   α) Nomotope Erregungsbildungs- und Erregungsleitungsstörung.
   β) Akzeleration ektoper Erregungsbildungszentren im AV-Knoten und/oder ventrikulären ELS.
b) Blockbedingte Ursachen einer AV-Dissoziation:
   kompletter AV-Block.

a) Frequenzbedingte Ursachen einer AV-Dissoziation

α) *Nomotope Erregungsbildungs- und Erregungsleitungsstörungen*

Sinkt die Frequenz des Sinusknotens, sei es durch eine verlangsamte Impulsbildung (Sinusbradykardie, Sinusarrest), sei es durch eine verzögerte Erregungsleitung vom Sinusknoten zum Vorhof (SA-Block) temporär oder für längere Zeit ab, dann kann ein sekundäres Erregungsbildungszentrum im AV-Knoten-Bereich und/oder ein tertiäres Erregungsbildungszentrum aus dem ventrikulären ELS als Ersatzschrittmacher der *Kammern* in Aktion treten, während die *Vorhöfe* weiter

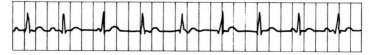

Abb. 383. Schema der einfachen AV-Dissoziation.

einem langsameren Vorhofrhythmus folgen. Der Vorhofrhythmus kann rhythmisch (Sinusbradykardie) und/oder arrhythmisch (Vorhofflimmern, Vorhofflattern) sein.

Eine *Sonderform* der frequenzbedingten Ursachen einer AV-Dissoziation stellt die sogenannte *einfache AV-Dissoziation* dar. Sie ist durch einen geringfügigen und kurz dauernden Abfall der Sinusfrequenz gegen jene des AV-Knotens gekennzeichnet. Der AV-Knoten wird dann für die Kammern zum Ersatzschrittmacher. Die Vorhöfe schlagen entsprechend dem langsameren Sinusrhythmus. Wird die Sinusfrequenz wieder schneller als die des AV-Knotens, so tritt wieder normaler Sinusrhythmus ein.

EKG: Es besteht zwischen P und QRS keine feste Relation. Die positiven P-Zacken wandern durch den QRS-Komplex hindurch und zeigen eine niedrigere Frequenz als der schnellere AV-Ersatzrhythmus. Die QRS-Komplexe sind meist nicht deformiert (Abb. 383, 384).

Beim Nachweis von Capture beats und/oder Capture beats mit Fusion liegt definitionsgemäß eine inkomplette AV-Dissoziation vor (Abb. 385, 386).

β) Akzeleration heterotoper Erregungsbildungszentren im AV-Knoten und/oder Ventrikel

Eine AV-Dissoziation tritt auch bei AV-Knoten- und Kammertachykardien ohne retrograde Vorhofleitung auf. Die *Vorhöfe* folgen einem normalen Sinusrhythmus (und/oder Vorhofflimmern, Vorhofflattern), während die *Kammern* durch die akzelerierten AV-Knoten- und/oder akzelerierten Kammerrhythmen geführt werden.

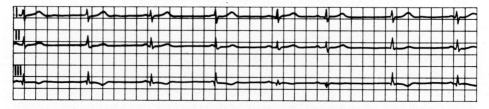

Abb. 384. Einfache AV-Frequenzdissoziation. Die Sinusfrequenz liegt um 66/min, die Eigenfrequenz des AV-Knotens um 55/min. Durch Verlangsamung der primären Sinustätigkeit kommt die sekundäre atrioventrikuläre Erregungsbildung immer wieder in Führung.

2. AV-Dissoziation

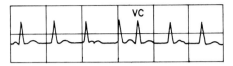

Abb. 385. Schema der inkompletten AV-Dissoziation (sog. Interferenzdissoziation). VC = ventricular capture beats.

EKG (Abb. 387, 388): Es findet sich eine paroxysmale Tachykardie mit supraventrikulärem und/oder ventrikulärem Charakter. Häufig ist es schwierig, manchmal unmöglich, während des Paroxysmus unabhängig schlagende Vorhof-P-Zacken zu erkennen. In diesen Fällen können hämodynamische und auskultatorische Phänomene, die aus der wechselnden Zuordnung von Vorhof- und Kammertätigkeit resultieren, zur Diagnostik herangezogen werden. Hierzu zählen die intermittierenden Riesenwellen im Jugularvenenpuls (immer dann, wenn sich die Vorhöfe gegen die geschlossenen AV-Klappen kontrahieren), die wechselnde Lautheit des 1. Herztones mit intermittierenden Kanonenschlägen und die sogenannten multiplen Herztöne oder Clicking sounds.

Der Nachweis von Capture beats und/oder Kombinationssystolen ist ebenfalls ein wichtiger Hinweis. Sie weisen darauf hin, daß eine inkomplette AV-Dissoziation vorliegt. Eine frequenzbedingte AV-Dissoziation kann auch dadurch hervorgerufen sein, daß Vorhöfe und Kammern von zwei Schrittmachern kontrolliert werden, die im AV-Überleitungsgewebe lokalisiert sind. In diesem Fall werden die Vorhöfe retrograd aktiviert, so daß elektrokardiographisch in regelmäßiger Aufeinanderfolge unabhängig schlagende, negative Vorhof-P-Zacken erscheinen. Werden die Vorhöfe zwischenzeitlich noch durch den Sinusknoten aktiviert, kann ein Dreifachrhythmus entstehen. In diesem Falle können Vorhofkombinations-

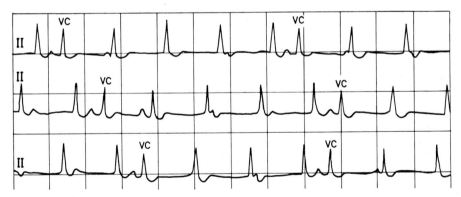

Abb. 386. Inkomplette AV-Dissoziation: Vorhöfe und Kammern schlagen dissoziiert. Frequenz der Vorhöfe 85/min, Frequenz des die Kammern führenden sekundären AV-Ersatzrhythmus 93/min. Einige Sinusschläge werden den Kammern zugeleitet (VC = ventricular capture beats). Dies führt zu einem »reset« des AV-Rhythmus. Dadurch imponieren die übergeleiteten Schläge als vorzeitig einfallende Herzaktionen.

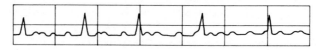

Abb. 387. Schema frequenzbedingte AV-Dissoziation (Akzeleration heterotoper Erregungsbildungszentren).

schläge beobachtet werden, die sich zwischen die anterograden Sinus- und retrograden AV-Knoten-Impulse einfügen.

Die beiden im AV-Knotengewebe lokalisierten Zentren, die gegeneinander schutzblockiert sind, können zur Tachykardie Anlaß geben. Unter hämodynamischem Aspekt, der vorwiegend das HZV in den Mittelpunkt stellt, wird der Teil des AV-Knotens wichtig, der die Ventrikelschlagfolge kontrolliert. Steigt die Impulsfrequenz dieses AV-Schrittmachers an, so kommt es zur AV-Knoten-Tachykardie. Nimmt an der Frequenzsteigerung auch der AV-Knoten-Schrittmacher teil, der die Vorhofschlagfolge retrograd kontrolliert, so kommt es gleichzeitig zur Vorhoftachykardie. In diesen Fällen kann man von einer sogenannten AV-Knoten-Doppeltachykardie sprechen.

Liegt gleichzeitig eine Vorhoftachykardie und eine AV-Knoten-Tachykardie ohne Verknüpfung der Vorhofkammererregung vor, spricht man von einer supraventrikulären Doppeltachykardie.

Supraventrikuläre Doppeltachykardien gibt es in folgenden Formen:

1. Sinustachykardie mit gleichzeitiger AV-Tachykardie.
2. Vorhoftachykardie mit gleichzeitiger AV-Tachykardie.
3. Vorhofflimmern mit gleichzeitiger AV-Tachykardie.
4. Vorhofflattern mit gleichzeitiger AV-Tachykardie.
5. Knoten-Doppeltachykardie (Querdissoziation im AV-Knoten, das obere Zentrum aktiviert die Vorhöfe, das untere die Kammern).

b) Blockbedingte AV-Dissoziation (Abb. 389, 390)

Auch der komplette AV-Block kann definitionsgemäß zur AV-Dissoziation gerechnet werden. Als Folge der Blockierung werden *Vorhöfe und Kammern*

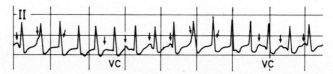

Abb. 388. Frequenzbedingte AV-Dissoziation infolge Akzeleration heterotoper Erregungsbildungszentren: ventrikuläre Tachykardie, Kammerfrequenz 150/min. Die Vorhöfe (Pfeil nach unten) schlagen mit einer Frequenz von 135/min dissoziiert dazu. Es liegt eine Doppeltachykardie vor: Sinustachykardie mit Führung der Vorhöfe, ventrikuläre Tachykardie mit Führung der Ventrikel. Die »ventricular capture beats« (VC) weisen auf die Verknüpfung beider Rhythmen hin: inkomplette AV-Dissoziation.

2. AV-Dissoziation

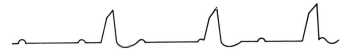

Abb. 389. Schema blockbedingte AV-Dissoziation (kompletter AV-Block).

unabhängig voneinander von zwei verschiedenen Erregungsbildungszentren geführt. Die Vorhöfe folgen meist einem Sinusrhythmus, in seltenen Fällen besteht Vorhofflimmern oder Vorhofflattern. Die Kammern folgen einem AV-Knoten- und/oder einem ventrikulären Ersatzrhythmus.

Gewisse, wenn auch nicht so enge Beziehungen wie bei erhaltener AV-Leitung scheinen auch bei der AV-Dissoziation zwischen der Vorhof- und Kammertätigkeit zu bestehen. So sind die PP-Intervalle, die eine Kammererregung einschließen, kürzer als diejenigen, die zwischen zwei Kammerschlägen liegen (Erlanger-Blackman-Phänomen). Es kommt zu einer kammersystolisch gesteuerten Sinusarrhythmie *(ventrikulophasische Sinusarrhythmie)* (HOLZMANN, 1960).

Ferner ist bei der einfachen AV-Dissoziation als auch bei der blockbedingten AV-Dissoziation häufig festzustellen, daß die Frequenz der Vorhoftätigkeit und die Frequenz der Ventrikeltätigkeit nahe beieinander liegen oder in einem einfachen Zahlenverhältnis zueinander stehen. Es ließ sich nachweisen, daß der Ventrikelrhythmus relativ konstant ist, während der Vorhofrhythmus in dem Sinne variiert, daß der Sinusrhythmus sich immer wieder auf den Kammerrhythmus einstellt (Synchronisation des Vorhofrhythmus auf den Ventrikelrhythmus, mutueller Magnetismus). Für diese Form der AV-Dissoziation wurde der Begriff: *isorhythmische und/oder AV-Dissoziation mit Synchronisation* geprägt.

EKG (Abb. 391, 392): Es erscheinen die P-Zacken dauernd entweder kurz vor oder im oder nach dem QRS-Komplex, ohne durch die ST-Strecke hindurchzuwandern. Capture beats mit oder ohne Fusion können somit nicht auftreten.

Zusammenfassend läßt sich sagen, daß die AV-Dissoziation auf die verschiedensten Grundmechanismen, wie dargestellt, zurückgeführt werden kann. Eine Zusammenfassung ergeben die Tab. 22, 23, 24.

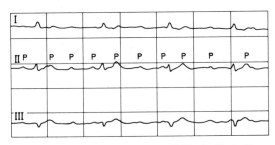

Abb. 390. Blockbedingte AV-Dissoziation, kompletter AV-Block. Vorhoffrequenz 75/min, Kammerfrequenz 25/min. Beim kompletten AV-Block schlagen Vorhof und Kammern unabhängig voneinander, es liegt somit per definitionem eine komplette AV-Dissoziation vor.

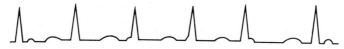

Abb. 391. Schema der kompletten AV-Dissoziation. Längerdauernde Dissoziation der Vorhof- und Kammererregungen.

Tab. 22. Nomotope Erregungsbildungs- oder Erregungsleitungsstörungen als Ursache einer AV-Dissoziation.

Sinusbradykardie und/oder Sinusarrhythmie	Sinusarrest	SA-Block
1. Sinusbradykardie mit AV-Knoten-Ersatzrhythmus	1. Sinusarrest mit AV-Knoten-Ersatzrhythmus	1. SA-Block mit AV-Knoten-Ersatzrhythmus
2. Sinusbradykardie mit ventrikulärem Ersatzrhythmus	2. Sinusarrest mit ventrikulärem Ersatzrhythmus	2. SA-Block mit ventrikulärem Ersatzrhythmus

Vorkommen: Die einfache AV-Dissoziation wird selten bei Herzerkrankungen gefunden. Sie tritt meist bei ausgeprägter Vagotonie (Sportler, konstitutionell), bei Karotissinusdruck, bei intrakraniellem Druckanstieg, nach Atropin, Adrenalin-, Digitalis-, Reserpin- und Guanidin-Therapie auf.

Liegt der Sinusfrequenzverlangsamung ein Sinusarrest und/oder ein SA-Block zugrunde, so hat der Nachweis einer AV-Dissoziation immer Krankheitswert. Sie kommt dann bei folgenden organischen Herzerkrankungen gehäuft vor: frischer Hinterwandinfarkt, akute Myokarditis, Digitalisintoxikation, Sinusknotensyndrom.

Formen, die auf eine primäre Beschleunigung heterotoper Erregungsbildungszentren zurückzuführen sind, weisen auf organisch bedingte Herzerkrankungen hin. Eine Digitalisüberdosierung sollte immer in Betracht gezogen werden.

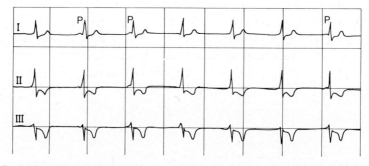

Abb. 392. Isorhythmische AV-Dissoziation. Vorhöfe und Kammern schlagen über längere Zeit mit der gleichen Frequenz dissoziiert: Frequenz der Vorhöfe 82/min, Frequenz des AV-Schrittmachers 81/min. Typisches Hinaus- und Hereinwandern der P-Zacke in den QRS-Komplex.

Tab. 23. Akzeleration ektoper Erregungsbildungszentren im AV-Knoten oder im ventrikulären ELS als Ursache einer AV-Dissoziation.

AV-Knoten-Tachykardie	Kammertachykardie und/oder Kammerflattern
1. Sinusrhythmus mit AV-Knoten-Tachykardie	1. Sinusrhythmus mit Kammertachykardie
2. Vorhofflimmern mit AV-Knoten-Tachykardie	2. Vorhofflimmern mit Kammertachykardie
3. Vorhofflattern mit AV-Knoten-Tachykardie	3. Vorhofflattern mit Kammertachykardie
4. Vorhof-Tachykardie mit AV-Knoten-Tachykardie	4. Vorhof-Tachykardie mit Kammertachykardie
5. AV-Knoten-Doppeltachykardie	5. AV-Knoten-Tachykardie mit Kammertachykardie

Tab. 24. Blockbedingte Ursachen einer AV-Dissoziation.

Kompletter AV-Block (bzw. High advanced AV-Block)
1. Sinusrhythmus mit AV-Knoten-Ersatzrhythmus
2. Sinusrhythmus mit Kammer-Ersatzrhythmus
3. Vorhofflimmern mit AV-Knoten-Ersatzrhythmus
4. Vorhofflattern mit Kammer-Ersatzrhythmus
5. Supraventrikuläre Tachykardie mit AV-Knoten-Ersatzrhythmus
6. Supraventrikuläre Tachykardie mit Kammer-Ersatzrhythmus

Ursachen der blockbedingten AV-Dissoziation: s. S. 468: Totaler AV-Block.

Therapie: Nach Grundleiden.

3. Vorhofdissoziation (s. Abb. 382)

Entsprechend der atrioventrikulären Dissoziation ist auch eine atriale Dissoziation bekannt, bei der *beide Vorhöfe von einem eigenen Erregungsbildungszentrum kontrolliert* werden. Eine Verknüpfung ihrer Rhythmen besteht nicht. Der *rechte Vorhof* folgt meist dem Sinusrhythmus (Basisrhythmus), seltener findet sich ein Vorhofflimmern, ein Vorhofflattern, ein AV-Knoten-Rhythmus und/oder eine AV-Knoten-Tachykardie. Der *linke Vorhof* wird meist durch einen ektopen Vorhofrhythmus geführt. Auch hier ist in seltenen Fällen Vorhofflimmern oder

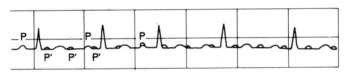

Abb. 393. Schema Vorhofdissoziation.

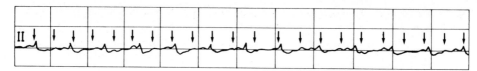

Abb. 394. Vorhofdissoziation. Der Grundrhythmus ist eine Sinustachykardie, Frequenz 150/min. In diesen Rhythmus sind kleine, bizarre P-Zacken eingestreut (Pfeil), Frequenz 220/min. Sinus-P-Zacken und die kleinen ektopen P-Zacken haben keine Beziehung zueinander. Die ektopen P-Zacken spiegeln die Erregung des dissoziiert zum Grundrhythmus schlagenden kontralateralen Vorhofs oder Vorhofteiles wider (phylogenetische Betrachtungsweise: primär Anlage von 2 Sinusknoten).

Vorhofflattern möglich. Die Erregungswelle des Basisrhythmus wird den Ventrikeln zugeleitet und übernimmt die Führung über das ganze Herz, während die Erregungswelle des dissoziiert dazu schlagenden kontralateralen Vorhofs auf diesen Vorhof und/oder auf ein umschriebenes Areal beschränkt bleibt.

EKG (Abb. 393, 394): Es findet sich meist ein normaler Sinusrhythmus, in den schmale, spitze und bizarre P-Zacken eingestreut sind. Die Konfiguration dieser ektopen P-Zacken spiegelt die Depolarisation eines meist nur kleinen Vorhofbereiches wider. Die Sinus-P-Zacken und die ektopen P-Zacken haben keine Beziehung zueinander. Das PP- und/oder RR-Intervall des Sinusrhythmus ist regelmäßig. Das PP-Intervall des durch ein ektopes Zentrum dissoziiert schlagenden kontralateralen Vorhofs ist meist nicht ganz regelmäßig. Manchmal beobachtet man, daß das P des Sinusrhythmus breiter imponiert. Dieses ist durch eine Superposition der Sinus-P-Zacke durch die ektope P-Zacke bedingt. Diese P-Zacke ist kein atrialer Fusionsschlag, da bei der atrialen Dissoziation keine Verknüpfung der beiden Vorhofrhythmen besteht (Abb. 395).

Vorkommen: Elektrokardiographischer Befund nach Herztransplantation, das Auftreten einer Vorhofdissoziation wird ansonsten nur bei fortgeschrittenen degenerativen, infektiös-toxischen und ischämischen Herzerkrankungen sowie bei

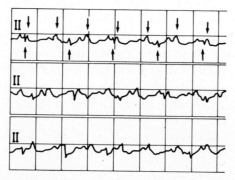

Abb. 395. Simultan registrierte EKG-Streifen von zwei verschiedenen Patienten. Die Pfeile kennzeichnen die zwei »Paare« von P, QRS und T der beiden Patienten. Diese Ableitung ähnelt einer Vorhofdissoziation (modifiziert nach Chung).

einer schweren Digitalisintoxikation gefunden. Ihr Auftreten hat eine schlechte Prognose.

Therapie: Nach Grundleiden.

4. Ventrikeldissoziation (s. Abb. 382)

Auch ein dissoziiertes Schlagen der beiden Ventrikel ist beschrieben. Diese schwere Rhythmusstörung des Herzens tritt nur als agonales Rhythmusbild in Erscheinung.

Anhang: Präexzitationssyndrome

Die Erregungsausbreitung im Herzen erfährt im Bereich des AV-Knotens als »physiologischer Block« eine Verzögerung, die elektrokardiographisch als Vorhof-Kammerintervall, der PQ-Dauer, sichtbar wird. Gelingt es der Erregung, diese Verzögerung an der Vorhof-Kammer-Grenze zu *umgehen,* zum Beispiel auf dem Weg einer *akzessorischen Überbrückung,* schließt sich der Erregungsbeginn des Kammermyokards frühzeitiger an die Vorhofaktion an.

Im konventionellen EKG kann entweder das Bild der *kurzen PQ-Dauer* oder das Bild der *Antesystolie* resultieren.

Pathophysiologisch kann als Ursache der Präexzitationssyndrome eine anormale muskuläre Verbindung zwischen Vorhöfen und Herzkammern angenommen werden. Der AV-Knoten wird dabei umgangen, ein Teil des Kammermyokards deshalb vorzeitig erregt *(Kombinationssystole).*

Folgende *paraspezifischen Bahnen* können unterschieden werden (Abb. 396 a):

1. *Kent-Palladinosches Bündel:* WPW-(Wolff-Parkinson-White-)Syndrom.
   a) *Kent-Bündel:* linker Vorhof – linke Kammer.
      Typ A des WPW-Syndroms, »Sternal positives« WPW-Syndrom nach HOLZMANN.
      EKG: Delta-Welle, kurze PQ-Dauer.
   b) *Kent-Bündel:* rechter Vorhof – rechte Kammer.
      Typ B des WPW-Syndroms, »Sternal negatives« WPW-Syndrom nach HOLZMANN.
      EKG: Delta-Welle, kurze PQ-Dauer.

2. *Mahaim-Bündel:* Präexzitations-Syndrom vom Mahaim-Typ.
   EKG: Delta-Welle, normale PQ-Dauer.

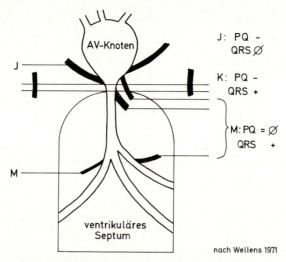

Abb. 396a. Schematische Darstellung der verschiedenen paraspezifischen Leitungsbahnen. K = Kent-Palladino-Bündel; J = James-Fasern; M = Mahaim-Fasern.

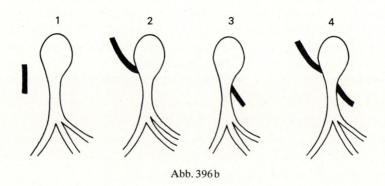

Abb. 396b

3. *James-Bündel:* LGL-(Lown-Ganong-Levine-)Syndrom.
EKG: Verkürzte PQ-Zeit, keine Antesystolie.

Mit den konventionellen EKG-Ableitungen lassen sich zusammenfassend folgende *drei Formen des Präexzitationssyndroms* unterscheiden:
1. WPW-(Wolff-Parkinson-White-)Syndrom.
2. LGL-(Lown-Ganong-Levine-)Syndrom.
3. Präexzitationssyndrom Typ Mahaim.
4. Kombinationsformen (Abb. 396b).

Eine umfassende Diagnostik ist durch das His-Bündel-EG einschließlich Vorhofstimulation möglich (Abb. 397).

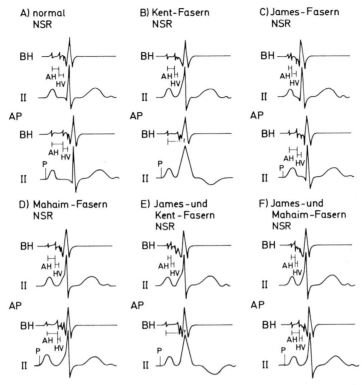

Abb. 397. Veränderungen des His-Bündel-EG der verschiedenen Typen von Präexzitationssyndrom während Sinusrhythmus (NSR) und Vorhofstimulation (AP).
A) Normale AV-Überleitung: unter Vorhofstimulation typische Verlängerung des AH-Intervalls (physiologische Blockfunktion des AV-Knotens), HV-Zeit bleibt konstant.
B) WPW-Syndrom (Leitung über Kent-Bündel): Während NSR geht das His-Potential (BH) dem QRS-Komplex kurz voraus oder tritt simultan mit dem QRS-Komplex auf (Verbreiterung von QRS infolge Δ-Welle). Unter Vorhofstimulation bewegt sich das BH in den QRS-Komplex hinein, der QRS-Komplex wird breiter. Physiologische Zunahme der AH-Zeit (partielle Umgehung des AV-Knotens durch das Kent-Bündel).
C) LGL-Syndrom: Leitung über James-Fasern (totale Umgehung des AV-Knotens). Während NSR kurzes AH-Intervall, unter AP nur mäßiggradige Verlängerung. Der normale QRS-Komplex und das HV-Intervall bleiben unverändert.
D) Mahaim-Syndrom: Während NSR kurze HV-Zeit. Verbreiterung von QRS infolge Δ-Welle. Die AH-Zeit ist normal. Unter AP Verlängerung der AH-Zeit, die HV-Zeit und die Form des QRS-Komplexes bleiben unverändert (siehe Unterschied zu B).
E) Kombination WPW- und LGL-Syndrom (Kent- und James-Fasern). Während NSR normaler (vorwiegende Leitung über James-Fasern) oder infolge Δ-Welle verbreiterter QRS-Komplex (vorwiegende Leitung über Kent-Fasern). Unter AP, soweit nicht vorhanden, ggf. Auftreten einer Δ-Welle mit zunehmender Verkürzung des HV-Intervalles und Eintreten des His-Bündels in den QRS-Komplex. Die AH-Zeit verlängert sich nur mäßiggradig.
F) Kombination LGL- und Mahaim-Syndrom: Ähnlich C (James-Fasern), unter Einschluß einer Δ-Welle (Mahaim-Fasern).
Beachte: a) James-Fasern inserieren direkt am His-Bündel, so daß der AV-Knoten komplett umgangen wird. Unter AP deshalb keine physiologische Zunahme der AH-Zeit.
b) Kent-Fasern inserieren am linken oder rechten Myokard (nicht am His-Bündel!), d.h., der AV-Knoten wird nur partiell umgangen. Das His-Bündel-Potential wird über die normale AV-Leitung erregt. Unter AP kommt es deshalb zu einer physiologischen Zunahme der AH-Zeit (modifiziert nach O. NARULA).

1. Das WPW-(Wolff-Parkinson-White-)Syndrom

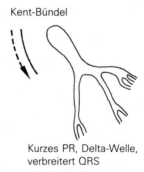

Kent-Bündel

Kurzes PR, Delta-Welle, verbreitert QRS

a) EKG-Veränderungen

Charakteristisches *Formkriterium* für das WPW-(Wolff-Parkinson-White-)Syndrom ist die Verkürzung von PQ mit einem sich der P-Zacke anschließenden langsam ansteigenden Teil von QRS *(Delta-Welle)* (vgl. Schema).

Folgende **EKG**-*Veränderungen* lassen an ein WPW-Syndrom denken:
a) PQ-Dauer mit 0,12 sec verkürzt zugunsten einer Verbreiterung des QRS-Komplexes infolge Antesystolie.
b) Delta-Welle (Δ-Welle) auch Antesystolie genannt. Sie ist als träger Anstieg der R-Zacke nachweisbar und Ursache der QRS-Verbreiterung.
c) Schenkelblockartige Deformierung des QRS-Komplexes infolge Antesystolie (mehr oder weniger stark ausgeprägt).
d) Störung der Erregungsrückbildung mit ST-Senkung und präterminal negativer T-Welle.
e) Neigung zu paroxysmalen supraventrikulären Tachykardien. Zwei Drittel der »WPW«-Patienten leiden unter anfallsweisem Herzjagen.

Das *elektrokardiographische Leitsymptom* des WPW-Syndroms ist neben der Verkürzung der PQ-Dauer bei normal geformter P-Zacke die *Antesystolie*. Als Ursache des WPW-Syndroms wird eine akzessorische Muskelbrücke (sogenanntes *Kent-Palladinosches Bündel*) zwischen linkem Vorhof und linker Kammer und/oder zwischen rechtem Vorhof und rechter Kammer diskutiert.

Dadurch erfährt die Erregungsausbreitung im atrioventrikulären Überleitungssystem keine Verzögerung, so daß sich der Erregungsbeginn des Kammermyokards unmittelbar an die Vorhofaktion anschließt. Im EKG resultiert der Befund der *Antesystolie* (HOLZMANN), der *Präexzitation* (ÖHNELL) oder *Erregungsverfrühung* (LEPESCHKIN).

Das WPW-Syndrom kann als ventrikuläre Kombinationssystole aufgefaßt werden, da sich Anteile einer rechtläufigen und einer vorzeitigen Aktivierung der Kammern addieren. Vom Ausmaß der antesystolischen erfaßten Myokardanteile

1. Das WPW-(Wolff-Parkinson-White-)Syndrom

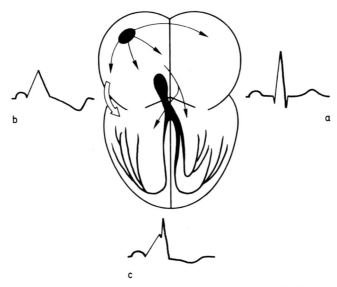

Abb. 398. Schematische Darstellung eines WPW-Schlages als Kombinationssystole (nach C. H. BÜCHNER, B. NUBER, W. DRÄGERT und K. BURKHARDT).

hängt es ab, inwieweit die Vorerregung das EKG mit ihren Charakteristiken zu prägen vermag (Abb. 398). Dabei entspricht es der allgemeinen Erfahrung, daß die QRS-Gruppe um so stärker von der Norm abweicht, je größer die Δ-Welle ist.

Die Antesystolie kann diskret ausgeprägt sein. Man spricht dann vom sogenannten *rudimentären* WPW-Syndrom (Abb. 399). Ein WPW-Syndrom kann weiterhin spontan intermittierend (Abb. 400), aber auch regelmäßig alternierend beobachtet werden (Abb. 401). Durch Spontanatmung (sogenannter *Concertina-Effekt*) (Abb. 402), beim Valsalva-Versuch, bei der Steh- und Arbeitsbelastung, infolge vagovasaler Reflexe (z.B. Bulbusdruck, Karotissinusdruck), kann die Antesystole blockiert werden oder sie tritt erst in Erscheinung. Alle Maßnahmen zur Provokation oder Ausschaltung des typischen WPW-Befundes demonstrieren, wie labil die antesystolische Erregungsleitung sein kann.

Je nachdem, ob eine frühzeitige Depolarisation des Kammermyokards mehr rechtsventrikulär oder mehr linksventrikulär eintritt, ist das elektrokardiographische Bild der Kammerkomplexe beim WPW-Syndrom geprägt. Es entstehen dadurch linksschenkel- oder rechtsschenkelblockartige Bilder.

Aufgrund des Verhaltens der Antesystolie in den Brustwandableitungen V_1, V_2 lassen sich zwei Typen voneinander abgrenzen:

Typ A: Positive Antesystolie in V_1, V_2; der QRS-Komplex zeigt häufig eine R- bzw. rsR-Form (Abb. 403).

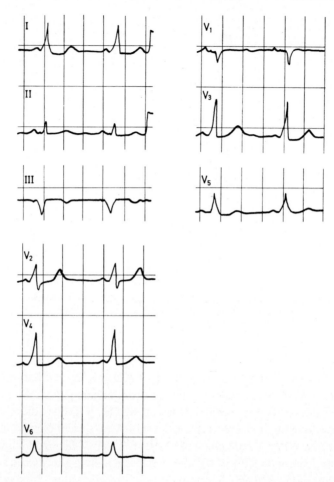

Abb. 399. Rudimentäres WPW-Syndrom. Verkürzte PQ-Dauer, keine ausgeprägte Verformung von QRS, kein eindeutig schenkelblockartiges Bild. Δ-Wellen in I, II, V_2–V_6 (Typ B des WPW-Syndroms).

Typ B: Negative Antesystolie in V_1, V_2; der Kammerkomplex ist oft »QS«-konfiguriert (Abb. 404).

HOLZMANN spricht beim Typ A vom »*sternal positiven*« und beim Typ B vom »*sternal negativen*« WPW-Syndrom.

In den linkspräkordialen Ableitungen ist die Delta-Welle sowohl beim Typ A als auch beim Typ B positiv. Der QRS-Komplex ähnelt beim Typ A dem Rechtsschenkelblock oder der Rechtshypertrophie, beim Typ B dem Linksschenkelblock oder der Linkshypertrophie.

Die einseitige Zuordnung des WPW-Syndroms Typ A zu linksseitigen und des WPW-Syndroms Typ B zu rechtsseitigen akzessorischen Bündeln wird der Vielfalt der elektrokardiographischen

1. Das WPW-(Wolff-Parkinson-White-)Syndrom

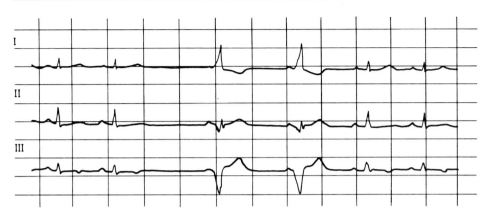

Abb. 400. Spontan intermittierendes WPW-Syndrom bei vegetativer Labilität. Eintretend mit der exspiratorischen Bradykardie.

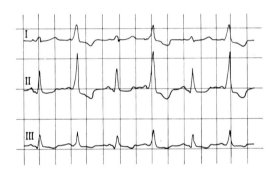

Abb. 401. Alternierendes WPW-Syndrom. Deutliche Antesystolie und Verbreiterung des QRS-Komplexes mit Abweichung des Kammerendteiles.

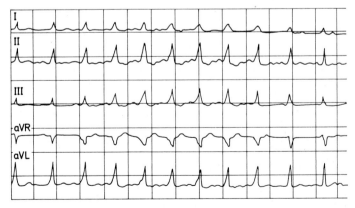

Abb. 402. »Handharmonika-Phänomen« (Concertina-Effekt) bei WPW-Syndrom. Bei orthostatischer Belastung typisches Auftreten eines WPW-Syndroms für mehrere Schläge mit spontaner Rückbildung.

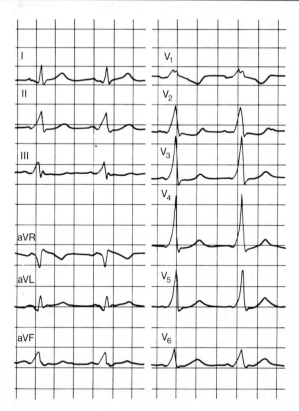

Abb. 403. WPW-Syndrom, Typ A, sternal positiver Typ nach HOLZMANN.

Varianten nicht gerecht. BOUVRAIN et al. konnten folgende *Möglichkeiten der Insertion der paranodalen Erregungsbahnen beim WPW-Syndrom* nachweisen: rechtsventrikuläre anteriore, rechtsventrikuläre posteriore Präexzitation; linksventrikuläre posteriore und linksventrikuläre laterale Präexzitation. Die Morphologie des QRS-Komplexes hängt von der Lokalisation der akzessorischen Bahn ab. Der Hauptvektor von QRS in der Frontalebene, der im wesentlichen von der Präexzitation bestimmt wird, ist um so linkstypischer, je weiter posterior die paranodale Erregungsbahn liegt. Hinzu kommt, daß bei normaler nomotoper Erregungsbildung die Erregung länger braucht, um eine linksseitige akzessorische Bahn zu erreichen als eine rechtsseitige. Dadurch ist erklärt, daß das Ausmaß der Präexzitation bei rechtsventrikulärer Insertion größer als bei linksventrikulärer Insertion ist, da bei der längeren Erregungsleitung zu linksseitigen Bündeln die ventrikuläre Erregung mit einem großen Anteil schon auf rechtsläufigem Weg über das AV-Leitungssystem erfolgt ist.

2. Differentialdiagnose: WPW-Syndrom

Das WPW-Syndrom ist gegenüber folgenden elektrokardiographisch ähnlichen Bildern abzugrenzen:
a) WPW-Syndrom – Linksschenkelblock.
b) WPW-Syndrom – Rechtsschenkelblock.

2. Differentialdiagnose: WPW-Syndrom

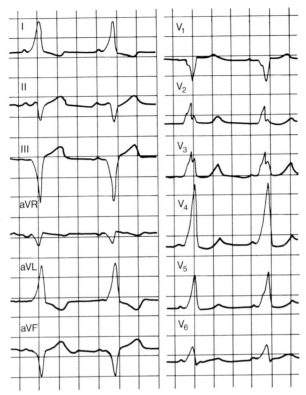

Abb. 404. WPW-Syndrom, Typ B, sternal negativer Typ nach HOLZMANN.

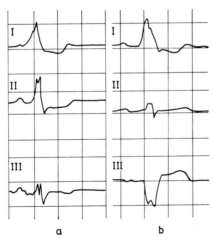

Abb. 405. Gegenüberstellung des Kurvenbildes des WPW-Syndroms (a) und des Linksschenkelblocks (b). Beachte: Antesystolie bei WPW-Syndrom, abgebrochener Zuckerhut bei Linksschenkelblock in Abl. I (mod. nach FRIESE).

c) WPW-Syndrom – Herzinfarkt.
d) WPW-Syndrom – Kombinationssystolen.

a) Differentialdiagnose: WPW-Syndrom – Linksschenkelblock

Die Deformierung des QRS-Komplexes beim WPW-Syndrom einerseits und beim Linksschenkelblock andererseits hat elektrokardiographisch Gemeinsamkeiten. Das WPW-Syndrom ist an der *Antesystolie* zu erkennen. Formal steigt beim Linksschenkelblock QRS steil an und zeigt in Abl. I meist die Form des »abgebrochenen Zuckerhutes« (FRIESE). Demgegenüber weist der QRS-Komplex beim WPW-Syndrom häufiger einen spitzen Gipfel auf (Abb. 405).

Beim Versuch einer Deutung der linksschenkelblockartigen Verformung von QRS ist anzunehmen, daß es wie beim Linksschenkelblock zur diskordanten Erregung zuerst der rechten und dann der linken Kammer kommt, das heißt, daß eine rechtsventrikuläre Antesystolie (Muskelbrücke rechter Vorhof – rechter Ventrikel) vorliegt. Die rechtläufige atrioventrikuläre Überleitung wird dadurch mehr oder weniger zurückgedrängt.

b) Differentialdiagnose: WPW-Syndrom – Rechtsschenkelblock

Die Abl. V_1, V_2 erinnern beim Typ A des WPW-Syndroms an einen Rechtsschenkelblock. Die Differentialdiagnose gelingt durch das Vorhandensein einer *Antesystolie* in diesen bzw. zusätzlichen anderen Ableitungen.

Der Versuch einer Deutung einer »rechtsschenkelblockartigen« Verformung von QRS entspricht der Deutung der linksschenkelblockartigen Verformung von QRS. Es ist anzunehmen, daß entsprechend dem Rechtsschenkel-(Wilson-)Block zuerst die linke, dann verspätet, die rechte Kammer erregt wird, das heißt, daß eine linksventrikuläre Antesystolie (Muskelbrücke: linker Vorhof – linker Ventrikel) vorliegt.

c) Differentialdiagnose: WPW-Syndrom – Herzinfarkt

Negative Delta-Wellen in den Abl. II, III, aVF können formkritisch an infarkttypische Q-Zacken erinnern und zur Fehldiagnose: alter Hinterwandinfarkt führen (Abb. 406). Negative Delta-Wellen in den Abl. V_1, V_2 (Typ B, sternal negatives WPW-Syndrom nach HOLZMANN) können Anlaß zur elektrokardiographischen Fehldiagnose: anteroseptaler Infarkt sein.

Die Differentialdiagnose gelingt durch die Gesamtbeurteilung des EKG mit dem Nachweis positiver Delta-Wellen in anderen Ableitungen. Umgekehrt kann ein Infarktgeschehen durch die Formkriterien eines WPW-Syndroms maskiert werden.

Bestehen Zweifel an der Diagnose: WPW-Syndrom, hat sich zur Differenzierung der **Ajmalin-Test** bewährt: Unter Gabe bis zu 100 mg Ajmalin langsam i. v. gelingt es, beim Vorliegen eines WPW-Syndroms die elektrokardiographischen Kriterien zum Verschwinden zu bringen (Blockierung der paranodalen Erregungsleitung durch Ajmalin). Das Testergebnis ist als positiv anzusehen, wenn es gelingt,

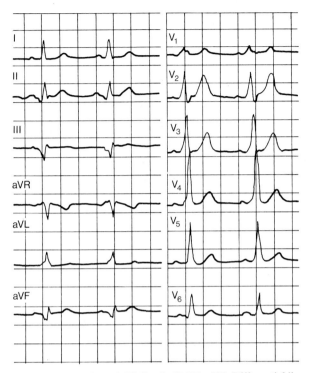

Abb. 406. WPW-Syndrom mit negativen Δ-Wellen in II, III, aVF. Differentialdiagnose: Hinterwandinfarkt. Entscheidung zugunsten eines WPW-Syndroms, Typ A, durch den Nachweis der Antesystolie in den Abl. V_2–V_6. *Cave:* WPW-Syndrom kann Infarktveränderungen verdecken.

die Präexzitation (Antesystolie) auszuschalten. Es ist beim Ajmalin-Test zu beachten, daß nicht selten zu Beginn die Delta-Welle unter Ajmalin zunimmt, bevor sie zum Verschwinden kommt. Da Ajmalin zusätzlich zu einer Verzögerung der Erregungsleitung führt, kann eine Verlängerung von PQ über 0,20 sec sowie eine Deformierung von P und QRS und konsekutiv dazu eine Senkung der ST-Strecke beobachtet werden.

d) Differentialdiagnose: WPW-Syndrom – Kombinationssystole

Ein WPW-Schlag stellt eine Sonderform der Entstehung einer ventrikulären Kombinationssystole dar, es mischt sich die Erregungsfront der rechtläufigen über den AV-Knoten geleiteten Erregung mit der Erregungsfront der über die akzessorischen Bahnen laufenden Erregung. Differentialdiagnostische Schwierigkeiten können sich gegenüber ventrikulären Kombinationssystolen ergeben, die dadurch entstehen, daß die Kammern zum Teil in normaler Weise über das AV-System und zum Teil von einer Kammerextrasystole aktiviert werden. Gemeinsam ist beiden Arten von Kombinationssystolen die kurze PQ-Zeit. *Differentialdiagnostisch* fehlt, entsprechend ihrem anderen Entstehungsmechanismus, den ventrikulären Kombinationssystolen die den WPW-Kombinationssystolen typische Delta-Welle. Differentialdiagnostisch ist ratsam, einen langen EKG-Streifen zu schreiben. Während bei den WPW-Kombinationssystolen die abnormen QRS-Komplexe in der Regel unverändert bleiben, finden sich bei den ventrikulären Kombinationssystolen meist wechselnde EKG-Formen. Des weiteren geht einem WPW-Schlag eine P-Zacke voraus, die bei einer ventrikulären Kombinationssystole fehlt.

3. Das LGL-(Lown-Ganong-Levine-)Syndrom

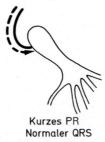

LOWN, GANONG und LEVINE beschrieben 1952 eine Sonderform des Präexzitationssyndroms.

Folgende *Veränderungen* im **EKG** lassen daran denken:
1. PQ-Zeit kürzer 0,12 sec, normal konfigurierter, schmaler QRS-Komplex (keine Antesystolie) (vgl. Schema).
2. Neigung zu supraventrikulären Tachykardien.
3. Relativ kurze HV-Zeit im His-Bündel-EKG.

Für die Erklärung der verkürzten PQ-Zeit werden folgende Hypothesen diskutiert (Abb. 407):
1. Paranodale Erregungsleitung durch den sogenannten posterioren internodalen Trakt (James-Bündel).
2. Ein anatomisch kleiner AV-Knoten.
3. Eine beschleunigte Erregungsleitung in einem anatomisch normalen AV-Knoten durch schneller leitende intranodale Bahnen.
4. Eine isorhythmische Dissoziation zwischen Vorhöfen und Ventrikel.
5. Eine verlängerte sinuatriale Leitung bei unveränderter sinuventrikulärer Leitung.
6. Paraspezifische im Septum gelegene Erregungsleitungsfasern vom AV-Knoten zu den Ventrikeln (Mahaimsche Fasern).

3. Das LGL-(Lown-Ganong-Levine)-Syndrom

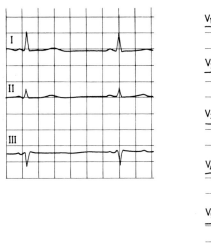
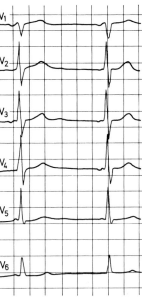

Abb. 407. LGL-Syndrom: PQ 0,10 sec, QRS 0,07 sec.

Nach den Erstbeschreibern wird die Häufigkeit des Lown-Ganong-Levine-Syndroms mit 11% der Patienten mit verkürztem PQ-Intervall angegeben. Die bisher vorliegenden Ergebnisse der His-Bündel-Elektrographie beim Lown-Ganong-Levine-Syndrom sind unterschiedlich. MENDEL berichtet über eine normale AH-Zeit und verkürzte HV-Zeit in Ruhe und verlängerter AH-Zeit unter Vorhofstimulation bei drei untersuchten Patienten. CASTELLANOS beschreibt bei drei Patienten in Ruhe und während Vorhofstimulation verkürzte AH-Zeiten. Die Befunde von MENDEL sprechen elektrophysiologisch für eine AV-Leitung über die Mahaim-Fasern oder für eine akzelerierte Erregungsleitung im His-Bündel, während die Ergebnisse von CASTELLANOS mit einer Erregungsleitung über das James-Bündel und/oder einem kleinen AV-Knoten in Einklang zu bringen sind.

Differentialdiagnostisch sind zum Lown-Ganong-Levine-Syndrom ektopische Vorhofrhythmen auszuschließen. Diese können ebenfalls in einzelnen Fällen zu einer kurzen PQ-Zeit und normalen QRS-Komplexen führen. Die Abgrenzung ist durch das His-Bündel-EKG möglich, da die AH-Zeit bei einem ektopen Vorhofzentrum normal ist. Prinzipiell ist ein »Hyperthyreose-EKG«, das häufig ebenfalls mit einer frequenzentsprechenden Verkürzung der PQ-Zeit einhergeht, nicht dem LGL-Syndrom zuzuordnen.

4. Präexzitationssyndrom vom Typ Mahaim

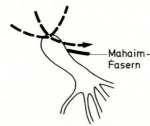

Ursache dieses Präexzitationssyndroms sind paraspezifische Fasern, die nach der Zone der physiologischen Verzögerung (AV-Knoten) vom His-Bündel abgehen (sogenannte Mahaim-Fasern) und Anschluß an die Kammermuskulatur gewinnen. Dadurch kommt es im Oberflächenkardiogramm zu folgenden **EKG-Veränderungen** (vgl. Schema):
a) PQ-Zeit normal.
b) Verbreiterung des QRS-Komplexes infolge Antesystolie (Abb. 408).

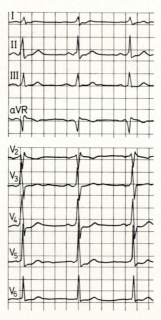

Abb. 408. Präexzitationssyndrom vom Typ Mahaim. PQ 0,14 sec, QRS mit 0,13 sec infolge Antesystolie in allen Ableitungen verbreitert.

In der His-Bündel-Elektrographie findet sich ein normales AH-Intervall, das bei frequenter Vorhofstimulation die typische frequenzabhängige Verlängerung zeigt.

5. Vorkommen der Präexzitationssyndrome

Dem EKG-Befund Präexzitationssyndrom kommt unmittelbar *kein eindeutiger Krankheitswert* zu. Auch bei Hochleistungssportlern lassen sich Präexzitationssyndrome nachweisen. Ob neben der angeborenen Form der Präexzitationssyndrome auch erworbene Formen infolge myokardialer Erkrankungen auftreten können, ist nicht eindeutig geklärt. Es ist denkbar, daß durch erworbene, morphologisch nur schwer faßbare Myokardschäden diskrete atrioventrikuläre Kontakte entstehen und so eine Präexzitation der Herzkammern hervorrufen können.

Der Krankheitswert der Präexzitationssyndrome besteht ausschließlich im *Auftreten einer paroxysmalen Tachykardie,* die sich bis zur tachosystolischen Form des Adams-Stokes-Syndroms steigern kann. Als Ursache dieser paroxysmal auftretenden supraventrikulären Tachykardien gilt ein Reentry-Mechanismus als gesichert.

Den *Verlauf der Erregungskreise* stellt man sich für die einzelnen Präexzitationssyndrome wie folgt vor:

a) Wolff-Parkinson-White-(WPW-)Syndrom

α) Entstehung der möglichen tachykarden Heterotopien

Beim WPW-Syndrom bestehen parallele Erregungsleitungsbahnen mit unterschiedlichen Leitungsgeschwindigkeiten *(Kent-Bündel/AV-Knoten).* Diese Bahnen können eine Erregungswelle sowohl in *anterograder* als auch *retrograder* Richtung leiten. Kommt es zu besonderen Bedingungen (zum Beispiel atriale oder ventrikuläre Extrasystolen, Elektrolytstoffwechselstörungen, Hypoxämie s. S. 357), kann diese Leitungsgeschwindigkeitsdifferenz so groß werden, daß ein unidirektionaler Block, zum Beispiel im akzessorischen Kent-Bündel, entsteht, bei gleichzeitiger Erregungsverlängerung der anderen, am Reentry beteiligten Strukturen. Damit sind die Voraussetzungen zum Ingangkommen einer *kreisenden Erregung* erfüllt, wobei das AV-Bündel in der einen und das Bypass-Bündel in der entgegengesetzten Richtung durchlaufen wird. Der Umkehrkreis wird über die Vorhof- und die Kammermuskulatur geschlossen.

Folgende tachykarden Herzrhythmusstörungen werden beim WPW-Syndrom beobachtet:
αα) Paroxysmale supraventrikuläre Tachykardien.
ββ) Pseudoventrikuläre Tachykardien.
γγ) Vorhofflimmern, Vorhofflattern.

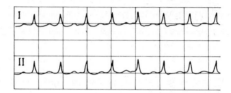

Abb. 409. Paroxysmale supraventrikuläre Tachykardie, Frequenz 180/min. Keine P-Zacken nachweisbar. Normal konfigurierter QRS-Komplex.

αα) **Paroxysmale supraventrikuläre Tachykardie**

Folgender *Entstehungsmechanismus* ist wahrscheinlich: Eine im Sinusknoten ausgehende Erregungswelle breitet sich über den AV-Knoten, das His-Purkinje-System aus und depolarisiert das gesamte Myokard. Währenddessen kommt es zu einer Erholung der passageren Leitungsblockierung im Kent-Bündel, so daß die Erregungswelle nunmehr auf *retrogradem* Wege in dieses eintritt. Ist die Erholungszeit der auf normalem Wege depolarisierten Myokardanteile kürzer als die über das Kent-Bündel laufende retrograde Erregungswelle, so kann der AV-Knoten, das His-Purkinje-System erneut *anterograd* durchlaufen werden. Der Erregungskreis schließt sich, es entsteht eine supraventrikuläre Tachykardie. Formkritisch läßt sich diese nicht von einer paroxysmalen supraventrikulären Tachykardie bei Patienten ohne Präexzitation unterscheiden. Das gleiche Bild einer paroxysmalen supraventrikulären Tachykardie entsteht, wenn statt des Kent-Bündels die Bahnen des längsdissoziierten AV-Knotens vom Erregungskreis beansprucht werden (Abb. 409).

ββ) **Pseudoventrikuläre Tachykardie**

Wird im Erregungskreis die akzessorische Leitungsbahn *anterograd* und der AV-Knoten *retrograd* durchlaufen, entspricht der QRS-Komplex der entstehen-

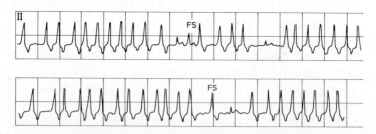

Abb. 410. Pseudoventrikuläre Tachykardie bei WPW-Syndrom.
Arrhythmia absoluta infolge Vorhofflimmern mit inkonstanter Überleitung. Kammerfrequenz 180/min. Die verbreiterten Kammerkomplexe zeigen die typische Antesystolie. Die normal konfigurierten Kammerkomplexe weisen auf die konkurrierende anterograde Erregung hin. (FS = Fusionssystolen). Beachte: Vorhofflimmern mit einer Kammerfrequenz höher als 160 (170)/min sollten immer an ein Präexzitationssyndrom denken lassen. Normalerweise wird der Ventrikel durch die Blockfunktion des AV-Knotens vor solch hohen Frequenzen geschützt. Durch eine paraspezifische Bahn wird diese physiologische Schutzfunktion des AV-Knotens umgangen.

den Tachykardie, dem Vollbild der Präexzitation; es entsteht ein einer ventrikulären Tachykardie ähnliches Bild (Abb. 410).

γγ) **Vorhofflattern, Vorhofflimmern**

Bei 10% der Patienten mit WPW-Syndrom kommt es zusammen mit der »pseudoventrikulären« Tachykardie zum Auftreten eines Vorhofflatterns oder Vorhofflimmerns (Abb. 410). Das Vorhofflattern und/oder das Vorhofflimmern werden wahrscheinlich durch supraventrikuläre Extrasystolen oder durch frühzeitige *retrograd* geleitete ventrikuläre Extrasystolen, die während der vulnerablen Phase der Vorhöfe eintreffen, induziert. Da das akzessorische Nebenbündel anatomisch und funktionell eine Fortsetzung des Arbeitsmyokards des Herzens darstellt und nicht aus spezifischem Erregungsleitungsgewebe besteht, *fehlt der Siebeffekt des AV-Knotens.* Die hochfrequenten Erregungen des Vorhofflimmerns und/oder Vorhofflatterns werden entsprechend ihrer Frequenz via Bypass, und damit nicht verzögert, von den Vorhöfen den Ventrikeln zugeleitet. Elektrokardiographisch entsteht das Bild eines Vorhofflatterns mit 1:1-Überleitung oder einer hochgradigen Tachyarrhythmia absoluta mit deutlich deformierten Kammerkomplexen. WPW-Fälle, bei denen trotz Auftretens eines Vorhofflimmerns keine besonders schnelle Kammerschlagfolge besteht, lassen sich durch eine relativ lange Refraktärzeit ihres akzessorischen Bündels erklären.

β) Zusammenfassung

Von Reentry beanspruchte Leitungsbahnen und daraus resultierende EKG-Veränderungen beim WPW-Syndrom (Abb. 411):

a) Anterograde Erregungsleitung: AV-Knoten.
Retrograde Erregungsleitung: Kent-Bündel (Abb. 411 a/2).
EKG: Paroxysmale supraventrikuläre Tachykardie:
Vorhöfe und Kammern stehen in einer festen Beziehung zueinander, der Kammerkomplex ist in der Regel nicht verformt und nicht verbreitert. Bei vorgeschädigtem Herzen und/oder sehr lange andauernden Paroxysmen kann eine aberrierende ventrikuläre Erregungsausbreitungsstörung hinzutreten.

b) Anterograde Erregungsleitung: Kent-Bündel.
Retrograde Erregungsleitung: AV-Knoten (Abb. 411 a/1).
EKG: Pseudoventrikuläre Tachykardie, gegebenenfalls mit Vorhofflimmern oder Vorhofflattern. Hochgradige Deformierung der Kammerkomplexe, die an Delta-Wellen erinnern, auffallende Unregelmäßigkeit der Kammeraktionen (Vorhofflimmern), deutlicher Wechsel der QRS-Morphologie durch unterschiedlich starke Erregungsleitung über das AV- bzw. das Kent-Bündel (Kombinationssystolen). Die Kammerfrequenz ist für eine Kammertachykardie ungewöhnlich hoch.

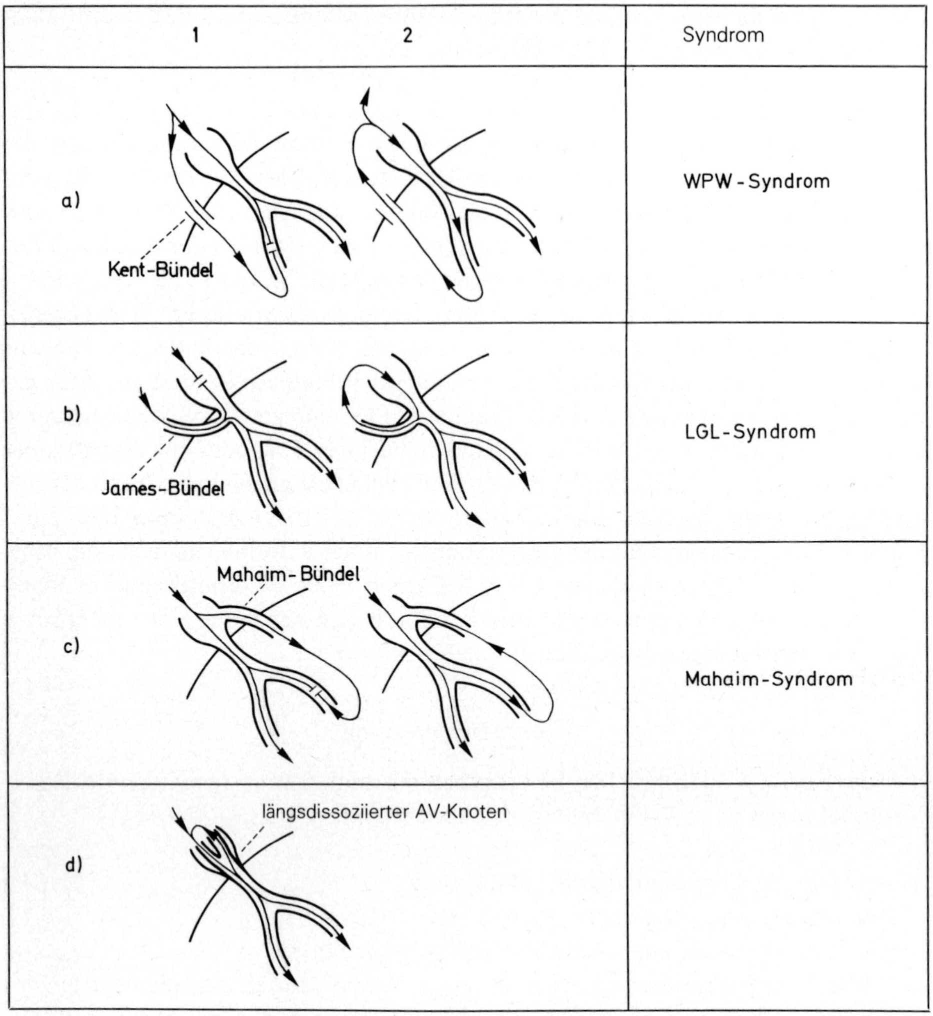

	1	2	Syndrom
a)	Kent-Bündel		WPW-Syndrom
b)	James-Bündel		LGL-Syndrom
c)	Mahaim-Bündel		Mahaim-Syndrom
d)	längsdissoziierter AV-Knoten		

Abb. 411. Schema der Reentry-Bahnen bei Präexzitationssyndromen.

c) *Anterograde Erregungsleitung: AV-Knoten.*
Retrograde Erregungsleitung: AV-Knoten (bzw. umgekehrt). (AV-Knoten-Längsdissoziation) (Abb. 411 d).
EKG: Paroxysmale supraventrikuläre Tachykardie. Formkriterien s. oben.

b) LGL-Syndrom

1. Entstehung der möglichen tachykarden Rhythmusstörungen:
Makro-Reentry mit Einbeziehung des längsdissoziierten AV-Knotens (weiteres s. WPW-Syndrom).

2. Vom Reentry beanspruchte Leitungsbahnen und daraus resultierende EKG-Veränderungen:
   a) Anterograde Erregungsleitung: AV-Knoten (Abb. 411 b/2).
   Retrograde Erregungsleitung: Paraspezifische Fasern (James-Bündel) (bzw. umgekehrt) (vgl. Abb. 411 b/1).
   EKG: Paroxysmale supraventrikuläre Tachykardie.
   b) Anterograde Erregungsleitung: AV-Knoten.
   Retrograde Erregungsleitung: AV-Knoten.
   (bzw. umgekehrt, AV-Knoten-Längsdissoziation).
   EKG: Paroxysmale supraventrikuläre Tachykardie (Abb. 411 d).

c) Präexzitationssyndrom vom Typ Mahaim

1. Entstehung der möglichen tachykarden Rhythmusstörungen: (s. WPW-Syndrom).
2. Vom Reentry beanspruchte Leitungsbahnen und daraus resultierende EKG-Veränderungen:
   a) Anterograde Erregungsleitung: AV-Knoten.
   Retrograde Erregungsleitung: Mahaim-Fasern
   (vgl. Abb. 411 c/2).
   EKG: Paroxysmale supraventrikuläre Tachykardie.
   b) Anterograde Erregungsleitung: Mahaim-Fasern.
   Retrograde Erregungsleitung: AV-Knoten (vgl. Abb. 411 c/1).
   EKG: Pseudoventrikuläre Tachykardie.

Vorkommen: Die bei den Präexzitationssyndromen auftretenden tachykarden Herzrhythmusstörungen sind benigne, können aber infolge sehr hoher Ventrikelfrequenz zu einem kritischen Abfall der Herzleistung mit Auslösen eines tachysystolischen Adams-Stokes-Syndroms führen. Bei zusätzlich bestehender organischer Herzerkrankung wie Kardiosklerose oder rheumatisches Vitien, kann es zur Ausbildung eines Lungenödems oder eines kardiogenen Schocks kommen. Beim WPW-Syndrom kann in seltenen Fällen bei sehr schneller Leitung über das Kent-Bündel ein Kammerflimmern mit Sekundenherztod ausgelöst werden.

Therapie: Ein Präexzitationssyndrom ist nur dann behandlungsbedürftig, wenn es mit paroxysmalen Tachykardien einhergeht. Die Dringlichkeit der Behandlung richtet sich nach dem Schweregrad und der Häufigkeit der Anfälle. Treten nur selten tachykarde Anfälle auf, so ist eine Dauertherapie nicht indiziert. Im allgemeinen können mit Medikamenten, die die intraventrikuläre Erregungsleitung blockieren, auch sehr wirksam akzessorische Bahnen blockiert werden.

a) Intravenöse Soforttherapie:
1. Gilurytmal (Ajmalin) 30–100 mg
2. Rytmonorm (Propafenon) 35–70 mg
3. Amidonal (Aprindin) 100–200 mg
4. Rythmodul (Disopyramid) max. 150 mg.

Gelingt es nicht, durch diese Medikamente die kreisende Erregung zwischen Vorhöfen und Kammern zu unterbrechen, kann zusätzlich ein Medikament verordnet werden, das im AV-Knoten blockierend wirkt.
1. Isoptin (Verapamil) 2,5–5 mg i. v.
2. Betablocker:
   a) Visken (Pindolol) 0,4–0,6 mg
   b) Aptin (Alprenolol) 0,5–1,0 mg
   c) Dociton (Doberol) 0,5–5 mg
   d) Trasicor (Oxprenolol) 1–2 mg.

Diese Medikamente sollten *nur unter Schrittmacherschutz* (ventricel-pacing) zusätzlich gegeben werden.

b) Perorale Therapie:
1. Neo-Gilurytmal (Prajmaliumbitartrat) 3–4 × 20 mg
2. Rytmonorm (Propafenon) 2–3 × 300 mg
3. Amidonal (Aprindin) 1–2 × 50 mg
4. Rythmodul (Disopyramid) 3–4 × 100–200 mg.

Paroxysmales Vorhofflimmern bei Präexzitationssyndrom:

Cave Herzglykoside und Isoptin! Bei Persistenz der Tachyarrhythmie kann dadurch die Entstehung eines Kammerflimmerns begünstigt werden. Die akzessorische Bahn wird durch Glykoside nicht gehemmt, ihre Refraktärzeit wird verkürzt. Das gleiche gilt für Iproveratril (Isoptin).
1. Chinidin-Duriles (Chinidin bisulfat) 2–4 × 250 mg
2. Betablocker (nach Dosisempfehlung)
3. Gilurytmal, Rytmonorm, Amidonal s. o.

c) Elektrotherapie:
   a) hochfrequente Vorhofstimulation
   b) Doppelstimulation
   c) bei schwerer Herzinsuffizienz oder Schock: Kardioversion.

d) Chirurgische Therapie:
In Extremfällen mit gehäuftem und therapieresistentem Auftreten bedrohlicher Tachykardien kann in wenigen spezialisierten Kliniken die operative Unterbrechung der akzessorischen bzw. der AV-Überleitung ausgeführt werden.

Cave: Nach Gabe von Gilurytmal (Ajmalin) i. v. zwecks Blockierung der akzessorischen Bahn darf bei Ineffektivität dieser Therapie die zusätzliche Gabe von Isoptin (Verapamil) i. v. nur unter gleichzeitigem Schrittmacherschutz (ventrikulärer Schrittmacher) gegeben werden. Durch die manchmal verzögernd eintretende Wirkung von Gilurytmal (Ajmalin) besteht bei gleichzeitiger intravenöser Isoptin-(Verapamil-)Gabe die Gefahr, daß die akzessorische Bahn und die normale AV-Überleitung gleichzeitig blockiert werden. Auch eine Suppression des Sinusknotens und heterotoper Ersatzschrittmacher ist durch diese Medikamente zu erwarten. Es kann ein kompletter AV-Block auftreten mit nicht abzuschätzender präautomatischer Pause, d.h., es besteht die Gefahr eines lebensbedrohlichen hypodynamen Morgagni-Adams-Stokes-Syndroms.

IV. Methodisches Vorgehen bei der Analyse von Herzrhythmusstörungen

Die einer Herzrhythmusstörung zugrundeliegende Störung ist bei einer oberflächlichen Betrachtung eines EKG häufig schwierig zu deuten. Die richtige Erkennung ist oft nur dann möglich, wenn unter Kenntnis der elektrophysiologischen Gesetzmäßigkeiten die Einzelheiten der Rhythmusfolge analysiert werden. Die Beurteilung komplexer Rhythmusstörungen ist häufig nur möglich, wenn lange EKG-Streifen zur Verfügung stehen. So können mit dem Routine-EKG nur etwa 20% der Herzrhythmusstörungen erfaßt werden, während mit der Langzeitregistrierung die Trefferquote auf 60–70% gesteigert werden kann. Die größtmögliche Information über eine Herzrhythmusstörung erhält man im allgemeinen aus der Ableitung, die die größten P-Zacken-Potentiale aufweist. Dies sind die Abl. II, III, V_1 oder V_2 und aVF.

Bei der Analyse einer unregelmäßigen Herzschlagfolge empfiehlt sich ein systematisches Vorgehen, das folgende Punkte klären sollte:

1. Bestimmung des Grundrhythmus:
  a) *Analyse der Vorhoftätigkeit* (Regelmäßigkeit, Frequenz)
    Sinus-P-Zacken?
    Ektopische-P-Zacken?
    F-Wellen (Flatter)?
    f-Wellen (Vorhofflimmern)?
    Retrograde P'-Zacken?
    Atriale Kombinationssystolen?
    Keine erkennbare Vorhofaktion (Überlagerung mit den QRS-Komplexen, Sinusarrest, feine Flimmerwellen)?
  b) *Analyse der Kammertätigkeit* (Regelmäßigkeit, Frequenz), supraventrikuläre QRS-Komplexe?
    Ventrikuläre QRS-Komplexe?
    Ventrikuläre Kombinationssystolen?
  c) *Analyse der Vorhof-Kammer-Beziehung*
    Anterograde Beziehung?
    Retrograde Beziehung?
    1:1-Beziehung?
    Leitungsstörung I. Grades?

Leitungsstörung II. Grades (Typ 1 oder 2)?
Komplette AV-Dissoziation?
Inkomplette AV-Dissoziation;

2. Analyse untergeordneter Arrhythmien:
a) *Supraventrikulär:*
Extrasystolen?
Parasystolie?
Ersatzsystolen?
Atriale Echosystolen?
AV-Echosystolen?
b) *Ventrikulär:*
Extrasystolen?
Parasystolie?
Ersatzsystolen?
Ventrikuläre Umkehrsystolen?

V. Differentialdiagnose der Bradykardie

Eine Bradykardie liegt beim Erwachsenen dann vor, wenn die *Kammerfrequenz 60 Schläge/min unterschreitet.*

Methodisches Vorgehen
a) Analyse der Vorhoftätigkeit

Bei der Analyse einer Bradykardie kommt dem Nachweis von P-Zacken wesentliche Bedeutung zu. Es ist zu prüfen, ob P-Zacken vorhanden sind, welche formkritischen Veränderungen sie aufweisen und in welcher Beziehung sie zum QRS-Komplex stehen.

Nach der Konfiguration der einem QRS-Komplex vorausgehenden P-Zacke lassen sich die Bradykardien differenzieren:

a) *Sinusbradykardie:*
   Sinus-P (positives, nicht deformiertes P).
b) *Bradykardie bei supraventrikulären Ersatzrhythmen:*
   sog. P', P abgeflacht positiv, biphasisch oder negativ.
c) *Bradykardie bei Vorhofflattern:*
   F-Wellen (Flatterwellen)
d) *Bradykardie bei Vorhofflimmern:*
   f-Wellen (Flimmerwellen).

b) Analyse der Vorhof-Kammer-Beziehung

Zu weiteren Analysen sollte die Beziehung der Vorhofaktion (P-Zacken, P'-Zacken, F-Wellen, f-Wellen) zum QRS-Komplex festgelegt werden, um Rückschlüsse auf die Ursache einer vorliegenden Bradykardie zu gewinnen. Pathophysiologisch kann eine Bradykardie durch eine verlangsamte Impulsbildung im Sinusknoten (Sinusbradykardie, nomotope Erregungsbildungsstörung) und/oder durch eine verlangsamte Erregungsweiterleitung vom Sinusknoten zum Vorhof (sinuatrialer Block) oder im AV-Überleitungssystem (AV-Block) bedingt sein. Dabei kann die verlangsamte Impulsbildung (»sick sinus«) und/oder die verlangsamte Impulsweiterleitung (Mobitz Typ 2) zur Bradykardie führen. Auch ist es möglich, daß die Störung der Erregungsbildung und/oder die Störung der

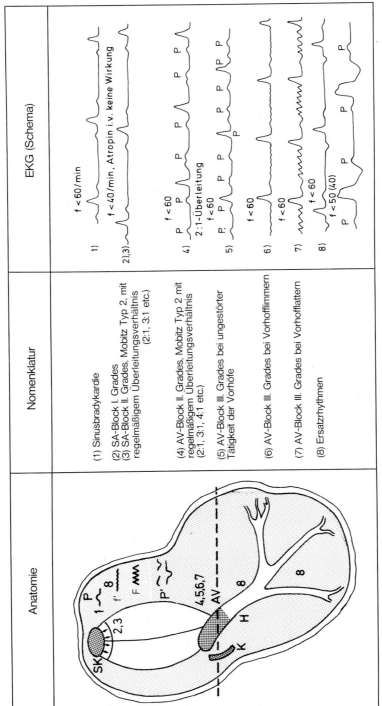

Abb. 412. Ursachen rhythmischer Bradykardien.

Erregungsleitung so hochgradig ist, daß heterotope Erregungsbildungszentren im Sinne einer passiven Heterotopie (s. S. 338) die Führung über die Ventrikel übernehmen. Es entsteht ein Ersatzrhythmus mit der den heterotopen Erregungsbildungszentren eigenen Spontanfrequenz.

Rhythmische Bradykardien sind (Abb. 412):
1. Sinusbradykardie.
2. SA-Block I. Grades.
3. SA-Block II. Grades, Mobitz Typ 2, mit regelmäßigem Überleitungsverhältnis (2:1, 3:1).
4. AV-Block II. Grades, Mobitz Typ 2, mit regelmäßigem Überleitungsverhältnis (2:1, 3:1, 4:1).
5. AV-Block III. Grades mit ungestörter Tätigkeit der Vorhöfe.
6. AV-Block III. Grades bei Vorhofflimmern.
7. AV-Block III. Grades bei Vorhofflattern.
8. Ersatzrhythmus.

1. Sinusbradykardie

Eine Sinusbradykardie liegt vor, wenn die *Sinusfrequenz weniger als 60 Schläge/ min* beträgt. Sie kann sehr langsam werden und manchmal nur 35–40 Schläge/min betragen. Pathophysiologisch wird die Ursache in der verlangsamten Bildung von Erregungsimpulsen im Sinusknoten gesehen.

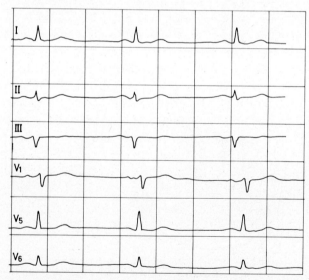

Abb. 413. Sinusbradykardie, positives P in Abl. I, II. Frequenz 55/min.

EKG: (Abb. 413): Jeder QRS-Gruppe geht eine P-Zacke mit konstanter Überleitungszeit voraus. Die P-Zacke imponiert meist abgeflacht. Mit der Bradykardie verlängert sich die Diastolendauer (TP-Zeit). Das AV-Intervall (PQ-Zeit) rückt näher an die obere Normgrenze heran (0,20 sec). Besonders präkordial tritt eine nach oben konkave ST-Hebung und eine hohe T-Welle (Vagotonie-EKG) auf.

2. SA-Block I. Grades

Das EKG des SA-Blocks I. Grades gleicht elektrokardiographisch einer Sinusbradykardie.

Beim SA-Block I. Grades ist die Leitung des normal gebildeten Sinusimpulses zum Vorhof verzögert. Dieses Intervall wird elektrokardiographisch nicht registriert.

Die differentialdiagnostische Klärung, ob einer Sinusbradykardie eine verzögerte Sinusimpulsbildung und/oder eine verlangsamte Sinusimpulsweiterleitung zugrundeliegt, ist nicht möglich.

3. SA-Block II. Grades, Mobitz Typ 2, mit regelmäßigem Überleitungsverhältnis (2:1, 3:1)

Das Kurvenbild des sinuaurikulären Blocks II. Grades, Typ 2 mit konstantem 2:1- und/oder 3:1-Überleitungsverhältnis gleicht elektrographisch ebenfalls einer Sinusbradykardie, da die Sinuserregung in der Herzstromkurve nicht sichtbar wird.

Beim SA-Block II. Grades, Mobitz Typ 2, kommt es zu einer intermittierenden Leitungsunterbrechung zwischen dem Sinusknoten und dem Vorhofmyokard. Eine oder mehrere Herzaktionen bleiben aus. Pathophysiologisch liegt eine pathologische Verlängerung der absoluten Refraktärzeit der SA-Überleitung zugrunde.

Hochgradige Sinusbradykardien zwischen 30 und 40 Schlägen/min erwecken den Verdacht, daß es sich nicht um eine Erregungsbildungsstörung, sondern um eine Erregungsleitungsstörung nach Art eines sinuaurikulären Blocks handeln könnte. Sinusbradykardien infolge verlangsamter Erregungsbildung haben meist *Frequenzen zwischen 40 und 60 Schlägen/min.* Auch ein ungenügender Anstieg der Sinusfrequenz bei körperlicher Belastung, zum Beispiel bis nur 60–70 Schlägen/min, legt als Ursache der Bradykardie einen sinuaurikulären Block nahe. Auch ist es möglich, daß bei körperlicher Belastung die Kammerfrequenz noch absinkt, weil das Überleitungsverhältnis noch ungünstiger wird, zum Beispiel 3:1 statt 2:1. Auch kann als Ausdruck eines wechselnden Überleitungsverhältnisses (4:3 etc.) eine Arrhythmie erscheinen. Nach *Atropin* zeigt die Sinusbradykardie eine langsam zunehmende Frequenz, während der SA-Block eine plötzliche Beschleunigung oder keine Reaktion zeigt.

Chronisch persistierende Sinusbradykardien sollten an das Syndrom des kranken Sinusknotens denken lassen. Durch spezielle Untersuchungsmethoden kann die Sinusknotenfunktion überprüft werden (s. S. 605, Sinusknotensyndrom).

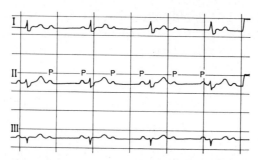

Abb. 414. AV-Block II. Grades, Mobitz Typ 2. 2:1-Überleitungsverhältnis. Es folgt nur jeder zweiten P-Zacke ein Kammerkomplex. Frequenz der Vorhöfe 120/min, Kammerfrequenz dementsprechend 60/min. Zusätzlich: vollständiger Rechtsschenkelblock.

4. AV-Block II. Grades, Mobitz Typ 2, mit regelmäßigem Überleitungsverhältnis (2:1, 3:1, 4:1)

EKG (Abb. 414, 415): Bei einem Überleitungsverhältnis 2:1 gehen jedem Kammer-EKG zwei P-Zacken, bei einem Überleitungsverhältnis 3:1 drei P-Zacken, bei einem Überleitungsverhältnis 4:1 (selten) vier P-Zacken voraus. Die zur Überleitung führende P-Zacke weist meist eine konstante PQ-Dauer auf. Ein AV-Block II. Grades, Mobitz Typ 2, mit 2:1-Überleitung kann mit einer Sinusbradykardie verwechselt werden, wenn die der QRS-Gruppe folgende nicht übergeleitete erste P-Zacke mit der T-Welle des vorausgehenden Schlages zusammenfällt. Meist weist jedoch eine Asymmetrie von T auf die sich überlagernde P-Zacke hin. Es empfiehlt sich bei derartigen Kurven die Abl. II und V_1

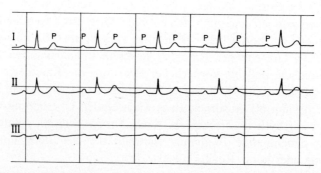

Abb. 415. AV-Block II. Grades Mobitz 2 mit 2:1-Überleitung. Superposition der ersten P-Zacke in die vorausgehende T-Welle. Es folgt nur jeder zweiten P-Zacke ein Kammerkomplex. Frequenz der Vorhöfe 80/min, Kammerfrequenz dementsprechend 40/min.

besonders zu betrachten, da in diesen Ableitungen die P-Zacken am besten abgrenzbar sind.

5. AV-Block III. Grades mit ungestörter Tätigkeit der Vorhöfe

EKG (Abb. 416, 417): Der schnellere Rhythmus der P-Zacke durchwandert die langsameren, ebenfalls meist regelmäßigen Kammerrhythmen. Die P-Zacken können *regelrecht* (Sinusrhythmus) oder *verformt* sein (ektoper Vorhofrhythmus, Vorhofflattern, Vorhofflimmern). Sitzt das distal der Blockierung gelegene Automatiezentrum des Ersatzrhythmus im AV-Überleitungssystem oder im Bündelstamm, sind die QRS-Gruppen nicht wesentlich verbreitert. Bei tieferem Sitz im Erregungsleitungssystem distal der Bifurkation des Hisschen Bündels entstehen schenkelblockartige Bilder. Die Schlagfolge des die Herzkammern führenden Ersatzrhythmus beim totalen AV-Block ist meist regelmäßig. Tritt eine Arrhythmie des Ersatzrhythmus ein, so kann diese bedingt sein durch (modifiziert nach HOLZMANN) (Abb. 418):

a) Ventricular capture beats (subtotaler AV-Block).
b) Intermittierender Austrittsblock des Ersatzrhythmus (Block im Block).
c) Extrasystolen.
d) Echosystolen.
e) Wechselnde Automatiezentren.

a) Ventricular capture beats (subtotaler AV-Block)

Eine gelegentliche Vorhofüberleitung, auch wenn sie noch so selten auftritt, schließt die Diagnose: totaler AV-Block per definitionem aus. Es liegt nur eine subtotale Blockierung vor. Diese »subtotalen AV-Blöcke« nehmen eine Mittelstellung zwischen den partiellen AV-Blöcken und den kompletten AV-Blöcken ein. Im angloamerikanischen Schrifttum werden sie nicht den AV-Blöcken II. Grades, sondern einer eigenen Gruppe, den hochgradigen oder fortgeschrittenen AV-Blöcken *(high grade advanced AV-Block),* zugeordnet (Abb. 418/419).

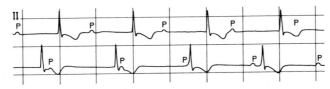

Abb. 416. AV-Block III. Grades bei Sinusrhythmus. Ersatzrhythmus eines sekundären Automatiezentrums. Vorhoffrequenz 80/min, Kammerfrequenz 72/min.

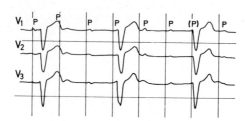

Abb. 417. AV-Block III. Grades bei Sinusrhythmus. Ersatzrhythmus eines tertiären Automatiezentrums. Vorhoffrequenz 100/min, Kammerfrequenz 40/min. Nebenbefund: Ventrikulophasische Sinusarrhythmie.

b) Intermittierender Austrittsblock des Ersatzrhythmus (Block im Block)

(α) Ein Austrittsblock (Exit-Block) II. Grades, Mobitz Typ 1 (Wenckebach), (Charakteristikum s. S. 432: SA-Block) ist an der typischen Gruppierung der Kammerkomplexe (Wenckebachsche Periodik, regular irregularity) des Ersatzrhythmus zu erkennen.

(β) Beim Austrittsblock II. Grades, Mobitz Typ 2, fallen intermittierend ein oder mehrere Kammerkomplexe des Ersatzrhythmus aus. Die entstehenden Pausen betragen annähernd das Doppelte oder Mehrfache der sonst vorhandenen Kammerintervalle (Abb. 420).

Liegt das heterotope Ersatzzentrum bei einem totalen AV-Block im AV-Überleitungsgewebe (zentraler totaler AV-Block [s. S. 4, 6, 8]) und zeigen die AV-Ersatzschläge eine Rhythmusfolge, die für einen Exit-Block II. Grades, Typ 1 und/oder einen Exit-Block II. Grades, Typ 2 spricht, liegt ein AV-Doppelblock vor (totaler AV-Block oberhalb, partieller Block unterhalb des AV-Automatiezentrums).

c) Extrasystolen

Folgt das Herz einem AV-Ersatz-Zentrum, dann können sowohl Extrasystolen als auch Kammerextrasystolen eine Arrhythmie beim totalen AV-Block hervorrufen. Folgt das Herz einem ventrikulären Ersatzrhythmus, so können ausschließlich Kammerextrasystolen eine Arrhythmie bewirken. Die extrasystolische Erregungswelle führt zu einer Depolarisierung des ektopen Ersatzzentrums, so daß dieses erneut sein Schrittmacherpotential aufbauen muß. Es kommt zu einem Versetzen des Ersatzschrittmachers (reset). Die eintretende Pause ist kleiner als zwei RR-Intervalle des Ersatzrhythmus. Extrasystolen pflegen die Automatiefrequenz des Ersatzrhythmus etwas zu verlangsamen, andererseits wird die effektive Kammerfrequenz durch die Extrasystole erhöht. Das Auftreten polymorpher Extrasystolen beim totalen AV-Block sollte an eine Digitalisüberdosierung denken lassen (gegebenenfalls extrasystolische Kammertachyarrhythmie bis zum hyperdynamen Adams-Stokes-Syndrom) (Abb. 421).

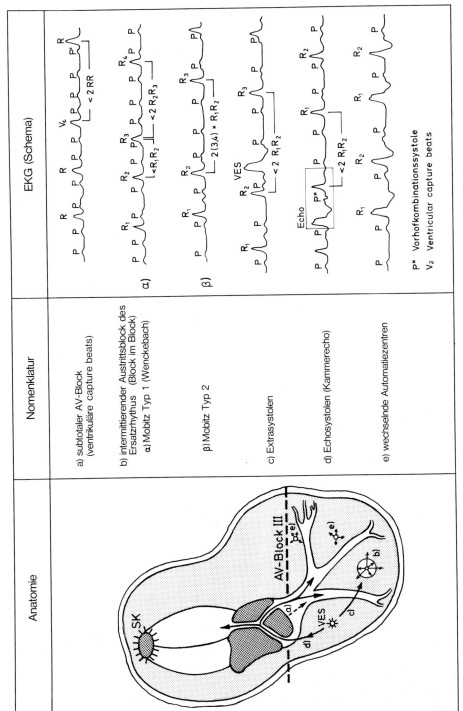

Abb. 418. Ursache einer Arrhythmie des Ersatzrhythmus beim totalen AV-Block.

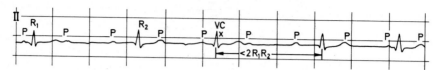

Abb. 419. Subtotaler kompletter AV-Block. Vorhoffrequenz 100/min; Kammerfrequenz um 50/min. VC = Ventricular capture beat. × = Übergeleitete Vorhofaktion zu den Kammern. Die übergeleitete Erregung führt zu einer Depolarisation des sekundären Ersatzschrittmachers, der ein neues Aktionspotential aufbauen muß (sog. Reset). Die nachfolgend entstehende Pause ist kleiner als 2 RR-Intervalle. Eine übergeleitete Kammeraktion beim subtotalen AV-Block imponiert formkritisch als vorzeitig einfallende »supraventrikuläre« Extrasystole.

d) Echosystolen

Beim totalen AV-Block ist manchmal bei totaler anterograder Blockierung die retrograde Erregungsleitung ungestört *(unidirektionaler Block)*. In derartigen Fällen können Umkehrsystolen (s. S. 405: Echosystolen) über den längsdisoziierten AV-Knoten auftreten. Das formkritische Bild eines gekoppelten Rhythmus mit Umkehrung des R-Ausschlages und/oder interponierte Kammerextrasystolen sollten an ein Echophänomen denken lassen. Eine AV-Echosystolie läßt sich meist nur aus einer Rhythmusversetzung der AV-Ersatzschläge vermuten. Sie kann nicht sicher von blockierten AV-Extrasystolen, die unterhalb der Blockzone ausgehen, abgegrenzt werden (Abb. 418).

e) Wechselnde Automatiezentren

Bei einem totalen AV-Block, meist bei einem peripheren trifaszikulären AV-Block (s. S. 468), erweist sich die *Frequenz* des Ersatzschrittmachers nicht selten als *instabil:* Irreguläre Kammerrhythmen, Systolenausfälle, gehäufte Extrasystolen sowie wechselnde Erregungszentren sind nicht ungewöhnlich (Abb. 422).

Entsprechend dem Ursprungsort der ektopen Ersatzschrittmacher kommt es zum Auftreten einander folgender bifaszikulärer Blockbilder. Dabei können beide Zentren ungefähr gleich frequent schlagen und sich von Zeit zu Zeit in der Führung abwechseln. Bei solchen Übergängen können Kombinationssystolen mit intermediärem Bild vorkommen.

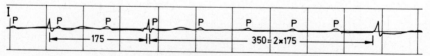

Abb. 420. Kompletter AV-Block mit Austrittsblock II. Grades, Mobitz 2 (2:1-Austrittsblockierung) des Ersatzrhythmus (Block im Block). Die Vorhöfe werden vom Sinusknoten geführt, Sinusfrequenz 100/min. Es liegt keine Verknüpfung zwischen Vorhof- und Kammeraktionen vor (kompletter AV-Block). Der Ersatzrhythmus zeigt eine Arrhythmie. Die Pause entspricht dem doppelten Wert des normalen RR-Intervalles des Ersatzrhythmus (Austrittsblockierung des Ersatzrhythmus, Mobitz Typ 2, 2:1).

5. AV-Block III. Grades mit ungestörter Tätigkeit der Vorhöfe

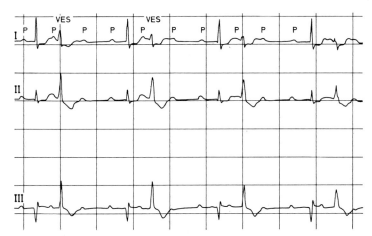

Abb. 421. AV-Block III. Grades (totaler AV-Block) bei Sinusrhythmus mit ventrikulären Extrasystolen in Bigeminus-Sequenz. Frequenz der Vorhöfe 90/min; Frequenz des tertiären Ersatzrhythmus 30/min. Da die ventrikulären Extrasystolen konstant als Bigeminus zum vorausgehenden QRS-Komplex des Normalschlages gekoppelt sind, kann eine Versetzung des Grundrhythmus (Reset) durch die Extrasystolen nicht erkannt werden.

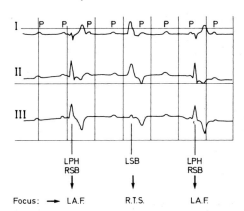

Abb. 422. AV-Block III. Grades mit wechselnden Automatiezentren des ventrikulären tertiären Schrittmachers; LPH: linksposteriorer Hemiblock; RSB: Rechtsschenkelblock; LSB: Linksschenkelblock; LA.F.: Linksanteriorer Faszikel; R.T.S.: Rechter Tawara-Schenkel.

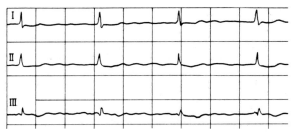

Abb. 423. AV-Block III. Grades bei Vorhofflimmern. Sekundärer Ersatzrhythmus. Kammerfrequenz 70/min.

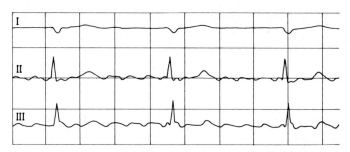

Abb. 424. AV-Block III. Grades bei Vorhofflattern. Ventrikulärer Ersatzrhythmus mit einer Kammerfrequenz um 70/min. Der QRS-Komplex ist verbreitert, Rechtstyp (klassischer Rechtsschenkelblock), so daß ein tertiäres Erregungsbildungszentrum im linksanterioren Faszikel des ventrikulären ELS anzunehmen ist. Typische Flatterwellen in Abl. II, III; Flatterfrequenz 240/min.

6. AV-Block III. Grades bei Vorhofflimmern

EKG (Abb. 423): Bei langsamer *(meist unter 40/min)* und regelmäßiger Kammertätigkeit fehlen P-Zacken. Es erscheinen Flimmerwellen (f-Wellen). Diese sind meist in den Abl. II, III und V_1 am besten abzugrenzen. Ist das distal der Blockierung gelegene Automatiezentrum des Ersatzrhythmus im AV-Überleitungssystem oder im Bündelstamm lokalisiert, sind die QRS-Gruppen nicht wesentlich verbreitert. Bei tieferem Sitz im ELS, distal der Bifurkation des Hisschen Bündels, entstehen schenkelblockartige Bilder (s. S. 372).

Ein totaler AV-Block mit Vorhofflimmern findet sich am häufigsten nach Digitalisüberdosierung. Palpatorisch wird dann der Puls plötzlich langsam und regelmäßig (FRIESE).

7. AV-Block III. Grades bei Vorhofflattern

Bei langsamer und regelmäßiger Kammertätigkeit erscheinen statt P-Zacken rhythmisch aufeinander folgende Flatterwellen (F-Wellen). Diese lassen keine zeitliche Beziehung zu dem Kammer-EKG erkennen. Der Sitz des Ersatzrhythmus läßt sich aus der Form des QRS-Komplexes differenzieren (Abb. 424).

Der komplette AV-Block bei Vorhofflattern ist, entsprechend dem AV-Block, bei Vorhofflimmern meist Folge einer Digitalisüberdosierung.

8. Ersatzrhythmen

Siehe S. 338: Passive Heterotopie.

VI. Differentialdiagnose der Tachykardie

Eine Tachykardie liegt beim Erwachsenen dann vor, wenn die Kammerfrequenz *100 Schläge/min oder mehr* beträgt. Eine weitere Möglichkeit der Einteilung der Tachykardien basiert auf topographisch anatomischen Gesichtspunkten. *Supraventrikulär* sind alle Tachykardien, deren Automatiezentrum oberhalb der Bifurkation des Hisschen Bündelstammes, *ventrikulär* alle Tachykardien, deren Automatiezentrum distal des Hisschen Bündels liegt. Von einer *Vorhof*tachykardie spricht man, wenn die Frequenz der primären Vorhofentladungen, von einer *Kammer*tachykardie im engeren Sinne, wenn die Frequenz der primären Kammerentladungen 100 Schläge/min erreicht oder überschreitet.

1. Differentialdiagnose supraventrikulärer Tachykardien

Das Automatiezentrum der supraventrikulären Tachykardien liegt entweder im *Sinusknoten,* in den *Vorhöfen* oder im *AV-Überleitungsgewebe* (weitere Differentialdiagnose s. S. 338: Ektope Vorhofrhythmen). Die Kammern schlagen in Abhängigkeit vom supraventrikulären Reiz. Die Kammerfrequenz steht in einer festen zeitlichen Beziehung zu den Vorhofaktionen. Die QRS-Gruppe ist bei den supraventrikulären Tachykardien nicht verbreitert (sogenannter supraventrikulär konfigurierter QRS-Komplex). Ausnahme: Primär vorhandener, das heißt auch außerhalb des Anfalls nachweisbarer Schenkelblock, oder die ventrikuläre Erregungsausbreitung wird sekundär (bei vorgeschädigtem Herzen oder bei sehr lange dauernden Paroxysmen) aberrierend geleitet.

a) Methodisches Vorgehen (Kriterien)

α) Analyse der Vorhoftätigkeit

Bei der Analyse supraventrikulärer Tachykardien kommt der Formänderung der P-Zacken und der Vorhoffrequenz (PP-Intervall) eine wesentliche Bedeutung zu. Aufgrund der Frequenz der Vorhofentladungen und nach der Konfiguration der P-Zacken lassen sich die supraventrikulären Tachykardien, wie in Tab. 25 dargestellt, differenzieren.

Tab. 25. Differentialdiagnose tachykarder Rhythmusstörungen (modifiziert nach WIRTZFELD u. BAEDECKER).

	Vorhof-frequenz	Kammer-frequenz	EKG Vorhof-Aktion	EKG Kammerkomplex	Karotisdruckversuch
Sinustachy-kardie	100–160/ (170)	gleich, meist rhythmisch	P-Zacken	normal oder aberrierend	mäßiggradige, allmähliche Verlangsamung
Vorhoftachy-kardie	170–220/ (250)	gleich, rhythmisch	P'-Zacken	normal oder aberrierend	plötzliches Sistieren (Reentry) oder keine Wirkung
Vorhoftachy-kardie mit Block	170–220	variabel, entsprechend der AV-Blockierung deutlich langsamer	P-Zacken	normal oder aberrierend	vorübergehende Zunahme des Blockierungsgrades, bei gleichbleibender Vorhoffrequenz
Vorhofflattern	220–350	variabel, meist 100–150 (2:1-Blockierung)	F-Wellen	normal oder aberrierend	vorübergehende Zunahme des Blockierungsgrades, sprunghafte Reduktion
Vorhofflimmern	350–650	variabel, absolute Arrhythmie	f-Wellen	normal oder aberrierend	vorübergehende Verlangsamung der Kammerfrequenz
AV-Knoten-Tachykardie	(60) 170–220/ (250)	gleich, rhythmisch	negative P-Zacken	normal oder aberrierend	plötzliches Sistieren (Reentry) oder keine Wirkung
Kammertachy-kardie	variabel	(60) 170–220 (250)	variabel	aberrierend (Ausnahme: »His-Purkinje-Tachykardie«)	keine Beeinflussung der Kammerfrequenz (nur Beeinflussung der Vorhoffrequenz)

Sinustachykardie: Frequenz 100–160 (170) Schläge/min, positives, nicht deformiertes P.

Atriale Tachykardie: (Vorhoftachykardie im engeren Sinne) Frequenz 170–220 (250) Schläge/min, positives, biphasisches P (sog. P').

Sogenannte *Knotentachykardie:* 170–220 Schläge/min, negatives P, (sog. P').

Vorhofflattern: Frequenz 220–350 Schläge/min, Flatter-(F-)Wellen.
Vorhofflimmern: Frequenz 350–650 Schläge/min, Flimmer-(f-)Wellen.

Auch die Auswirkung des Karotisdruckversuches (bzw. anderer vagomimetischer Maßnahmen wie: Bulbusdruck, Valsalva-Versuch, Provokation von Erbrechen, Trinken von Eiswasser, Gabe von Vagomimetika) gibt wichtige differentialdiagnostische Hinweise (Tab. 25).

β) Analyse der Vorhof-Kammer-Beziehung

In der weiteren Analyse sollte die Beziehung der P-Zacken zum QRS-Komplex festgelegt werden. Mit zunehmender Frequenz können Erregungsleitungsstörungen der bekannten Blockierungsgrade der vom nomotopen und/oder heterotopen Erregungsbildungszentrum ausgehenden Erregungswelle in allen Ebenen des Erregungsleitungssystems auftreten.

Folgende *Möglichkeiten einer Blockierung* sind gegeben:

αα) Blockierung der Erregungswelle vom nomotopen und/oder ektopen Automatiezentrum zum angrenzenden Vorhofmyokard nach Art einer Austrittsblokkierung (Exit-Block, SA-Block).
ββ) Blockierung der Erregungswelle im AV-Knoten.
γγ) Blockierung der Erregungswelle im ventrikulären ELS (Abb. 425).

αα) Blockierung der Erregungswelle vom nomotopen und/oder ektopen Automatiezentrum zum angrenzenden Vorhofmyokard nach Art einer Austrittsblockierung

Bei einer Austrittsblockierung vom Typ Wenckebach (Exit-Block Schweregrad II, Mobitz Typ 1) zeigen die P-Zacken und/oder P'-Zacken die für diesen Blockierungsgrad typische regelmäßige Irregularität. Bei einer Austrittsblockierung vom Schweregrad II, Mobitz Typ 2, kommt es zu einem periodischen Ausfall von P- und/oder P'-Zacken. Dabei beträgt das entstehende P'P'-Intervall das doppelte oder einfache Vielfache des normalen P'P'-Abstandes.

ββ) Blockierung der Erregungswelle im AV-Knoten

Bei schnellen Formen von Vorhoftachykardien treten, bedingt durch die Refraktäritätsverhältnisse des AV-Knotens, AV-Blockierungen aller Schweregrade auf. Neben einem AV-Block I. Grades kommt es beim Erwachsenen, insbesondere bei *Vorhoffrequenzen von über 180/min* (s. S. 419: Physiologische AV-Blockierungen), bei der eine 1:1-Überleitung meist nicht mehr möglich ist, zum Auftreten eines AV-Blocks II. Grades, entweder in Form einer Wenckebachschen Periode oder eines Mobitz Typ 2. Auch ein totaler AV-Block ist möglich. Dann tritt meist ein relativ frequenter Knotenersatzrhythmus ein. Auch ist es

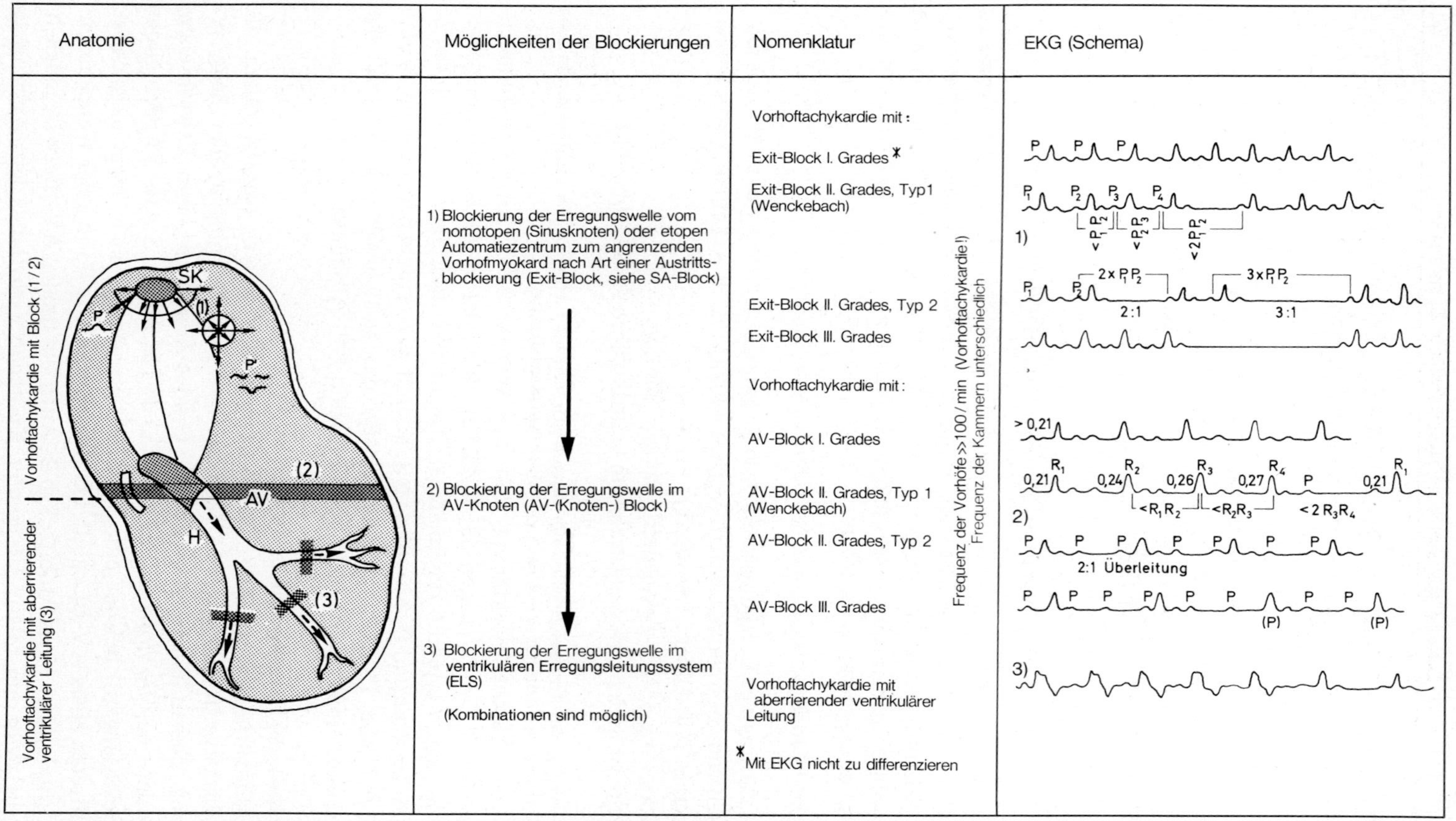

Anatomie	Möglichkeiten der Blockierungen	Nomenklatur	EKG (Schema)
	1) Blockierung der Erregungswelle vom nomotopen (Sinusknoten) oder etopen Automatiezentrum zum angrenzenden Vorhofmyokard nach Art einer Austrittsblockierung (Exit-Block, siehe SA-Block)	Vorhoftachykardie mit: Exit-Block I. Grades ✶ Exit-Block II. Grades, Typ 1 (Wenckebach) Exit-Block II. Grades, Typ 2 Exit-Block III. Grades	1) $P_1\ P_2\ P_3\ P_4$ … $2 \times P_1P_2$ … $3 \times P_1P_2$ … 2:1 … 3:1
	2) Blockierung der Erregungswelle im AV-Knoten (AV-(Knoten-) Block)	Vorhoftachykardie mit: AV-Block I. Grades AV-Block II. Grades, Typ 1 (Wenckebach) AV-Block II. Grades, Typ 2 AV-Block III. Grades	2) R_1 0,21 R_2 0,24 R_3 0,26 R_4 0,27 $<R_1R_2 < R_2R_3 < 2 R_3R_4$; >0,21; 2:1 Überleitung
	3) Blockierung der Erregungswelle im ventrikulären Erregungsleitungssystem (ELS) (Kombinationen sind möglich)	Vorhoftachykardie mit aberrierender ventrikulärer Leitung ✶ Mit EKG nicht zu differenzieren	3) P P P P P (P) P (P)

Frequenz der Vorhöfe (Vorhoftachykardie!) ≫ 100/min
Frequenz der Kammern unterschiedlich

Abb. 425. Möglichkeiten der Blockierungen bei Vorhoftachykardien (Vorhoftachykardie mit Block). Beachte: Definitionsgemäß liegt bei der Vorhoftachykardie die Frequenz der Vorhöfe (P-Zacken) über 100/min. Die Frequenz der Kammern (R-Zacken) kann entsprechend der eintretenden Blockierungen unterschiedlich sein.

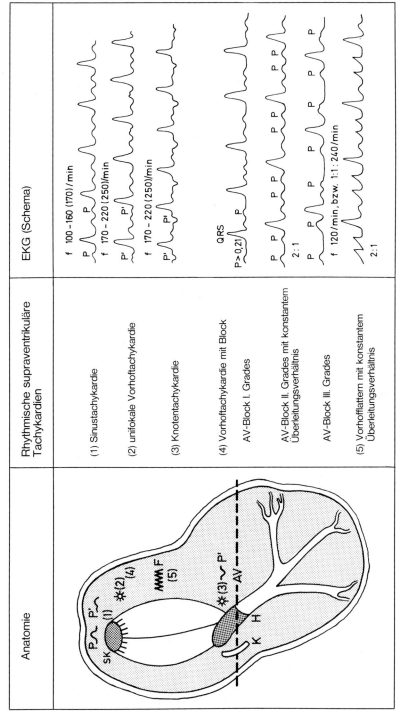

Abb. 426. Einteilung der rhythmischen supraventrikulären Tachykardien.

möglich, daß bei ektopen Vorhoftachykardien ein sogenannter AV-Doppelblock auftritt, eine im oberen AV-Knoten gelegene Leitungsstörung, die zum Beispiel nur jede zweite Erregungswelle passieren läßt (2:1 Block), und eine tiefer gelegene Leitungsstörung, die die passierte Erregungswelle entweder verlangsamt (zusätzlicher AV-Block I. Grades) oder nach Art einer Wenckebachschen Periode dem Myokard zuleitet. Solche höhergradigen Blockierungen im Sinne eines AV-Doppelblockes sollten immer an eine Digitalisüberdosierung denken lassen.

γγ) **Blockierung der Erregungswelle im ventrikulären ELS**

Bei den schnellen Vorhoftachykardien wird bei schneller AV-Überleitung das intraventrikuläre ELS ebenfalls stark beansprucht, es kann zum Auftreten funktioneller Schenkelblöcke, das heißt, zum Auftreten einer aberrierenden intraventrikulären Leitung kommen (s. S. 419).

Mit dem Auftreten von Erregungsleitungsstörungen kann eine primär rhythmische supraventrikuläre Tachykardie sekundär arrhythmisch werden oder beim Auftreten einer funktionell bedingten ventrikulären Leitungsstörung das Bild einer ventrikulären Tachykardie vortäuschen.

Rhythmische supraventrikuläre Tachykardien sind (Abb. 426):
α) Sinustachykardie.
β) Unifokale Vorhoftachykardie.
γ) Sogenannte Knotentachykardien (AV-junctional-Tachykardien).
δ) Vorhoftachykardie mit Block mit konstanter (2:1-, 3:1-AV-)Überleitung.
ε) Vorhofflattern mit konstanter (1:1-, 2:1-, 4:1-AV-)Überleitung.

Arrhythmische supraventrikuläre Tachykardien sind:
α) Vorhofflimmern mit inkonstanter Überleitung.
β) Vorhofflattern mit inkonstantem Überleitungsverhältnis.

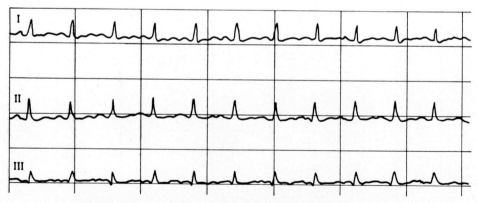

Abb. 427. Sinustachykardie. Positives P in Abl. I, II; Frequenz 130/min.

γ) Vorhoftachykardie mit Block und wechselndem Überleitungsverhältnis.
δ) Multifokale Vorhoftachykardie.

b) Rhythmische supraventrikuläre Tachykardie

α) Sinustachykardie

EKG (Abb. 427): Es finden sich nicht verbreiterte, nicht verformte QRS-Gruppen, denen normal geformte P-Zacken (P_I und P_{II} positiv) vorausgehen.

Beim Erwachsenen überschreitet eine Sinustachykardie in Ruhe einen Wert von *170 Schlägen/min* meist nicht. Die Amplitude der normal konfigurierten P-Zacken bei der Sinustachykardie korreliert mit der Höhe der Frequenz (wandernder Schrittmacher im Sinusknoten, s. S. 334: Respiratorische Sinusarrhythmie). Bei sehr hoher Sinusfrequenz kann die P-Zacke ein P-pulmonale (sogenanntes P-sympathicotone) vortäuschen. Mit der Frequenzsteigerung verkürzen sich die Zeiten, die PQ-Zeit ist meistens kurz, der Abstand der T-Welle von der nachfolgenden P-Zacke ist kurz, P und T können sich überlagern (Superposition). Mit ausgeprägter Tachykardie stellt sich die elektrische Herzachse mehr vertikal (Lageänderung zur Steillage bzw. Rechtstyp). Die ST-Strecke zeigt häufig einen tiefen Abgang mit aszendierendem Verlauf.

Eine paroxysmale Sinustachykardie kann in seltenen Fällen ebenfalls auftreten. Die *Frequenz* liegt dann in dem für die paroxysmalen Tachykardien typischen Bereich von *150–220 Schlägen/min*. Wegen der hohen Schlagfrequenz treten dann häufig atriale Leitungsstörungen hinzu, so daß die Differentialdiagnose gegenüber der unifokalen Vorhoftachykardie (s. unten) mit der formalen Identität der P-Zacken während des Anfalls nicht möglich ist.

β) Unifokale Vorhoftachykardie (atriale Tachykardie)

EKG (Abb. 428): Nicht verbreiterten, nicht verformten QRS-Gruppen gehen positiv deformierte P-Zacken (sogenannte *P'-Zacken*, P_I und P_{II} nach oben gerichtet) voraus. Die Konfiguration dieser P'-Zacken einer Vorhoftachykardie ist von der Lage des Automatiezentrums sowie von der intraatrialen Erregungsaus-

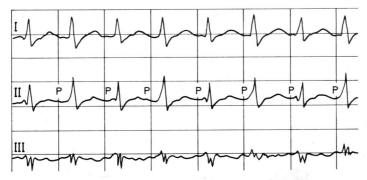

Abb. 428. Unifokale Vorhoftachykardie. Abgeflachtes P in Abl. II, III. Frequenz 220/min.

breitung abhängig s. S. 339: Ektope Vorhofrhythmen). In den meisten Fällen der unifokalen ektopischen Vorhoftachykardie sind die P-Zacken nur wenig von jenen einer Sinustachykardie unterschieden, was darauf schließen läßt, daß das ektope Erregungsbildungszentrum in den oberen Abschnitten des rechten Vorhofs sinusknotennahe gelegen ist. Bei hohen Frequenzen sind die P-Zacken manchmal in der T-Welle des vorausgehenden Zyklus verborgen und nicht sicher zu erkennen. In unklaren Fällen hat sich die Ableitung eines Ösophagus-EKG und/ oder eines intrakardialen Elektrokardiogramms bewährt.

γ) Sogenannte »Knotentachykardien« (AV-junctional-Tachykardien)

EKG (Abb. 429–432): Nicht verbreiterten und nicht verformten QRS-Gruppen gehen in Abl. II, III, aVF negative P-Zacken voraus, sie sind im QRS-Komplex verborgen oder sie folgen dem QRS-Komplex nach. Das PQ-Intervall ist meist kleiner als 0,12 sec (weiteres s. S. 339: Ektope Vorhofrhythmen).

Die Vorhoftachykardie und die Knotentachykardie werden als »*supraventrikuläre Tachykardie im engeren Sinne*« zusammengefaßt. Sie treten fast immer paroxysmal auf (paroxysmale supraventrikuläre Tachykardie, anfallsweises Herzjagen). Die Herzfrequenz liegt dabei in dem für die paroxysmalen Tachykardien typischen *Frequenzbereich zwischen 170 und 220 (250) Schlägen/min, in der Regel um 180 Schläge/min.*

Liegt bei einer AV-Knotentachykardie die Frequenz nicht über 150/min *(Frequenzbereich 70–130 Schläge/min)*, handelt es sich um die nicht paroxysmale AV-Knotentachykardie (Synonyma:

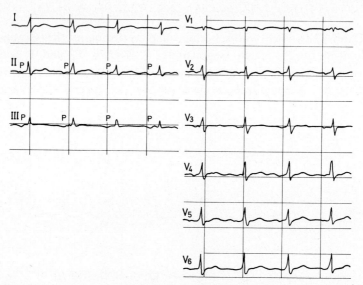

Abb. 429. Obere Knotentachykardie. Frequenz 175/min. Negatives P in Abl. II, III, dem QRS-Komplex vorausgehend.

1. Differentialdiagnose supraventrikulärer Tachykardien

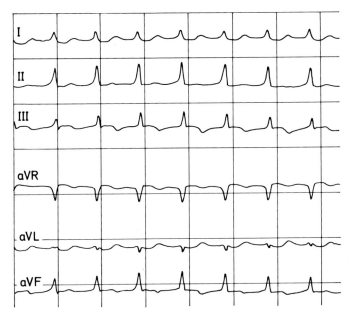

Abb. 430. Paroxysmale supraventrikuläre Tachykardie, Frequenz 170/min. P-Zacken sind nicht erkennbar (mittlere Knotentachykardie).

idionodale AV-Knotentachykardie). Eine Tachykardie im eigentlichen Sinne besteht somit oft nicht. Der Beginn dieser Sonderform der AV-Knoten-Tachykardie ist nie plötzlich, sondern das schnellere AV-Knoten-Zentrum übernimmt die Schrittmacherfunktion des Herzens. Dabei kann es vorübergehend zu einer AV-Dissoziation durch Interferenz der Sinus- und AV-Knoten-Tätigkeit kommen (s. S. 410).

Karotissinusdruck oder andere mechanische vagusstimulierende Maßnahmen beendigen eine Knotentachykardie meist prompt (Reentry-Mechanismus). Dies im Gegensatz zur physiologischen, pathologischen oder pharmakologischen Sinustachykardie, die unter Karotissinusdruck nie unterbrochen, meist aber kurzfristig verlangsamt wird.

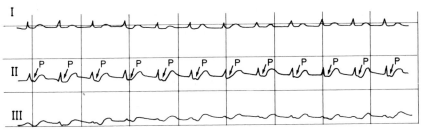

Abb. 431. Untere Knotentachykardie. Frequenz 165/min. Negatives P, dem QRS-Komplex nachfolgend, in Abl. II, III.
(DD: Sog. Concealed WPW-Syndrom, vgl. S. 405, Abb. 309).

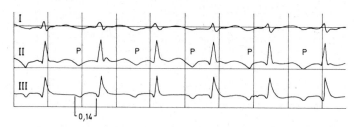

Abb. 432. Sog. Sinus-coronarius-Tachykardie. Negatives P, dem QRS-Komplex vorausgehend, in Abl. II, III; PQ-Zeit 0,14 sec. Kammerfrequenz 105/min.
(DD: Concealed WPW-Syndrom, s. S. 405, Abb. 309).

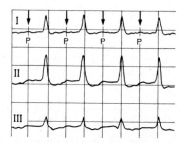

Abb. 433. Vorhoftachykardie mit AV-Block I. Grades. Vorhof- und Kammerfrequenz 150/min. PQ-Zeit 0,24 sec. ↓ P-Zacken.

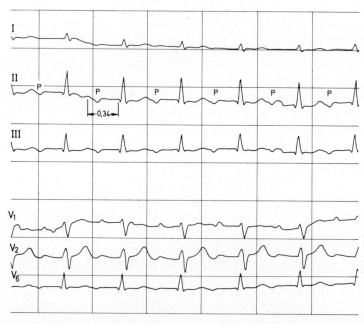

Abb. 434. Obere Knotentachykardie, Frequenz 110/min mit AV-Block I. Grades (Synonyma: Sinuscoronarius-Tachykardie). Negatives P in Abl. II, III. PQ-Zeit 0,34 sec.
(DD: PAT bei Concealed WPW-Syndrom, vgl. S. 405, Abb. 309)

1. Differentialdiagnose supraventrikulärer Tachykardien 537

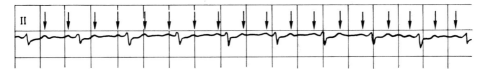

Abb. 435. Vorhoftachykardie mit 2:1 Überleitung. Vorhoffrequenz 130/min; Kammerfrequenz entsprechend 65/min. ↓ P-Zacken.

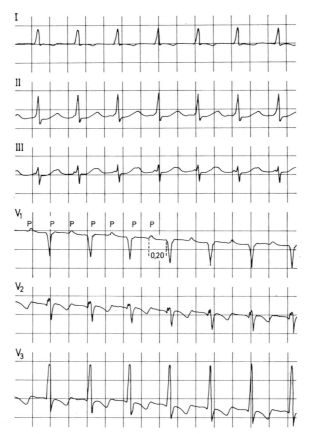

Abb. 436. Vorhoftachykardie mit 2:1-AV-Überleitung (Vorhoftachykardie mit 2:1-Block). Vorhoffrequenz 260/min, Kammerfrequenz dementsprechend 130/min. Verlängerte AV-Überleitung des zweiten übergeleiteten Schlages (PQ-Zeit mit 0,20 sec im Verhältnis zur Vorhoffrequenz verlängert). Es liegt also ein AV-Doppelblock mit proximaler Blockierung der ersten Vorhofaktion und distaler Leitungsverzögerung der übergeleiteten Vorhofaktion vor (2:1-Mobitz-Block proximal, AV-Block I. Grades distal).

δ) Vorhoftachykardie mit Block
(AV-Block I. Grades, AV-Block II. Grades, Mobitz Typ 2 mit 2:1-, 3:1-Überleitungsverhältnis, kompletter AV-Block)

EKG (Abb. 433): Nicht verbreiterten, nicht verformten QRS-Gruppen gehen pathologisch geformte P-Zacken (P'-Zacken) (biphasisch oder nach unten gerichtet) voraus. Die *Vorhoffrequenz* liegt mit *150–200 Schlägen/min* meist etwas unter jener der Vorhof- und sogenannten Knotentachykardie. Die PQ-Zeit ist, bezogen auf die Vorhoffrequenz, verlängert (AV-Block I. Grades) (Abb. 433, 434). Bei einer 2:1-Blockierung wird nur jede zweite Zacke, bei einer 3:1-Blockierung nur jede dritte P-Zacke den Kammern zugeleitet. Häufig besteht gleichzeitig eine AV-Verlängerung der übergeleiteten P-Zacke. Die konstante Überleitung bei einer Vorhoftachykardie mit Block bewirkt eine rhythmische QRS-Gruppierung. Gleichzeitig führt dies häufig, je nach Vorhoffrequenz und Grad der Blockierung, zu einer nicht besonders raschen Kammerfrequenz (Abb. 435–437). Bei einer totalen AV-Blockierung durchwandert der tachykarde Rhythmus der P'-Zacken einen meist relativ raschen AV-Knoten-Ersatzrhythmus (Abb. 438).

Karotissinusdruck oder andere mechanische vagusstimulierende Maßnahmen bewirken infolge stärkerer AV-Blockierung einen vorübergehenden Frequenzabfall, nie aber eine Unterbrechung der Tachykardie.

Vorkommen: Die Vorhoftachykardie mit Block ist meist Ausdruck einer fortgeschrittenen Myokardschädigung, insbesonders dann, wenn die Blockierungen schon bei niederen Frequenzen *(unter 160/min)* auftreten. Häufig ist sie

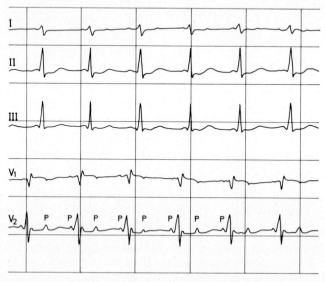

Abb. 437. Vorhoftachykardie mit 2:1-AV-Block. Vorhoffrequenz 210/min, Kammerfrequenz 105/min. Nebenbefund: Beginnender bifaszikulärer Block: Linksposteriorer Hemiblock + unvollständiger Rechtsschenkelblock.

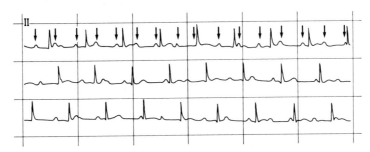

Abb. 438. Vorhoftachykardie mit komplettem AV-Block. Vorhoffrequenz 200/min. Relativ schnelle Kammerfrequenz von 115/min (sog. akzelerierter Knotenrhythmus). Es liegt somit eine supraventrikuläre Doppeltachykardie vor. 53jähriger Patient mit Digitalisüberdosierung.

digitalisinduziert. Tritt sie beim Cor pulmonale auf, so kann sie als Signum mali ominis betrachtet werden.

ε) *Vorhofflattern mit konstantem (2:1-, 3:1- etc.) Überleitungsverhältnis*

EKG (Abb. 439, 440): Nicht verbreiterten, nicht verformten QRS-Gruppen gehen sogenannte Flatter-(F-)Wellen voraus. Sie haben formkritisch eine Sägezahnform. Sie können besonders gut in Abl. II, III, aVF sowie V_1 nachgewiesen werden. Die Flatterwellen sind durch eine regelmäßige *Vorhoffrequenz zwischen 250–350* (meist um 300)/min gekennzeichnet. Ihre meist regelmäßige *Kammerfrequenz* liegt *bei 100–150 Schlägen/min,* bedingt durch die physiologische Refraktärzeit des AV-Knotens mit konsekutiver 2:1- und/oder 3:1-Blockierung der Vorhofimpulse. Bei vorgeschädigter AV-Leitung sowie unter einer Digitalistherapie nimmt der Blockierungsgrad zu, wobei gerade Überleitungsverhältnisse (4:1, 6:1) überwiegen. Die Kammerfrequenz wird entsprechend reduziert.

Karotissinusdruck beendigt ein Vorhofflattern nicht, verstärkt jedoch meist momentan die vorliegende AV-Blockierung. Es kommt zu einer sprungweisen Reduktion der klinisch feststellbaren Kammerfrequenz, zum Beispiel von 100 (3:1-AV-Überleitung bei einer Flatterfrequenz von 300/min) auf 75/min (4:1-AV-Überleitung).

c) Arrhythmische supraventrikuläre Tachykardien

Kennzeichnend ist die arrhythmische Kammertätigkeit bei nicht verformten QRS-Komplexen. *Differentialdiagnostisch* sind folgende *Ursachen* in Betracht zu ziehen (Abb. 441).
α) Tachyarrhythmia absoluta infolge Vorhofflimmern mit inkonstanter Überleitung.
β) Vorhofflattern mit wechselndem Überleitungsverhältnis.
γ) Vorhoftachykardie mit Block und wechselndem Überleitungsverhältnis.
δ) Multifokale Vorhoftachykardie.

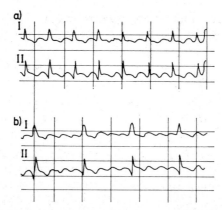

Abb. 439. Vorhofflattern, Flatterfrequenz der Vorhöfe 240 Schläge/min.
a) 2:1-Überleitung, Kammerfrequenz 120/min.
b) 4:1-Überleitung, Kammerfrequenz 60/min.
Beachte: Bei einer Kammerfrequenz um 120/min und nicht nachweisbaren P-Zacken liegt meist ursächlich ein Vorhofflattern vor.

α) Tachyarrhythmia absoluta bei Vorhofflimmern

EKG (Abb. 442, 443): Anstelle der P-Zacke treten Flimmer-(f-)Wellen auf, die am besten in V_1 nachweisbar sind. Die Flimmerwellen können grob (besonders bei Mitralvitien) oder fein (besonders bei degenerativen oder fortgeschrittenen Herzmuskelerkrankungen) sein. Eingestreute Flatterwellen weisen auf kürzeres, die Mikrowellen auf ein längeres Bestehen der Arrhythmie hin. Nicht selten sind die f-Wellen so klein, daß sie in den üblichen EKG-Ableitungen nur schwer oder

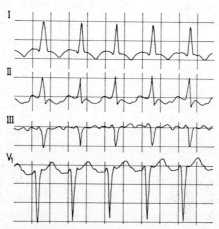

Abb. 440. Vorhofflattern mit konstanter 2:1-AV-Überleitung. Vorhoffrequenz 300/min, Kammerfrequenz 150/min. Typische »Sägezahn«-Kurven der Flatterwellen in Abl. II, III, V_1.

1. Differentialdiagnose supraventrikulärer Tachykardien

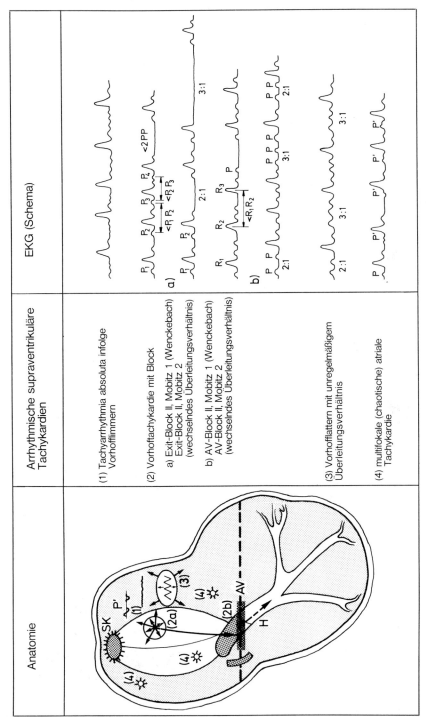

Abb. 441. Einteilung der arrhythmischen supraventrikulären Tachykardien.

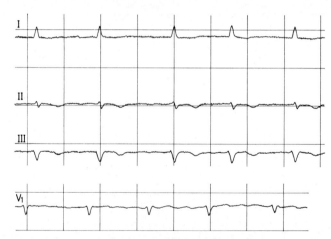

Abb. 442. Arrhythmia absoluta infolge Vorhofflimmern mit inkonstanter AV-Überleitung. Feine Flimmerwellen. Kammerfrequenz um 85/min.

gar nicht zu erkennen sind. Die supraventrikulär konfigurierten QRS-Komplexe zeigen eine vollständig regellose Schlagfolge (absolute Arrhythmie, irregular Irregularität). Die *Ventrikelfrequenz* des unbehandelten Vorhofflimmerns liegt oft *bei 120–180 Schlägen/min*. Bei dieser Tachyarrhythmia absoluta bei Vorhofflimmern kann der Eindruck einer regelmäßigen Tachykardie entstehen. Die sorgfältige Überprüfung der RR-Abstände mit dem Stechzirkel deckt die absolute Arrhythmie auf. Unter der Therapie mit Digitalis oder bei Vorliegen einer AV-Leitungsstörung fällt die Kammerfrequenz auf eurhythmische Werte ab. Sinkt sie *unter 60/min*, so spricht man von einer *Bradyarrhythmia absoluta* infolge Vorhofflimmern.

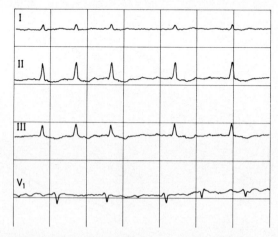

Abb. 443. Arrhythmia absoluta infolge Vorhofflimmern mit inkonstanter AV-Überleitung. Grobe Flimmerwellen. Ventrikelfrequenz zwischen 105/min und 120/min, sog. Tachyarrhythmia absoluta.

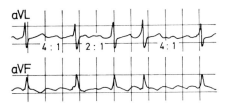

Abb. 444. Vorhofflattern mit wechselnder 4:1- bzw. 2:1-Überleitung. Flatterfrequenz 240/min, Kammerfrequenz zwischen 60/min und 120/min.

β) Vorhofflattern mit unregelmäßigem Überleitungsverhältnis

Ein Vorhofflattern mit unregelmäßigem Überleitungsverhältnis, das zwischen 4:1, 2:1 wechselt, kann ebenfalls zu einer Tachyarrhythmie führen. Auch ein AV-Doppelblock (s. S. 546), der bei einem Vorhofflattern gehäuft beobachtet wird, ist in Betracht zu ziehen. In den Abl. II, III und V_1 sind meist die typischen Flatterwellen zu erkennen. Die Schlagintervalle des gleichen Überleitungsverhältnisses stimmen überein. Dadurch kann eine differentialdiagnostische Abgrenzung von der Tachyarrhythmia absoluta bei Vorhofflimmern möglich werden, auch wenn sich die Flatterwellen nicht sicher nachweisen lassen (Abb. 444, 445). In solchen Fällen können der Karotissinusdruck oder andere vagomimetische Maßnahmen weiterhelfen. Bei der Arrhythmia absoluta infolge Vorhofflimmern hat er im allgemeinen keinen Effekt oder bewirkt lediglich einen geringen unregelmäßigen Kammerfrequenzabfall. Bei der Tachyarrhythmia absoluta infolge Vorhofflattern kommt es infolge Verstärkung der AV-Blockierung zu einer sprungweisen Reduktion der klinisch feststellbar arrhythmischen Kammerfrequenz.

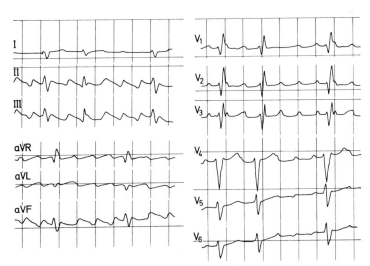

Abb. 445. Vorhofflattern mit 2:1-, 4:1-Überleitung. Flatterfrequenz 240/min, Kammerfrequenz 120/min (2:1-Überleitung), bzw. 60/min (4:1-Überleitung).

γ) Vorhoftachykardie mit Block und unregelmäßigem Überleitungsverhältnis

Eine primär rhythmische Vorhoftachykardie führt dann zu einer arrhythmischen supraventrikulären Herzschlagfolge, wenn ein Exit-Block II. Grades oder ein AV-Block II. Grades entweder in Form einer Wenckebachschen Periode oder in Form des Mobitz Typ 2 mit wechselnder AV-Blockierung auftritt.

Kommt es zum Auftreten eines *Exit-Blocks vom Wenckebach-Typ,* so ergibt die Analyse die Aufeinanderfolge der P'-Zacken die typische regular Irregularität.

Kommt es zum Auftreten eines *Exit-Blocks vom Mobitz Typ 2,* zeigt sich ein periodischer Ausfall der P'-Zacken, wobei das P'P'-Intervall plötzlich ein Zwei- oder Mehrfaches des P des normalen P'P'-Intervalls beträgt (Abb. 446).

Das Auftreten eines *AV-Blocks II. Grades vom Wenckebach-Typ* läßt sich an der typischen progressiven Verlängerung der PQ-Zeit bis zum Systolenausfall und an der nicht weniger charakteristischen Anordnung der QRS-Komplexe im Sinne der regelmäßigen Irregularität erkennen (Abb. 447–448).

Beim Auftreten eines *AV-Blocks II. Grades vom Mobitz Typ 2* mit wechselndem Überleitungsverhältnis (4:1, 3:1, 2:1) gehen den Kammerkomplexen eine oder mehrere nicht übergeleitete P-Wellen, entsprechend dem Blockierungsgrad, voraus. Es kann dadurch eine Rhythmusfolge entstehen, die leicht mit einer Tachyarrhythmia absoluta infolge Vorhofflimmern verwechselt werden kann. Die P'-Zacken sind meist gut in den Abl. II, III und V_1 zu differenzieren. Die Schlagintervalle des gleichen Überleitungsverhältnisses stimmen überein. Daraus kann manchmal die Differentialdiagnose zur Tachyarrhythmia absoluta bei Vorhofflimmern noch möglich werden, nämlich dann, wenn sich die P'-Wellen der Vorhoftachykardie nicht sicher nachweisen lassen (Abb. 449).

Beim Auftreten eines *AV-Doppelblockes* (Abb. 450, 451) (z. B. proximaler 2:1-Block, distaler Wenckebach-AV-Block) gehen den QRS-Komplexen, ent-

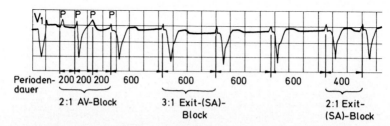

Abb. 446. Vorhoftachykardie mit Block (Exit-Block). Die Grundperiodendauer der Vorhöfe beträgt 200 msec, entsprechend einer Vorhoffrequenz von 300/min. Am Anfang des EKG-Streifens wird nur jede zweite Vorhofaktion übergeleitet, somit Vorhoftachykardie mit 2:1-Exit-Block. Danach wird die Kammeraktion langsamer, das PP-Intervall entspricht 600 msec, entsprechend einer Vorhofaktion von 100/min, am Ende des Streifens Vorhofintervall 400 msec, entsprechend einer Vorhofaktion von 150/min. Es tritt somit eine intermittierende 3:1-, 2:1-Austrittsblockierung des ektopen Schrittmachers auf: Vorhoftachykardie mit Exit-Block II. Grades, Mobitz 2, 3:1- bzw. 2:1-Blockierung.

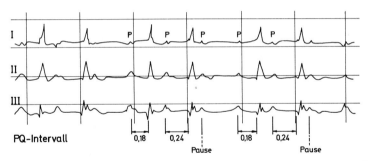

Abb. 447. Vorhoftachykardie mit AV-Block II. Grades, Mobitz 1 (Wenckebach) mit 3:2-Überleitung. Vorhoffrequenz 168/min, Kammerfrequenz um 115/min. Die Vorhofaktionen werden entsprechend einer Wenckebachschen Periodik zunehmend verzögert übergeleitet bis zum Kammersystolenausfall. Die konstante 3:2-Überleitung führt zu einer bigeminusartigen Gruppierung der Kammerkomplexe (sog. Pseudobigeminus).

sprechend dem Blockierungsgrad des proximalen Blocks, nicht übergeleitete P-Zacken voraus (Beispiel: 2:1-Block: zwei P-Zacken). Das PQ-Intervall der übergeleiteten P-Zacke zeigt bei einem zusätzlichen distalen Wenckebachschen AV-Block eine progressive Zunahme, bis es zum Systolenausfall kommt. Der distale Wenckebachsche AV-Block ist auch an der typischen Anordnung der Kammeraktionen (regular Irregularität) zu erkennen. Die wechselnden AV-Blockierungen bewirken, je nach Vorhoffrequenz und Grad der Blockierung, zuweilen eine nicht besonders rasche Kammerfrequenz.

δ) Multifokale atriale Tachykardie
(Synonym: Chaotische atriale Tachykardie)

EKG (Abb. 452): Es finden sich P'-Zacken von verschiedener Form und Größe, da die Vorhöfe durch mehrere heterotope Automatiezentren aktiviert werden. Die

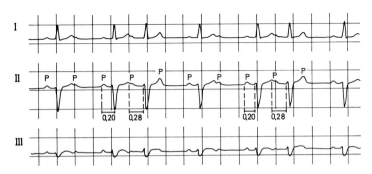

Abb. 448. Vorhoftachykardie mit AV-Block II. Grades, Mobitz 1 (Wenckebach) mit 2:1- und 3:2-Überleitung im Wechsel. Vorhoffrequenz 110/min, Kammerfrequenz arrhythmisch zwischen 45/min und 60/min.

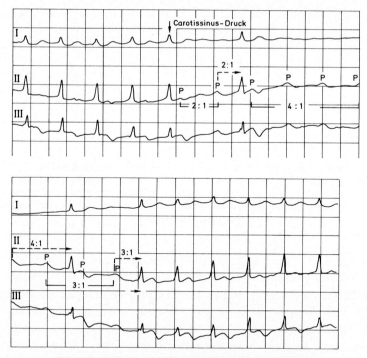

Abb. 449. Vorhoftachykardie mit Block (PAT mit Block).
Linke Seite (oben): PAT mit AV-Block I. Grades, P-Zacke in der vorausgehenden T-Welle versteckt. Vorhof- und Kammerfrequenz 150/min.
Rechte Seite (oben) u. linke Seite (unten): Karotissinusdruck. Auftreten eines 2:1-, 4:1-, 3:1-AV-Blocks. Vorhoffrequenz 150/min, wechselnde Kammerfrequenz.

P'-Zacken sind meist in den Abl. II, III und V_1 gut zu differenzieren. Häufig ist es schwierig, bestimmte Typen von P'-Zacken, die dem gleichen Erregungszentrum zuzuordnen sind, voneinander zu trennen. Die *Frequenz der Vorhofaktion* ist weniger hoch als die der unifokalen atrialen Tachykardie. Die Analyse der Vorhof-

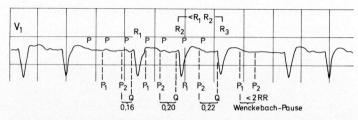

Abb. 450. AV-Doppelblock (Proximaler 2:1-AV-Block, distaler Wenckebach-AV-Block). Entsprechend dem Blockierungsgrad des proximalen Blockes von 2:1 gehen dem QRS-Komplex zwei P-Zacken voraus. Das PQ-Intervall der übergeleiteten P-Zacke zeigt entsprechend einer Wenckebachschen Periodik eine progressive Zunahme der AV-Überleitung bis zum zusätzlichen Kammersystolenausfall. Vorhoffrequenz 100/min, Kammerfrequenz arrhythmisch um 70/min.

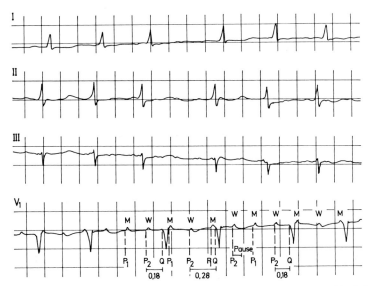

Abb. 451. AV-Doppelblock. Proximaler 2:1-AV-Block, distaler Wenckebach-AV-Block (Erklärung s. Abb. 422). W = Wenckebach; M = Mobitz.

Kammer-Beziehung deckt häufig wechselnde AV-Blockierungen auf, so daß manchmal ein relativ langsamer Kammerrhythmus entsteht.

Differentialdiagnostisch kann die multifokale Vorhoftachykardie manchmal schwer von einer absoluten Arrhythmie bei Vorhofflimmern abgegrenzt werden. Dies ist besonders dann der Fall, wenn in den konventionellen Ableitungen keine P'-Zacken und keine eindeutigen Flimmerwellen zu erkennen sind. Finden sich bei unregelmäßigem Kammerrhythmus häufig gleiche RR-Abstände, ergibt sich der Verdacht auf eine multifokale atriale Tachykardie. In solchen Fällen ist eine differentialdiagnostische Klärung meist nur durch ein Ösophagus-EKG und/oder intrakardiale Ableitungen möglich.

d) Supraventrikuläre Tachykardien mit nicht nachweisbaren P-Zacken

Die Diagnose der dargestellten supraventrikulären Tachykardien ist leicht, wenn den nicht deformierten und nicht verbreiterten QRS-Gruppen (supraventrikulär konfigurierte QRS-Komplexe) die der jeweiligen Tachykardie zuzuordnenden P-Zacken (Sinus-P, P'-Zacken, F-Wellen, f-Wellen) vorausgehen. Differentialdiagnostische Schwierigkeiten entstehen dann, wenn keine P-Zacken nachweisbar sind. Man beachte bei der Suche nach P-Zacken insbesondere die Abl. V_1, II, III, aVF.

Lassen sich bei einer supraventrikulären Tachykardie *keine Vorhofaktionen* nachweisen, sind folgende Möglichkeiten zu diskutieren:

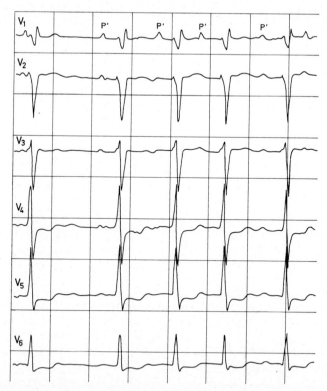

Abb. 452. »Chaotische« atriale Tachykardie. Unterschiedlich geformte P-Zacken. Vorhof- und Kammerfrequenz zwischen 90 und 160 Schlägen/min.

1. Tachyarrhythmia absoluta infolge Vorhofflimmern mit inkonstanter Überleitung.
2. Sinustachykardie, wenn die P-Zacken sich in der T-Welle der vorausgehenden Herzaktion verbergen.
3. Heterotope Vorhoftachykardie, wenn die P-Zacke in der T-Welle der vorausgehenden Herzaktion verborgen ist.
4. Vorhoftachykardie mit Block: Dies ist besonders dann der Fall, wenn PQ im Hinblick auf die Frequenz relativ lang ist.
5. Knotentachykardien: Insbesondere dann, wenn P mit QRS zusammenfällt und somit dem Auge verborgen bleibt.
6. Vorhofflattern, wenn bei rascher Ventrikelfrequenz die Flatterwellen nicht deutlich zu differenzieren sind.

α) Differentialdiagnose: Tachyarrhythmia absoluta infolge Vorhofflimmern –
supraventrikuläre Tachykardie

Die Diagnose ist meist leicht an der absolut unregelmäßigen Kammerschlagfolge zu stellen.

β) Differentialdiagnose: Sinustachykardie – paroxysmale Vorhoftachykardie

Bei nicht nachweisbaren P-Zacken ist eine Differentialdiagnose zwischen einer Vorhof- und einer AV-Knoten-Tachykardie aus dem Oberflächen-EKG nicht möglich. Vagale Maßnahmen, wie Karotissinusdruck, geben keine weiterführenden differentialdiagnostischen Hinweise. Es kann nur die Diagnose »supraventrikuläre Tachykardie« gestellt werden.

Die Abgrenzung gegenüber einer Sinustachykardie kann bei nicht nachweisbaren Vorhofaktionen die *Frequenz* und der *Karotissinusdruckversuch* herangezogen werden. Eine Frequenz von weniger als 170/min spricht für eine Sinustachykardie, von mehr als 170/min für eine heterotope Vorhoftachykardie. Durch einen Karotissinusdruck läßt sich eine paroxysmale supraventrikuläre Tachykardie häufig abrupt unterbrechen, während die Sinustachykardie meist nur allmählich einen mäßiggradigen Frequenzabfall zeigt. Hilfreich kann auch ein Langzeit-EKG sein, wenn es gelingt, einen supraventrikulären Paroxysmus zu registrieren. Am Anfang und am Ende der Tachykardie und während des Übergangs zum Sinusrhythmus erscheinen häufig supraventrikuläre Extrasystolen, die auf den Ursprungsort der Tachykardie hinweisen, wenn die extrasystolische Herzerregung die gleiche elektrokardiographische Form hat wie die Tachykardie.

γ) Differentialdiagnose: Paroxysmale supraventrikuläre Tachykardie –
Vorhofflattern

Zur Differentialdiagnose kann das *Frequenzverhalten der Kammern* und der *Karotissinusdruckversuch* hilfreich sein. Die typische Kammerfrequenz beim Vorhofflattern liegt wegen der meist vorliegenden 2:1-AV-Knoten-Blockierung bei 140 Schlägen/min, also niedriger als die Frequenz einer ektopen Vorhoftachykardie, die meist um 180 Schläge/min beträgt. Ein deblockiertes Vorhofflattern hat eine wesentlich höhere Kammerfrequenz (etwa 280 Schläge/min entsprechend der Flatterfrequenz, 1:1-Überleitung) als eine supraventrikuläre Tachykardie. Durch den Karotissinusdruck wird ein Vorhofflattern nicht verstärkt, es kommt zu einer sprungweisen Reduktion der klinisch feststellbaren Kammerfrequenz, zum Beispiel von 300 (1:1-Überleitung) Schlägen/min auf 100 (3:1-Überleitung) Schlägen/min. Die Flatter-(F-)Wellen werden mit der Frequenzreduktion in Abl. II, III, V_1 demaskiert. Demgegenüber werden die paroxysmalen supraventrikulären Tachykardien häufig durch einen Karotissinusdruck prompt beendet, es tritt ein Sinusrhythmus auf.

δ) *Differentialdiagnose: Vorhoftachykardie mit Block – Vorhofflattern*

Während bei nicht nachweisbaren Vorhofaktionen der Differentialdiagnose: Sinustachykardie, paroxysmale supraventrikuläre Tachykardie, Vorhofflattern wegen der meist identischen Therapie nur akademischer Wert zukommt, ist die Differentialdiagnose zwischen einer paroxysmalen Vorhoftachykardie mit Block und dem Vorhofflattern von entscheidenderer Bedeutung. Die Therapie des Vorhofflatterns besteht in einer Digitalistherapie und/oder gegebenenfalls Kardioversion, also in therapeutischen Maßnahmen, welche bei einer Vorhoftachykardie mit Block, die in zwei Drittel der Fälle digitalisinduziert ist, deletär sein können.

Differentialdiagnostische Probleme zwischen einer Vorhoftachykardie mit wechselnder AV-Blockierung und dem Vorhofflattern bestehen dann, wenn die Vorhoffrequenz um 200 Schläge/min liegt. Bei sorgfältiger Kurvenbeobachtung lassen sich in den Abl. II, III, besonders in V_1, oft Flatterwellen erkennen. Es gibt jedoch Elektrokardiogramme, in denen bei Vorhofflattern keine eindeutigen Sägezahnformen der P-Zacken nachweisbar sind, sondern in Abl. V_1, entsprechend einer Vorhoftachykardie, isoelektrische Zwischenstücke zwischen den P-Zacken auftreten. Der Karotissinusdruck hilft differentialdiagnostisch bedingt weiter. In beiden Fällen erfolgt infolge Erhöhung des Blockierungsverhältnisses ein Kammerfrequenzabfall, wobei aber beim Vorhofflattern die Vorhoffrequenz selbst unbeeinflußt bleibt.

Differentialdiagnostisch hilfreich ist hier zusätzlich häufig die Anamnese (eventuell Digitalis- mit zusätzlicher Diuretikatherapie, das heißt potentielle Hypokaliämie) sowie eine genaue auskultatorische Herzuntersuchung. Bei der Vorhoftachykardie mit Block findet man wegen der wechselnden AV-Blockierung meist einen unregelmäßigen Puls sowie, je nach PQ-Intervall, ausgesprochenen Intensitätswechsel des 1. Herztones sowie häufige Venenpfropfungen (immer dann, wenn die Vorhöfe sich gegen die geschlossenen AV-Klappen kontrahieren). Bei Vorhofflattern findet sich meist wegen der konstanten AV-Blockierung ein regelmäßiger Puls und kein Intensitätswechsel des 1. Herztones. Im Jugularvenenpuls finden sich feine regelmäßige Flatterwellen.

e) Ursachen supraventrikulärer Tachykardien mit verbreiterten, verformten (ventrikulär) konfigurierten QRS-Komplexen

Die dargestellten rhythmischen und arrhythmischen Formen der supraventrikulären Tachykardie sind durch einen nicht verbreiterten QRS-Komplex gekennzeichnet. Folgen den P-Zacken, P'-Zacken, F-Wellen oder f-Wellen verbreiterte und verformte QRS-Gruppen in Form von Schenkelblockbildern, so sind folgende Möglichkeiten zu diskutieren:

1. Das Zusammentreffen einer supraventrikulären Tachykardie mit einer vorher bestehenden intraventrikulären Leitungsstörung. In diesem Fall sind die Kam-

1. Differentialdiagnose supraventrikulärer Tachykardien

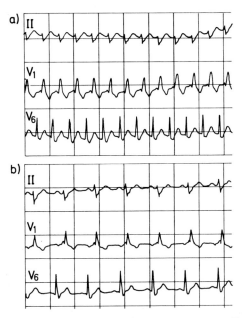

Abb. 453. Supraventrikuläre Tachykardie mit vorbestehender intraventrikulärer Erregungsausbreitungsstörung.
a) Tachykardie mit einer Frequenz von 150/min. Breite QRS-Komplexe, P-Zacken sind nicht sicher nachweisbar, so daß die Differentialdiagnose: Ventrikuläre Tachykardie versus supraventrikuläre Tachykardie mit aberrierender intraventrikulärer Leitung nicht sicher möglich ist.
b) Nach Sistieren der Tachykardie zeigen die QRS-Komplexe die gleiche Konfiguration wie während der Tachykardie, so daß der supraventrikuläre Ursprung der Tachykardie bewiesen ist.

merkomplexe während der Tachykardie und nach der Tachykardie identisch (Abb. 453).

2. Die supraventrikuläre Tachykardie hat sekundär, meist bei hohen Frequenzen, bei vorgeschädigtem Erregungsleitungssystem oder bei sehr lang dauernden Paroxysmen auch bei niedrigen Frequenzen, zu einer *aberrierenden intraventrikulären Leitungsstörung* geführt (s. S. 419: Aberrierende Leitung) (Abb. 454).

Infolge der unterschiedlichen relativen Refraktärperiode der Faszikel des ELS findet sich bei einer aberrierenden Leitung ein Rechtsschenkelblock häufiger als ein Linksschenkelblock. Prinzipiell können alle Kombinationen eines uni-, bi- und/oder trifaszikulären Blockes auftreten. Eine auftretende ventrikuläre aberrierende Leitung mit Rechtsschenkelblock und Wechsel eines linksanterioren mit einem linksposterioren Hemiblock führt zu dem elektrokardiographischen Bild der bidirektionalen Tachykardie bei supraventrikulärem Reizursprung.

Bei einer supraventrikulären Tachykardie mit aberrierender ventrikulärer Leitung ist zu fordern, daß mit Aufhören der Tachykardie, sei es spontan oder durch vagale Maßnahmen (z. B. Karotissinusdruck), die Leitungsstörung verschwindet (Abb. 455).

3. Das Zusammentreffen einer supraventrikulären Tachykardie mit funktionellem Schenkelblock infolge verborgener Rückwärtsleitung (s. S. 427). Solche

VI. Differentialdiagnose ventrikulärer Tachykardien

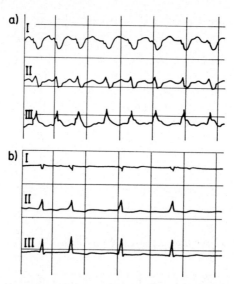

Abb. 454. Tachyarrhythmia absoluta infolge Vorhofflimmern mit inkonstanter Überleitung und aberrierender intraventrikulärer Erregungsleitung.
a) Zusätzliche intraventrikuläre Leitungsstörung. Kammerfrequenz zwischen 150 und 130 Schlägen/min.
b) Nach Frequenzsenkung normal konfigurierter QRS-Komplex.

Zustände prädisponieren zu Reentry-Mechanismen. Eine anfängliche supraventrikuläre Tachykardie kann auf diese Weise in einen ventrikulären Rhythmus übergehen.

4. Verbreiterung von QRS infolge von Gabe von Antiarrhythmika, z. B. Ajmalin, Chinidin, Procainamid. Die intraventrikuläre Leitungsverzögerung durch diese Pharmaka wird besonders dann wirksam, wenn bereits eine latente Leitungsstörung vorliegt.

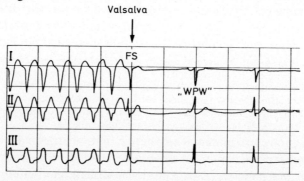

Abb. 455. Supraventrikuläre Tachykardie mit aberrierender intraventrikulärer Erregungsausbreitung. 23jähriger Patient mit anfallsweisem Herzjagen. Kurzfristige Tachykardie, Kammerfrequenz 210/min mit schenkelblockartig konfigurierten QRS-Komplexen; während Valsalva-Preßversuch über Kombinationssystole fließender Übergang in Sinusrhythmus mit einer Frequenz von 120/min.

5. Beim WPW-Syndrom: Ursächlich kommen in Frage:
   a) Supraventrikuläre Ektopie mit anterograder Leitung der Erregungswelle durch das akzessorische Bündel.
   b) Reentry-Tachykardie mit anterograder Leitung der Erregungswelle durch das akzessorische Bündel.
   c) Reentry-Tachykardie mit anterograder Leitung der Erregungswelle durch AV-Knoten mit zusätzlicher aberrierender Leitung.

   Bei (a) und (b) ist eine Normalisierung der QRS-Verbreiterung durch Ajmalin zu erreichen (s. S. 502: Ajmalin-Test).

6. Hypothetisch ist zu diskutieren:
   a) Frühzeitige Kammererregung durch paraspezifische Fasern (s. Präexzitationssyndrom S. 493).
   b) Mangelhafte Synchronisation der supraventrikulären Erregungswelle im AV-Knoten.

   Somit sind die früheren differentialdiagnostischen Dogmen wie: Supraventrikuläre Tachykardie = regelmäßig, normal konfigurierter QRS-Komplex; ventrikuläre Tachykardie = unregelmäßige, schenkelblockartig deformierter QRS-Komplex, nicht mehr haltbar. Können bei verbreiterten und verformten QRS-Gruppen keine P-Zacken nachgewiesen werden, ergibt sich die Differentialdiagnose: Supraventrikuläre Tachykardie mit »aberrierender Leitung« – ventrikuläre Tachykardie (Differentialdiagnose: s. S. 562).

2. Differentialdiagnose ventrikulärer Tachykardien

Ventrikulär werden alle Tachykardien genannt, deren *Ursprungsort unterhalb der Bifurkation des Hisschen Bündels, im ventrikulären ELS oder seinen Aufzweigungen* liegt.

a) Methodisches Vorgehen (Kriterien)

Für die Analyse ventrikulärer Tachykardien kommt der Beurteilung der QRS-Gruppe, dem Nachweis bifaszikulärer Blockbilder, der Beziehung der P-Zacken zur QRS-Gruppe und der Kammerfrequenz eine wichtige Bedeutung zu.

Folgende *Kriterien* sind somit zu beachten:
α) Verbreiterter und verformter QRS-Komplex.
β) Normal breiter, formal jedoch einem bifaszikulären Block entsprechendes Verhalten des QRS-Komplexes.
γ) Eine AV-Blockierung aller Schweregrade (eventuell AV-Dissoziation).
δ) Die Kammerfrequenz.

α) Verbreiterter und verformter QRS-Komplex

Rechtsventrikuläre Tachykardien zeigen, analog den Kammerextrasystolen, ein linksschenkelblockartiges, solche des linken Ventrikels ein rechtsschenkelblockartiges Bild mit entsprechendem Hemiblock (s. S. 372: Ortsbestimmung ventrikulärer Extrasystolen).

β) Normal breiter QRS-Komplex, der sich jedoch formal wie ein bifaszikulärer Block verhält

Analog den His-Bündel-Extrasystolen (s. S. 373) zeigen ventrikuläre Tachykardien, deren ektoper Fokus in den proximalen Anteilen der Faszikel des ventrikulären ELS gelegen ist, bifaszikuläre Blockformen ohne Verbreiterung des QRS-Komplexes.

Vom proximalen Anteil des rechten Tawara-Schenkels ausgehende Tachykardien zeigen einen unvollständigen Linksschenkelblock. Liegt der ektope Fokus hoch am linksanterioren Faszikel, findet sich die Kombination: unvollständiger Rechtsschenkelblock mit linksposteriorem Hemiblock. Bei Lage des ektopen Fokus hoch im linksposterioren Faszikel findet sich die Kombination: unvollständiger Rechtsschenkelblock mit linksanteriorem Hemiblock.

Unter Zugrundelegung der Reentry-Theorie zum Ingangkommen einer ventrikulären Tachykardie ist diese Einteilung nach formanalytischen Gesichtspunkten des QRS-Komplexes sicherlich zu einfach gewählt. Es sei auf Abb. 290 verwiesen, die die zu erwartenden EKG-Bilder bei verschiedenen Wegen ventrikulärer Kreiserregung über die Faszikel des His-Purkinje-Systems darstellt. Im Verlauf einer Kammertachykardie zeigen sich meist häufig Änderungen des Kurvenverlaufs, die auf einen Wechsel der Erregungsbahn während des Paroxysmus hindeuten.

γ) AV-Blockierung aller Schweregrade (meist AV-Dissoziation)

Zur weiteren Analyse ventrikulärer Tachykardien sollte die Ausschlagsrichtung der P-Zacken und die Beziehung der P-Zacken zum QRS-Komplex festgelegt werden. Die vom ektopen ventrikulären Fokus ausgehende Erregungswelle wird *anterograd* dem Myokard und *retrograd* dem AV-Knoten zugeleitet. Dabei kann die retrograde Erregungswelle über die Barriere AV-Knoten die Vorhöfe erreichen. Elektrokardiographisch folgen dann als Zeichen der retrograden Vorhofdepolarisation den bei ventrikulären Tachykardien meist verformten und verbreiterten Kammerkomplexen in mindestens zwei Abl. (II, III, aVF) negative P-Zacken nach. Das normale RP-Intervall beträgt um 0,11 sec. Bei schnellen Kammertachykardien treten analog den Vorhoftachykardien, bedingt durch die Refraktärverhältnisse des AV-Knotens, *retrograde AV-Blockierungen* (Synonym: *VA-Blockierung*) der verschiedenen Schweregrade auf. Neben einem VA-Block I. Grades (RP >0,11 sec) kommt es beim Erwachsenen auch zum Auftreten eines VA-Blocks II. Grades, entweder in Form einer Wenckebachschen Periode oder eines Mobitz Typ 2. Formkritisch erkennt man eine retrograde Wenckebachsche Periodik an der progressiven Zunahme des Abstandes der dem deformierten QRS-

Komplex nachfolgenden negativen P-Zacken. Die negativen P-Zacken selbst zeigen eine *regular Irregularität*. Das Ende eines retrograden Wenckebachs besteht manchmal in einem Kammerecho mit normalisiertem QRS-Komplex (Erklärung s. S. 402: Echosystolen, Echotachykardien).

Bei einem retrograden AV-Block II. Grades, Mobitz Typ 2, der meist ein 2:1-, 3:1-, 4:1-Überleitungsverhältnis zeigt, folgen nur jeder 2., 3. oder 4. Kammeraktion negative P-Zacken. Das Überleitungsverhältnis kann wechseln. Vielfach sind längere EKG-Streifen erforderlich, um die wechselnden Rückleitungsverhältnisse zu erkennen. Häufig bringen aber erst intraatriale oder Ösophagusableitungen die Klärung. In den meisten Fällen ventrikulärer Tachykardien tritt keine Überleitung der retrograden Erregungswelle zu den Vorhöfen ein. Vorhöfe und Kammern schlagen dissoziiert. Es besteht eine AV-Dissoziation (s. S. 483). Die Vorhöfe werden vom Sinusknoten, die Ventrikel vom tachykarden ektopen Schrittmacher geführt. Formkritisch erscheinen die positiven P-Zacken des langsameren Sinusrhythmus ohne fixe Relation zu QRS innerhalb der rascheren Folge der Kammerkomplexe.

δ) Kammerfrequenz

Nach der Kammerfrequenz kann eingeteilt werden:
1. Idioventrikuläre Tachykardie: 70–130 Schläge/min.
2. Paroxysmale Kammertachykardie: 170–220 Schläge/min.
3. Kammerflattern: 200–300 Schläge/min.
4. Kammerflimmern: 300 Schläge/min (Kammerfrequenz nicht mehr eindeutig festlegbar).

Formkritisch können ventrikuläre Tachykardien *rhythmisch* und *arrhythmisch* sein.

Rhythmische ventrikuläre Tachykardien sind:
α) His-Purkinje-Tachykardie (früher septale Tachykardie).
β) Kammertachykardie im engeren Sinne.
γ) Kammerflattern.

Arrhythmische ventrikuläre Tachykardien sind:
α) Chaotische ventrikuläre Tachykardie.
β) Repetitive paroxysmale Kammertachykardie.
γ) Kammerflattern.
δ) Kammerflimmern.

b) Rhythmische ventrikuläre Tachykardien (Abb. 456)

α) His-Purkinje-Tachykardie

EKG: Analog den His-Purkinje-Extrasystolen (s. S. 373) zeigen ventrikuläre Tachykardien, deren ektoper Fokus in den proximalen Anteilen der Faszikel des

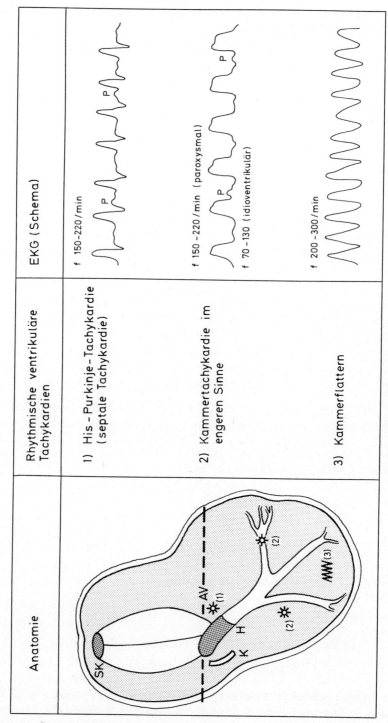

Abb. 456. Einteilung rhythmischer ventrikulärer Tachykardien.

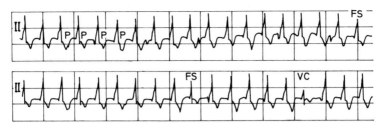

Abb. 457. Ventrikuläre Tachykardie, Linksschenkelblockartig geformte Kammerkomplexe, AV-Dissoziation.
FS-Fusionssystole; VC = Ventricular capture beat, Kammerfrequenz 200/min (Langzeitregistrierung).

ventrikulären ELS gelegen ist, faszikuläre Blockformen ohne Verbreiterung des QRS-Komplexes. Vom proximalen Anteil des rechten Tawara-Schenkels ausgehende Tachykardien zeigen einen unvollständigen Linksschenkelblock. Liegt der ektope Fokus hoch im linksanterioren Faszikel, findet sich die Kombination: unvollständiger Rechtsschenkelblock mit linksanteriorem Hemiblock. Bei Lage des ektopen Fokus hoch im linksposterioren Faszikel liegt die Kombination vor: unvollständiger Rechtsschenkelblock mit linksanteriorem Hemiblock. Die Analyse der P-Zacken läßt die Rückleitungsbedingungen der retrograden Erregungswelle zu den Vorhöfen erkennen. Die Rückleitung kann sowohl 1:1 mit oder ohne erstgradigem AV-Block (jedem QRS-Komplex folgt eine negative P-Zacke) als auch im Sinne eines AV-Blocks II. Grades mit Wenckebachscher Periodik oder Mobitz Typ 2 erfolgen. Häufig zeigt sich auch eine AV-Dissoziation. Es finden sich positive P-Zacken ohne Beziehung zum QRS-Komplex. Die *Vorhoffrequenz* liegt *unter* der der *Kammerfrequenz*.

Findet sich bei einer His-Purkinje-Tachykardie eine retrograde Vorhoferregung mit Rückwärtsblock der verschiedensten Schweregrade bis zur AV-Dissoziation, so ist dies ein guter, aber kein beweisender Hinweis auf den ventrikulären Ursprung der Tachykardie.

Differentialdiagnostisch muß von der His-Purkinje-Tachykardie eine untere Knotentachykardie, also definitionsgemäß eine supraventrikuläre Tachykardie abgegrenzt werden. Auch hier findet sich häufig eine AV-Dissoziation oder wechselnde retrograde AV-Blockierungen. Erklärung: Das ektope Automatiezentrum liegt in der NH-Region des AV-Knotens, also unterhalb des AV-Knotengeflechtes. Die physiologische Blockfunktion des AV-Knotens ist für die retrograde Erregungswelle noch wirksam. Dies erklärt das Auftreten retrograder AV-Blockierungen der verschiedensten Schweregrade bis zur AV-Dissoziation.

Differentialdiagnostisch können vagale Maßnahmen weiterhelfen. Eine His-Purkinje-Tachykardie zeigt keine Reaktion auf vagomimetische Reize, während eine untere Knotentachykardie meist beendigt wird.

β) Paroxysmale Kammertachykardie

EKG (Abb. 457): Analog den ventrikulären Extrasystolen finden sich verbreiterte und verformte QRS-Gruppen. Rechtsventrikuläre Tachykardien zeigen ein linksschenkelblockartiges, solche des linken Ventrikels ein rechtsschenkelblockartiges Bild mit entsprechendem Hemiblock. Die Analyse der P-Zacken spiegelt die Rückleitungsbedingungen der retrograden Erregungswelle über den AV-Knoten zu den Vorhöfen wieder. Die Rückleitung kann sowohl 1:1, mit oder ohne erstgradigem AV-Block, als auch im Sinne eines AV-Blocks II. Grades mit Wenckebachscher Periodik oder Mobitz Typ 2 erfolgen. Häufig findet sich eine AV-Dissoziation. Die P-Zacken sind dann positiv, lassen aber keine zeitliche Beziehung zum QRS-Komplex erkennen. Die *Vorhoffrequenz* liegt *unter* der *Kammerfrequenz*.

Die His-Purkinje-Tachykardien und die Kammertachykardien können als *Kammertachykardien* im engeren Sinne zusammengefaßt werden. Sie treten meist *paroxysmal* auf. Ihre *Frequenz* liegt in dem für die paroxysmalen Tachykardien typischen Bereich *zwischen 170–220 Schlägen/min.* Beginnt und endet die Tachykardie abrupt, handelt es sich um die essentielle Form, *Typ Bouveret-Hoffmann.* Wird sie durch ventrikuläre Extrasystolen eingeleitet und beendet, die meist eine der Tachykardie entsprechende Konfiguration haben, handelt es sich um den *Typus Gallavardin* (Synonym: Extrasystolische ventrikuläre Tachykardie).

Liegt bei einer ventrikulären Tachykardie die Frequenz *nicht über 150 Schlägen/min* (Frequenzbereich meist *zwischen 60–130 Schlägen/min*), liegt die nicht paroxysmale Kammertachykardie (Synonym: Idioventrikuläre Tachykardie) vor. Ihr Pathomechanismus entspricht dem der idionodalen (nicht paroxysmalen) AV-Knoten-Tachykardie (s. S. 411). Idioventrikuläre Tachykardien treten häufig im Verlauf eines frischen Infarktes auf. Eine Digitalisintoxikation ist auszuschließen.

γ) Kammerflattern

Siehe Seite 560/561.

c) Arrhythmische ventrikuläre Tachykardien (Abb. 458)

α) Chaotische ventrikuläre Tachykardie

EKG (Abb. 459): Es finden sich rasch hintereinander einfallende Extrasystolen, die sich zu Salven steigern. Sechs oder mehr aufeinanderfolgende ventrikuläre, meist polytope polymorphe Extrasystolen werden als multifokale (extrasystolische) *ventrikuläre Tachykardie (Typ Gallavardin)* (*Synonyma:* Chaotische Kammertachykardie, Kammeranarchie) bezeichnet. Falls P-Zacken nachweisbar sind, entsprechen sie einem langsamen Sinus-(und/oder ektopen)Rhythmus und haben keine Beziehung zu den Kammerkomplexen. Zusätzlich zu den ventrikulären Extrasystolen können auch supraventrikuläre Extrasystolen auftreten, die bei hoher Frequenz funktionell bedingte intraventrikuläre Leitungsstörungen aufweisen können. Das Vorhandensein vorausgehender P-Zacken kann dann entscheiden, ob eine supraventrikuläre oder ventrikuläre Extrasystolie vorliegt. Insgesamt findet sich bei der multifokalen, ventrikulären Tachykardie ein buntes Bild polytoper polymorpher vorwiegend ventrikulärer Extrasystolen. Die *Frequenz* dieser ventrikulären Tachykardie liegt relativ niedrig, etwa *bei 160 Schlägen/min.* Sie *leitet oft eine Kammertachykardie oder ein Kammerflattern ein.*

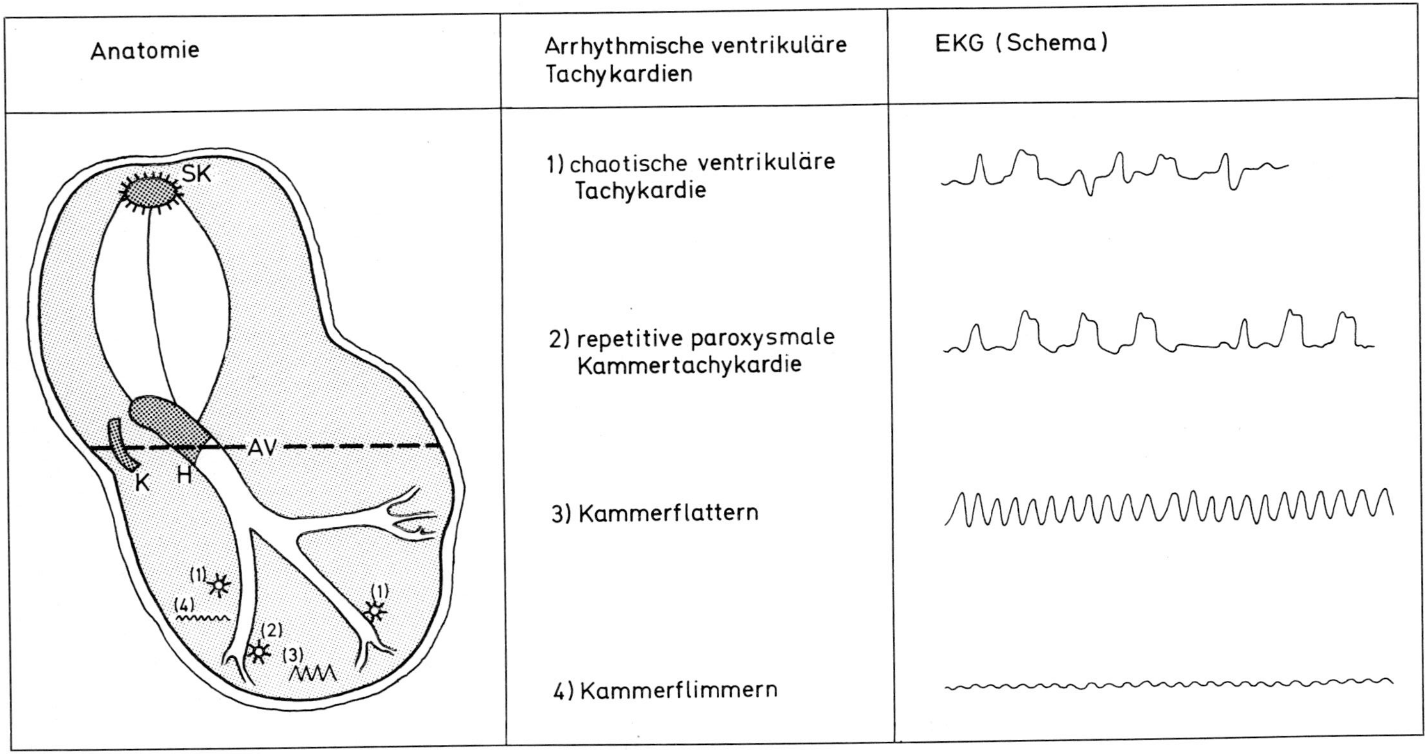

2. Differentialdiagnose ventrikulärer Tachykardien

Anatomie	Arrhythmische ventrikuläre Tachykardien	EKG (Schema)
	1) chaotische ventrikuläre Tachykardie	
	2) repetitive paroxysmale Kammertachykardie	
	3) Kammerflattern	
	4) Kammerflimmern	

Abb. 458. Einteilung arrhythmischer ventrikulärer Tachykardien.

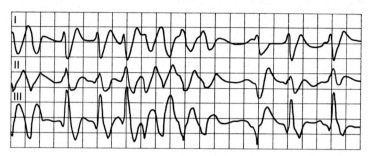

Abb. 459. Extrasystolische Form der ventrikulären paroxysmalen Tachykardie (Typ Gallavardin).

β) Repetitive paroxysmale Kammertachykardie

EKG: Das Rhythmusbild wechselt ständig zwischen einer ventrikulären Tachykardie und einem Sinusrhythmus. Man hat den Eindruck einer kontinuierlichen Kammertachykardie, die immer wieder durch Sinusschläge, die gut abgrenzbar sind, unterbrochen ist. Jeder Paroxysmus besteht aus 5–25 ventrikulären, meist monotopen, monomorphen Extrasystolen (Abb. 460).

Die repetitive Kammertachykardie ist eine seltene Herzrhythmusstörung. Sie kann bei herzgesunden Patienten auftreten. Eine organische Herzerkrankung ist auszuschließen.

γ) Kammerflattern

EKG (Abb. 461): Es bestehen fließende Übergänge zur ventrikulären Tachykardie. Nach HOLZMANN wird von Kammerflattern bei einer *Herzfrequenz von 180–250 Schlägen/min* gesprochen. Während eines Anfalls von Kammerflattern findet sich meist eine sinkende Herzfrequenz sowie ein mehrfacher Typenwandel der Kammererregung, der auf einen Wechsel der Erregungskreise hindeutet (s. S. 388). Die QRS-Komplexe lassen sich nicht sicher in Anfangs- und Endschwankungen trennen und bestehen nur noch in biphasischen Undulationen. Kammerflattern ist prinzipiell *reversibel, geht aber häufig in Kammerflimmern über*. Eine Sonderform stellt das paroxysmale Kammerflattern *(Torsade de pointes)* dar (Abb. 462). Formkritisch scheinen bei dieser Tachykardieform die Kammerkomplexe sich um die Isoelektrische zu drehen (s. S. 399).

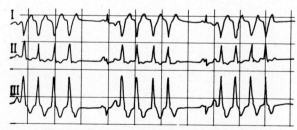

Abb. 460. Repetitive ventrikuläre Tachykardie. Ständiger Wechsel zwischen einer ventrikulären Tachykardie und Sinusrhythmus.

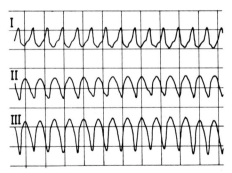

Abb. 461. Kammerflattern, Haarnadelähnliche QRS-Komplexe. Flatterfrequenz um 200 Schläge/min.

Abzugrenzen vom gewöhnlichen Kammerflattern (-flimmern) ist die paroxysmale unkoordinierte Kammertachykardie, das sog. *Torsade de pointes.*

EKG (Abb. 462): Undulierende Flatter- und Flimmerwellen, die in ihrer Amplitude und Ausschlagrichtung ständig wechseln, ohne daß die Rhythmusstörung durch zwischengeschaltete Normalschläge versetzt wird. Die einzelnen Phasen können kurz sein, so daß ein Wechsel des QRS-Komplexes über 10–20 Erregungen vorliegt. Die Tachykardie kann kurz anhalten, bei längerem Bestehen pflegt sie in echtes Kammerflimmern überzugehen.

δ) *Kammerflimmern*

EKG (Abb. 463): Es findet sich ein ungleichförmiges Bild, wobei Kammerkomplexe der Frequenz, der Form und der Amplitude nach nicht mehr eindeutig unterschieden werden können. Die Potentialschwankungen bieten *Frequenzen um 250–400 Schläge/min*. Ein Auftreten kleiner Oszillationen wird als Absterbeflimmern bezeichnet. Über den klinischen Tod hinaus sind für eine gewisse Zeit kleinere Potentialschwankungen registrierbar.

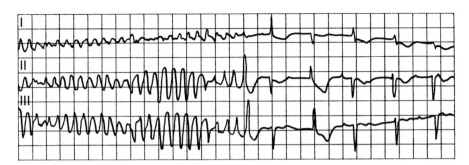

Abb. 462. Torsade de pointes (paroxysmales Kammerflattern, -flimmern), spontan über ventrikuläre Extrasystolen in Sinusrhythmus übergehend. Flatterfrequenz 240/min. Die Kammerkomplexe der Tachykardie scheinen um die Isoelektrische zu »tanzen«.

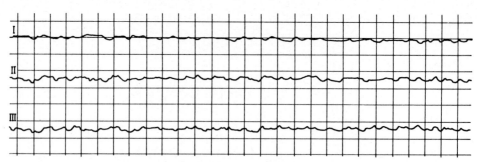

Abb. 463. Kammerflimmern.

d) Differentialdiagnose: supraventrikuläre Tachykardien mit »aberrierender Leitung« – ventrikuläre Tachykardien

Die dargestellten Kriterien zum Erkennen einer supraventrikulären und/oder ventrikulären Tachykardie verdeutlichen, daß die früheren differentialdiagnostischen Dogmen wie:

Supraventrikuläre Tachykardie: regelmäßig, normal konfigurierter QRS-Komplex,

Ventrikuläre Tachykardie: unregelmäßig, schenkelblockartig deformierter QRS-Komplex

nicht mehr haltbar sind. Supraventrikuläre Rhythmen können aus verschiedensten Gründen (s. S. 419) eine verbreiterte und abnorme QRS-Konfiguration haben, umgekehrt ist eine Verbreiterung und Deformierung von QRS bei ventrikulärem Reizursprung (siehe His-Purkinje-Rhythmen) nicht obligat.

Auch der Nachweis negativer P-Zacken, das heißt einer retrograden Vorhoferregung, gegebenenfalls mit »Rückwärtsblock« der verschiedensten Schweregrade bis zur AV-Dissoziation, ist nicht sicher beweisend für einen ventrikulären Reizursprung. Dieser Befund sagt nur, daß die Vorhöfe retrograd erregt werden bzw. daß die Vorhöfe und Kammern unabhängig voneinander schlagen. Er gibt jedoch keine Auskunft darüber, ob das ektope Erregungsbildungszentrum im distalen Bereich des AV-Knotens (NH-Region), damit supraventrikulär oder in den Herzkammern, gelegen ist. Ist der QRS-Komplex bei einem tachykarden Paroxysmus nur unwesentlich verbreitert, kann beim Nachweis negativer P-Zacken die elektrokardiographische Ortsbestimmung des auslösenden Automatiezentrums somit nur soweit eingegrenzt werden, daß die Tachykardie ihren Ursprung in der Umgebung des distalen AV-Knotens hat.

Die Differentialdiagnose supraventrikuläre Tachykardie mit »aberrierender Leitung« versus ventrikuläre Tachykardie birgt in sich therapeutische Konsequenzen. Mittels eines Langzeit-EKG sollte man nach elektrokardiographischen Kriterien suchen, die mehr für einen *supraventrikulären (α)* und/oder mehr für einen *ventrikulären (β) Reizursprung* sprechen.

2. Differentialdiagnose ventrikulärer Tachykardien

α) Kriterien zugunsten eines supraventrikulären Reizursprunges

Elektrokardiographische Kriterien:
1. Konstante P/QRS-Relation.
2. Konstante QRS/P-Relation ($\geq 0{,}11$ sec).
3. Rechtsschenkelblockbild vom rsR'-Typ in V_1 (aberrierende Leitung) (Abb. 464).
4. Regelmäßige QRS-Abstände.

QRS-Form:	Ventrikulärer Ursprung	Supraventrikulärer Ursprung mit aberrierender intraventrikularer Leitung
Rechtsschenkelblock		
Abl. V_1	Monophasisch oder biphasisch R oder qR mit Knotung im absteigenden Schenkel 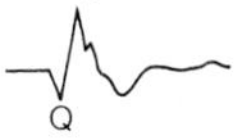	Triphasisch r S r' 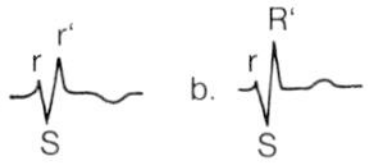
Abl. V_6	S-Zacke breiter als R 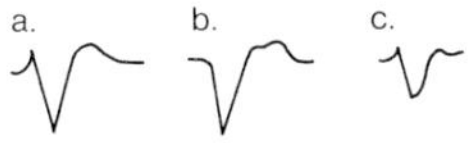	S-Zacke schmaler als R 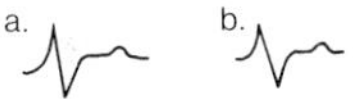
Anfangsteil QRS (V_1)	Unterschiedlich zum Normalschlag	ähnlich Normalschlag
R-Achse	meist Linksherzabweichung	meist Rechtsherzabweichung
Linksschenkelblock		
R-Zacke V_1	breit, 0,16	schmal oder nicht vorhanden
S-Zacken in Brustwandableitungen	Tiefer als in V_1	weniger tief als in V_1
R-Achse	Meist rechtstypischer Lagetyp	selten rechtstypischer Lagetyp
Weitere Kennzeichen		
Übereinstimmung der Ausschlagsrichtung von QRS in den Brustwandableitungen (alle +, oder alle −)	+ +	(+)
QRS-Breite	0,15 sec	0,12 sec

Abb. 464. Differentialdiagnose: Supraventrikulärer Reizursprung mit aberrierender intraventrikulärer Erregungsleitung − ventrikulärer Reizursprung: Charakteristische elektrokardiographische Kennzeichen.

5. Vergleich mit dem Ruhe-EKG:
   – Identische QRS-Komplexe.
6. Tachykardiebeginn und -ende mit supraventrikulären Extrasystolen, formal häufig der Tachykardie entsprechend. (Dies gilt auch dann, wenn die extrasystolische Kammererregung nicht die gleiche Form wie die QRS-Gruppe im tachykarden Anfall hat. Gehen Kammerextrasystolen einer Tachykardie mit verbreitertem QRS-Komplex voraus oder folgen sie ihr nach, so ist eine Kammertachykardie wahrscheinlich.)
7. Cholinerge Reize beeinflussen die Arrhythmie meist (Tab. 25, S. 528).
8. Klinische Beurteilung: Meist harmlose, wenn auch sehr unangenehme Funktionsstörungen.

Zusätzliche *mechanokardiographische Hinweise* in Richtung supraventrikulärer Tachykardie mit aberrierender Leitung sind:
1. Fehlende Venenpfropfung.
2. Die Intensität des 1. Herztones und die Höhe des Blutdrucks sind konstant.

β) Kriterien zugunsten eines ventrikulären Reizursprunges

Elektrokardiographische Kriterien:
1. Verbreiterter, verformter QRS-Komplex (QRS $\geq$ 0,12 sec).
2. Normal breiter, formal einem bifaszikulären Block entsprechender QRS-Komplex.
3. Retrograde AV-Blockierung (VA-Block) der verschiedensten Schweregrade, meist AV-Dissoziation. QRS/P-Intervall $\geq$ 0,11 sec, gegebenenfalls mit Vorhoffusion.
4. Die Kammerfrequenz.
5. Ventricular capture beats mit oder ohne Fusion.
6. Tachykardiebeginn und -ende mit ventrikulären Extrasystolen gleicher Form und gleichen Kupplungsintervalls, formal der ventrikulären Arrhythmie entsprechend.
7. Vorzeitigkeitsindex unter 1.
8. Vagale Maßnahmen beeinflussen die Tachykardie nicht.
9. Die Charakteristiken der ventrikulären Parasystolie sind nachweisbar.
10. Klinische Beurteilung.
11. His-Bündel-EG.

Zusätzliche *mechanokardiographische Hinweise* in Richtung ventrikulärer Tachykardie:
1. Regelmäßig sich wiederholende Venenpfropfung: (Kanonenwellen im Jugularvenenpuls), bedingt durch das bei der ventrikulären Tachykardie meist dissoziierte Schlagen von Vorhof und Kammern.
2. Die Intensität des 1. Herztones und die Höhe des Blutdruckes ist häufig wechselnd.

Zu (1): Verbreiterter, verformter QRS-Komplex (QRS $\geq$ 0,12 sec):
Siehe S. 554

Zu (2): Normal breiter, formal einem bifaszikulären Block entsprechender QRS-Komplex:
Siehe S. 554

Zu (3): Retrograde AV-Blockierung (VA-Block) der verschiedensten Schweregrade, meist AV-Dissoziation, QP-Intervall $\geq$ 0,11 sec, gegebenenfalls mit Vorhoffusion:
Siehe S. 554

Zu (4): Die Kammerfrequenz:
Siehe S. 555

Zu (5): Ventricular capture beats mit und/oder ohne Fusion (Abb. 465):
Als wichtiges Kennzeichen einer ventrikulären Tachykardie wurde die komplette AV-Dissoziation zwischen dem langsamer schlagenden Sinusrhythmus und dem schneller schlagenden ventrikulären Automatiezentrum herausgestellt. In einigen Fällen ventrikulärer Tachykardien ist die AV-Dissoziation inkomplett, das heißt, einem Sinusimpuls gelingt es, während des Paroxysmus außerhalb der Refraktärphase auf dem normalen Leitungsweg zu den Kammern zu gelangen und einen verfrüht einfallenden normalen Kammerkomplex auszulösen. Die Kammern werden von der Erregungswelle des Sinusknotens quasi eingefangen, im angloamerikanischen Schrifttum werden deshalb diese verfrüht einfallenden und normal konfigurierten QRS-Komplexe als »ventricular capture beats« bezeichnet.

Hat der die ventrikuläre Tachykardie auslösende ventrikuläre »Reizbildner« bereits einen Teil der Kammern erregt, bevor die supraventrikuläre Erregungswelle dem Ventrikelmyokard zufließt, resultiert eine ventrikuläre Kombinationssystole. Besser wird die Entstehungsweise dieser Art von Kombinationssystolen durch die Bezeichnung: *Ventricular capture beats mit Fusion* (Synonym: Partial ventricular capture beats) gekennzeichnet. Vom Ausmaß der vom ventrikulären Erregungsbildungszentrum vor dem Zufluß der nomotopen Erregungswelle bereits

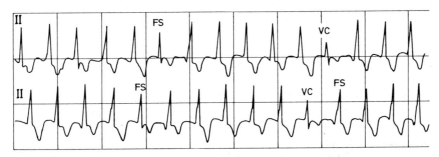

Abb. 465. Ventrikuläre Tachykardie mit Fusionssystole (FS) und Ventricular capture beats (VC).

depolarisierten Ventrikelanteile wird das formkritische Bild der ventrikulären Capture beats mit Fusion bestimmt. Es resultieren von Fall zu Fall wechselnde und selten formgleich sich wiederholende QRS-Komplexe. Formkritisch mischen sich mehr oder weniger die Form des QRS-Komplexes der vom tertiären Zentrum ausgehenden Erregungswelle und das Formbild der supraventrikulären Erregung. Im Vergleich mit dem QRS-Komplex der Kammertachykardie sind die Ventricular capture beats mit Fusion deshalb schmäler, sie sind einmal mehr dem supraventrikulären QRS-Komplex ein andermal mehr dem ventrikulären QRS-Komplex angenähert.

Während einer Kammertachykardie können auch durch folgende Mechanismen *Kombinationssystolen* entstehen:
a) Ventrikuläre Extrasystolen.
b) Akzelerierte Überleitung durch paraspezifische Fasern, zum Beispiel bei einem WPW-Syndrom.

Zusammenfassend läßt sich sagen, daß »ventricular capture beats« mit oder ohne Fusion nach Ausschluß eines WPW-Syndroms gute Kriterien für die Erkennung einer ventrikulären Tachykardie sind. Kombinationssystolen, die nicht auf eine Fusion zwischen der übergeleiteten supraventrikulären Erregungswelle und der ektopen Kammererregung zurückzuführen sind, haben nicht die gleiche differentialdiagnostische Bedeutung.

Wegen der hohen Aussagekraft von Ventricular capture beats mit oder ohne Fusion empfiehlt es sich deshalb, bei dem Verdacht einer Kammertachykardie durch Registrierung eines Langzeit-EKG nach ihnen zu suchen. Auch kann man versuchen, sie durch gezielte *medikamentöse* oder *elektrische Maßnahmen* zu provozieren.

Der *Versuch einer Beschleunigung des Sinusrhythmus mit Atropin,* um die langsamer schlagende Vorhoffrequenz der schneller schlagenden Ventrikelfrequenz anzugleichen und dadurch Ventricular capture beats mit oder ohne Fusion auszulösen, ist wenig effektiv, die *Anwendung von Sympathikomimetika* ist zu gefährlich. Auf dem gleichen Konzept beruht die Anwendung der *selektiven Vorhofstimulation.* Liegt die Stimulationsfrequenz des Vorhofs höher als die ektope Kammerfrequenz, kann der supraventrikuläre Schrittmacher die Führung über das Herz übernehmen. Im Falle einer Normalisierung des QRS-Komplexes (ventricular capture beats) durch den supraventrikulären Stimulus kann die Tachykardie als ventrikulär klassifiziert werden.

Eine Vorhofstimulation ist nur dann erfolgversprechend, wenn die ventrikuläre Tachykardie mit einer retrograden Leitung der Erregungswelle bis zu den Vorhöfen einhergeht. Besteht eine ventrikuläre Tachykardie mit AV-Dissoziation, d. h., besteht ein frequenzbedingter kompletter AV-Block, kann der atriale Stimulationsimpuls dem Kammermyokard nicht zufließen. In solchen Fällen ventrikulärer Tachykardien kann statt der Vorhofstimulation eine *Stimulation des His-Bündels* weiterhelfend durchgeführt werden.

Von großem Wert zur Auslösung von Ventricular capture beats ist die *medikamentöse Verlangsamung der Kammerfrequenz durch Antiarrhythmika*, z. B. Ajmalin oder Aprindin. Kurz vor Beendigung der Tachykardie erscheinen häufig Capture beats mit oder ohne Fusion. Der gleiche Effekt (Auslösen von Ventricular capture beats) wird durch Antiarrhythmika auch bei den Tachykardien erreicht, die mit einer retrograden Leitung der Erregungswelle zu den Vorhöfen einhergehen. Dadurch ist es meist für die anterograde Erregungswelle des dissoziiert dazu schlagenden Sinusrhythmus nicht möglich, dem Ventrikel zuzufließen, Ventricular capture beats werden verhindert. Ajmalin und Procainamid *blockieren selektiv die retrograde Erregungsleitung im AV-Knoten,* während sie die anterograde Erregungsleitung weniger beeinflussen. Dadurch wird die Entstehung von Ventricular

Tab. 26. Diagnostische Wertigkeit von Ventricular capture beats (VC) und Kombinationssystolen (FS) bei ventrikulären (VT) und supraventrikulären Tachykardien.

I. VC und FS sind beim Vorliegen eines Präexzitations-(WPW-)Syndroms nicht diagnostisch zu verwerten.

II. Wertigkeit von VC und FS bei Kammertachykardien:
  a) Guter Hinweis auf eine VT, aber ihre Entstehung nicht immer möglich:
    1. In allen Fällen von VT mit retrograder 1:1-VA-Leitung
    2. In einigen Fällen von VT und AV-Dissoziation (versteckte Rückwärtsleitung, concealed retrograde conduction).
  b) VC und FS beweisen eine AV-Überleitung einer supraventrikulären Erregung. Ausnahme: ventrikuläre Extrasystole.
  c) VC geht nicht mit einem »supraventrikulär« konfiguriertem QRS-Komplex einher:
    1. Vorbestehender Schenkelblock
    2. Beanspruchung des ventrikulären ELS durch zusätzliche ektope Foki oder durch verborgene Rückwärtsleitung.
  d) FS können bei einer VT auch durch folgende Mechanismen entstehen:
    1. Ventrikuläre Extrasystolen
    2. Akzelerierte Überleitung durch paraspezifische Fasern.

III. Wertigkeit von VC und FS bei supraventrikulären Tachykardien:
  a) VC, deren QRS-Komplex mit dem QRS-Komplex während des normalen Sinusrhythmus übereinstimmt, beweisen, daß das ektope Automatiezentrum ventrikulär liegt.
  b) Ein normaler QRS-Komplex während einer supraventrikulären Tachykardie mit aberrierender Leitung kann entstehen:
    1. Frequenzverlangsamung, spontan oder durch vagale Maßnahmen, können einen funktionell bedingten Schenkelblock beseitigen.
    2. Intermittierende Überleitung der supraventrikulären Erregungswelle während der supranormalen Phase.
    3. Fusion eines supraventrikulären Reizes mit einer kontralateralen ES, bei vorbestehendem Schenkelblock mit einer homolateralen ES.
    4. Bei transitorischem bilateralem Schenkelblock mit Verzögerung in beiden Schenkeln.
  c) FS können während einer supraventrikulären Tachykardie mit aberrierender Leitung entstehen:
    1. Akzelerierte Überleitung durch paraspezifische Fasern
    2. VES

Tab. 27. Möglichkeiten der Provozierung von Ventricular capture beats (VC) bei ventrikulären Tachykardien (VT) (modifiziert nach Puech).

I.: Beschleunigung des Sinusrhythmus:
Atropin: wenig oder kein Effekt
Sympathikomimetika: zu gefährlich

II.: Verlangsamung der Kammerfrequenz:
Procainamid, Ajmalin, Antiarrhythmika mit Verlängerung der HV-Zeit

III.: Selektive Blockierung der retrograden AV-(VA-)Überleitung ohne gleichzeitige Beeinflussung der anterograden AV-Überleitung:
Procainamid, Ajmalin (bei VT mit retrograder Rückleitung zu den Vorhöfen)

IV.: Intrakardiale Stimulation:
a) Vorhofstimulation (VT mit retrograder VA-Überleitung)
b) His-Bündel-Stimulation (VT mit AV-Dissoziation)

capture beats begünstigt. In der Tab. 26 ist die diagnostische Wertigkeit von Ventricular capture beats und Kombinationssystolen bei supraventrikulären und ventrikulären Tachykardien zusammengefaßt. Die Tab. 27 gibt die Möglichkeiten der »Provozierung« von Ventricular capture beats bei ventrikulären Tachykardien wieder.

Zu (6): Tachykardiebeginn und -ende mit ventrikulären Extrasystolen gleicher Form und gleichen Kopplungsintervalls, formal der ventrikulären Arrhythmie entsprechend:
Der Nachweis von ventrikulären Extrasystolen bei Tachykardiebeginn und/oder Tachykardieende, deren QRS-Komplex formkritisch den QRS-Komplexen während des Paroxysmus entspricht, läßt sich differentialdiagnostisch im Sinne einer Kammertachykardie werten. Im gleichen Sinne ist das Auftreten ventrikulärer Extrasystolen gleicher Form und gleichen Kopplungsintervalls früher oder später beim gleichen Patienten zu interpretieren.

Zu (7): Vorzeitigkeitsindex unter 1:
Das Auslösen einer Tachykardie durch eine ventrikuläre Extrasystole, die in die vulnerable Phase fällt (R-auf-T-Phänomen, Vorzeitigkeitsindex unter 1), spricht für einen ventrikulären Paroxysmus. Dieser Entstehungsmechanismus einer ventrikulären Tachykardie ist von Lown als ventrikuläre Tachykardie der vulnerablen Phase (VT-VP) bezeichnet worden (s. S. 379, Abb. 282).

Zu (8): Vagale Maßnahmen beeinflussen die Tachykardie nicht:
Vagale Maßnahmen, wie Karotissinusdruckversuch, Bulbusdruck, Valsalva-Versuch, Provokation von Erbrechen, Trinken von Eiswasser oder die Gabe von Vagomimetika (z. B. Doryl 0,25 mg i. v.) bleiben bei einer ventrikulären Tachykardie ohne Wirkung (s. Tab. 25, S. 528).

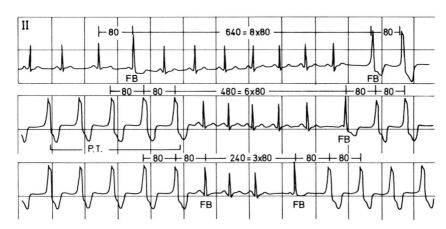

Abb. 466. Parasystolische Tachykardie. Es lassen sich die Kennzeichen der Parasystolie nachweisen. Gleitende Kopplungsintervalle der Parasystolen, ein- bis mehrfaches Vielfaches der interektopen Intervalle. FB: Fusionssystolen. PT: Parasystolische Tachykardie, Frequenz 160/min.

Zu (9): Charakteristika der ventrikulären Parasystolie sind nachweisbar (Abb. 466):

Die Entstehung einer Parasystolie wird in einer gesteigerten Automatie eines ektopen Automatiezentrums gesehen. Gleichzeitig besteht um das Parasystoliezentrum ein Eintritts- und Austrittsblock. Dieses Konzept der Eintritts-(Schutz-) und Austrittsblockierung des Parasystoliezentrums macht verständlich, daß die parasystolische Frequenz meist bradykarder als die Grundfrequenz ist. Es erklärt aber bei einer »Deblockierung« des Austrittsblocks die Möglichkeit des Auftretens einer parasystolischen Tachykardie. Die Frequenz dieser Tachykardie repräsentiert die spontane Eigenfrequenz des Parasystoliezentrums. Lassen sich bei einer ventrikulären Tachykardie vor oder nach dem Paroxysmus die Gesetzmäßigkeiten der ventrikulären Parasystolie, wie unregelmäßig eingestreute ventrikuläre Extrasystolen (Parasystolen), gleitende Kopplung, regelmäßige interektope Intervalle, gehäuft Fusionssystolen nachweisen, so ist dies beweisend für den ventrikulären Ursprung der heterotopen Tachykardie.

Zu (10): Klinisches Bild:

Im Gegensatz zu den paroxysmalen supraventrikulären Tachykardien kommen die paroxysmalen Kammertachykardien meist nur bei einem geschädigten Herzen vor. Sie unterscheiden sich weiterhin von den supraventrikulären Tachykardien durch ihren hämodynamisch meist bedrohlichen Charakter (hyperdynames Adams-Stokes-Syndrom) und ihre meist ernste Prognose.

Zu (11): His-Bündel-EG:

Ein dem Kammerkomplex vorausgehendes His-Potential kennzeichnet die Tachykardie als supraventrikulär.

VII. Differentialdiagnose der Arrhythmie

Herzrhythmusstörungen können rhythmisch und arrhythmisch auftreten. Im Abschnitt: »Zur Differentialdiagnose der Bradykardie« und in dem Abschnitt: »Zur Differentialdiagnose der Tachykardie« sind Ursachen einer arrhythmischen Kammertätigkeit dargestellt. Außerdem können einer Arrhythmie zugrunde liegen:
1. Sinusarrhythmie.
2. Extrasystolen.
3. Ersatzsystolen.
4. Echosystolen.

1. Sinusarrhythmie

Bei einem *normalen Sinusrhythmus* ist die *Schwankungsbreite der PP-Abstände kleiner als 0,16 sec.* Sind die Zyklusschwankungen größer, so spricht man von einer Sinusarrhythmie. Sinusarrhythmien können *abhängig* und *unabhängig von der Atemphase* auftreten.
a) Von der Atemphase abhängige Sinusarrhythmie:
respiratorische Sinusarrhythmie.
b) Von der Atemphase unabhängige Sinusarrhythmie:
regellose Sinusarrhythmie.

a) Respiratorische Sinusarrhythmie

EKG (Abb. 467): Im Inspirium nimmt die Sinusfrequenz zu, im Exspirium tritt eine Verlangsamung der Herzschlagfolge ein. Mit dieser Frequenzänderung rotiert im Inspirium die elektrische Herzachse nach rechts, das EKG wird rechtstypisch, im Exspirium wieder nach links, so daß gelegentlich geringe Änderungen des Lagetyps auftreten können. Während der Inspiration verkleinert sich auch häufig die R-Zacke sowohl in den Extremitäten- als auch in den Brustwandableitungen. Während der inspiratorischen Frequenzzunahme finden sich relativ große und spitze P-Zacken (P-sympathicotone), während bei der exspiratorischen Sinusfrequenzabnahme die P-Zacken verbreitert, kleiner und abgeflacht imponieren (wandernder Schrittmacher im Sinusknoten).

1. Sinusarrhythmie

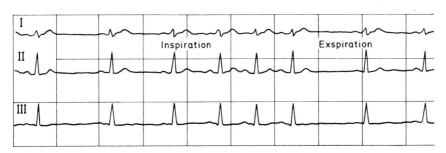

Abb. 467. Respiratorische Sinusarrhythmie. Zunahme der Frequenz bei Inspiration. Abnahme der Frequenz bei Exspiration.

b) Regellose Sinusarrhythmie

EKG (Abb. 468): Jedem QRS-Komplex geht ein normales Sinus-P voraus. Die PP-Intervalle verändern sich unregelmäßig, die Erregungsform der Vorhöfe und Kammern bleibt gleich. Die *Sinusfrequenz* kann *zwischen 45 Schlägen und 100 Schlägen/min* schwanken.

c) Differentialdiagnose (Abb. 469)

Differentialdiagnostisch ist eine Sinusarrhythmie abzugrenzen gegen:
α) SA-Block II. Grades, Typ 1 (Wenckebachsche Periode des SA-Blockes).
β) SA-Block II. Grades, Typ 2 mit wechselndem Überleitungsverhältnis.
γ) Sinusstillstand (Sinusarrest).
δ) Sinusextrasystolen.
ε) Blockierte supraventrikuläre Extrasystolen.
ς) Supraventrikuläre Parasystolie.

α) SA-Block II. Grades, Typ 1 (Wenckebachsche Periode des SA-Blockes)

EKG (Abb. 470): Das EKG eines SA-Blockes II. Grades, Typ 1 ähnelt bei oberflächlicher Betrachtung einer Sinusarrhythmie. Bei genauer Betrachtung ist beim SA-Block II. Grades, Typ 1 die charakteristische Aufeinanderfolge der P-Zacken auffällig.

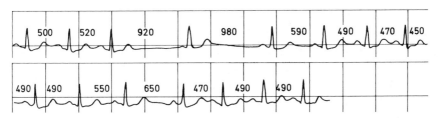

Abb. 468. Regellose Sinusarrhythmie, unabhängig von der Atemphase. Die Schwankungsbreite der RR-Intervalle ist größer als 160 msec. Die Periodendauer ist in msec eingetragen.

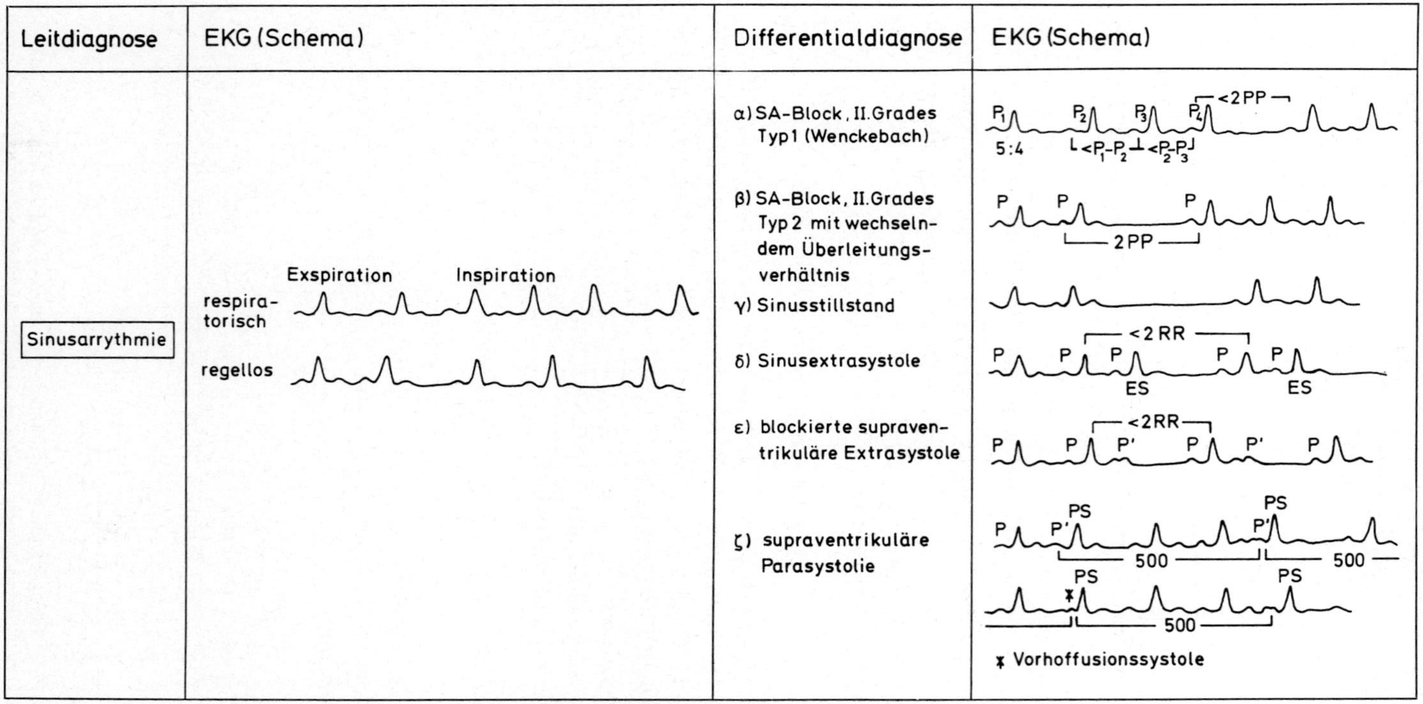

Leitdiagnose	EKG (Schema)	Differentialdiagnose	EKG (Schema)
Sinusarrythmie	respiratorisch / regellos (Exspiration, Inspiration)	α) SA-Block, II. Grades Typ 1 (Wenckebach)	$P_1\ P_2\ P_3\ P_4$; 5:4; $<P_1P_2 \perp <P_2P_3$; $<2PP$; $2PP$
		β) SA-Block, II. Grades Typ 2 mit wechselndem Überleitungsverhältnis	P P P; $<2RR$
		γ) Sinusstillstand	
		δ) Sinusextrasystole	P P P' ES P; $<2RR$
		ε) blockierte supraventrikuläre Extrasystole	P P P' P' P
		ζ) supraventrikuläre Parasystolie	P PS P'; PS 500; PS 500; 500; ✶ Vorhoffusionssystole

Abb. 469. Differentialdiagnose: Sinusarrhythmie.

1. Sinusarrhythmie

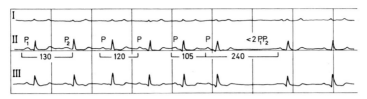

Abb. 470. SA-Block II. Grades, Mobitz 1 (Wenckebach). Zunehmende Verkürzung der PP-Intervalle bis zum Vorhofausfall. Die entstehende Pause ist kleiner als 2 PP-Intervalle.

Die PP-Abstände zeigen eine zunehmende Verkürzung, bis eine Vorhofaktion ausfällt. Die bei gleichbleibendem PQ-Intervall entstehende längere Pause in der Schlagfolge ist kürzer als zwei PP-Intervalle. Danach wird ein neuer Wenckebach-Zyklus eingeleitet. Wegen der charakteristischen Aufeinanderfolge der P-Zacken spricht man von der »regular Irregularität« der P-Zacken.

Das Überleitungsverhältnis des SA-Blocks II. Grades, Typ 1 kann wechseln, so 5:4, 4:3, 3:2. Dadurch entstehen ausgesprochen arrhythmische Kurvenzüge. Durch Registrierung eines langen EKG-Streifens und sorgfältiger Beurteilung der PP-Abstände ist eine Differentialdiagnose zur Sinusarrhythmie meistens möglich.

β) SA-Block II. Grades, Typ 2 (mit wechselndem Überleitungsverhältnis)

EKG (Abb. 471): Das elektrokardiographische Kurvenbild des SA-Blocks II. Grades, Typ 2 mit wechselndem Überleitungsverhältnis (2:1, 3:2 etc.), äußert sich elektrokardiographisch in einem unregelmäßigen Fehlen von Vorhofaktionen (P-Zacken). Es treten Pausen in der Herzschlagfolge ein, die mindestens die Dauer eines doppelten PP-Abstandes haben. Am häufigsten treten SA-Blockierungen auf, die sich in regelmäßiger oder unregelmäßiger Weise wiederholen, auch wenn mehrere P-Wellen hintereinander ausfallen. Häufig sind die langen PP-Intervalle ein wenig kürzer als das errechnete einfache Vielfache des normalen PP-Intervalls. Es wird angenommen, daß der Sinusknoten nach der Pause seine Erregungswelle etwas schneller an den Vorhof abgibt als gewöhnlich (Verkürzung der sinuatrialen Leitungszeit).

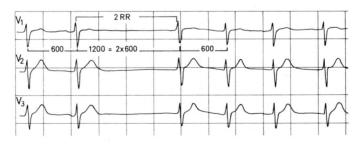

Abb. 471. SA-Block II. Grades, Mobitz 2, 2:1-Überleitungsverhältnis. Der PP-Abstand der eintretenden Pause beträgt das Doppelte des normalen PP-Abstandes.

γ) Sinusstillstand (Sinusarrest)

EKG (Abb. 472): Es treten kürzere oder längere erregungsfreie Intervalle auf. Überwiegen die kürzeren Pausen der Herzschlagfolge, kann das EKG dem einer Sinusarrhythmie ähneln. In Differentialdiagnose zum sinuatrialen Block, Typ 2 mit wechselndem Überleitungsverhältnis besteht beim Sinusstillstand keine Beziehung zum Grundrhythmus. Die erregungsfreien Intervalle stehen in keinem einfachen oder vielfachen Verhältnis zum normalen PP-Intervall.

Pathophysiologisch ist ein Sinusstillstand oder Sinusarrest durch ein kurzfristiges oder längeres Aussetzen der Erregungsbildung im Sinusknoten bedingt. Er kann nicht von einem sinuatrialen Block III. Grades, das heißt, einer totalen Unterbrechung der SA-Leitung unterschieden werden, da auch diese zur Asystolie führt.

Vorkommen: Ein Sinusstillstand kann funktionelle, organische oder medikamentös-toxische Ursachen haben.

a) *Funktionelle Ursachen:*

Nach dem Ende einer supraventrikulären Tachykardie tritt gelegentlich ein Sinusstillstand auf, bis das nomotope Erregungsbildungszentrum die Führung übernimmt. Man spricht von einer *präautomatischen Pause,* da der Sinusknoten eine gewisse Zeit benötigt (sogenannte *Sinusknotenerholungszeit,* Normalwert ca. 1000 msec), bis seine normale Erregungsbildung wieder einsetzt. Das gleiche gilt für die Terminierung einer hämodynamisch kritischen supraventrikulären und/oder ventrikulären Tachykardie, eines Vorhofflimmerns oder Vorhofflatterns durch eine Kardioversion.

b) *Organische Ursachen:*

Beim frischen Myokardinfarkt (besonders Hinterwandinfarkt), bei der Myokarditis kann eine Störung des Sinusknotens kurzfristig und reversibel auftreten (sogenanntes akutes Sinusknotensyndrom). Ein chronisches Auftreten eines Sinusstillstandes (Sinusarrest) wird dem (chronischen) Sinusknotensyndrom zugeordnet (s. S. 605). Auch eine Überempfindlichkeit des Karotissinus (Karotissinussyndrom) kann Perioden eines längeren Sinusstillstandes gegebenenfalls mit hypodynamem Adams-Stokes-Syndrom auslösen.

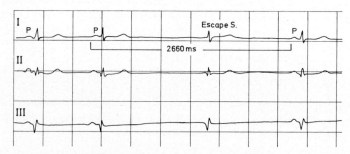

Abb. 472. Sinusknotenstillstand. Die eintretende Pause beträgt 2660 msec und wird durch eine AV-Ersatzsystole (Escape-beat) überbrückt.

c) *Medikamentös-toxische Ursachen:*
Digitalisglykoside, sämtliche Antiarrhythmika können zu einer Unterdrückung der Sinusknotenaktivität führen, bei gesundem Sinusknoten bei Überdosierung, bei krankem Sinusknoten bei normaler Dosis. Bei einem Sinusknotensyndrom sei man sich bewußt, daß durch diese Medikamente schon bei normaler Dosierung ein Sinusstillstand auftreten kann.

δ) *Sinusextrasystolie*

Differentialdiagnostisch ist die Sinusarrhythmie schwierig von der seltenen Sinusextrasystolie abzugrenzen.

Sinusextrasystolen entstehen durch eine vorzeitige Erregungsbildung im Sinusknoten. Auch wird diskutiert, daß solche Extraschläge aus einem heterotopen Erregungsbildungszentrum in unmittelbarer Nachbarschaft des Sinusknotens stammen.
Nach dem Kopplungsintervall zum vorausgehenden Normalschlag unterscheidet man:
1. Die wenig frühzeitig einfallende Sinusextrasystole mit regelrechter AV-Überleitung.
2. Die frühzeitig einfallende Sinusextrasystole mit verlängerter AV-Überleitung.
3. Die sehr frühzeitig einfallende Sinusextrasystole mit sinuaurikulär blockierter Vorhoferregung (blockierte Sinusextrasystole).

Bei der wenig frühzeitig einfallenden Sinusextrasystole und bei der frühzeitig einfallenden Sinusextrasystole zeigt das extrasystolische P in der Regel keine Abweichung vom normalen Sinus-P. Eine P-Deformierung ist aber kein Kriterium gegen eine Sinusextrasystole, da bei relativ frühzeitigem Einfall eine intraatriale Leitungsverzögerung (aberrierende intraatriale Erregungsleitungsstörung) auftreten kann (s. Abb. 475).

Zugunsten einer Sinusextrasystole und gegen eine Sinusarrhythmie sprechen folgende *elektrokardiographischen Kriterien:*

Bei der Sinusextrasystolie finden sich meist gleichbleibende Kopplungsintervalle, während sie bei der Sinusarrhythmie ständig wechseln.

Der PP-Abstand zum Normalschlag nach der Sinusextrasystole entspricht ungefähr dem PP-Intervall der vorangegangenen Normalschläge (keine kompensatorische Pause). Die Extrasystolen entstehen im Sinusknoten selbst, so daß im Unterschied zu Vorhofextrasystolen keine Rückleitung der Erregungswelle vom ektopen Automatiezentrum mit sekundärer Entladung des Sinusknotens erfolgt.

Die Wahrscheinlichkeit, daß einer Sinusarrhythmie eine Sinusextrasystolie zugrunde liegt, nimmt zu, wenn bei sehr frühzeitigem Einfall Sinusextrasystolen mit verlängerter AV-Überleitung einhergehen.

ε) *Blockierte supraventrikuläre Extrasystolen*

Bei einem *sehr frühen* Einfall einer Sinus-, einer Vorhof- und einer AV-Knoten-Extrasystole kann das AV-Leitungssystem für die Kammermuskulatur noch refraktär sein, so daß die extrasystolische Erregungswelle nicht auf die Kammern übergeleitet wird.

EKG (Abb. 473): Es erscheint eine P-Zacke (fehlend bei der blockierten Sinusextrasystole), die häufig der P-Zacke des vorausgehenden Normalschlages

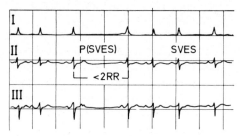

Abb. 473. Blockierte supraventrikuläre Extrasystole (SVES).

aufsitzt. Die Summe des prä- und postextrasystolischen PP- und/oder RR-Intervalls ist kleiner als zwei regelrechte PP- oder RR-Abstände (keine kompensatorische Pause).

Gehäuft auftretende blockierte supraventrikuläre Extrasystolen können zu einer der Sinusarrhythmie ähnelnden Herzrhythmusstörung führen. Plötzlich einen Grundrhythmus unterbrechende Pausen sollten immer an blockierte supraventrikuläre Extrasystolen denken lassen, wobei das P in dem T des vorausgehenden Schlages verborgen sein kann. Dies ist in Abl. V_1 meist gut zu erkennen.

ζ) Supraventrikuläre Parasystolie

EKG (Abb. 474): Es lassen sich die Kennzeichen der Parasystolie nachweisen. Es findet sich eine Variabilität der Kopplungsintervalle und der postextrasystolischen Intervalle zwischen den Herzaktionen des Grundrhythmus und den eingestreuten supraventrikulären Parasystolen *(gleitende Kopplung)*. Ein *fixes Kopplungsintervall* spricht für supraventrikuläre Extrasystolen. Zwischen den einzelnen Parasystolen bestehen konstant teilbare Intervalle. Die langen Intervalle entsprechen einem einfachen Mehrfachen des kürzesten Intervalls. Es kommt zum gehäuften Auftreten von Vorhoffusionssystolen. Eine Rarität stellt die Sinusparasystolie dar.

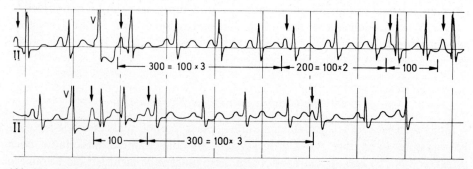

Abb. 474. Vorhofparasystolie. Die Parasystolen sind durch Pfeile gekennzeichnet. Sinusrhythmus 80/min; Parasystoliefrequenz um 58/min. Einige Parasystolieschläge sind linksschenkelblockartig deformiert infolge aberrierender ventrikulärer Leitung. Gelegentlich ventrikuläre Extrasystolen (V). Die interektopen Intervalle sind eingezeichnet.

2. Extrasystolen

Unter einer Extrasystole versteht man eine den Grundrhythmus unterbrechende, vorzeitige Kontraktion des ganzen und/oder eines Teils des Herzens. Das aktive ektope Erregungsbildungszentrum kann in allen zur Erregungsbildung fähigen Abschnitten des Herzens (ELS) liegen.

Supraventrikulär werden alle Extrasystolen genannt, deren Erregungsbildungszentrum oberhalb, *ventrikulär*, deren Erregungsbildungszentrum unterhalb des *His-Bündels* liegt.

a) Supraventrikuläre Extrasystolen

Charakteristikum aller supraventrikulären Extrasystolen ist der *nicht verbreiterte und nicht deformierte QRS-Komplex*. Bei gehäuft monotopem Auftreten besteht ein fixes Kopplungsintervall, meist besteht keine kompensatorische Pause.

Der Ursprungsort der supraventrikulären Extrasystolen, das heißt, ob sie im Sinusknoten, im Vorhof oder im AV-Knoten gelegen sind, läßt sich aus der Konfiguration der P-Zacke, deren elektrischen Achse sowie ihrer Beziehung zum QRS-Komplex bestimmen.

α) Sinusextrasystolen

EKG (Abb. 475): Geht einer Extrasystole eine P-Zacke voraus, die der P-Zacke der Normalschläge entspricht, handelt es sich um eine Sinusextrasystole. Das postextrasystolische Intervall ist in der Regel gleich dem normalen oder kürzer als ein Normalintervall. Es ergibt sich die *Differentialdiagnose* zur Sinusarrhythmie (s. S. 334, 351).

β) Vorhofextrasystolen

EKG (Abb. 476): Geht einer Extrasystole eine positive, deformierte, oft verbreiterte P-Zacke voraus, handelt es sich um eine Vorhofextrasystole. Die PQ-Zeit ist abhängig von der Entfernung vom AV-Knoten und der intraatrialen Leitungsgeschwindigkeit, sie ist meistens verkürzt. Es folgt eine nicht kompensatorische Pause, das postextrasystolische Intervall ist somit größer als die normale Periodendauer, aber kleiner als zwei PP-Intervalle.

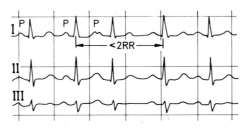

Abb. 475. Sinusextrasystole. Die P-Zacke der Extrasystole entspricht formkritisch dem Sinus-P der Normalschläge. Es besteht keine kompensatorische Pause.

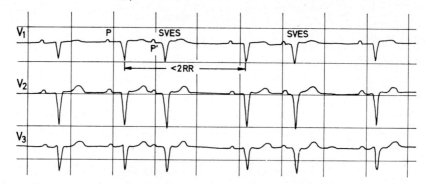

Abb. 476. Vorhof-Extrasystole. Die P-Zacke der Extrasystole ist deformiert und unterscheidet sich deutlich von der P-Zacke (Sinus-P) der Normalschläge.

γ) AV-Extrasystolen

EKG (Abb. 477): Finden sich bei einer Extrasystole in mindestens zwei Ableitungen des Extremitäten-EKG (Abl. II, III) negative P-Zacken, handelt es sich um eine AV-Extrasystole. Bei der oberen AV-Extrasystole liegen die negativen P-Zacken vor dem Kammerkomplex, die PQ-Zeit ist meist verkürzt (*Ausnahme:* Sinus-coronarius-Extrasystole). Bei der mittleren AV-Extrasystole ist die P-Zacke im QRS-Komplex versteckt, bei der unteren AV-Extrasystole folgt sie dem QRS-Komplex (meist in der ST-Strecke gelegen) nach. Den AV-Extrasystolen folgt eine nicht kompensatorische Pause (*Ausnahme:* untere AV-Knoten-Extrasystole, der häufig eine voll kompensierende Pause folgt).

b) Differentialdiagnose (Abb. 478)

Differentialdiagnostisch ist eine supraventrikuläre Extrasystolie abzugrenzen gegen:

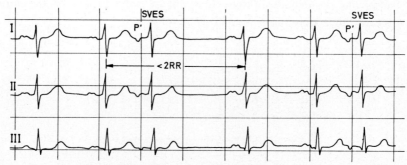

Abb. 477. Obere AV-Extrasystolen mit nicht kompensatorischer Pause. Negatives P dem QRS-Komplex der Extrasystole vorausgehend.

α) Supraventrikuläre Parasystolie.
β) His-Purkinje-Extrasystolen.
γ) Echosystolen.

a) Supraventrikuläre Parasystolie (s. Abb. 474)

Es lassen sich die Kennzeichen der Parasystolie nachweisen. Es findet sich eine Variabilität der Kopplungsintervalle zwischen den Kammeraktionen des Grundrhythmus und den eingestreuten supraventrikulären Extrasystolen (sogenannte gleitende Kopplung). Zwischen den einzelnen Parasystolen bestehen konstant teilbare Intervalle. Die langen Intervalle entsprechen einem einfachen Vielfachen der kürzesten interektopen Intervalle. Es kommt zum gehäuften Auftreten von Vorhoffusionssystolen.

β) His-Purkinje-Extrasystolen

Kurz hinter der Aufteilung des His-Bündels entspringende ventrikuläre Extrasystolen haben einen schmalen, »supraventrikulär« konfigurierten QRS-Komplex. Sie werden deshalb häufig als »supraventrikuläre« Extrasystolen fehlinterpretiert. Folgende Charakteristika weisen auf den ventrikulären Ursprung hin.

EKG (Abb. 479): Bifaszikuläre Blockbilder des Kammerkomplexes in der Kombination: Unvollständiger Linksschenkelblock, unvollständiger Rechtsschenkelblock und linksanteriorer Hemiblock, unvollständiger Rechtsschenkelblock und linksposteriorer Hemiblock. Ein isoliertes Auftreten eines unvollständigen Rechtsschenkelblocks fehlt. Die Sinusknotenautomatie wird nicht gestört, es besteht eine kompensatorische Pause.

γ) Echosystolen

EKG (vgl. Abb. 310–312): Das elektrokardiographische Bild eines Kammer- und AV-Echos ist durch einen *Kammerdoppelschlag* gekennzeichnet, der eine *negative P-Zacke* einschließt (WHITE: Sandwiching, Vorhofkontraktion zwischen zwei Ventrikelschlägen). Dabei besteht eine umgekehrte Beziehung zwischen der Länge der RP- und PR-Intervallen. Treten gehäuft Echosystolen auf und sind dabei die RP- und PR-Zeiten unterschiedlich, bleibt die Summe dieser wechselnden RP- und PR-Zeiten gleich. Diese Beziehung stellt ein wichtiges Kriterium für die Feststellung eines Kammerechos dar. Dies ist darauf zurückzuführen, daß die Erregung um so schneller zur Kammer zurückkehrt, je langsamer sie retrograd zum Vorhof geleitet wird (s. S. 405: Echosystolen).

Als Charakteristikum einer supraventrikulären Extrasystole wurde der nicht verbreitete, schmale QRS-Komplex herausgestellt. Sämtliche supraventrikulären Extrasystolen können aber mit einem *verbreiterten, deformierten (ventrikulär) konfigurierten QRS-Komplex* einhergehen. Dies ist der Fall:

Leitdiagnose	EKG (Schema)
supraventrikuläre Extrasystolen	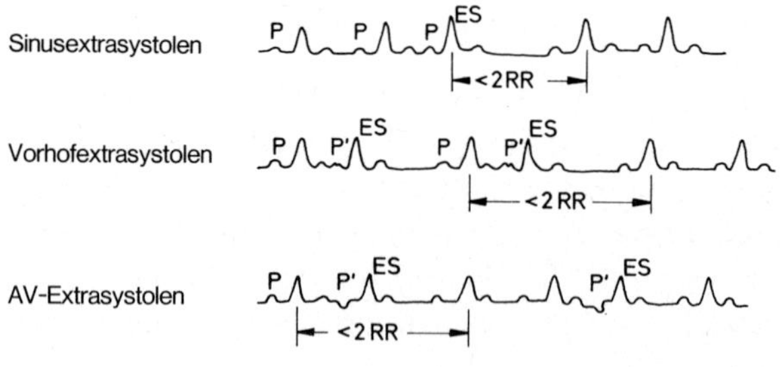 Sinusextrasystolen P P P ES |←<2RR→| Vorhofextrasystolen P P' ES P P' ES |←<2RR→| AV-Extrasystolen P P' ES P' ES |←<2RR→|

Abb. 478.

(a) *Bei aberrierender intraventrikulärer Leitung* (Abb. 480, 481):

Fällt eine supraventrikuläre Extrasystole sehr früh ein, so daß sich Teile des ventrikulären ELS oder der Kammermuskulatur noch refraktär verhalten, kann es zu einer Verbreiterung des QRS-Komplexes infolge aberrierender intraventrikulärer Leitung kommen (s. S. 419). Als Regel kann gelten, daß die QRS-Gruppe einer supraventrikulären Extrasystole um so stärker deformiert ist, je frühzeitiger die Extrasystole einfällt. Bei stärkerer Veränderung der QRS-Gruppen ist auch die ST-Strecke und die T-Welle sekundär verändert.

(b) *Bei vorbestehender intraventrikulärer Leitungsstörung* (Abb. 482):

Gehen den verbreiterten und verformten QRS-Komplexen P-Zacken voraus, ist die Differentialdiagnose gegen eine ventrikuläre Extrasystole leicht. Wenn jedoch bei frühzeitig einfallenden supraventrikulären Extrasystolen mit aberrierender Leitung P-Zacken fehlen oder im QRS-Komplex verborgen sind, ist eine sichere Trennung von Kammerextrasystolen häufig nicht möglich. Sowohl bei AV-Knoten-Extrasystolen als auch ventrikulären Extrasystolen findet sich eine *kompensatorische Pause*. Auch mit dem Nachweis eines verbreiterten QRS-Komplexes in mindestens zwei Ableitungen des Extremitäten-EKG, dem nach unten gerichtete P-Zacken folgen, läßt sich häufig nicht entscheiden, ob es sich um eine untere AV-Knoten-Extrasystole mit intraventrikulärer Leitungsstörung oder um eine ventrikuläre Extrasystole mit retrograder Vorhoferregung handelt.

2. Extrasystolen

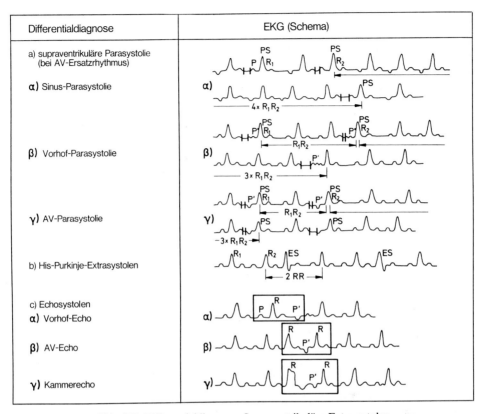

Abb. 478. Differentialdiagnose: Supraventrikuläre Extrasystolen.

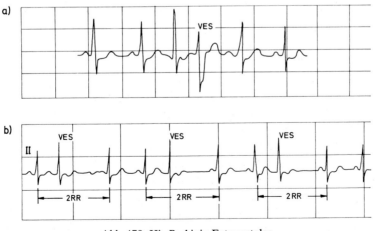

Abb. 479. His-Purkinje-Extrasystolen.
a) interponiert. b) mit kompensatorischer Pause.

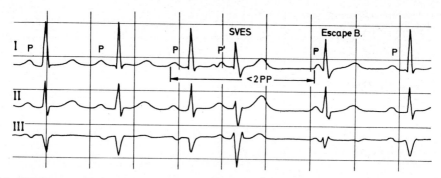

Abb. 480. Supraventrikuläre Extrasystolen mit aberrierender intraventrikulärer Erregungsausbreitung (linksanteriorer Hemiblock, unvollständiger Rechtsschenkelblock). Escape B. = Ersatzschlag.

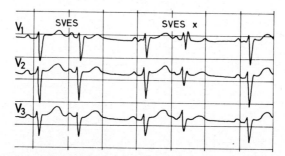

Abb. 481. Supraventrikuläre Extrasystole (×) mit aberrierender intraventrikulärer Erregungsausbreitung (unvollständiger RSB).

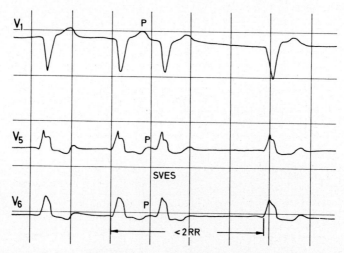

Abb. 482. Supraventrikuläre Extrasystole bei vorbestehender intraventrikulärer Erregungsausbreitungsstörung. Der QRS-Komplex des Normalschlages und der QRS-Komplex der Extrasystole zeigen das Bild eines Linksschenkelblocks.

Differentialdiagnostisch kann folgende Gesetzmäßigkeit weiterhelfen: Bei unteren AV-Knoten-Extrasystolen mit aberrierender Leitung ist die QP-Dauer meistens kürzer, bei Kammerextrasystolen mit rückläufiger Vorhoferregung genauso lang oder länger wie die PQ-Dauer der Normalschläge.

c) Ventrikuläre Extrasystolen

Das elektrokardiographische Bild der ventrikulären Extrasystolen ist durch eine abnorme Form, Dauer und Amplitude der QRS-Gruppe sowie eine sekundäre Veränderung der T-Wellen gekennzeichnet. Nur bei den hochsitzenden His-Bündel-Extrasystolen (kurz hinter der Bifurkation des His-Bündels entstehend) kann eine Verbreiterung der QRS-Gruppe fehlen. Die Formabweichung von QRS und T ist darauf zurückzuführen, daß die Erregung von einem *tertiären Zentrum* (innerhalb der Kammern) ausgeht. Die Kammern werden deshalb nicht in der üblichen Weise, sondern auf Umwegen, zum Teil sogar in retrograder Richtung, erregt. Die Eigentümlichkeiten ventrikulärer QRS-Gruppen und T-Wellen sind auf die gleiche Weise zu erklären wie die elektrokardiographischen Bilder, die bei normaler Erregung dann entstehen, wenn ein Schenkel des His-Bündels blockiert ist.

Zusammenfassend gilt, daß die Verbreiterung und konsekutiv damit die abnorme Form des kammerextrasystolischen QRS-Komplexes von der *Lage des ektopen Automatiezentrums* bestimmt wird. Je höher eine ventrikuläre Extrasystole im ventrikulären ELS entspringt, um so weniger wird die QRS-Gruppe deformiert, desto ähnlicher wird die QRS-Gruppe der normalen und umgekehrt: Je weiter der ektope Fokus von der Herzbasis in der rechten oder linken Kammer liegt, desto breiter wird die QRS-Gruppe der Extrasystole sein.

Weitere Charakteristika ventrikulärer Extrasystolen sind: Bei gehäuft monotopem Auftreten findet sich ein fixes Kopplungsintervall. Die postextrasystolische Pause ist meist voll kompensierend; P fällt entsprechend dem langsamer schlagenden Sinusrhythmus an normaler Stelle ein, d.h., P findet sich vor oder hinter der QRS-Gruppe der Extrasystole (AV-Dissoziation), da die vorzeitige extrasystolische Kammererregung im AV-Knoten blockiert und nicht den Vorhöfen zurückgeleitet wird. Fällt eine Kammerextrasystole zu einem Zeitpunkt ein, zu dem AV-Überleitungssystem und Vorhöfe nicht mehr refraktär sind, kann es zu einer retrograden Vorhoferregung kommen, ohne oder mit Störung der Sinusknotenautomatie. Wird die Sinusknotenautomatie nicht gestört, folgt P mehr oder weniger verspätet der extrasystolischen QRS-Gruppe nach und ist in mindestens zwei Extremitätenableitungen (II, III) nach unten gerichtet. Das Intervall QP entspricht etwa der PQ-Dauer der Normalschläge oder ist länger. Der Abstand zwischen der der extrasystolischen QRS-Gruppe folgenden P-Zacke und dem P des nachfolgenden Schlages verhält sich wie das PP-Intervall des Grundrhythmus. Die ventrikuläre Extrasystole ist auch dann von einer kompensatorischen Pause gefolgt. Wird die Sinusknotenautomatie durch die retrograde Erregungswelle gestört, ist die ventrikuläre Extrasystole von einer nicht kompensatorischen Pause gefolgt.

Für die *Bestimmung des Ursprungsortes* einer ventrikulären Extrasystole müssen Extremitäten- und Brustwandableitungen herangezogen werden. Zusätzlich ist die trifaszikuläre Struktur des ventrikulären ELS in Betracht zu ziehen.

Nach ihrer *Lokalisation* im ventrikulären ELS können die ventrikulären Extrasystolen *formkritisch* wie folgt differenziert werden (vgl. Abb. 274):

a) *Rechtsventrikuläre* Extrasystole:
   vollständiger Linksschenkelblock.
b) *Linksventrikuläre* Extrasystole:
   α) Linksposteriores Automatiezentrum:
      vollständiger Rechtsschenkelblock und linksanteriorer Hemiblock.
   β) Linksanteriores Automatiezentrum:
      vollständiger Rechtsschenkelblock und linksposteriorer Hemiblock.
c) *His-Bündel*-Extrasystolen (kurz nach Aufteilung des His-Bündels):
   α) Automatiezentrum hochsitzend im rechten Tawara-Schenkel: unvollständiger Linksschenkelblock.
   β) Automatiezentrum hochsitzend im linksanterioren Faszikel des linken Tawara-Schenkels:
      unvollständiger Rechtsschenkelblock und linksanteriorer Hemiblock.
   γ) Automatiezentrum hochsitzend im linksanterioren Faszikel des linken Tawara-Schenkels:
      unvollständiger Rechtsschenkelblock und linksposteriorer Hemiblock.

Zusätzlich kann differenziert werden, ob die ventrikulären Extrasystolen mehr *apikal* oder *basal,* mehr der *Vorderwand* oder mehr der *Hinterwand* zu gelegen sind. Die größte diagnostische Hilfe bieten hierbei die *Brustwandableitungen,* da die Herzlage (steil- oder quergelagertes Herz) von sich aus die Form der Extrasystolen beeinflußt. Es ergeben sich die gleichen Schwierigkeiten wie bei der Seitenlokalisation eines Schenkelblockes in den Extremitätenableitungen. Grundsätzlich gilt für die Ortsbestimmung der Kammerextrasystolen in den Brustwandableitungen, daß der Ursprungsort jenem Ableitungspunkt am nächsten liegt, von dem aus der früheste negative Ausschlag registriert wird. Die Erregung läuft von der Elektrode weg.

Eine ventrikuläre Extrasystole entspringt *basal,* wenn in den Brustwandableitungen die QRS-Komplexe in gleicher Richtung wie die der Normalschläge erscheinen, das heißt, vorwiegend negativ in V_1, V_2, positiv in V_5, V_6.

Eine ventrikuläre Extrasystole liegt *apikal,* wenn in den Brustwandableitungen die QRS-Komplexe ein diskordantes Verhalten zu dem QRS-Komplex der Normalschläge zeigen, das heißt, sie sind in V_1, V_2 vorwiegend positiv, negativ in V_5, V_6.

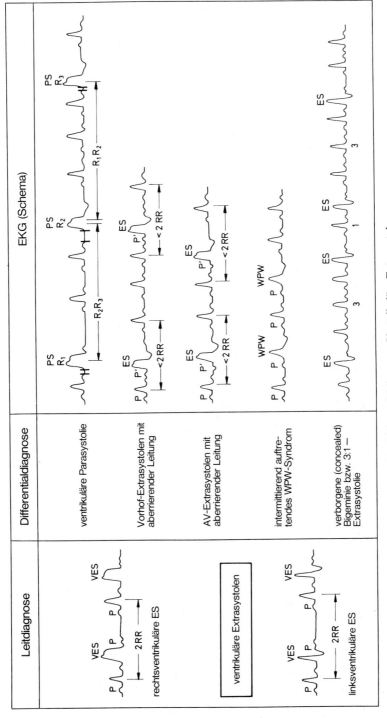

Abb. 483. Differentialdiagnose: Ventrikuläre Extrasystolen.

Liegt das ektope Automatiezentrum an der *Hinterwand* des Herzens, läuft die extrasystolische Erregungswelle auf die vordere Brustwand zu. Es treten in den Brustwandableitungen mehr oder weniger positive Ausschläge auf.

Durch Bestimmung der größten Negativitätsbewegung in V_1 und/oder V_6 ist es zusätzlich möglich, zu differenzieren, ob die basale oder apikale Extrasystole mehr *links* oder *rechts* gelegen ist.

d) Differentialdiagnose (Abb. 483)

Differentialdiagnostisch sind Kammerextrasystolen zu differenzieren von:
α) Ventrikuläre Parasystolie.
β) Supraventrikuläre Extrasystolen mit aberrierender Leitung.
γ) AV-Knoten-Extrasystolen mit aberrierender Leitung.
δ) Intermittierend auftretendes WPW-Syndrom.
ε) Verborgene (concealed) Bigeminie bzw. 3:1-Extrasystolie.

α) Ventrikuläre Parasystolie

EKG (Abb. 484): Es lassen sich die Kennzeichen der Parasystolie nachweisen: Variabilität der Intervalle zwischen Normalschlägen und den nachfolgenden ventrikulären Parasystolen (gleitende Kopplung). Zwischen den einzelnen Parasystolen bestehen konstant teilbare Intervalle. Die langen Intervalle entsprechen dem einfachen Vielfachen der kürzesten interektopen Intervalle. Es kommt zum Auftreten von Kammerkombinationssystolen.

β) Supraventrikuläre Extrasystolen mit aberrierender Leitung

Bei supraventrikulären Extrasystolen kann P in der T-Welle des vorausgehenden Normalschlages verborgen sein. Oft zeigt lediglich eine formkritische Veränderung der T-Welle des Normalschlages, daß sich eine P-Zacke überlagert. Der Nachweis einer nicht kompensatorischen Pause spricht mehr für einen supraventrikulären Reizursprung, wenn er auch nicht beweisend ist.

γ) AV-Knoten-Extrasystolen mit aberrierender Leitung

Ist eine P-Zacke nicht nachweisbar, ist eine Abgrenzung gegen eine Kammerextrasystole nicht möglich; besonders wenn die AV-Extrasystole mit einer kompen-

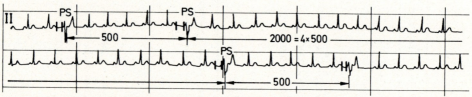

Abb. 484. Ventrikuläre Parasystolie. Gleitendes Kopplungsintervall der Parasystolen; ein- bis mehrfaches Vielfaches der interektopen Intervalle.

satorischen Pause einhergeht. Folgt der extrasystolischen QRS-Gruppe eine negative P-Zacke, so ist die QP-Dauer bei der atrioventrikulären Extrasystole meist kürzer als die PQ-Dauer des Grundrhythmus, während sie bei einer Kammerextrasystole mit retrograder Vorhoferregung meist genausolang oder länger ist. Häufig ist eine Entscheidung unmöglich.

δ) Intermittierend auftretendes WPW-Syndrom

Die WPW-Schläge sind an der Antesystolie zu erkennen. Ferner entspricht das Intervall-P-Ende von QRS den Normalschlägen.

ε) Verborgene (»concealed«) Bigeminie bzw. 3:1-Extrasystolie

Bei der verborgenen ventrikulären Bigeminie ist das ektope ventrikuläre Erregungsbildungszentrum durch einen intermittierend auftretenden Austrittsblock umgeben. Wird dieser manifest, übernimmt der Sinusknoten wieder die Führung über das Herz. Eine zu erwartende »Bigeminus«-Extrasystole wird durch einen Normalschlag ersetzt.

EKG (Abb. 485): Es findet sich das Bild einer intermittierenden Bigeminie mit eingestreuten Extrasystolen. Die »Bigeminus«-Extrasystolen und die vereinzelt auftretenden Extrasystolen haben gleiche »ventrikuläre« Konfiguration und ein gleiches fixes Kopplungsintervall. Da bei der »verborgenen« ventrikulären Bigeminie eine zu erwartende Extrasystole mehr oder weniger oft durch einen Sinusschlag ersetzt wird, ergibt sich folgende rechnerische Beziehung: Die Zahl der Sinusschläge zwischen den Extrasystolen ist immer eine ungerade Zahl. Sie ergibt sich aus der Formel: Vielfaches von 2 + 1. Die gleichen Überlegungen wie für die »concealed« ventrikuläre Bigeminie gelten für die »concealed« 3:1-Extrasystolie. Hierbei kann die Zahl der Sinusschläge zwischen zwei Extrasystolen sowohl eine gerade als auch eine ungerade Zahl sein. Sie ergibt sich aus der Formel: Vielfaches von 3 + 2.

Eine verborgene ventrikuläre Bigeminie und/oder verborgene 3:1-Extrasystolie sind als Hinweis auf eine Digitalisintoxikation zu werten. Dies kann durch einen Karotissinusdruckversuch demaskiert werden. Herzglykoside sensibilisieren das Myokard gegen vagale Reflexe. Ein Karotissinusdruck führt zu einer reflektorischen Herzfrequenzabnahme, digitalisbedingte ventrikuläre Extrasystolen treten stärker hervor. Die nach einer Extrasystolie auftretende kompensatorische Pause begünstigt ebenfalls die Entstehung weiterer gekoppelter Extrasystolen. Es kann so für viele Minuten ein Bigeminus auftreten (Bigeminus-Regel, Rule of bigeminy).

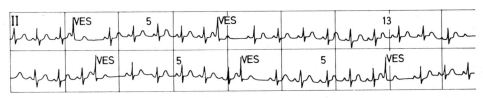

Abb. 485. Verborgene (concealed) Bigeminie. Die Summe der zwischen den Extrasystolen liegenden Normalschläge ist jeweils eine ungerade Zahl.

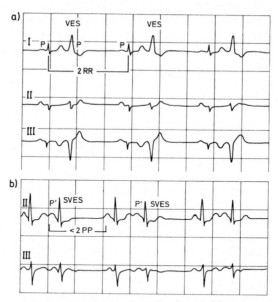

Abb. 486. Ventrikuläre (a) und supraventrikuläre (b) Bigeminie.

e) Bigeminus

EKG (Abb. 486): Bei einem Bigeminus folgt jedem Normalschlag eine Extrasystole, bei einem Trigeminus schließen sich dem Normalschlag zwei Extrasystolen an.

f) Differentialdiagnose (Abb. 487)

Ein Bigeminus (Trigeminus) muß differentialdiagnostisch von einem sogenannten *Pseudobigeminus* abgegrenzt werden. Ein bigeminusartiges Bild wird beobachtet bei:

α) SA-Block II. Grades mit konstantem 3:2- (4:3-)Überleitungsverhältnis.
β) AV-Block II. Grades mit konstantem 3:2- (4:3-)Überleitungsverhältnis.
γ) Echosystolen.
δ) Bidirektionale Tachykardie.
ε) Bigeminus durch interponierte Extrasystolen.

α) SA-Block II. Grades mit konstantem 3:2- (4:3-)Überleitungsverhältnis

αα) SA-Block II. Grades, Mobitz Typ 1 (Wenckebach)

Ein konstanter SA-Block II. Grades, Typ 1 (Wenckebach) mit konstantem 3:2-Überleitungsverhältnis hat einen Pseudobigeminus zur Folge. Von einem Sinusbigeminus ist er nur dann zu unterscheiden, wenn bei einem langen EKG-Streifen zusätzliche andere Blockierungsgrade auftreten. Die für den SA-Block II. Grades

Leitdiagnose	Differentialdiagnose	EKG (Schema)	
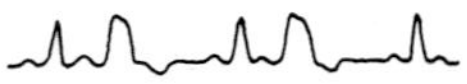 Bigeminus / Trigeminus 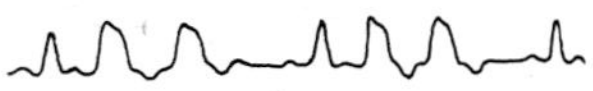	SA-Block II°, Typ 1, 3:2-(4:3)-Überleitung	3:2 [<2 PP]	4:3 [<2 PP] [<2 PP]
	SA-Block II°, Typ 2, 3:2-(4:3)-Überleitung	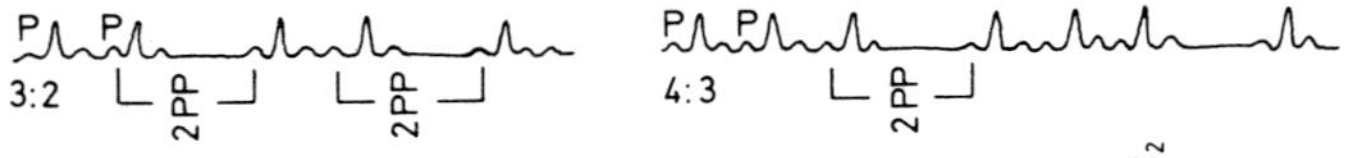 P P 3:2 [2PP]	P P P 4:3 [2PP]
	AV-Block II°, Typ 1, 3:2-(4:3)-Überleitung	P P 3:2 0,20 0,24	R_1 R_2 R_3 R_1 R_2 4:3 0,20 0,24 0,26
	AV-Block II°, Typ 2, 3:2-(4:3)-Überleitung	P P P P 3:2 [2 PP]	P P P P P 4:3 [2 PP]
	Echosystolen	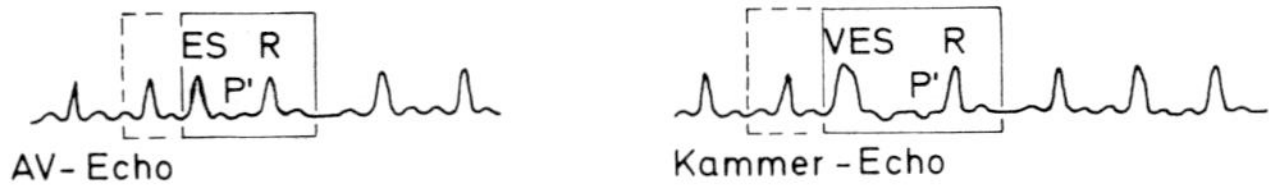 ES R AP' AV-Echo	VES R P' Kammer-Echo
	bidirektionale Tachykardie	s.S. 138, Abb. 96	
	Bigemini durch interponierte Extrasystolen	s.S. 359, Abb. 276	

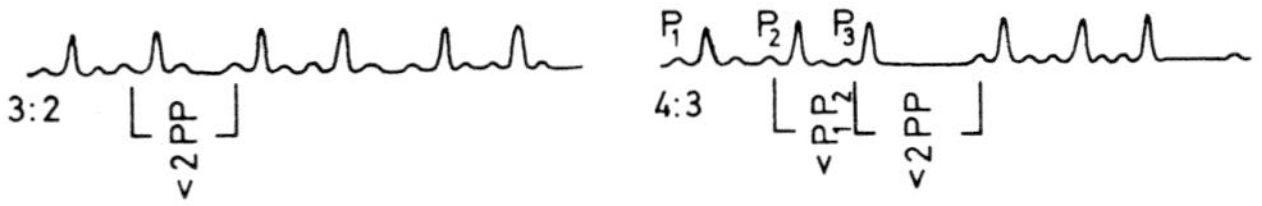

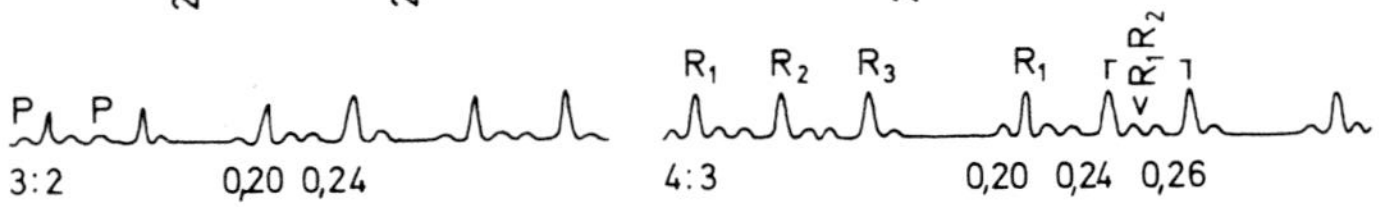

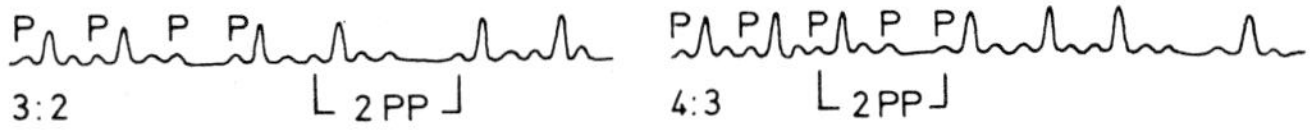

Abb. 487. Differentialdiagnose: Bigeminus, Trigeminus.

nachweisbare typische regelmäßige Irregularität der P-Zacken erlaubt die Differentialdiagnose (s. S. 432).

ββ) **SA-Block II. Grades, Mobitz Typ 2**

Ein konstanter SA-Block II. Grades, Typ 2 mit konstantem 3:2-Überleitungsverhältnis imponiert ebenfalls als Pseudobigeminus. Da bei dieser Blockform keine Verschiebung innerhalb der Sinusperiode eintritt, kommt es zu einem regelmäßigen Fehlen einer (der dritten) Vorhofaktion. Das PP-Intervall der eintretenden Pause beträgt genau das Doppelte einer Sinusperiode. Die Differentialdiagnose wird erleichtert, wenn bei einem langen EKG-Streifen noch andere Blockierungsgrade nachweisbar sind.

β) AV-Block II. Grades mit konstantem 3:2- (4:3-) Überleitungsverhältnis

αα) **AV-Block II. Grades, Mobitz Typ 1 (Wenckebach)**

Ein AV-Block II. Grades, Typ 1 (Wenckebach) mit konstantem 3:2-Überleitungsverhältnis imponiert als Bigeminus, eine konstante 4:3-Überleitung hat einen Pseudotrigeminus zur Folge. Gegebenenfalls erlaubt, soweit man sie erkennt, die progressive Zunahme der PQ-Zeit bis zum Systolenausfall die Differentialdiagnose zum echten Bigeminus. Bei einem langen EKG-Streifen wird die Differentialdiagnose durch den Nachweis anderer Blockierungsgrade erleichtert.

ββ) **AV-Block II. Grades, Mobitz Typ 2**

Ein AV-Block II. Grades, Typ 2 mit konstantem 3:2-Überleitungsverhältnis kann ebenfalls als Pseudosinusbigeminus imponieren. Dies ist dann der Fall, wenn die nicht übergeleitete P-Zacke sich der vorangehenden T-Welle überlagert (superponiert). Das RR-Intervall der eintretenden Pause beträgt dann genau das Doppelte eines normalen RR-Intervalls. Die Differentialdiagnose wird durch ein Langzeit-EKG mit dem Nachweis anderer Blockierungsgrade erleichtert.

Durch künstliche Änderung des Blockierungsgrades, so durch eine Steigerung des Sympathikotonus (Atropin, körperliche Belastung) oder durch Steigerung des Vagotonus durch einen Karotisdruckversuch läßt sich differenzieren, ob ein Pseudobigeminus auf einen AV-Block II. Grades, Typ 1 und/oder auf einen AV-Block II. Grades, Typ 2 zurückzuführen ist (Abb. 488).

Eine *Steigerung der Vorhoffrequenz durch Atropin* und unter körperlicher Belastung führt beim *Wenckebachschen AV-Block* zu einer verbesserten Überleitung (4:3 etc. oder auch 1:1). Es ist meist im AV-Knoten lokalisiert, und beruht pathophysiologisch auf einer Verlängerung der relativen Refraktärzeit. Diese beiden Komponenten werden durch Atropin beeinflußt. Die AV-Knotenüberleitung wird beschleunigt, die relative Refraktärzeit wird verkürzt. Die Kammeraktionen werden schneller.

Demgegenüber führt eine Steigerung der Vorhoffrequenz durch Atropin und unter körperlicher Belastung beim *Mobitz-Typ-2-AV-Block* zu einer Verschlech-

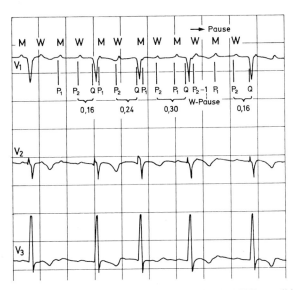

Abb. 488. Trigeminus-Gruppierung der Kammerkomplexe bei 4:3-AV-Doppelblock. 2:1-Mobitz-2-Block, distaler AV-Wenckebach-Block der übergeleiteten Aktionen (Erklärung siehe Abb. 238, 239). W: Wenckebach, M: Mobitz.

terung des Überleitungsverhältnisses. Der Mobitz-Typ-2-AV-Block ist meist im ventrikulären ELS lokalisiert. Eine Steigerung der Vorhoffrequenz und eine Verbesserung der AV-Knoten-Überleitung durch Atropin und/oder körperliche Belastung führt zu einer stärkeren Frequenzbelastung des vorgeschädigten ventrikulären ELS. (Keine Beeinflussung des ventrikulären ELS durch Atropin!) Es fallen mehr übergeleitete Vorhofaktionen in die absolute Refraktärzeit des ventrikulären Erregungsleitungssystems. Dadurch nimmt die Zahl der Vorhofaktionen, die dem Myokard letztlich zugeleitet werden, ab. Das Überleitungsverhältnis verschlechtert sich (3:1, 4:1 etc.).

Eine *Steigerung des Vagotonus* durch einen *Karotissinusdruckversuch* führt zu einem umgekehrten Verhalten (Sinusfrequenzabnahme, zusätzlich Verlängerung der AV-Knoten-Überleitungszeit). Beim *AV-Block II. Grades, Typ 1* wird die Kammerschlagfolge langsamer (Verlängerung der Überleitungszeit und gleichzeitige Sinusfrequenzabnahme), während beim Typ 2 die Kammerschlagfolge schneller wird, da der Blockierungsgrad hier nur von der Änderung der Vorhoffrequenz abhängt.

Zusätzlich wird es durch einen Karotissinusdruck ermöglicht, eine echte Bigeminie zu demaskieren und somit das Frühstadium einer Digitalisintoxikation aufzudecken. Ein Karotissinusdruck führt zu einer zunehmenden AV-Blockierung mit konsekutiver Abnahme der Kammerfrequenz. Digitalisbedingte Extrasystolen treten gehäuft hervor. Durch die Extrasystolie noch zusätzlich begünstigt, kann über längere Minuten ein Bigeminus auftreten *(Bigeminus-Regel)*.

γ) Echosystolen

EKG (siehe Abb. 310–312, 493–494): Das elektrokardiographische Bild ist charakterisiert durch einen Doppelschlag, der eine negative P-Zacke einschließt (retrograde Vorhoferregung). Fehlt die negative P-Zacke, kann ein AV-oder Kammerecho bei gehäuftem Auftreten nicht von einem AV- oder ventrikulären Bigeminus unterschieden werden (s. S. 402: Differentialdiagnose: Echosystolen).

δ) Bidirektionale Tachykardie

EKG (siehe Abb. 317): Das elektrokardiographische Bild ist durch folgende *Charakteristika* gekennzeichnet: Alle Schläge während der Tachykardie zeigen einen vollständigen Rechtsschenkelblock. Es finden sich miteinander abwechselnde QRS-Komplexe, die außer in Abl. aVR und V_1 in allen Ableitungen einander entgegengerichtete Hauptvektoren aufweisen: Es alterniert während der Tachykardie regelmäßig ein Rechtstyp mit einem überdrehten Linkstyp. Die Intervalle zwischen den alternierenden Kammerkomplexen sind meist gleich. Größere Abweichungen kommen nur am Anfang und am Ende einer Tachykardie vor. Die Tachykardie beginnt und endet meist plötzlich, sie liegt in dem für die paroxysmalen Tachykardien typischen *Frequenzbereich zwischen 150–220 Schlägen/min.* Es handelt sich bei der bidirektionalen Tachykardie um eine seltene Herzrhythmusstörung, sie tritt nur bei schwer geschädigtem Myokard auf. Sie ist als Signum mali ominis zu betrachten. Sie ist pathognomonisch für eine Digitalisintoxikation (s. S. 412).

ε) Bigeminus durch interponierte Extrasystolen

Differentialdiagnostisch ist eine bidirektionale Tachykardie von einem Bigeminus, bedingt durch interponierte Extrasystolen, abzugrenzen.

EKG (Abb. 489): Ein Bigeminus mit interponierten Extrasystolen führt zu einer Tachykardie, deren Frequenz der doppelten Sinusfrequenz entspricht. Es findet sich ein langsamer Sinusgrundrhythmus, zwischen den sich eine ventrikuläre Extrasystole einschiebt. Der Grundrhythmus wird nicht gestört, was zu einer *Verdoppelung der Herzfrequenz* führt. Der postextrasystolische Schlag zeigt meist ein verlängertes PQ-Intervall.

3. Ersatzsystolen

Ersatzsystolen sind durch ihren verspäteten Einfall zum Grundrhythmus gekennzeichnet. Der Abstand einer Ersatzsystole zum vorausgehenden Normalschlag ist verlängert. Ersatzsystolen stammen meist aus dem *AV-Knoten* (a), seltener aus dem *Kammermyokard* (b).

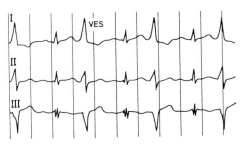

Abb. 489. Interponierte ventrikuläre Extrasystolen in Bigeminusgruppierung.

a) AV-Ersatzsystolen

EKG (Abb. 490): Die Formcharakteristika entsprechen den *AV-Extrasystolen* (s. S. 339: Ektope Vorhofrhythmen).

b) Ventrikuläre Ersatzsystolen

EKG (Abb. 491): Die Formcharakteristika entsprechend den *ventrikulären Extrasystolen* (s. S. 372: Ventrikuläre Extrasystolen).

Entsprechend ihrem Entstehungsmechanismus als »passive« Heterotopie läßt sich bei den Ersatzsystolen noch zusätzlich eine Störung der Erregungsbildung und Erregungsleitung nachweisen. Dementsprechend werden bei folgenden Rhythmusstörungen Ersatzsystolen gehäuft beobachtet:

In den bradykarden Phasen einer Sinusarrhythmie, bei einem Sinusarrest, SA-Block, Sinusbradykardie, AV-Block II. Grades, nach der kompensatorischen Pause einer Extrasystole oder nach einer blockierten supraventrikulären Extrasystole. Dabei wird eine länger andauernde Asystolie oder ein gegenüber der Norm verlängertes diastolisches Intervall durch eine Ersatzsystole überbrückt oder abgeschlossen. Das gleiche gilt für die häufig kurzfristig auftretenden Asystolien (präautomatische Pause) nach spontaner oder therapeutischer Terminierung einer supraventrikulären oder ventrikulären Tachykardie, beim Übergang eines inkompletten in einen kompletten AV-Block.

c) Differentialdiagnose (Abb. 492)

Differentialdiagnostisch sind Ersatzsystolen abzugrenzen von:
α) Extrasystolen.
β) Parasystolie.
γ) Echosystolen.

α) Extrasystolen

Diese fallen als »aktive Heterotopie« meist vorzeitig *(frühdiastolisch)* zum bestehenden Grundrhythmus ein. Die Schlagfolge wird meist gestört. Bei gehäuft

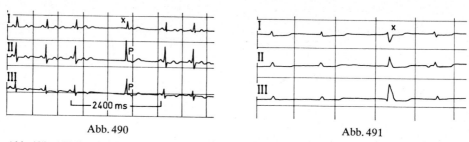

Abb. 490.   Abb. 491

Abb. 490. AV-Knoten-Ersatzsystole (×). Nach dem dritten QRS-Komplex Sinusknotenstillstand von 2400 msec. Überbrückung dieser Asystolie durch eine AV-Ersatzsystole. Negatives P, dem nicht verbreiterten QRS-Komplex nachfolgend in Abl. II, III.

Abb. 491. Ventrikuläre Ersatzsystole (×). Nach dem zweiten QRS-Komplex Sinusknotenstillstand von 1600 msec. Überbrückung dieser Asystolie durch eine ventrikuläre Ersatzsystole.

monotopem Auftreten besteht ein fixes Kopplungsintervall, die postextrasystolische Pause ist kompensierend (ventrikuläre Extrasystolen) oder nicht kompensierend (supraventrikuläre Extrasystolen). *Spätdiastolisch* einfallende »Extraschläge« sind als Ersatzsystolen zu interpretieren, wenn sich zusätzlich eine Erregungsbildungs- oder Erregungsleitungsstörung nachweisen läßt. Eine Parasystolie ist immer auszuschließen.

β) Parasystolie

Es lassen sich die Kennzeichen der supraventrikulären oder ventrikulären Parasystolie nachweisen: gleitende Kopplung, regelmäßige interektope Intervalle, gehäuftes Auftreten von atrialen oder ventrikulären Kombinationssystolen.

γ) Echosystolen

Ersatzsystolen und Ersatzrhythmen, insbesonders solche, die vom unteren AV-Knoten ausgehen, prädisponieren zum zusätzlichen Auftreten von AV-Umkehrsystolen: Zwei Kammerkomplexe schließen eine negative P-Zacke ein. PR- und RP-Intervall stehen in umgekehrter Beziehung zueinander. Je länger die RP-Zeit (retograde AV-Blockierung) desto kürzer ist die PR-Zeit (s. S. 405 Echosystolen) (s. Abb. 310–312, 493–494).

4. Echosystolen

Die häufigste Form der Echosystolen wird von einem AV-Automatiezentrum (AV-Echo s. S. 407) oder von einem tertiären Automatiezentrum (Kammerecho, s. S. 407) ausgelöst. (Das seltene Vorhofecho, s. S. 408, sei hier unberücksichtigt.)

Elektrokardiographisch erscheint ein AV- und Kammerecho als ein »*Kammerdoppelschlag*«. Auch ein »*Dreifach*«-Schlag kann auftreten. Eine intermittierend auftretende Bigeminus- und/oder Trigeminusgruppierung sollte als Ursache daraufhin überprüft werden, inwieweit sie auf Echosystolen zurückzuführen sind.

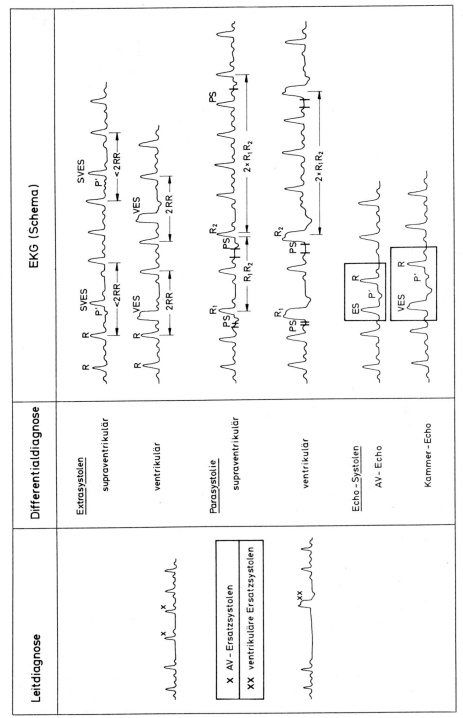

Abb. 492. Differentialdiagnose: Ersatzsystolen.

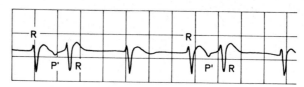

Abb. 493. AV-Echo. AV-Ersatzrhythmus mit intermittierend auftretenden AV-Echo-Schlägen.

a) AV-Echo

EKG (Abb. 493): Zwei Kammerkomplexe schließen eine negative P-Zacke ein. Die der negativen P-Zacke vorausgehende QRS-Gruppe entspricht der auslösenden AV-Extra- oder meistens AV-Ersatzsystole. Der der negativen P-Zacke folgende Kammerkomplex stellt die übergeleitete Kammererregung (Echosystole) dar. RP- und PR-Intervall stehen in umgekehrter Beziehung zueinander. Je länger die RP-Zeit (retrograder AV-Block), desto kürzer ist die PR-Zeit. Sind bei gehäuftem Auftreten von AV-Echosystolen die RP- und PR-Intervalle unterschiedlich, ist trotzdem ihre Summe gleich. Läßt sich diese Gesetzmäßigkeit nachweisen, so ist dies bei einer Trigeminus- oder Bigeminusgruppierung von Kammerschlägen ein beweisender Hinweis auf einen Umkehrmechanismus. Eine Bigeminusgruppierung der Echosystolen tritt auf, wenn die auslösende Erregung eine AV-Ersatzsystole ist, eine Trigeminus-Gruppierung, wenn die AV-Umkehrsytole auf eine AV-Extrasystole zurückzuführen ist. Meist findet sich eine Bigeminus-Gruppierung.

b) Kammerecho

EKG (Abb. 494): Zwei Kammerkomplexe schließen eine negative P-Zacke ein. Der der negativen P-Zacke vorausgehende Kammerkomplex entspricht der

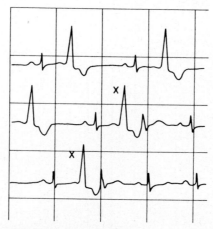

Abb. 494. Intermittierend auftretendes »Kammer-Echo«. (×) VES mit nachfolgender Echosystole.

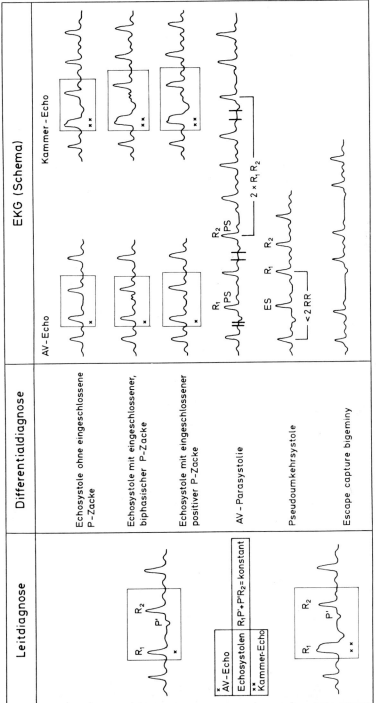

Abb. 495. Differentialdiagnose: Echosystolen.

auslösenden ventrikulären Extra- oder Ersatzsystole (Ortsbestimmung: s. S. 372, 584: Extrasystolen). Es gelten die gleichen Gesetzmäßigkeiten zwischen RP- und PR-Intervall wie bei einem »AV-Echo«. Meist wird ein Kammerecho von einer ventrikulären Extrasystole ausgelöst. Dann ist RP um so länger, je früher die auslösende Kammererregung (1. Schlag) auf die vorausgehende normale Kammererregung folgt. Es entsteht ein Dreierrhythmus *(Trigeminus-Gruppierung):*

1. Schlag: Normalschlag,
2. Schlag: Kammerextrasystole,
3. Schlag: Echosystole.

2. Schlag und 3. Schlag (Echosystole) schließen die negative P-Zacke ein. Dem 1. Schlag (Normalschlag) geht eine positive P-Zacke voraus.

c) Differentialdiagnose (Abb. 495)

Differentialdiagnostisch ist bei der Diagnose »Echosystole« zu beachten:

a) Das typische elektrokardiographische Bild eines Kammerdoppelschlages, der eine negative P-Zacke einschließt (sandwiching), kann fehlen, nämlich dann, wenn die retrograde Erregungsleitung des auslösenden Schlages nur bis zu einem Punkt an der AV-Vorhofgrenze gelangt, an der die Umkehr erfolgt, ohne daß die Vorhöfe retrograd erregt werden. Es entfallen die Gesetzmäßigkeiten zwischen RP- und PR-Intervall der ansonsten vorhandenen negativen P-Zacke zum Doppelschlag. In solchen Fällen ist es häufig unmöglich, eine Echosystole von einer festgekoppelten AV- oder ventrikulären Extrasystole, bzw. bei häufigem Auftreten von einem Bigeminus bzw. Trigeminus zu unterscheiden. Für eine Echosystole kann sprechen, wenn Rhythmusstörungen nachweisbar sind, die zu einem Umkehrmechanismus prädisponieren: erhöhter Vaguseinfluß, Digitalisintoxikation (s. S. 211).

b) Die vom Doppelschlag eingeschlossene P-Zacke kann teils positiv, teils negativ sein (Vorhofkombinationssystole), wenn Sinuserregung und zurückgeleitete Erregung sich die Aktivierung der Vorhöfe teilen.

c) Die vom Doppelschlag eingeschlossene Erregung kann auch positiv sein, dann nämlich, wenn der Sinusrhythmus so eintrifft, daß er allein die Vorhöfe erregt, aber ein AV- oder Kammerecho nicht mehr verhindern kann. In diesen Fällen muß eine inkomplette AV-Dissoziation differentialdiagnostisch in Betracht gezogen werden.

d) Eine AV-Parasystolie, die zu Doppelschlägen führt, kann als solche gegenüber einem Echo abgegrenzt werden, wenn auf einem längeren Kurvenstück der Parasystoliecharakter der Rhythmusstörung nachweisbar wird.

e) Pseudoumkehrsystole (Abb. 495): Diese kommt dadurch zustande, daß eine »obere« AV-Extrasystole mit starker Verzögerung zu den Kammern geleitet

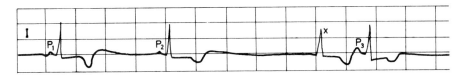

Abb. 496. Escape capture bigeminy: (Pseudoechosystole). Intermittierend auftretender SA-Block II. Grades, Mobitz Typ 2, 2:1-Überleitung. Die entstehende Pause wird durch eine spät einfallende Ersatzsystole (×) überbrückt, die dem normalen Sinusschlag vorausgeht.

wird, so daß eine negative P-Zacke von einem Doppelschlag eingeschlossen wird. Der ersten Kammererregung (Normalschlag) geht allerdings im Gegensatz zu einer echten Echosystole eine positive P-Zacke voraus.

f) Escape capture bigeminy (Abb. 496).

Eine *Pseudoumkehrsystole* kann auch dadurch hervorgerufen werden, daß die normale Sinusaktion einer AV-Ersatzsystole in so kurzem Abstand folgt, daß eine retrograde Vorhoferregung durch den AV-Knoten-Ersatzschlag nicht mehr möglich ist. Es ist dann keine negative sondern eine positive P-Zacke zwischen den beiden Kammerkomplexen eingeschlossen. Differentialdiagnostisch zu Echosystolen mit positivem »sandwiching« lassen sich keine Beziehung von RP- und PR-Intervallen herstellen. Diese Art von Pseudoumkehrsystolen wird gut durch die englische Bezeichnung: *»escape capture bigeminy«* beschrieben.

Anhang

1. Das Morgagni-Adams-Stokes-Syndrom

Ein akutes Absinken des Herzzeitvolumens (als Folge einer Herzfrequenzänderung), das eine zerebrale Minderdurchblutung bedingt, führt zum Morgagni-Adams-Stokes-Syndrom. Das *klinische Bild* hängt ab von der Anfallsdauer, die von wenigen Sekunden bis zu einigen Minuten reichen kann (Abb. 497).

Bei *kurzer Anfallsdauer* kommt es zu Absence- und Schwindelzuständen.

Bei *länger dauerndem Anfall* tritt eine Ohnmacht mit Blässe und späterer Zyanose ein. Epileptiforme Krämpfe können auftreten. Der Tod erfolgt durch Lähmung des Atemzentrums.

Ursache des Morgagni-Adams-Stokes-Syndroms sind eintretende Rhythmusstörungen des Herzens, die eine Bradykardie oder Tachykardie auslösen. Bei beiden Formen wird die kritische Herzfrequenz nach unten oder oben überschritten.

Folgende *Formen* sind zu unterscheiden:
a) Die hypodyname Form mit extremer Bradykardie oder Asystolie (Lähmungsform).
b) Die hyperdyname Form mit extremer Tachykardie (Reizungsform).
c) Die Mischform mit asystolischen und tachykarden Phasen.

Die Sicherung der Diagnose muß durch das EKG erfolgen. Das Morgagni-Adams-Stokes-Syndrom hat eine *ernste Prognose*. Jeder Anfall gefährdet das Leben des Patienten.

a) Hypodyname Form

Im **EKG** lassen sich folgende Störungen erfassen (Abb. 498):
1. *Oligosystolie,* d. h. extrem bradykarder Ersatzrhythmus der Kammern bei totalem AV-Block *(Kammerrhythmus um 20/min).*
2. *Totale Asystolie,* d. h. Stillstand des gesamten Herzens infolge Sinusstillstands, sinuatrialen Block III. Grades mit sehr langer präautomatischer Pause, die zum verspäteten Einsetzen eines atrioventrikulären oder ventrikulären Ersatzrhythmus führt.
3. *Ventrikuläre Asystolie bei AV-Block II. oder III. Grades,* die zum Stillstand der Kammer führt, ebenfalls mit verspätet einspringender sekundärer oder tertiärer Automatie.
4. *Ausfallende Kammerautomatie* bei totalem AV-Block (Block im Block).

1. Das Morgagni-Adams-Stokes-Syndrom

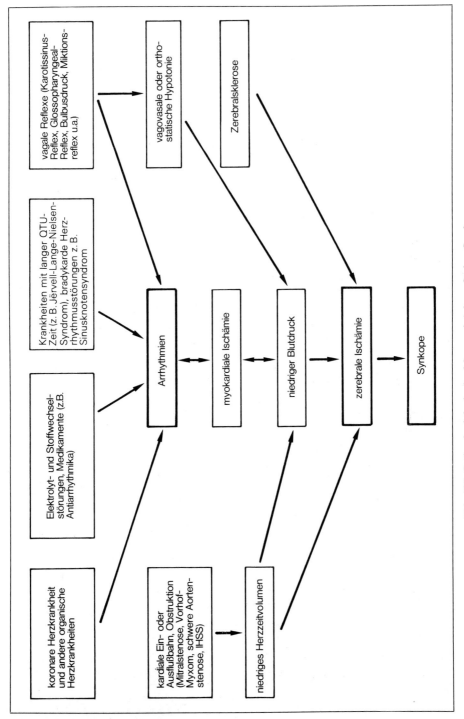

Abb. 497. Pathophysiologie des Morgagni-Adams-Stokes-Syndroms.

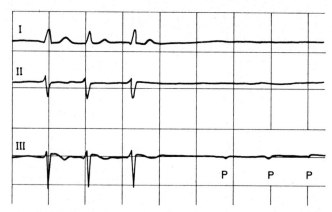

Abb. 498. Hypodynames Morgagni-Adams-Stokes-Syndrom. Kompletter AV-Block ohne Einspringen eines Ersatzrhythmus.

5. *Vorhofstillstand*. Ein Vorhofstillstand ist in sehr seltenen Fällen und ausschließlich bei schweren Herzerkrankungen die Ursache eines Morgagni-Adams-Stokes-Syndroms (EKG: fehlendes P). So wird bei Infarktkranken eine tödliche Arrhythmieform mit Vorhofstillstand beobachtet, dem ein typischer Ablauf im Wechsel des Schrittmachers vorausgeht. Er wandert vom Sinusknoten über den Vorhof in den oberen und dann in den unteren Teil des AV-Knotens, bis schließlich ein unregelmäßiger Kammereigenrhythmus auftritt. Klinisch tritt meistens der Tod während des unteren Knotenrhythmus auf (unterer Knotentod). Auch auf elektrischem Wege gelingt keine Wiederbelebung.

Vorkommen: Das Morgagni-Adams-Stokes-Syndrom tritt ein, wenn ein sekundäres oder tertiäres Ersatzschrittmacherzentrum nicht rechtzeitig einspringt.

Als *auslösende Ursachen* sind zu nennen: Herzinfarkt, Koronarinsuffizienz, degenerative und entzündliche Herzmuskelerkrankungen, thermische Reize.

Therapie: Siehe Seite 603.

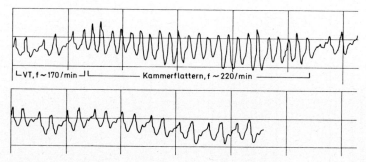

Abb. 499. Hyperdynames Morgagni-Adams-Stokes-Syndrom (Ventrikuläre, extrasystolische Tachykardie in kurzfristiges Kammerflattern übergehend). Typische »Haarnadel«-Form der Flatterwellen. 36jähriger Patient mit koronarer Herzkrankheit und Vorderwandaneurysma (Registrierung mittels Langzeit-EKG). VT = Ventrikuläre Tachykardie.

b) Hyperdyname Form

Im **EKG** sind folgende Störungen faßbar (Abb. 499):
1. Sehr hochfrequente supraventrikuläre und ventrikuläre Tachykardien.
2. Vorhofflattern mit 1:1-Überleitung.
3. Vorhofflimmern mit hoher Kammerfrequenz (selten).
4. Gehäuftes Auftreten und dichte Folge von Extrasystolen (sog. Salven und Ketten).
5. Kammertachykardie, Kammerflattern und Kammerflimmern (Abb. 500).

Vorkommen: Bei organischen Herzerkrankungen (degenerativ und entzündlich), Herzinfarkt, bei Elektrotrauma.

c) Mischform

Im **EKG** überlagern sich asystolische und tachysystolische Phasen. Die Kombination eines AV-Blockes mit der Extrasystolie en salve ist das typische Beispiel.

Vorkommen: Siehe hypodyname Form.

d) Therapie

α) Allgemeinmaßnahmen

Leitsymptome sind: Pulslosigkeit (Karotispuls beachten!), Bewußtlosigkeit, Schnappatmung bis Atemstillstand, weite Pupillen, blaß-zyanotisches Aussehen.
Genaue Diagnose nur durch das EKG möglich.
Es empfiehlt sich ein systematisches therapeutisches Vorgehen.

Extrathorakale Herzmassage: Harte Unterlage, Hochlagerung der Beine, *Frequenz:* 60/min.

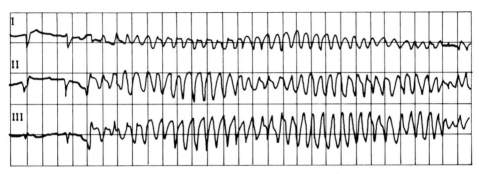

Abb. 500. Hyperdynames Adams-Stokes-Syndrom. Kammerflattern, typische Haarnadelkurve. Flatterfrequenz um 300/min.

Künstliche Beatmung: Dorsalflexion des Kopfes, Mund-zu-Mund- oder Mund-zu-Nase-Beatmung, Beatmung mit Maske oder Atembeutel, *Frequenz:* 1 Beatmungsaktion pro 4 Herzmassageaktionen.

Medikamentöse Maßnahmen: Nach Art der Rhythmusstörungen (EKG) unterschiedlich (s. Tab. 28, 29).

Elektrobehandlung: Nach Art der Rhythmusstörung (s. Tab. 28, 29).

β) Therapie der hypodynamen Form

Das Mittel der Wahl ist Orciprenalin (Alupent). Es kann intrakardial (0,5 mg), intravenös und intraglossal appliziert werden (Dosierung s. Tab. 29).
Weiteres therapeutisches Vorgehen s. Tab. 28.

γ) Therapie der hyperdynamen Form (Tab. 29)

Medikamentöse und elektrische Maßnahmen siehe Tab. 29.

Tab. 28. Therapie der bradysystolischen Form des Morgagni-Adams-Stokes-Syndroms (modifiziert nach Nusser/Trieb).

A. Allgemeinmaßnahmen

1. Externe Herzmassage (manuell oder maschinell)
2. Künstliche Beatmung
   Mund-zu-Mund (Nase)
   Maske mit Beutel oder Balg
   Intubation mit Respiratorbeatmung

B. Medikamentöse Therapie

Alupent i. v. 0,5 mg
Alupent i. v. Dauertropf: 5–20 Ampullen à 0,5 mg in 500 ml Basislösung anfangs 1–2 ml pro min
Alupent 1 mg intrakardial
Calciumchlorid 1%ig 10 ml zentral-intrakardial oder
Calcium gluconicum 10%ig 4 ml zentral-intrakardial (Venen-Katheter)
Ultracorten H 75 mg i. v. (insbesondere beim Hinterwandinfarkt)
Atropin 0,5–1 mg i. v.

C. Elektrotherapie (vorrangig!)

Temporäre Elektrostimulation mit monophasischen Stromstößen 50–60 pro min
a) Externe Stimulation (70–150 mV) *(obsolet)*
b) Transthorakale, perikardiale Stimulation (10–30 mV)
c) Transthorakale, endomyokardiale Stimulation (Portheine Elektrode) 10–15 mV
d) Transthorakale, endovenöse Stimulation (Notbesteck) 1–6 mV
e) Transvenöse Elektrostimulation (1–6 mV) (Methode der Wahl)

D. Ausgleich der metabolischen Azidose

100–200 mval Natriumbicarbonat i. v. über eine zentrale Vene oder intrakardial (sog. blinde Pufferung)

Tab. 29. Therapie des Kreislaufstillstandes infolge Kammerflimmern und Kammerflattern (Tachysystolische Form des M. A. S.-Syndroms).

A. *Allgemeinmaßnahmen*
1. Externe Herzmassage (manuell oder maschinell)
2. Künstliche Beatmung
   Mund-zu-Mund (Nase)
   Atemmaske mit Beutel oder Balg
   Intubation mit Respiratorbeatmung

B. *Defibrillation (vorrangig)*
200–400 Wsec, ggf. Elektroschocks mit steigender Intensität, sog. Seriendefibrillation

C. *Medikamentöse Therapie*
1. Zur Verbesserung des Effektes der elektrischen Defibrillation
   1 mg Alupent intrakardial
2. Unterstützende Maßnahmen und Rezidivprophylaxe
   Dociton 5–10 mg i. v.
   Visken 0,4–0,6 mg i. v.
   Xylocain 200–500 mg intrakardial bzw. 1–2 kg pro kg Körpergewicht i. v.
   Gilurytmal initial 50–100 mg i. v. oder 50 mg intrakardial
   Isoptin initial 5–10 mg i. v.
   Kaliumchlorid 2–10 mval intrakardial

D. *Ausgleich der metabolischen Azidose*
100–200 mval Natriumbicarbonat i. v. oder intrakardial (sog. blinde Pufferung)

2. Das Sinusknotensyndrom

Von LOWN (1965) wurde zum ersten Mal der Ausdruck »*sick-sinus-syndrome*« als Beschreibung einer mangelhaften Bildung und/oder Fortleitung von Sinusimpulsen nach Elektrokardioversion tachykarder Vorhofarrhythmien verwendet. *Synonyma* für den Begriff »sick-sinus-syndrome« sind z. B.: »lacky-sinus-syndrome«, Syndrom des kranken Sinusknotens (Tab. 30). FERRER hat 1968 die verschiedenen Störungen der sinuatrialen Funktion und ihre unterschiedlichen Erscheinungsformen als einheitliches Krankheitsbild unter dem Begriff »sick-sinus-syndrome« zusammengefaßt.
1. Persistierende schwere und anderweitig nicht zu erklärende Sinusbradykardie, die oft das früheste Zeichen dieser Krankheit darstellt.
2. Aussetzen der Sinustätigkeit für kürzere oder für längere Zeit (Sinusrest, Sinusstillstand) mit Ersatz des Sinusrhythmus durch einen heterotopen Vorhof- oder Knotenrhythmus.
3. Lange Perioden von Sinusstillstand ohne Auftreten eines Ersatzautomatiezentrums mit dem Ergebnis eines totalen Herzstillstandes.
4. Chronisches Vorhofflimmern als Folge eines permanenten Sinusstillstandes oder wiederholte Episoden von paroxysmalen Vorhofflimmern infolge eines intermittierenden Sinusstillstandes.

5. Eine inadäquate Sinustätigkeit nach Kardioversion von Vorhofflimmern.
6. Sinuatriale Blockierungen, die nicht durch medikamentöse Therapie ausgelöst sind.
7. Bedingt zum Sinusknotensyndrom zu rechnen: hypersensitives Karotissinussyndrom.

Tab. 30. Nomenklatur Sinusknotensyndrom.

Sick-sinus-Syndrom (Lown, 1965)
Lazy-sinus-Syndrom (Ginks, Shaw, Eraut, 1970, 1971)
Sluggish sinus node syndrome (Rosen, 1970)
Maladie du sinus (Bouvrain, 1967)
Maladie d'auriculaire (Bouvrain, 1967)
Sinusknotensyndrom (Blömer, Wirtzfeld, 1975)
Syndrom des kranken Sinusknoten (Bleifeld, 1974)
Bradykardie-Tachykardie-Syndrom (Birchfeld, 1957)

Der Sinusknoten bestimmt *normalerweise* als *primärer Schrittmacher* die Eigenfrequenz des Herzens. Dazu müssen folgende Gegebenheiten wirksam werden:
1. Die Sinusknotenautomatie muß erhalten sein.
2. Die Sinusimpulse müssen aus dem Sinusknoten austreten und sich in das Arbeitsmyokard fortleiten können.
3. Die Arbeitsmuskulatur muß auf diese Reize mit einer Kontraktion reagieren können.

Der Sinusknoten ist in den *Blutdruckregelkreis* als entscheidendes Stellglied eingebaut. Überwiegend wird seine Entladefrequenz durch vegetative Einflüsse variiert. Während parasympathische Stimuli zu einer Frequenzsenkung führen, bewirken adrenerge Stimuli eine Frequenzsteigerung. Dabei reagiert der Sinusknoten auf vagale Einflüsse. Bekannt ist in diesem Zusammenhang die Bradykardie bei plötzlicher Druckerhöhung in der Aorta und umgekehrt die reflektorische Tachykardie bei Blutdruckabfall, so beim Orthostasesyndrom. Weiterhin wird die Sinusknotenautomatie durch mechanische und teilweise durch thermische Einwirkungen moduliert. Eine mechanische Dehnung des rechten Vorhofs oder des Sinusknotens kann eine Sinustachykardie hervorrufen. Auch wird diskutiert, daß die rhythmische Bewegung der zentral gelegenen Sinusknotenarterie bei der Impulssteuerung eine Rolle spielt. Als erster größerer abgehender Ast der rechten Koronararterie wird der Sinusknotenarterie sehr zeitig der Beginn der Herzkontraktion mitgeteilt. Es ist denkbar, daß sie im Sinne eines Feedback-Mechanismus die automatische Erregungsbildung im Sinusknoten beeinflussen kann. Erkrankungen, die zu einer Zerstörung der Wand oder Obliteration der Sinusknotenarterie führen, beeinträchtigen die Impulsbildung und Impulsweiterleitung (z. B. frischer Herzhinterwandinfarkt, Herzsklerose). Die automatische Impulsbildung im Sinusknoten ist somit autonom, kann jedoch durch nervale mechanische sowie einige weitere Einflüsse moduliert werden (Abb. 501).

a) Klinisches Bild

Die klinische Symptomatik des Sinusknotensyndroms wird durch die *mangelhafte HZV-Steigerung bei Belastung und/oder den kritischen HZV-Abfall,* insbesondere nachts, bestimmt. Zerebrale Erscheinungen stehen deshalb häufig im Vordergrund. Es werden Symptome wie Müdigkeit, Schwindel, Kopfschmerzen bis zur plötzlich auftretenden Synkope beobachtet. Am häufigsten werden Adams-Stokes-Anfälle beim Bradykardie-Tachykardie-Syndrom beobachtet. Sie werden nach Beendigung eines tachyarrhythmischen Anfalls durch die überlange präauto-

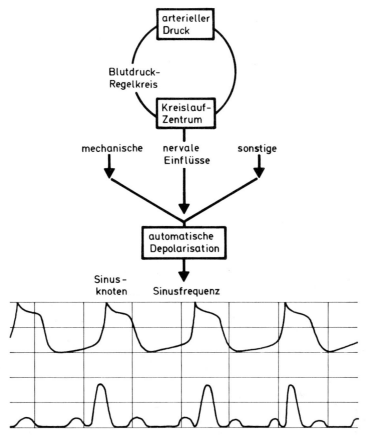

Abb. 501. Schematische Darstellung der Einflüsse, die die Sinusknotenautomatie beeinflussen können. Die Impulsbildung im Sinusknoten ist primär autonom, kann aber vorwiegend durch nervale Einflüsse über das Kreislaufzentrum, daneben durch mechanische und sonstige, zum Beispiel thermische Einwirkungen variiert werden. Diese modulierenden Einflüsse verlieren ihre Wirkung, wenn die Sinusknotenautomatie erlischt (mod. nach BLEIFELD 1974).

matische Pause bis zum Einsetzen der Sinustätigkeit oder eines Ersatzautomatiezentrums hervorgerufen. Gegenüber den zerebralen Symptomen treten die übrigen Beschwerden eher in den Hintergrund. Eine allgemeine Leistungsminderung findet sich häufig. Bei Patienten mit ausgeprägter Bradykardieneigung treten nicht selten zusätzlich zu der zerebralen Symptomatik Herzinsuffizienz und Angina pectoris auf.

b) Vorkommen

Das Sinusknotensyndrom ist eine chronische, in den meisten Fällen progredient verlaufende Erregung. Vagotonie oder Medikamente (Digitalis, Kalium, Chinidin, Nicotin, betablockierende Substanzen) führen nur zu einer vorübergehenden

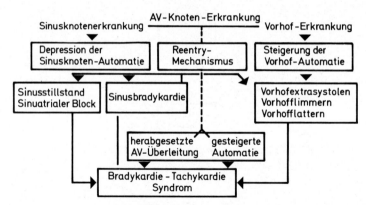

Abb. 502. Pathophysiologische Beziehungen beim Sinusknotensyndrom (mod. nach KAPLAN).

Beeinflussung der Sinusknotenfunktion und gehören nicht zum Begriff des Sinusknotensyndroms. Das gleiche gilt für die im akuten Stadium eines Herzinfarktes nicht selten auftretende Störung der Sinusknotenfunktion.

Häufigste Ursachen für das Sinusknotensyndrom sind: koronare Herzerkrankung, Zustand nach Myokarditis (rheumatisches Fieber, Diphtherie, Chagas-Myokardiopathie). Auch eine primär degenerative Erkrankung des Sinusknotens, entsprechend dem »idiopathischen Herzblock«, wird diskutiert. In seltenen Fällen kann es familiär auftreten, so beim Jervell-Lange-Nielsen-Syndrom. Häufig bleibt bei vielen Patienten die genaue Ursache eines Sinusknotensyndroms unklar.

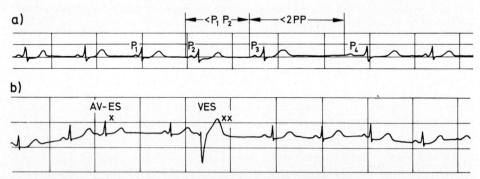

Abb. 503. Sinusknotensyndrom. 68jährige Patientin, mit »unregelmäßigem« Puls; intermittierend Schwindel.
a) Sinuatrialer Block II. Grades, Mobitz Typ 1 (Wenckebachsche Periodik) (Langzeit-EKG). Es zeigt sich eine zunehmende Verkürzung des PP-Abstandes bis zu einem Vorhofausfall. Die auftretende Pause ist kleiner als 2 PP-Intervalle.
b) Obere AV-Extrasystole mit nicht kompensatorischer Pause; 1 ventrikuläre Extrasystole mit kompensatorischer Pause. Merke: Ventrikuläre Rhythmusstörungen gehören nicht zum Bild des Sinusknotensyndroms. XX VES = ventrikuläre Extrasystole. X AV-ES = atrio-ventrikuläre Extrasystole.

c) Ätiologie und Pathogenese

Die grundlegende Störung beim Sinusknotensyndrom ist kein funktioneller, sondern ein *pathologisch-anatomischer Defekt*, der zu einer Unterdrückung der automatischen Erregungsbildung im Sinusknoten führt. Mit Progression der Erkrankung nimmt die Zahl der Schrittmacherzellen ab. Solange noch einzelne Schrittmacherzellen in Funktion sind, können modulierende Einflüsse wirksam werden. So kann z. B. die Reizschwelle durch Schwankungen des Vagotonus verändert werden. Hierfür spricht die Verkürzung der sog. Sinusknotenerholungszeit durch Atropin. Bei Fortschreiten der Sinusknotenschädigung versiegt schließlich die automatische Sinusknotenfunktion. Im gleichen Sinne ist die Wirkung von Verapamil (Isoptin) auf den gesunden oder kranken Sinusknoten zu interpretieren.

Bei gesunden Sinusknoten führt Verapamil nur zu einer mäßiggradigen Depression der Sinusknotenautomatie. Demgegenüber ist die Sinusknotenerholungszeit als Maß der Impulsbereitschaft des Sinusknotens um so stärker eingeschränkt, je mehr der Sinusknoten erkrankt ist.

Das gemeinsame Vorkommen bradykarder und tachykarder supraventrikulärer Rhythmusstörungen bei demselben Patienten läßt vermuten, daß die verschiedenen Formen des Sinusknotensyndroms pathophysiologisch Beziehungen untereinander haben (Abb. 502). Dabei sind *2 pathophysiologische Wege* denkbar.

Der erstere geht von einer *Schädigung des Sinusknotens* aus. Diese Schädigung führt zu einer Depression der Sinusknotenautomatie mit resultierender Sinusbradykardie, Sinusstillstand oder sinuatrialem Block. Die Sinusbradykardie ist Grundlage ektopischer supraventrikulärer Extrasystolen wie auch eines sich relativ leicht entwickelnden Reentry-Mechanismus, so daß sich Phasen von supraventrikulären Tachykardien, wie Vorhofflimmern, Vorhofflattern mit Phasen von bradykarden Rhythmusstörungen, wie Sinusbradykardie, sinuatrialer Block, supraventrikuläre Ersatzrhythmen abwechseln (Abb. 503). Es entsteht ein Bradykardie-Tachykardie-Syndrom.

Ein anderer pathogenetischer Weg geht von einer *Vorhoferkrankung* aus. Die Vorhoferkrankung führt zu einer Aktivierung frequenter ektopischer Schrittmacher, die sich elektrokardiographisch als Vorhofextrasystolie bzw. Vorhofflimmern und Vorhofflattern manifestieren. Diese frequenten ektopischen Schrittmacher unterdrücken die Sinusknotenautomatie, so daß es bei plötzlichem Sistieren zur Bradykardie oder zum Sinusstillstand kommt. Voraussetzung dafür ist eine Sinusknotenerkrankung, da normalerweise der gesunde Sinusknoten schnell wieder anspringt.

d) Verlauf und Prognose

Die Erkrankung beginnt nicht selten mit einer Sinusbradykardie, begleitet mit supraventrikulären Extrasystolen. In 5–10 Jahren (teilweise bis 30 Jahren) kommt es langsam zu einem Erlöschen der Sinusfunktion mit Einspringen eines langsame-

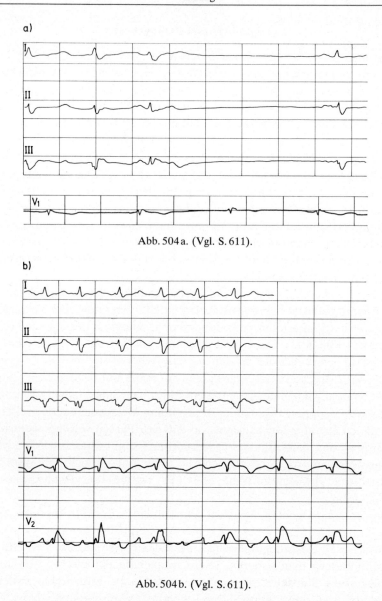

Abb. 504a. (Vgl. S. 611).

Abb. 504b. (Vgl. S. 611).

ren Ersatzrhythmus aus dem AV-Knotenbereich. Auch geht nicht selten die Sinusbradykardie in ein chronisches Vorhofflimmern über. Die Prognose der Erkrankung selbst kann unterschiedlich sein, sie wird dann insbesondere ernst, wenn zur Sinusknotenerkrankung noch eine AV-Knotenerkrankung hinzutritt. Es kommt dann nicht selten zu einem Versagen des Ersatzrhythmus mit kritisch langer präautomatischer Pause mit plötzlich auftretendem schweren Morgagni-Adams-Stokes-Syndrom (Abb. 504).

c)

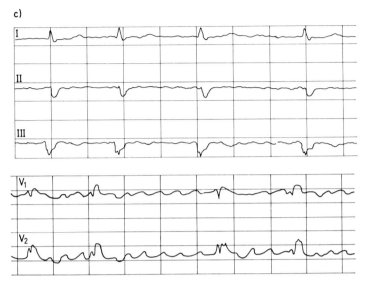

Abb. 504c. Sinusknotensyndrom. 63jährige Patientin mit zusätzlicher Hypertonie. Bradykarde und tachykarde Herzrhythmusstörungen. Natürliche Entwicklung eines Sinusknotensyndroms.
a) 1967: Sinusbradykardie, Frequenz 45/min. In den Extremitätenableitungen Sinusarrhythmie, 2:1-SA-Block. Intraatriale Leitungsstörung (P 0,12 sec). Zusätzlich: Bifaszikulärer Block in der Kombination: Rechtsschenkelblock und linksanteriorer Hemiblock.
b) 1971: Vorhoftachykardie, Vorhoffrequenz 320/min mit inkonstanter AV-Überleitung auf die Ventrikel, dadurch bedingte arrhythmische Kammertätigkeit. Kammerfrequenz um 120/min (Vorhoftachykardie mit 2:1-, 3:1-AV-Überleitung). Rechtsschenkelblock und linksanteriorer Hemiblock unverändert.
c) 1974: Vorhofflattern, Flatterfrequenz 380/min mit inkonstanter AV-Überleitung auf die Ventrikel, dadurch bedingte arrhythmische Kammertätigkeit, Kammerfrequenz zwischen 85/min und 54/min.

e) Diagnostisches Vorgehen

Zur Diagnostik werden verschiedene Methoden eingesetzt, wobei *nichtinvasive* und *invasive* Verfahren unterschieden werden (Tab. 31).

Wird die Diagnose durch die nichtinvasiven Untersuchungsmethoden gesichert, kann auf die invasiven Untersuchungsmethoden verzichtet werden.

Zu (1a) **EKG:** Die Mehrzahl der Patienten mit einem Sinusknotensyndrom kann im Ruhe-EKG an auftretenden supraventrikulären Rhythmusstörungen erkannt werden. Zeigen sich bei einem Patienten mit synkopalen Episoden in der Vorgeschichte, im Ruhe-EKG eine persistierende Sinusbradykardie, ein Sinusstillstand oder SA-Block mit oder ohne Ersatzrhythmus, ein chronisches Vorhofflimmern mit Bradykardie (nicht digitalisbedingt), so liegt mit großer Wahrscheinlichkeit ein Sinusknotensyndrom vor.

Zu (1b) **Langzeit-EKG** (Bandspeicher): Das Langzeit-Elektrokardiogramm ist für die Diagnose eines Sinusknotensyndroms als wichtigster Parameter für die

Tab. 31.

Rhythmusstörungen Sinusknotensyndrom	Sinusknotensyndrom	Diagnostik Sinusknotensyndrom

Ausschließlich supraventrikuläre Rhythmusstörungen

1. Persistierende schwere Sinusbradykardie.
2. Sinusstillstand oder sinuatrialer Block mit oder ohne Ersatzrhythmen.
3. Bradykardie-Tachykardie-Syndrom.
4. Unstabiler Sinusrhythmus nach Elektroreduktion von Vorhofflimmern oder -flattern.
5. Häufig zusätzliche AV-Überleitungsstörungen (binodal disease).
6. Chronisches Vorhofflimmern, häufig mit langsamer Kammerfrequenz.
7. Das hypersensitive Karotissinussyndrom (bedingt).
8. Supraventrikuläre Extrasystolen.

◄ Leitsymptom Schwindel Synkopen (M.A.S. Anfälle) ►

▼

Therapie

▼

Permanenter Vorhof- oder Ventrikelschrittmacher

1. Nichtinvasive Methoden:
   a) Kurzzeit-EKG
   b) Langzeit-EKG
   c) Belastungs-EKG
   d) Atropin-Test
   e) Karotisdruckversuch

Normal   Pathologisch
  ↓   ⊥

2. Invasive Methoden:
   a) Vorhofstimulation, Sinusknotenerholungszeit, sinuatriale Leitungszeit.
   b) His-Bündel-Elektrographie, atrioventrikuläre Leitung.
   c) Ableitung von Sinuspotentialen

Beurteilung des Schweregrades der Erkrankung und des therapeutischen Vorgehens anzusehen. Die Langzeit-Elektrokardiographie ermöglicht es, die für das Sinusknotensyndrom besonders typischen Herzrhythmusstörungen zu erfassen. So gelingt es, die für das Sinusknotensyndrom typischen tachyarrhythmischen Störungen im Wechsel mit bradykarden Phasen bei längerer EKG-Registrierung zu erfassen. Auch können nicht selten EKG-Korrelate eines Adams-Stokes-Syndroms, beim Sinusknotensyndrom vorwiegend nach plötzlicher Beendigung einer tachykarden Rhythmusstörung auftretend, auf dem Bandspeicher registriert werden. Dabei ist es wichtig, vor allem auf die präautomatische Pause zu achten. Die bei Persistieren einer Tachykardie zu beobachtende präautomatische Pause entspricht der wahren Sinusknotenerholungszeit, da sie die für den Patienten spontan zutreffenden Verhältnisse wiedergibt. Bei der Bandspeicherregistrierung ist zu beachten, daß Herzrhythmusstörungen beim Sinusknotensyndrom häufiger nachts beobachtet werden (Abb. 505, 506).

Zu (1c) **Belastungs-EKG:** Das Belastungs-EKG ist eine wichtige differentialdiagnostische Hilfe zum Erkennen eines Sinusknotensyndroms. Im Gegensatz zu den vagal bedingten Sinusbradykardien, z. B. beim Sportler, die eine adäquate Zunahme der Herzfrequenz entsprechend der Belastungsstufe zeigen, bleibt der Frequenzanstieg bei Belastung beim Sinusknotensyndrom hinter dem der entspre-

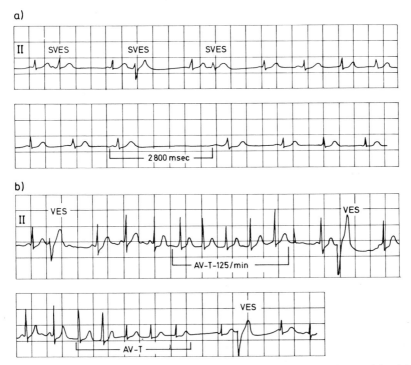

Abb. 505. Sinusknotensyndrom. 63jähriger Patient mit Schwindel, tachykardem und bradykardem Herzschlag (Langzeit-EKG).
a) Sinusrhythmus, Frequenz 58/min. Rechts: 2. Schlag: Supraventrikuläre Extrasystole zeitgerecht einfallend; 4. Schlag: Vorzeitig einfallende supraventrikuläre Extrasystolen mit aberrierender intraventrikulärer Erregungsausbreitung; 6. Schlag: Supraventrikuläre Extrasystole mit aberrierender intraventrikulärer Erregungsausbreitung. Die drei Extrasystolen sind als Zeichen ihres supraventrikulären Ursprungs von einer nicht kompensatorischen Pause gefolgt. Intermittierend auftretender Sinusknotenstillstand (SA-Block III. Grades). Spontane SKEZ 2800 msec.
b) Auftreten einer nicht paroxysmalen »AV-Knoten«-Tachykardie, Frequenz 125/min. Nach Beendigung der Tachykardie nach 1350 msec Wiedereinsetzen des Sinusrhythmus (spontane Sinusknotenerholungszeit). + = ventrikuläre Extrasystolen; SKEZ = Sinusknotenerholungszeit; AV-T = AV-Knoten-Tachykardie.

chenden Altersgruppe deutlich zurück. Dabei werden *Frequenzen* von *80–90/min* nur selten überschritten.

Zu (1 d) **Atropin-Test:** Die gestörte Sinusknotenfunktion kann in vielen Fällen durch einen inadäquaten Frequenzabstieg auf Atropin nachgewiesen werden. Normalerweise findet sich nach Gabe von 0,5–2,0 mg Atropin i. v. ein Frequenzanstieg um durchschnittlich 64% des Ausgangswertes, wobei eine *Maximalfrequenz* von über *100 Schlägen/min* erreicht wird. Ein Frequenzanstieg von weniger als 25% des Ausgangswertes wird als Ausdruck einer gestörten Sinusknotenfunktion angesehen. Manchmal kann man auch beobachten, daß es bei einer gestörten Sinusknotenfunktion unter Atropin zu einem paradoxen Pulsfrequenzabfall

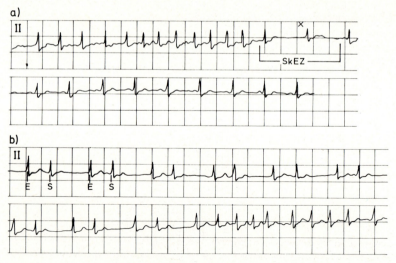

Abb. 506. Sinusknotensyndrom. 56jährige Patientin mit anfallsweisem Herzjagen sowie bradykarden Herzrhythmusstörungen. 1 Synkope (Langzeit-EKG).
a) Tachykardie – Bardykardie-Syndrom. Übergang einer Tachyarrhythmia absoluta infolge Vorhofflimmern (grobe Flimmerwellen). Frequenz 110–130/min in normofrequentem Sinusrhythmus, Frequenz 72/min. Spontane Sinusknotenerholungszeit 2.200 msec. Einfall einer AV-Extrasystole (x).
    b) Sog. Escape capture bigeminy mit Übergang in tachykardes Vorhofflimmern.
Links (b): Escape capture bigeminy: Es finden sich 2 Rhythmen, einmal ein Sinusrhythmus mit einer Frequenz von 38/min, zum anderen ein AV-Rhythmus mit der gleichen Frequenz von 38/min. Die normale Sinusfrequenz (siehe Streifen a) beträgt 72/min. Es ist also zu einem 2:1-SA-Block mit Halbierung der Sinusfrequenz auf 38/min gekommen (2 × 38 ungefähr 72/min). Ein Escape-Rhythmus springt ein mit etwa gleicher Frequenz, so daß jedem Sinusschlag ein Ersatzschlag vorausgeht. Kennzeichen dieser seltenen Rhythmusstörung ist ein Doppelschlag mit eingeschlossener positiver P-Zacke (AV-Ersatzschlag-P-Zacke Normalschlag – QRS-Komplex-Normalschlag). Beachte: Sinusbradykardien mit einer Frequenz kleiner als 40/min weisen ursächlich auf einen sinuatrialen Block als Ursache eines Sinusknoten-Syndroms hin. *Cave* bei der Behandlung mit Atropin. SKEZ = Sinusknotenerholungszeit; E = Escape-(AV)-Rhythmus; S = Sinusschlag.

kommt. Dies ist dann der Fall, wenn dem Sinusknotensyndrom ein SA-Block zugrunde liegt. Durch die Atropingabe wird die vorliegende SA-Blockierung weiter verstärkt (z. B. 2:1-Überleitung zu 3:1-Überleitung), was sich im Oberflächen-EKG als weiterer Pulsfrequenzabfall bei bestehender Sinusbradykardie widerspiegelt.

Ein weiteres Phänomen, das sich unter Atropin-Medikation beim Sinusknotensyndrom nachweisen läßt, ist das Auftreten einer isorhythmischen AV-Dissoziation. Atropin beeinflußt sowohl den Sinusknoten als auch den AV-Knoten positiv chronotrop. Bei gestörter Sinusknotenfunktion zeigt sich ein mangelhaftes Ansprechen des Sinusknotens auf Atropin, während der sekundäre Schrittmacher aus dem AV-Knoten aktiviert wird.

Die Frequenz dieser Schrittmacher übertrifft die Frequenz des Sinusknotens mit konsekutivem Auftreten einer frequenzbedingten AV-Dissoziation (Abb. 505).

Zu (1e) **Karotissinus-Druckversuch:** Patienten mit Sinusknotensyndrom zeigen im Ansprechen auf autonome Reizreflexe, so auf einen Karotissinusdruck, kein einheitliches Verhalten. Normalerweise führt der Karotissinusdruck am besten in Form einer Massage zu einer leichten Senkung der Herzfrequenz um weniger als 6 Schläge/min und zu einer geringen Blutdrucksenkung von weniger als 10 mmHg. Beim Sinusknotensyndrom finden sich nicht selten Frequenzsenkungen um fast die Hälfte des Ausgangswertes.

Differentialdiagnostisch ist dann das *hypersensitive Karotissinussyndrom* abzugrenzen. Das hypersensitive Karotissinussyndrom ist nur mit Vorbehalt dem Sinusknotensyndrom zuzuordnen, da hier die Störung in einer Erkrankung des Karotissinus (z. B. aneurysmatische Dilatation des Glomus caroticus) zu suchen ist. Eine strenge Trennung ist nicht immer möglich. Es wird diskutiert, daß bei manchen Fällen von Sinusknotensyndrom ein gesteigertes Ansprechen des Sinusknotens auf Vagusreize (Acetylcholin) vorliegt (sog. kardiale depressorische Form des Karotissinussyndroms). Wahrscheinlich sind solche Patienten mit Karotissinus-Synkopen primär dem Sinusknotensyndrom zuzuordnen, bei denen kein Lokalbefund im Bereich des Karotissinus nachweisbar ist.

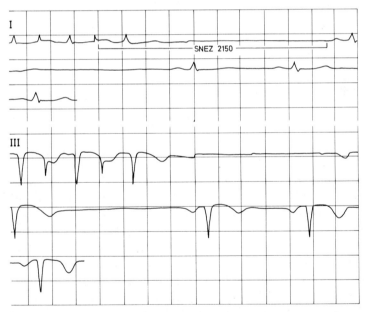

Abb. 507. Sinusknotensyndrom. 53jährige Patientin mit Sinusbradykardie, Schwindel. Hochfrequente Vorhofstimulation mit Bestimmung der Sinusknotenerholungszeit (SNEZ). Stimulationsfrequenz 160/min über 1 min. SNEZ 2150 msec. Nach Einspringen des Sinusknotens kommt es zu einer Pause, die dem doppelten des normalen RR-Intervalls entspricht (2:1-SA-Block). Danach kommt es relativ langsam zu einem Anstieg der Sinusfrequenz (sog. Warming-up-Phänomen, typisch für Sinusknotensyndrom).

Zu (2a) **Vorhofstimulation mit Bestimmung der Sinusknotenerholungszeit:** Der Sinusknoten zeigt, ebenso wie andere Automatiezentren, das Phänomen der *Overdrive suppression,* d. h. eine Herabsetzung der Automatie durch rasche Stimulation. Die Vorhofstimulation wird durch Elektrostimulation des rechten Vorhofs in Nähe des Sinusknotens mit *Stimulationsfrequenzen zwischen 80 und 180/min* von *mindestens 30 sec* Dauer durchgeführt. Die Zeit zwischen der letzten durch die Stimulation ausgelösten P-Zacke bis zur ersten nach Beendigung der Stimulation spontan auftretenden P-Zacke wird als Sinusknotenerholungszeit bezeichnet. Die Sinusknotenerholungszeit ist bei Normalpersonen unabhängig von der Stimulationsfrequenz. Dagegen nimmt bei Patienten mit Sinusknotendysfunktion die Sinusknotenerholungszeit bei höheren Stimulationsfrequenzen wieder ab. Diese Abnahme der Sinusknotenerholungszeit wird als Folge einer retrograden Blockierung der Erregung auf dem Weg in den Sinusknoten (reaktiver Eintrittsblock) interpretiert. Auch wird diskutiert, daß die Verkürzung der Sinusknotenerholungszeit bei höheren Stimulationsfrequenzen auf eine vermehrte reaktive sympathische Innervation infolge des Blutdruckabfalles während der Stimulation zurückzuführen ist. Man sollte deshalb die Sinusknotenerholungszeit bei einer *Stimulationsfrequenz von 100, 130 und 160/min* mit jeweiliger zweiminütiger Pause durchführen. Die *Sinusknotenerholungszeit* beträgt normalerweise *maximal 1050 msec, Werte über 1400 msec* weisen auf eine Störung der Sinusknotenfunktion hin (Abb. 507). Mit der Vorhofstimulation und gleichzeitiger Aufzeichnung des His-Bündel-Elektrogramms ist es möglich, zusätzlich atrioventrikuläre Erregungsleitungsstörungen zu erfassen (siehe Abb. 508).

f) Therapie

Das Sinusknotensyndrom stellt *meist eine gutartige Erkrankung* dar. Häufig verläuft es über lange Zeit ohne gravierende Symptome. In dieser Zeit kann eine sorgfältige elektrokardiographische und klinische Kontrolle die Diagnose ermöglichen. Eine *Therapie* ist nur notwendig, wenn ein Sinusknotensyndrom mit klinischen Symptomen, wie Schwindelanfällen, Bewußtseinsstörungen, ggf. bis zu synkopalen Anfällen, einhergeht.

Die medikamentöse Therapie ist oft schwierig und unbefriedigend. Bei *akuter* Sinusbradykardie können Atropin, 1–2 mg i. v. oder Alupent, 1–2 mg/min per infusionem versucht werden. Die Alupent-Medikation bringt jedoch die Gefahr eines therapeutischen Dilemmas: die Induzierung einer supraventrikulären Tachykardie oder eines Vorhofflimmerns. Die Behandlung *chronischer* Bradykardien ist entsprechend und mit dem gleichen Dilemma behaftet.

Die tachyarrhythmischen Phasen des Sinusknotensyndroms können mit Digitalis, Chinidin, betablockierenden Substanzen, Ajmalin etc. behandelt werden. Hier besteht jedoch die Gefahr der Induzierung von Bradyarrhythmien.

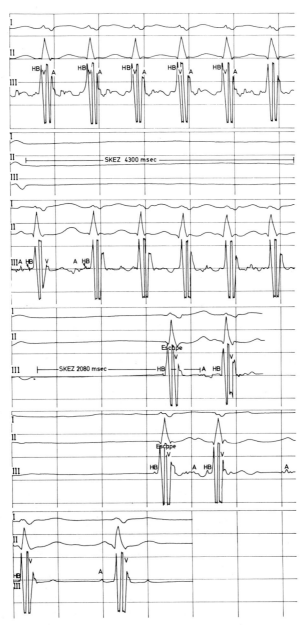

Abb. 508. Sinusknotensyndrom. 62jähriger Patient mit Hypertonie und koronarer Herzkrankheit. Mehrmals kurzfristige synkopale Anfälle.
His-Bündel-EG mit Bestimmung der Sinusknotenerholungszeit. Stimulationsfrequenz 160/min über 1 min. Nach Abstellen des Schrittmachers Auftreten einer Sinusknotenerholungszeit von 4.300 msec, so daß der Schrittmacher erneut eingeschaltet wurde (Mitte der Abbildung). Nach erneutem Abstellen Auftreten einer »Escape-capture-bigeminy«, Erklärung siehe Abb. 506. Sinusknotenerholungszeit jetzt 2080 msec. A = Vorhofpotential; HB = His-Potential; V = Ventrikelpotential.

Tab. 32. Therapie des Sinusknotensyndroms

1. – Behandlungsbedürftig nur Patienten mit Symptomen

2. – Medikamentöse Therapie meist unbefriedigend.

3. – Therapie der Wahl: Schrittmachertherapie.
   a) Sinusrhythmus und intakte AV-Überleitung:
   Vorhof-Schrittmacher.
   b) Vorhofflimmern und »Binodal«-Disease:
   Ventrikel-Schrittmacher.

4. – Bei Therapieresistenz: Chirurgische Durchtrennung des His-Bündels, Ventrikel-Schrittmacher.

5. – *Obsolet:* Medikamentöse (Orciprenalin) bzw. elektrische Überführung einer Sinusbradykardie in Vorhofflimmern.

Meist ist eine Schrittmachertherapie bei vorwiegend tachykarden Phasen in Kombination mit einer medikamentösen Behandlung nicht zu umgehen. Dadurch kann einerseits die Gefahr einer bedrohlichen Bradyarrhythmie bzw. Asystolie erfolgreich gebannt werden, andererseits können die tachyarrhythmischen Phasen optimal medikamentös behandelt werden. Bei der Schrittmachertherapie ist vom hämodynamischen Gesichtspunkt der Vorhofstimulationselektrode, soweit keine AV- oder ventrikulären Erregungsleitungsstörungen vorliegen, gegenüber einer ventrikulären Stimulationssonde der Vorzug zu geben (Erhaltung des atriosystolischen Kammerbeitrags zur Ventrikelfüllung). Optimal ist die Anwendung von frequenzprogrammierbaren Schrittmachern.

Ein weiterer Therapieansatz ist die Überführung einer Sinusbradykardie in ein permanentes Vorhofflimmern mittels eines elektrischen Stimulus. Mit dieser Methode ist vereinzelt das Verschwinden der Synkopen und auch ein ausreichender Anstieg der Kammerfrequenz bei Belastung erzielt worden. Größere Erfahrungen liegen nicht vor. Auch ist unbekannt, ob das Vorhofflimmern auf Jahre hinaus permanent bleibt oder ob doch ein Wechsel zu bradykardem Sinusrhythmus erfolgt.

In den meisten Fällen reichen die beschriebenen therapeutischen Maßnahmen aus. Bei therapierefraktären Tachyarrhythmien muß eine Durchtrennung des His-Bündels mit permanenter Stimulation der Kammern erwogen werden (Tab. 32).

Literaturverzeichnis

ADAMS, R.: Cases of diseases of the heart, accompanied with pathological observations. Dublin. Hosp. Rep. *4:* 353 (1827).
ANTONI, H.: Elektrophysiologische Aspekte zum Problem des Herzflimmerns und der elektrischen Defibrillation. Schweiz. med. Wschr. *99:* 1530 (1969).
ANTONI, H.: Über den elektrophysiologischen Mechanismus der Refraktärperiode des Myocards und ihre Beeinflussung durch Antiarrhythmica. In: Die therapeutische Anwendung β-sympatholytischer Stoffe, hrsg. von H. J. DENGLER, S. 191–207, Schattauer, Stuttgart 1972.
ANTONI, H.: Physiologische Grundlagen der Elektrostimulation des Herzens. Intensivmedizin *9:* 166 (1972).
ANTONI, H., S. EFFERT: Herzrhythmusstörungen, neue experimentelle Ergebnisse und klinisch-therapeutische Gesichtspunkte. (2. Wiener Symposium 1973). Schattauer, Stuttgart 1974.
ASTRÖM, H., B. JONSSEN: Design of exercise test, with special reference to heart patients. Brit. Heart J. *38:* 289 (1976).
AVENHAUS, H.: Rhythmusstörungen des Herzens und Elektrolytstoffwechsel. Z. prakt. Med. *22:* 116 (1972).

BARGMANN, W., W. DOERR: Das Herz des Menschen. Thieme, Stuttgart 1963.
BAUR, H. R., C. A. PIERACH: Elektrocardiographic changes after bilateral carotid endartectomy. New Engl. J. Med. *291:* 1121 (1974).
BAYLEY, R. H.: Frequency and significance of right bundle-branch block. Amer. J. med. Sci. *188:* 236 (1934).
BAZETT, H. C.: Analysis of the time relation of Ecg. Heart *7:* 353 (1920).
BECKER, H.-J., K. U. HOFFMANN, G. E. SCHÄFER, M. KALTENBACH: Das Belastungselektrokardiogramm bei Zustand nach Herzinfarkt. Dtsch. med. Wschr. *99:* 2079 (1974).
BECKER, H.-J., G. E. Schäfer, K. U. HOFFMANN, G. KOBER, M. KALTENBACH: Zur Wertigkeit von Veränderungen im Belastungselektrokardiogramm bei Zustand nach Herzinfarkt. Verh. dtsch. Ges. inn. Med. *79:* 1106 (1973).
BELLET, S.: Clinical disorders of the heart beat. Third edition. Lea & Febiger, Philadelphia 1971.
BELLET, S.: Essentials of cardiac arrhythmias. W. B. Saunders Co., Philadelphia, London, Toronto 1972.
BELZ, G. G., G. v. BERNUTH: Linke Vorhofrhythmen. Dtsch. med. Wschr. *99:* 257 (1976).
BERNSTEIN, J.: Untersuchungen zur Thermodynamik der bioelektrischen Ströme. Pflügers Arch. ges. Physiol. *92:* 521 (1902).
BLACKBURN, H., L. H. TAYLOR, N. OKAMOTO, R. RAUTAHARJU, P. L. MITCHELL, A. C. KERKHOFF: Standardization of the Electrocardiogram. A systematic comparison of chest lead configurations employed for monitoring during exercise. Physical activity and the heart. Thomas, Springfield 1967.
BLACKBURN, H., R. KARTYGBAY, B. MICCHELL, B. IMBIMBO: What electrocardiographic leads to take after exercise? Amer. Heart J. *67:* 184 (1954).
BLEIFELD, W., M. RUPP, D. FLEISCHMANN, S. EFFERT: Syndrom des kranken Sinusknotens („Sick-Sinus"-Syndrom). Dtsch. med. Wschr. *99:* 795 (1974).
BLOMER, H., A. WIRTZFELD, W. DELIUS, H. SEBENING: Das Sinusknoten-Syndrom. Z. Kardiol. *64:* 697 (1975).
BOUVERET, L.: De la tachykardie essentielle paroxystique. Rev. Med. *9:* 752, 837 (1889).

BRODY, D. A.: A theoretical analysis of intracavitary bloos mass influence on – heart-lead relationship. Circ. Res. *4:* 731 (1956).
BÜCHNER, M., S. EFFERT: Extrasystolie und Herzflimmern. Z. Kreisl.-Forsch. *57:* 18 (1968).
BÜCHNER, CH., W. DRÄGERT, V. SCHLOSSER, TH. ARNOLD, B. NUBER: Schrittmachertherapie des Herzens. Forum Cardiologicum *14.* Böhringer,Mannheim 1973.

CABRERA, E. C.: Les bases électrophysiologiques de l'électrocardiographie. Masson, Paris 1948.
CABRERA, E. C., J. R. MONROY:Systolic and diastolic loading of the heart – I. Physiologic and clinical data – II. Electrocardiographic data. Amer. Heart J. *43:* 661, 669 (1952).
CASTELLANOS, A., L. LEMBERG: Electrophysiology of pacing and cardioversion, Meredith Corp. New York 1969.
CHUNG, E. K.: Principles of cardiac arrhythmias. The Williams & Wilkins Company, Baltimore 1971.
COHEN, ST. J., A. DEISSEROTH, H. S. HECHT: Infra-His-bundle origin of bidirectional techycardia. Circulation *47:* 1260 (1973).
CRAMER, G., R. SANNERSTEDT, O. THULESIUS, L. WERKÖ: Herzrhythmusstörungen und Chinidin. Pharmaka-Stern A.G., Wedel b. Hamburg s. J.
CSAPO, G.: Konventionelle und intracardiale Elektrocardiographie; Documenta Geigy 1980.
CUMMING, G. R., C. BUFRESNE, L. KICH, J. SAMM: Exercise electrocardiogram patterns in normal women. Brit. Heart J. *35:* 1055 (1973).

DAMATO, A. N., S. H. LAU, W. D. BERKOWITZ, K. M. ROSEN, K. R. LISI: Recording of specialized conduction fibers (A–V-nodal, His bundle and right bundle branch) in man using an electrode catheter technique. Circulation *39:* 435 (1969).
DAVIES, M. J.: Pathology of conducting tissue of the heart. Butterworth, London 1971.
DAVIES, M. J.: Pathology of atrioventricular block. 1. European Symposium of the British Heart Foundation on cardiac arrhythmias. London, 9.–11. 6. 1975.
DE BOER, S.: On recurring extrasystoles and their relation to fibrillation. J. Physiol. (Lond.) *54:* 410 (1920/21).
DELIUS, L.: Herzrhythmusstörungen in ihren Beziehungen zu den Kreislaufreflexen und zum Zentralnervensystem. Steinkopff, Darmstadt 1974.
DIMON, E. G.: The exercise electrocardiogram in office practice. Thomas, Springfield 1961.
DITTRICH, J., P. HASSENSTEIN, K. D. HÜLLEMANN, U. MÖSSLER: Akute Koronarinsuffizienz bei koronarer Herzkrankheit während psychovegetativer Belastung: Beziehung zu somatischen Risikofaktoren? Herz/Kreisl. *7:* 131 (1975).
DOERR, W.: Normale und pathologische Anatomie des reizbildenden und erregungsleitenden Gewebes. Verh. dtsch. Ges. Kreisl.-Forsch. *35:* 1–36 (1969).
DOERR, W.: Zur normalen und pathologischen Anatomie des impulsegebenden und impulseleitenden Gewebes. Intensivmedizin *9:* 145 (1972).
DRAPER, H. W., C. J. PEFFER, F. W. STALLMANN, D. LITTMANN, H. V. PIPBERGER: The corrected orthogonal electrocardiogram and vectorcardiogram in 510 normal men (Frank lead system). Circulation *30:* 853 (1964).
DREIFUS, L. S., W. LIKOFF, J. H. MOYER: Mechanisms and therapy of cardiac arrhythmias. The 14th Hahnemann Symposium. Grune & Stratton, New York 1966.
DREIFUS, L. S., W. LIKOFF: Cardiac arrhythmias. The 25th Hahnemann Symposium. Grune & Stratton, New York 1973.
DREIFUSS, L., A. PICK: Circulation *14:* 815 (1956) zit. bei H. AVENHAUS 1972.
DUCHOSAL, P. W., P. MORET: Individualité de l'électrocardiogramme étudiée par la vectographie. Cardiologia *32:* 129 (1958).
DUCHOSAL, P. W., P. SULZER: La vectocardiographie, Bibl. Cardiol. *3,* Karger, Basel 1949.
DURRER, D., R. M. SCHULENBURG, H. J. J. WELLENS: Pre-exitation revisited. Amer. J. Cardiol. *25:* 690 (1970).

EBSTEIN, W.: Über einen sehr seltenen Fall von Insuffizienz der Valvula tricuspidalis, bedingt durch eine angeborene hochgradige Mißbildung derselben. Arch. Anat. Physiol. 238 (1866).
EFFERT, S., F. GROSSE-BROCKHOFF, A. RIPPERT: Elektrokardiographische Befunde bei Subarachnoidalblutung. Dtsch. med. Wschr. *86:* 1508 (1961).

EINTHOVEN, W.: Le télécardiogramme. Arch. int. Physiol. *4:* 132 (1906/07).
EINTHOVEN, W., G. FAHR, A. DE WAART: Über die Richtung und die manifeste Größe der Potentialschwankungen im menschlichen Herzen und über den Einfluß der Herzlage auf die Form des Elektrokardiogramms. Pflügers Arch. ges. Physiol. *150:* 275 (1913).
EISENMENGER, V.: Die angeborenen Defekte der Kammerscheidewand des Herzens. Z. klin. Med. *32:* Suppl. *1* (1897).
EISENMENGER, V.: Ursprung der Aorta aus beiden Ventrikeln beim Defekt des Septum ventriculorum. Wien. klin. Wschr. *11:* 26 (1968).
ELKINTON, J. R., R. D. SQUIRES: Distribution of body fluids in congestive heart failure: theoretic considerations. Circulation *4:* 679 (1951).
ELLESTAD, M. H., B. M. COOXE Jr., P. S. GREENBERG: Stress testing: clinical application and predictive capacity. Prog. cardiovasc. Dis. *21:* 231 (1979).
ELLESTAD, M. H.: Stress testing principles and practice. S. 175. Davis, Philadelphia 1975.
ENENKEL, W.: Elektrokardiographische und vektorkardiographische Befunde nach Schrittmacherimplantation. Wien. klin. Wschr. *85:* Suppl. 18 (1973).
ENGELMANN, T. W.: Leitung und Erregung im Herzmuskel. Pflügers Arch. ges. Physiol. *11:* 465 (1875).
ENGSTFELD, G., H. ANTONI, A. FLECKENSTEIN: Restitutive Adrenalinwirkungen auf Aktionspotential und Mechanogramm des K^+-gelähmten Frosch- und Säugetiermyokards. Pflügers Arch. ges. Physiol. *273:* 145 (1961).
EPSTEIN, M., R. H. WASSERBURGER: Electrocardiograms simulating myocardial infarction in the presence of normal coronary arteries. Vascular diseases *4:* 215 (1967).
ERIKSSEN, J., C. MÜLLER: Comparison between scalar and corrected orthogonal electrocardiogram in diagnosis of acute myocardial infarction. Brit. Heart. *34:* 81 (1972).

FALLOT, A.: Contribution à l'anatomie pathologique de la maladie bleu (cyanose cardiaque). Marseille méd. 25, 77, 138, 207, 270, 341, 403 (1888).
FERRER, I.: The sick sinus syndrome in atrial disease. J. Amer. med. Ass. *206:* 645 (1968).
FERRER, I.: The sick sinus syndrome. Circulation *47:* 635 (1973).
FISCH, CH., J. M. STONE: Recognition and treatment of digitalis toxicity. In: Digitalis, hrsg. von CH. FISCH, B. Surawicz. Grune & Stratton, New York 1969.
FLECKENSTEIN, A.: Der Kalium-Natrium-Austausch als Energieprinzip in Muskel und Nerv. Springer, Berlin 1955.
FLECKENSTEIN, A.: Physiologie und Pathophysiologie des Myokardstoffwechsels im Zusammenspiel mit den bioelektrischen und mechanischen Fundamentalprozessen. In: Das Herz des Menschen, hrsg. von W. BERGMANN, W. DOERR, Thieme, Stuttgart 1963.
FLECKENSTEIN, A.: Experimentelle Pathologie der akuten und chronischen Herzinsuffizienz. Verh. dtsch. Ges. Kreisl.-Forsch. *34:* 15 (1968).
FLECKENSTEIN, A.: Neuere Ergebnisse zur Physiologie, Pharmakologie und Pathologie der elektromechanischen Koppelungsprozesse im Warmblütermyokard. In: Vorträge der Erlanger Physiologentagung 1970, hrsg. von W. D. KEIDEL, K. H. PLATTIG. Springer, Berlin 1971.
FLECKENSTEIN, A., H. KAMMERMEIER, H. J. DÖRING, H. J. FREUND: Zum Wirkungsmechanismus neuartiger Koronardilatatoren mit gleichzeitig Sauerstoff-einsparenden Myokardeffekten, Prenylamin und Iproveratril. Z. Kreisl.-Forsch. *56:* 716–744, 839–858 (1967).
FORTUON, N. J., J. L. WEISS: Exercise stress testing circulation *56:* 599 (1977).
FOWLER, N. O.: Treatment of cardiac arrhythmias. Harper & Row, New York 1970.
FRANKE, H.: Über das Karotissinussyndrom und den sogenannten hyperaktiven Karotissinusreflex. Schattauer, Stuttgart 1963.
FRIDERICIA, L. S.: Die Systolendauer im Elektrokardiogramm bei normalen Menschen und bei Herzkranken, I und II. Acta med. scand. *53:* 469, 489 (1920).
FRIEDBERG, Ch. K.: Erkrankungen des Herzens, 2. Aufl. hrsg. von M. HEGGLIN, J. DAHMER, H. RUBLI. Thieme, Stuttgart 1972.
FRIEDEMANN, M.: Die Kardioversion. Huber, Bern 1968.
FRIESE, G.: Differentialdiagnose der Herzstromkurve. Springer, Berlin, Heidelberg 1961.

GALLAVARDIN, L.: Extrasystolie ventriculaire à paroxysmes tachycardiques prolongés. Arch. Mal. Cœur *15:* 298 (1922).

GALLAVARDIN, L., A. DUMAS: Contribution à l'étude des tachycardies en salves. Arch. Mal. Cœur *17:* 87 (1924).
GANTER, G., A. ZAHN: Zur Lokalisation der automatischen Kammerzentren. Zbl. Physiol. *27:* 211 (1913).
GARREY, W. E.: Auricular fibrillation. Physiol. Rev. *4:* 214 (1924).
GASIC, S.: Erregungsleitungsstörungen des Herzens. Witzstrock, Baden-Baden, Brüssel, Köln 1976.
GILLMANN, H.: Einführung in die vektorielle Deutung des Elektrokardiogramms. Steinkopff, Darmstadt 1954.
GLEICHMANN, U., L. SEIPEL, F. LOOGEN: Der Einfluß von Antiarrhythmika auf die intrakardiale Erregungsleitung (His-Bündel-Elektrographie) und Sinusknotenautomatie beim Menschen. Dtsch. med. Wschr. *98:* 1487 (1973).
GLEICHMANN, U., L. SEIPEL, B. GRABENSEE, F. LOOGEN: Intraventrikuläre Erregungsausbreitungsstörungen. Dtsch. med. Wschr. *97:* 569 (1972).
GLOMSET, D. J., A. T. A. GLOMSET: Morphologie study of cardiac conduction system in ungulates, dog, and man; sinoatrial node. Amer. Heart J. *20:* 389 (1940).
GODMAN, M. J., B. W. LASSERS, D. G. JULIAN: Complete bundle-branch block complicating acute myocardial infarction. New Engl. J. Med. *282:* 237 (1970).
GOLDBERGER, E.: A simple indifferent electrocardiographic electrode of zero potential and a technique of obtaining augmented unipolar extremity leads. Amer. Heart J. *23:* 483 (1942).
GOLDBERGER, E.: Unipolar lead electrocardiography, 2. Aufl., Lea & Febiger, Philadelphia 1949.
GOLDSCHLAGER, N., A. SELZER: Treadmill stress testing in coronary artery disease. CVP *4:* 19 (1976).
GOODMANN, D. J., R. M. ROSSEN, D. S. CANNOM, A. K. RIDER, D. C. HARRISON: Effect of digoxin on atrioventricular conduction. Studies in patients with and without cardiac autonomic innervation. Circulation *51:* 251 (1975).
GOUAUX, J. L., R. ASHMAN: Auricular fibrillation with aberration simulating ventricular paroxysmal tachycardia. Amer. Heart J. *34:* 366 (1947).
GRANT, R. P.: Clinical electrocardiography. McGraw-Hill, New York 1957.
GRISHMAN, A., I. G. KROOP, M. F. STEINBERG: The course of the excitation wave in patients with electrocardiograms showing short P-R intervals and wide QRS complexes (Wolff-Parkinson-Whitesyndrome). Amer. Heart J. *40:* 554 (1950).
GROEDEL, F. M.: Das Extremitäten-, Thorax- und Partialelektrokardiogramm des Menschen. Steinkopff, Dresden 1934.
GUBNER, R. S., H. E. UNGERLEIDER: Electrocardiographic, criteria of left ventricular hypertrophy; factors determining evolution of electrocardiographic patterns in hypertrophy and bundle-branch block. Arch. intern. Med. *72:* 196 (1943).
GUTHEIL, H.: Kinder-EKG-Fibel, 2. Aufl. Thieme Stuttgart 1974.
GUYTON, A. C.: Textbook of medical physiology, 3. Aufl. Saunders, Philadelphia 1968.

HAAN, D.: Diagnostik und Therapie von Herzrhythmusstörungen und akuten Herzerkrankungen. Berichte über die 3. Fortbildungstagung in Hamburg und das 4. Symposion in Königstein/Taunus der Arbeitsgemeinschaft für Internistische Intensivmedizin. Medizin. Literarische Verlagsgesellschaft, Uelzen 1973.
HAGER, W., A. SELING: Praxis der Schrittmachertherapie. Schattauer, Stuttgart 1974.
HARDEWIG, A., R. DIETRICH: Was ist gesichert in der Therapie von Rhythmusstörungen des Herzens? Internist *13:* 485 (1974).
HARMJANZ, D., P. HEIMBURG, K. KOCHSIEK, J. EMMRICH: Vergleichende Untersuchungen zwischen Elektrokardiogramm und Angiokardiogramm bei irregulär hypertrophischer Kardiomyopathie. Z. Kreisl.-Forsch. *56:* 580 (1967).
HAUSS, W.: Angina pectoris. Thieme, Stuttgart 1954.
HEGGLIN, R.: Die verlängerte QT-Dauer im EKG. Arch. Kreisl.-Forsch. *13:* 173 (1943).
HEINECKER, R.: EKG-Fibel, 9. Aufl. Thieme, Stuttgart 1973.
HEINECKER, R., K. SIEDOW: Über abortive Myokardinfarkte mit abnormem elektrokardiographischen Formablauf. Med. Welt 175 (1961).
HERING, H. E.: Zur experimentellen Analyse der Unregelmäßigkeiten des Herzschlags. Pflügers Arch. ges. Physiol. *82:* 1 (1900).

HODGKIN, A. L., A. F. HUXLEY, B. KATZ: Ionic currents underlying activity in the giant axon of the squid. Arch. Sci. physiol. *3:* 129 (1949).
HOFF, F., M. FLUCH: Über zentral-nervös ausgelöste Herzstörungen. Münch. med. Wschr. *90:* 503 (1943).
HOFFMANN, A.: Die paroxysmale Tachykardie. Bergmann, Wiesbaden 1900.
HOFFMANN, B. F., P. E. CRANEFIELD: Electrophysiology of the heart. McGraw Hill, New York 1960.
HOLLDACK, K., D. WOLF: Atlas und kurzgefaßtes Lehrbuch der Phonokardiographie und verwandter Untersuchungsmethoden, 4. Aufl. Thieme, Stuttgart 1974.
HOLTMEIER, H. J.: Das Magnesiummangel-Syndrom. Mkurse ärztl. Fortbild. *22:* 92 (1972).
HOLZMANN, M.: Klinische Elektrokardiographie, 5. Aufl., Thieme, Stuttgart 1965.
HOLZMANN, M.: Herzrhythmusstörungen, neue experimentelle, klinische und therapeutische Gesichtspunkte (Wiener Symposion 1968). Schattauer, Stuttgart 1968.
HOLZMANN, M.: Linksschenkelblock. Lebensversicher.-Med. *22:* 73 (1970).
HOLZMANN, M.: Erscheinungsformen und Differentialdiagnose von Herzrhythmusstörungen. Med. Welt *24:* 1075 (1973).
HOLZMANN, M., D. SCHERF: Über Elektrokardiogramme mit verkürzter Vorhof-Kammer-Distanz und positiven P-Zacken. Z. klin. Med. *121:* 404 (1932).

JAMES, T. N.: Anatomy of the human sinus node. Anat. Rec. *141:* 109 (1961).
JAMES, T. N.: The connecting pathways between the sinus node and A-V node and between the right and left atrium in the human heart. Amer. Heart J. *66:* 498 (1963).
JAMES, T. N.: The Wolff-Parkinson-White syndrome. Ann. intern. Med. *71:* 399 (1969).
JAMES, T. N., L. SHERF: Ultrastructure of human atrioventricular node. Circulation *37:* 1049 (1968).
JANSE, M. J., R. H. ANDERSON: Specialized internodal atrial pathways – fact or fiction? Europ. J. Cardiol. 2/2, 117, Excerpta med. (1974).
JERVELL, A., F. LANGE-NIELSEN: Congenital deaf mutism, functional heart disease with prolongation of the Q-T interval, and sudden death. Amer. Heart J. *54:* 59 (1957).
JESSE, R., K. W. SCHNEIDER, P. DEEG: Quantitative Auswertung des ST-Streckenverhaltens im EKG unter Belastung: Ableitprogramm und Belastungsmodus. Herz/Kreisl. *6:* 200 (1974).
JOHANNES, E., A. FEIGE, G. KUGLER, W. RÖDIGER, K.-W. WESTERMANN: Zur Differentialdiagnose des elektrokardiographischen paradoxen Belastungseffekts. Herz/Kreisl. *6:* 64 (1974).

KAISER, W., H. KLEPZIG: Können digitalisbedingte Veränderungen des Belastungs-Elektrokardiogramms durch Kaliumgabe verhindert werden? Med. Klin. *62:* 873 (1967).
KALLFELZ, H. C.: Über ein neues EKG-Syndrom bei Kindern mit synkopalen Anfällen und plötzlichem Tod. Dtsch. med. Wschr. *93:* 1046 (1968).
KALTENBACH, M.: Beurteilung der Leistungsreserven von Herzkranken mit Hilfe von Stufenbelastungen. Studienreihe Boehringer, Mannheim 1968.
KALTENBACH, M.: Die Belastungsuntersuchung von Herzkranken. Boehringer Mannheim GmbH, Mannheim 1974.
KASTOR, J. A., B. N. GOLDREYER: Ventricular origin of bidirectional tachycardia, case report of a patient not toxic from digitalis. Circulation *48:* 897 (1973).
KATZ, L. N., A. PICK: Clinical electrocardiography, Part 1. The arrhythmias, Lea & Febiger, Philadelphia 1956.
KATZ, L. N., H. WACHTEL: The diaphasic QRS type of electrocardiogram in congenital heart disease. Amer. Heart J. *13:* 202 (1937).
KENT, A. F. S.: Observations on the auriculoventricular junction of mammalian hearts. Quart. J. exper. Physiol. *7:* 193 (1913).
KISCH, B.: Mechanics of flutter and fibrillation. Cardiologia *17:* 244 (1950).
KLEPZIG, H., M. KALTENBACH: Erkennung und Begutachtung der Coronarsklerose. Z. ärztl. Fortbild. *51:* 677 (1962).
KLEPZIG, H., P. FRISCH: Belastungsprüfungen von Herz und Kreislauf. Perimed, Erlangen 1981.
KNIERIEM, H.-J., E. FINKE: Morphologie und Ätiologie des totalen AV-Blocks. Urban & Schwarzenberg, München 1974.
KORM, C., J. SCHMIDT: Klinische Elektrokardiographie. Urban & Schwarzenberg, München 1969.

KRELHAUS, W., F. LOOGEN, A. SAWOWA, L. SEIPEL: Die Wertigkeit des Belastungs-EKG im Vergleich zur Koronarographie. Verh. dtsch. Ges. Kreisl.-Forsch. *41* (1975) im Druck.
KUBICEK, F.: Die Klinik der nicht-transmuralen Infarkte der Herzvorderwand. Arch. Kreisl.-Forsch. *32:* 110 (1960).

LARY, D., N. GOLDSCHLAGER: Electrocardiographic changes during hyperventilation resembling myocardial ischemia in patients with normal coronary arteriograms. Amer. Heart J. *87:* 383 (1974).
LAWIN, P.: Praxis der Intensivbehandlung, 2. Aufl. Thieme, Stuttgart 1971.
LEMMERZ, A. H.: Das orthogonale EKG-Ableitungssystem nach Frank im Routinebetrieb. 3. Aufl. Karger, Basel 1971.
LENÈGRE, J.: Bilateral bundle branch block. Cardiologia (Basel) *48:* 134 (1966).
LEPESCHKIN, E.: Das Elektrokardiogramm. 3. Aufl. Steinkopff, Dresden 1957.
LEPESCHKIN, E., B. SURAWICZ: Characteristics of truepositive and false-positive results of electrocardiographic Master two-step exercise tests. New Engl. J. Med. *258:* 511 (1958).
LEV, M.: Anatomic basis for atrioventricular block. Amer. J. Med. *37:* 742 (1964).
LEV, M., S. G. KINARE, A. PICK: The pathogenesis of atrioventricular block in coronary disease. Circulation *42:* 409 (1970).
LEWIS, TH.: Observation upon flutter and fibrillation. Heart *7:* 127, 293 (1918–1920).
LEWIS, TH., M. A. ROTHSCHILD: The excitatory process in the dog's heart. Part II. The ventricles. Phil. Trans. B. *206:* 181 (1915).
LICHTLEN, P.: Klinische Vektor-Elektrokardiographie. Springer, Berlin 1969.
LINZBACH, A. J.: Herzhypertrophie und kritisches Herzgewicht. Klin. Wschr. *26:* 459 (1948).
LLOYD-THOMAS, H. G.: The effect of exercise on the electrocardiogram in healthy subjects. Brit. Heart J. *23:* 260, 561 (1961).
LOWN, B.: Electrical reversion of cardiac arrhythmias. Brit. Heart J. *29:* 469 (1967).
LOWN, B., W. E. GANONG, S. A. LEVINE: Syndrome of short P-R interval, normal QRS complex and paroxysmal rapid heart action. Circulation *5:* 693 (1952).

MAHAIM, I.: Les maladies organiques du faisceau de His-Tawara, Masson, Paris 1931.
MAHAIM, I.: Le syndrome de Wolff-Parkinson-White et sa pathogénie. Helv. med. Acta *8:* 483 (1941).
MANNING, G. W., J. R. SMILEY: QRS voltage criteria for left ventricular hypertrophy in a normale male population. Circulation *29:* 224 (1964).
MASSUMI, R. A.: Aberration of intraventricular conduction. In: Cardiac arrhythmias, hrsg. von H. HAN. Thomas, Springfield 1972.
MASTER, A. M.: Two-step test of myocardial function. Amer. Heart J. *10:* 495 (1935).
MASTER, A. M., J. ROSENFELD: The "2-step" exercise test brought up to date. N.Y. St. J. Med. *61:* 1850 (1961).
MATTINGLY, TH. W.: The postexercise electrocardiogram. Amer. J. Cardiol. *9:* 395 (1962).
MCGINN, S., P. D. WHITE: Acute cor pulmonale resulting from pulmonary embolism. J. Amer. med. Ass. *104:* 1473 (1935).
MELLEROWICZ, H., E. JOKL, C. HANSEN (Hrsg.): Ergebnisse der Ergometrie. Perimed, Erlangen 1975.
MERIDETH, J., J. L. TITUS: The anatomic atrial connections between sinus and A-V-node. Circulation *37:* 566 (1968).
MERX, W., W. WENDE, D. FLEISCHMANN, S. EFFERT: Bidirektionale paroxysmale Tachykardie mit Ursprung im linken Ventrikel. Z. Kardiol. *63:* 78 (1974).
MINES, G. C.: On circulating excitations in the heart muscle and their possible relation to tachycardia and fibrillation. Trans. roy. Soc. Can. ser. *3:* 8, 43 (1914).
MIROWSKI, M., C. A. NEILI, H. B. TAUSSIG: Left atrial ectopic rhythm in mirror-image dextrocardia and in normally placed malformed hearts. Report on twelve cases with "dome and dart" P-waves. Circulation *27:* 864 (1963).
MOBITZ, W.: Zur Frage der atrioventrikulären Automatie. Die Interferenzdissoziation. Dtsch. Arch. klin. Med. *141:* 257 (1923).
MOE, G. K., C. MENDEZ: Functional block in the intraventricular conduction system. Circulation *48:* 949 (1971).
MORGAGNI, J. B.: De sedibus causis morborum. 2. Aufl. Patavii, sumpt. Remondini 1765.

MYERS, G. B., H. A. KLEIN, B. E. STOFFER: The electrocardiographic diagnosis of right ventricular hypertrophy. Amer. Heart J. *35:* 1 (1949).

NARULA, O. S.: Atrioventricular conduction defects in patients with sinus bradycardia. Circulation *44:* 1096 (1971).
NARULA, O. S.: Wolff-Parkinson-White-Syndrome, a review. Circulation *47:* 872 (1973).
NARULA, O. S., B. J. SCHERIAG, P. SAMET, R. P. JAVIER: Atrioventricular block. Localization and classification by His bundle recordings. Amer. J. Med. *50:* 146 (1971).
NAVAL, I. A., J. COSMA, H.-V. PIPBERGER: Reevaluation of the Q-wave in the electrocardiographic diagnosis of myocardial infarction. Med. Ann. D. C. *36:* 349 (1967).
NEHB, W.: Zur Standardisierung der Brustwandableitungen des Elektrokardiogramms. (Mit Bemerkungen zum Frühbild des Hinterwandinfarkts und des Infarktnachschubs in der Vorderwand.) Klin. Wschr. *17:* 1807 (1938).
NEHB, W.: Das Brustwand-Elektrokardiogramm. Verh. dtsch. Ges. Kreisl.-Forsch. *12:* 177 (1939).
NEITZERT, A., L. BECHTLOFF, U. SIGWART, U. GLEICHMANN: Vergleich bipolarer Brustwandableitungen mit konventionellen Ableitungen bei ergometrischen Untersuchungen. Med. Welt *26:* 1721 (1975).
NEUSS, H., M. SCHLEPPER: Influence of various antiarrhythmic drugs on functional properties of accessory AV-pathways. Acta cardiol. Suppl. *18:* 279 (1974).
NUSSER, E., H. DONATH: Herzrhythmusstörungen. Schattauer, Stuttgart 1974.
NUSSER, E., G. TRIEB: Dringliche Eingriffe bei internen Notfällen. Schattauer, Stuttgart 1976.
NUSSER, E., G. TRIEB, A. WEIDNER: Differentialdiagnose des EKG. Schattauer, Stuttgart 1977.
NUSSER, E., G. TRIEB: Herzrhythmusstörungen. Schattauer, Stuttgart 1980.

ÖHNELL, R. F.: Pre-excitation. A cardiac abnormality. Acta med. scand. Suppl. *152:* 1 (1944).

PARDEE, H. E. B.: Clinical aspects of the electrocardiogram. Lewis, London 1941.
PRAETORIUS, F., G. NEUHAUS: Zur Beurteilung der haemodynamischen Situation aus dem Vorhof-Elektrokardiogramm. Arch. Kreisl.-Forsch. *53:* 131 (1967).
PRINZMETAL, M., E. CORDAY, J. BRITT, R. OBLATH, H. KRUGER: The auricular arrhythmias. Thomas, Springfield 1952.
PRINZMETAL, M., R. KENNAMER, E. CORDAY, J. A. OSBORNE, S. J. FIELD: Accelerated conduction – The Wolff-Parkinson-White-Syndrome and related conditions. Modern medical monographs. Grune & Stratton, New York 1952.
PRINZMETAL, M., R. KENNAMER, R. MERLISS, T. WADA, N. BOR: Angina pectoris, I. A variant form of angina pectoris. Amer. J. Med. *27:* 375 (1959).
PUECH, P.: Intrahisian blocks. 1. European Symposium of the British Heart Foundation on cardiac arrhythmias. London, 9–11. 6. 1975.
PUECH, P., H. LATOUR, R. GROLLEAU, R. DUFOIX, J. CABASSON, J. ROBIN: L'activité du tissu de conduction auriculo-ventriculaire en électrocardiographie endocavitaire. Identification. Arch. Mal. Cœur *63:* 500 (1970).

RECKE, S. H., A. GLÜCK: Vektorkardiographische Diagnostik inferior Myokardinfarkte bei rS-Typ in III und aVF. Herz/Kreisl. *6:* 278 (1974).
RECKE, S. H., P. HAIN: Linksschenkelblock und überdrehter Linkstyp. Herz/Kreisl. *5:* 421 (1973).
REINDELL, H., H. KLEPZIG: Die neuzeitlichen Brustwand- und Extremitäten-Ableitungen in der Praxis, 3. Aufl. Thieme, Stuttgart 1958.
RIFKIN, B. D., W. B. HOGO, Jr.: Bayesian analysis of electrocardiographic exercise stress testing. N. Engl. J. Med. *297:* 681 (1977).
RITTER, O., V. FATTORUSSO: Atlas der Elektrokardiographie, 4. Aufl. Karger, Basel 1974.
RITTER, H., H. KLEPZIG: Belastungs-EKG beim digitalisierten Patienten. Med. Klin. *69:* 794 (1974).
ROCHIMES, M., H. BLACKBURN: Exercise test: a survey of procedures, safety and ligitation experience in approximately 170.000 tests. JAMA *317:* 1061 (1971).
ROMANO, C., G. GEMME, R. PONGIGLIONE: Aritmie cardiache rare dell'età pediatrica. II. Accessi sincopali per fibrillazione ventricolare parossistica. (Presentazione del primo caso della leteratura pediatrica Italiana.) Clin. pediat. (Bologna) *45:* 656 (1963).

ROSENBAUM, M. B., M. V. ELIZARI, J. O. LAZZARI: Los nemibloqueos. Editorial Paido, Buenos Aires 1967.
ROSENBAUM, M. B., M. V. ELIZARI, J. O. LAZZARI: The mechanism of bidirectional tachycardia. Amer. Heart J. *78:* 4 (1969).
ROSENBAUM, M. B., M. V. ELIZARI, J. O. LAZZARI, G. J. NAU, R. J. LEVI, M. S. HALPERN: Intraventricular bifascicular blocks. Review of the literature and classification. Amer. Heart J. *78:* 450 (1969).
ROSENBLUETH, A.: The mechanism of auricular flutter and auricular fibrillation. Circulation *7:* 612 (1953).
ROSENKRANZ, K. A., A. OREWS: Über die modifizierte Ableitungsmethode zur Registrierung von Brustwandelektrokardiogrammen während dosierter körperlicher Belastung. Z. Kreisl.-Forsch. *53:* 615 (1964).
ROSKAMM, H.: Das Belastungs-EKG. Studienreihe Boehringer, Mannheim 1968.
ROTHBERGER, C. J., H. WINTERBERG: Vorhofflimmern und Arrhythmia perpetua. Wien. klin. Wschr. *22:* 839 (1909).
ROTHBERGER, C. J., H. WINTERBERG: Über Vorhofflimmern und Vorhofflattern. Pflügers Arch. ges. Physiol. *160:* 42 (1914).
ROTHSCHUH, K. E.: Elektrophysiologie des Herzens. Steinkopff, Darmstadt 1952.
ROTMAN, M., J. H. TRIEBWASSER: A clinical and follow-up study of right and left bundle branch block. Circulation *51:* 477 (1975).
RUBINSTEIN, J. J., C. L. SCHULMAN, P. M. YURCHAK, R. W. DE SANCTIS: Clinical spectrum of the sick sinus syndrome. Circulation *46:* 5 (1972).
RUBLI, H., M. HOLZMANN: Die klinische und prognostische Bedeutung des ausgesprochenen Linksschenkelblockbildes unter besonderer Berücksichtigung hetero- und homophasischer Typen. Herz/Kreisl. *1:* 205 (1969).
RUNGE, M., O. S. NARULA: Exploration des spezifischen Reizleitungssystems des Herzens durch Aktivitäts-Ableitung vom Hisschen Bündel. Dtsch. med. Wschr. *97:* 946 (1972).

SANDOE, E., F. FLENSTED-JENSEN, K. H. OLESEN: Symposium on Cardiac Arrhythmias (Elsinore 1970). A. B. Astra, Södertalje 1970.
SCHAEDE, A., M. HASPER, A. DÜX: Vergleich koronarographischer und elektrokardiographischer Befunde bei Angina pectoris. Z. Kreisl.-Forsch. *53:* 1209 (1964).
SCHAEFER, H.: Das Elektrokardiogramm – Theorie und Klinik. Springer, Berlin 1951.
SCHAEFER, H.: Die Bedeutung der Elektrokardiographie für die Funktionsdiagnostik des Herzens. In: Die Funktionsdiagnostik des Herzens. 5. Freiburger Symposion. Springer, Berlin 1957.
SCHAEFER, H., W. TRAUTWEIN: Über die elementaren elektrischen Prozesse im Herzmuskel und ihre Rolle für eine neue Theorie des Elektrokardiogramms. Pflügers Arch. ges. Physiol. *251:* 417 (1949).
SCHAMROTH, L.: The disorders of cardiac rhythm. Blackwell, Oxford, London, Edinburgh, Melbourne; 2. Druck 1973.
SCHELLONG, F.: Elektrokardiographische Diagnostik der Herzmuskelerkrankungen. Verh. dtsch. Ges. inn. Med. *48:* 288 (1936).
SCHELLONG, F.: Grundriß einer klinischen Vektordiagraphie. Springer, Berlin 1939.
SCHELLONG, F., B. LÜDERITZ: Regulationsprüfung des Kreislaufs. Steinkopff, Darmstadt 1954.
SCHERER, D., M. KALTENBACH: Häufigkeit lebensbedrohlicher Komplikationen bei ergometrischen Belastungsuntersuchungen. Z. Kardiol. *68* (abstr.): 240 (1979).
SCHERF, D.: The mechanism of flutter and fibrillation. Amer. Heart J. *71:* 273 (1966).
SCHERF, D., J. COHEN: The atrioventricular node and selected cardiac arrhythmias. Grune & Stratton, New York 1964.
SCHERF, D., A. SCHAFFER, P. BLUMENFELD: Mechanism of flutter and fibrillation. Arch. intern. Med. *91:* 333 (1953).
SCHERLAG, B. J., P. SAMET, R. A. HELFAUT: His bundle electrogram. Circulation *46:* 60 (1972).
SCHERLAG, B. J., S. H. LAU, R. H. HELFANT, W. D. BERKOWITZ, E. STEIN, A. N. DAMATO: Catheter technique for recording his bundle activity in man. Circulation *39:* 13 (1969).
SCHLEPPER, M., H. NEUSS: Die Elektrographie vom menschlichen Reizleitungssystem. Z. Kreisl.-Forsch. *61:* 865 (1972).

SCHMIDT, J.: Hämodynamik und Elektrokardiogramm. Urban & Schwarzenberg, München 1961.
SCHMIDT, J.: Die Varianten des Herzens. Hippokrates *40:* 341 (1969).
SCHMIDT, F. L.: Ergometrie bei Herzkranken: Elektrokardiogramm, Herzschlagfrequenz und Blutdruck bei Belastungsuntersuchung. Karger, Basel 1977.
SCHMIDT-VOIGT, J.: Herzrhythmusfibel. J. F. Lehmann, München 1959.
SCHOLL, O.: Das pränatale Elektrophonogramm. Med. Klin. *56:* 1992 (1961).
SCHRADE, W., R. HEINECKER: Alimentäre Kreislaufstörungen als Ursache des sogenannten Dumping-Syndroms. Schweiz. med. Wschr. *85:* 48 (1955).
SCHÜTZ, E.: Physiologie des Herzens. Springer, Berlin 1958.

SEGERS, M., T. SANABRIA, J. LEQUIME, H. DENOUN: Le syndrome des Wolff-Parkinson-White. Mise en évidence d'une connection A-V septal direct. Acta cardiol. *2:* 21 (1947).
SEIPEL, L., A. BOTH, F. LOOGEN: Klinische Bedeutung der His-Bündel-Elektrographie. Klin. Wschr. *53:* 499 (1975).
SEIPEL, L., A. BOTH, F. LOOGEN: Die atrioventrikuläre Erregungsleitung beim Lown-Ganong-Levine-Syndrom. Z. Kardiol. *64:* 20 (1975).
SEIPEL, L., G. BREITHARDT, A. BOTH, F. LOOGEN: Messung der »sinuatrialen Leitungszeit« mittels vorzeitiger Vorhofstimulation beim Menschen. Dtsch. med. Wschr. *99:* 1895 (1974).
SEIPEL, L., E. BUB, S. DRIWAS: Kammerflimmern bei Funktionsprüfung eines Demand-Schrittmachers. Dtsch. med. Wschr. *100* (1975) im Druck.
SEIPEL, L., U. GLEICHMANN, F. LOOGEN: His-Bündel-Elektrographie. Methodik und Möglichkeiten. Med. Techn. *93:* 27 (1973).
SHEFFIELD, L. T., J. ROITMAN: Stress testing methodology. Prog. cardiovasc. Dis. *19:* 33 (1976).
SHERF, L., T. N. JAMES: A new electrocardiographic concept: synchronized sinoventricular conduction. Dis. Chest *55:* 127 (1969).
SIMON, H.: Herzwirksame Pharmaka. 2. Aufl., Urban & Schwarzenberg, München 1974.
SODI PALLARES, D., F. MARSICO: The importance of electrocardiographic patterns in congenital heart disease. Amer. Heart J. *49:* 202 (1955).
SOKOLOW, M., TH. P. LYON: Ventricular complex in left ventricular hypertrophy as obtained by unipolar precordial and limb leads. Amer. Heart J. *37:* 161 (1949).
SPANG, K.: Rhythmusstörungen des Herzens. Thieme, Stuttgart 1957.
STOCK J. P. P.: Diagnosis and treatment of cardiac arrhythmias. 3. A. Butterworth, London 1974.
STOERMER, J., W. HECK: Pädiatrischer EKG-Atlas. 2. Aufl. Thieme, Stuttgart 1971.
STOKES, W.: Observations on some cases of permanent ly slow pulse. Dublin. J. med. Sci. *2:* 73 (1846).
SURAWICZ, B., M. MCDONALD: Ventricular ectopic beats with fixed and variable coupling. Amer. J. Cardiol. *13:* 198 (1964).

TÄNZER, H., L. WEYMANN, H. ZIPP, G. HILDEBRANDT: Herz und Kreislaufuntersuchungen bei Koronarkranken während dosierter psychovegetativer Belastung am Wiener Determinationsgerät. Herz/Kreisl. *6:* 249 (1974).
TAUSSIG, H. B.: Congenital malformations of the heart. Commonwealth Fund, London 1947.
THEISEN, K., M. HAIDER, H. JAHRMÄRKER: Untersuchungen über ventrikuläre Tachykardien durch Reentry bei inhomogener Repolarisation. Dtsch. med. Wschr. *100:* 1099 (1975).
THORSPECKEN, R., P. HASSENSTEIN: Rhythmusstörungen des Herzens. Ursache, Erkennung, Behandlung. Thieme, Stuttgart 1975.
TRAUTWEIN, W.: Elektrophysiologie des reizbildenden und leitenden Gewebes. Verh. deutsch. Ges. Kreisl.-Forsch. *35:* 37 (1969).
TRAUTWEIN, W., O. H. GAUER, H. P. KOEPCHEN: Herz und Kreislauf (Physiologie des Menschen, Bd. 3). Urban & Schwarzenberg, München 1972.
TRITTHART, H., B. FLECKENSTEIN, A. FLECKENSTEIN: Some fundamental actions of antiarrhythmic drugs on excitability and contractility of single myocardial fibres. Naunyn-Schmiedebergs Arch. Pharmak. *269:* 212 (1971).

ULLRICH, O., TH. PÜTZ: Arch. Gynäkol. *175:* 295 (1944) zit. bei O. SCHOLL 1961.

WALLER, A.: A demonstration on man of electromotive changes accompanying the heart beat. J. Physiol. *8:* 229 (1887).

WALZ, L., F. RUF, H. RÖSCH: Zur Differentialdiagnose des Elektrokardiogramms bei Herzverletzung (»Verletzungsstrom«, »Infarktstrom«, Lokalisation, Wundperikarditis) mit Stellungnahme zum Einfluß der Perikarditis auf die PR-Strecke und zur Theorie des Kammerflimmerns. Z. Kreisl.-Forsch. *39:* 216 (1949).
WARD, O. C.: A new familial cardiac syndrome in children. J. Irish. med. Ass. *53:* 104 (1964).
WATANABE, Y.: Reassessment of parasystole. Amer. Heart J. *81:* 451 (1971).
WATANABE, Y.: Genesis of cardiac arrhythmias. Intensivmed. *10:* 109 (1973).
WATANABE, Y., L. S. DREIFUS: Fed. Proc. *30:* 554 (1971) zit. bei WATANABE 1973.
WEBER, A.: Die Elektrokardiographie und andere graphische Methoden in der Kreislaufdiagnostik. Springer, Berlin 1948.
WEIDMANN, S.: Elektrophysiologie der Herzmuskelfaser. Huber, Bern 1956.
WELLENS, H. J. J.: Electrical stimulation of the heart in the study and treatment of tachycardias. University Park Press, Baltimore 1971.
WENCKEBACH, K., H. WINTERBERG: Die unregelmäßige Herztätigkeit. Engelmann, Leipzig 1927.
WIGGERS, C. D., R. WEGRIA: Ventricular fibrillation due to single localized induction and condenser shocks applied during the vulnerable phase of ventricular systole. Amer. J. Physiol. *128:* 500 (1946).
WILSON, F. N., A. G. MACLEOD, P. S. BARKER: The distribution of the action currents produced by heart muscle and other excitable tissues immersed in extensive conducting media. J. gen. Physiol. *16:* 423 (1933).
WILSON, F. N., F. F. ROSENBAUM, F. D. JOHNSTON: Interpretation of the ventricular complex of the electrocardiogram. Advanc. intern. Med. *2:* 1 (1947).
WILSON, F. N., F. D. JOHNSTON, F. F. ROSENBAUM, H. ERLANGER, H. HECHT, M. COTRIM, P. S. BARKER, R. SCARSI, R. MENEZES DE OLIVEIRA: The precordial electrocardiogram. Amer. Heart J. 27: 19 (1944).
WINTERBERG, H.: Herzflimmern und Herzflattern. In: BETHE-BERGMANN, Handbuch der Physiologie, Bd. VII/1. Springer, Berlin 1932.
WINTERNITZ, M.: Der Einfluß der Digitalisdroge auf den Kammerkomplex des insuffizienten menschlichen Herzens. Z. klin. Med. *119:* 632 (1932).
WIRTZFELD, A., W. BAEDEKER: T-Wellen Negativierung nach Schrittmacherimplantation. Z. Kreisl.-Forsch. *61:* 828 (1972).
WIRTZFELD, A., W. D. BAEDEKER: Rhythmusstörungen des Herzens. Urban & Schwarzenberg, München 1974.
WOLFERTH, CH. C., F. C. WOOD: Mechanism of production of short P-R intervals and prolonged QRS complexes in patients with presumably undamaged hearts; hypothesis of accessory pathway of auriculoventricular conduction (bundle of Kent). Amer. Heart J. *8:* 297 (1933).
WOLFF, L., J. PARKINSON, P. D. WHITE: Bundle-branch block with short P-R interval in helathy young people prone to paroxysmal tachycardia. Amer. Heart J. *5:* 685 (1930).
WOLTER, H. H., R. THORSPECKEN, K. J. PAQUET: Schrittmacher-EKG, 2. Aufl. Studienreihe Boehringer, Mannheim 1968.
WOOD, F. C., C. C. WOLFERTH, G. D. GECKELER: Histologie demonstration of accessory connections between auricle and ventricle in a case of short P-R interval and prolonged QRS complex. Amer. Heart J. *25:* 454 (1943).
WUHRMANN, F., S. NIGGLI: Herz und Eiweißstoffe, Z. Kreisl.-Forsch. *48:* 967 (1959).
WUHRMANN, F., CH. WUNDERLY: Die Bluteiweißkörper des Menschen. 3. Aufl. Schwabe, Basel 1957.

ZANONI, G.: Oesophagus-Elektrokardiogramm, intrakardiales Elektrokardiogramm, His-Bündel-Elektrogramm, lokale Ableitungen. Huber, Bern 1973.
ZIPP, H., I. MARTH: Diagnostische und sozialmedizinische Aspekte bei Koronarerkrankungen. Herz/Kreisl. *3:* 261 (1971).
ZIPP, CHR., H. ZIPP: Tagesrhythmische Schwankungen der Ischämiereaktion im Belastungs-EKG und ihre Beziehungen zur Herzdynamik. Med. Welt *25:* 1288 (1974).
ZUCKERMANN, R.: Grundriß und Atlas der Elektrokardiographie, 3. Aufl. VEB Thieme, Leipzig 1959.

Das erfolgreiche Antiarrhythmikum
Neo-Gilurytmal®

Vorteil 1
Eindrucksvolle, durch internationale Veröffentlichungen bestätigte Therapieergebnisse

Vorteil 2
Unkomplizierte, patientengerechte Dosierung

Vorteil 3
Frei von zentralnervösen und anticholinergischen Effekten

Vorteil 4
Ohne Beeinträchtigung des Kreislaufes, der Inotropie und der Koronardurchblutung

Vorteil 5
Interaktionsfreie Komedikation mit Digitalisglykosiden

Neo-Gilurytmal
zur konsequenten Behandlung der Extrasystolen

Neo-Gilurytmal
zur Prophylaxe anfallsweiser Tachykardien

Für die parenterale Therapie Gilurytmal-Ampullen

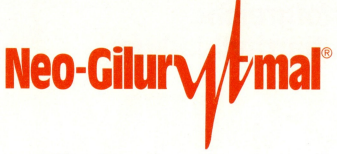

Neo-Gilurytmal®

● ausgereift   ● praxisgerecht   ● zuverlässig
● nebenwirkungsarm

Volle Nutzung der rhythmisierenden Potenz ohne Beeinträchtigung der therapeutischen Sicherheit

Zusammensetzung:
1 lackierte Tablette Neo-Gilurytmal enthält: 20 mg Prajmaliumbitartrat (N-Propyl-ajmalinium-hydrogentartrat). Die Tabletten sind mit einer Bruchrille versehen, so daß auch eine Behandlung mit reduzierter Dosis vorgenommen werden kann.

Anwendungsgebiete:
Extrasystolen unabhängig vom Ursprungsort (ausgenommen bei Bradykardie), tachykarde Arrhythmien, Behandlung und Prophylaxe von paroxysmalen Tachykardien, auch in Verbindung mit WPW- und LGL-Syndrom, Vorbehandlung bei Herzkatheteruntersuchungen, Nachbehandlung nach Elektrokonversion.

Gegenanzeigen:
Reizleitungs- und Überleitungsstörungen, Rhythmusstörungen in Verbindung mit einer Bradykardie, einschließlich Extrasystolen bei Bradykardie.
Bei Tagesdosen ab 100 mg ist bei Neo-Gilurytmal mit einer Beeinträchtigung der Herzkontraktilität und mit einer Verzögerung der AV-Überleitung zu rechnen. Zur Beachtung: Bei Herzinsuffizienz sollte ein Rhythmisierungsversuch nur in Verbindung mit einer Glykosidbehandlung unternommen werden.

Nebenwirkungen:
Bei 1–2% der behandelten Patienten treten Übelkeit, Hitzegefühl, Kopfschmerzen, Appetitlosigkeit oder Verstopfung auf.
In Einzelfällen Cholestase. Die Behandlung muß sofort abgebrochen werden, wenn in der 2.–4. Woche Ikterus, Fieber, Juckreiz oder Stuhl- und Urinverfärbung auftreten.
In ganz seltenen Fällen kommen „Sehstörungen" in Form von Doppelbildern oder Schleierbildung zur Beobachtung. Sie beruhen auf einer Einwirkung auf die Augenmuskulatur. Sie sind dosisabhängig und bei Verringerung der Dosis umgehend voll reversibel.

GIULINI PHARMA GMBH · HANNOVER

Dosierungsanleitung:
Soweit nicht anders verordnet:
Anfangsbehandlung: 3 bis 4x täglich 1 Tablette.
Dauerbehandlung: 2 bis 4x 1/2 Tablette.
Prophylaktische Anwendung: Je 1 Tablette morgens und am späten Nachmittag.
Bei Patienten mit einem Körpergewicht unter 50 kg ist die Dosis zu reduzieren nach der Relation 1 mg/kg Körpergewicht pro Tagesdosis.

Art der Anwendung:
Die Tabletten sind unzerkaut während oder nach dem Essen einzunehmen.

Wechselwirkungen mit anderen Mitteln:
Unverträglichkeiten bei gleichzeitiger Einnahme von Neo-Gilurytmal und Herzglykosiden sind nicht zu erwarten.
Bei einer Kombinationsbehandlung mit anderen rhythmisierenden Pharmaka müssen gleichsinnige Einwirkungen auf Kontraktilität, Reizüberleitung und Erregungsausbreitung berücksichtigt werden.

Packungen und Preise:
N2 mit 50 Tabletten DM 46,30 –
N3 mit 100 Tabletten DM 88,15.

Eigenschaften:
Neo-Gilurytmal ist spezifisch wirksam bei unregelmäßiger Herzschlagfolge. Der Wirkungsmechanismus besteht in einer Herabsetzung der Reizleitungsgeschwindigkeit, Verlängerung der funktionellen Refraktärzeit und einer Erhöhung der Erregbarkeitsschwelle, ohne daß in therapeutischen Dosen eine Senkung des Blutdruckes eintritt.

Sachverzeichnis

A

Aberrierende Leitung 78, 119, 148, 153, 419, 532, 562, 582, 586
- bei supraventrikulärer Tachykardie 551, 562
- bei Vorhofflimmern 552

Ableitungen
-, Belastungs-EKG 283
-, bipolare Brustwand- 35, 289
-, bipolare Extremitäten- (Einthoven) 27, 40
-, His-Bündel 32
-, hohe Brustwand- 28, 40
-, intrakardiale 32
-, Langzeit- 35
-, Nehb- 29, 40
-, rechtspräkordiale 29, 40
-, unipolare Brustwand- (Wilson) 28
-, unipolare Extremitäten- (Goldberger) 27
-, unipolare Extremitäten- (Wilson) 28, 40

Absolute Arrhythmie s. Arrhythmie, absolute
Achse, elektrische 43, 49, 51, 53, 54, 55, 56
Adams-Stokes-Anfall 600
-, hyperdyname Form 603
-, hypodyname Form 600
-, Mischform 603
-, Therapie 603
A-H-Intervall 32, 34, 112, 472
Ajmalin 387, 391, 401, 412, 512, 605
-, Anwendung 387, 391, 401, 412, 512, 605
- bei WPW-Syndrom 512
-, Dosierung 387, 391, 401, 412, 512, 605
- -Test 502

Aktionspotential 8
-, biphasisch 13
-, monophasisch 9
-, Phasen 8, 13
Allorhythmie 365
Alteration
-, Außenschicht~ 182, 183
-, Innenschicht~ 182
Alternans, elektrischer 19, 143
Aludrin s. Sympathikomimetika
Alupent s. Sympathikomimetika
Amidonal s. Aprindin
Amplituden
-, hohe 43, 123, 126, 204

Amplituden, kleine 43, 123, 138
Amyloidose 84, 142, 143
Aneurysma (Herzwand) 170, 259
Angina pectoris (s. auch Koronarinsuffizienz) 209, 280, 283 f., 290, 291, 292, 297, 304, 306 f., 315
-, Belastungs~ 283 f., 306 f., 315
-, Prinzmetal~ 182, 200
-, vasospastische 200
-, Walk-through~ 201
Antesystolie s. Präexzitationssyndrom
Antiarrhythmika 148, 153, 155, 219, 232, 233, 333, 334, 362, 387, 388, 391, 397, 398, 401, 412, 434, 435, 511, 512, 604, 605
-, Einteilung nach His-EG 474
-, h-Typen 11
-, m-Typen 11
Aorteninsuffizienz 130, 131, 207
Aortenstenose 65, 131, 137, 207
Aortenvitium 65, 130, 131, 137, 138, 207
A-Potential 34
Aprindin 387, 388, 391, 397, 401, 412, 512
-, Anwendung 387, 388, 391, 397, 401, 412, 512
-, Dosierung 387, 388, 391, 397, 401, 412, 512
Aptin 334
Arborisationsblock 153, 477
Arrhythmie (s. auch Herzrhythmusstörungen) 539, 570
-, absolute 92, 394, 510, 526, 540, 549
-, Differentialdiagnose 570
-, regellos 328, 336, 571
-, respiratorisch 328, 334, 570
-, Sinus~ 328, 570
-, ventrikulophasisch 336, 489
ASD s. Vorhofseptumdefekt
ASH s. Kardiomyopathie
Ashman-Phänomen 423
Atrial – s. Vorhof
Atriale Blockformen 435
-, Bachmannsches Bündel 3, 435
-, bifaszikulär 436
-, tetrafaszikulär 436
-, trifaszikulär 436
-, unifaszikulär 436
Atriales Erregungsleitungssystem 3, 435

Atrioventrikulärer Block s. Block, atrioventrikulärer
Atrioventrikularknoten s. AV-Knoten
Atropin
–, Anwendung 148, 333, 434
–, Dosierung 333, 434
Atropin-Versuch 321, 613
Austrittsblock (Exit-Block) 418, 479, 522, 529
Automatie 14, 352, 364, 382, 392, 409
Automatiezelle 3
AV-Block 463
–, Doppelblock 544, 591
–, funktioneller 419
– I. Grades 117, 424, 465, 538
– II. Grades
– – Mobitz Typ 1 (Wenckebach) 466, 458, 529, 544, 590
– – Mobitz Typ 2 458, 460, 467, 520, 529, 538
– III. Grades 460, 468
– – bei AV-Dissoziation 488
– – bei Sinusrhythmus 521
– – bei Vorhofflattern 526
– – bei Vorhofflimmern 526
– – bei Vorhoftachykardie 529, 538
–, intermittierender 424
–, prognostische Bedeutung 475
–, retrograder 555, 565
–, subtotaler 522
–, Topographie 472
–, trifaszikulärer 453, 458
–, verborgener 424
–, Vorkommen 460, 474
AV-Dissoziation 483
– bei ventrikulärer Tachykardie 389, 554, 564
–, einfache 486
–, inkomplett 483, 484
–, Interferenzdissoziation 485
–, isorhythmische 489
–, klinische Bedeutung 490
–, komplett 483, 484
–, Therapie 491
–, Ursachen 490
–, –, blockbedingte 488
–, –, frequenzbedingte 485, 486
AV-Knoten 3, 15, 419
–, AN-Region 15
–, Automatie 14, 352, 380
–, Blutversorgung 4
–, NH-Region 15
–, wandernder Schrittmacher im 122, 327, 350
AV-Knoten-Block 463
–, Ersatzrhythmen 325, 338, 592
–, Ersatzsystolen 325, 338, 359
–, Parasystolie 327, 479, 578, 586, 594
AV-Knoten-Extrasystolie 326, 368, 371, 593
AV-Knoten-Rhythmen 339, 382

AV-Knoten-Tachykardie 382
–, idionodale 409, 534
–, klinische Bedeutung 386
–, nicht paroxysmal 409, 534
–, paroxysmal 386, 409
–, Therapie 387

B
Bachmannsches Bündel 3, 435
Bayley-Block s. Rechtsschenkelblock
Befund
–, falsch negativer 311, 312
–, falsch positiver 311, 312
Belastungsbradykardie 297, 310
Belastungs-EKG 238
–, Abbruchkriterien 301
–, Ableitungen 288
–, Ablauf 285
–, Ausrüstung 283
–, Aussagefähigkeit 311
–, Auswertung 303
– bei Extrasystolen 294, 381, 310
– bei Sinusknotensyndrom 612
–, Beurteilung, Blutdruckverhalten 299
–, –, Dauerbelastbarkeit 293
–, –, Koronarinsuffizienz 290
–, –, Leistungsfähigkeit 291
–, –, nach Herzinfarkt 292
–, –, nach Herzoperation 293
–, –, Rhythmusstörungen 294
–, –, Therapiemaßnahmen 299
–, Interpretation 304
–, Intensität 287
–, Komplikationen 302
–, Kontraindikationen 300
–, maximal 287
–, Methodik 283
–, Sensitivität 311, 312
–, Spezifität 311, 312
–, submaximal 287
–, Vorhersagefähigkeit 312
–, Wertung 316
Belastungsreaktion 305
–, normal 305
–, pathologisch 306
Betablocker s. Beta-Rezeptorenblocker
Beta-Rezeptorenblocker
  (s. auch Betablocker) 334
–, Anwendung 334
–, Dosierung 334
Bigeminus 305, 588
–, Differentialdiagnose 588
– durch interponierte Extrasystolen 592
–, verborgene (concealed) 587
Block
–, Arborisations- 153, 477

Block, asymmetrischer 446
–, Austrittsblock 418, 479, 522
–, diffuser intramyokardialer 154, 477
–, Doppelblock 546, 547, 590
–, Eintrittsblock 418, 479, 522
– I. Grades
– II. Grades
– – Mobitz Typ 1 429, 439, 446, 453
– – Mobitz Typ 2 429, 439, 446, 458
– III. Grades 429, 439, 458
– im Block 522
–, intermittierender 424
–, Phase 3 419
–, Phase 4 424
–, subtotaler 521
Blockierung
–, anterograd 418
–, bidirektional 418
–, retrograd 418
–, unidirektional 354, 356
Blockierungen
–, atriale Blockformen 435, s. atriale Blockierungen
–, AV- s. AV-Block
–, bifaszikuläre 446
–, Hemiblock 443, 444
–, –, linksanteriorer 56, 58, 172, 443
–, –, linksposteriorer 68, 444
–, intraventrikuläre Blockformen 438
–, Linksschenkelblock 137, 149, 172, 175, 203, 217, 447
–, Rechtsschenkelblock 137, 144, 156, 159, 178, 180, 217, 275, 298, 419, 422, 440
–, sinuatrialer Block s. SA-Block
–, trifaszikuläre 436, 453
–, unifaszikuläre 436, 439
Blutversorgung des Herzens 4
–, Erregungsbildungs-Leitungssystem 3, 7
–, Linksversorgungstyp 7
–, Normalversorgungstyp 6
–, Rechtsversorgungstyp 7
Bradykardie
– bei AV-Block III. Grades 521
– bei Ersatzrhythmus 336, 347, 521, 526
– bei Vorhofflattern 392, 526
– bei Vorhofflimmern 394, 526
–, Sinus- 84, 120, 190, 235, 331, 518
–, Therapie 371
Bradykardie-Tachykardie-Syndrom s. Sinusknotensyndrom
Bündel 3
–, Bachmann 3, 435
–, His 4, 32
–, James 3, 114, 331, 493, 504
–, Kent 4, 115, 173, 180, 331, 493
–, Mahaim 4, 506

Bündel, Thorel 108, 435
–, vorderes oberes 4, 172, 443
–, – unteres 4, 444
–, Wenckebach 372, 579, 583
Bündelstammextrasystolen 372, 572, 583
Bündelstammrhythmus 389, 555
Bypass-Operation 293
–, Kontraindikation 300
–, Methodik 283
–, Voraussetzung 290
–, Wert, prognostischer 283, 290, 304, 311

C
Calcium 10, 12
–, Kanal, langsamer 19, 20
Capture beats
–, atriale 483, 564, 565
– mit Fusion 564, 565
–, ventrikuläre 521, 564, 565
Chagas-Krankheit 463
Chinidin
–, Anwendung 388, 391, 397, 412
–, Dosierung 388, 391, 397, 412
–, EKG 155, 219, 323, 233
–, Kontraindikation 155, 327, 330, 357, 361, 362, 397, 399, 400, 560
–, Nebenwirkungen s. Kontraindikationen
Chinidin bisulfat 388, 397
Chinidin-Duriles 388, 391, 397, 412
Chinidin purum 388, 397
Clinium s. Lidoflacin
Coma diabeticum 94
concealed s. verborgen
Concealed WPW-Syndrom 386, 405, 535, 536
Concertina-Effekt 497, 499 (s. auch Konzertina)
Conduction 17, 353
–, concealed 424
–, decremental 353, 354, 357
–, slow 354, 357
Contusio cordis 193, 194
Cor pulmonale 60, 62, 68, 92, 93, 133, 143, 148, 178, 180
–, akutes 72, 73, 148, 156, 202
–, chronisches s. Cor pulmonale

D
Deblockierung eines Vorhofflatterns 392, 397
Defibrillation s. Kardioversion
–, Indikation
Deformierung, monophasische s. Myokardinfarkt
Delta-Welle 115, 173, 180, 496, 506
Depolarisation 9
–, langsame diastolische 12
–, Phase 9, 10
Dextroversio cordis 132, 140

Diastole 12, 13
Diastolische Nachpotentiale 11
Digitalis 148, 153, 211, 388, 391, 397, 512
–, EKG-Veränderungen 211
–, Halbseiteneffekt 213
–, Imprägnation 212
–, Intoxikation 212, 213
–, Therapie 388, 391, 397, 512
Diphenylhydantoin 391
–, Anwendung 391
–, Dosierung 391
Dipyramidol-Test 319
Disopyramid 388, 391, 397, 412, 512
–, Anwendung 388, 391, 397, 412, 512
Disopyramid, Dosierung 388, 391, 397, 412, 512
Dissoziation
–, atrioventrikuläre 331, 389, 483, 554, 564, 565
–, blockbedingt 331, 468, 488, 521
–, frequenzbedingt 485, 486
–, inkomplett 331, 469, 483, 485
–, komplett 331, 468, 483, 485, 488, 521
–, Ventrikel 331, 493
–, Vorhof 331, 491
Dome-and-dart-P-Wellen 105, 343
Doppeltachykardie 488
–, supraventrikulär 488
–, supra- und ventrikulär 491
Ductus Botalli apertus 25, 65, 131

E
Ebstein-Anomalie 94, 142, 143, 163
Echo-Pseudoumkehrsystolen 597, 598, 614
– -Rhythmen 402
– -Systolen 402, 524, 579, 592, 594
– -Tachykardien 402
Echosystole 402, 524, 592, 594
–, AV 407, 524, 579, 592, 594, 595
–, Differentialdiagnose 594, 595
–, Kammer 407, 524, 579, 592, 596
–, Vorhof 408
Eichung 43, 124, 125
Einthoven-Dreieck 25, 27, 51, 52
Eintrittsblock 418, 479
Eisenmenger-Komplex 137
Ektopie s. Erregungsbildungsstörungen
Elektrische Defibrillation s. Defibrillation, elektrische
Elektrische Kardioversion s. Kardioversion, elektrische
Elektrischer Alternans 143, 331
Elektroatriogramm 31, 41
Elektrographie
–, Belastung 283
–, His-Bündel 32
–, Langzeit 35
–, Ösophagus 31

Elektrokardioversion s. Defibrillation, Kardioversion
Elektroreduktion s. Kardioversion
Elektroschock s. Defibrillation u. Kardioversion
Elektroschocktherapie bei Herzrhythmusstörungen 388, 391, 397, 401, 412, 512, 605
Elektrostimulation 333, 388, 398, 412, 435, 512, 604
–, atrial overdriving 388, 398, 512
–, Doppelstimulation 388, 391, 512
–, endomyokardial 604
–, endovenös 333, 604
–, externe, Methode 604
–, gekoppelte 391
–, gepaarte 391
–, perikardial 604
–, permanente 333, 435
–, rapid atrial 388, 398, 512
–, rapid Ventrikel 412
–, temporäre 333, 435
–, transthorakal 604
–, transvenös 333, 604
–, Ventrikelstimulation 333, 435
–, ventrikuläres Overdriving 412
–, Vorhofstimulation 333, 388, 398, 435, 512
Elektroventrikulogramm (EVG) 42, 49
Ergotamin-Test 320
Erholungsphase 12
–, diastolisch 12
Erregbarkeit 17
Erregung, kreisende 353
Erregungsausbreitung s. Depolarisation
Erregungsbildungsstörungen 325, 331
–, aktiv 325, 326, 351
–, heterotop 325, 336
–, nomotop 325, 331
–, passiv 325, 338
Erregungsbildungszentren 3, 4, 15
–, ektop 15, 336
–, nomotop 14, 15, 331
–, primär (nomotop) 14, 331
–, sekundär (ektop, heterotop) 14, 15, 336, 351
–, tertiär (ektop, heterotop) 15, 331, 347, 351
Erregungsleitung 17
–, aberrierende 419
–, anterograd 418
–, bidirektional 418
–, langsame 20
–, retrograd 418
–, schnelle 20
–, supranormal 428
–, verborgene 424
Erregungsrückbildung s. Repolarisation
Ersatzsystole 336, 592
–, AV-Knoten 339, 593

Ersatzsystole, ventrikulär 347, 593
–, Vorhof 336, 592
Ersatzrhythmen (escape capture bigeminy) 336, 598, 614
Erstickungs-T 241, 253, 256
Exit-Block 418, 479, 571, 573
– bei AV-Block 522
– bei Parasystolie 479
– bei Tachykardie 529, 543, 544, 550
Extrasystolen
–, AV-Knoten 371, 367
–, blockierte 575
–, Differentialdiagnose 578, 586
–, Entstehung 364
–, funktionelle 294, 295, 310, 378
–, His-Purkinje~ 373, 579, 584
–, interponierte 367, 370, 374, 375, 579, 588, 592
–, klinische Bedeutung 378, 294, 304
– mit aberrierender Leitung 422, 586
– mit kompensatorischer Pause 365, 374, 584
–, monotope 365
– ohne kompensatorische Pause 365, 372
–, organisch bedingte 378, 381
–, polymorphe 365
–, polytope 365, 583
–, prognostische Bedeutung 294, 304 f., 378, 391
–, Sinus~ 369, 371, 575
–, supraventrikulär 367, 522, 575, 577, 586, 593
–, ventrikulär 294, 372, 522, 583, 593
–, Vorhof~ 367 f., 577

F
Fallot-Tetralogie 60, 94, 135, 148
fast response 20
Faszikel s. Bündel
Flimmerarrhythmie s. Vorhofflimmern
Fusionssystole s. Vorhofsystolen
F-Wellen 514
f-Wellen 514

G
Gallavardin-Tachykardie 361, 384, 389
Gap-Phänomen 428
gate (Tor) 381
Gilurytmal s. Ajmalinbitartat
Glykoside s. Digitalis
Größte Negativitätsbewegung s. Oberer Umschlagspunkt

H
Halbseiteneffekt bei Digitalis 213
Harmonika-Phänomen (s. a. Concertina) 497, 499
Hemiblock 437
–, linksanteriorer 56, 67, 443
–, linksposteriore 68, 425, 444

Herzfehler
–, erworbene 61, 65, 67, 87, 88, 94, 96, 97, 98, 131, 135, 206, 209
–, kongenitale 60, 65, 68, 94, 96, 97, 98, 131, 135, 206, 209
Herzfrequenz 40, 48
Herzinfarkt, Rhythmusstörungen (s. auch Infarkt) 379, 380
Herzmassage 401, 603, 604, 605
Herzoperation 293
Herzperiode, elektrische 9, 11, 12
Heterotopie 336
–, aktiv 325, 326, 351
–, –, fokale Reexzitation 352, 365, 382, 388, 394
–, –, Fokusgenese 352, 362, 364, 382, 388, 394, 409, 479
–, –, Reentry-Mechanismus 353, 362, 365, 382, 388, 394, 402, 413
–, passiv 325, 338
His-Bündel 32, 457, 460, 461, 472
–, Ableitungen 32, 34, 112
HNCM s. Kardiomyopathie
HOCM s. Kardiomyopathie
Horizontallage s. Lagetypen
HV-Intervall 34, 112
Hyperkaliämie 155, 224, 233, 235, 236, 237, 239
Hyperkalzämie 216, 232, 237, 240
Hyperthyreose 94, 131
Hypertonie
–, arterielle 63, 65, 66, 73, 90, 96, 131, 136, 152, 153, 207, 242, 463, 474, 608
–, pulmonale 60, 63, 68, 73, 94, 96, 135, 136, 149, 208
Hypertrophie s. Kammerhypertrophie, Septumhypertrophie, Vorhofhypertrophie
Hypokaliämie 214, 220, 237, 239
Hypokalzämie 217, 237, 240
Hypothyreose 84, 143

I
Idionodale Tachykardien 409
–, AV-Knoten 410
–, ventrikulär 411
IHSS s. Kardiomyopathie
Infarkt
–, Ablauf 164, 195, 225, 265, 295
–, anterolateraler 167, 170, 175, 176, 197, 225, 226, 227, 246, 263
–, anteroseptaler 175, 146, 162
–, Hinterwand 72, 167, 168, 175, 180, 192, 196, 197, 201, 225, 226, 227, 244
–, inferiorer 72, 167, 178, 180, 192, 196, 197, 201, 225, 226, 227, 246, 266
–, inferoposteriorer 198, 246, 269
–, Innenschicht~ 280
–, intramuraler s. rudimentärer

Infarkt, intramoraler, intra (peri-)operativ 172
–, Linksschenkelblock 278
–, Lokalisation 246
–, multipler 196, 274
–, posteriorer 167, 178, 180, 196, 198, 225, 226, 227, 246, 268
–, posterolateraler 167, 170, 175, 196, 199, 225, 226, 227, 246, 270
–, Rechtsherz~ 278
–, Rechtsschenkelblock 276
–, Rezidive 196
–, Rhythmusstörungen 379, 380
–, Rieseninfarkt 196, 272
–, rudimentärer 226, 227, 249, 264
–, Spitzen~ 175
–, Stadien 256f.
–, supraapikaler 226, 227, 246, 262
–, transmuraler 157, 249
–, Vorderwand~ 72, 167, 168, 175, 192, 196, 197, 202, 225, 227
–, –, Spitzen~ 72, 167, 168, 175, 192, 196, 197, 202, 226, 227, 244, 246, 266
Interferenzdissoziation s. AV-Dissoziation
Intermittierende Blockierung 424
Interventions-Tests 317ff.
–, Atropin 321, 613
–, Dipyramidol 319
–, Ergotamin 320
–, Kalium 319
–, Nitrat 317
–, Orciprenalin 320
–, Propranolol 318
–, Tagesverlaufs-EKG 321
Intraatriale Dissoziation s. Dissoziation, Vorhof
Intramyokardialer Block 154, 477
Intraventrikuläre Blockierungen 144, 438
intrinsic deflection s. Oberer Umschlagspunkt
Ione Stoffwechselstörungen 155, 214, 216, 217, 220, 224, 235, 237, 239, 240
Iproveratril s. Verapamil
Ischämie 181, 253, 254f.
Isoelektrische Linie (Punkt) 41, 304
Isoprenalin s. Sympathomimetika
Isoptin s. Verapamil

J

James-Bündel 3, 114, 493, 504
Jervell-Lange-Nielsen-Syndrom 360, 399, 400
J-Punkt 303, 304

K

Kalium (K^+)-Ionen 8, 10, 18, 155, 181, 214, 220, 224, 233, 235, 236, 237, 239
Kaliumgradient 8, 18, 181, 251, 357
Kalium-EKG 319

Kalzium (Ca^{++})-Ionen 10, 20, 216, 217, 232, 237, 240
Kammer-Echo 403, 407, 524, 579, 592, 596
–, Differentialdiagnose 594f.
Kammerersatzrhythmen s. Ersatzrhythmen
Kammerersatzsystolen s. Ersatzsystolen
Kammerextrasystolen s. Extrasystolen
Kammerflattern 327, 398, 558, 560, 603
–, nicht paroxysmal 327, 398, 558, 560, 603
–, paroxysmal 327, 362, 399, 561
–, Therapie 401, 402, 604
–, Vorkommen 400
Kammerflimmern 400, 561, 603
– bei WPW-Syndrom 509
–, nicht paroxysmal 400, 561, 603
–, paroxysmal 327, 362, 399, 561
–, Therapie 401, 402, 604
–, Vorkommen 400
Kammerhypertrophie 82
–, biventrikuläre 136, 207, 208
–, linksventrikuläre 129, 131, 204
–, rechtsventrikuläre 133, 208
–, septale 170, 206
Kammerleitungsbahnen
–, Anatomie 34, 438
–, Blockierung s. Block
–, Blutversorgung 4, 7
Kammertachykardie (s. auch Tachykardie)
–, arrhythmische 558
–, Differentialdiagnose 562, 564
–, extrasystolische 389, 558
–, klinische Bedeutung 390
–, nicht paroxysmal 331, 409f., 558
–, paroxysmal 331, 388, 553, 555, 558
–, rhythmische 555
–, Therapie 391
– Typ Bouveret-Hoffman 361, 384, 389
– Typ Gallavardin 361, 384, 389
Kardio-auditives Syndrom 360, 399, 400
  (s. auch Jervell-Lange-Nielsen-S. und Romano-Ward-S.)
Kardiomyopathie 131, 152, 170, 171, 206, 463
–, hypertrophe 131, 171, 172
–, kongestive 142, 171, 172
Kardioversion (Defibrillation)
–, elektrische 388, 391, 397, 401, 412, 605
Karotissinusdruckversuch 387, 528, 615
Karotissinussyndrom 528, 615
Kentsches Bündel 4, 115, 173, 178, 180, 493, 496f.
Knoten
–, AV- 3, 15
–, Sinus- 3, 14
Kombinationssystolen 415, 479, 483, 569, 576, 579, 586
– bei WPW-Syndrom 416, 497

Kombinationssystolen, Provozierung 567, 568
–, ventrikuläre 416, 479, 569, 586, 594
–, Vorhof 350, 416, 479f.
Kompensatorische Pause 366, 423
Konzertina s. Concertina
Kopplung, gleitende 365, 481, 482
Kopplungsintervall 365
Koronararterien 4
Koronarinsuffizienz
–, akute 182, 200, 209, 250, 253, 280
–, Belastung 283, 306, 307, 312, 315

L

Lagetypen 49, 50
–, links 49, 50, 64
–, mittel 49, 50, 62
–, rechts 49, 50, 60
–, $S_{I, II, III}$ 49, 50, 68
–, sagittal 49, 50, 68
–, semihorizontal 49, 50
–, semivertikal 49, 50
–, steil 49, 50, 62
–, überdrehte Links~ 49, 50, 65
–, – Rechts~ 49, 50, 68
–, vertikal 49, 50
–, Zwischen~ 49, 50, 62
Längsdissoziation 402
Langzeit-EKG 35
Leitung, aberrierende 78, 119, 419, 532, 551, 562, 582, 586
–, verborgene 424
Leitung (s. Erregungs-) 17f., 418
–, Geschwindigkeit der 17
–, homogene 353
–, inhomogene 353
–, intraatriale 3, 435
–, intraventrikuläre 4, 418
–, retrograde 418
–, sinuatriale 431
–, Störung s. Block
Leitungsbahn 3
–, akzessorische 4
–, atriofaszikuläre (James) 3, 114, 493, 504
–, atrioventrikuläre (Kent) 115, 173, 178, 180, 493, 496f.
–, faszikuventrikuläre (Mahaim) 511
Leitungszeit, sinuatriale 612, 616
Lenègre-disease 462, 474
Levs-disease 462, 474
LGL-Syndrom s. Lown-Ganong-Levine-Syndrom
Lidocain 391, 401, 412, 605
–, Anwendung 391, 401, 412, 605
–, Dosierung 391, 401, 412, 605
Lidoflacin 397
–, Anwendung 397
–, Dosierung 397

Linie, isoelektrische 41, 304
Linksschenkelblock 149, 172, 175, 179, 242, 441, 447
–, bifaszikulärer 446, 447
–, Infarkt 152, 275
–, prädiffusionaler 447
–, Prognose 152
–, unifaszikulärer 440
Lown-Ganong-Levine-(LGL-)Syndrom 114, 493, 504
–, Rhythmusstörungen 510
–, Vorkommen und Therapie 511, 512
low-voltage s. Niederspannung
Lückenphänomen (s. auch Gap-Phänomen) 428
Lungenembolie 73, 143, 148, 156, 202

M

Mahaimsches Bündel 4, 511
Mahaim-Syndrom 506
–, Rhythmusstörungen 511
–, Vorkommen 506
–, Therapie 512
Makro-Reentry-Mechanismus 353, 355
McGinn-White-Syndrom 73, 148, 156, 202
Membranruhepotential 8
Mexiletin 391
–, Anwendung 391
–, Dosierung 391
Mikro-Reentry-Mechanismus 353, 355
Mitralinsuffizienz 88, 96, 98, 131, 206
Mitralstenose 87, 88, 96, 98, 135
Mitralvitium, komb. 89, 96–99, 131, 137, 206
Mobitz-Typ-Block s. Blockierungen
Monophasische Deformierung s. Myokardinfarkt
Morgagni-Adams-Stokes-Syndrom 600
–, hyperdyname Form 603
–, hypodyname Form 600
–, Pathophysiologie 601
–, Therapie 603, 604
–, Vorkommen 382, 386, 391, 400, 602, 603
Myokardinfarkt s. Rhythmusstörungen 380, 381, 382
Myokarditis 149, 152, 153, 176, 185f., 193, 203f., 300, 347, 349, 360, 378, 396, 400, 463, 474f., 483, 490, 574, 608
Myxödem s. Hypothyreose

N

Nachpotential 11
Natrium (Na^+)
–, Ionen 8, 10, 11
–, Pumpe 8, 10, 11
Natrium-Carrier 11
Natriumkanal 12, 20
–, schneller 12, 20

Negativitätsbewegung, Oberer Umschlagpunkt 44
Nehb-Ableitung 29
Nekrosevektor 176, 250
Neo-Gilurytmal s. Ajmalin
Neurovegetative Einflüsse s. Parasympathikotonie, s. Sympathikotonie
NH-Region 15
Niederspannung 43, 139
–, absolute 43
–, extrakardiale 140
–, myokardiale 142
–, paradoxe 43
–, perikardiale 141
–, projektionsbedingte 139
–, relative 43
Nitrat-EKG 317
Nomotopes Erregungsbildungszentrum 14
Normal-EKG 3, 4, 58
Norpace s. Disopyramid
Novocamid s. Procainamid

O

Oberer Umschlagspunkt (OUP) 44
Orciprenalin s. Sympathomimetika
Ösophagusableitung 31
Orthostase-EKG 280
 s. auch Steh-EKG
Orciprenalin-Test 320

P

P, abgeflachtes 83
–, biatriale 95
–, cardiale 95
–, dextrocardiale 92
–, Differentialdiagnose 80
–, dome-and-dart 105, 341
–, »en plateau« 187, 188
–, fehlendes 106
–, mitrale 86
–, negatives 99, 339
–, pulmonale 93
–, sinistrocardiale 85
–, wechselndes 106
– -Welle 37, 41, 56, 80
Pacemaker 3
–, Zellen 3
PA-Intervall 32, 33, 34, 112, 472
Panzerherz 90, 141, 143, 188, 232
Paraarrhythmie (s. auch Allorhythmen) 365
Paradoxer Schenkelblock 427
Parasympathikotonie 16, 190, 235
Paraspezifische Bahnen 4, 114, 115, 237 f.
Parasystolie 479
–, Sinus- 479, 480
–, supraventrikulär 479, 480, 576, 579, 594

Parasystolie, Therapie 483
–, ventrikulär 479, 480, 569, 586, 594
–, Vorkommen 483
Pause, kompensatorische 366, 423
–, nicht-kompensatorische 365, 366
–, postextrasystolische 366, 423
–, präautomatische 468, 600, 612
Periinfarction block 142
Perikarderguß 141, 144, 185
Perikarditis 185 f., 232
–, akute 185 f.
–, chronische 90, 185 f., 141, 143, 188, 232
–, constrictiva 90, 141, 143, 185 f., 188, 232
–, Differentialdiagnose 189
–, purulenta 185 f.
Phase, supernormale 9, 428
Phenhydan s. Diphenylhydantoin
Pindolol s. Beta-Rezeptorenblocker
Polarisation 8, 181
–, Hyper- 18, 181, 220, 237
–, Hypo- 11, 18, 181, 235, 237, 251
poor man's exercise test 376
Postextrasystolische EKG-Veränderungen 376
Posttachykardiesyndrom 228
Potential 8
–, Aktions- 8, 9, 10, 420, 423
–, Nachpotential, negatives 11
–, Reizschwellen 8, 16, 419, 424
–, Ruhe- 8, 16, 419, 424
PP-Intervall 41, 48, 432
PQ-(PR-) Intervall 41, 112 f., 463 f.
Präautomatische Pause 468, 600, 612
Präexzitationssyndrom 4, 493
–, Entstehung der möglichen Tachykardien 507
–, Lown-Ganong-Levine-(LGL-)Syndrom 114, 504
–, Mahaim-Syndrom 506
–, Therapie 511
–, Vorkommen 507
–, Wolff-Parkinson-White-(WPW-)Syndrom 115, 173, 180, 496
–, –, Differentialdiagnose 500
Prajmaliumbitartrat s. Ajmalin
Propafenon 387, 388, 391, 397, 401, 412, 512
–, Anwendung 387, 388, 391, 401, 412, 512
–, Dosierung 387, 388, 391, 397, 401, 412, 512
Protection-Block 418, 479
Pseudobigeminus 588 f.
Pseudotrigeminus 588 f.
Pseudoumkehrsystole 598, 599, 614
P'-Wellen 514
Propranolol-Test 318
Pulmonale Hypertonie 60, 135
–, primäre 60, 135
–, sekundäre 60, 135
Pulmonalstenose 60, 135

Pulmonalstenose mit Ventrikelseptumdefekt 60, 135
Purkinje-Fasern 4, 357

Q
Quadrigeminus 365
QRS-Alteration 162, 181, 185, 245, 250
QRS-Dauer 42
QRS-Komplex 37, 42
–, Amplitude 43, 125
–, Differentialdiagnose 123 f.
–, Hochspannung 43, 126, 129, 133, 136, 170, 204, 206, 207, 208
–, Knotung 155
–, Niederspannung 43, 138, 139
–, Nomenklatur 37, 42
–, Spannungswechsel 143
–, Vektor (s. Lagetyp) 49
–, Verbreiterung 144
QT-Dauer 47, 215, 220, 237, 253, 257
–, absolute 47, 215
–, relative 47, 215
–, verkürzte 196, 197, 216, 217, 237, 253, 257 f.
–, verlängerte 217, 225, 226, 237, 253, 257 f.
QT-Strecke 47
QTU-Syndrom (s. auch Jervell-Lange-Nielsen-Syndrom) 357, 360, 399, 561
QU-Strecke 48
Q-Zacken 41, 164, 195 f., 201, 202, 250 f.
– bei Infarkten 164, 250 f.
– bei Myokardinfarkt 164
– bei Potentialverlust 164
– bei Potentialzunahme 170
– bei Schenkelblock 172
– bei WPW-Syndrom 173
–, Differentialdiagnose 164 f.
–, fehlende 164, 248
–, physiologisch 164

R
R-auf-T-Phänomen 17, 359, 360, 379, 380, 568
RB-Potential 34
Rechtsschenkelblock s. auch Schenkelblock 137, 144, 156, 159, 178, 180, 217, 275, 298, 419, 422, 440, 450
–, bifaszikulär (Bayley) 146, 450
–, Infarkt 148
–, unifaszikulär (Wilson) 144, 440
Reentry-Mechanismus 353 f., 362, 413
–, Makro- 355, 365, 382, 388, 392, 402, 413
–, Mikro- 355, 365, 382, 388, 392, 402, 413
Reexzitation, fokale 352, 365, 382, 389
Refraktärzeit 17
–, absolute 17
–, effektive 17
–, relative 17, 419, 420

Reizbildungssystem s. auch Erregungsbildungssystem 3, 4
–, Blutversorgung 7
Reizleitung s. Leitung
Reizleitungssystem s. auch Erregungsleitungssystem 3, 4
–, atriales 3, 435
–, Blutversorgung 7
–, ventrikuläres 3, 4
Reizschwellenpotential s. Potential
Repolarisation- 9, 10
–, homogen verlängerte 217, 363
–, inhomogen verlängerte 353, 357, 361, 399
–, Phase 9, 10, 11
Respiratorische Sinusarrhythmie 69, 331, 334, 570
–, Differentialdiagnose 334, 570
response 19, 20
–, fast 19, 20
–, slow 19, 20
Retrograde Leitung s. Leitung
Retrograde AV-Leitung, AV-Knoten-Systole 368, 369, 370, 562
– bei Kammertachykardie 389, 554, 555
– bei Echosystoler 402 f.
– bei totalem AV-Block 469, 474
– bei ventrikulären Extrasystolen 374
Rhytmodul s. Disopyramid
Rhythmus
–, idioventrikulär 409, 410, 411
–, junktionaler 104, 408
Rhythmusstörungen (s. auch Herzrhythmusstörungen, Arrhythmie)
– bei Digitalis 212
– bei Herzinfarkt 380
Romano-Ward-Syndrom 380, 400
RR-Intervall 42, 48
Ruhemembranpotential
s. Potential
Ruhepotential 8, 9
rule of bigeminy (Langendorf) 587
Rythmonorm s. Propafenon
R-Zacke 3, 42, 43 (s. auch QRS-Komplex)

S
$S_{I, II, III}$-Typ 49, 50, 68
SA-Block 431
–, Differentialdiagnose 570 f.
–, I. Grad 431, 519
–, II. Grad, Mobitz Typ 1 (Wenckebach) 432, 571, 588, 605
– –, Mobitz Typ 2 432, 519, 573, 590, 605
–, III. Grad 433, 574, 605
–, klinische Bedeutung 434, 438
–, Therapie 434, 604
–, Vorkommen 434, 602, 605 f.

Sagittallage s. Lagetypen
Sch 1000 333, 434, 604
Schenkelblock (s. auch Block)
–, alternierender 147, 412
–, angedeuteter 147, 148, 149, 160 f.
–, bilateraler 139, 414, 460
–, bradykardieabhängiger 424
–, diastolischer 424
–, frequenzbedingter 419 f.
–, funktioneller 419, 427, 550, 586
–, intermittierender 139, 147, 439
–, Links- s. Linksschenkelblock
–, paradoxer 427
–, partieller 147, 148, 160 f.
–, Phase 3, 419
–, Phase 4. 424
–, Rechts- s. Rechtsschenkelblock
–, systolischer 419
–, tachykardieabhängiger 139, 419
–, transitorischer 147
–, unvollständiger 147, 149, 160 f., 439
–, vollständiger 147, 148, 160 f.
Schenkel, Tawara- 4, 144, 149, 438 f.
–, Blutversorgung 7
–, linker 4, 149, 438 f.
–, rechter 4, 438 f.
Schrittmacher, wandernder 106, 107, 349 f.
  (s. wandernder Schrittmacher)
Schwellenpotential 10
Sekundenherztod 379, 380, 381, 511
Septumextrasystole s. Bündelstammextrasystole
sick sinus syndrome s. Sinusknotensyndrom
Sinuatrialer Block s. SA-Block
Sinuatriale Leitungszeit 612, 616
Sinusarrest 328, 433, 574
Sinusarrhythmie 328, 334
–, Differentialdiagnose 570
–, regellose 328, 336, 571
–, respiratorische 328, 336, 570
–, ventrikulophasische 328, 336, 489
Sinusbradykardie 119, 327, 331, 518
–, Differentialdiagnose 516 f.
–, Therapie 333
Sinus coronarius 102, 103, 339, 341
Sinusextrasystolie 329, 369, 371, 575
–, Differentialdiagnose 570 f.
Sinusknoten 3, 606
Sinusknotenarterie 5, 7, 606
Sinusknotenerholungszeit 612, 616
Sinusknotenstillstand 433, 574, 605
Sinusknotensyndrom 574, 575, 605 f.
–, Ätiologie und Pathogenese 609
–, Diagnostik 611
–, klinisches Bild 606
–, Nomenklatur 606
–, Therapie 618

Sinusknotensyndrom, Verlauf und Prognose 609
–, Vorhofflimmern 396, 605, 606
–, Vorkommen 607
Sinusknotenumkehrmechanismus 382
Sinusparasystolie s. Parasystolie
Sinustachykardie 94, 325, 328, 333, 382, 383,
  533, 549
–, Differentialdiagnose 527 f.
–, nicht paroxysmal 94, 325, 328, 382, 383, 533,
  549
–, paroxysmal 325, 328, 384, 385, 533, 549
–, Therapie 334
Sinustachykardie, Vorkommen 334
Situs inversus cordis 99
slow response 14, 20
Sokolow-Lyon-Index 43, 127, 129, 133, 136
Spannungswechsel (elektrischer Alternans) 143
Steh-EKG 214, 280
ST-Strecke 45
–, Hebung 185 f., 245 f., 250
–, Senkung 201 f.
– –, aszendierende 45, 201
– –, deszendierende 45, 201
– –, horizontale 45, 201
– –, ischämische 45, 201, 209, 303 f.
– –, konvexe 45, 201, 211
Supranormale Phase 9
– Leitung 428
Supraventrikuläre Tachykardie s. Tachykardie
Sympathikus 16
–, Einfluß auf Zentren 16, 17
–, Wirkung 16
Sympathikomimetika 148, 333, 401, 434, 604
–, Anwendung 148, 333, 401, 434, 604
–, Dosierung 148, 333, 401, 434, 604
Systole 9
–, elektrische 9,11
–, mechanische 358
S-Zacke 45, 156, 159

T
Tachyarrhythmie 109, 392, 394, 540, 543, 547,
  549
– bei Sinusknotensyndrom 605, 608, 609
Tachycardie en salves 383, 384
Tachykardie
–, AV-Knoten 102, 108, 329, 382, 402, 405, 534,
  549, 550, 562, 563
–, bidirektionale 412, 592
–, Echo~ 402, 403
–, – ,Therapie 387, 405
–, –, Vorkommen 406, 408
–, idionodale 329, 409, 535, 558
–, nicht paroxysmale s. idionodale 329, 535, 558

Tachykardie, paroxysmale 329, 382, 388, 527 f.
–, pseudoventrikuläre 508
–, Sinus~ s. Sinustachykardie
–, Sinus coronarius 102, 104, 341, 346
–, supraventrikuläre 539
–, –, arrhythmisch 539
–, – bei Präexzitationssyndrom 508
–, –, chaotische 545
–, –, Differentialdiagnose 527 f.
–, – mit nicht nachweisbaren P-Zacken 547
–, – mit verbreitertem QRS-Komplex 550
–, –, multifikale 545
–, –, parasystolische 481
–, –, rhythmisch 533
–, –, Therapie 387, 511, 512
–, –, Typ Bouveret-Hoffmann 361, 384, 389
–, –, Typ Gallavardin 361, 384, 389, 545
–, –, unifokale 382 f., 533
–, –, Vorkommen 386, 406, 408
– ventrikuläre 330, 388, 409, 412, 553, 555, 557, 558, 564
–, –, arrhythmisch 388, 558
–, –, chaotische 388, 558
–, – der vulnerablen Phase (VT-VP) 359, 379, 568
–, –, Differentialdiagnose 553, 562
–, –, His-Purkinje 388, 555
–, –, multifokale 388, 552
–, –, parasystolische 481, 569
–, –, repetitive 388, 560
–, –, rhythmisch 388, 555
–, –, septale 388, 555
–, –, Therapie 391
–, –, Typ Bouveret-Hoffmann 384, 389
–, –, Typ Gallavardin 384, 389, 558
–, –, unifokale 388
–, –, Vorkommen 390
–, Vorhof ~ 331, 338, 382, 392, 394, 402, 488, 527, 533, 538, 544, 549, 550
–, Vorhoftachykardie mit Block 527, 529 f., 538, 544, 550
Tagesverlaufs-EKG 321
Tawara-Schenkel s. Schenkel, Tawara-Thorelsches Bündel 435
T-Negativität 223, 225
–, präterminale 202, 228
–, terminale 225, 258, 303, 304
Torsade de pointes 327, 330, 357, 362, 398, 399, 560
Totaler AV-Block (s. auch AV-Block) 468 f., 488
TP-Strecke 48
Transposition der großen Arterien (TGA) 61, 136
Trauma
–, mechanisches 193
Trifaszikuläre Blockierung 453

Trifaszikuläre, Block I. Grades 453
–, Block II. Grades 458
–, Block III. Grades 460
–, prognostische Bedeutung 475
–, Vorkommen 460
Trigeminie 365, 588
TU-Verschmelzungswelle 220
T-Welle 46, 223
–, abgeflachte 232
–, doppelgipflige 232
–, hohe, spitze 235
–, negative 225, 228
–, positive 232, 235
–, verbreiterte 219

U
Übergangszone 123, 129, 131, 133, 136
Überleitungsstörungen s. Blockierungen, AV-Block, SA-Block etc.
Überschußpotential 10
Umkehrrhythmen (s. Echorhythmen, Echosystolen) 402
Umschlagpunkt s. Oberer Umschlagpunkt (OUP)
Urämie 218
U-Welle 48, 243, 306, 309

V
VA-Block, s. Retrograde AV-Leitung und AV-Block
Vagolytika s. Atropin
Vagus 16, 17, 120, 190, 235
–, Wirkung 120, 387, 528, 564, 590, 591
–, – bei supraventrikulärer Tachykardie 528, 564
–, – bei ventrikulärer Tachykardie 564, 568
Valsalva-Preßversuch 347, 387, 528, 564, 565
Vektor 21, 25, 49, 56
– -Kardiographie 25
– -Projektion 21, 25, 49, 56
ventricular capture beats 388, 521, 555, 564, 565
s. capture beats
Ventrikeldissoziation 327, 331, 493 f.
Ventrikelseptumdefekt 60, 135, 137, 207
Ventrikuläre Blockformen (s. Blockierungen) 438
Ventrikuläre Tachykardie s. Tachykardie
Ventrikuläres Erregungsleitungssystem 3, 4
Verapamil 387, 388, 397, 512
–, Anwendung 387, 388, 397, 512
–, Dosierung 387, 388, 397, 512
–, Kontraindikationen 512
–, Nebenwirkungen 512
Verborgene Leitung s. conduction, concealed 424
Verletzungsstrom 251, 252, 253
Visken 334, 387, 388, 391, 397, 412, 512, 605
Vorderwandspitzeninfarkt s. Infarkt

Vorhof-Ersatzrhythmen 102, 103, 327, 328, 338f., 592
–, Ersatzsystolen 338f., 593
–, Extrasystolen 329, 367, 577
–, Parasystolie 479
–, Tachykardie (s. dort)
–, Tachykardie mit Block 527, 529, 538, 544
Vorhofdissoziation 327, 331, 491
Vorhofflattern 108, 327, 329, 509, 526, 539, 543, 547, 549, 563
– bei Sinusknotensyndrom 605f.
– bei WPW-Syndrom 509
–, Deblockierung 392, 397
– mit AV-Doppelblock 544, 545
–, Therapie 396, 397
–, Vorkommen 92, 107, 108
Vorhofflimmern 92, 107, 108, 327, 329, 394, 526, 540, 547, 549, 563
– bei Sinusknotensyndrom 605f.
– bei totalem AV-Block 526
– bei WPW-Syndrom 509
–, Therapie 397
–, Vorkommen 393
Vorhofhypertrophie 85, 86, 92, 95, 96, 136
–, biatriale 82, 95, 96, 136
–, linksatriale 85, 86, 87, 88, 89, 90, 129, 130
–, rechtsatriale 92, 93, 94, 133
Vorhofinfarkt 248, 278, 279
Vorhofkombinations-Systole 350, 416, 479f.
Vorhofleitungsbahnen 3, 435
–, Bachmannsches Bündel 3, 435
–, hinteres Bündel 3, 435
–, James-Bündel 3, 114, 435, 493, 504
–, mittleres Bündel 3, 435
–, vorderes Bündel 3, 435
Vorhofrhythmen 102, 103, 339, 342, 516, 527
– im linken Vorhof 103, 342
– im rechten Vorhof 102, 339
Vorhofseptumdefekt (ASD) 67
–, primärer Typ (ASD I) 66, 136, 163, 347, 456
–, sekundärer Typ (ASD II) 61, 136, 148, 162, 163, 347
Vorhofstillstand 107, 111, 601
Vorzeitigkeitsindex 17, 357, 359, 360, 368, 379, 380
Vulnerable Phase 17, 357, 359, 360, 379, 380, 568

W

Walk-through-Phänomen 201
Wandernder Schrittmacher 106, 327, 349

Wandernder Schrittmacher im AV-Knoten 106, 329, 330, 350
– im Sinusknoten (s. auch Sinusarrhythmie) 106, 327
– im Vorhof 106, 329
– zwischen Sinus- und AV-Knoten 106, 329, 330, 349
Warming-up-Phänomen 615
Wedensky-Effekt 429
Wenckebachsche Periodik 432, 458, 460, 466, 529, 544, 571, 588, 590, 605
(s. auch SA-Block, AV-Block)
Wenckebachsches Bündel 3, 435
Wiedereintritts-(Reentry-)Mechanismus 353
Wiedererregung (Reexzitation) 352
Wilson 28
–, Ableitungen 28, 29
–, –, zentral terminal 28, 29
Wilson-Block s. Rechtsschenkelblock
Wolff-Parkinson-White-Syndrom (WPW) 115, 173, 180, 496
–, alternierendes 497
–, concealed 386, 405, 535, 536
–, Concertina-Effekt 497, 499
–, Differentialdiagnose 500
–, EKG-Veränderungen 496
–, Elektrostimulation 494, 495
–, intermittierendes 497, 499
–, Rhythmusstörungen 507
–, rudimentäres 497
–, Therapie 511
–, Typ A 497
–, Typ B 498
–, Vorhofflattern 509, 510
–, Vorhofflimmern 509, 510
–, Vorkommen 511
WPW s. Wolff-Parkinson-White

X

Xylocain s. Lidocain

Z

Zentren 1., 2., 3. Ordnung 14, 15
Zentropil s. Diphenylhydantoin
Ziehharmonika-Phänomen s. Concertina-Phänomen
Zwischenlage s. Lagetypen.